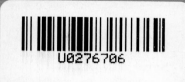

口腔医学解剖图谱

ANATOMY FOR DENTAL MEDICINE

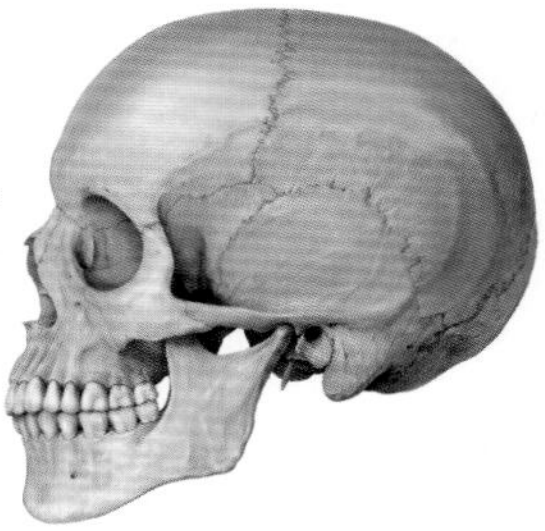

3rd Edition

主　编　Eric W. Baker

副主编　Elisabeth K. N. Lopez

编　者　Michael Schuenke　Erik Schulte　Udo Schumacher

插画师　Markus Voll　Karl Wesker

主　译　郑家伟

副主译　蔡志刚　赵华强

上海科学技术出版社

图书在版编目（C I P）数据

口腔医学解剖图谱 / （美）埃里克·贝克（Eric W. Baker）主编 ; 郑家伟主译. -- 上海 : 上海科学技术出版社, 2022.9
书名原文: Anatomy for Dental Medicine (3rd Edition)
ISBN 978-7-5478-5777-9

Ⅰ. ①口… Ⅱ. ①埃… ②郑… Ⅲ. ①口腔科学一人体解剖学一图谱 Ⅳ. ①R322.4-64

中国版本图书馆CIP数据核字(2022)第140744号

口腔医学解剖图谱

Anatomy for Dental Medicine (3rd Edition)

主编　Eric W. Baker　**副主编**　Elisabeth K. N. Lopez
编者　Michael Schuenke　Erik Schulte　Udo Schumacher
插画师　Markus Voll　Karl Wesker
主译　郑家伟　**副主译**　蔡志刚　赵华强

上海世纪出版（集团）有限公司
上 海 科 学 技 术 出 版 社　出版、发行
（上海市闵行区号景路 159 弄 A 座 9F–10F）
邮政编码 201101　www.sstp.cn
浙江新华印刷技术有限公司印刷
开本 889 × 1194　1/16　印张 35.75
字数 1100 千字
2022 年 9 月第 1 版　2022 年 9 月第 1 次印刷
ISBN 978–7–5478–5777–9/R · 2542
定价：450.00 元

内容提要

本书是一本不可多得的医学畅销书，由纽约大学牙医学院基础科学与颅面生物学系 Eric W. Baker 教授主编，是一本实用性很强的口腔医学解剖图谱。全书共 15 章，通过简明扼要的文字叙述、大量精美的专业绘图和清晰明了的总结表格，阐述了口腔医学专业人员需要了解的局部和全身解剖学知识，包括头部、颈部、断层解剖和身体其他部位解剖，以及临床口腔相关疾病或手术注意事项。

原著第 3 版在保留上版特色的基础上，对神经解剖学部分进行了重新组织，增加了影像学图片、对几种通常被用作标记的结构的讨论，以及一些在美国牙科综合考试（INBDE）中使用的题型。

本书语言精练，用词准确、规范，融科学性、知识性、可读性和指导性于一体。本书可作为广大口腔专业医学生、研究生、临床医师和相关学科（耳鼻咽喉-头颈外科、眼科、神经外科、整形外科等）专业人员的案头参考工具书，也是一部理论联系实际的口腔医学解剖学专著。

献给我出色的妻子 Amy Curran Baker，以及令我自豪的女儿 Phoebe 和 Claire。

——E.W.B.

献给爱我、支持我的家人 Leonardo、Penelope 和 Ariadne，他们一直激励我前行。

——E.K.N.L.

译者名单

主　译　郑家伟

副主译　蔡志刚　赵华强

译　者（按姓氏汉语拼音排序）

蔡志刚　北京大学口腔医学院
陈正岗　青岛市市立医院
焦菲菲　上海市口腔病防治院
梁新华　四川大学华西口腔医学院
廖贵清　中山大学光华口腔医学院
生苏睿　四川大学华西口腔医学院
王竟楠　武汉大学口腔医学院
吴海威　上海交通大学口腔医学院
邢桂邈　山东大学口腔医学院
杨耀武　第四军医大学口腔医学院
于洪波　上海交通大学口腔医学院
于世宾　第四军医大学口腔医学院
张　凌　上海交通大学口腔医学院
张善勇　上海交通大学口腔医学院
赵华强　山东大学口腔医学院
赵吉宏　武汉大学口腔医学院
郑苍尚　深圳市第二人民医院
郑家伟　上海交通大学口腔医学院
朱　凌　上海交通大学口腔医学院

主　审

邢子英　山东大学解剖学教研室

编者名单

主编

Eric W. Baker, MA, MPhil
Department of Basic Science and Craniofacial Biology
New York University College of Dentistry
New York, New York

副主编

Elisabeth K. N. Lopez, PhD
Department of Basic Science and Craniofacial Biology
New York University College of Dentistry
New York, New York

编者

Michael Schuenke, MD, PhD
Institute of Anatomy
Christian Albrecht University, Kiel

Erik Schulte, MD
Institute of Functional and Clinical Anatomy
Johannes Gutenberg University, Mainz

Udo Schumacher, MD, FRCPath, CBiol, FRSB, DSc
Center for Experimental Medicine
Institute of Anatomy and Experimental Morphology
University Medical Center, Hamburg-Eppendorf

插画师

Markus Voll
Karl Wesker

中文版序

《口腔医学解剖图谱》[*Anatomy for Dental Medicine*（2nd Edition）] 自 2017 年 1 月出版发行以来，深受口腔医学师生的喜爱和欢迎，成为不可多得的医学畅销书和案头参考书。时光飞逝，转眼过了 3 年，原著第 3 版问世。为了保持知识的更新和连续性，在上海科学技术出版社的大力支持下，原翻译团队历时半年，对照原著第 3 版，进行了认真修改、补充和完善；主审邢子英教授抱病工作，对译稿进行了逐字逐句的校对，以确保翻译的准确性和可读性。

新一版《口腔医学解剖图谱》保留了前两版的特色，将传统的系统解剖学（systemic anatomy）、区域或局部解剖学（regional anatomy）及逐渐发展起来的断层解剖学（sectional anatomy）等综合，使解剖学与临床应用紧密结合，增进了知识的融通和实践价值。将胚胎学尤其是发育生物学融入解剖学，使人体发育与人体形成的关系更加密切，便于读者更好地理解解剖结构的来龙去脉和所赋功能。书末的 3 个附录——牙科局部麻醉解剖、基础测试题及答案解析、临床测试题及答案解析，极具特色和临床指导价值，对口腔专业医学生的理论学习和临床实习很有帮助。此外，本书的大量彩色插图由 2 名专业人员 Markus Voll 和 Karl Wesker 绘制，描述的部位准确，层次分明，彩色靓丽，具有较强的吸引力和艺术感染力。除彩图外，还有黑白线条示意图，以及创制的表格提示等，这些对于增强直观感和记忆都很有益处，值得学习和借鉴。

新一版《口腔医学解剖图谱》增加了影像学图片，以强化插图描绘的解剖结构的临床相关性；增加了学生对解剖和临床上通常用作标志的几个解剖结构的讨论；重新组织了神经解剖部分，使之更符合逻辑进程；增加了一些临床测试题，包括符合美国牙科综合考试（Integrated National Board Dental Examination, INBDE）题型的习题。

以郑家伟教授为主的翻译团队均来自教学医院，具有较高的专业水平和文字水平。希望本书的出版能为提高我国的口腔医学教育水平、培养更多高质量的口腔医学人才发挥积极作用。

是为序。

上海交通大学医学院附属第九人民医院
上海交通大学口腔医学院
2022 年 6 月

中文版前言

由纽约大学牙学院基础科学与颅面生物学系主任 Eric W. Baker 教授主编、德国 Thieme 出版社出版的 *Anatomy for Dental Medicine*（3rd Edition），是一部融知识性、实用性、简明性和可读性为一体的口腔解剖学专著。全书图文并茂，通过大量绘制精美的原创插图和归纳整理的表格，系统地介绍了口腔医学生需要掌握的复杂的牙、口腔、头颈部及人体的解剖学知识。以直观方式剖析每个区域，首先讨论骨与关节，其次是肌肉、脉管系统和神经，最后显示完整的神经血管系统概貌，为读者呈现出一幅幅触手可及、定位准确、贴近临床的解剖影像。

虽然国内外已出版不少口腔解剖学专著或图谱，但往往在内容、编排、插图等方面，存在一些不足。在上海科学技术出版社的大力支持下，上海交通大学口腔医学院郑家伟教授组织北京大学口腔医学院、四川大学华西口腔医学院、空军军医大学口腔医学院、武汉大学口腔医学院、中山大学光华口腔医学院、山东大学口腔医学院等国内著名口腔医学院校的 19 名中青年学术骨干，于 2017 年 1 月完成了中文版《口腔医学解剖图谱》的翻译、出版工作，上市后深受广大师生欢迎，几经重印，成为不可多得的医学畅销书。

光阴似箭，一晃 3 年过去，Thieme 出版社推出了原著第 3 版。为及时跟踪学科和专业发展动态，上海科学技术出版社决定引进新版，由原翻译团队进行译校工作。经过专家和出版社的辛勤努力，新版终于面市，为读者提供了与时俱进的丰富信息。

原著第 3 版在保留第 1、第 2 版特色的基础上，进行了内容删减和更新：增加了影像学图片，旨在提高插图所描绘的解剖结构的临床相关性；增加了对几种通常被用作标记的结构的讨论；对神经解剖学部分进行了重新组织，使之更加合乎逻辑；增加了一些习题，包括一些在美国牙科综合考试（INBDE）中使用的题型，更加具有指导性和针对性。

我的恩师、我国著名口腔医学教育家、口腔颌面外科学专家邱蔚六院士在百忙之中欣然为本书赐序，在此表示深深的感谢！

由于译者学识和水平有限，书中难免存在不妥之处，恳望读者批评指正。

郑家伟

2022 年 6 月于上海

英文版前言

《口腔医学解剖图谱》第 3 版保留了上两版的关键特色，即：

- 采用用户友好格式，每一个跨页介绍 1 个特定的主题。
- 采用直观的方法叙述每个解剖区域：首先讨论骨与关节，然后讨论肌肉、脉管系统和神经，最后展示完整的神经脉管系统的概貌。
- 详细的插图，加上描述性标题、简化的示意图和关键信息表。
- 专章介绍断层解剖，将其与临床图像进行比较，以展示学生在临床实践中看到的解剖结构。
- 系统解剖在前，局部解剖和方法在后，使图谱适用于许多基于讲座和尸体解剖的课程。
- 提供胚胎学、组织学、神经解剖学和头部以下的躯体解剖学信息，使学生将解剖学与不同主题整合，使图谱成为综合课程及仅涵盖头颈部解剖结构课程的良好工具书。
- 包含解释牙科局部麻醉技术解剖学基础的附录。
- 还包括临床习题和解析的 2 个附录。

第 3 版增加了影像学图片，以强化插图描绘的解剖结构的临床相关性，增加了有关学生对解剖和临床上通常用作标志的几个解剖结构的讨论。重新组织了神经解剖部分，使之更符合逻辑。增加了一些临床习题，包括符合美国牙科综合考试（INBDE）题型的习题。

致 谢

首先感谢纽约大学牙科学生对第 2 版的反馈，还要感谢纽约大学的同事对第 3 版（以及以前的版本）所提供的帮助，他们是 Richard Cotty 博士、Johanna Warshaw 博士、Jessica Manser 博士、Julie O’Meara 博士、Elena Cunningham 博士及 Joshua Johnson 教授。特别感谢 Louis Terracio 博士和 Nicola Partridge 博士对纽约大学牙学院解剖学教育的全力支持。

感谢下列人员对第 3 版提出的宝贵意见和建议：

- Singleton，PhD，解剖学教授，Midwestern 大学研究生学院，Downers Grove，Illinois。
- Earlanda L. Williams，PhD，Incarnate Word 大学骨科医学院，San Antonio，Texas。
- Alison F. Doubleday，PhD，副教授，芝加哥 Illinois 大学牙学院口腔医学与诊断学系，Chicago，Illinois。
- Jessica M. Manser，PhD，兼职助理教授，纽约大学牙学院基础科学与颅面生物学系，New York。
- Claire A. Kirchhoff，PhD，Marquette 大学生物医学系，Milwaukee，Wisconsin。
- Anita Joy-Thomas，BDS，PhD，解剖学教授，休斯敦 Texas 健康科学中心牙科学校诊断与生物医学系，Houston，Texas。

感谢帮助本书第 2 版完稿的下列专家：

- Roger A. Dashner 博士，临床解剖学家兼首席执行官，俄亥俄州哥伦布市高级解剖服务部。
- Dorothy Burk 博士，生物医学副教授，太平洋大学 Arthur A. Dugoni 牙科学校，

San Francisco，California。

- Douglas Gould 教授，PhD，Oakland 大学 William Beaumont 医学院，Rochester，Michigan。
- Stanley P. Freeman 博士，DDS，FACD，FICD，牙科解剖课程主任、教授，Columbia 牙科学校，New York。
- Bob Hutchins 博士，生物医学教授，TX A&M 大学 Baylor 牙学院，Dallas，TX（最近退休）。
- Geoffroy Noel 博士，McGill 大学解剖学部主任、副教授，Montreal，Quebec，Canada。
- Justin Gorgi PhD，副教授，Midwestern 大学，Glendale，Arizona。
- Michelle Singleton，PhD，解剖学教授，Chicago 骨科学院，Midwestern 大学，Downers Grove，Illinois。
- Nicole Herring 博士，解剖学与神经生物学副教授，Louisville 大学，Louisville，Kentucky。
- Rita Hardiman 博士，口面和头颈解剖讲师，Melbourne 大学牙科学校，Parkville，Australia。
- Brian R. MacPherson，PhD，教授，Kentucky 大学医学院解剖与神经生物学系副主任，Lexington，Kentucky。
- Henry Edinger，PhD，Rutgers-New Jersey 医学院药理学与生理学系教育项目主管，Newark，New Jersey。

对临床小插图风格测试题和基础测试题的更新，要感谢下列两位专家：

- Lawrence C. Zoller 博士，生物医学教授，UNLV 牙科学校，Las Vegas，Nevada。
- Frank J. Daly，PhD，解剖学副教授，New England 大学骨科学院，Biddeford，Maine。

感谢 Westport 牙科协会 Stanley P. Freeman 博士、Brian S. Duchan 博士、Alison Smith、Jazmin Smith 和 Bridget Bieler 提供的牙科局部麻醉解剖中的临床照片。

感谢纽约大学同事对本书第 2 版的贡献：Jean-Pierre Saint-Jeannet 博士对扩充神经解剖相关内容提供专业建议，Kenneth Allen 博士评估局部麻醉涉及的解剖知识，Kenneth Fleisher 博士帮助拍摄牙科局部麻醉相关解剖的临床照片。

感谢为本图谱第 1 版付梓提供帮助的师生：Susana Tejada，波士顿大学牙学院 2010 级；Norman F. Capra 博士，马里兰大学牙学院神经与疼痛科学系，Baltimore，Maryland；Bob Hutchins 博士，副教授，贝勒牙学院生物医学系，Dallas，Texas；Brian R. MacPherson 博士，教授、副主任，Kentucky 大学解剖学和神经生物学系，Lexington，Kentucky；Nicholas Peter Piesco 博士，副教授，Pittsburgh 大学口腔医学系，Pittsburgh，Pennsylvania。

再次感谢 Thieme 出版社的工作人员，他们如此专业地促成本图谱的出版，他们是：Cathrin Weinstein 博士，Bridget Queenan，Julie O'Meara 博士，Elsie Starbecker，Anne T. Vinnicombe，Huvie Weinreich，Barbara Chernow 博士，Sarah Landis，Delia DeTurris。

最后，感谢 Prometheus 原著的作者 Michael Schuenke（MD，PhD）、Erik Schulte（MD）和 Udo Schumacher（MD，FRCPath，CBiol，FRSB，DSc），以及插图作者 Markus Voll 和 Karl Wesker。

目　录

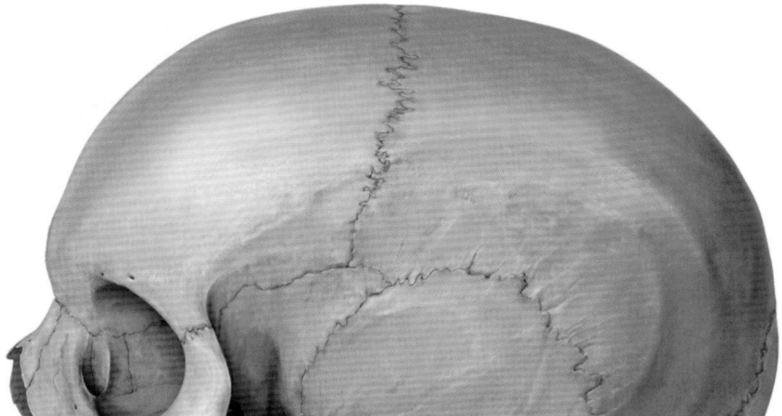

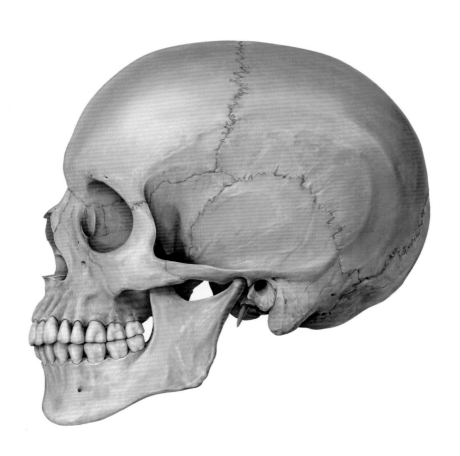

第 1 篇　头部

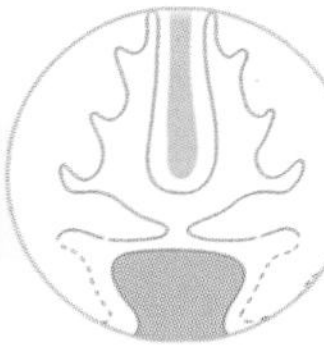

胚芽层与胚胎发育

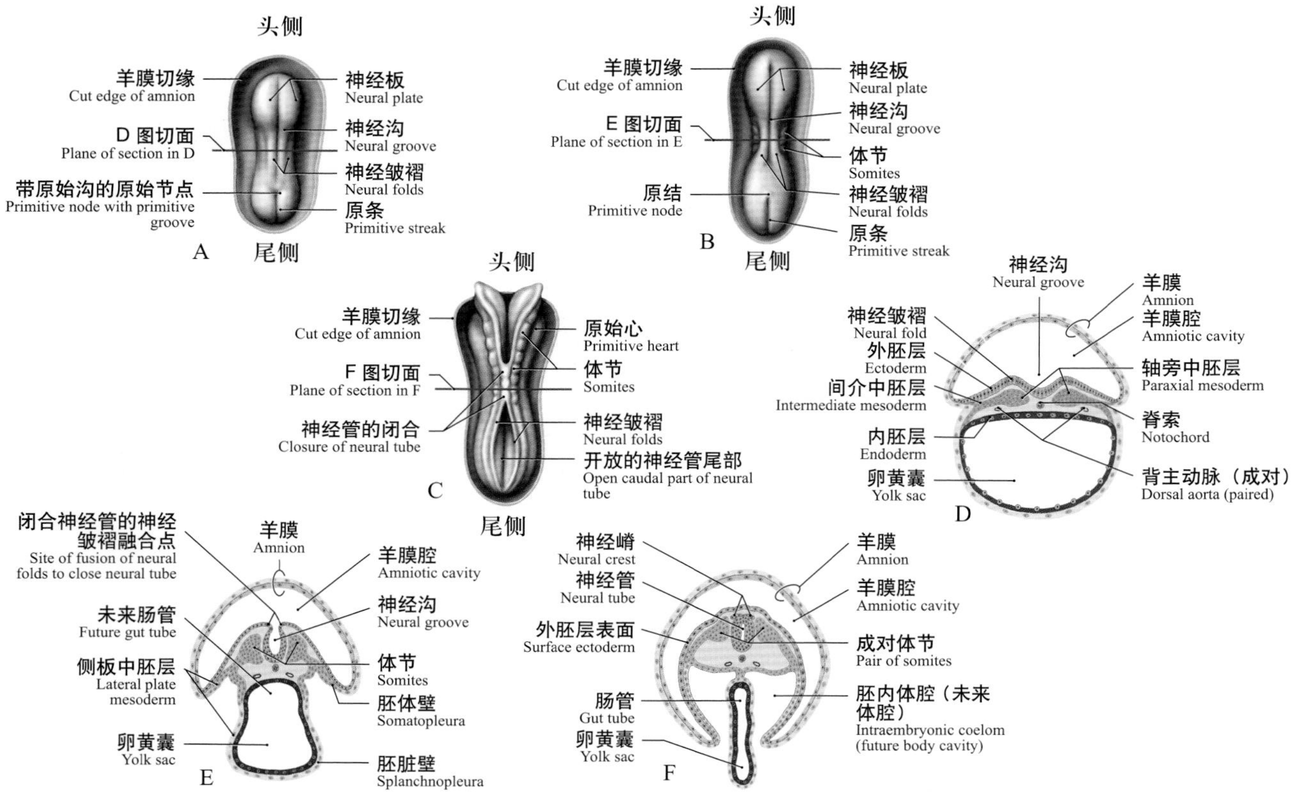

图 1—1 胚胎发育（改自 Sadler）

A ～ C. 去掉羊膜后背面观。

D ～ E. 相对于图 A ～ C 的不同时期的水平切面示意图。原肠胚在人类胚胎发育的第 3 周出现，在胚盘中生成 3 个胚层：外胚层（亮灰）、中胚层（红）和内胚层（暗灰）。

A、D. 排卵后第 19 天，胚盘中 3 个胚层清晰可见。羊膜形成背侧羊膜腔，内膜包绕卵黄囊。神经管在神经板区域形成。

B、E. 排卵后第 20 天，第 1 体节形成，神经沟开始闭合，形成神经管，胚胎开始折叠。

C、F. 排卵后第 22 天，8 对体节侧面包绕部分闭合的神经管，神经管下陷于外胚层深面。卵黄囊腹侧延长形成肠管和卵黄囊。在神经皱褶融合关闭神经管的区域，细胞形成双侧神经嵴，并从表面分离，迁移进入中胚层。

表 1—1 胚 层 分 化

胚层	胚胎结构		成体衍生组织
外胚层	神经管		脑，视网膜，脊髓
	神经嵴	头端神经嵴	感觉和副交感神经节，肠神经系统，滤泡旁细胞，平滑肌，色素细胞，颈动脉体，软骨，结缔组织，牙骨质、牙本质，头部皮肤及皮下组织
		躯干神经嵴	感觉和自主神经节，外周神经胶质细胞，肾上腺髓质，色素细胞，壁间神经丛
	外胚层表面	基板	前垂体，脑感觉神经节，嗅上皮，内耳，晶状体
			口腔上皮，唾液腺，鼻腔，鼻旁窦，泪道，外耳道，表皮，头发，指甲，皮肤腺体
中胚层	轴旁	体节	皮肤真皮（来源于皮节），肌肉组织（来源于肌节），脊柱（来源于骨节）
	轴	脊索	眼外肌
	中间		肾，性腺，肾和生殖器排泄管
	侧板	内脏	心脏，血管，平滑肌，肠壁，血液，肾上腺髓质，内脏浆膜
		腔壁	胸骨，无肌肉肢体，躯体前侧壁皮肤、皮下组织，平滑肌，结缔组织，顶浆膜
内胚层	肠管		肠上皮，呼吸道，消化腺，咽腺，咽鼓管（听管），鼓室，膀胱，甲状旁腺，甲状腺

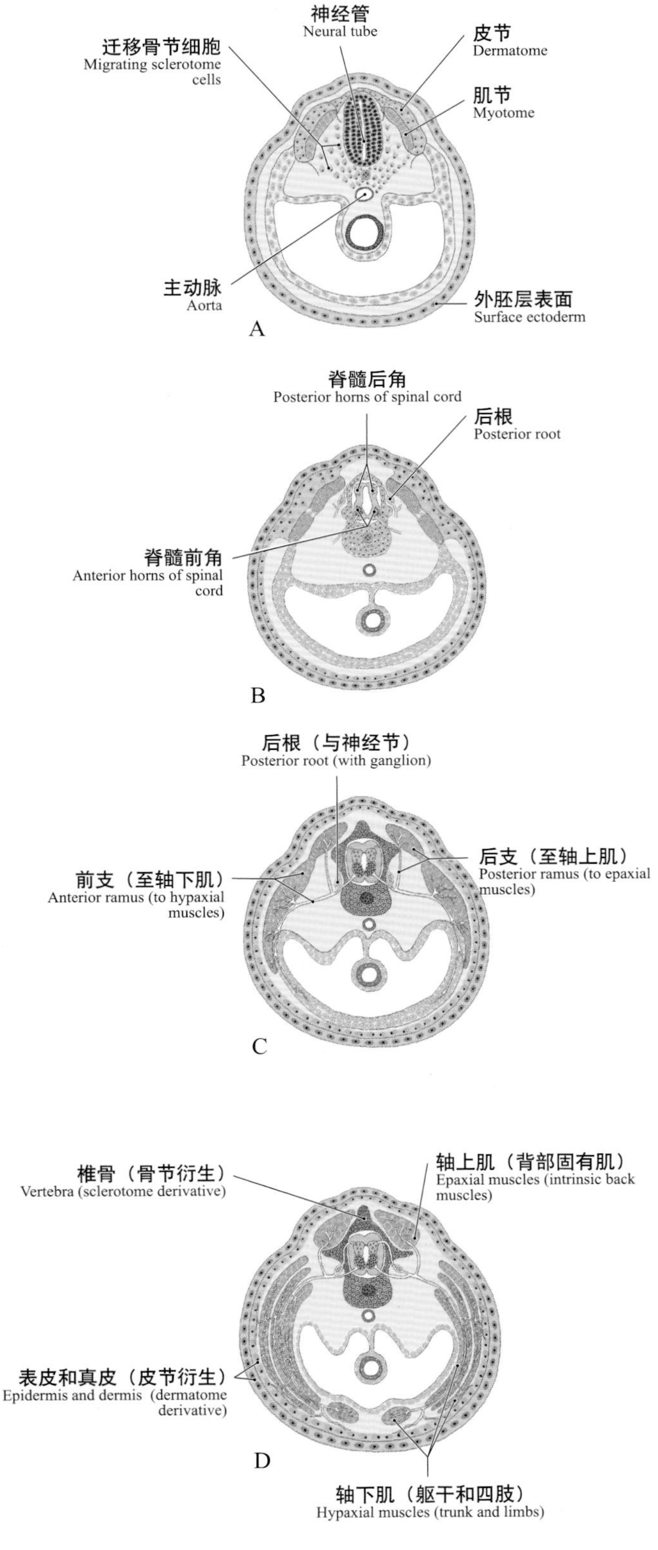

图 1–2　体节肌肉发育

排卵后天数。在大约第 22 天，每一体节分裂成皮节（皮肤）、肌节（肌肉）和骨节（脊椎）。

A. 第 28 天，骨节在脊索（原始脊髓）处迁移形成脊柱。

B. 第 30 天，所有 34 或 35 对体节发育形成。神经管分化成原始脊髓。在脊髓的前、后角分别分化成运动和感觉神经元。

C. 第 40 天，后根、前根形成混合脊神经。后支支配轴上肌（未来的背部固有肌）；前支分布于轴前肌（前肌，包括除背部固有肌以外的所有肌肉）。

D. 第 8 周，轴上肌和轴下肌分化形成躯干的骨骼肌。骨节的细胞也迁移进入四肢。在迁移过程中，脊神经形成神经丛（颈部、鳃和腰骶），分别支配颈部、上肢和下肢的肌肉。

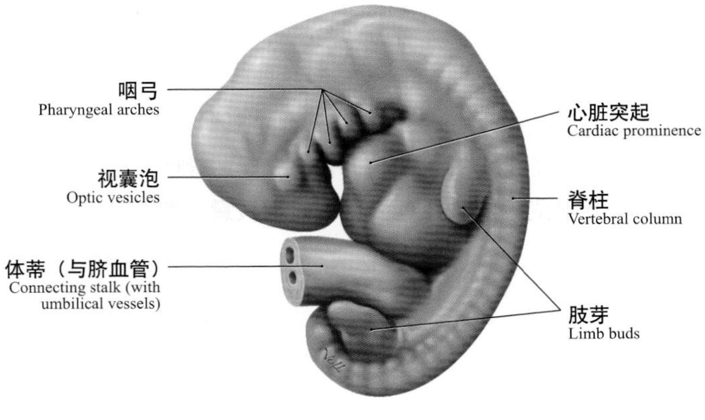

图 1–3　5 周龄胚胎

5 周龄的人胚胎顶臀长度为 5 ～ 7 mm。可见连接胚胎与母体的脐带。未来的大脑半球沿着眼球、耳、鳃弓（形成头颈的大部分结构）、心脏、神经管和肢芽生成。

脑、脊髓发育

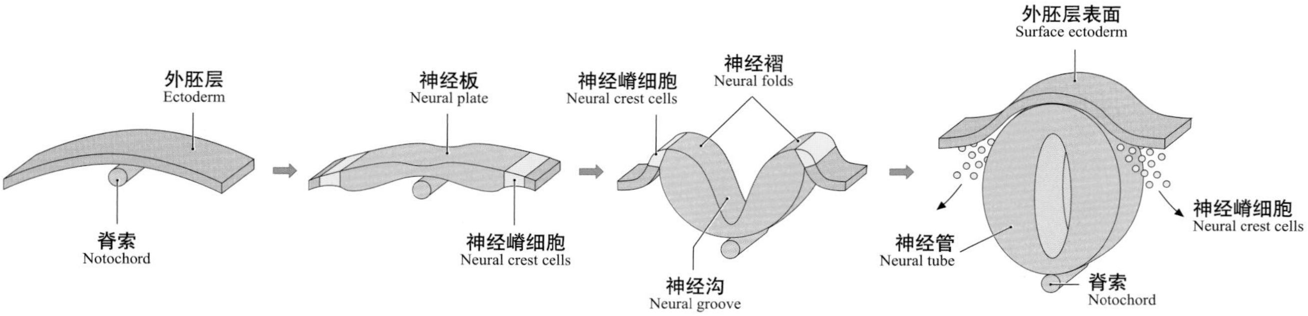

图 1–4 神经管和神经嵴发育（改自 Wolpert）

神经系统组织胚胎来源于外胚层的后表面。肌体正中线的脊索诱发神经板的形成，神经板位于脊索的上方，神经嵴位于脊索侧方。随着进一步发育，神经板在中心位置加深形成神经沟，两侧与神经皱褶相连。随后，神经沟加深，闭合形成神经管，下陷于外胚层下。神经管是中枢神经系统（CNS）——脑和脊髓发育的结构（脊髓的后续发育见图 1–5，脑发育见图 1–7）。神经沟未能完全闭合会导致脊柱的异常裂——脊柱裂。孕妇服用叶酸可使脊柱裂的发生率降低 70%。神经嵴细胞迁移发育成不同结构，包括外周神经系统（PNS），如施万细胞、脊神经节的假单极细胞（图 1–6）。

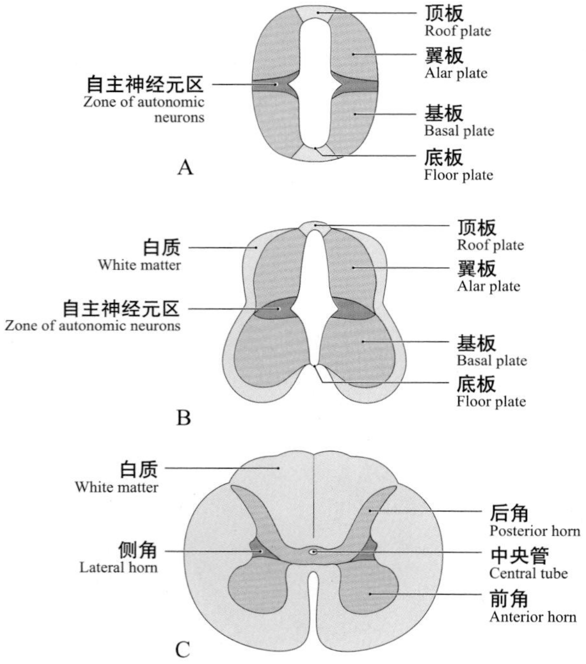

图 1–5 神经管在脊髓发育中的分化

横断面，上面观。

A. 早期神经管。

B. 中间阶段。

C. 成年脊髓。

形成基板的神经元是传出神经元（运动神经元），而形成翼板的神经元是传入神经元（感觉神经元）。在后来胸、腰、骶椎脊髓之间有一个区能分化成交感（自主）传出神经元。顶板和底板不生成神经元。

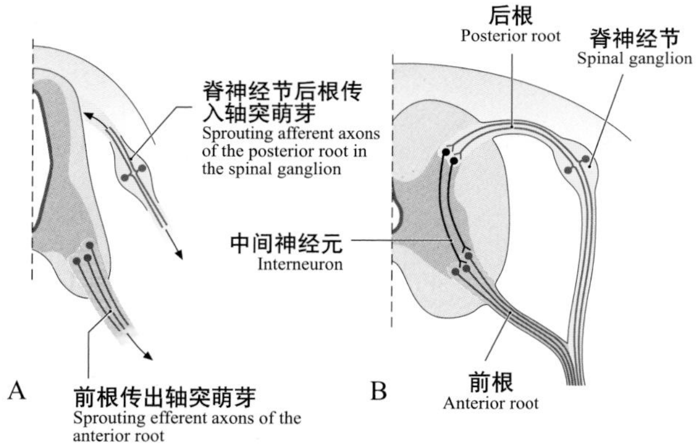

图 1–6 外周神经发育

传入（感觉）轴突（蓝色）和传出（运动）轴突（红色）在早期胚胎发育过程中从神经细胞体中萌芽。

A. 原始传入神经元在脊神经节中发育，α 运动神经元从脊髓基板中发育。

B. 连接传入与传出神经元的中间神经元（黑色）在后期发育。

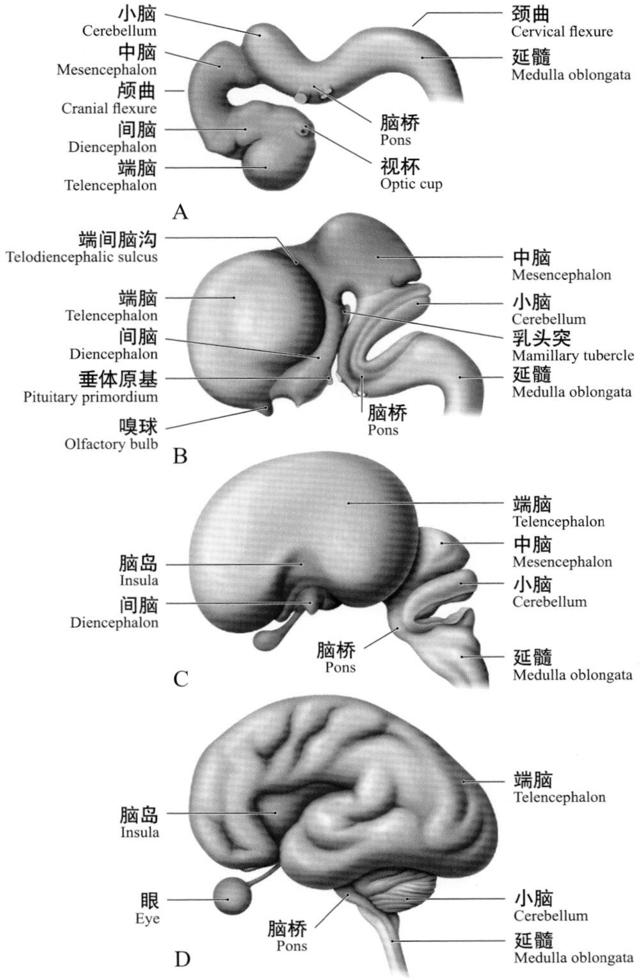

小脑
Cerebellum
中脑
Mesencephalon
颅曲
Cranial flexure
间脑
Diencephalon
端脑
Telencephalon
颈曲
Cervical flexure
延髓
Medulla oblongata
脑桥
Pons
视杯
Optic cup
A
端间脑沟
Telodiencephalic sulcus
端脑
Telencephalon
间脑
Diencephalon
垂体原基
Pituitary primordium
嗅球
Olfactory bulb
中脑
Mesencephalon
小脑
Cerebellum
乳头突
Mamillary tubercle
延髓
Medulla oblongata
脑桥
Pons
B
端脑
Telencephalon
中脑
Mesencephalon
小脑
Cerebellum
脑岛
Insula
间脑
Diencephalon
脑桥
Pons
延髓
Medulla oblongata
C
端脑
Telencephalon
脑岛
Insula
眼
Eye
脑桥
Pons
小脑
Cerebellum
延髓
Medulla oblongata
D

图 1–7　大脑发育

A. 在胚胎发育的第 2 个月初期，胚胎的最大长度（GL）达 10 mm。即使在这一阶段，我们仍能看到神经管分化成不同部分，从而产生不同的大脑区域。

- 红色：端脑（大脑）
- 黄色：间脑
- 深蓝：中脑
- 亮蓝：小脑
- 灰色：脑桥和延髓

注：在发育过程中，端脑的发育速度超过其他所有大脑结构。

B. 第 2 个月末期，胚胎的最大长度达 27 mm（胚胎末期）。端脑和间脑伸长。嗅球从端脑发育出来，垂体原基细胞从间脑中发育。

C. 胚胎发育第 3 个月，胎儿的最大长度达 53 mm。在此阶段，端脑覆盖其他大脑组织，脑岛仍在大脑表面，但随后被半球覆盖（与图 D 相比）。

D. 胚胎发育第 7 个月，胎儿的最大长度达 270 mm。小脑（端脑）开始发育出界限清楚的脑回和脑沟。

表 1–2　大 脑 发 育

原　泡		区　域		结　构
神经管	前脑	端脑		大脑皮质，白质，基底节
		间脑		上丘脑（松果体），背侧丘脑，底丘脑，下丘脑
	中脑 *			顶盖，被盖，大脑脚
	菱脑（后脑）	后脑	小脑	大脑皮质，核，脚
			脑桥 *	核，纤维束
			延髓 *	

注：* 中脑、脑桥、延髓总称为脑干。

咽弓的发育及衍化

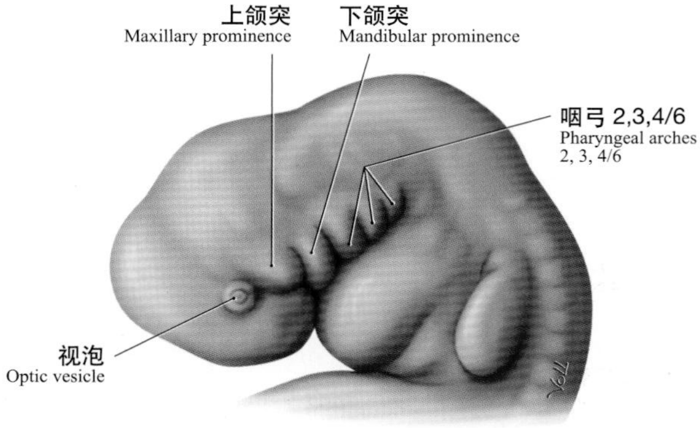

图 1–8　5 周龄胚胎的头颈区，显示咽（鳃）弓及裂

左侧面观，咽弓在面、颈、喉、咽的发育中起着重要作用。咽弓的发育起始于胚胎第 4 周，细胞从神经嵴向未来的头颈区迁移。1 周内，4 个斜嵴（第 1 ～ 4 咽弓）在前肠的颅脑部形成，并被 4 个沟分割（咽裂）。咽弓和咽裂是这一时期胚胎的主要特征。

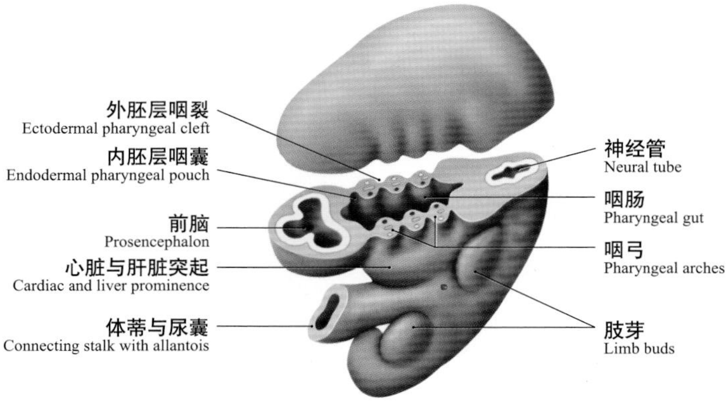

图 1–9　咽肠平面胚胎横切面

左上斜面观。由于胚胎的颅尾弯曲度，横切面通过咽弓、咽肠、前脑和脊髓。咽肠双侧以咽弓为界，容纳中胚层核心。外部被外胚层覆盖，内有内胚层。外胚层咽裂和内胚层咽囊对应排列。因为胚胎是头尾弯曲，所以咽肠和咽弓覆盖在原始心、肝最膨隆处外侧。

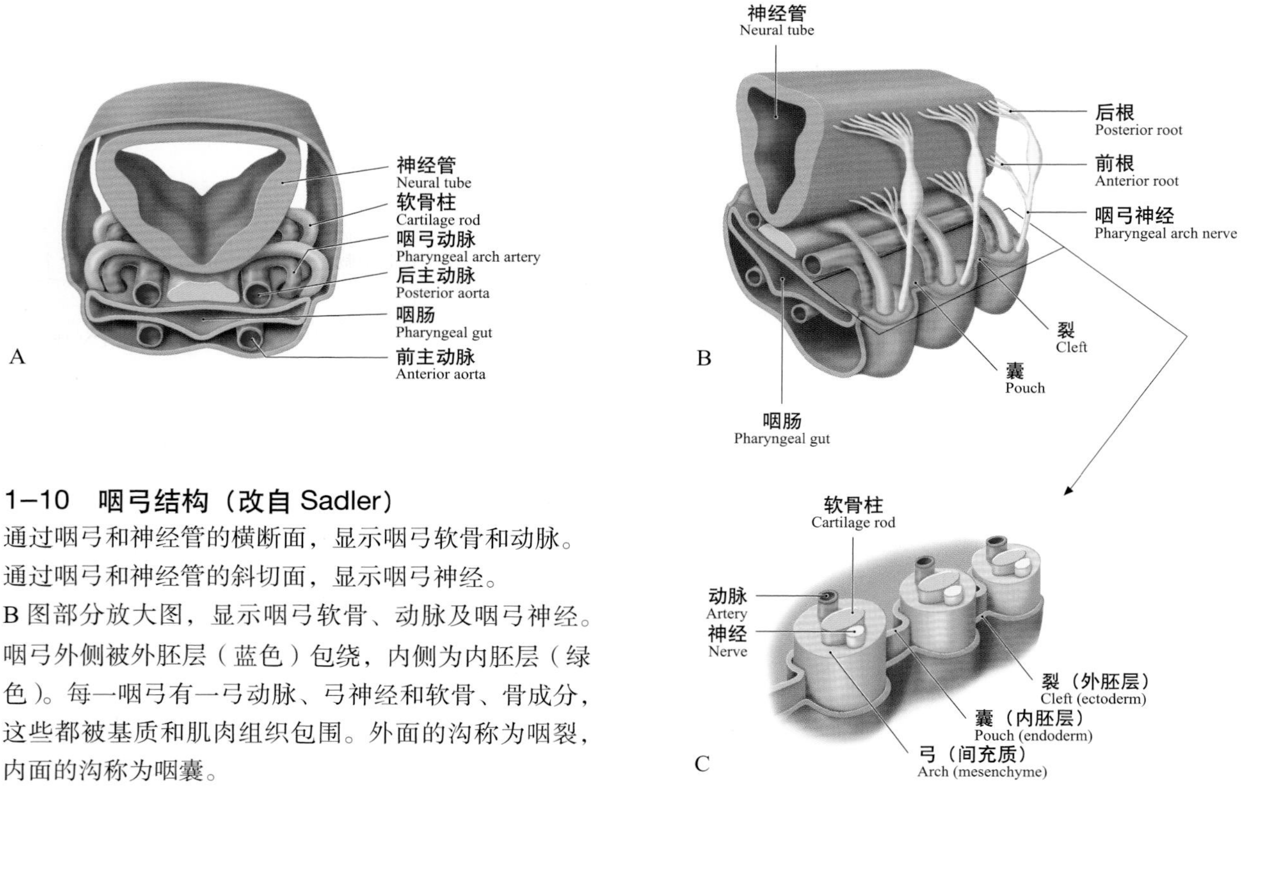

图 1–10　咽弓结构（改自 Sadler）

A. 通过咽弓和神经管的横断面，显示咽弓软骨和动脉。

B. 通过咽弓和神经管的斜切面，显示咽弓神经。

C. B 图部分放大图，显示咽弓软骨、动脉及咽弓神经。咽弓外侧被外胚层（蓝色）包绕，内侧为内胚层（绿色）。每一咽弓有一弓动脉、弓神经和软骨、骨成分，这些都被基质和肌肉组织包围。外面的沟称为咽裂，内面的沟称为咽囊。

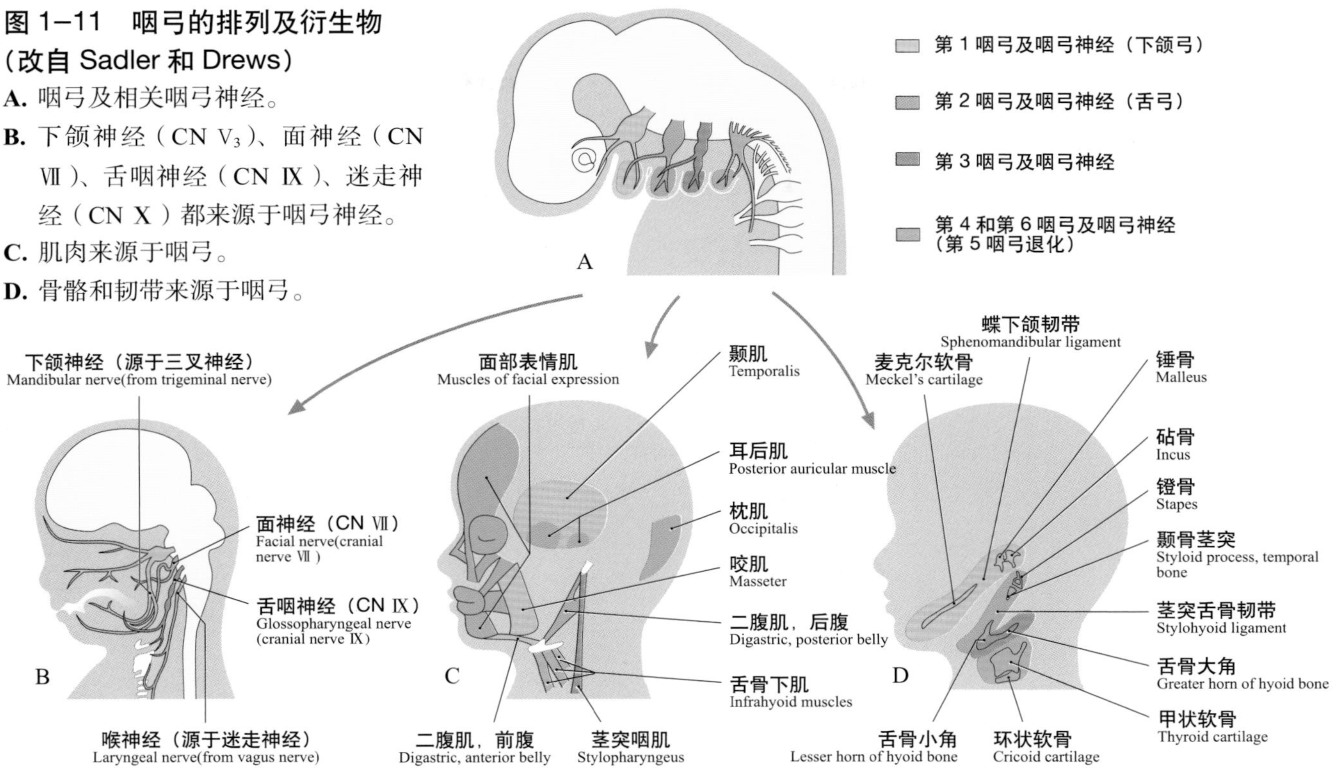

图 1–11　咽弓的排列及衍生物（改自 Sadler 和 Drews）

A. 咽弓及相关咽弓神经。

B. 下颌神经（CN V_3）、面神经（CN Ⅶ）、舌咽神经（CN Ⅸ）、迷走神经（CN Ⅹ）都来源于咽弓神经。

C. 肌肉来源于咽弓。

D. 骨骼和韧带来源于咽弓。

表 1–3　咽 弓 衍 化

咽弓	肌　肉 *		骨骼及韧带	伴随咽弓神经
1	咀嚼肌 • 颞肌 • 咬肌 • 翼外肌 • 翼内肌 下颌舌骨肌 二腹肌，前腹 鼓膜张肌 腭帆张肌		上颌骨 下颌骨 颧骨 腭骨 犁骨 颞骨鳞部 锤骨、砧骨 麦克尔软骨 蝶下颌韧带 锤骨前韧带	下颌神经（CN V_3）
2	面部表情肌 茎突舌骨肌 二腹肌，后腹 镫骨肌		镫骨 颞骨茎突 舌骨小角 舌骨上部	面神经（CN Ⅶ）
3	茎突咽肌		舌骨大角 舌骨下部	舌咽神经（CN Ⅸ）
4 和 6	咽肌 • 腭帆提肌 • 腭垂肌 • 腭舌肌 • 咽鼓管咽肌 • 腭咽肌 • 咽缩肌	喉肌 • 甲杓肌 • 声带肌 • 环杓侧肌 • 环甲肌 • 杓斜肌 • 杓横肌 • 杓状软骨后部 • 杓状会厌 • 甲状会厌	喉骨骼 • 甲状软骨 • 环状软骨 • 杓状软骨 • 小角软骨 • 楔形软骨	迷走神经（CN Ⅹ）

注：CN，脑神经。* 属于鳃弓骨骼肌。

咽囊、咽膜及咽裂的发育

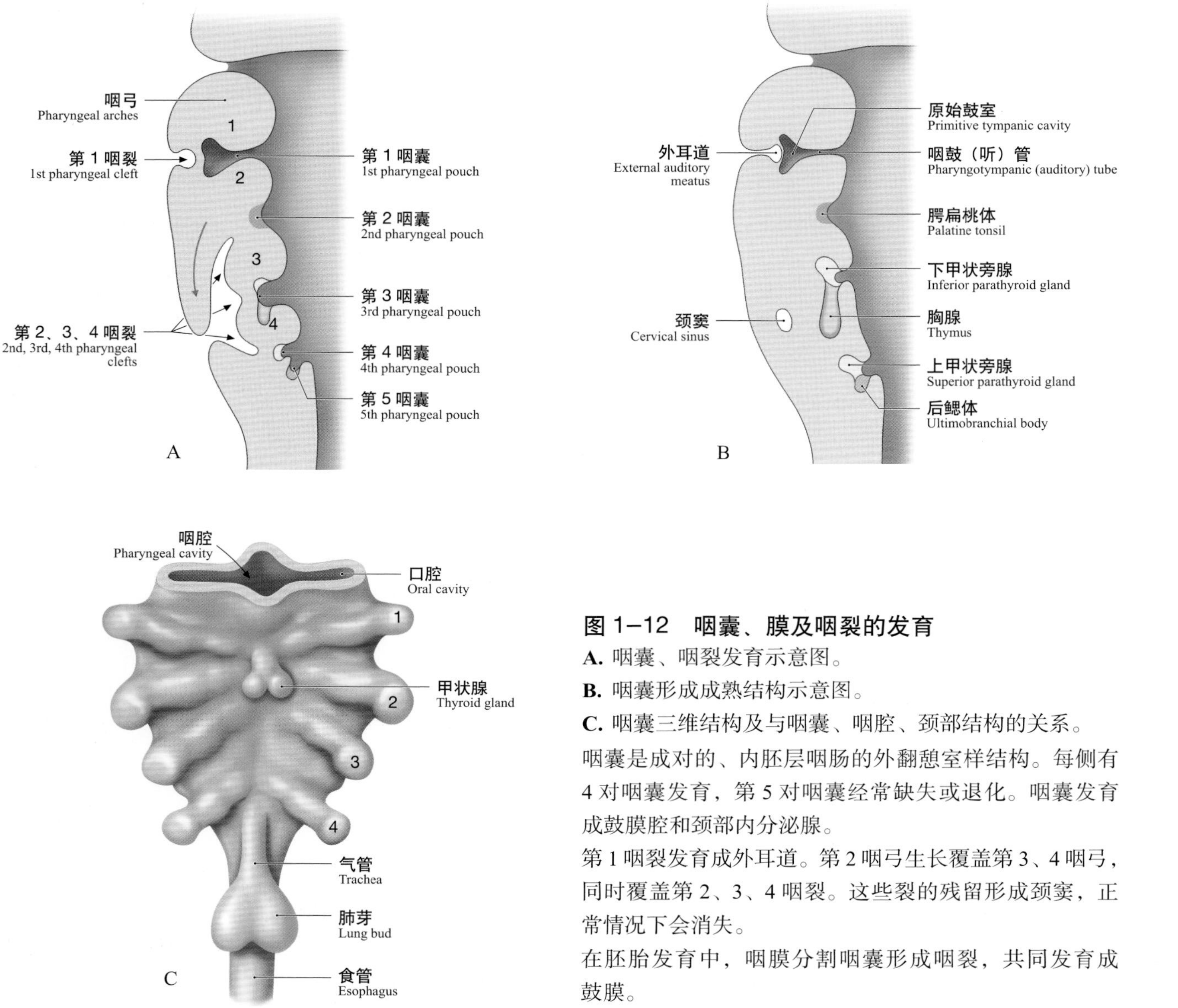

图 1–12 咽囊、膜及咽裂的发育

A. 咽囊、咽裂发育示意图。

B. 咽囊形成成熟结构示意图。

C. 咽囊三维结构及与咽囊、咽腔、颈部结构的关系。

咽囊是成对的、内胚层咽肠的外翻憩室样结构。每侧有4对咽囊发育，第5对咽囊经常缺失或退化。咽囊发育成鼓膜腔和颈部内分泌腺。

第1咽裂发育成外耳道。第2咽弓生长覆盖第3、4咽弓，同时覆盖第2、3、4咽裂。这些裂的残留形成颈窦，正常情况下会消失。

在胚胎发育中，咽膜分割咽囊形成咽裂，共同发育成鼓膜。

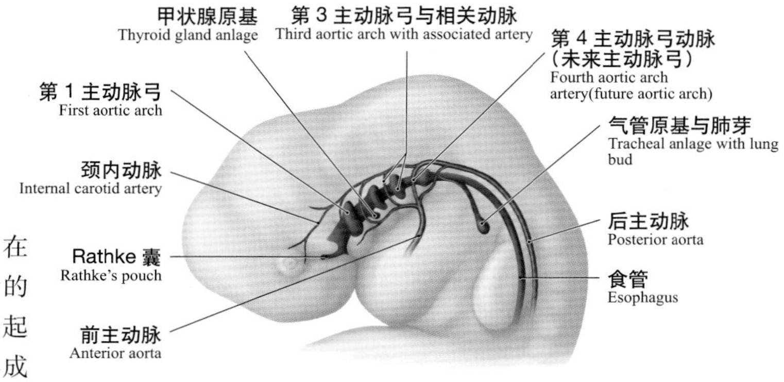

图 1–13 咽囊和主动脉弓（改自 Sadler）

主动脉弓（咽弓动脉）来源于成对的胚胎前大动脉，在咽囊中穿行，向后开放，进入成对的后主动脉。最后的主动脉弓来源于左侧第4主动脉弓。注：口腔顶部突起的囊称为Rathke 囊（前垂体前体）。咽肠向前延伸形成肺芽、甲状腺始基。

表 1–4　咽囊的衍化

咽囊	胚层	胚胎结构	成年结构
1	内胚层	咽鼓管鼓室	咽鼓管（听管）上皮 鼓膜腔
2		原始腭扁桃体	扁桃体窝 腭扁桃体上皮
3		在远心端分裂成后和前部	内侧甲状旁腺（从后部） 胸腺（从前部）
4		在远心端分裂成后和前部	上甲状旁腺（从后部） 后鳃体（从前部）；后来融合进入甲状腺，形成滤泡或 C 细胞，分泌降钙素

表 1–5　咽膜衍化

膜	胚　层	成年结构
1	组成外胚层外缘和内胚层内面 中间核心由中胚层和神经嵴细胞构成	鼓膜
2～4		当第 2 弓长到裂隙上方时，第 2～4 膜消失

表 1–6　咽裂的衍化

裂	胚　层	成年结构
1	外胚层	外耳道
2～4		颈窦，迅速被第 2 咽弓替代，后发育成第 2～4 咽裂

Treacher Collins 综合征　是一种罕见的常染色体显性遗传性颅面畸形，累及源于第 1 咽弓的结构。体征是：颧骨发育不足（颊部发育不全），下颌骨发育不足，眼下斜，眼睑缺损（下睑切迹），外耳畸形。也与腭裂、听力缺失（由于听小骨缺损）、视力丧失、呼吸困难有关。其治疗取决于缺损程度，需要多学科序列治疗。

Pierre-Robin 综合征　以异常小下颌为特征（小颌畸形）。其结果是，舌肌失去下颌骨的支持，会向后移位，部分阻塞气管，导致窒息（呼吸急促）。舌的向后移位（舌后坠）会导致腭裂，因其阻止腭突融合（图 1–21、图 1–22）。初始治疗包括手术修复腭裂，以提高进食及语言发育。

舌及甲状腺的发育

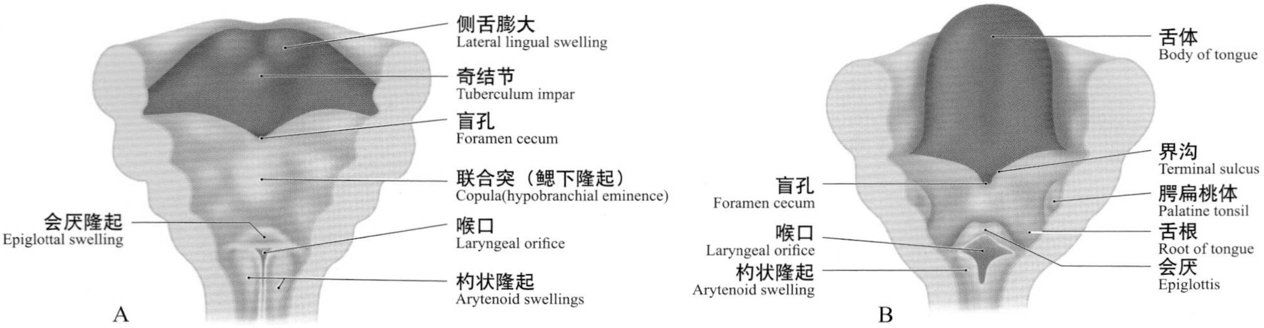

图 1–14 舌的发育

A. 约第 4 周，早期舌的发育。

B. 约第 8 周，晚期舌的发育。

舌的发育发生在咽内。舌肌来源于体节，舌发育来自 4 个咽（舌）隆起。3 个隆起与第 1 咽弓有关，1 个与第 3、4、6 咽弓有关。来源于第 1 咽弓的 2 个侧隆起和 1 个中隆起（奇结节）发育成舌前 2/3 部分。中隆起（鳃下隆起）来源于第 3、4、6 咽弓，发育成舌后 1/3。1 个 U 形沟在舌周形成，从而允许舌自由活动。但在 1 个区域（舌系带）例外，舌系带将舌固定于口底。

舌黏膜来源于第 1 鳃弓隆起，覆盖舌前 2/3，并受三叉神经下颌支支配。来源于第 3、4、6 咽弓的黏膜接受 CN Ⅸ（舌下神经）和 CN Ⅹ（迷走神经）支配。

V 形终沟（界沟）分割舌前 2/3 与舌后 1/3。在界沟的顶点，在奇结节和鳃下隆起之间，盲孔提示甲状腺的出口位置，从口底迁移到咽外区域。

舌系带过短属于先天异常，是由于舌系带过短或过厚，束缚了舌腹前端和口底导致。临床症状包括舌上抬、前伸以及左右运动受限，前伸时舌呈“心”形。可由婴儿喂食困难而发现。如需治疗，则行系带切除术，切开系带，松解舌体。

表 1–7 舌的衍化

咽弓	胚胎结构	成年结构	神经支配
1	2 个侧舌隆起 奇结节	舌体前 2/3	GSA：三叉神经下颌支（CN V_3）
2	被第 3 咽弓覆盖，不参与成年舌体 鳃下隆起（少量参与）的形成		SVA：面神经鼓索（其味觉来自舌前 2/3 黏膜）
3	鳃下隆起	舌体后 1/3	GSA：舌咽神经（CN Ⅸ） SVA：舌咽神经（CN Ⅸ）
4	鳃下隆起 会厌隆起 杓状软骨隆起 喉气管沟	舌根	GSA：迷走神经喉内支（CN Ⅹ） SVA：迷走神经喉内支（CN Ⅹ）

注：GSA：体节传入神经；SVA：特殊内脏传入神经。

表 1–8 舌的骨骼肌衍化

肌肉来源	肌 肉	脑神经
体节（肌节）	舌内肌 舌外肌（颏舌肌、茎突舌肌、舌骨舌肌，不包括舌腭肌）	舌下神经（CN Ⅻ）

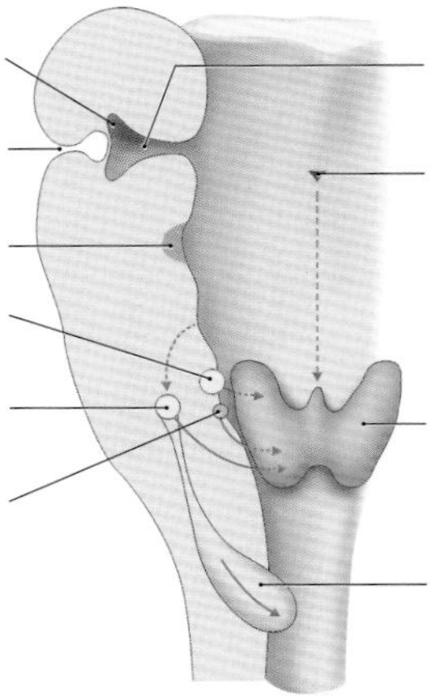

图 1–15　咽弓组织迁徙（改自 Sadler）

前面观。在胚胎发育过程中，甲状腺上皮从形成处迁徙，从原始的舌中线迁移到第 1 气管软骨处，此处为出生后甲状腺的正常位置。甲状腺芽离开舌根后，在舌背处留下遗迹，即盲孔。甲状旁腺来源于第 4 咽弓（上对）或第 3 咽弓（下对），后者也发育成胸腺。后鳃体的细胞迁移进入甲状腺，形成产降钙素细胞或滤泡旁细胞，后鳃体来源于第 5 咽弓。第 5 咽弓在最后发育，通常被认为是第 4 咽弓的一部分。外耳道来源于第 1 咽弓，鼓室和咽鼓管来源于第 1 咽囊，腭扁桃体来源于第 2 咽囊。

异位甲状腺是一种罕见的病变，整个甲状腺或甲状腺组织在颈部正常位置即甲状软骨外下处缺如。口腔医师可能会遇到颈中线的实质性肿物，表现为淡粉色或亮红色，或在舌盲孔后方（甲状腺的胚胎起源），呈规则或不规则肿块，称为舌甲状腺，在异位甲状腺中占 90% 左右。舌甲状腺的症状包括咳嗽、疼痛、吞咽困难、发音及呼吸困难。

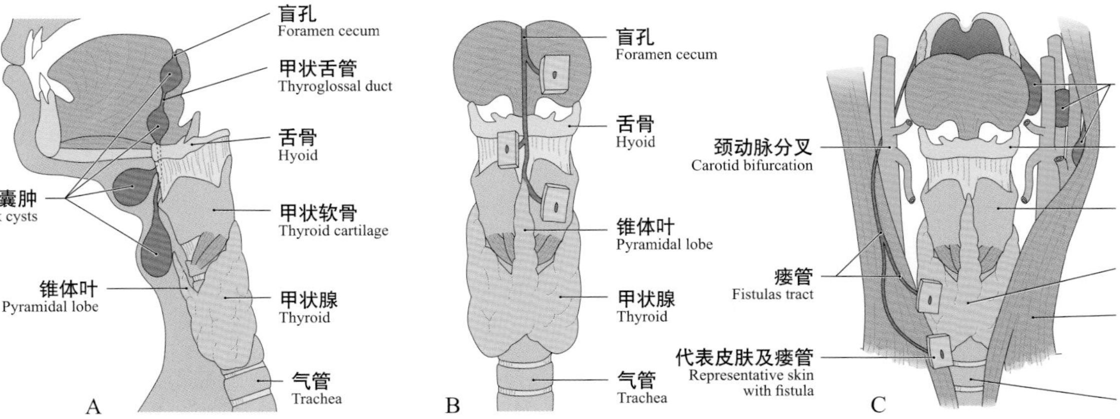

图 1–16　颈部囊肿和瘘管位置

A. 正中囊肿。**B.** 正中瘘。**C.** 侧方囊肿及瘘管。

A、B. 颈部正中囊肿或瘘是甲状舌管的残留。导管未完全退化会导致充满黏液的囊腔（囊肿），临床表现为可触及的、有波动的、颈部正中舌骨水平肿胀。吞咽或舌前伸时可上下活动，是由于舌与导管相连。症状包括呼吸困难、吞咽困难、疼痛（囊肿感染时）。

C. 颈部侧方囊肿或瘘管是颈窦导管部分的异常残留，是在胚胎发育时组织迁移的结果。

如果上皮残留持续存在，颈部囊肿（右侧）或瘘（组织结构之间的异常交通，左侧）在出生后可以出现。完全的瘘开口于咽部和皮肤表面，而不完全瘘（盲端）仅有一侧开口。典型的颈侧瘘，其外口位于胸锁乳突肌的前缘。

面部发育

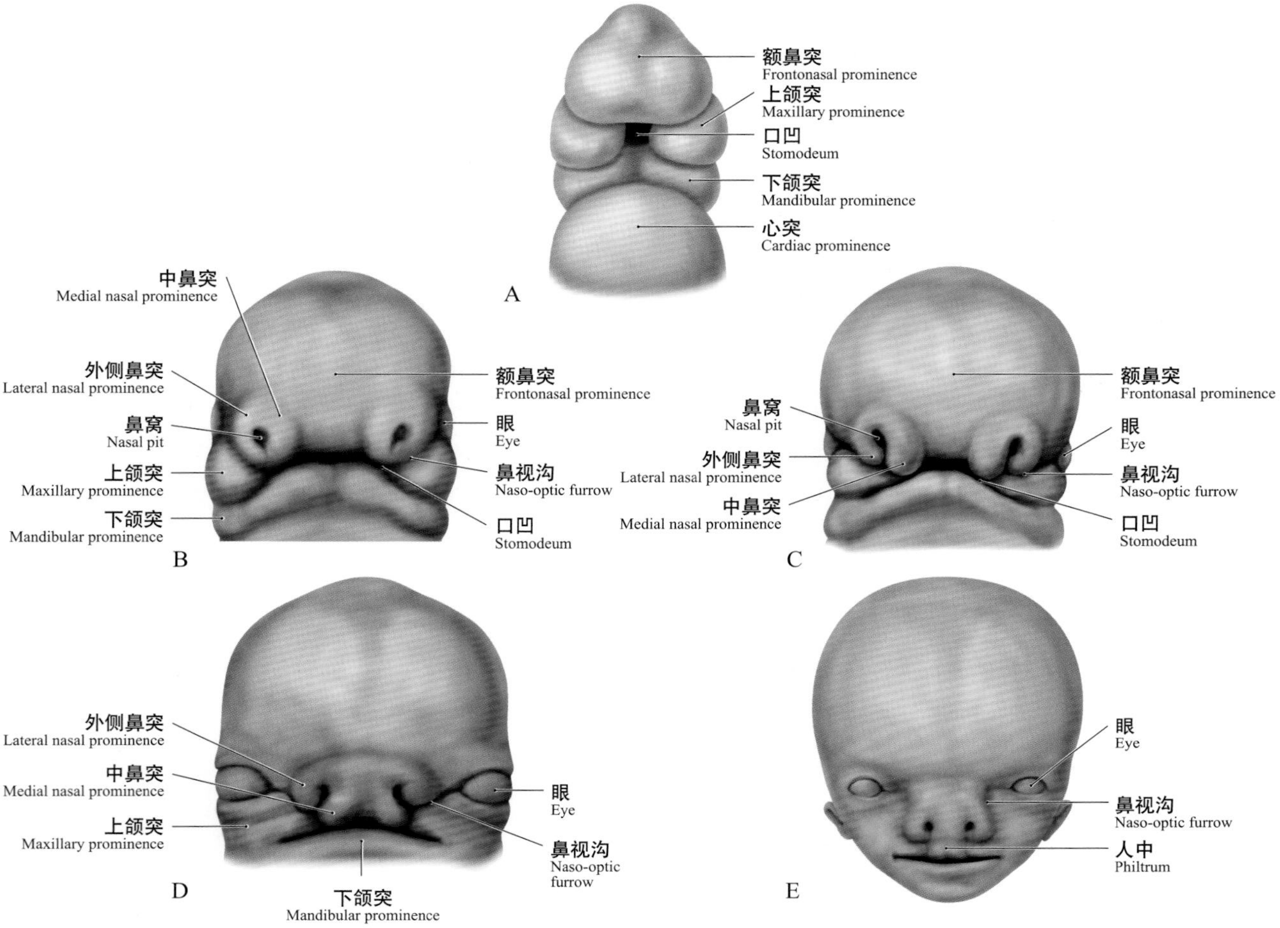

图 1–17 面部发育(改自 Sadler)

A. 第 24 天前面观。第 1 咽弓外胚层表面内陷形成原始口凹，这是胚胎期在前脑和心包之间的凹陷，是口、口腔和前垂体腺的前体。在此阶段，原始口凹通过口咽膜与原始的咽分开。此膜在后期破裂，原始口凹与咽相通。

原始口凹被 5 个神经嵴细胞来源的基质膨隆包围，也称为突起，主导面部的发育。

B. 5 周前面观。每侧的额鼻突形成鼻基板，并且外胚层增厚。鼻基板内陷进入额鼻突，形成侧鼻突、中鼻突。此时，基板位于凹陷的底部，称为鼻窝。上颌突继续生长，与侧面的下颌突融合，形成颊部。在正中，上颌突向中线方向挤压中鼻突。鼻突与上颌突被 1 条沟（鼻视沟）分割。鼻泪管底的外胚层发育成鼻泪管，连接眶腔与鼻腔；2 个突起联合，关闭鼻视沟，生成鼻泪管。

C. 6 周前面观。中鼻突增大，向中间生长，与对侧融合，形成上颌中间部分。

D. 7 周前面观。双侧中鼻突在中线处融合，并与上颌突融合。

E. 10 周前面观。细胞迁移完成。

表 1–9 各突起发育与面部结构

突起	面部结构
额鼻突	额，鼻，内侧和外侧鼻突
上颌突	颊，上唇侧面部分
中鼻突	上唇人中，鼻脊、鼻尖
侧鼻突	鼻翼
下颌突	下唇

注：前鼻突是单一不成对的结构，其他突起都成对。

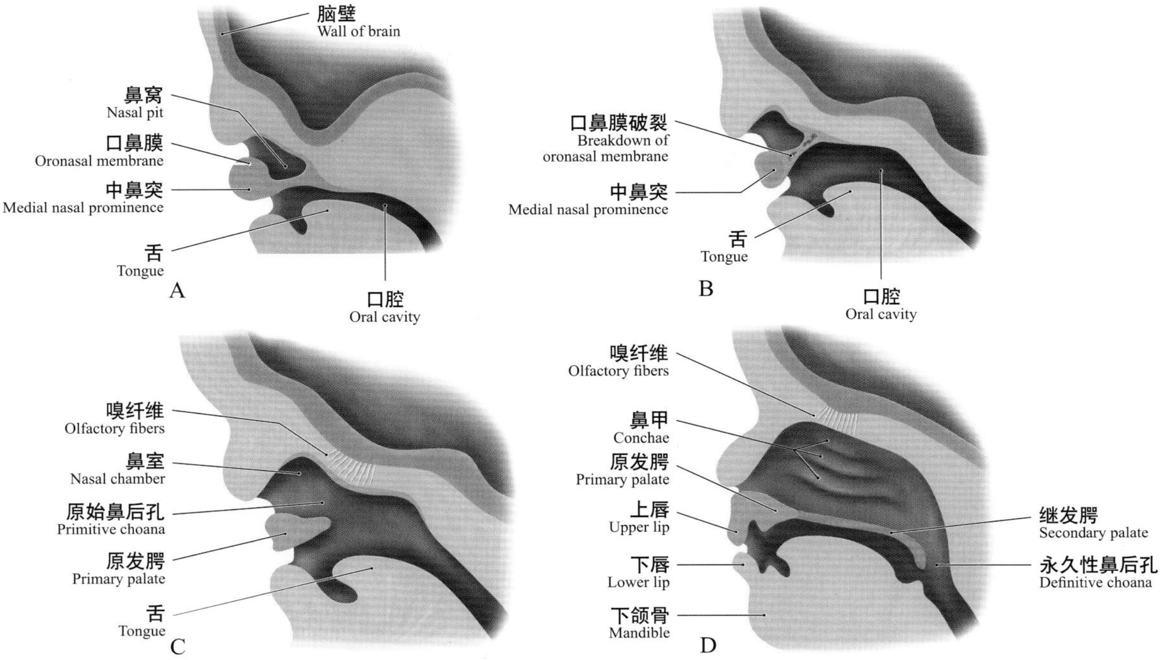

图 1–18　鼻腔发育

胚胎矢状切面。第 6 周，原始鼻腔通过口鼻膜与口腔分割（**A**），后破裂（**B**）；第 7 周，口鼻腔相通（**C**）；第 9 周，鼻腔与口腔按照最终位置排列（**D**）。与咽联通的地方，被原发腭和继发腭与鼻后孔分割。鼻腔侧壁发育成鼻后孔的上部、中部和内部。鼻腔顶部的外胚层上皮衍化成特殊的嗅上皮。嗅上皮中的嗅细胞发育成嗅神经纤维（CN Ⅰ），后分化成嗅泡。鼻中隔（未展示）在中鼻突向下生长时发育，在第 9 ～ 12 周与腭突融合。

图 1–19　眼、耳的发育

在胚胎第 22 天，眼与耳开始发育。在胚胎期，眼向侧方发育，但生长时向中间移动，占据面部正常位置。外耳来源于 6 个膨隆，称为耳丘，来源于第 1、2 咽囊。各胚层发育成眼、耳部结构，见表 1–10。

表 1–10　眼、耳结构衍化

胚层	结构	
眼		
外胚层表面	角膜、结膜上皮，玻璃体，泪腺，睑板腺	
外胚层神经嵴细胞（神经外胚层）	视网膜，视神经（CN Ⅰ），虹膜	
间质	角膜基质，巩膜，脉络膜，虹膜，玻璃体一部分，睫状体肌肉，前房肌肉	
耳		
外胚层	耳板	前庭蜗器
内胚层	第一咽裂	外耳道
间质	软骨性耳囊	耳软骨
	耳丘	外耳
	第一咽囊	中耳和咽鼓管

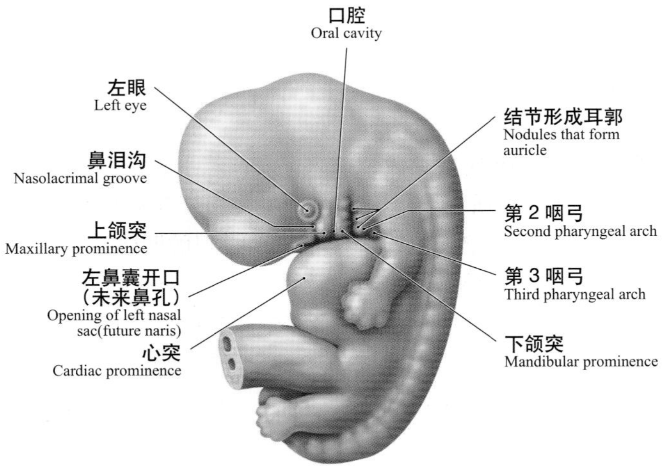

腭的发育

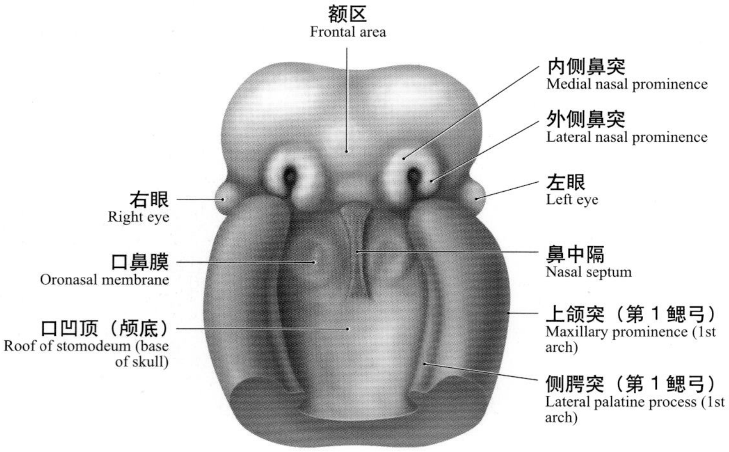
额区
Frontal area
内侧鼻突
Medial nasal prominence
外侧鼻突
Lateral nasal prominence
左眼
Left eye
右眼
Right eye
口鼻膜
Oronasal membrane
鼻中隔
Nasal septum
上颌突（第 1 鳃弓）
Maxillary prominence (1st arch)
口凹顶（颅底）
Roof of stomodeum (base of skull)
侧腭突（第 1 鳃弓）
Lateral palatine process (1st arch)

图 1–20 腭形成（7 ～ 8 周胚胎）

下面观。在腭形成前，口腔通向鼻腔。鼻中隔与口鼻膜可见，最终形成鼻后孔。腭的发育起始于第 5 周，其融合至第 12 周才结束。腭发育形成的重要时期是第 6 周末到第 9 周初。腭发育形成来源于 2 个主要结构，即原发腭和继发腭。原发腭起源于上颌正中部分的边缘嵴，由 2 个中鼻突融合形成。继发腭来源于上颌突的 2 个“壳”样增生。在此时期，沿舌两侧向下生长（舌已去除）。

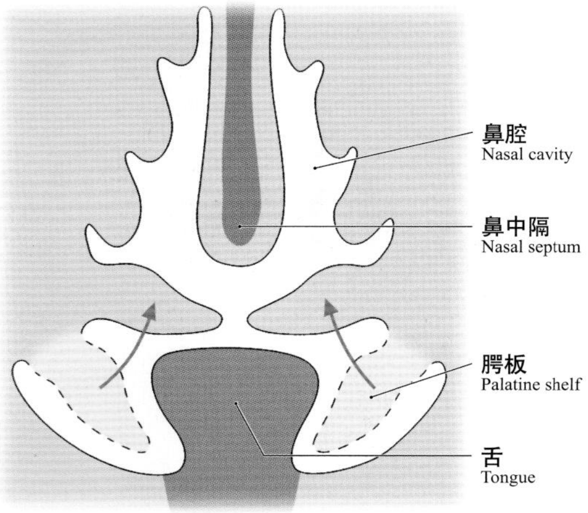
鼻腔
Nasal cavity
鼻中隔
Nasal septum
腭板
Palatine shelf
舌
Tongue

图 1–21 腭板提升

形成继发腭的腭板在第 6 周左右出现，在舌的两侧斜向下生长。在大约第 7 周，腭板上升到舌上方水平位置融合。

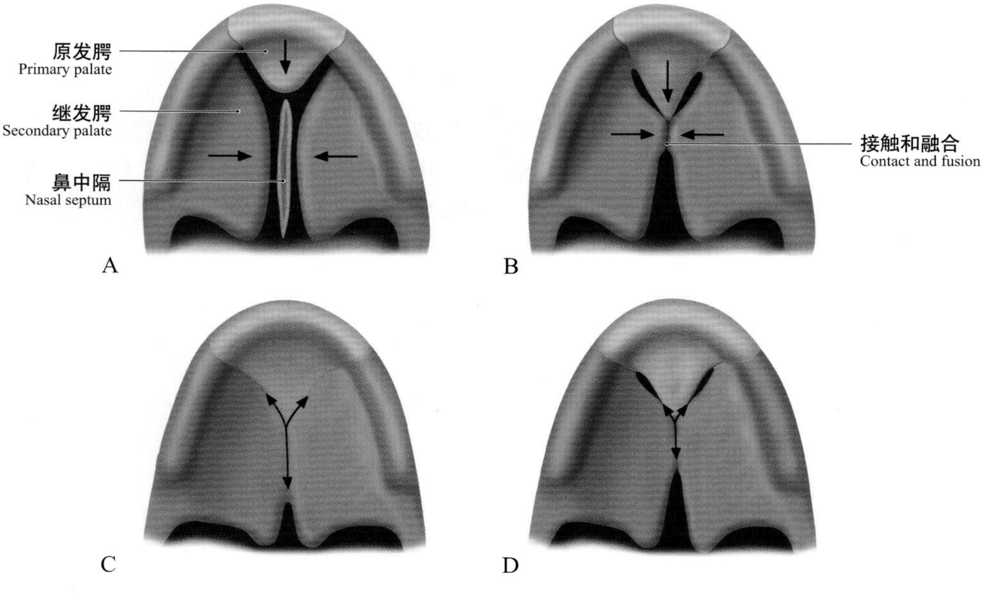
原发腭
Primary palate
继发腭
Secondary palate
鼻中隔
Nasal septum
A
接触和融合
Contact and fusion
B
C
D

图 1–22 腭板的联合与融合

腭板的融合始于第 9 周，至第 12 周结束。原发腭和继发腭的两部分向对方迁移，如箭头所示（**A**）。接触、融合起始于 1 个点（切齿孔）(**B**)，并向前、后融合（**C**、**D**）。原发、继发腭钙化，形成硬腭。后端腭板不发生钙化，但是延伸，超过鼻中隔，形成软腭和腭垂。

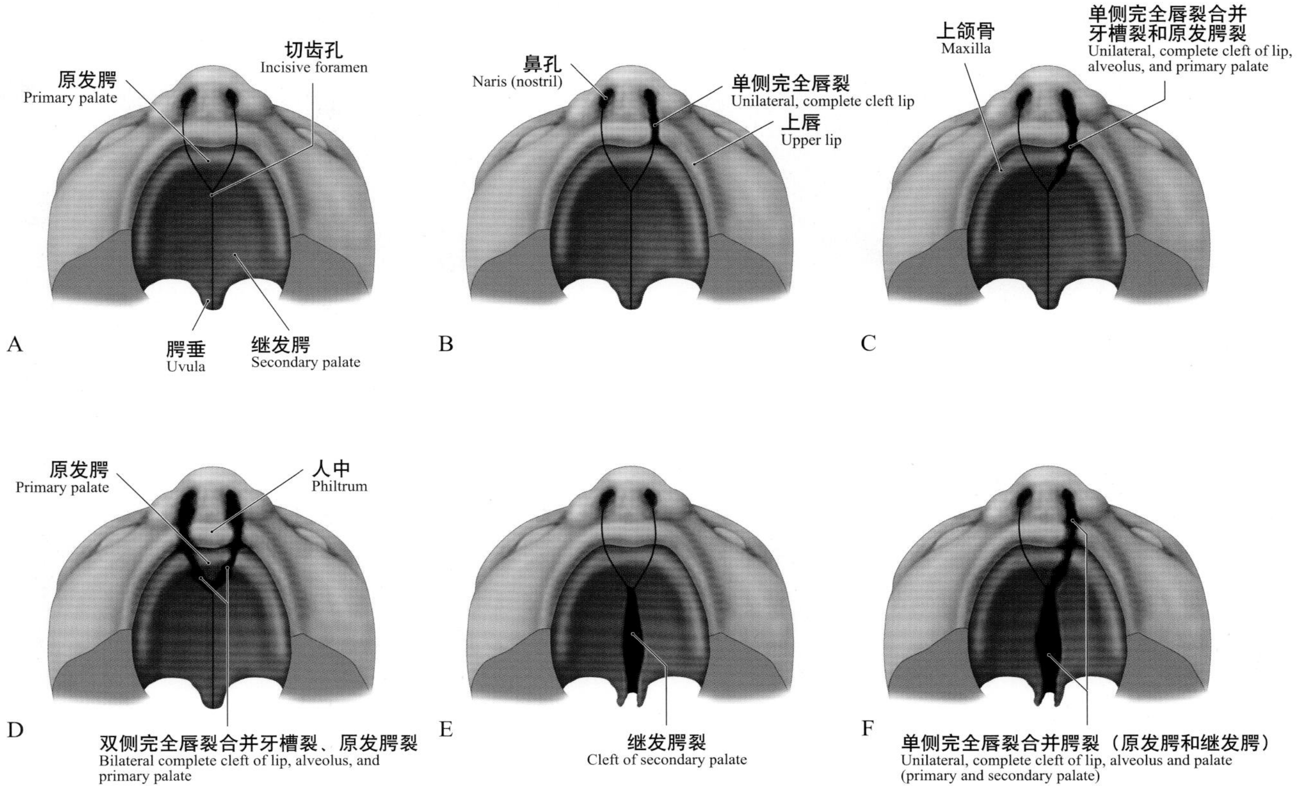

图 1–23　面裂形成（改自 Sadler）

下面观。

面裂（裂或交通）包括唇和（或）腭裂。裂分为单独（唇或腭裂），单侧或双侧，完全（通过鼻人中）或不完全（不通过鼻人中）几种类型。

A. 正常唇、腭，上颌突与中鼻突融合形成上唇和原发腭。原发腭亦与上颌突的腭突融合（继发腭），形成完整的、联合的硬腭。继发腭的后部分不钙化，形成软腭和腭垂。

B. 单侧的完全唇裂，是由于患侧的上颌突与中鼻突未融合所致。

C. 单侧的完全唇、牙槽骨、原发腭裂（切齿孔前部分腭），是由于患侧上颌突与中鼻突未融合所致。

D. 双侧的唇、牙槽骨、原发腭裂，是由于双侧上颌突与中鼻突未融合所致。

E. 继发腭裂（切齿孔后腭裂）是由于 2 个侧腭突未完全融合所致。

F. 单侧的完全唇、腭裂（包括原发腭和继发腭）是由于患侧上颌突与中鼻突、2 个侧腭突融合失败所致。

唇腭裂可引发进食、发音困难，继发婴幼儿发育障碍。包括矫形外科在内的多学科治疗通常在 6 ～ 12 个月进行，后续还需手术修整、语音治疗和正畸治疗。

（于洪波　焦菲菲　译）

颅骨发育

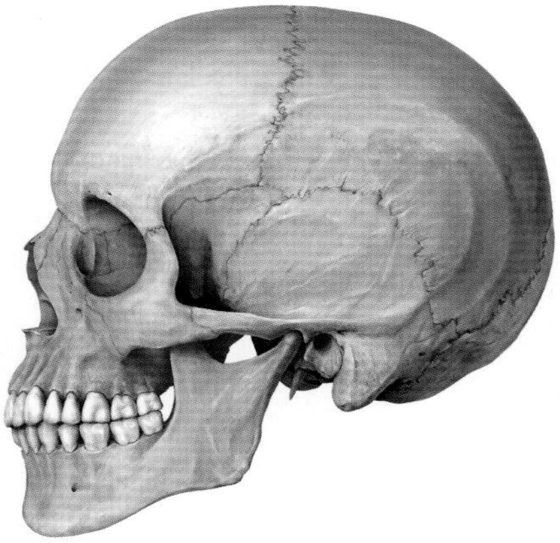

图 2–1 颅骨

左侧面观：颅骨形成一个封闭脑组织和头部脏器的骨腔，可分为两部分：一部分为脏颅（橙色示），即面骨，主要由咽弓（鳃弓）形成（见第 6、7 页）；另一部分为脑颅（灰色示），即颅顶，为容纳脑（组织）的骨组织。颅骨根据其成骨方式分为两部分（图 2–2），一部分为软骨样脑颅，经过软骨内成骨形成颅底；另一部分为膜样脑颅，为膜内成骨。

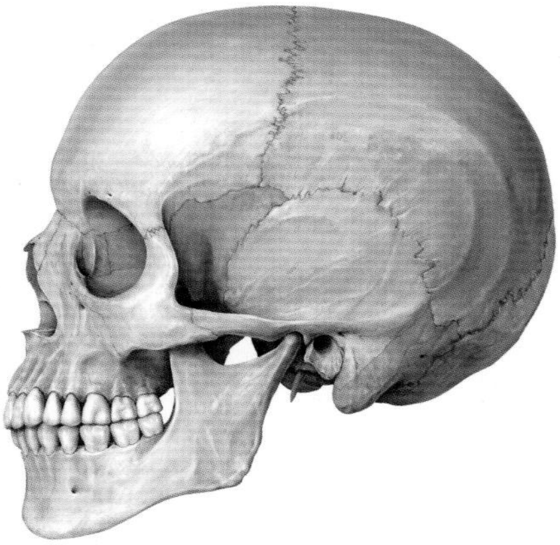

图 2–2 颅骨的成骨

左侧面观：颅骨由间叶结缔组织直接或间接发育而来。膜颅骨（灰色）由间叶结缔组织膜内成骨直接发育而来；软骨颅骨（蓝色）由透明软骨的软骨内成骨间接发育而来。

注：颅底全部由软骨颅骨形成。经过膜内成骨和软骨内成骨形成的部分可相互融合形成单一骨（如组成颅底的枕骨、颞骨和蝶骨均为软骨成骨，而其他骨为膜性成骨）。

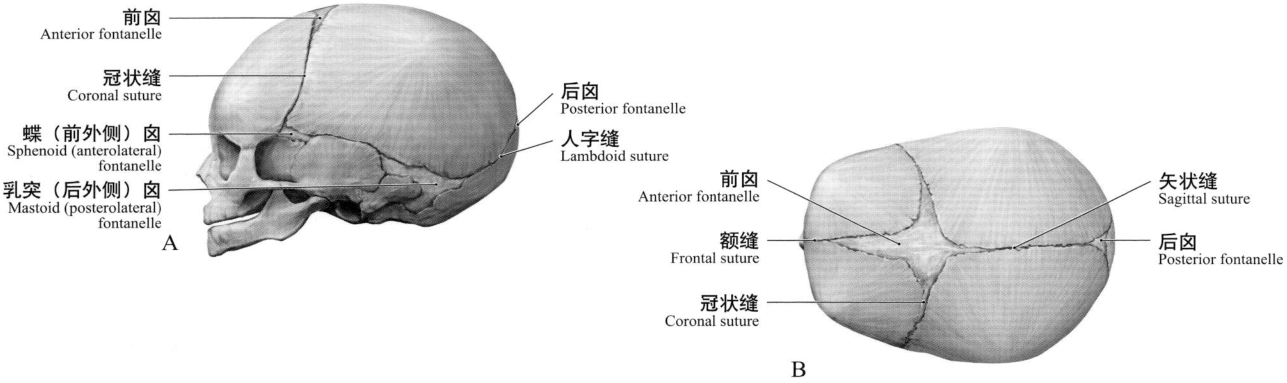

图 2–3 颅缝（颅骨缝结合）和囟门

A. 新生儿（头）颅左侧面观。

B. 新生儿（头）颅顶面观。

扁平的颅骨随着脑组织的膨胀而生长，因此颅骨之间的缝隙在出生后呈开放状态。新生儿持续性生长的颅骨之间有 6 个由尚未骨化的纤维膜覆盖的区域（囟门）。后囟可以作为分娩时描述胎儿头位的参考位点，而前囟可以作为婴幼儿抽取脑脊液（CSF）的入路（如怀疑脑膜炎时）。

表 2–1 骨缝和囟门的闭合

囟门	闭合年龄	骨缝	骨化年龄
1 后囟	2 ~ 3 个月（人字点）	额缝	儿童期
2 蝶（前外侧）囟	6 个月（翼点）	矢状缝	20 ~ 30 岁
2 乳突（后外侧）囟	18 个月（星点）	冠状缝	30 ~ 40 岁
1 前囟	36 个月（前囟点）	人字缝	40 ~ 50 岁

表 2–2　颅骨的发育

（续表）

骨	成骨方式	鳃弓	胚胎组织
脏颅			
上颌骨（前颌骨）	I	额鼻突	神经嵴
鼻骨	I	额鼻突	神经嵴
泪骨	I	额鼻突	神经嵴
犁骨	I	额鼻突	神经嵴
筛骨（部分）	E	额鼻突	神经嵴
下鼻甲	E	额鼻突	神经嵴
上颌骨	I	第一鳃弓	神经嵴
颧骨	I	第一鳃弓	神经嵴
下颌骨	I	第一鳃弓	神经嵴
腭骨	I	第一鳃弓	神经嵴
颞骨（鼓环）	I	第一鳃弓	神经嵴
蝶骨（翼）	I	第一鳃弓	神经嵴
锤骨	E	第一鳃弓	神经嵴
砧骨	E	第一鳃弓	神经嵴
舌骨（上体部、小角）	E	第二鳃弓	神经嵴
颞骨（茎突）	E	第二鳃弓	神经嵴

骨	成骨方式	鳃弓	胚胎组织
脏颅			
镫骨	E	第二鳃弓	神经嵴
舌骨（下体部、大角）	E	第三鳃弓	神经嵴
膜样脑颅			
蝶骨大翼（侧面）	I		神经嵴
额骨	I		神经嵴
颞鳞	I		神经嵴
顶骨	I		轴旁中胚层
项上枕鳞	I		轴旁中胚层
软骨样脑颅			
筛骨（部分）	E		神经嵴
蝶骨（小翼）	E		神经嵴
蝶骨（体部）	E		轴旁中胚层
枕骨（基底）	E		轴旁中胚层
颞骨	E		轴旁中胚层
蝶骨（大翼，内侧）	E		神经嵴
项下枕鳞	E		轴旁中胚层

缩略语：I，膜内成骨；E，软骨内成骨。
注：除锁骨外，管状（长）骨为软骨内成骨。因此，膜内成骨的先天性缺陷可以同时影响到颅骨和锁骨的发育（颅骨锁骨发育不良）。

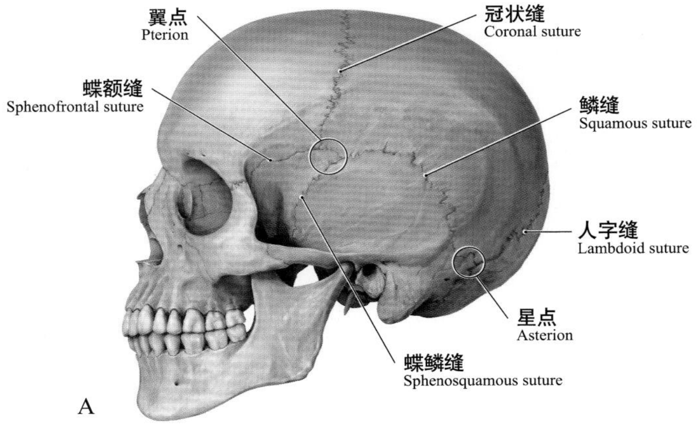

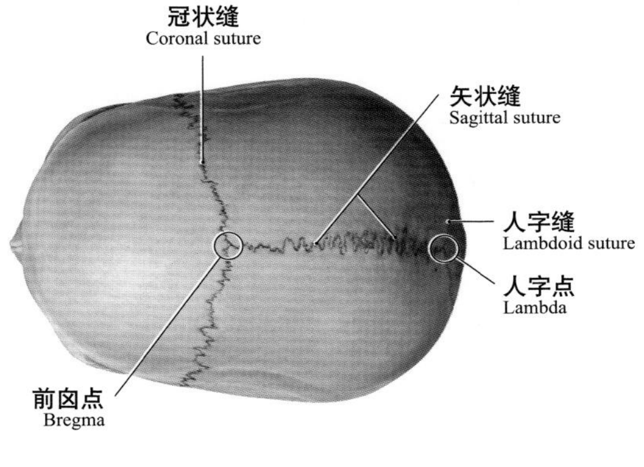

图 2–4　成人颅骨缝

A. 左侧面观。

B. 顶面观。

成年期出现骨连接（沿骨缝发生的颅骨融合）。尽管骨缝闭合的时间不一，但骨缝闭合的顺序（矢状缝、冠状缝、人字缝）不变。每个囟门闭合后会形成一个特定的连接点（表 2–1），而骨缝过早闭合可形成特征性的畸形（见第 22 页，图 2–11）。

颅骨：侧面观

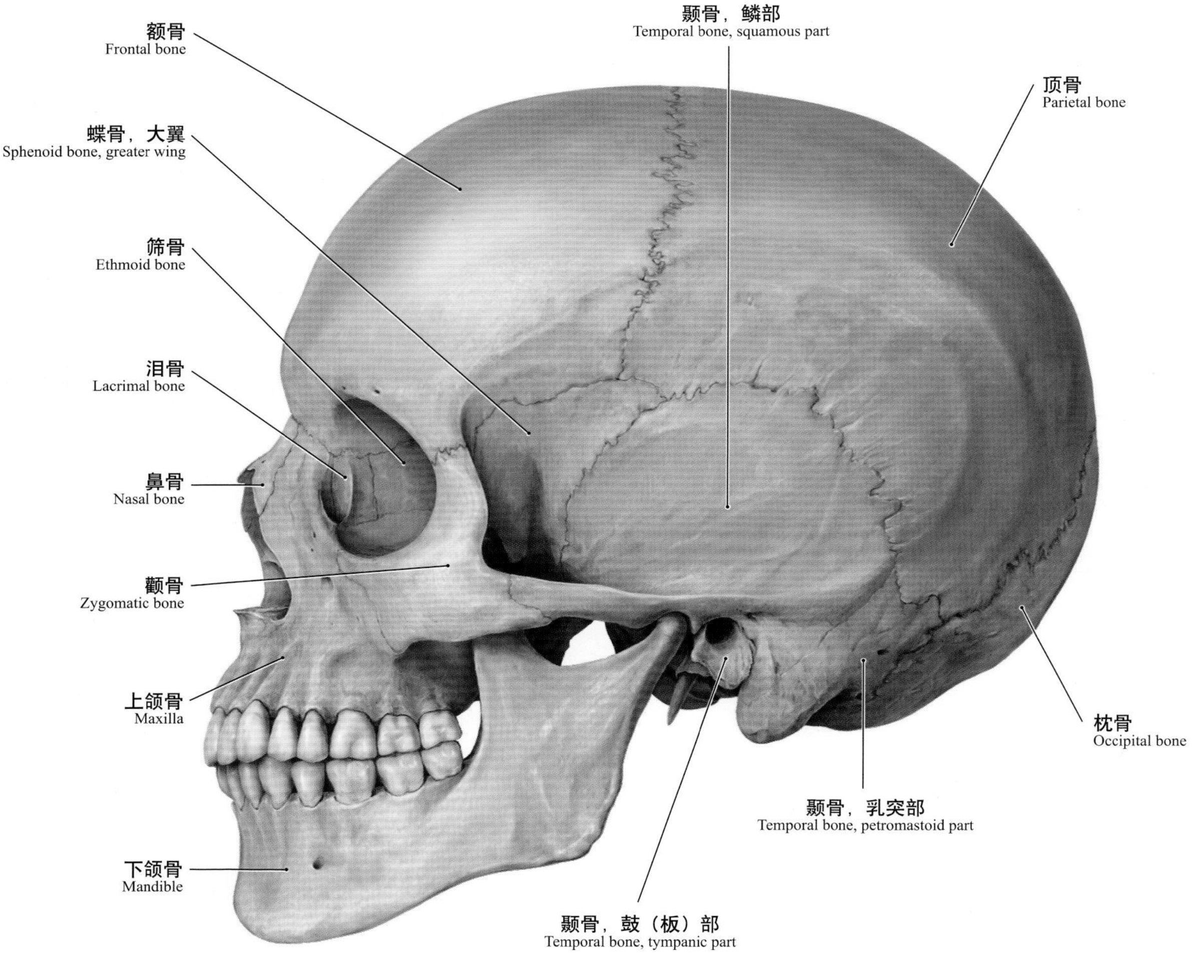

颞骨，鳞部
Temporal bone, squamous part
额骨
Frontal bone
顶骨
Parietal bone
蝶骨，大翼
Sphenoid bone, greater wing
筛骨
Ethmoid bone
泪骨
Lacrimal bone
鼻骨
Nasal bone
颧骨
Zygomatic bone
上颌骨
Maxilla
枕骨
Occipital bone
颞骨，乳突部
Temporal bone, petromastoid part
下颌骨
Mandible
颞骨，鼓（板）部
Temporal bone, tympanic part

图 2–5 颅 骨

左侧面观。

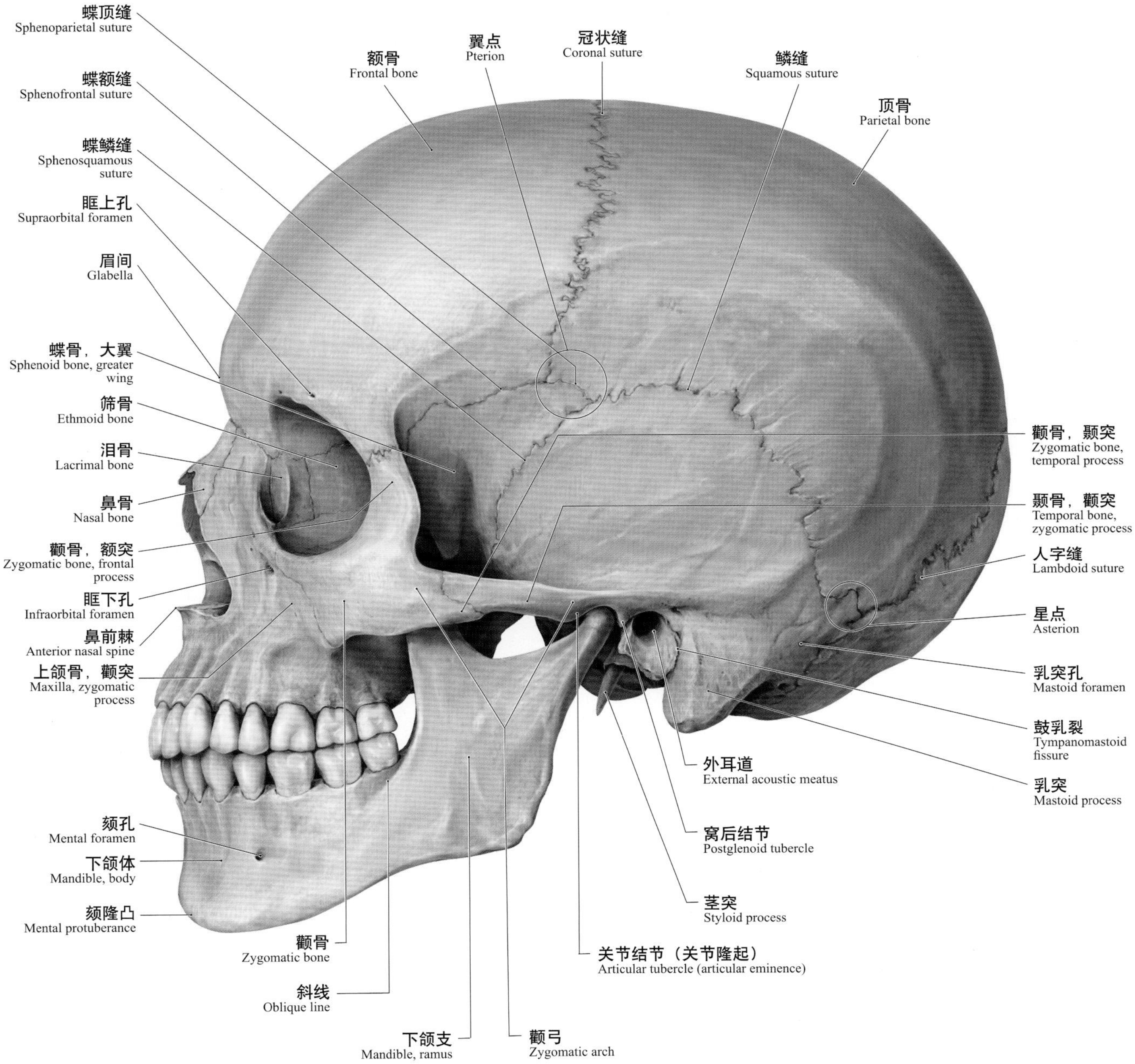
蝶顶缝
Sphenoparietal suture
蝶额缝
Sphenofrontal suture
蝶鳞缝
Sphenosquamous suture
眶上孔
Supraorbital foramen
眉间
Glabella
蝶骨，大翼
Sphenoid bone, greater wing
筛骨
Ethmoid bone
泪骨
Lacrimal bone
鼻骨
Nasal bone
颧骨，额突
Zygomatic bone, frontal process
眶下孔
Infraorbital foramen
鼻前棘
Anterior nasal spine
上颌骨，颧突
Maxilla, zygomatic process
颏孔
Mental foramen
下颌体
Mandible, body
颏隆凸
Mental protuberance
颧骨
Zygomatic bone
斜线
Oblique line
下颌支
Mandible, ramus
颧弓
Zygomatic arch
额骨
Frontal bone
翼点
Pterion
冠状缝
Coronal suture
鳞缝
Squamous suture
顶骨
Parietal bone
颧骨，颞突
Zygomatic bone, temporal process
颞骨，颧突
Temporal bone, zygomatic process
人字缝
Lambdoid suture
星点
Asterion
乳突孔
Mastoid foramen
鼓乳裂
Tympanomastoid fissure
乳突
Mastoid process
外耳道
External acoustic meatus
窝后结节
Postglenoid tubercle
茎突
Styloid process
关节结节（关节隆起）
Articular tubercle (articular eminence)

图 2–6　（头）颅　骨

左侧面观。此图显示了大部分颅骨（图 2–5 中以不同颜色显示）。颧弓由颞骨的颧突和颧骨的颞突连接而成，连接处骨缝呈斜形。

颅骨：正面观

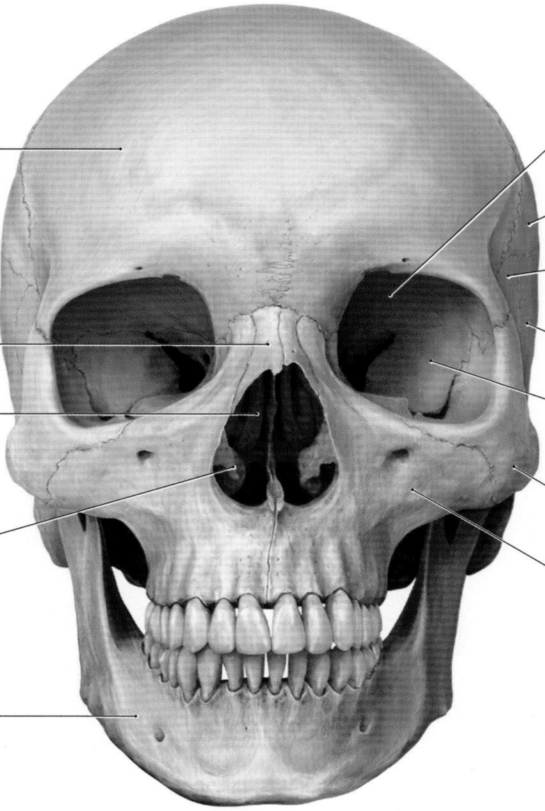
额骨
Frontal bone
鼻骨
Nasal bone
筛骨，中鼻甲
Ethmoid bone, middle nasal concha
下鼻甲
Inferior nasal concha
下颌骨
Mandible
额骨，眶面
Frontal bone, orbital plane
顶骨
Parietal bone
蝶骨，大翼
Sphenoid bone, greater wing
颞骨
Temporal bone
蝶骨，大翼
Sphenoid bone, greater wing
颧骨
Zygomatic bone
上颌骨
Maxilla

图 2–7 （头）颅 骨

正面观。

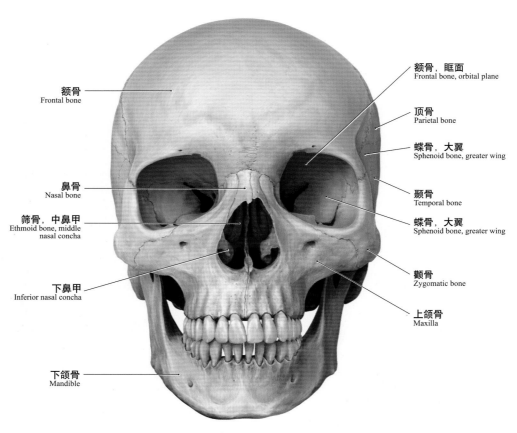

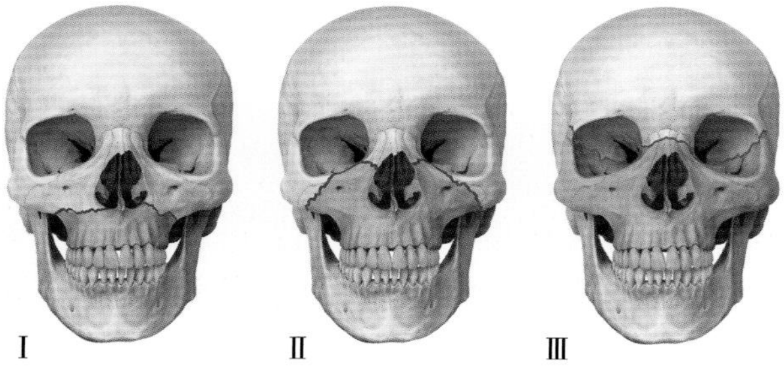
Ⅰ
Ⅱ
Ⅲ

图 2–8 面中部骨折的 Le Fort 分类

面部骨骼的框架式结构可导致面中部特定类型的骨折线（Le Fort Ⅰ、Ⅱ和Ⅲ型）。

Le Fort Ⅰ型骨折：骨折线穿过上颌骨及硬腭上方，上颌骨与上方的面骨分离，上颌窦的完整性遭到破坏（低位横行骨折）。

Le Fort Ⅱ型骨折：骨折线穿过鼻根、筛骨、上颌骨和颧骨，骨折呈三角形金字塔样，眶部的完整性遭到破坏。

Le Fort Ⅲ型骨折：面颅骨与颅底分离，骨折线主要穿过眶部，骨折可波及筛骨、额窦、蝶窦和颧骨。

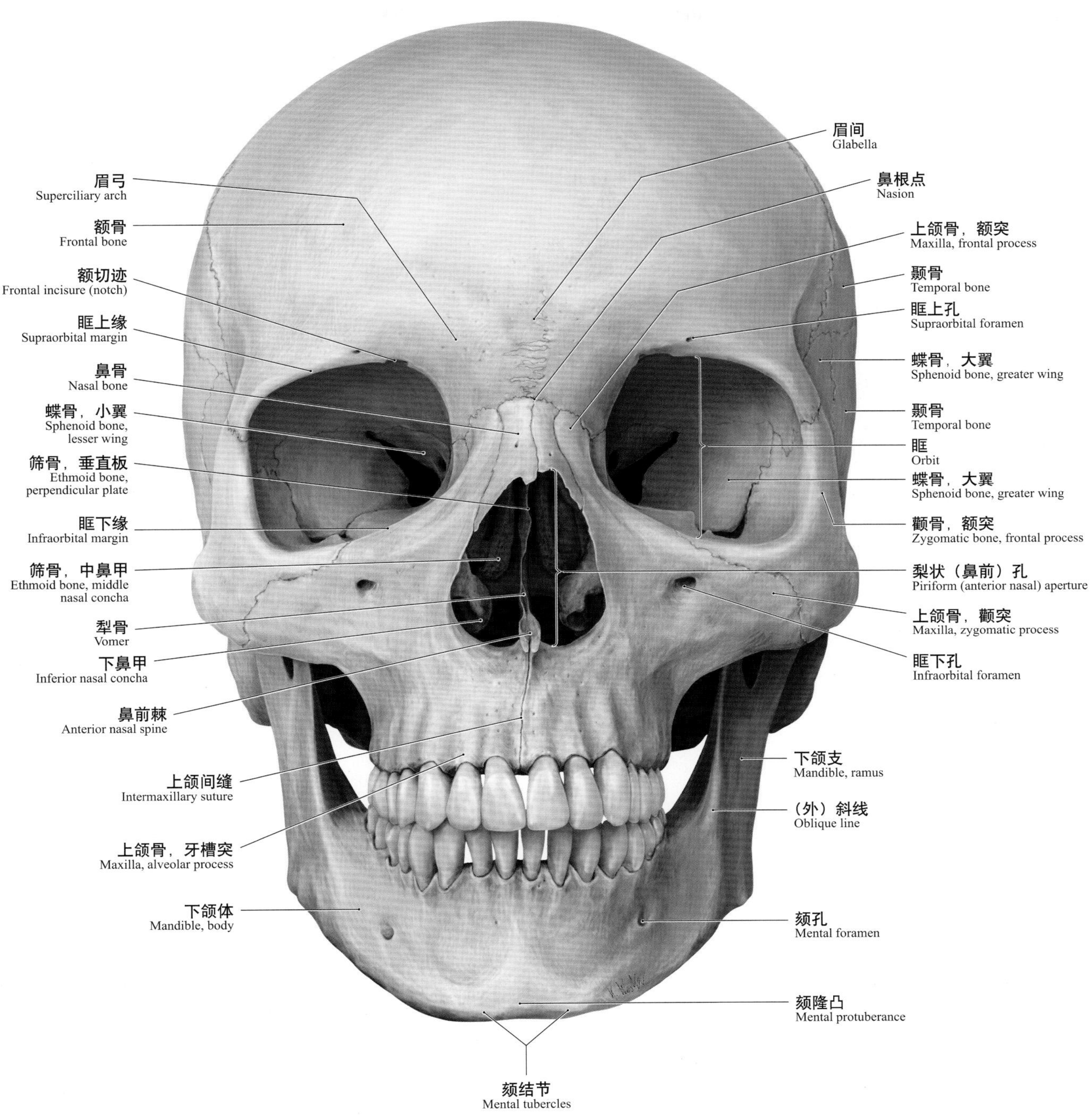
眉间
Glabella
眉弓
Superciliary arch
鼻根点
Nasion
额骨
Frontal bone
上颌骨，额突
Maxilla, frontal process
额切迹
Frontal incisure (notch)
颞骨
Temporal bone
眶上孔
Supraorbital foramen
眶上缘
Supraorbital margin
蝶骨，大翼
Sphenoid bone, greater wing
鼻骨
Nasal bone
颞骨
Temporal bone
蝶骨，小翼
Sphenoid bone, lesser wing
眶
Orbit
筛骨，垂直板
Ethmoid bone, perpendicular plate
蝶骨，大翼
Sphenoid bone, greater wing
眶下缘
Infraorbital margin
颧骨，额突
Zygomatic bone, frontal process
筛骨，中鼻甲
Ethmoid bone, middle nasal concha
梨状（鼻前）孔
Piriform (anterior nasal) aperture
犁骨
Vomer
上颌骨，颧突
Maxilla, zygomatic process
下鼻甲
Inferior nasal concha
眶下孔
Infraorbital foramen
鼻前棘
Anterior nasal spine
下颌支
Mandible, ramus
上颌间缝
Intermaxillary suture
（外）斜线
Oblique line
上颌骨，牙槽突
Maxilla, alveolar process
下颌体
Mandible, body
颏孔
Mental foramen
颏隆凸
Mental protuberance
颏结节
Mental tubercles

图 2–9　颅　　骨

正面观。此图可清晰显示面颅骨（脏颅）的边界。鼻前孔的骨性边缘，标志头颅部呼吸道的起端，鼻腔如同眶腔一样内含感觉器官（嗅黏膜），第 187 页图 7–8 则清晰地显示了鼻旁窦。头颅骨的正面观也可以显示 3 个临床上非常重要的孔道：眶上孔、眶下孔和颏孔，内有感觉神经穿过并分布至面部。

颅骨：后面观

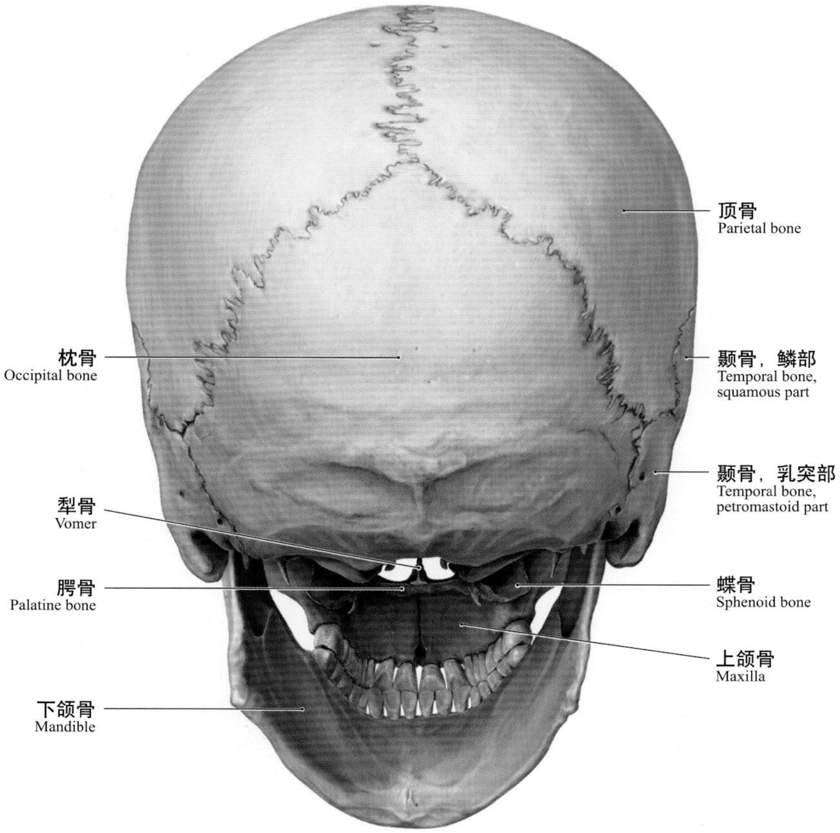
顶骨
Parietal bone
枕骨
Occipital bone
颞骨，鳞部
Temporal bone, squamous part
颞骨，乳突部
Temporal bone, petromastoid part
犁骨
Vomer
腭骨
Palatine bone
蝶骨
Sphenoid bone
上颌骨
Maxilla
下颌骨
Mandible

图 2–10 （头）颅 骨
后面观。

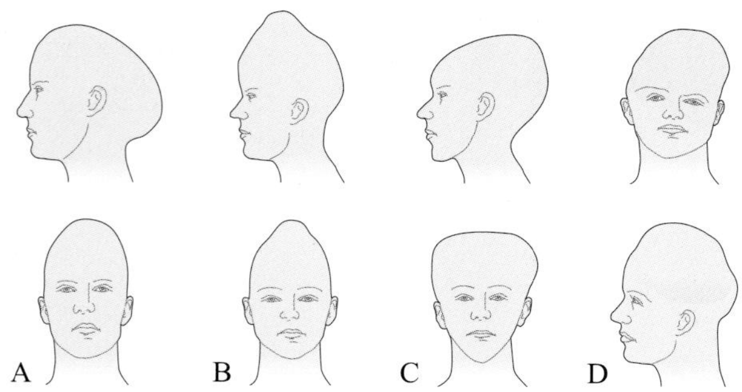

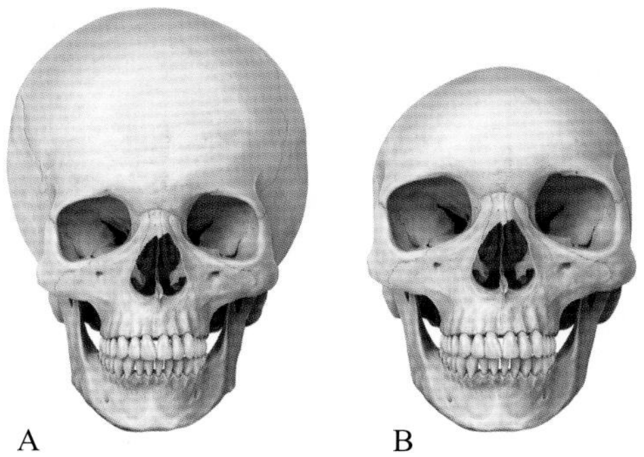

图 2–11 颅骨骨缝过早闭合

颅骨骨缝过早闭合（颅缝早闭）可引起颅骨特征性的畸形。

A. 矢状缝：舟状头（狭长头颅）。

B. 冠状缝：尖颅（尖状头颅）。

C. 额缝：三角颅（三角形头颅）。

D. 波及冠状缝的不对称骨缝闭合：偏颅（不对称头颅）。

图 2–12 脑积水和小头畸形

A. 脑积水：颅骨骨缝骨化之前，脑脊液积聚可导致脑室扩张、脑颅扩张，但面颅骨保持不变。

B. 小头畸形：颅骨骨缝过早闭合或脑组织生长减慢可导致脑颅过小、眶腔相对变大。

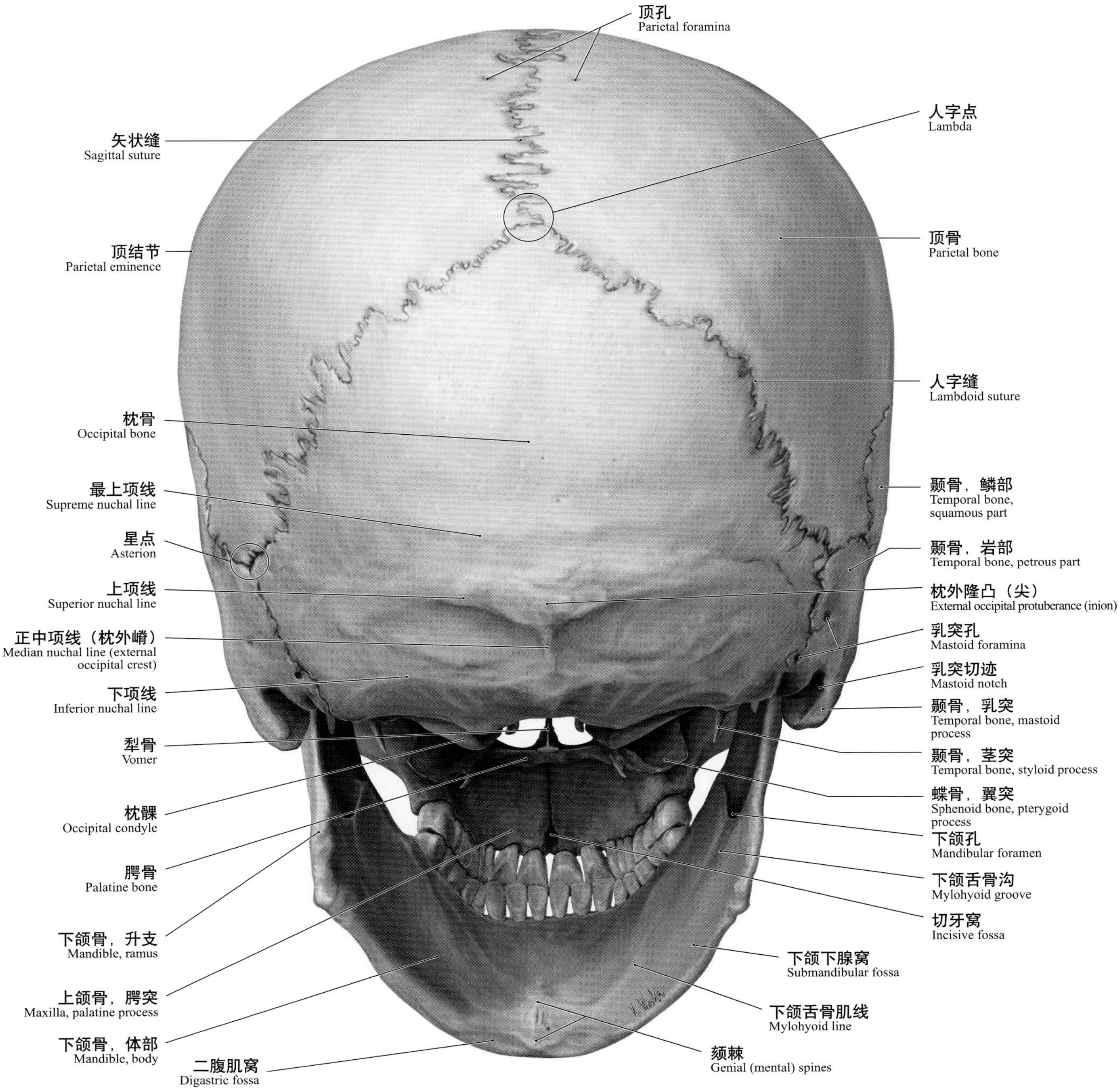
顶孔
Parietal foramina
矢状缝
Sagittal suture
人字点
Lambda
顶结节
Parietal eminence
顶骨
Parietal bone
人字缝
Lambdoid suture
枕骨
Occipital bone
最上项线
Supreme nuchal line
颞骨，鳞部
Temporal bone, squamous part
星点
Asterion
颞骨，岩部
Temporal bone, petrous part
上项线
Superior nuchal line
枕外隆凸（尖）
External occipital protuberance (inion)
正中项线（枕外嵴）
Median nuchal line (external occipital crest)
乳突孔
Mastoid foramina
乳突切迹
Mastoid notch
下项线
Inferior nuchal line
颞骨，乳突
Temporal bone, mastoid process
犁骨
Vomer
颞骨，茎突
Temporal bone, styloid process
枕髁
Occipital condyle
蝶骨，翼突
Sphenoid bone, pterygoid process
下颌孔
Mandibular foramen
腭骨
Palatine bone
下颌舌骨沟
Mylohyoid groove
切牙窝
Incisive fossa
下颌骨，升支
Mandible, ramus
下颌下腺窝
Submandibular fossa
上颌骨，腭突
Maxilla, palatine process
下颌舌骨肌线
Mylohyoid line
下颌骨，体部
Mandible, body
颏棘
Genial (mental) spines
二腹肌窝
Digastric fossa

图 2–13　颅　　骨

后面观。该图中枕骨最为明显，并通过人字缝与顶骨连接。人字缝中常见一些孤立的缝间骨。头颅骨缝是一种特殊的韧带连接，随年龄增长逐渐发生骨化。枕骨外面的外形由于肌肉附着和肌肉穿插而较为明显的隆起线：下项线、上项线、正中项线和最上项线。

颅 顶

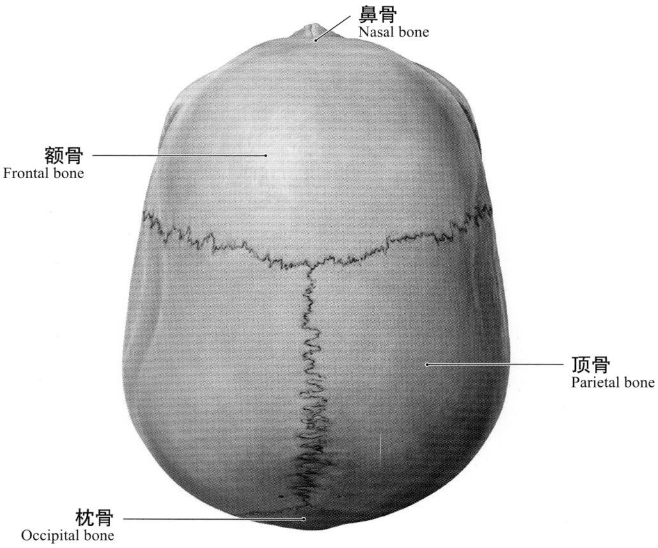
鼻骨
Nasal bone
额骨
Frontal bone
顶骨
Parietal bone
枕骨
Occipital bone

图 2–14 颅 顶 骨

外表面、顶面观。

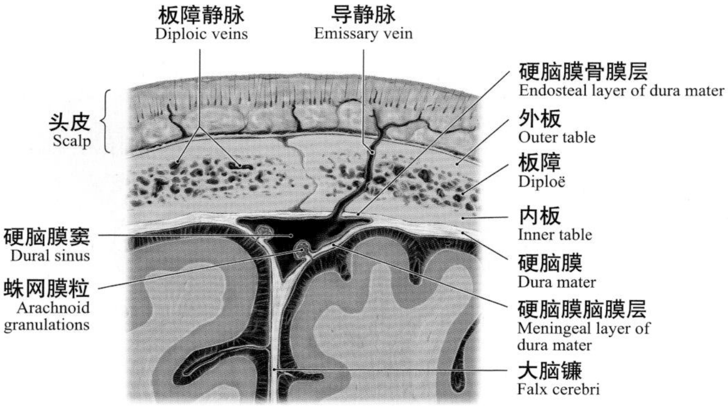
板障静脉
Diploic veins
导静脉
Emissary vein
头皮
Scalp
硬脑膜骨膜层
Endosteal layer of dura mater
外板
Outer table
板障
Diploë
内板
Inner table
硬脑膜窦
Dural sinus
硬脑膜
Dura mater
蛛网膜粒
Arachnoid granulations
硬脑膜脑膜层
Meningeal layer of dura mater
大脑镰
Falx cerebri

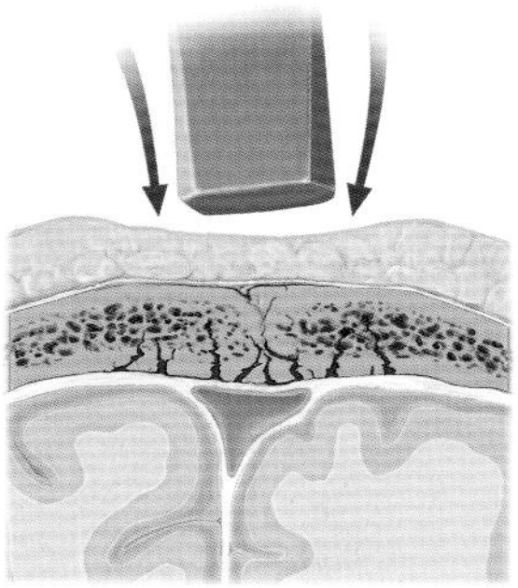

图 2–15 头皮和颅顶骨

颅顶骨由 3 层构成，即外板、板障和内板。板障呈海绵状结构，内含具有造血功能的红骨髓。当发生浆细胞瘤（白细胞发生恶变）时，许多小的肿瘤细胞巢会破坏周围的骨小梁，放射影像显示头颅骨内有多个透光区穿孔样病变。

图 2–16 内板对创伤的敏感性

颅顶的内板对外力创伤非常敏感，甚至可能在外板完好无损的情况下发生骨折。

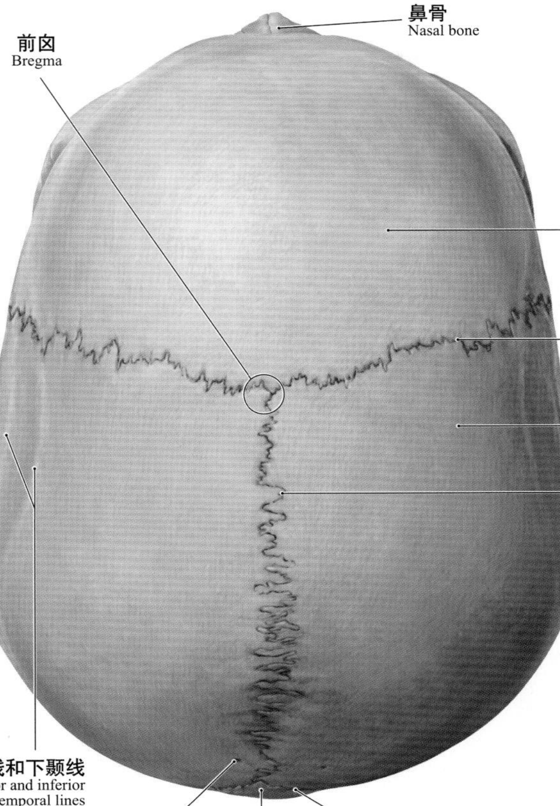

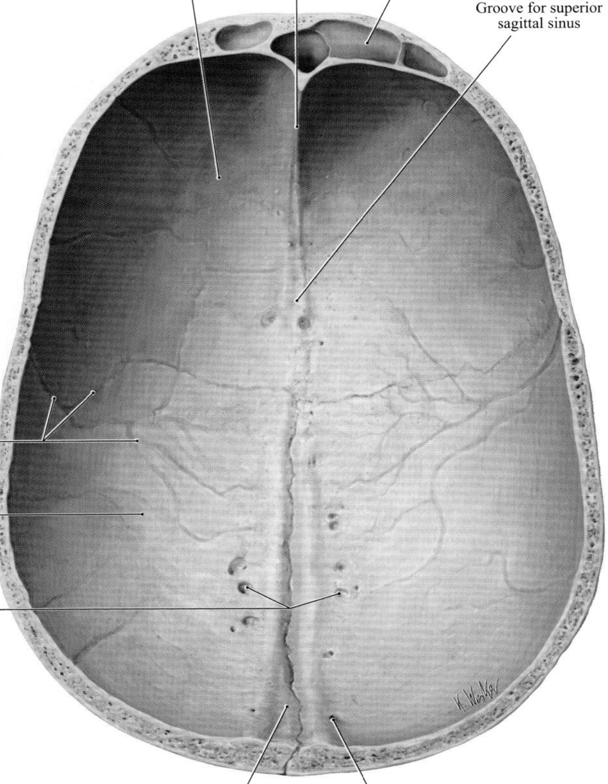

图 2–17　颅顶的外表面和内表面

颅顶的外表面（**A**）相对光滑，而内表面（**B**）则相反。额骨、顶骨和枕骨形成颅顶，相互之间以冠状缝、矢状缝和人字缝相连接。光滑的外层表面可见顶孔，内含顶骨导静脉（见第 71 页，图 3–24）。颅顶的内表面则有许多凹陷和沟。

- 颗粒小凹［头颅骨内层表面的小凹陷，为覆盖脑组织的蛛网膜的囊状突起（蛛网膜粒）压迹］。
- 上矢状窦沟（硬脑膜静脉窦，见第 70 页，图 3–22）。
- 动脉沟（硬脑膜供应动脉的位置标志，如供应大部分硬脑膜及表层覆盖骨质的脑膜中动脉）。
- 额嵴（大脑镰的附着部位，是硬脑膜在大脑半球之间类似镰刀形的皱褶）。

颅底：外面观

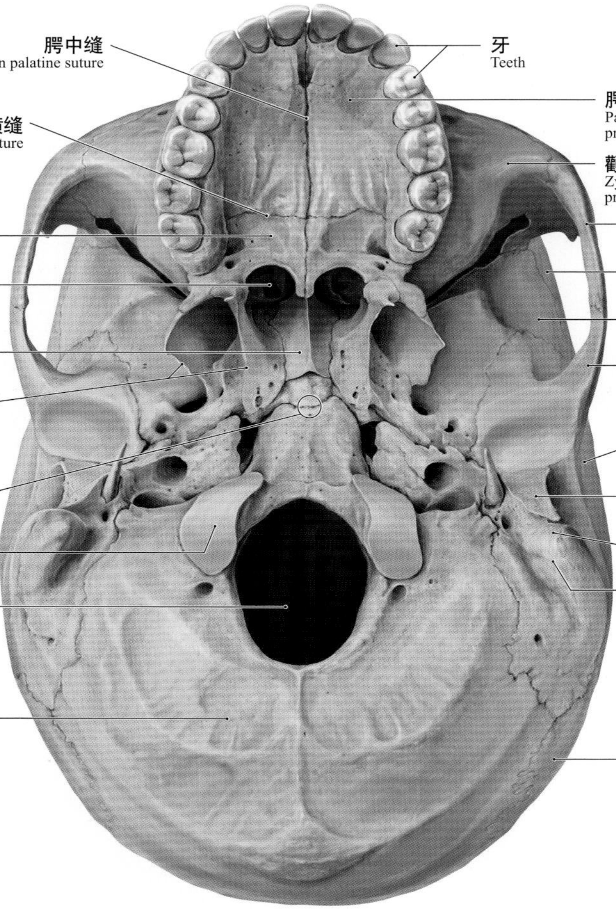
腭中缝
Median palatine suture
牙
Teeth
腭突
Palatine process
上颌骨
Maxilla
腭横缝
Transverse palatine suture
颧突
Zygomatic process
腭骨
Palatine bone
颧骨
Zygomatic bone
下鼻甲
Inferior nasal concha
额骨
Frontal bone
蝶骨
Sphenoid bone
犁骨
Vomer
颞骨，颧突
Temporal bone, zygomatic process
翼突内、外侧板
Lateral and medial pterygoid plates
颞骨，鳞部
Temporal bone, squamous part
蝶－枕软骨联合
Spheno-occipital synchondrosis
颞骨，鼓（板）部
Temporal bone, tympanic part
枕髁
Occipital condyle
乳突
Mastoid process
颞骨，乳突部
Temporal bone, petromastoid part
枕骨大孔
Foramen magnum
枕骨
Occipital bone
顶骨
Parietal bone

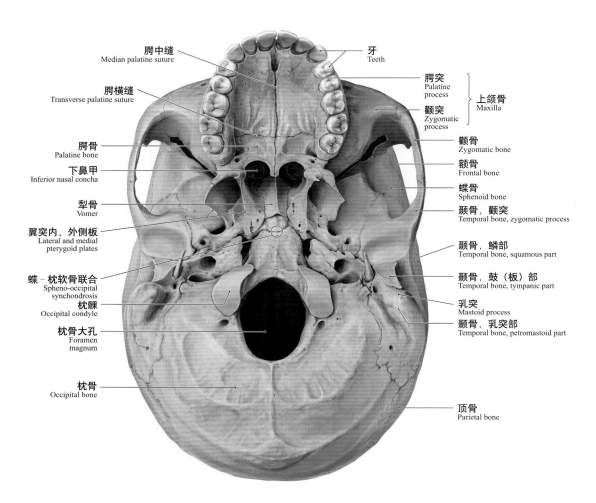

图 2–18 颅 底 骨

颅底外面观。颅底由各种呈镶嵌状组合的骨组成。

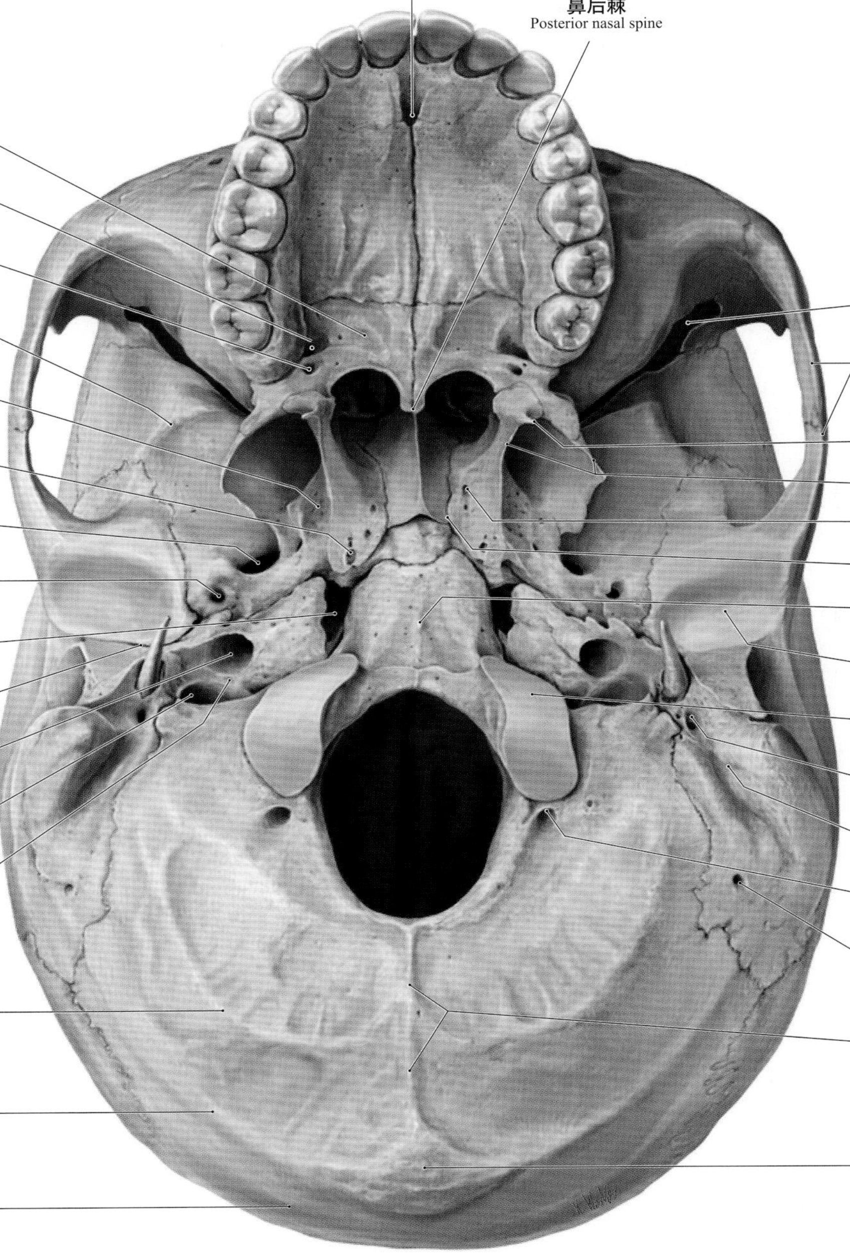
切牙窝（切齿孔开口）
Incisive fossa
(opening of incisive foramina)
鼻后棘
Posterior nasal spine
腭骨
Palatine bone
腭大孔
Greater palatine foramen
腭小孔
Lesser palatine foramen
颞下嵴
Infratemporal crest
舟状窝
Scaphoid fossa
蝶孔
Sphenoidal foramen
卵圆孔
Foramen ovale
棘孔
Foramen spinosum
破裂孔
Foramen lacerum
岩鼓裂
Petrotympanic fissure
颈动脉管
Carotid canal
颈静脉孔
Jugular foramen
鼓室小管
Tympanic canaliculus
下项线
Inferior nuchal line
上项线
Superior nuchal line
最上项线
Supreme nuchal line
眶下裂
Inferior orbital fissure
颧弓
Zygomatic arch
翼钩
Pterygoid hamulus
翼突内、外侧板
Medial and lateral pterygoid plates
咽管
Pharyngeal canal
犁鞘管
Vomerovaginal canal
咽结节
Pharyngeal tubercle
下颌（关节）窝
Mandibular (glenoid) fossa
枕髁
Occipital condyle
茎乳孔
Stylomastoid foramen
乳突（二腹肌）切迹
Mastoid (digastrics) incisure
（后）髁管
(Posterior) condylar canal
乳突孔
Mastoid foramen
正中项线
Median nuchal line
枕外隆凸（尖）
External occipital protuberance
(inion)

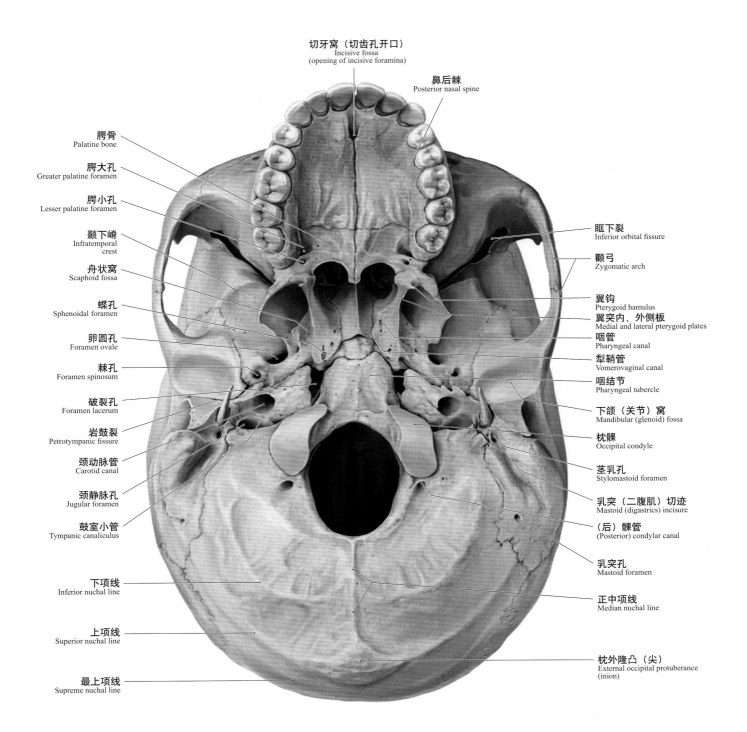

图 2–19 颅 底

外表面、底面观。注意穿行神经和血管的开孔，骨质发育异常可导致这些孔道变小、狭窄，从而压迫穿行的神经和血管，病变的伴随症状取决于受影响的孔道。图中所示的结构在后面的章节中会有更多的描述。

颅底：内面观

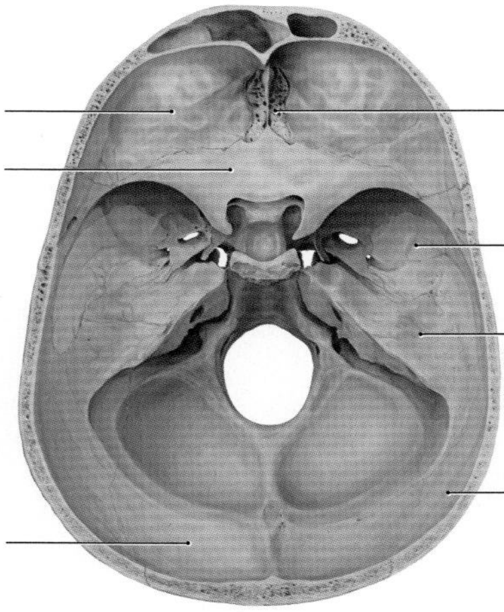

额骨
Frontal bone
蝶骨
Sphenoid bone
筛骨
Ethmoid bone
颞骨，鳞部
Temporal bone, squamous part
颞骨，岩部
Temporal bone, petromastoid part
顶骨
Parietal bone
枕骨
Occipital bone

图 2–20 颅 底 骨

颅底内面观。

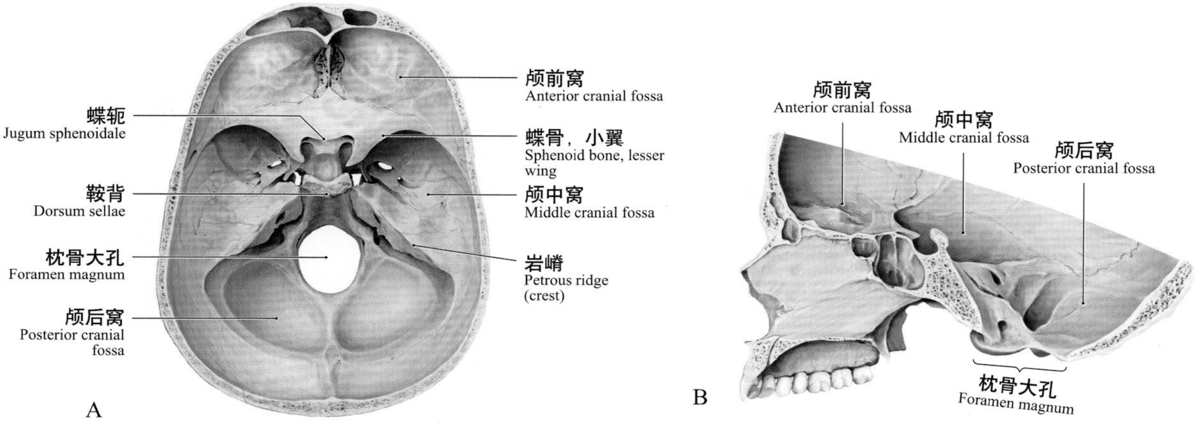

蝶轭
Jugum sphenoidale
鞍背
Dorsum sellae
枕骨大孔
Foramen magnum
颅后窝
Posterior cranial fossa
颅前窝
Anterior cranial fossa
蝶骨，小翼
Sphenoid bone, lesser wing
颅中窝
Middle cranial fossa
岩嵴
Petrous ridge (crest)
A
颅前窝
Anterior cranial fossa
颅中窝
Middle cranial fossa
颅后窝
Posterior cranial fossa
枕骨大孔
Foramen magnum
B

图 2–21 颅窝

A. 颅底、内表面观。

B. 颅底、正中矢状面。颅底的内表面加深形成 3 个连续的窝状结构：颅前窝、颅中窝和颅后窝，坡度自额骨向枕骨方向逐渐加深，形成台阶样结构，图 B 显示得更为清晰。

颅窝依下列结构为界：

- 颅前窝至颅中窝：蝶骨小翼和蝶轭。
- 颅中窝至颅后窝：颞骨岩部的上界（嵴）和鞍背。

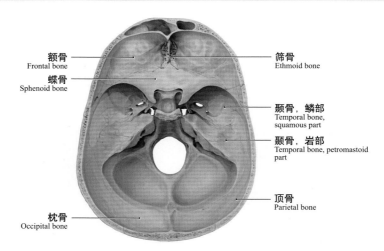

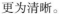

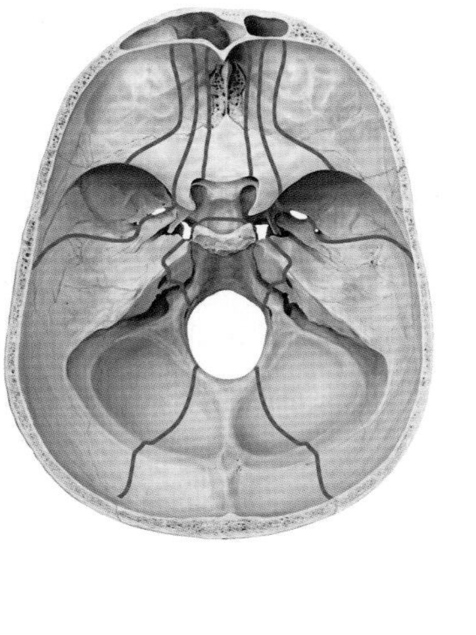

图 2–22 颅底常见骨折线

颅底内面观。为了适应咀嚼压力和其他机械应力，颅底骨通常增厚并且沿着主要的应力线形成支柱，其间较薄的区域则为骨折好发部位，可导致颅底典型的骨折线（红色）。其中一条类似的典型的骨折线可以发生在面中部（见第 20 页 Le Fort 骨折的正面观）。

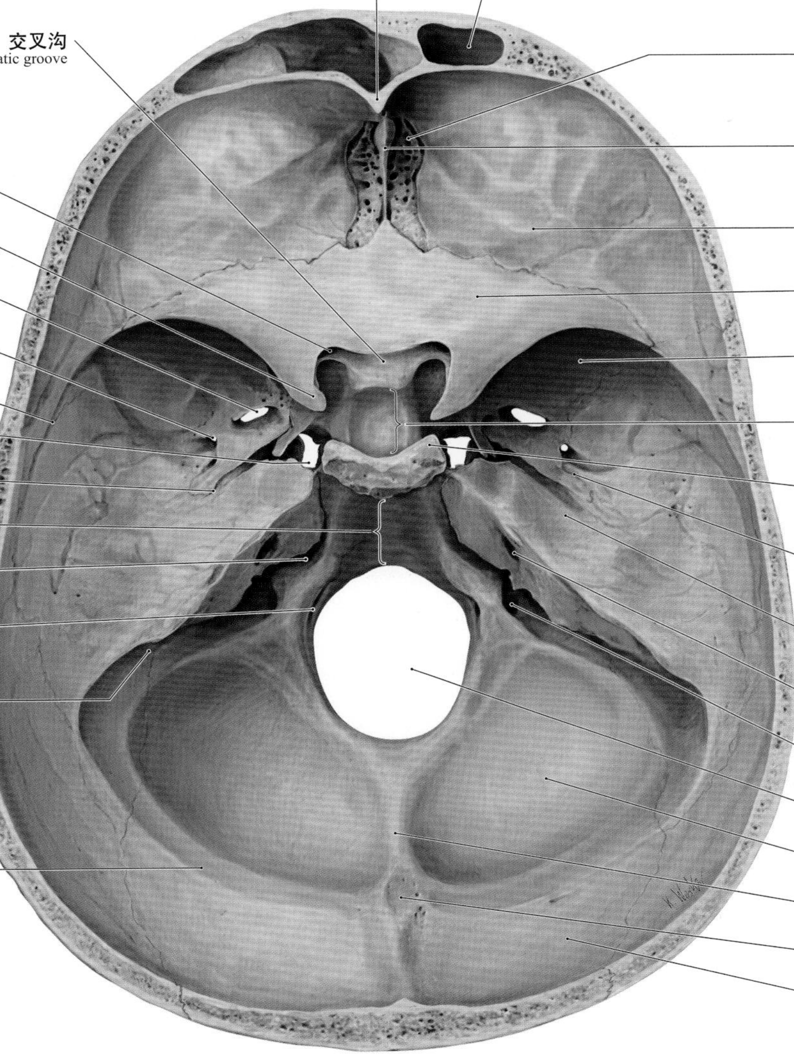

图 2–23　颅底

颅底内面观。由于一些神经血管结构在穿过骨质时会改变方向或者在骨内穿行距离较长，所以颅底内表面的孔道通常与外表面不一致，如穿经内耳道的面神经，始自颅骨的内面至颞骨岩部，其大多数纤维穿离岩部后经过茎乳孔显露于外表面（见第 137 页，图 4–87；见第 44 页，图 2–45）。

了解神经血管结构穿过颅底部位的过程中，应注意这些结构自始至终是位于颅前窝、颅中窝还是颅后窝，这一点是非常有帮助的。颅窝的排列见图 2–21（见第 28 页）。筛骨的筛板连接鼻腔和颅前窝，筛板上面有大量穿孔，内有嗅丝穿过（见第 192 页，图 7–22）。注：筛板很薄，因此来自前方的头部外伤很容易引起筛板骨折，导致硬脑膜撕裂，从而引起脑脊液鼻漏。鼻腔为污染环境，细菌可自鼻腔进入无菌的脑脊液，从而使罹患脑膜炎的风险升高。

蝶 骨

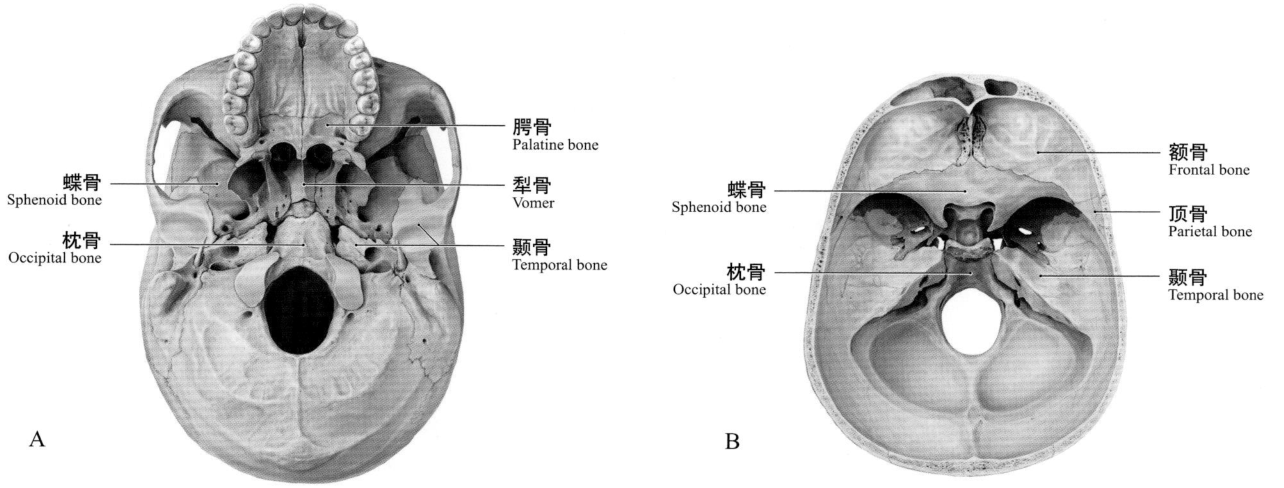

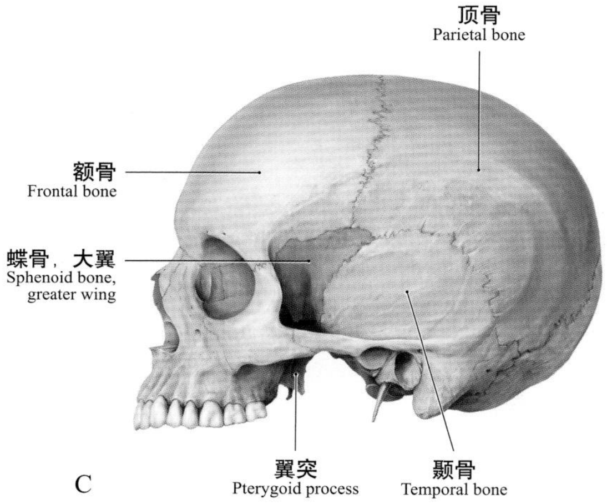

图 2–24　蝶骨在颅骨中的位置

蝶骨是人体中结构最为复杂的骨，必须从多个角度才能观其全貌（图 2–25）。

A. 颅底外面观。蝶骨与枕骨连接，形成颅底中负重的中线结构。

B. 颅底内面观。颅前窝和颅中窝以蝶骨小翼为界。神经和血管通道的开口在图中可清晰显示（图 2–45）。

C. 左侧面观。可见蝶骨大翼位于颧弓上方，翼突位于颧弓下方。

图 2–25　游离的蝶骨

A. 底面观（图 2–24 显示了原位的蝶骨）。图中可见翼突内侧板和外侧板，内、外侧板之间为翼突窝，内有翼内肌。棘孔和卵圆孔通向颅底（**C**）。

B. 正面观。蝶骨最初被称为“黄蜂骨”（如图所示），后来由于抄写错误而被称为蝶骨（“楔形骨”）。两侧蝶窦的开口类似黄蜂的眼睛，蝶骨翼突则形成了黄蜂的悬腿，翼突内、外侧板之间为翼突窝。眶上裂连通颅中窝和眶腔。两侧的蝶窦以内部的中隔相隔（见第 187 页，图 7–11）。

C. 顶面观。蝶鞍中央的凹陷为垂体窝，容纳垂体。可见棘孔、卵圆孔和圆孔。

D. 后面观。可清晰呈现眶上裂，而视神经管由于前床突的阻挡显示不清。圆孔为颅中窝通向翼腭窝的开孔（与图 A 相比，该图不能显示棘孔）。由于蝶骨和枕骨在青春期发生融合（“三底骨”），所以两者之间的骨缝消失。网眼状的骨小梁呈多孔状。

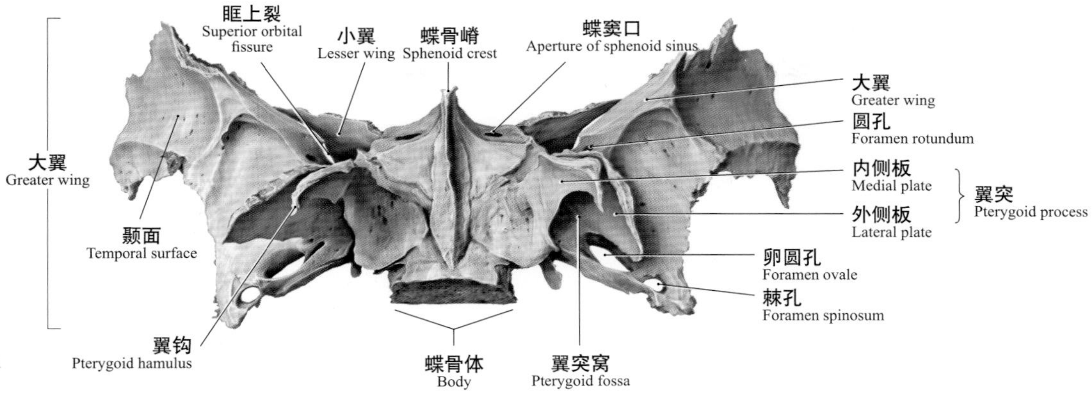
眶上裂
Superior orbital fissure
小翼
Lesser wing
蝶骨嵴
Sphenoid crest
蝶窦口
Aperture of sphenoid sinus
大翼
Greater wing
圆孔
Foramen rotundum
内侧板
Medial plate
外侧板
Lateral plate
翼突
Pterygoid process
卵圆孔
Foramen ovale
棘孔
Foramen spinosum
大翼
Greater wing
颞面
Temporal surface
翼钩
Pterygoid hamulus
蝶骨体
Body
翼突窝
Pterygoid fossa

A

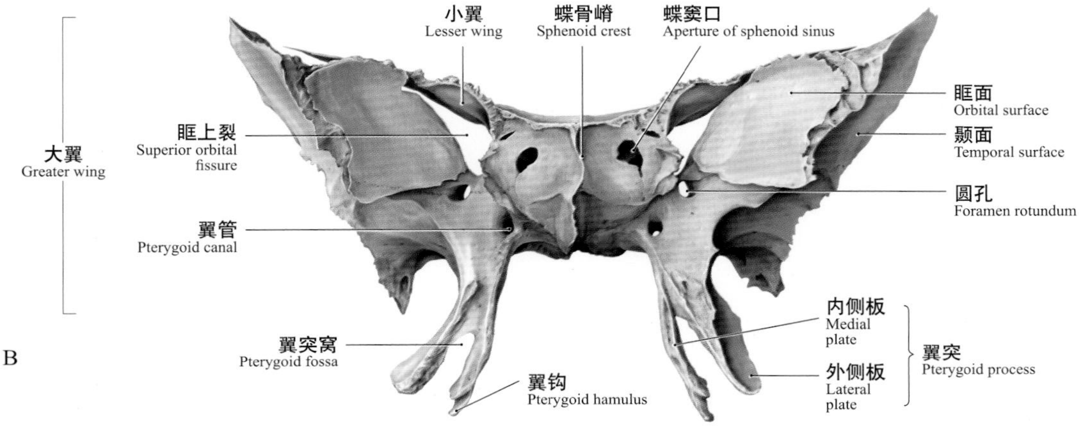
小翼
Lesser wing
蝶骨嵴
Sphenoid crest
蝶窦口
Aperture of sphenoid sinus
眶面
Orbital surface
颞面
Temporal surface
圆孔
Foramen rotundum
大翼
Greater wing
眶上裂
Superior orbital fissure
翼管
Pterygoid canal
内侧板
Medial plate
外侧板
Lateral plate
翼突
Pterygoid process
翼突窝
Pterygoid fossa
翼钩
Pterygoid hamulus

B

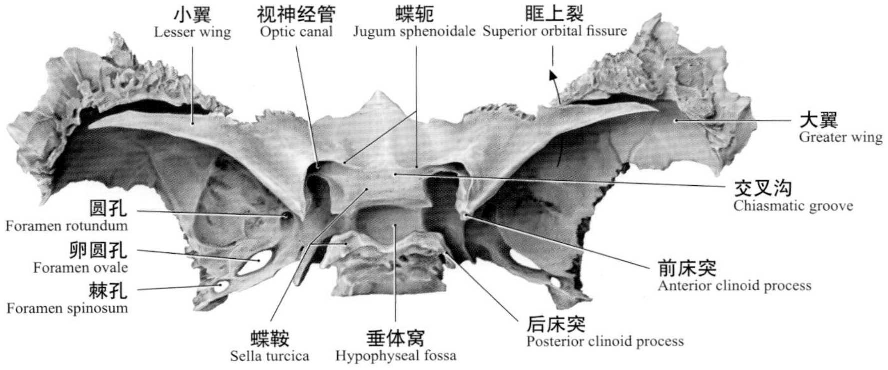
小翼
Lesser wing
视神经管
Optic canal
蝶轭
Jugum sphenoidale
眶上裂
Superior orbital fissure
大翼
Greater wing
交叉沟
Chiasmatic groove
圆孔
Foramen rotundum
卵圆孔
Foramen ovale
棘孔
Foramen spinosum
前床突
Anterior clinoid process
后床突
Posterior clinoid process
蝶鞍
Sella turcica
垂体窝
Hypophyseal fossa

C

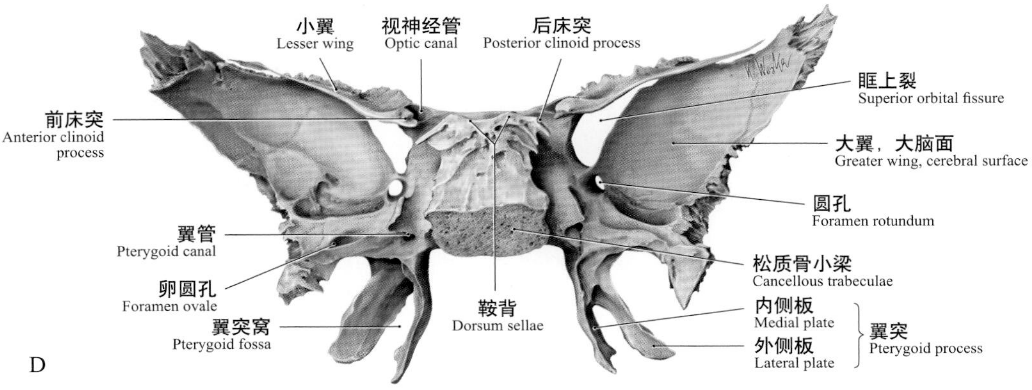
小翼
Lesser wing
视神经管
Optic canal
后床突
Posterior clinoid process
眶上裂
Superior orbital fissure
前床突
Anterior clinoid process
大翼，大脑面
Greater wing, cerebral surface
圆孔
Foramen rotundum
翼管
Pterygoid canal
松质骨小梁
Cancellous trabeculae
卵圆孔
Foramen ovale
鞍背
Dorsum sellae
翼突窝
Pterygoid fossa
内侧板
Medial plate
外侧板
Lateral plate
翼突
Pterygoid process

D

颞　骨

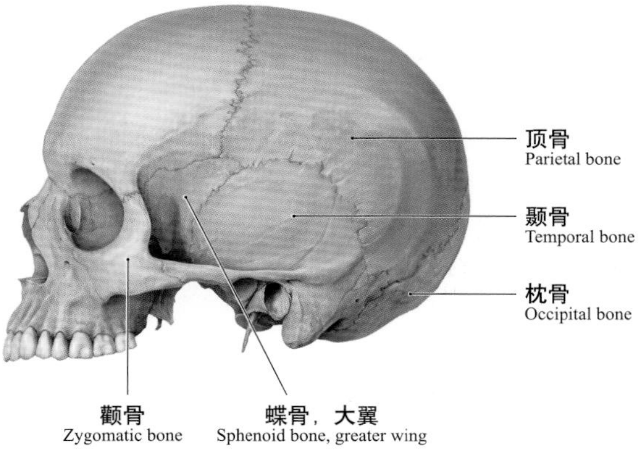

图 2–26　颞骨在颅骨中的位置

左侧面观。颞骨是颅底的重要组成部分，构成听觉和前庭器官的封闭空腔，并形成颞下颌关节（TMJ）的关节窝。

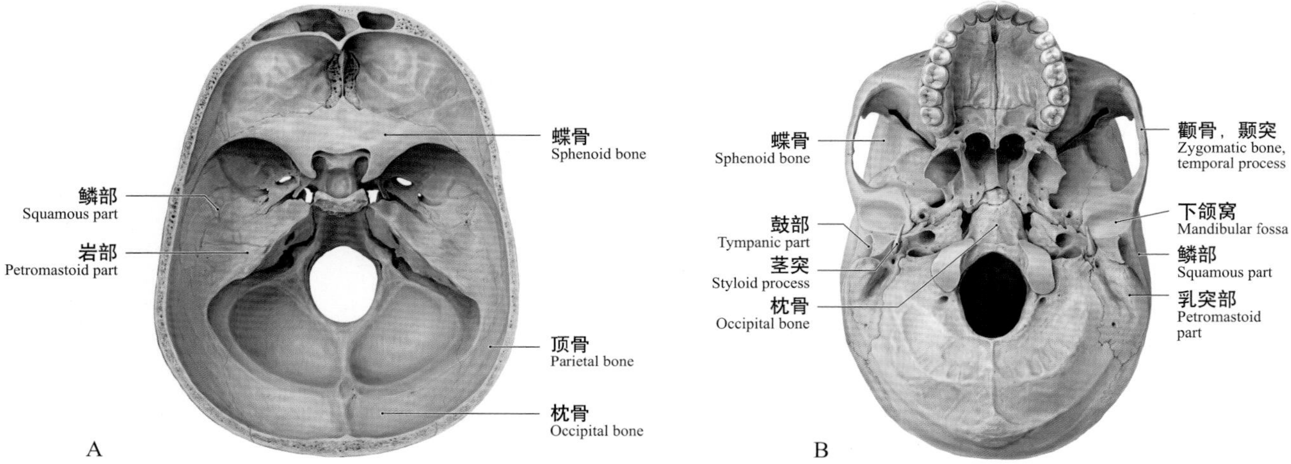

图 2–27　颅骨中的颞骨

A. 内面观。**B.** 底面观。

颞骨由 4 部分融合为一体。

- 鳞部（淡绿色）含有颞下颌关节（TMJ）的关节窝（下颌关节窝）。
- 岩乳突部（灰绿色）含有听觉和前庭器官。
- 鼓部（深绿色）形成大部分外耳道。
- 茎突由第 2 咽弓分化形成的软骨发育而来，是肌肉的附着部位。

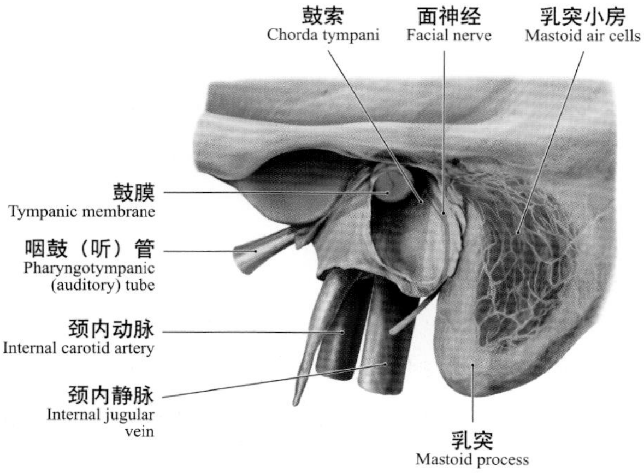

图 2–28　临床重要结构在左侧颞骨表面的投影

侧面观鼓膜呈半透明状。由于岩部含有中耳、内耳和鼓膜，所以熟知这些解剖结构对于耳外科而言非常重要。岩部的内表面有面神经、颈内动脉和颈内静脉的开口（图 2–29）。面神经的鼓索支非常纤细，穿过鼓室并位于鼓膜的内侧。鼓索支自面神经发出，在手术过程中非常容易受损。岩部的乳突形成许多体积差别非常大的充气乳突小房。乳突小房与中耳相通，同时也通过咽鼓管（Eustachian 管）与鼻咽部相通。所以，鼻咽部的细菌可沿咽鼓管上行至中耳，再经过乳突小房进入颅腔，引起脑膜炎。

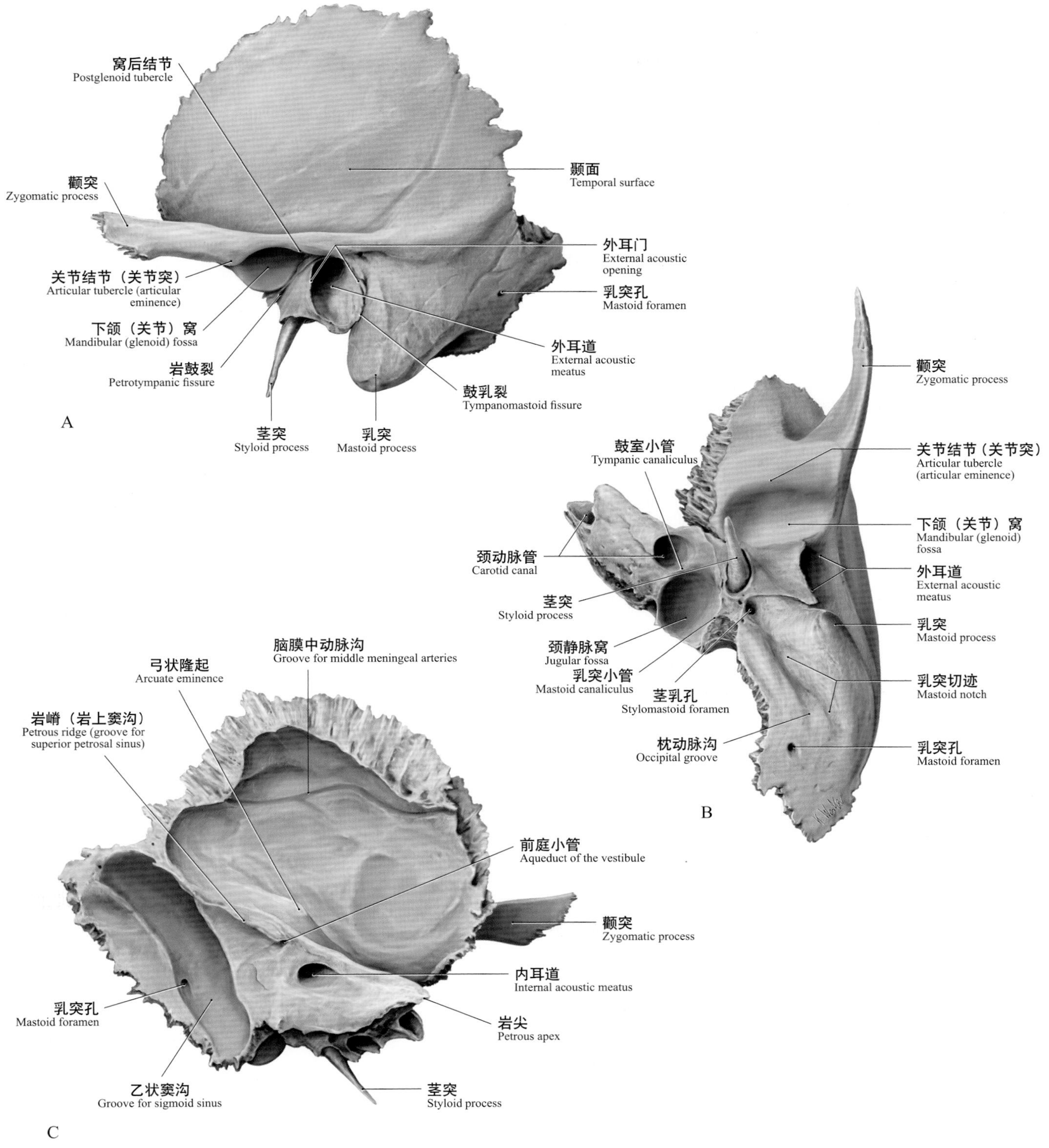

图 2–29　左侧颞骨

A. 侧面观。导静脉穿过乳突孔（外孔见图 A，内孔见图 B），鼓索穿过岩鼓裂的内侧。乳突由于受胸锁乳突肌的牵拉而逐渐发育并在内部出现气腔（图 2–28）。

B. 底面观。可清晰看到颞下颌关节空虚的关节窝，又称下颌关节窝。面神经自颅底茎乳孔穿出。颈静脉的起始部与颈静脉窝紧邻，颈内动脉穿过颈动脉管入颅。

C. 内侧面观。可清晰显示乳突孔和内耳道的内侧开口。面神经和前庭蜗神经走行在内部结构中并穿过内耳道进入岩部，这里显示的岩部又称为岩部锥部，其尖端（通常称为“岩尖部”）位于颅底内侧。

枕骨和筛骨

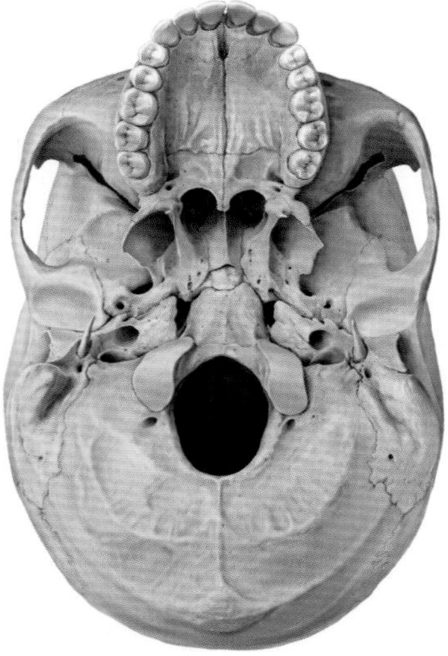

图 2–30 枕骨在颅底外面的位置
底面观。

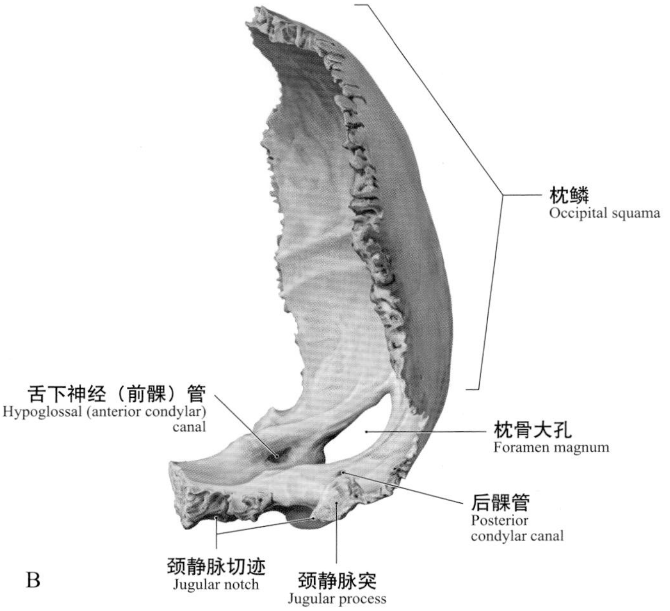

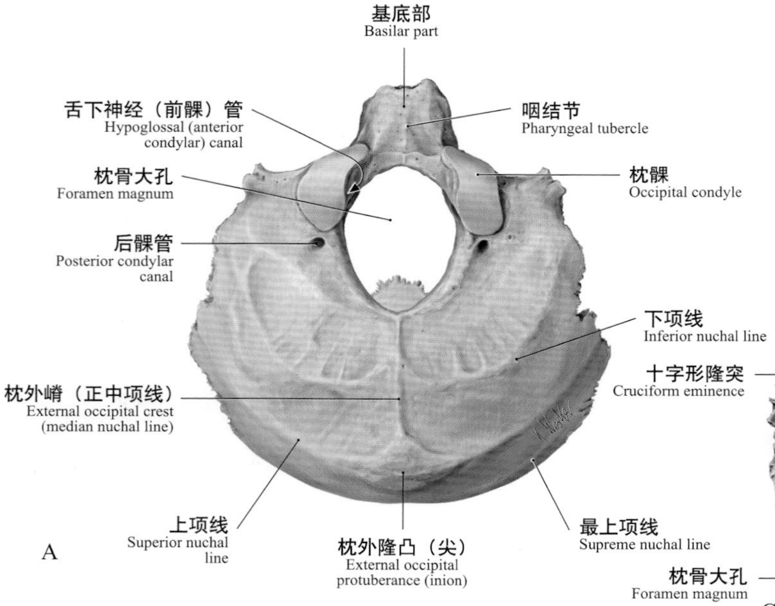

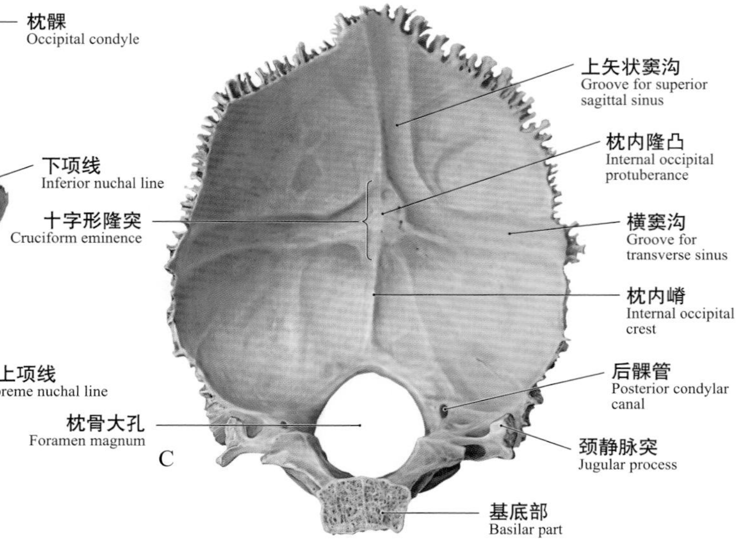

图 2–31 游离的枕骨

A. 底面观。该图显示的是枕骨的基底部分，其前部与蝶骨相连。髁管终止于枕髁的后方，舌下神经管走行于枕髁上方并开口于枕髁前方。髁管是一个静脉通道，起始于乙状窦，终止于枕静脉。舌下神经管含有舌下神经（CN Ⅻ）和静脉丛。咽结节是咽缝的结合点，枕外隆凸是枕部一个可以触及的表面标志。

B. 左侧面观。枕鳞位于枕骨大孔上方，在该图中显示清晰。沿颈静脉突可见髁管和舌下神经管的内侧开口，构成颈静脉孔的周壁（见第 27 页）。

C. 内面观。该图可清晰显示硬脑膜静脉窦沟，十字形隆突覆盖在上矢状窦和横窦交汇处的十字隆起，凸起的外形显示在某些情况下矢状窦主要引流至左侧横窦。

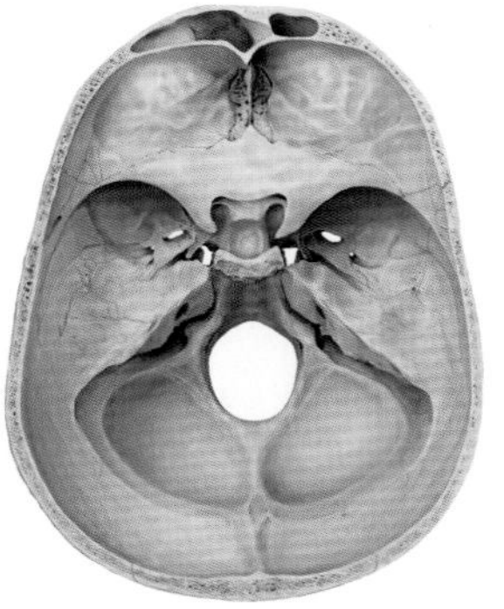

图 2–32　筛骨在颅底内面的位置

顶面观。筛骨的上部参与构成颅前窝，下部参与构成鼻腔和眶腔。筛骨与额骨和蝶骨邻接。

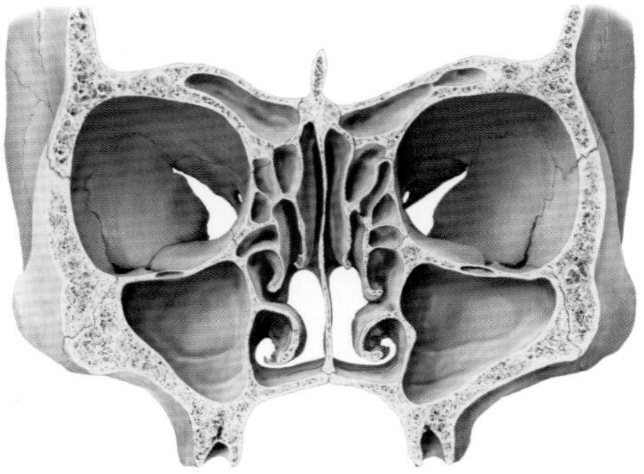

图 2–33　筛骨在面颅骨中的位置

正面观。筛骨是鼻部和鼻旁窦主要的构成骨，同时也构成眶腔的内侧壁。

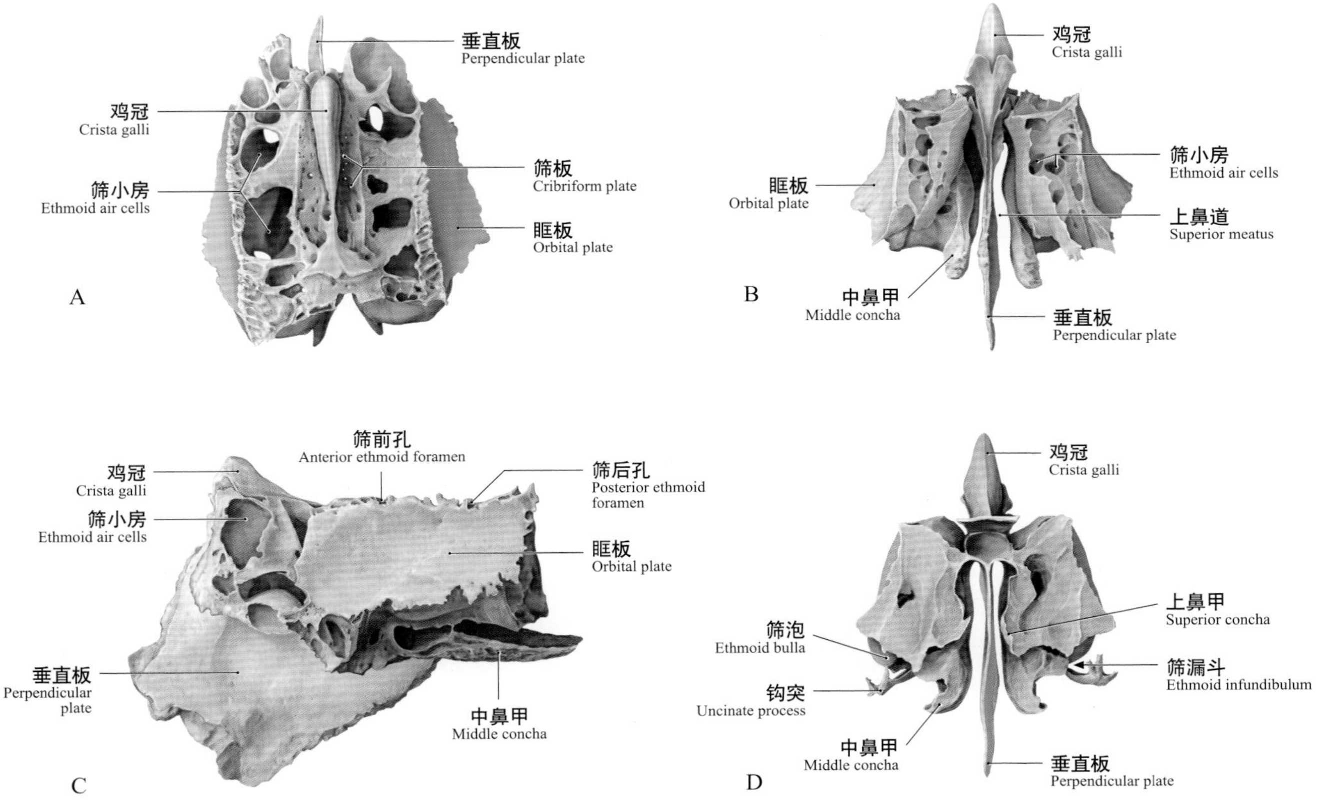

垂直板
Perpendicular plate
鸡冠
Crista galli
筛板
Cribriform plate
筛小房
Ethmoid air cells
眶板
Orbital plate
A
鸡冠
Crista galli
筛小房
Ethmoid air cells
眶板
Orbital plate
上鼻道
Superior meatus
B
中鼻甲
Middle concha
垂直板
Perpendicular plate
筛前孔
Anterior ethmoid foramen
鸡冠
Crista galli
筛后孔
Posterior ethmoid foramen
筛小房
Ethmoid air cells
眶板
Orbital plate
垂直板
Perpendicular plate
中鼻甲
Middle concha
C
鸡冠
Crista galli
上鼻甲
Superior concha
筛泡
Ethmoid bulla
筛漏斗
Ethmoid infundibulum
钩突
Uncinate process
中鼻甲
Middle concha
垂直板
Perpendicular plate
D

图 2–34　游离的筛骨

A. 顶面观。可清晰显示鸡冠。鸡冠是大脑镰和筛骨水平板的附着部位。筛板上有小孔形成，嗅丝从鼻腔经过小孔进入颅前窝（见第 192 页，图 7–22）。筛板有大量筛孔，结构薄弱，外伤后很容易骨折。筛板骨折的特征是脑脊液鼻漏（头部外伤患者，自鼻腔流出大量液体）。

B. 正面观。垂直板位于中线，将两侧鼻腔分开。中鼻甲是筛骨的一部分（在所有鼻甲中，只有下鼻甲为独立的骨性结构）。筛骨气房集中在中鼻甲的两侧。

C. 左侧面观。可见筛骨垂直板和开放的筛骨前气房。眶腔与筛骨气房之间隔以薄层骨板，称为眶板。

D. 后面观。只有通过这一角度才可以显示钩突。钩突在原来的位置上几乎完全被中鼻甲覆盖，它部分阻塞了通往上颌窦的半月裂孔，在上颌窦内镜手术中是一个非常重要的标志。中鼻甲和钩突之间狭窄的下降通道称为筛漏斗，与额窦、上颌窦和筛窦前群相通。上鼻甲位于筛骨后末端。

颧骨和鼻骨

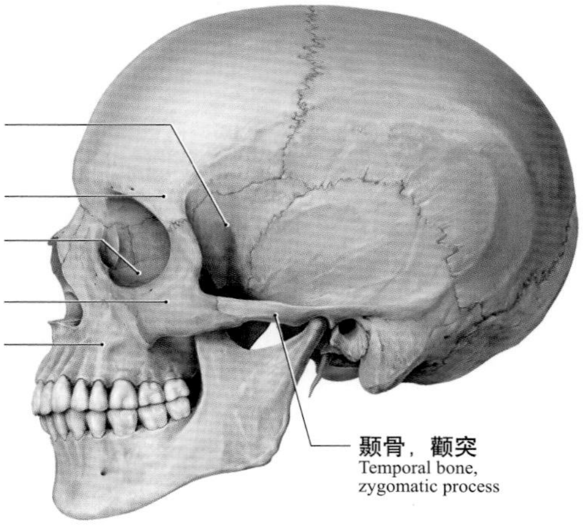
蝶骨，大翼
Sphenoid bone, greater wing
额骨
Frontal bone
上颌骨，眶面
Maxilla, orbital surface
颧骨
Zygomatic bone
上颌骨
Maxilla
颞骨，颧突
Temporal bone, zygomatic process
A

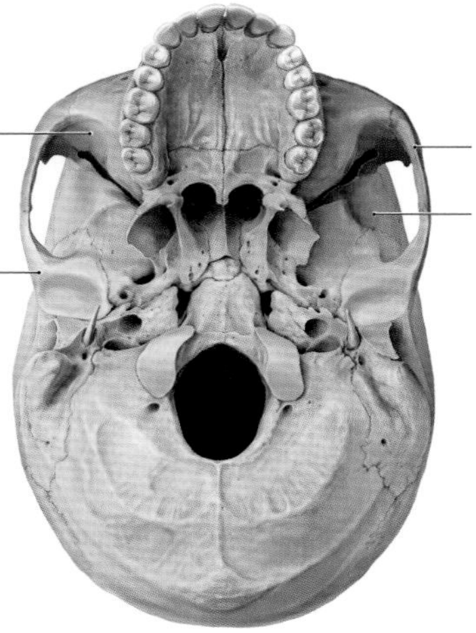
上颌骨
Maxilla
颞骨
Temporal bone
颧骨
Zygomatic bone
蝶骨
Sphenoid bone
B

图 2–35 颧骨在颅骨中的位置

A. 左侧面观。**B.** 底面观。

颧骨决定面部的宽度和外形，是上颌骨和颅骨之间的重要支柱，也是眶腔底壁和侧壁的重要组成部分。颧骨含有穿行颧面动脉、颧颞动脉及其伴行神经（上颌神经分支——三叉神经第 2 支）的孔道。沿着颧弓附着的肌肉包括咬肌、颧大肌和颞筋膜的部分纤维。颧骨的 Whitnall 结节是外眦韧带的附着点。外眦韧带对于维持眼外形非常重要。

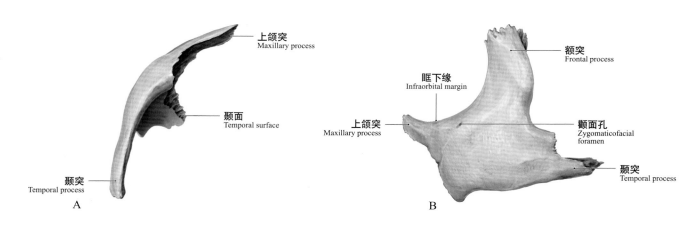

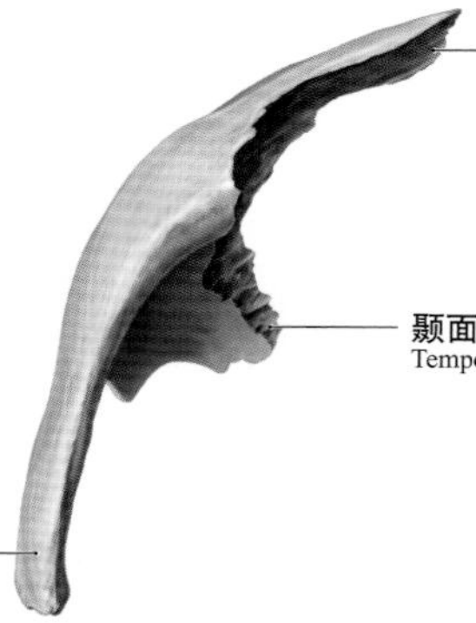
上颌突
Maxillary process
颞面
Temporal surface
颞突
Temporal process
A

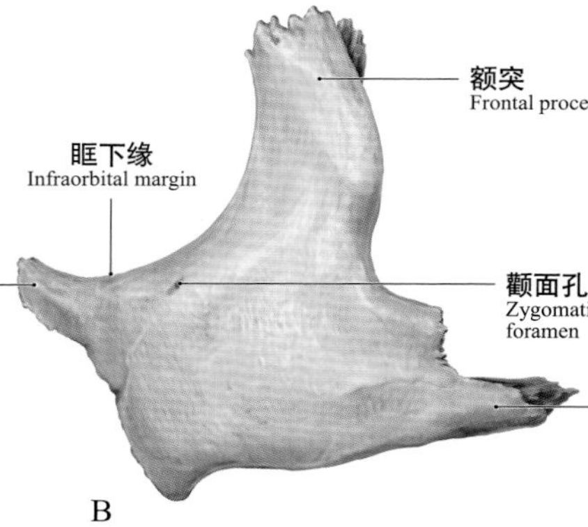
额突
Frontal process
眶下缘
Infraorbital margin
上颌突
Maxillary process
颧面孔
Zygomaticofacial foramen
颞突
Temporal process
B

图 2–36 游离的颧骨

A. 底面观。**B.** 左侧面观。

颧骨虽然比较坚固，但是由于在面部位置突出，因此外伤后容易发生骨折。较小的创伤力量传递至颧骨引起的骨折断端可能不会发生移位，较大的力量如交通伤可导致骨折断端移位，波及眶底、眶缘、颧额缝、颧上颌支柱和颧弓。颧骨骨折的症状包括疼痛、面部淤血、肿胀、颧部突起变平、复视（重影）、牙关紧闭（开口受限）、咀嚼改变（由于咬肌痉挛或冠状突正常的运动受到骨块干扰导致）、眶下区感觉丧失（由于累及眶下神经导致）和患侧鼻出血（由于上颌窦黏膜撕裂导致）。未发生移位的骨折不需要治疗，发生移位的骨折通常需要切开复位、固定、眶重建。应用 Gillies 技术可以减轻颧骨骨折的移位，其切口位于颞肌上方，器械伸至颧弓下方，可将颧弓钩起抬高至正常位置。

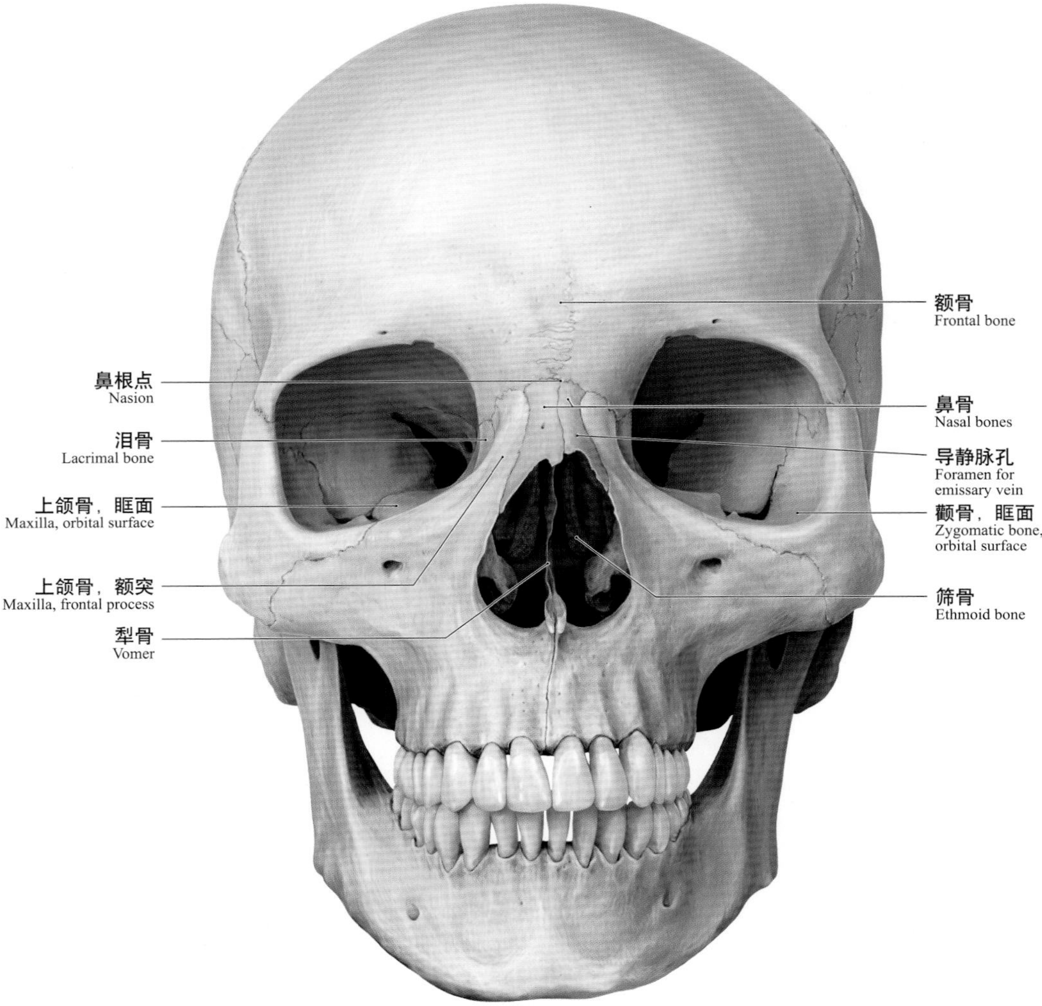
额骨
Frontal bone
鼻根点
Nasion
鼻骨
Nasal bones
泪骨
Lacrimal bone
导静脉孔
Foramen for
emissary vein
上颌骨，眶面
Maxilla, orbital surface
颧骨，眶面
Zygomatic bone,
orbital surface
上颌骨，额突
Maxilla, frontal process
筛骨
Ethmoid bone
犁骨
Vomer

图 2–37　鼻骨在颅骨中的位置

正面观。

鼻骨骨折通常见于面部创伤，例如交通伤、运动创伤或战伤，一方面是由于鼻部外形突出，另一方面是由于鼻骨质地较脆。鼻骨骨折的症状包括疼痛、淤血、肿胀、鼻出血和鼻外形畸形，患者还有可能会出现呼吸困难。微小的鼻骨骨折不需要治疗，但引起鼻畸形的骨折需要手法复位。较为严重时（例如波及鼻中隔或其他面骨的鼻骨骨折）则需要手术。

上颌骨和硬腭

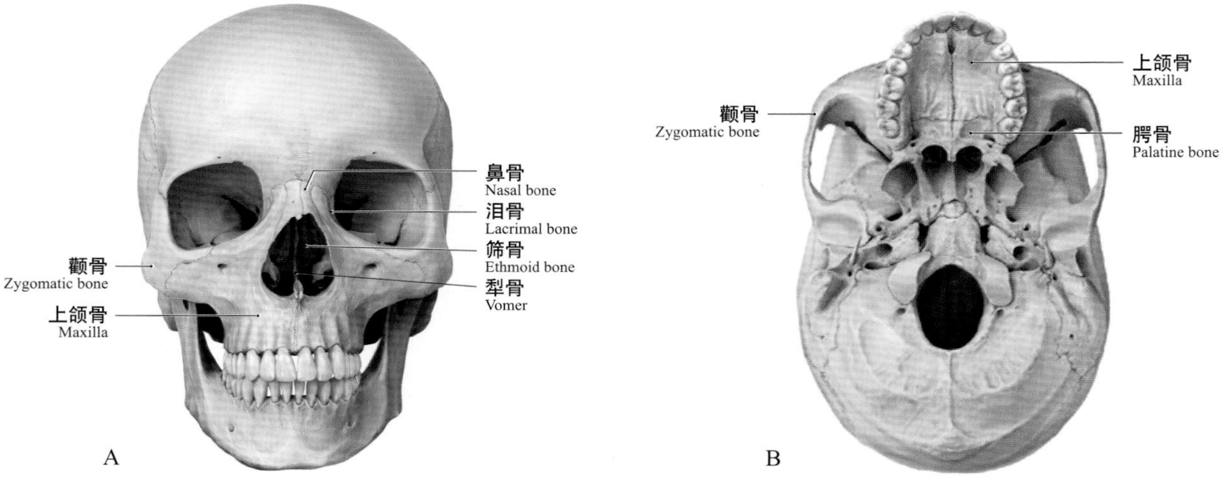

图 2–38 上颌骨和硬腭在颅骨中的位置

A. 正面观。**B.** 颅底外表面，底面观。

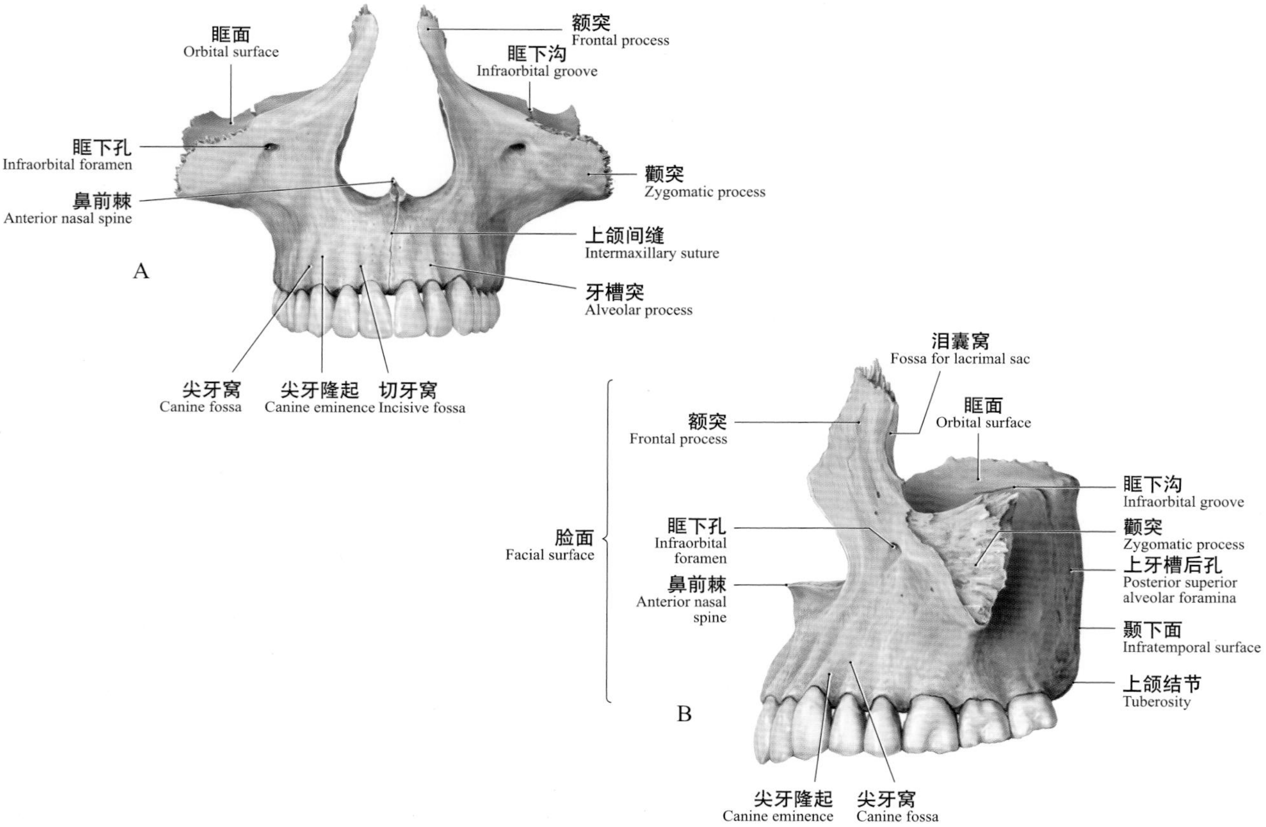

图 2–39 游离的上颌骨

A. 正面观。**B.** 左侧面观。

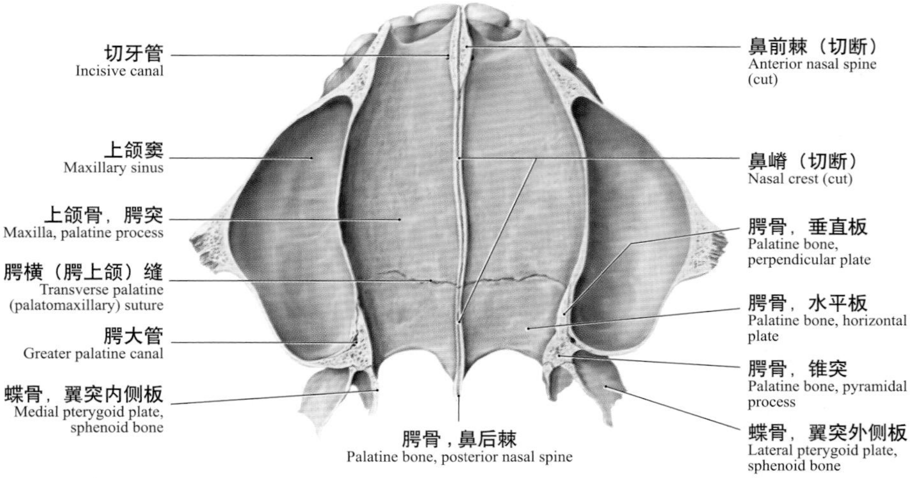

A

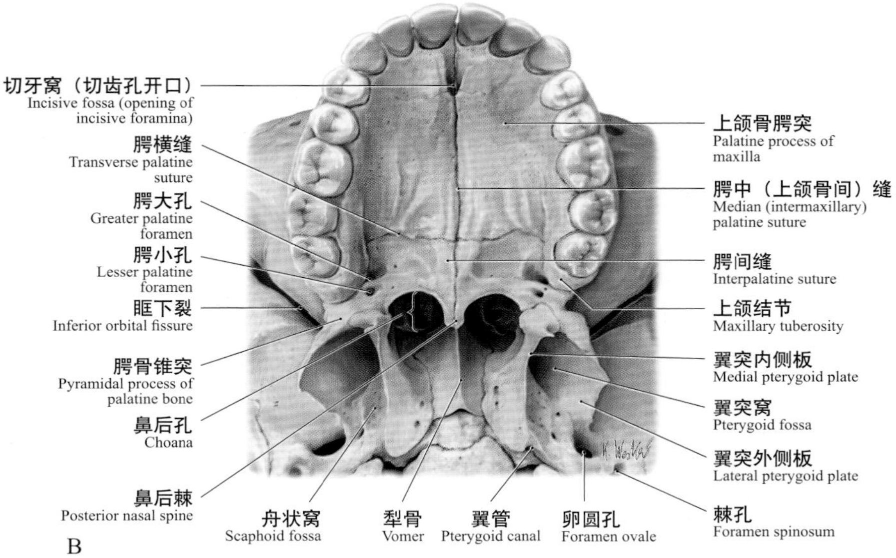

B

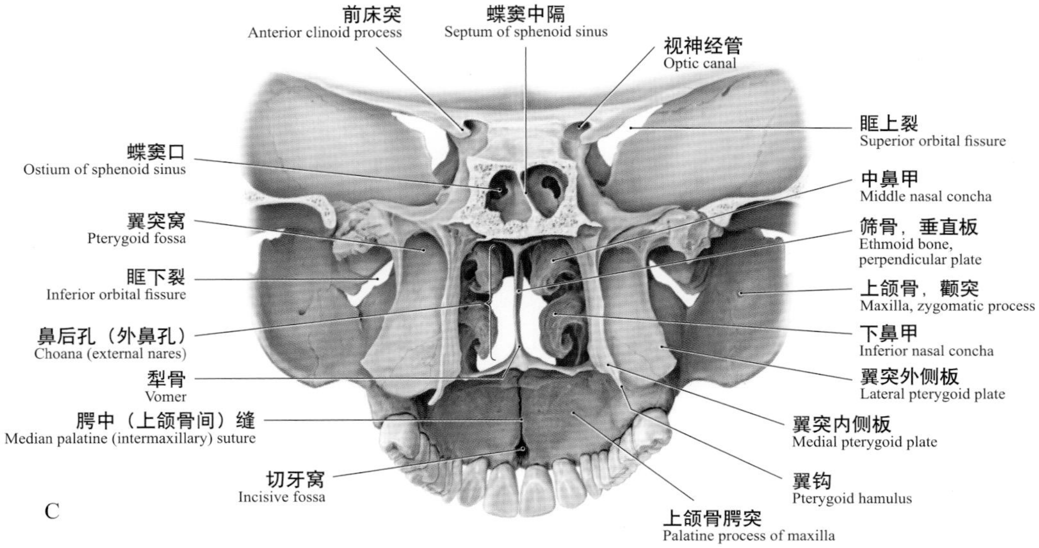

C

图 2–40 硬腭

A. 顶面观。上颌骨的上部被切开，可见鼻腔底面和口腔（**B**）的顶面由两侧上颌骨的腭突与两侧腭骨的水平板连接而成。腭突在腭中缝处不能融合则形成腭裂（见第 15 页）。

B. 底面观。鼻腔通过鼻后孔与咽腔相通，鼻后孔起自硬腭后界。两侧的鼻腔通过切牙管（**A**）与口腔相通，切牙管在切齿孔处相通。

C. 斜后面观。该角度显示了口腔与鼻腔的密切的解剖位置关系。注：腭骨的锥突与蝶骨的翼突外侧板连接，犁骨的腭面边缘沿鼻嵴与硬腭连接。

骨隆凸为外生骨疣（骨块），上、下颌骨均可发生。腭隆凸常见于硬腭的中央；下颌隆凸常见于下颌前磨牙或磨牙区的舌侧。骨隆凸为良性病变，但可能会影响义齿就位，在这种情况下可通过手术切除。

下颌骨和舌骨

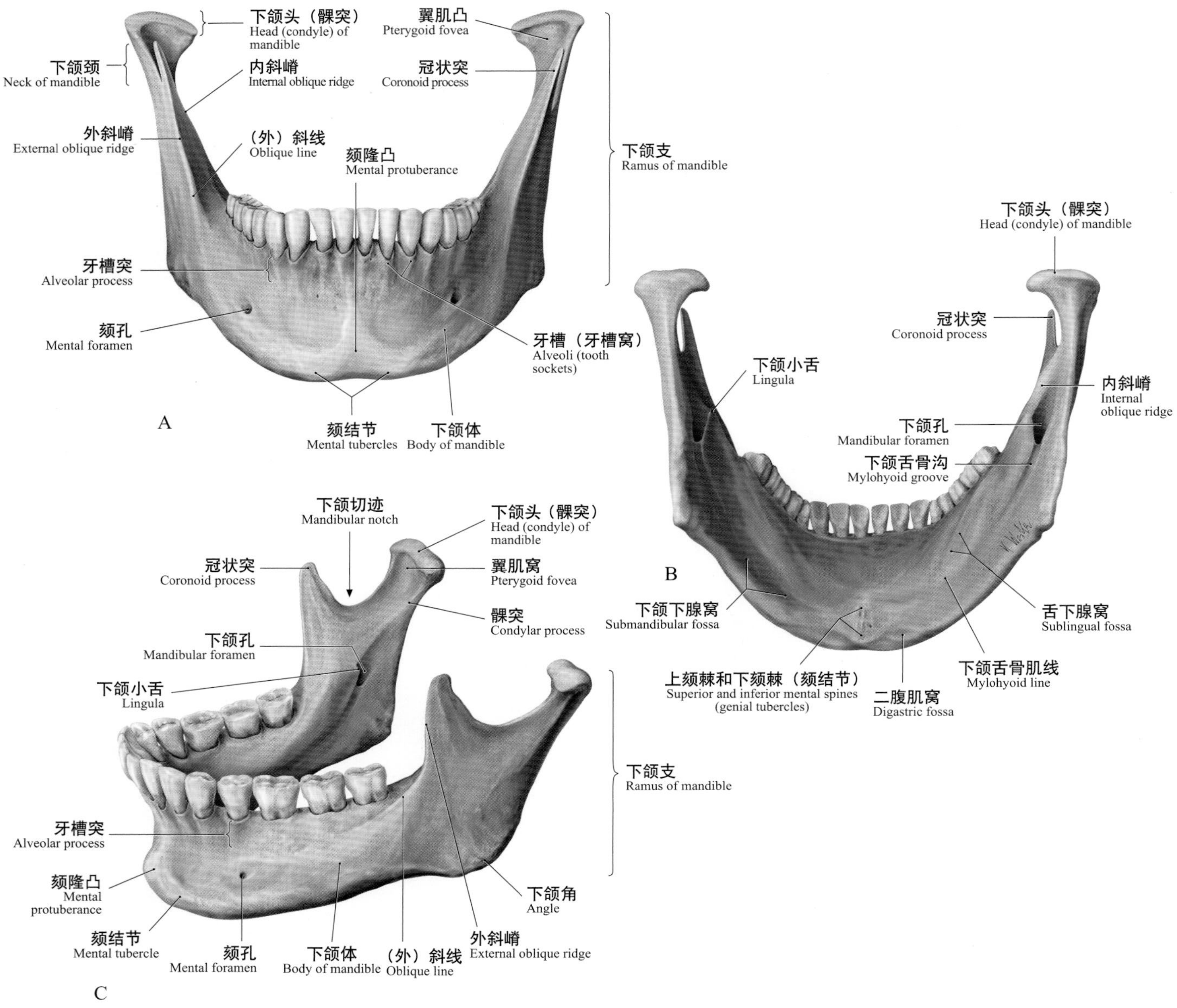

图 2–41　下颌骨

A. 正面观。下颌骨与脑颅骨在颞下颌关节处相邻。下颌骨髁突的头部为关节的凸起面，“下颌头”在下颌支垂直（升）部的顶端，下颌支在下颌角处与下颌骨的体部相连。牙位于下颌骨体部上缘的牙槽突（牙槽部分），牙槽管随着牙的发育变化而发生典型的增龄性改变（图 2–43）。三叉神经的颏支自颏孔穿出。颏孔的位置在临床检查中非常重要，此处神经受压可出现触压痛。

B. 后面观。该角度可清晰显示下颌孔。下颌孔内走行下牙槽神经，发出感觉神经分布到下颌牙，其终末支自颏孔穿出。下颌孔和颏孔通过下颌管相连。

C. 左侧斜面观。可见冠状突、髁突以及两者之间的下颌切迹。冠状突是肌肉的附着部位，髁突为下颌骨的顶部，与位于颞骨下颌关节窝内的关节盘形成关节连接。髁突内侧面有一凹陷，为翼肌窝，是翼外肌部分肌纤维的附着部位。

D. 顶面观。可见磨牙后窝、磨牙后三角及颊板。磨牙后窝为颞肌部分纤维的附着部位。为避免咀嚼时义齿发生移位，应设计低位义齿以避开磨牙后窝。颊板（应力的主要承重部位）和磨牙后三角为低位义齿的支持部位。

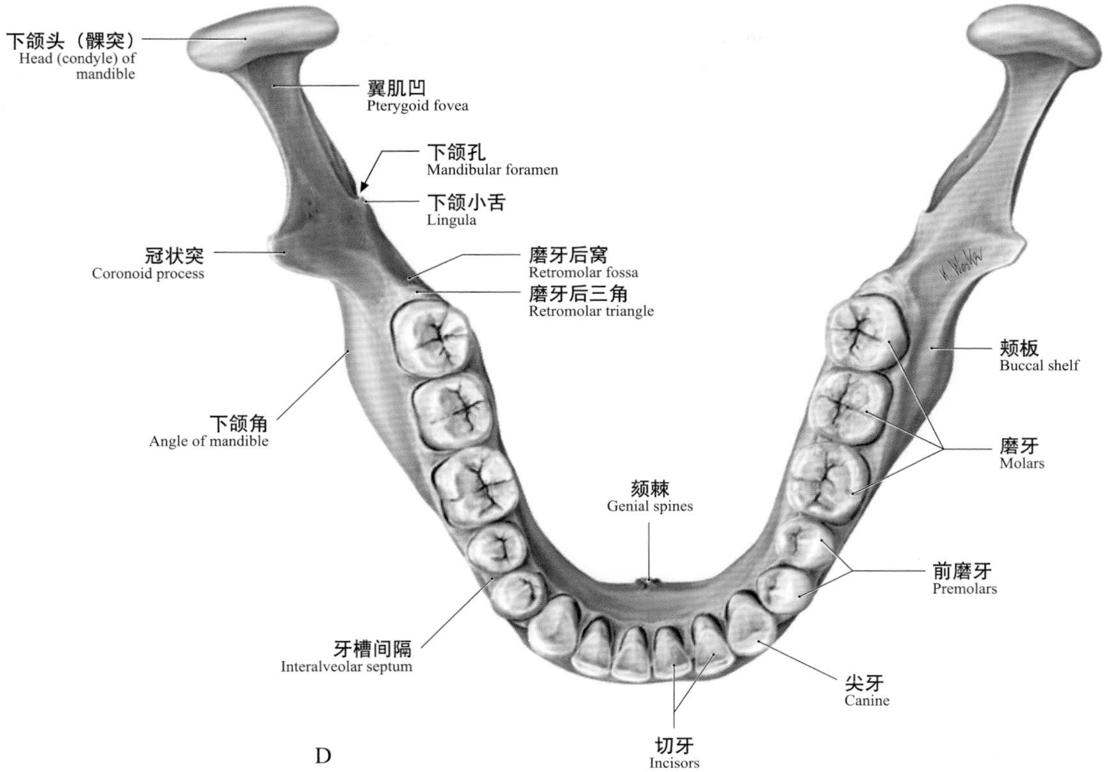

图 2–41　下 颌 骨（续）

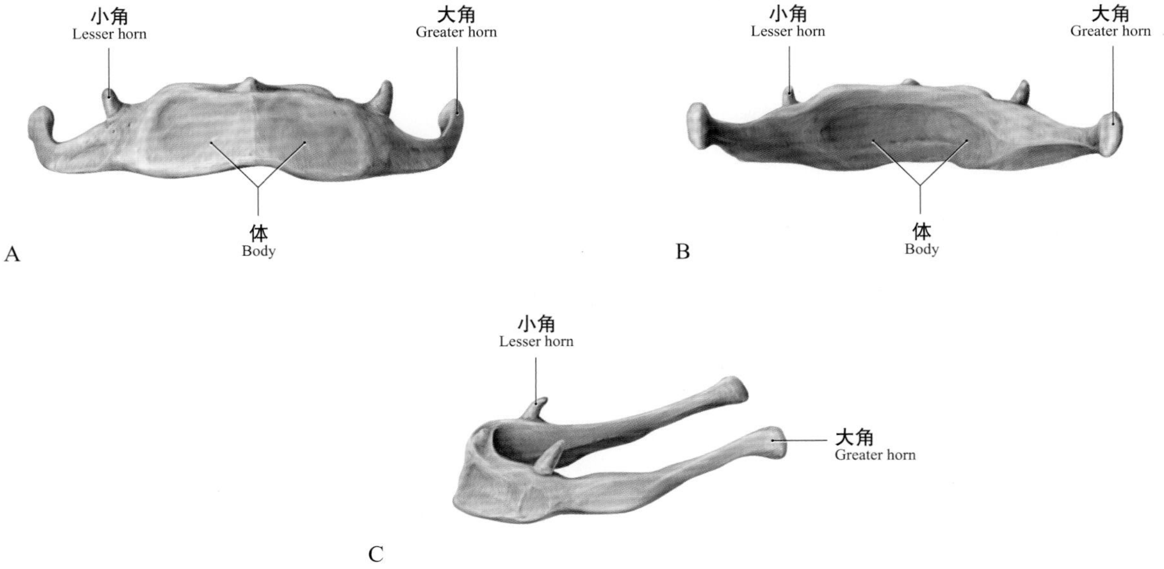
小角
Lesser horn
大角
Greater horn
体
Body
A
小角
Lesser horn
大角
Greater horn
体
Body
B
小角
Lesser horn
大角
Greater horn
C

图 2–42　舌　　骨

A. 正面观。**B.** 后面观。**C.** 左侧斜面观。

舌骨被肌肉和韧带悬吊在口底和喉之间。在颈部可以触及舌骨大角和体部，吞咽过程中可触及舌骨的运动。

下颌骨：增龄性变化和下颌骨骨折

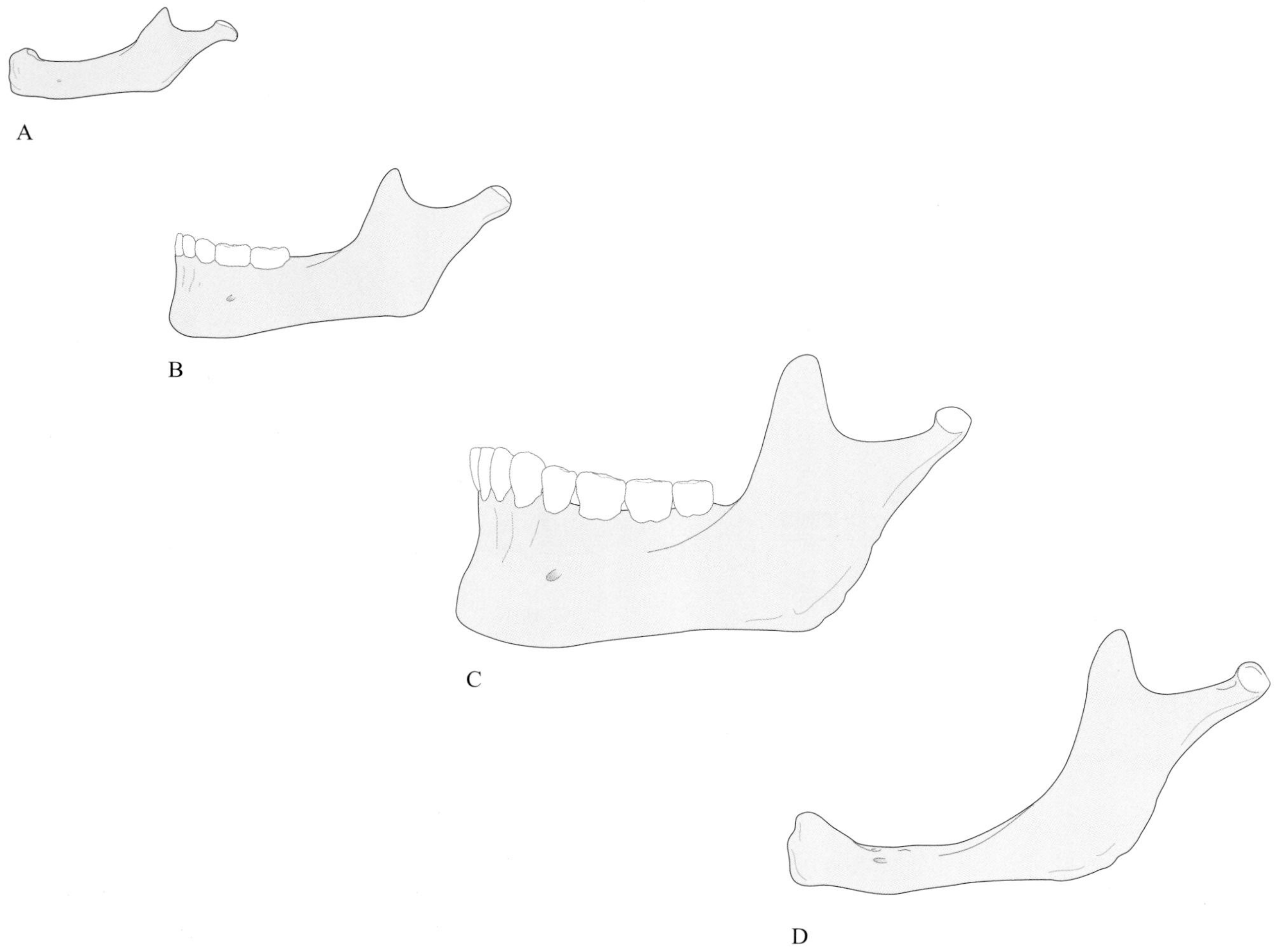

图 2–43　下颌骨的增龄性变化

牙槽突上的牙对于下颌骨结构的影响非常大。由于下颌角的发育与牙槽突的变化相适应，所以位于下颌体和下颌支之间的角部会随着牙列的增龄变化而发生改变。出生时下颌角的角度约为 150°，成人约为 120° ～ 130°，而老年下颌无牙牙列的角部则为 140°。

A. 新生儿：下颌骨无牙，牙槽突尚未形成。

B. 儿童：下颌骨内为乳牙，由于乳牙比恒牙小，所以牙槽突发育相对不足。

C. 成人：下颌骨内含有恒牙，牙槽突发育充分。

D. 老人：下颌骨无牙，并伴有牙槽突吸收。

注：牙槽突随年龄增长而发生变化，可导致颏孔的位置发生改变（如图 C 所示，颏孔正常情况下位于第二前磨牙的下方），手术或解剖分离颏神经时必须加以注意。牙槽突是上、下颌骨中支持牙根的部分，由两部分组成，即固有牙槽骨及其基底的支持骨。固有牙槽骨围绕牙槽窝的内层，支持骨由上、下颌骨内、外层表面骨密质的皮质层及位于皮质层和固有牙槽骨之间的骨松质组成。牙槽骨在牙缺失后（正常的生理过程）和某些疾病状态（如脓肿形成、囊肿、骨质疏松症）时可发生吸收。基骨是上、下颌骨延伸至牙槽突深层的骨质，通常不会发生吸收。

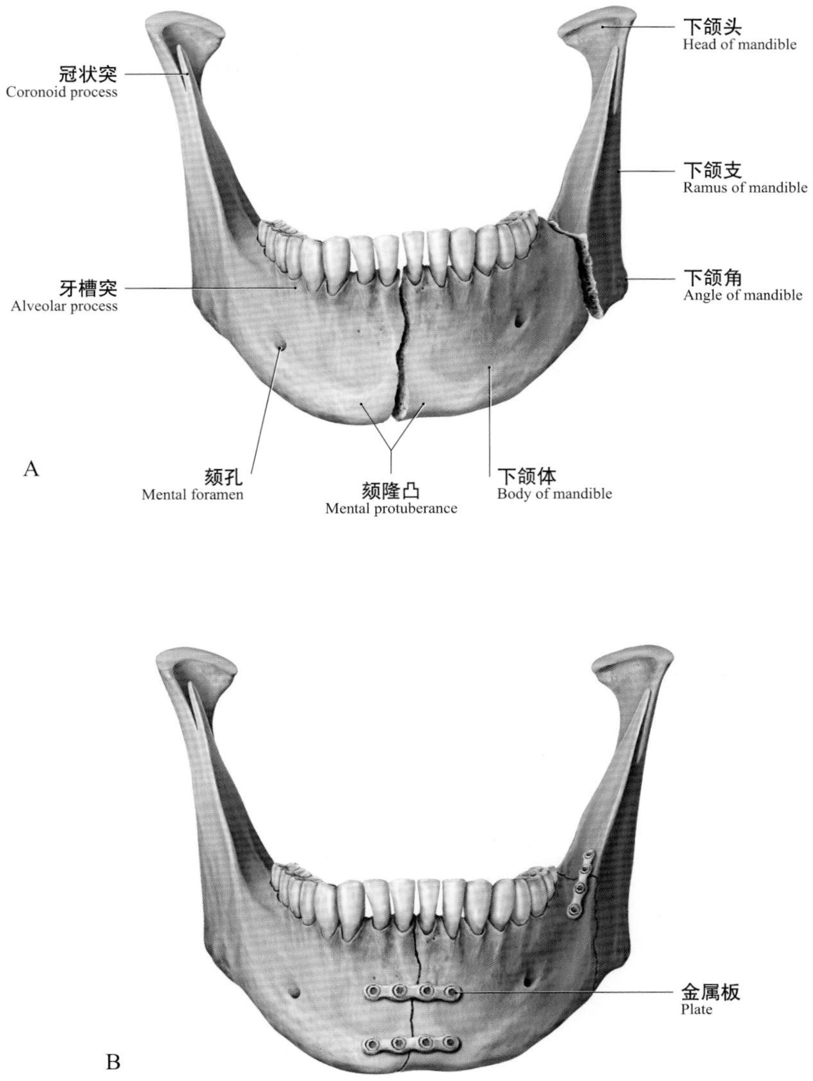
下颌头
Head of mandible
冠状突
Coronoid process
下颌支
Ramus of mandible
牙槽突
Alveolar process
下颌角
Angle of mandible
A
颏孔
Mental foramen
颏隆凸
Mental protuberance
下颌体
Body of mandible
金属板
Plate
B

图 2–44　下颌骨骨折

正面观。

A. 下颌骨骨折。**B.** 下颌骨骨折的复位和固定。

由于下颌骨外突、相对缺乏支持，所以下颌骨骨折非常多见，如交通伤、战伤、运动伤等。大多数骨折发生在体部（约 30%）、髁突（约 25%）、角部（约 25%）和正中联合（约 17%）。为了避免误诊，询问病史不能只包括现病史，还应包括既往下颌骨的损伤和颞下颌关节的功能障碍。明确呼吸道是否畅通、是否存在其他损伤（面部撕裂、肿胀或血肿）。检查口内组织有无淤血，淤血提示体部或正中联合可能发生骨折。自正中联合向角部进行触诊，注意有无肿胀、触压痛或台阶感，然后通过外耳道对髁突进行触诊，触压痛提示可能存在骨折。注意开口型，髁突骨折时下颌骨会偏向患侧。也要注意开口是否受限，如牙关紧闭（由于咀嚼肌群的肌肉痉挛引起的开口受限）或冠状突嵌顿。检查咬合关系。尽管牙半脱位（牙松动）或颞下颌关节损伤可引起咬合异常，但出现咬合异常则高度怀疑下颌骨骨折。注意任何区域的感觉异常（感觉障碍、感觉丧失或麻木），感觉麻木提示下颌孔远端骨折。手持骨折线两端的骨段轻轻晃动，检查下颌骨的动度，通过 X 线或 CT 扫描来明确诊断。骨折复位（恢复至正常咬合关系）和外科内固定后应用抗生素以预防感染。固定方法取决于很多因素，包括骨折部位和类型、颌间固定使用的固定杆、结扎线或板。

此处显示的下颌骨双线骨折通过 2 个步骤进行治疗。首先应用金属板对中线骨折进行固定，其次对角部骨折进行固定。注意 2 块金属板比单块板具有更好的稳定性。

穿经颅底的神经血管通道

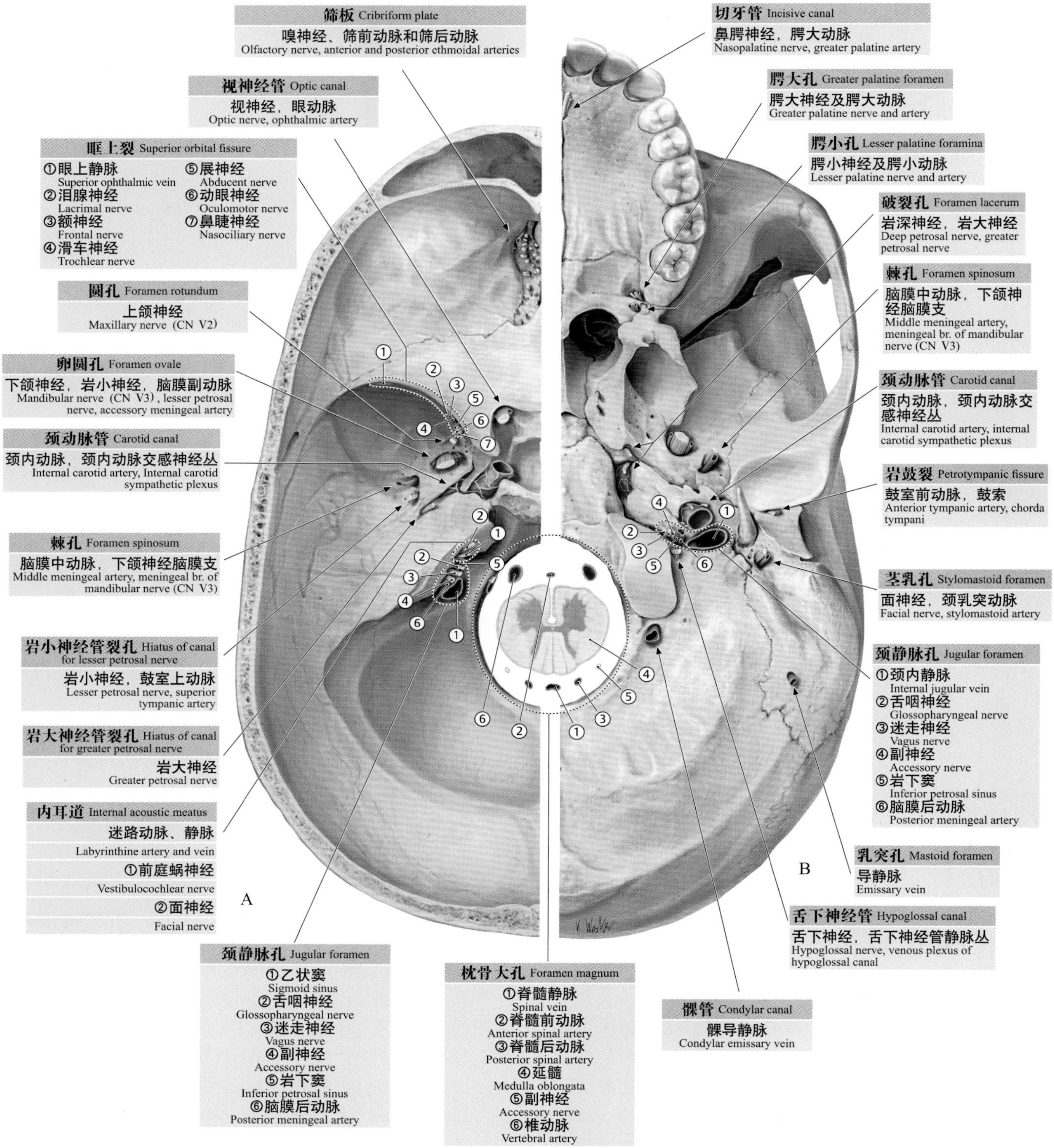

筛板 Cribriform plate
嗅神经、筛前动脉和筛后动脉
Olfactory nerve, anterior and posterior ethmoidal arteries
视神经管 Optic canal
视神经，眼动脉
Optic nerve, ophthalmic artery
眶上裂 Superior orbital fissure
①眼上静脉
Superior ophthalmic vein
②泪腺神经
Lacrimal nerve
③额神经
Frontal nerve
④滑车神经
Trochlear nerve
⑤展神经
Abducent nerve
⑥动眼神经
Oculomotor nerve
⑦鼻睫神经
Nasociliary nerve
圆孔 Foramen rotundum
上颌神经
Maxillary nerve (CN V2)
卵圆孔 Foramen ovale
下颌神经，岩小神经，脑膜副动脉
Mandibular nerve (CN V3), lesser petrosal nerve, accessory meningeal artery
颈动脉管 Carotid canal
颈内动脉，颈内动脉交感神经丛
Internal carotid artery, Internal carotid sympathetic plexus
棘孔 Foramen spinosum
脑膜中动脉，下颌神经脑膜支
Middle meningeal artery, meningeal br. of mandibular nerve (CN V3)
岩小神经管裂孔 Hiatus of canal for lesser petrosal nerve
岩小神经，鼓室上动脉
Lesser petrosal nerve, superior tympanic artery
岩大神经管裂孔 Hiatus of canal for greater petrosal nerve
岩大神经
Greater petrosal nerve
内耳道 Internal acoustic meatus
迷路动脉、静脉
Labyrinthine artery and vein
①前庭蜗神经
Vestibulocochlear nerve
②面神经
Facial nerve
A
颈静脉孔 Jugular foramen
①乙状窦
Sigmoid sinus
②舌咽神经
Glossopharyngeal nerve
③迷走神经
Vagus nerve
④副神经
Accessory nerve
⑤岩下窦
Inferior petrosal sinus
⑥脑膜后动脉
Posterior meningeal artery
枕骨大孔 Foramen magnum
①脊髓静脉
Spinal vein
②脊髓前动脉
Anterior spinal artery
③脊髓后动脉
Posterior spinal artery
④延髓
Medulla oblongata
⑤副神经
Accessory nerve
⑥椎动脉
Vertebral artery
切牙管 Incisive canal
鼻腭神经，腭大动脉
Nasopalatine nerve, greater palatine artery
腭大孔 Greater palatine foramen
腭大神经及腭大动脉
Greater palatine nerve and artery
腭小孔 Lesser palatine foramina
腭小神经及腭小动脉
Lesser palatine nerve and artery
破裂孔 Foramen lacerum
岩深神经，岩大神经
Deep petrosal nerve, greater petrosal nerve
棘孔 Foramen spinosum
脑膜中动脉，下颌神经脑膜支
Middle meningeal artery, meningeal br. of mandibular nerve (CN V3)
颈动脉管 Carotid canal
颈内动脉，颈内动脉交感神经丛
Internal carotid artery, internal carotid sympathetic plexus
岩鼓裂 Petrotympanic fissure
鼓室前动脉，鼓索
Anterior tympanic artery, chorda tympani
茎乳孔 Stylomastoid foramen
面神经，颈乳突动脉
Facial nerve, stylomastoid artery
颈静脉孔 Jugular foramen
①颈内静脉
Internal jugular vein
②舌咽神经
Glossopharyngeal nerve
③迷走神经
Vagus nerve
④副神经
Accessory nerve
⑤岩下窦
Inferior petrosal sinus
⑥脑膜后动脉
Posterior meningeal artery
B
乳突孔 Mastoid foramen
导静脉
Emissary vein
舌下神经管 Hypoglossal canal
舌下神经，舌下神经管静脉丛
Hypoglossal nerve, venous plexus of hypoglossal canal
髁管 Condylar canal
髁导静脉
Condylar emissary vein

图 2–45 穿经颅底的神经血管通道

A. 颅腔（颅底内面）顶面观。**B.** 颅底外侧面、底面观。

此图和相对应的表格仅说明进出头颅的结构，一些神经血管结构通过颅骨内的骨性管道穿行（至翼腭窝、颞下窝等）。

注：岩深神经和岩大神经走行于破裂孔的表面而不穿行其中。

表 2–3 颅底孔道

颅腔	孔道	穿经结构	
		神经	动脉和静脉
颅底内侧面			
颅前窝	筛板	• CN Ⅰ（嗅丝汇集形成嗅神经）	• 筛前动脉和筛后动脉（发自眼动脉） • 筛静脉（汇入眼上静脉）
颅中窝	视神经管	• CN Ⅱ（视神经）	• 眼动脉（发自颈内动脉）
	眶上裂	• CN Ⅲ（动眼神经） • CN Ⅳ（滑车神经） • CN Ⅵ（展神经） • CN V_1（眼神经）分支（泪腺神经、额神经、鼻睫神经）	• 眼上静脉和眼下静脉（汇入海绵窦） （注：眼下静脉还可通过眶下裂汇入翼丛）
	圆孔 *	• CN V_2（上颌神经）	
	卵圆孔	• CN V_3（下颌神经） • 岩小神经（CN Ⅸ）	• 脑膜副动脉（发自上颌动脉的下颌段）
	棘孔	• CN V_3，脑膜返支	• 脑膜中动脉（发自上颌动脉的下颌段）
	颈动脉管	• 颈动脉丛（颈上神经节发出的节后交感神经纤维）	• 颈内动脉
	岩大神经管裂孔	• 岩大神经（CN Ⅶ）	• 岩浅动脉（发自脑膜中动脉）
	岩小神经管裂孔	• 岩小神经（CN Ⅸ）	• 鼓室上动脉（发自脑膜中动脉）
颅后窝	内耳道	• CN Ⅶ（面神经） • CN Ⅷ（前庭蜗神经）	• 迷路动脉（发自椎动脉） • 迷路静脉（汇入岩上窦或横窦）
	颈静脉孔	• CN Ⅸ（舌咽神经） • CN Ⅹ（迷走神经） • CN Ⅺ（副神经，延髓根）	• 颈内静脉（颈内静脉球） • 乙状窦（汇入颈内静脉球） • 脑膜后动脉（发自咽升动脉） • 岩下窦
	舌下神经管	• CN Ⅻ（舌下神经）	• 舌下神经管静脉丛
	枕骨大孔	• 覆盖脑膜的延髓 • CN Ⅺ（副神经）	• 椎动脉 • 脊髓前动脉和脊髓后动脉（发自椎动脉） • 导静脉
颅底外侧面（不同于内侧面）			
	切牙管	• 鼻腭神经（发自 CN V_2）	• 腭大动脉分支
	腭大孔	• 腭大神经（发自 CN V_2）	• 腭大动脉（发自上颌动脉的翼腭窝段或腭降动脉）
	腭小孔	• 腭小神经（发自 CN V_2）	• 腭小动脉（发自上颌动脉的翼腭窝段，或腭大动脉分支，或腭降动脉）
	破裂孔 **	• 岩深神经（发自颈动脉丛颈上神经节） • 岩大神经（发自 CN Ⅶ）	
	岩鼓裂	• 鼓索（发自 CN Ⅶ）	• 鼓室前动脉（发自上颌动脉的下颌段）
	茎乳孔	• 面神经（CN Ⅶ）	• 颈乳动脉（发自耳后动脉）
	（后）髁管		• 髁导静脉（汇入乙状窦）
	乳突孔		• 乳突导静脉（汇入乙状窦）

注：* 圆孔的外面开口位于翼腭窝，位于颅底侧面深层，此处不可见。
** 经过破裂孔的上表面从外侧进入内侧，并未穿经破裂孔。淋巴管和导静脉除外。

头部肌：起点和止点

肌的骨性起点和止点分别以颜色表示：起点为红色，止点为蓝色。

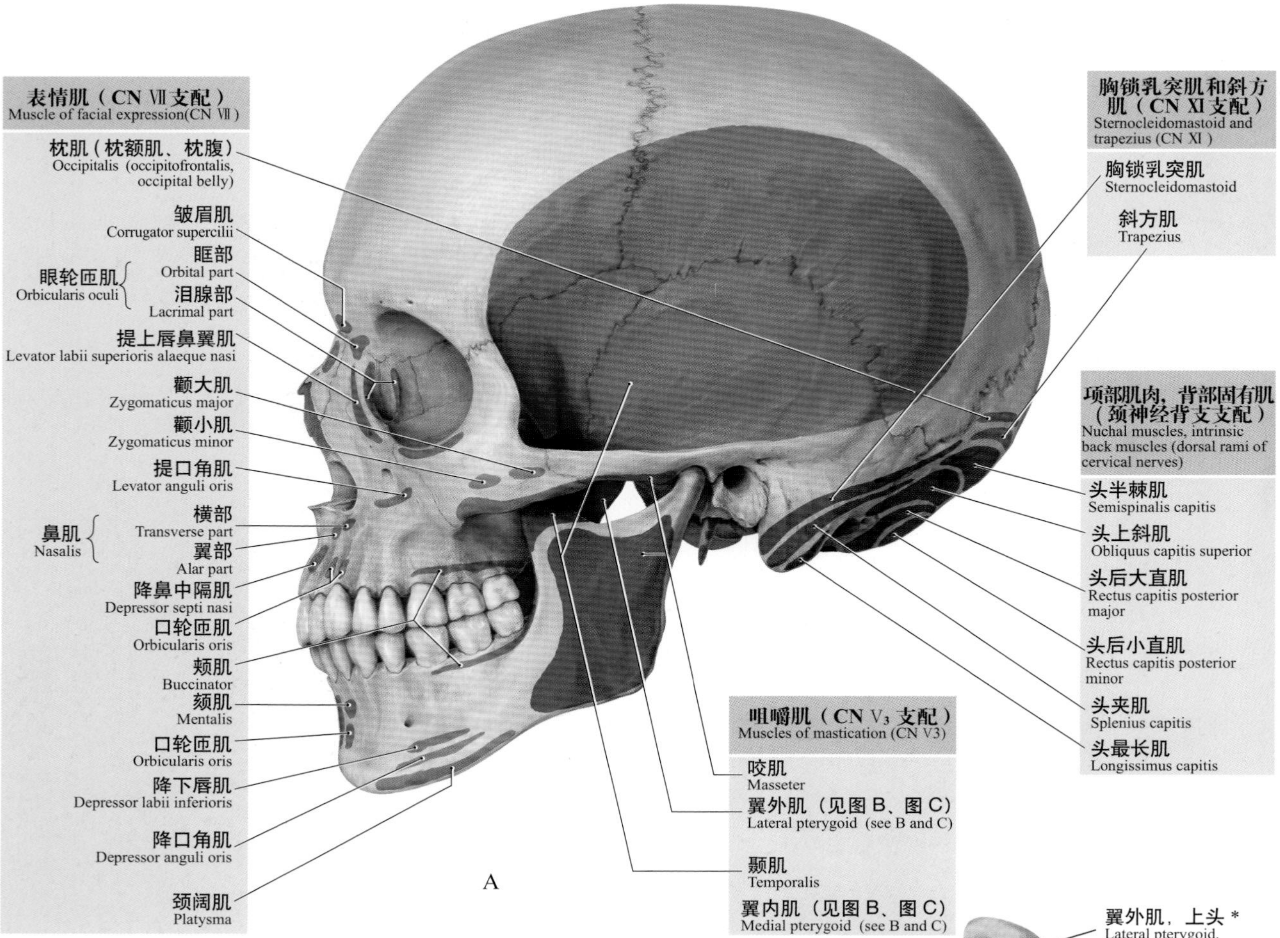

表情肌（CN Ⅶ支配）
Muscle of facial expression(CN Ⅶ)
枕肌（枕额肌、枕腹）
Occipitalis (occipitofrontalis, occipital belly)
皱眉肌
Corrugator supercilii
眼轮匝肌
Orbicularis oculi
眶部
Orbital part
泪腺部
Lacrimal part
提上唇鼻翼肌
Levator labii superioris alaeque nasi
颧大肌
Zygomaticus major
颧小肌
Zygomaticus minor
提口角肌
Levator anguli oris
鼻肌
Nasalis
横部
Transverse part
翼部
Alar part
降鼻中隔肌
Depressor septi nasi
口轮匝肌
Orbicularis oris
颊肌
Buccinator
颏肌
Mentalis
口轮匝肌
Orbicularis oris
降下唇肌
Depressor labii inferioris
降口角肌
Depressor anguli oris
颈阔肌
Platysma
胸锁乳突肌和斜方肌（CN Ⅺ支配）
Sternocleidomastoid and trapezius (CN Ⅺ)
胸锁乳突肌
Sternocleidomastoid
斜方肌
Trapezius
项部肌肉，背部固有肌（颈神经背支支配）
Nuchal muscles, intrinsic back muscles (dorsal rami of cervical nerves)
头半棘肌
Semispinalis capitis
头上斜肌
Obliquus capitis superior
头后大直肌
Rectus capitis posterior major
头后小直肌
Rectus capitis posterior minor
头夹肌
Splenius capitis
头最长肌
Longissimus capitis
咀嚼肌（CN V₃支配）
Muscles of mastication (CN V3)
咬肌
Masseter
翼外肌（见图B、图C）
Lateral pterygoid (see B and C)
颞肌
Temporalis
翼内肌（见图B、图C）
Medial pterygoid (see B and C)
A

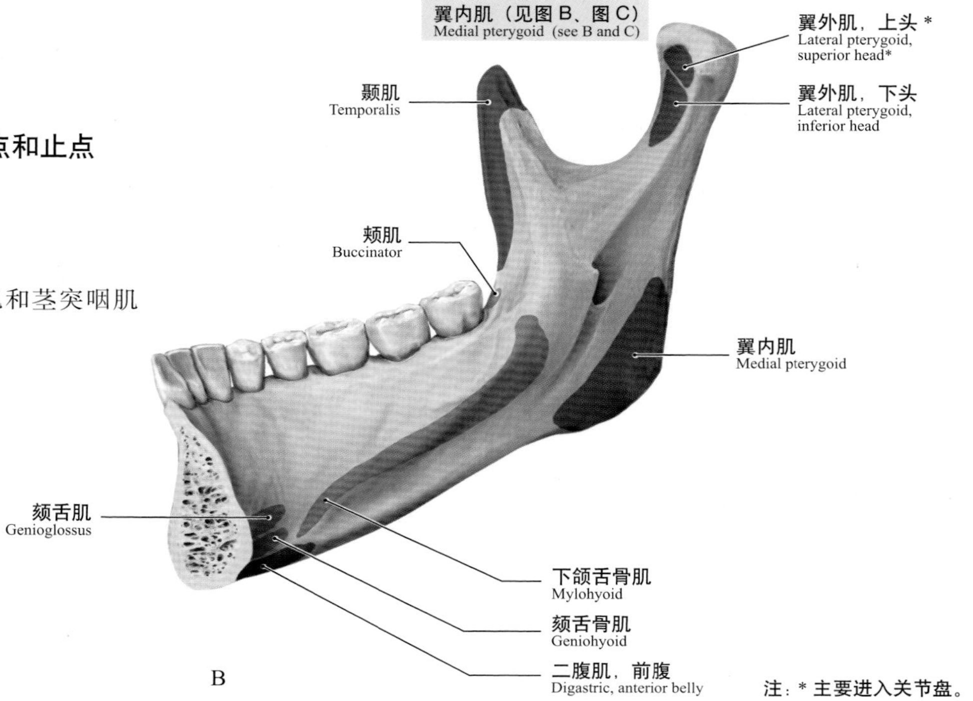

颞肌
Temporalis
翼外肌，上头*
Lateral pterygoid, superior head*
翼外肌，下头
Lateral pterygoid, inferior head
颊肌
Buccinator
翼内肌
Medial pterygoid
颏舌肌
Genioglossus
下颌舌骨肌
Mylohyoid
颏舌骨肌
Geniohyoid
二腹肌，前腹
Digastric, anterior belly
B

注：* 主要进入关节盘。

图 2–46　颅骨的肌肉起点和止点

A. 左侧面观。

B. 下颌骨右侧内面观。

C. 颅底底面观。

注：茎突舌骨肌、茎突舌肌和茎突咽肌起始于茎突。

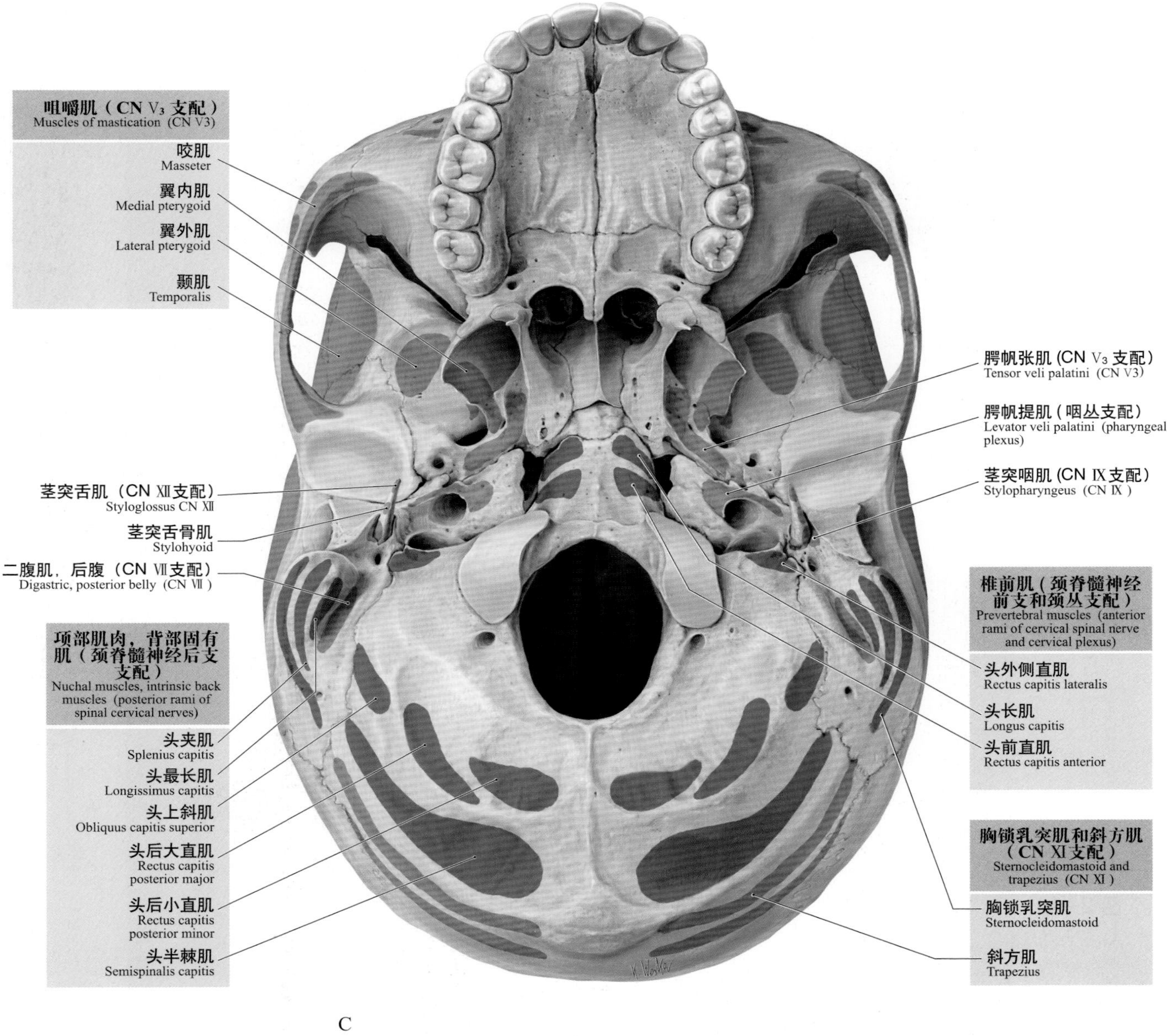

咀嚼肌（CN V3 支配）
Muscles of mastication (CN V3)
咬肌
Masseter
翼内肌
Medial pterygoid
翼外肌
Lateral pterygoid
颞肌
Temporalis
茎突舌肌（CN Ⅻ支配）
Styloglossus CN Ⅻ
茎突舌骨肌
Stylohyoid
二腹肌，后腹（CN Ⅶ支配）
Digastric, posterior belly (CN Ⅶ)
项部肌肉，背部固有肌（颈脊髓神经后支支配）
Nuchal muscles, intrinsic back muscles (posterior rami of spinal cervical nerves)
头夹肌
Splenius capitis
头最长肌
Longissimus capitis
头上斜肌
Obliquus capitis superior
头后大直肌
Rectus capitis posterior major
头后小直肌
Rectus capitis posterior minor
头半棘肌
Semispinalis capitis
腭帆张肌 (CN V3 支配)
Tensor veli palatini (CN V3)
腭帆提肌（咽丛支配）
Levator veli palatini (pharyngeal plexus)
茎突咽肌 (CN Ⅸ支配)
Stylopharyngeus (CN Ⅸ)
椎前肌（颈脊髓神经前支和颈丛支配）
Prevertebral muscles (anterior rami of cervical spinal nerve and cervical plexus)
头外侧直肌
Rectus capitis lateralis
头长肌
Longus capitis
头前直肌
Rectus capitis anterior
胸锁乳突肌和斜方肌（CN Ⅺ支配）
Sternocleidomastoid and trapezius (CN Ⅺ)
胸锁乳突肌
Sternocleidomastoid
斜方肌
Trapezius
C

图 2–46 颅骨上的肌肉起点和止点（续）

颅骨 X 线照片

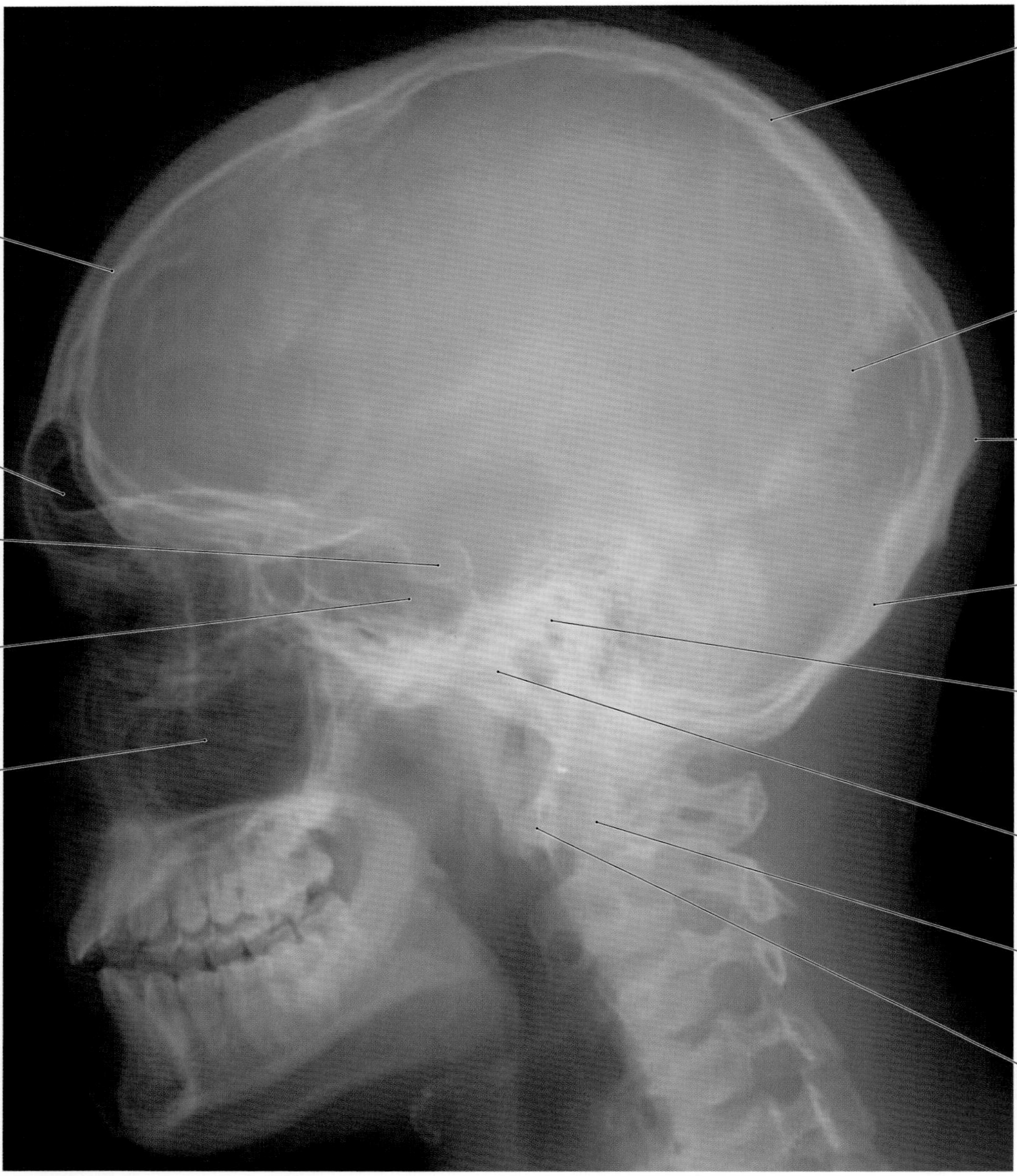
顶骨
Parietal bone
额骨
Frontal bone
人字缝
Lambdoid suture
枕外隆凸
External occipital protuberance
额窦
Frontal sinus
蝶骨，垂体窝
Sphenoid bone, hypophyseal fossa
枕骨
Occipital bone
蝶窦
Sphenoid sinus
颞骨岩部
Petrous temporal bone
上颌窦
Maxillary sinus
下颌头（髁突）
Head (condyle) of mandible
C_2 齿状突
Dens of C2 vertebra
C_1 前弓
Anterior arch of C1

图 2–47　颅骨侧位 X 线片，突出显示上颌窦及其与眶和口腔的关系。片中也可看到额窦和蝶窦

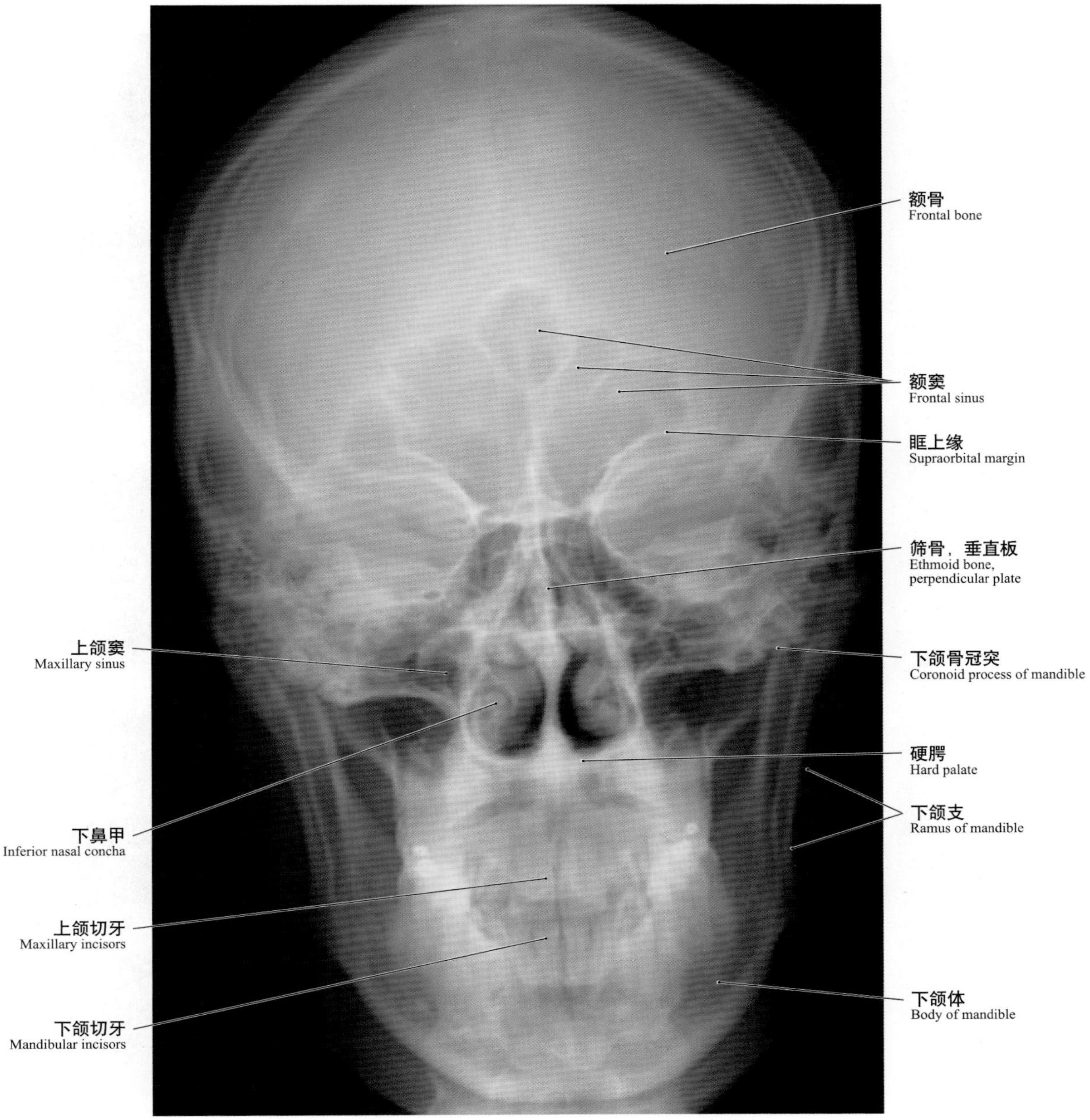
额骨
Frontal bone
额窦
Frontal sinus
眶上缘
Supraorbital margin
筛骨，垂直板
Ethmoid bone, perpendicular plate
上颌窦
Maxillary sinus
下颌骨冠突
Coronoid process of mandible
硬腭
Hard palate
下鼻甲
Inferior nasal concha
下颌支
Ramus of mandible
上颌切牙
Maxillary incisors
下颌切牙
Mandibular incisors
下颌体
Body of mandible

图 2–48　颅骨前后位 X 线片，显示鼻旁窦、鼻甲和眶的边界

蝶骨X线片

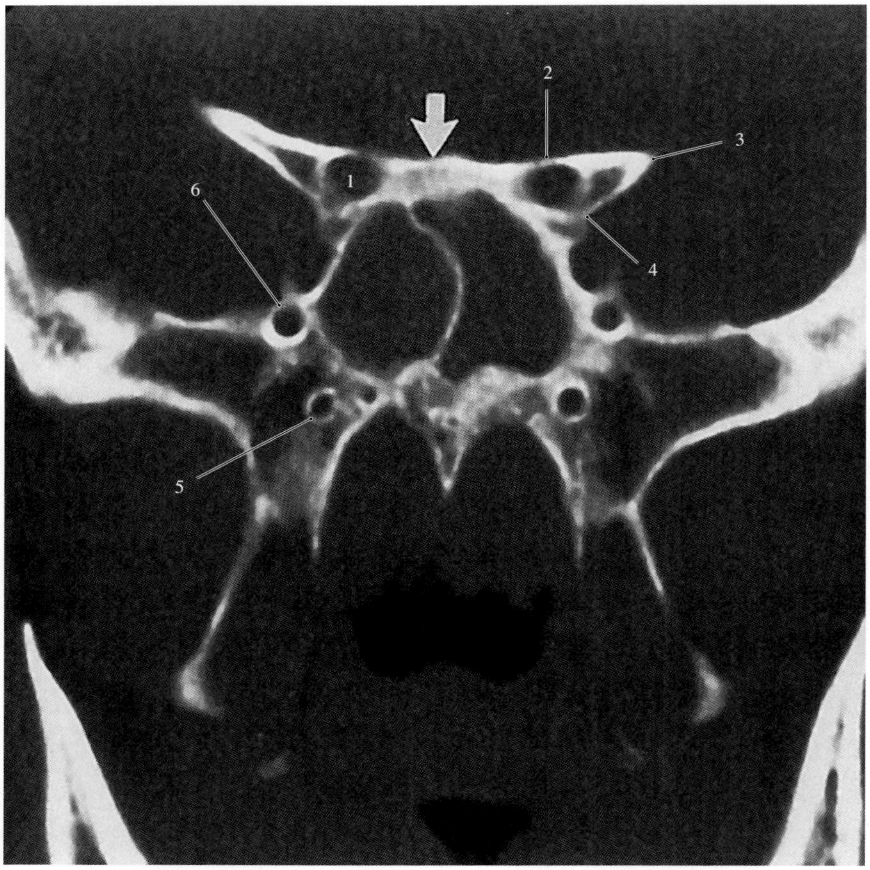

图 2–49 冠状 CT 扫描显示视神经管（1）、蝶骨小翼上（后）根（2）、前床突（3）、蝶骨小翼下（前）根（4）、翼（vidian）管（5）、圆孔（6）和蝶骨板（箭头所示）

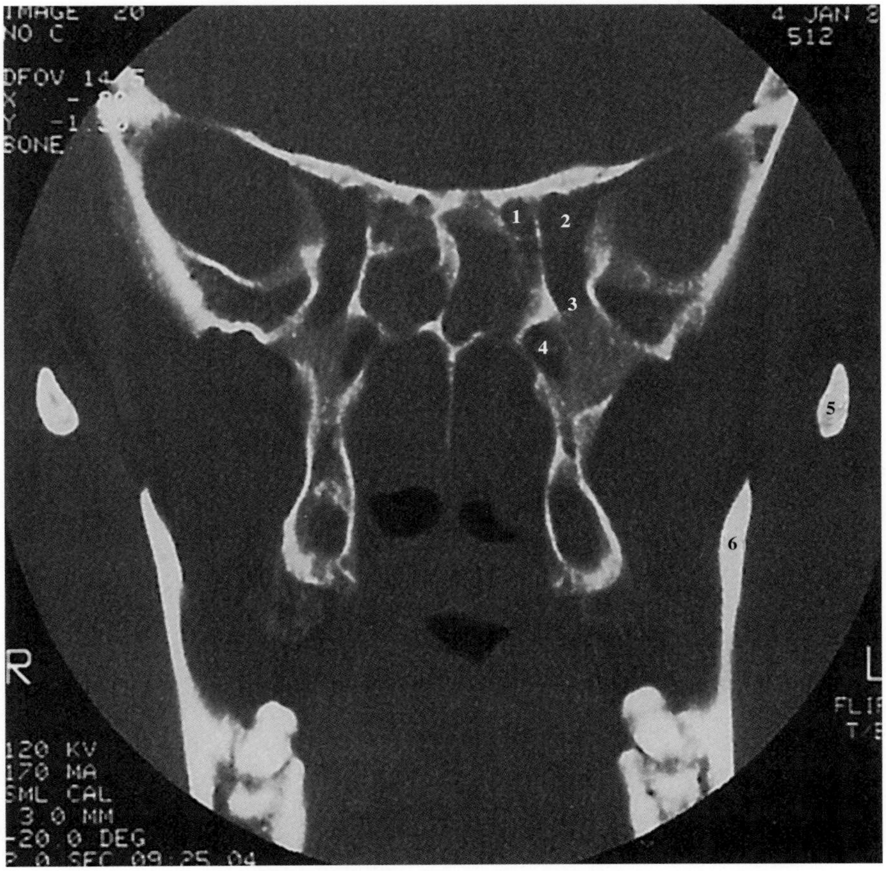

图 2–50　前 6 mm 冠状 CT 扫描，显示视神经管（1）、眶上裂（2）和眶下裂（3）、翼腭窝（4）、颧弓（5）和下颌骨（6）。注意明显可见的腺样体组织

（陈正岗　译）

头颈部动脉：概览与锁骨下动脉

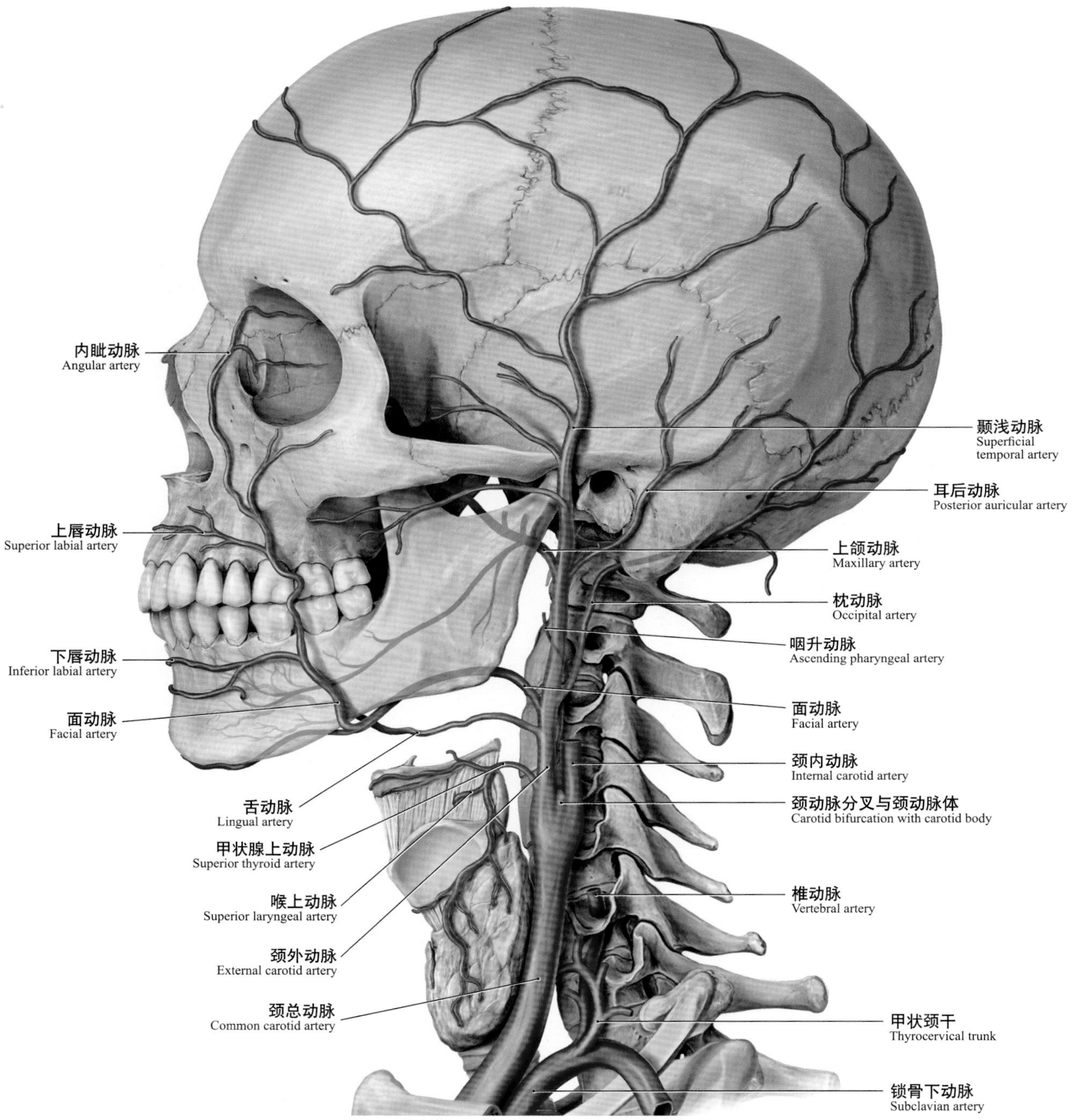
内眦动脉
Angular artery
上唇动脉
Superior labial artery
下唇动脉
Inferior labial artery
面动脉
Facial artery
舌动脉
Lingual artery
甲状腺上动脉
Superior thyroid artery
喉上动脉
Superior laryngeal artery
颈外动脉
External carotid artery
颈总动脉
Common carotid artery
颞浅动脉
Superficial temporal artery
耳后动脉
Posterior auricular artery
上颌动脉
Maxillary artery
枕动脉
Occipital artery
咽升动脉
Ascending pharyngeal artery
面动脉
Facial artery
颈内动脉
Internal carotid artery
颈动脉分叉与颈动脉体
Carotid bifurcation with carotid body
椎动脉
Vertebral artery
甲状颈干
Thyrocervical trunk
锁骨下动脉
Subclavian artery

图 3–1 头颈部动脉概览

左侧面观。左侧颈总动脉起源于主动脉弓，右侧颈总动脉起源于头臂动脉干（无名动脉）。每侧颈总动脉在颈动脉分叉处、约相当于 C_4 水平分为颈内动脉和颈外动脉。颈动脉体位于颈动脉分叉处，含有对血液中氧缺乏（低氧）和 pH 变化（两者在呼吸调节中均发挥重要作用）敏感的化学感受器。颈内动脉在入颅前不发出分支，主要向脑供血。通常也可发出分支，向面颅骨供血。

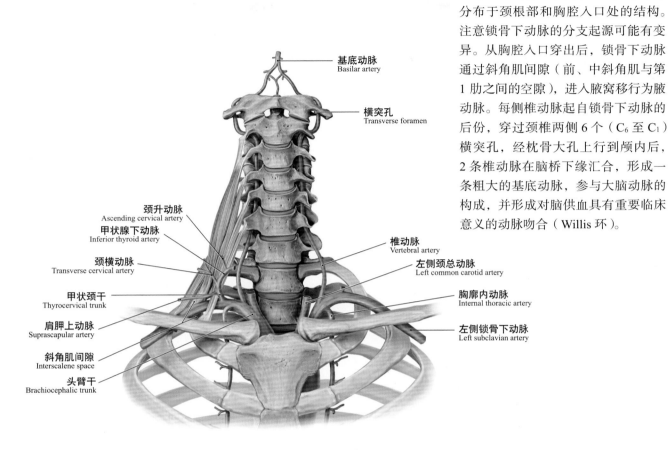

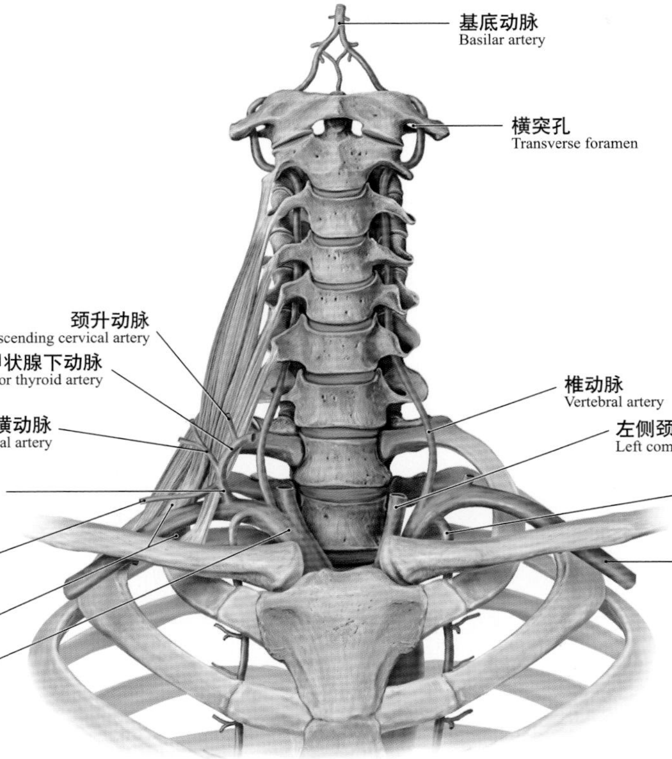
基底动脉
Basilar artery
横突孔
Transverse foramen
颈升动脉
Ascending cervical artery
甲状腺下动脉
Inferior thyroid artery
颈横动脉
Transverse cervical artery
甲状颈干
Thyrocervical trunk
肩胛上动脉
Suprascapular artery
斜角肌间隙
Interscalene space
头臂干
Brachiocephalic trunk
椎动脉
Vertebral artery
左侧颈总动脉
Left common carotid artery
胸廓内动脉
Internal thoracic artery
左侧锁骨下动脉
Left subclavian artery

图 3–2　锁骨下动脉及其分支
正面观。锁骨下动脉发出许多分支，分布于颈根部和胸腔入口处的结构。注意锁骨下动脉的分支起源可能有变异。从胸腔入口穿出后，锁骨下动脉通过斜角肌间隙（前、中斜角肌与第 1 肋之间的空隙），进入腋窝移行为腋动脉。每侧椎动脉起自锁骨下动脉的后份，穿过颈椎两侧 6 个（C_6 至 C_1）横突孔，经枕骨大孔上行到颅内后，2 条椎动脉在脑桥下缘汇合，形成一条粗大的基底动脉，参与大脑动脉的构成，并形成对脑供血具有重要临床意义的动脉吻合（Willis 环）。

表 3–1　锁骨下动脉分支

动脉	分支	进一步分支	供应区域
锁骨下动脉	胸廓内动脉		胸壁前内侧
	椎动脉	脑膜支	小脑镰
		脊髓后动脉	脊髓后份，特别是后柱；延髓（薄束核，楔束核）
		脊髓前动脉	脑膜；脊髓前份；延髓（迷走神经背核，疑核，脊副神经核，舌下神经核）
		小脑后下动脉	小脑，延髓（蜗神经核，前庭核，迷走神经背核，疑核）
	甲状颈干	甲状腺下动脉	甲状腺，喉下份，气管、食管上部，颈深肌
		肩胛上动脉	冈上肌，冈下肌，肩关节
		颈横动脉	斜方肌及周围肌
	肋颈干	颈深动脉	颈根部肌
		肋间最上动脉	第 1、2 肋间隙后份
	肩胛背动脉（肩胛降动脉）*		肩胛提肌，菱形肌和斜方肌

注：* 其分支约 2/3 起源于锁骨下动脉，其余 1/3 起源于颈横动脉。

颈外动脉与颈内动脉概览

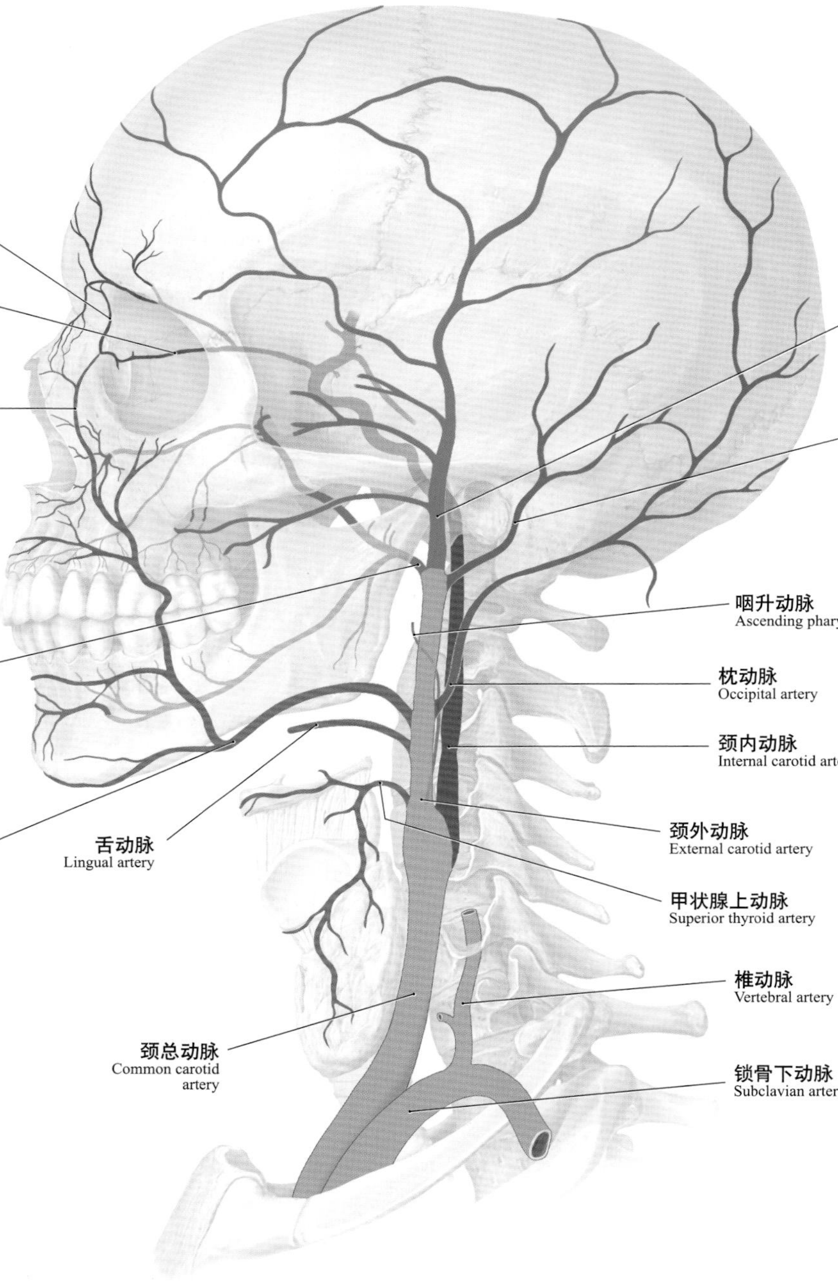
鼻背动脉
Dorsal nasal artery
眼动脉
Ophthalmic artery
内眦动脉
Angular artery
上颌动脉
Maxillary artery
面动脉
Facial artery
舌动脉
Lingual artery
颈总动脉
Common carotid artery
颞浅动脉
Superficial temporal artery
耳后动脉
Posterior auricular artery
咽升动脉
Ascending pharyngeal artery
枕动脉
Occipital artery
颈内动脉
Internal carotid artery
颈外动脉
External carotid artery
甲状腺上动脉
Superior thyroid artery
椎动脉
Vertebral artery
锁骨下动脉
Subclavian artery

图 3–3 头部动脉

左侧面观。颈总动脉在颈动脉分叉处（甲状软骨与舌骨之间，C_4 水平）分为颈内动脉（紫色）和颈外动脉（灰色）。颈外动脉发出 8 条主要分支，供应头皮、面部和头颈部结构。8 条分支可归为 4 组：前组（红色）、中组（蓝色）、后组（绿色）和终末组（黄色）。颈内动脉在入颅前无任何分支，入颅后发出分支。颈内动脉眼支发出分支，在面部与面动脉分支相吻合（图 3–12）。

颈动脉杂音是颈动脉血液因湍流所形成的杂音（哗哗声响），提示颈动脉因动脉硬化（动脉变硬）狭窄（变窄），将听诊器置于颈动脉分叉处（甲状软骨上缘）听得最清楚。如管腔狭窄超过 60%（可在影像片上确定），需行手术干预。

表 3–2　颈外动脉与颈内动脉的分支

动脉	分支	供应区域
颈外动脉 *（灰色）	甲状腺上动脉（红色）	喉，甲状腺，咽，胸锁乳突肌
	咽升动脉（蓝色）	咽壁诸肌，中耳黏膜，硬脑膜，颅后窝
	舌动脉（红色）	口底，舌，舌下腺，会厌，舌骨上肌
	面动脉（红色）	面部浅层，下颌下腺，咽壁，软腭，腭扁桃体，二腹肌前腹，下颌舌骨肌，鼻和鼻中隔
	枕动脉（绿色）	枕部头皮，颈后诸肌
	耳后动脉（绿色）	鼓室，耳后，腮腺，后部头皮
	上颌动脉（黄色）	上、下牙列，咀嚼肌，后内侧面骨，鼻腔，面部和脑膜
	颞浅动脉（黄色）	额部头皮，头顶，颧弓下软组织，咀嚼肌，腮腺，眶外壁，眼轮匝肌
颈内动脉（紫色）	颈鼓动脉	咽鼓管（听管），鼓室前壁
	翼管动脉	与颈外动脉吻合
	垂体上和下动脉	垂体
	海绵窦支	与颈外动脉吻合
	脑膜前支	颅前窝脑膜
	神经节支	三叉神经节
	眼动脉	视神经，视交叉，视束，视网膜，眶外肌，眼睑，泪腺，额，筛骨气房，额窦，鼻外侧壁，鼻背和脑膜
	大脑前动脉	额叶与顶叶内侧面，胼胝体
	大脑中动脉	额叶，顶叶与颞叶
	后交通动脉	与大脑前动脉吻合，构成 Willis 环
	脉络膜前动脉	侧脑室与第 3 脑室脉络丛，视交叉和视束，内囊，外侧膝状体，苍白球，尾状核，海马，杏仁核，黑质，红核，小脑脚

注：* 颈外动脉分支前组为红色，中组为蓝色，后组为绿色，终末组为黄色。

颈外动脉：前组及中组分支

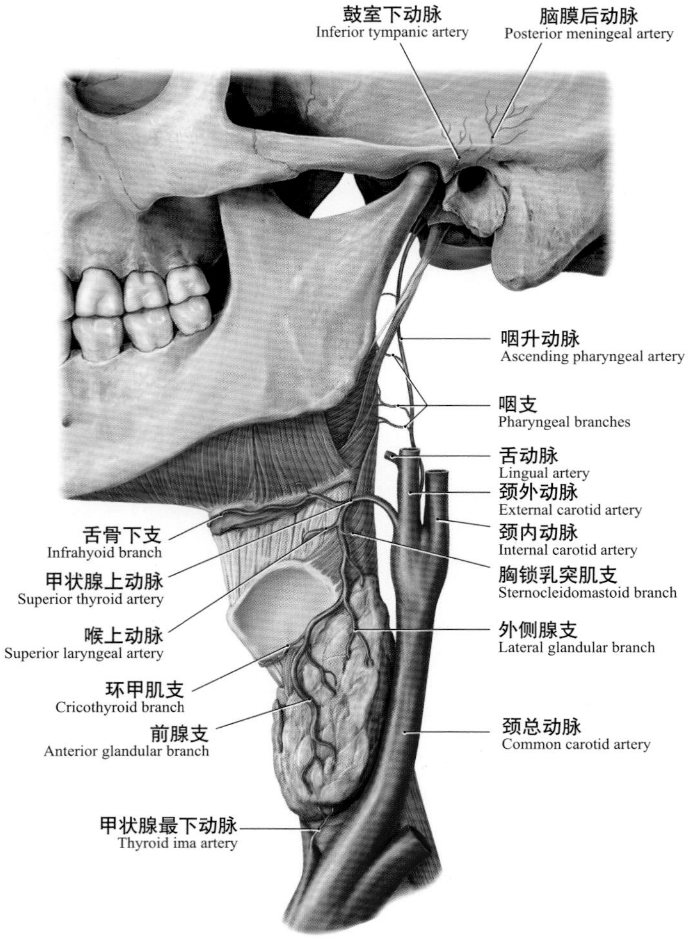

鼓室下动脉
Inferior tympanic artery
脑膜后动脉
Posterior meningeal artery
咽升动脉
Ascending pharyngeal artery
咽支
Pharyngeal branches
舌动脉
Lingual artery
颈外动脉
External carotid artery
颈内动脉
Internal carotid artery
胸锁乳突肌支
Sternocleidomastoid branch
外侧腺支
Lateral glandular branch
颈总动脉
Common carotid artery
舌骨下支
Infrahyoid branch
甲状腺上动脉
Superior thyroid artery
喉上动脉
Superior laryngeal artery
环甲肌支
Cricothyroid branch
前腺支
Anterior glandular branch
甲状腺最下动脉
Thyroid ima artery

图 3–4 甲状腺上动脉及咽升动脉

左侧面观。甲状腺上动脉常为颈外动脉发出的第 1 条分支，是前组分支之一，供应喉（通过喉上支）和甲状腺。咽升动脉自颈外动脉的内侧发出，通常位于甲状腺上动脉上方。

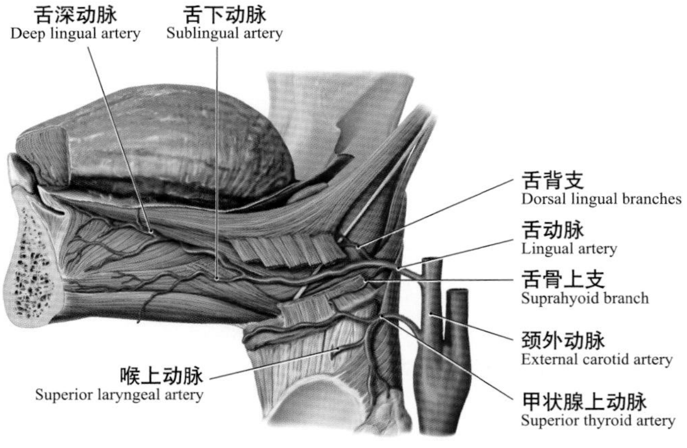

舌深动脉
Deep lingual artery
舌下动脉
Sublingual artery
舌背支
Dorsal lingual branches
舌动脉
Lingual artery
舌骨上支
Suprahyoid branch
颈外动脉
External carotid artery
甲状腺上动脉
Superior thyroid artery
喉上动脉
Superior laryngeal artery

图 3–5 舌动脉及其分支

左侧面观。舌动脉系颈外动脉前组的第 2 个分支，管径较粗，血供丰富，供应舌及口底，并发出分支供应扁桃体。

表 3–3 甲状腺上动脉、舌动脉和咽升动脉

颈外动脉分支	进一步分支	供应区域
甲状腺上动脉	喉上动脉	喉
	腺支	甲状腺
	胸锁乳突肌支	胸锁乳突肌
	肌支	咽
	舌骨下支	甲状舌骨膜区域
	环甲肌支	环甲膜区域
舌动脉	舌骨上支	舌骨上肌
	舌背支	舌根，会厌
	舌下动脉	舌下腺，舌，口底
	舌深动脉	舌
咽升动脉	咽支	咽壁诸肌
	鼓室下支	中耳黏膜
	脑膜后支	硬脑膜，颅后窝

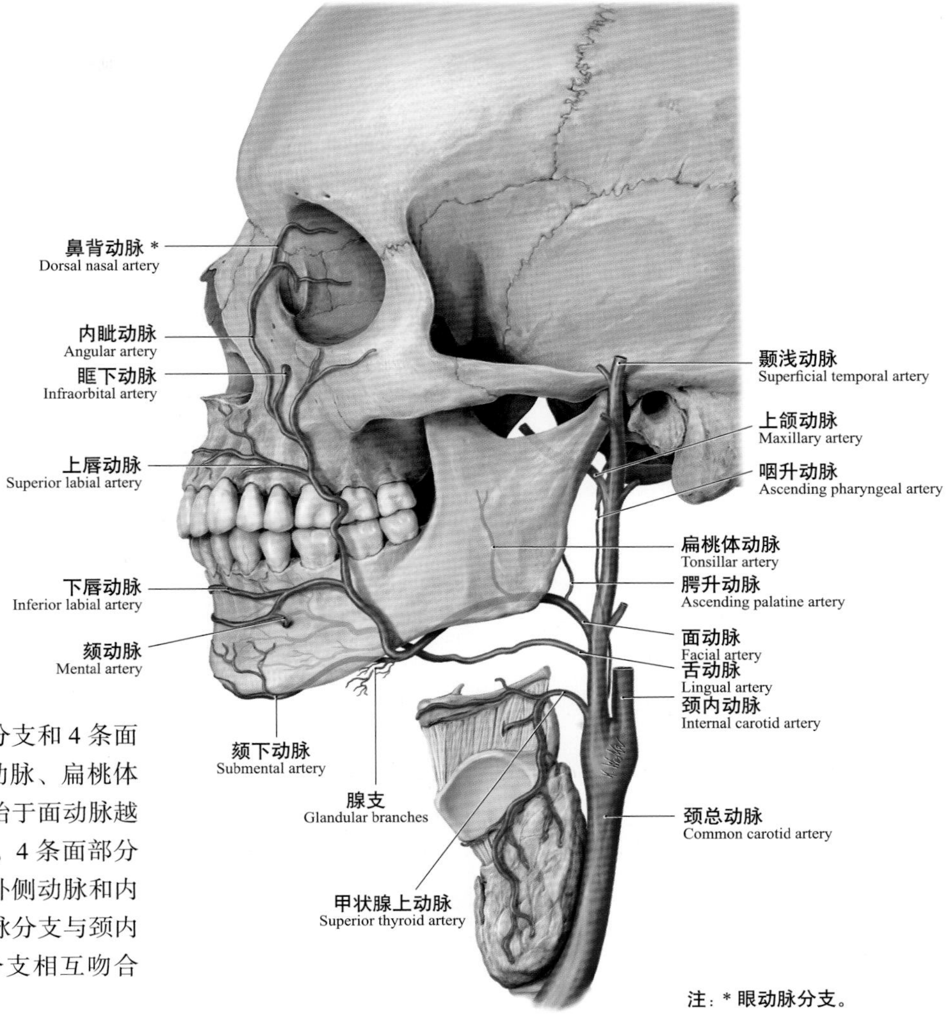

图 3–6　面动脉及其分支

左侧面观。面动脉有 4 条颈部分支和 4 条面部分支。4 条颈部分支（腭升动脉、扁桃体动脉、腺动脉和颏下动脉）起始于面动脉越过下颌骨进入面部之前的颈部。4 条面部分支（下唇动脉、上唇动脉、鼻外侧动脉和内眦动脉）供应面部浅层。面动脉分支与颈内动脉分支及颈外动脉的其他分支相互吻合（见第 63 页，图 3–12）。

表 3–4　面 动 脉 分 支

分　支	供 应 区 域
颈部分支	
腭升动脉	咽壁，软腭，咽鼓管，腭扁桃体，咽
扁桃体动脉	腭扁桃体，口咽
腺支	下颌下腺
颏下动脉	二腹肌前腹，下颌舌骨肌，下颌下腺
面部分支	
下唇动脉	下唇
上唇动脉	上唇，鼻中隔（通过鼻中隔分支）
鼻外侧动脉	鼻背
内眦动脉	鼻根

走行：面动脉在颈动脉三角处起始于颈外动脉，即向上进入二腹肌后腹和茎突舌骨肌深面，沿下颌下腺走行，在咬肌前缘下颌体上、下成环，然后向前上走行，经颊部到达口角，沿鼻外侧继续上行，在眶内侧形成终末支——内眦动脉，内眦动脉与鼻背动脉相吻合。

颈外动脉：后组分支

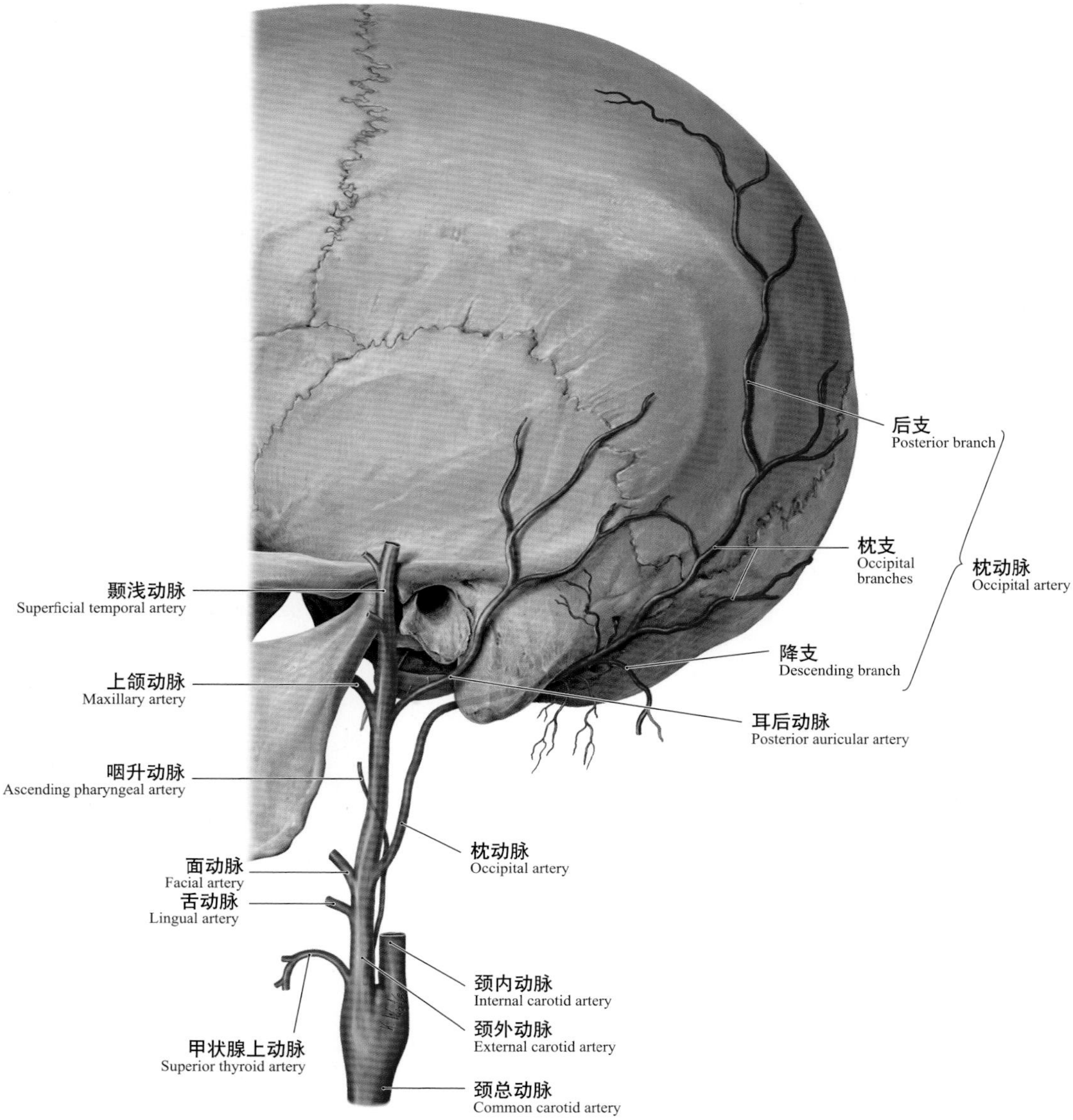
后支
Posterior branch
枕支
Occipital branches
枕动脉
Occipital artery
颞浅动脉
Superficial temporal artery
降支
Descending branch
上颌动脉
Maxillary artery
耳后动脉
Posterior auricular artery
咽升动脉
Ascending pharyngeal artery
枕动脉
Occipital artery
面动脉
Facial artery
舌动脉
Lingual artery
颈内动脉
Internal carotid artery
颈外动脉
External carotid artery
甲状腺上动脉
Superior thyroid artery
颈总动脉
Common carotid artery

图 3–7 枕动脉分支

枕动脉通常在面动脉起始处的对侧和二腹肌后腹下方（未予图示）起始于颈外动脉，向后走行，舌下神经在其起始处外侧穿过（未予图示）。在枕骨后部，枕动脉行经颈内动脉外侧［同时行经颈内静脉和 CN Ⅹ、CN Ⅺ外侧（未予图示）］。在颅底，枕动脉行经乳突内侧，进入枕沟。枕动脉分支与耳后动脉及颞浅动脉分支吻合，在颅骨后部，枕动脉与枕大神经伴行（未予图示），发出 8 条知名分支（表 3–5）。

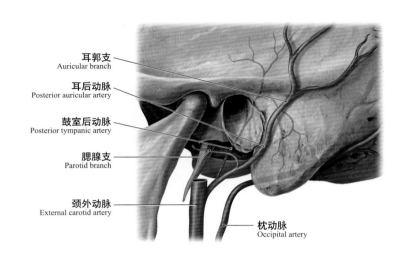

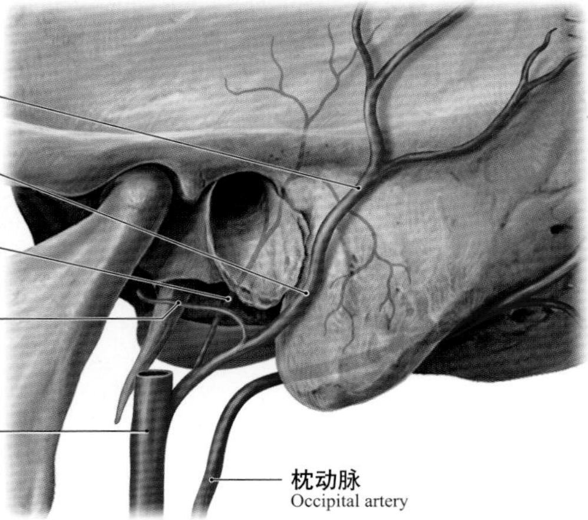
耳郭支
Auricular branch
耳后动脉
Posterior auricular artery
鼓室后动脉
Posterior tympanic artery
腮腺支
Parotid branch
颈外动脉
External carotid artery
枕动脉
Occipital artery

图 3-8　耳后动脉分支

耳后动脉起始于颈外动脉，是颈外动脉发出 2 条终末支（上颌动脉与颞浅动脉）之前的最后 1 条分支。耳后动脉起始于二腹肌后腹上方，行经途中穿腮腺深部，并沿颞骨茎突外面上行，随后在乳突与外耳道之间上行，发出 5 条知名分支（表 3-5）。

表 3-5　枕动脉及耳后动脉分支

分支	进一步分支	供应区域
枕动脉	肌支	二腹肌后腹肌和茎突舌骨肌
	胸锁乳突肌分支	胸锁乳突肌
	降支	颈后诸肌
	脑膜支	颈静脉孔内、外结构
	乳突支	乳突气房和硬脑膜
	耳郭支	耳郭内侧
	枕支	枕区头皮
	茎乳动脉 *	面神经面管段，鼓室腔
耳后动脉	茎乳动脉 *	面神经面管段，鼓室腔
	枕支	枕骨后部
	肌支	二腹肌后腹和茎突舌骨肌
	腮腺支	腮腺
	耳郭支	耳郭后部

注：* 茎乳动脉起源有所变异，2/3 起源于枕动脉，1/3 起源于耳后动脉。

颈外动脉：终末组（Ⅰ）

颈外动脉的 2 条终末支分别是上颌动脉和颞浅动脉，于腮腺实质内分出。上颌动脉最粗大，供应上颌骨、下颌骨（包括牙）、咀嚼肌、腭、鼻和硬脑膜。

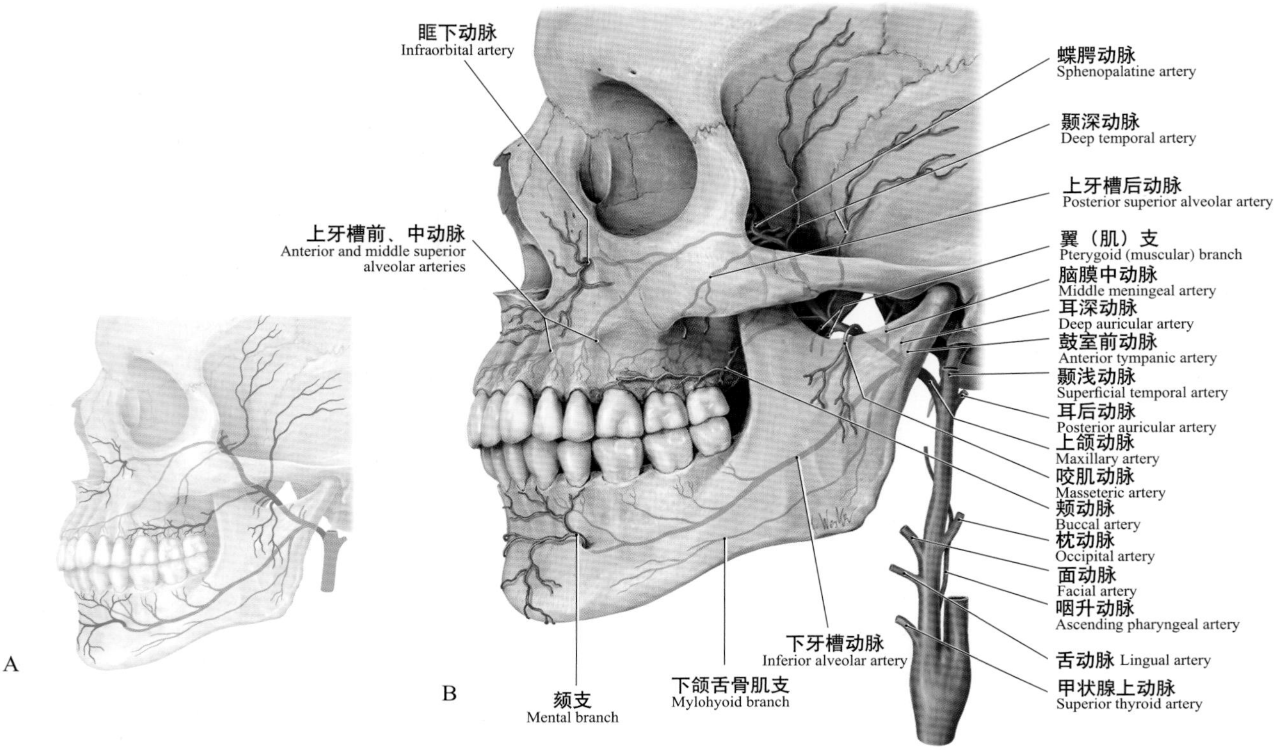

眶下动脉
Infraorbital artery
蝶腭动脉
Sphenopalatine artery
颞深动脉
Deep temporal artery
上牙槽后动脉
Posterior superior alveolar artery
上牙槽前、中动脉
Anterior and middle superior alveolar arteries
翼（肌）支
Pterygoid (muscular) branch
脑膜中动脉
Middle meningeal artery
耳深动脉
Deep auricular artery
鼓室前动脉
Anterior tympanic artery
颞浅动脉
Superficial temporal artery
耳后动脉
Posterior auricular artery
上颌动脉
Maxillary artery
咬肌动脉
Masseteric artery
颊动脉
Buccal artery
枕动脉
Occipital artery
面动脉
Facial artery
咽升动脉
Ascending pharyngeal artery
舌动脉 Lingual artery
甲状腺上动脉
Superior thyroid artery
下牙槽动脉
Inferior alveolar artery
下颌舌骨肌支
Mylohyoid branch
颏支
Mental branch
A
B

图 3–9 上 颌 动 脉

左侧面观。**A.** 示意图。**B.** 上颌动脉走行。上颌动脉可分为 3 段：下颌段（蓝色）、翼肌段（绿色）和翼腭窝段（黄色）。见表 3–6。

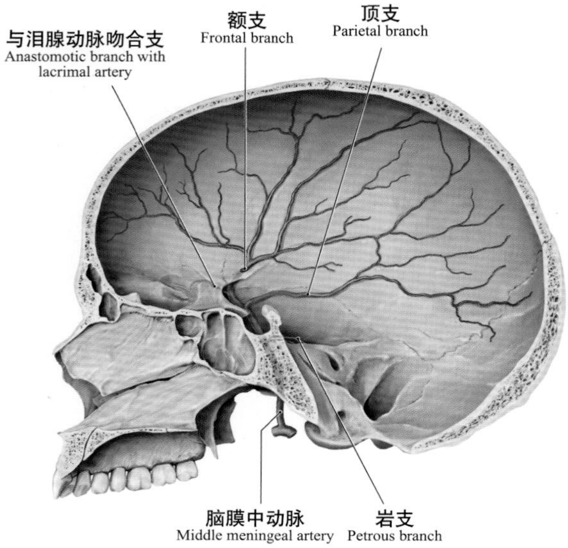

与泪腺动脉吻合支
Anastomotic branch with lacrimal artery
额支
Frontal branch
顶支
Parietal branch
脑膜中动脉
Middle meningeal artery
岩支
Petrous branch

图 3–10 脑膜中动脉

右侧脑膜中动脉内侧面观。脑膜中动脉起源于上颌动脉的下颌段，行经棘孔进入颅中窝。虽然名为脑膜中动脉，但其供应范围不仅限于脑膜，也包括脑膜上覆的颅骨。头部外伤造成的脑膜中动脉破裂可导致硬膜外血肿（见第 109 页，图 4–58）。

表 3–6　上颌动脉分支

分　支	走　行	分　布
下颌段（蓝色）：亦称为骨段或第 1 段，从下颌骨髁突颈部内侧穿行，发出 5 条主要分支		
下牙槽动脉	在沿下颌管走行进入下颌孔前发出舌支和下颌舌骨肌支，最后分为 2 条终末支（切牙支、颏支） • 舌支 • 下颌舌骨肌支 • 切牙支 • 颏支	下颌磨牙和前磨牙及其牙龈，下颌骨 舌黏膜 下颌舌骨肌 下颌切牙 颏部
鼓室前动脉	锤骨和砧骨的主要动脉来源，沿鼓索经岩鼓裂进入鼓室	中耳
耳深动脉	沿外耳道壁走行 • 颞下颌关节支	鼓膜外侧，外耳道皮肤 颞下颌关节
脑膜中动脉	经棘孔入中颅腔	颅顶骨，颅前窝、颅中窝硬脑膜
脑膜副动脉	经卵圆孔至中颅腔	翼突内侧板、翼突外侧板，腭帆张肌，蝶骨，硬脑膜，三叉神经节
翼肌段（绿色）：亦称为肌段或第 2 段，在颞肌和翼外肌之间走行，发出 5 条主要分支，供应肌肉		
咬肌动脉	穿经下颌切迹	咬肌，颞下颌关节
颞深动脉	由前、中、后支组成，行于颞肌深面	颞肌
翼外肌动脉	直接进入翼外肌	翼外肌
翼内肌动脉	直接进入翼内肌	翼内肌
颊动脉	伴随颊神经	颊黏膜、皮肤，颊肌
翼腭窝段或第 3 段（黄色）：经翼上颌裂进入翼腭窝，发出 6 条主要分支，与上颌神经（CN V_2）分支伴行 *		
上牙槽后动脉	走行于翼上颌裂，可起自眶下动脉	上颌磨牙、前磨牙及其牙龈，上颌窦
眶下动脉	经眶下裂进入眼眶，沿眶下沟、眶下管前行，出眶下孔至面部 • 上牙槽前、中动脉	颊部，上唇，鼻，下睑 上颌牙，上颌窦
腭降动脉	• 腭大动脉：走行于腭大管，在管内发出几支腭小动脉，出腭大孔至硬腭 • 腭小动脉：行经腭小孔 • 吻合支：行经切牙管，与蝶腭动脉吻合	硬腭顶，鼻腔（下鼻道），上颌牙龈 软腭 鼻中隔
蝶腭动脉	经蝶腭孔进入鼻腔，发出鼻后外侧支，然后过鼻中隔，发出终末支——中隔后支 • 鼻后外侧动脉：与筛骨动脉及腭大动脉鼻支吻合 • 鼻中隔后动脉：与筛动脉在鼻中隔吻合	 鼻气窦（额窦，上颌窦，筛窦和蝶窦） 鼻甲和鼻中隔
翼管动脉	穿过翼管	咽鼓管，鼓室腔，上咽
咽动脉	穿过腭鞘管	鼻咽，蝶窦，咽鼓管，鼻腔黏膜

注：* 所有分支命名同伴随神经，蝶腭动脉除外，其与鼻腭神经伴行。

颈外动脉：终末组（Ⅱ）与吻合

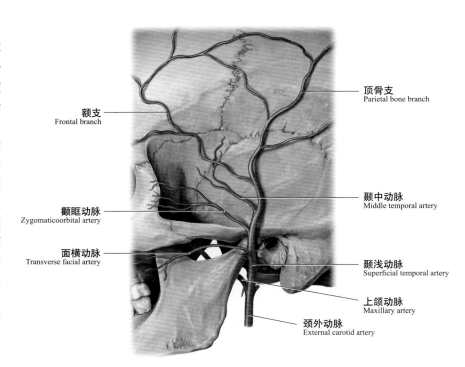

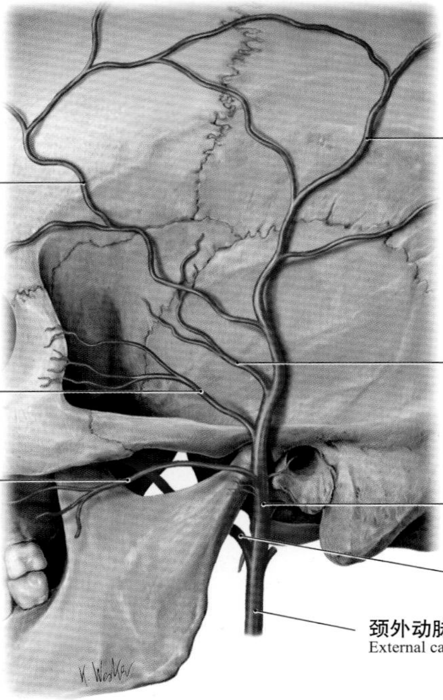
顶骨支
Parietal bone branch
额支
Frontal branch
颞中动脉
Middle temporal artery
颧眶动脉
Zygomaticoorbital artery
面横动脉
Transverse facial artery
颞浅动脉
Superficial temporal artery
上颌动脉
Maxillary artery
颈外动脉
External carotid artery

图 3–11 颞浅动脉

左侧面观。颞浅动脉是颈外动脉的第2条终末支，在老年人或恶病质患者的颞部，常可很容易看到颞浅动脉额支弯曲的走行。颞动脉炎（巨细胞动脉炎、颅动脉炎）是一种炎症状态，累及供应颞区、头皮、眼和视神经的中等大小的动脉，平均发病年龄为70岁，女性是男性的2倍。初期症状为全身不适，迅速出现头痛，头皮触痛，颞区剧烈疼痛，一过性视力模糊，复视，上睑下垂，颈部疼痛，颌骨运动障碍（颌骨运动时疼痛，如进食时，因咬肌缺血所致）。血液检查有助于诊断，常提示炎症正在发展，确诊需要颞动脉活检。如治疗不及时（通常在活检确诊前），可导致患侧眼睛视力无痛性丧失，且常为永久性损害。颞动脉炎往往会增加卒中和主动脉瘤的风险，治疗方法是使用皮质类固醇激素，通常需长期用药。

表 3–7 颞浅动脉分支

分支	进一步分支	供应区域
颞浅动脉	面横动脉	颧弓下软组织，腮腺，咬肌
	耳前动脉	外耳道，耳郭前区
	颞中动脉	颞肌
	颧眶动脉	眶外侧壁，眼轮匝肌
	额（前）支	额部头皮
	顶（后）支	颅顶头皮

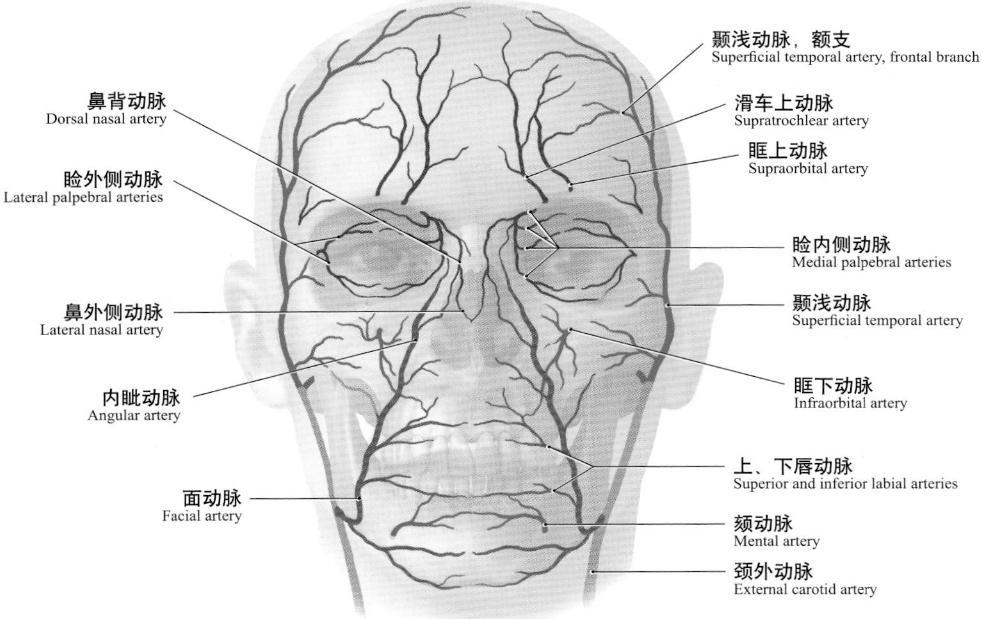

图 3–12　颈外动脉与颈内动脉吻合

颈外动脉分支［例如面动脉（红色）、颞浅动脉（黄色）和眶下动脉（黄色）］与颈内动脉分支［例如鼻背动脉和眶上动脉（紫色）］在面部某些部位相互吻合，确保面部及头部血供。内眦动脉与鼻背动脉之间、颞浅动脉与眶上动脉之间存在吻合。由于丰富的动脉吻合，面部损伤后容易大出血，但另一方面愈合也迅速。

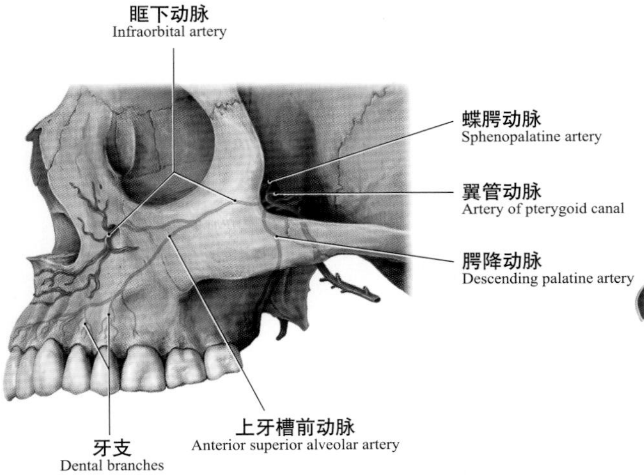

图 3–13　眶下动脉

左侧面观。眶下动脉起始于上颌动脉（颈外动脉终末支之一）翼腭段，眶上动脉（未予图示）起始于颈内动脉（通过眼支），这些血管提供了一条使颈内、外动脉在面部相互吻合的潜在途径。

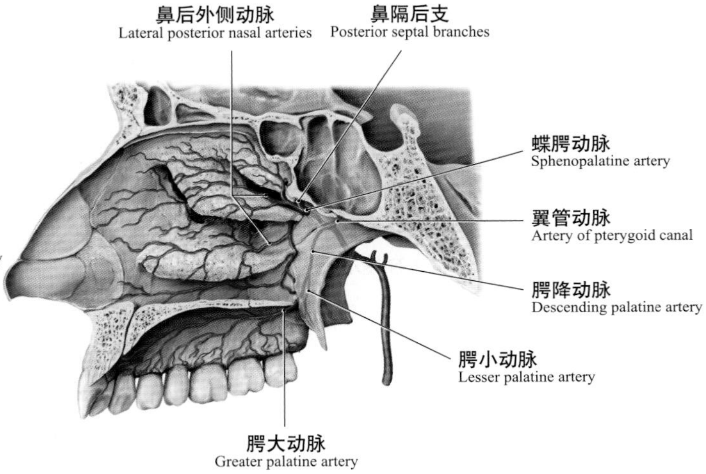

图 3–14　蝶腭动脉

右侧鼻腔和蝶腭动脉内侧面观。蝶腭动脉通过蝶腭孔进入鼻腔。鼻中隔前份包含一个高度血管化的区域（Kiesselbach 区），由蝶腭动脉（来自颈外动脉）的鼻中隔后支和筛前动脉（经眼动脉来自颈内动脉）的鼻中隔前支共同供应。当鼻咽部发生大出血时，可在翼腭窝结扎上颌动脉止血。

颈 内 动 脉

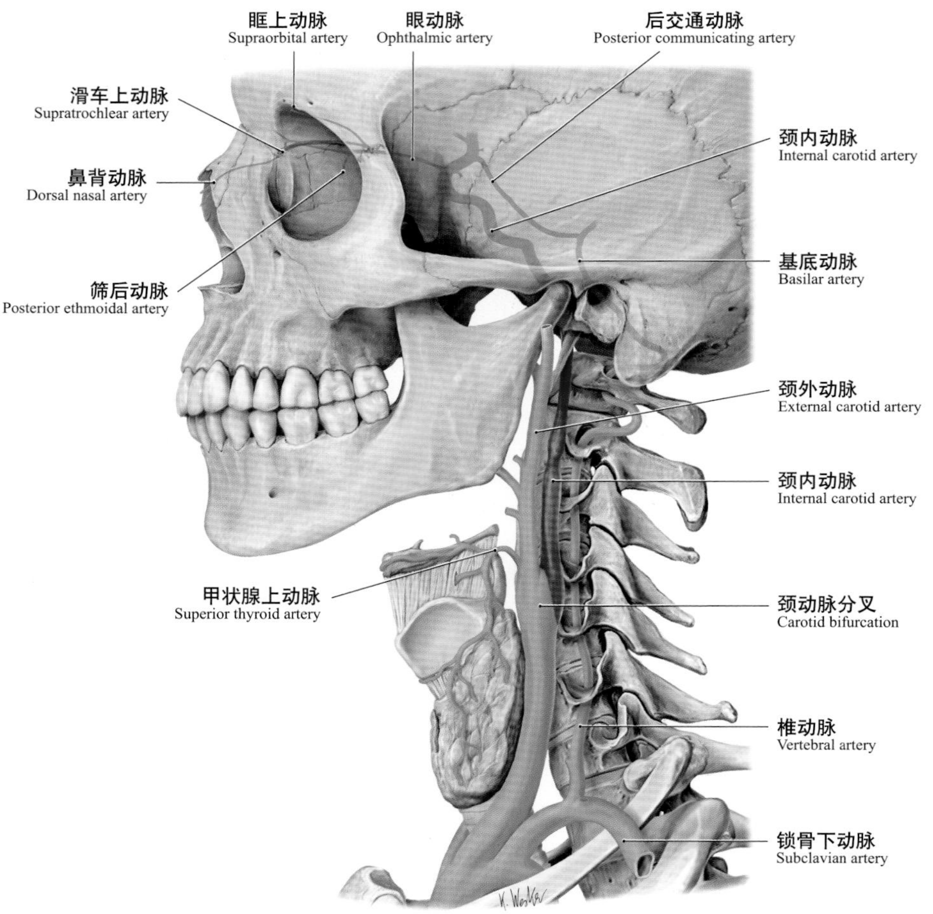
眶上动脉
Supraorbital artery
眼动脉
Ophthalmic artery
后交通动脉
Posterior communicating artery
滑车上动脉
Supratrochlear artery
鼻背动脉
Dorsal nasal artery
筛后动脉
Posterior ethmoidal artery
颈内动脉
Internal carotid artery
基底动脉
Basilar artery
颈外动脉
External carotid artery
颈内动脉
Internal carotid artery
甲状腺上动脉
Superior thyroid artery
颈动脉分叉
Carotid bifurcation
椎动脉
Vertebral artery
锁骨下动脉
Subclavian artery

图 3–15 颈内动脉概览

颈内动脉在颈动脉分叉（C_4 水平）处由颈总动脉发出，其颅外段无任何分支，颅内段分为 4 段，分别供应脑干和脑（图 3–16）。

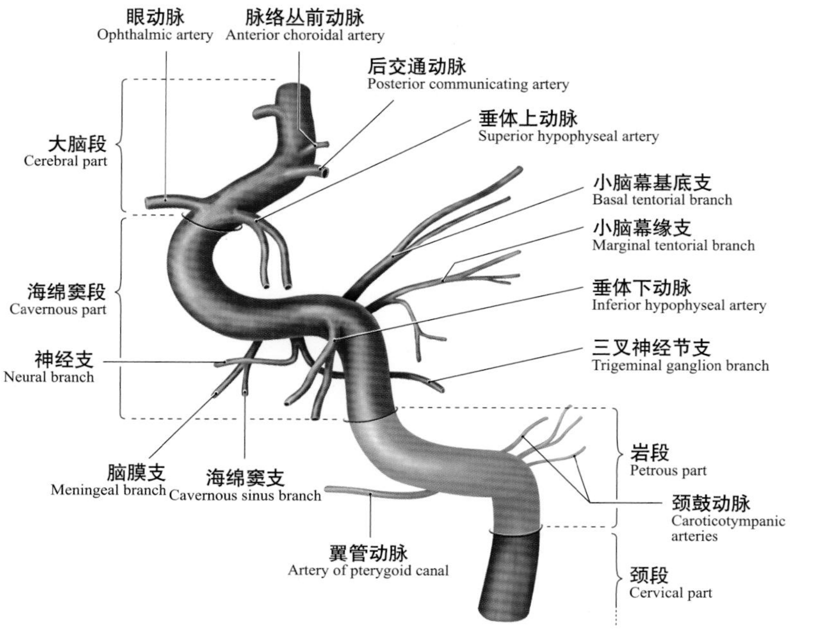
眼动脉
Ophthalmic artery
脉络丛前动脉
Anterior choroidal artery
后交通动脉
Posterior communicating artery
垂体上动脉
Superior hypophyseal artery
大脑段
Cerebral part
小脑幕基底支
Basal tentorial branch
小脑幕缘支
Marginal tentorial branch
海绵窦段
Cavernous part
垂体下动脉
Inferior hypophyseal artery
神经支
Neural branch
三叉神经节支
Trigeminal ganglion branch
岩段
Petrous part
脑膜支
Meningeal branch
海绵窦支
Cavernous sinus branch
颈鼓动脉
Caroticotympanic arteries
翼管动脉
Artery of pterygoid canal
颈段
Cervical part

图 3–16 颈内动脉分支

颈内动脉主要向大脑供血，但也向脑外区域供血，它由 4 段构成（自下而上）：

- 颈段
- 岩段
- 海绵窦段
- 大脑段

颈内动脉岩段（穿过颈动脉管）和海绵窦段（穿过海绵窦）向脑外结构供血，发出额外小支，供应局部组织，通常依供血区域而命名。在不供应脑部的分支中，有 1 条重要的分支是眼动脉，起自颈内动脉大脑段。注：眼动脉与来自上颌动脉的翼管动脉形成丰富的吻合网。

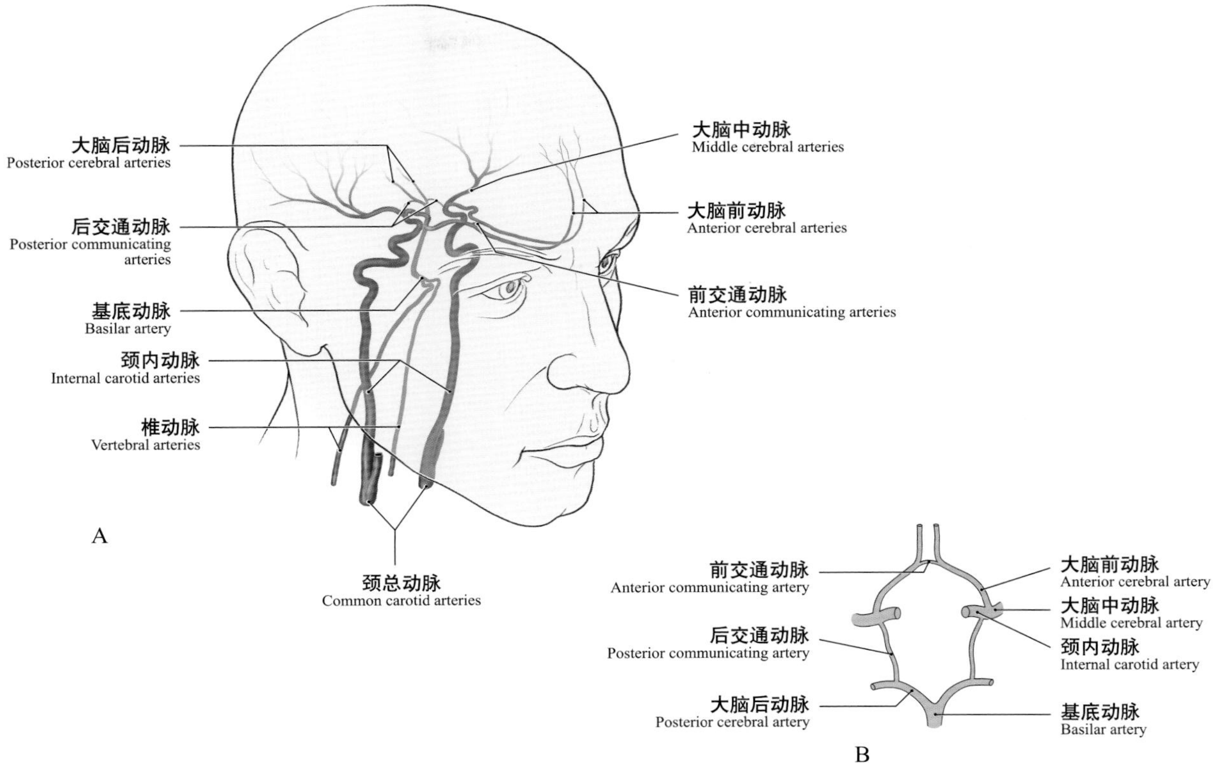

图 3–17　大脑的血供

A. 正常 Willis 环示意图。

B. 去除周围结构后 Willis 环示意图。

大脑由 4 条动脉供血，分别由颈根部发出，即左、右侧颈内动脉和左、右侧椎动脉，椎动脉汇合形成基底动脉，故只有 3 条动脉到达大脑基底，构成 Willis 环。Willis 环是大脑获取血供的重要途径，当其中的 1 条或多条供血动脉狭窄或堵塞时（例如栓塞），动脉环可防止缺血性卒中的发生。

表 3–8　眼、鼻、面部和周围区域来自颈内动脉的血液供应

起源	动脉	供应区域
眼动脉（颈内动脉分支）	**眼分支**	
	视网膜中动脉	视网膜
	睫前动脉	眼球
	睫状后长、短动脉	眼球
	眶分支	
	泪腺动脉	泪腺、眼睑和结膜
	肌支	眼外肌
	眼睑中动脉	眼睑
	筛后动脉	筛窦、鼻中隔后上份、部分蝶窦和脑膜
	筛前动脉	筛窦、鼻中隔前上份、鼻外侧壁和颅前窝
	滑车上动脉	额部内侧肌肉、皮肤，额窦
	眶上动脉	额部肌肉，额窦
	脑膜动脉	颅中窝
	鼻背动脉	鼻背区

行程：源于颈内动脉（ICA）的眼动脉分支在 ICA 后穿过海绵窦，沿前床突内面前行，与视神经一起穿行视神经管，然后行经眶内壁，分为鼻背动脉和滑车上动脉 2 条终末支。

头颈部静脉概览

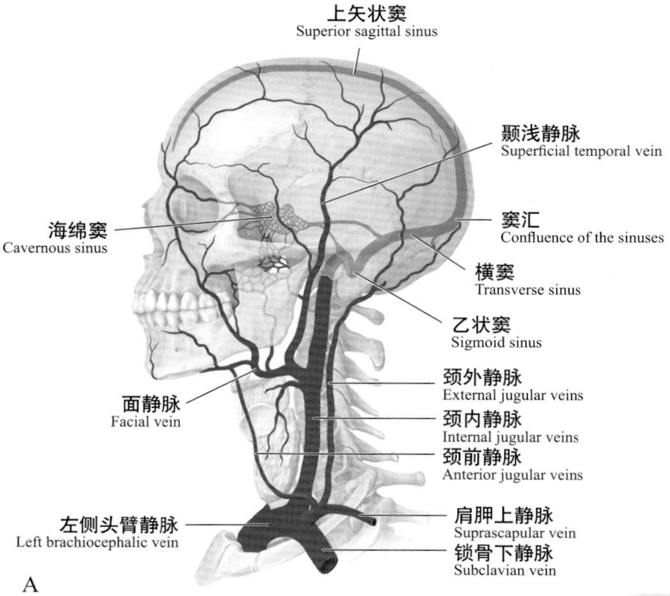
上矢状窦
Superior sagittal sinus
颞浅静脉
Superficial temporal vein
海绵窦
Cavernous sinus
窦汇
Confluence of the sinuses
横窦
Transverse sinus
乙状窦
Sigmoid sinus
颈外静脉
External jugular veins
面静脉
Facial vein
颈内静脉
Internal jugular veins
颈前静脉
Anterior jugular veins
左侧头臂静脉
Left brachiocephalic vein
肩胛上静脉
Suprascapular vein
锁骨下静脉
Subclavian vein
A

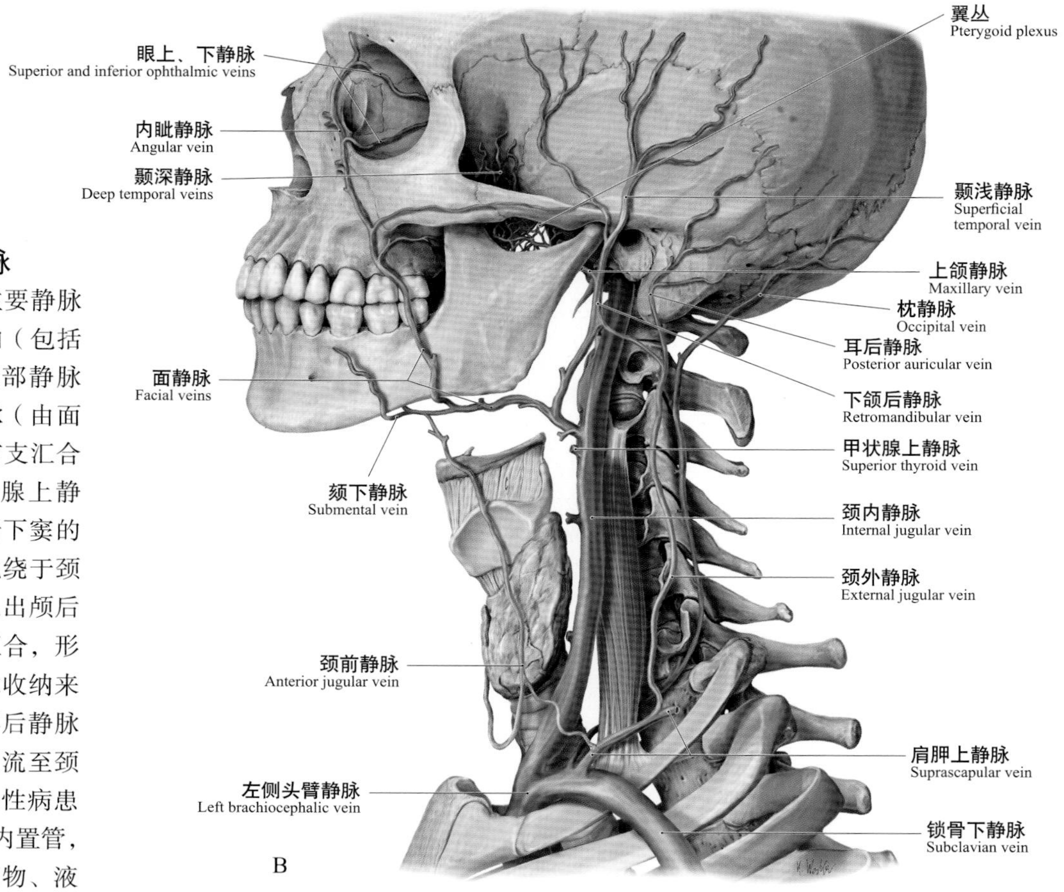
翼丛
Pterygoid plexus
眼上、下静脉
Superior and inferior ophthalmic veins
内眦静脉
Angular vein
颞深静脉
Deep temporal veins
颞浅静脉
Superficial temporal vein
上颌静脉
Maxillary vein
枕静脉
Occipital vein
耳后静脉
Posterior auricular vein
面静脉
Facial veins
下颌后静脉
Retromandibular vein
甲状腺上静脉
Superior thyroid vein
颏下静脉
Submental vein
颈内静脉
Internal jugular vein
颈外静脉
External jugular vein
颈前静脉
Anterior jugular vein
肩胛上静脉
Suprascapular vein
左侧头臂静脉
Left brachiocephalic vein
锁骨下静脉
Subclavian vein
B

图 3–18 头颈部静脉

左侧面观。头颈部的主要静脉为颈内静脉，引流颅内（包括大脑）、外血液以及颈部静脉血，收集来自面总静脉（由面静脉和下颌后静脉的前支汇合而成）、舌静脉、甲状腺上静脉、甲状腺中静脉和岩下窦的回流血液。颈内静脉包绕于颈动脉鞘内，由颈静脉孔出颅后下行，与锁骨下静脉汇合，形成头臂静脉。颈外静脉收纳来自下颌后静脉后支和耳后静脉的血液，枕静脉通常回流至颈深静脉。对于急性或慢性病患者，在胸部锁骨下静脉内置管，可迅速而稳定地提供药物、液体和营养，并可测量中心氧饱和度和中心静脉压（定量监测血容状况），称为中心静脉置管术或“中心线”。颈部（例如颈内静脉）、胸部（例如锁骨下静脉）或腹股沟（例如股静脉）的其他大静脉，也可用于置管。

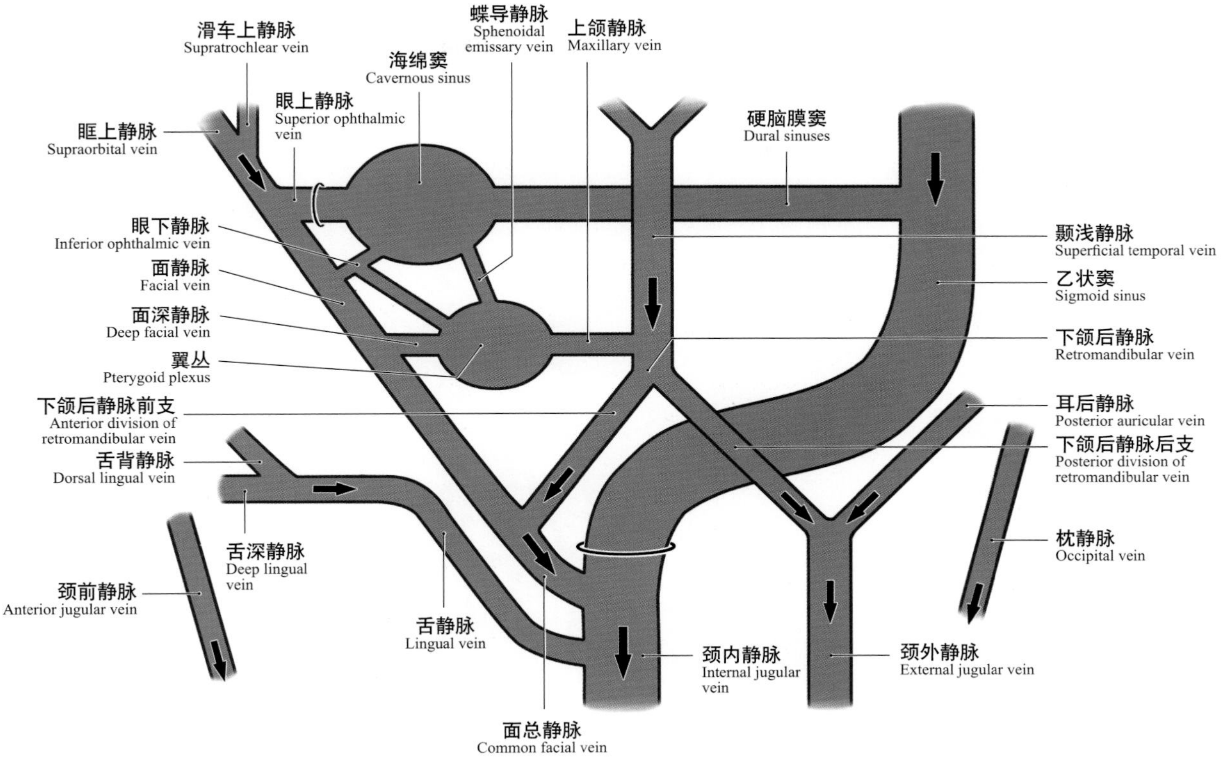

图 3–19　头部静脉概览

头部的浅表静脉之间相互吻合，并经头部深静脉（翼丛和海绵窦）与硬脑膜窦相通。面静脉经翼丛与下颌后静脉相连（分别通过面深静脉和上颌静脉），经海绵窦与乙状窦相通（分别通过眼静脉和岩窦）。海绵窦栓塞指海绵窦形成血栓（血凝块），通常继发于鼻窦、牙、耳、眼或面部皮肤感染。感染的微生物以金黄色葡萄球菌最多见，其次为链球菌、肺炎球菌和真菌。症状和体征包括头痛、眼痛、眼球突出（突眼）、眼睑下垂、视力丧失、瞳孔反应迟钝以及眼球运动受限，原因是动眼神经、滑车神经和展神经麻痹，进一步可发展为脑膜炎或败血症。

表 3–9　头颈部静脉回流

静脉	部位	属支	回流区域
颈内静脉	位于颈动脉鞘内	面总静脉 －面静脉 －下颌后静脉，前支 咽静脉 舌静脉 甲状腺上、中静脉	颅骨，面前与面侧，口腔，咽侧，颈部
		乙状窦和岩窦下份	颅骨内面（包括脑）
颈外静脉	位于颈浅筋膜内	下颌后静脉，后支	颅骨侧面
		耳后静脉	枕部
颈前静脉		下颌下区浅静脉	颈前

头部浅静脉

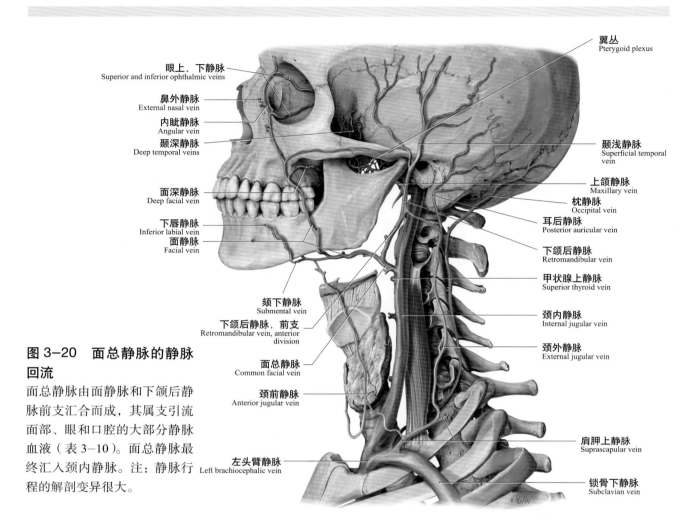

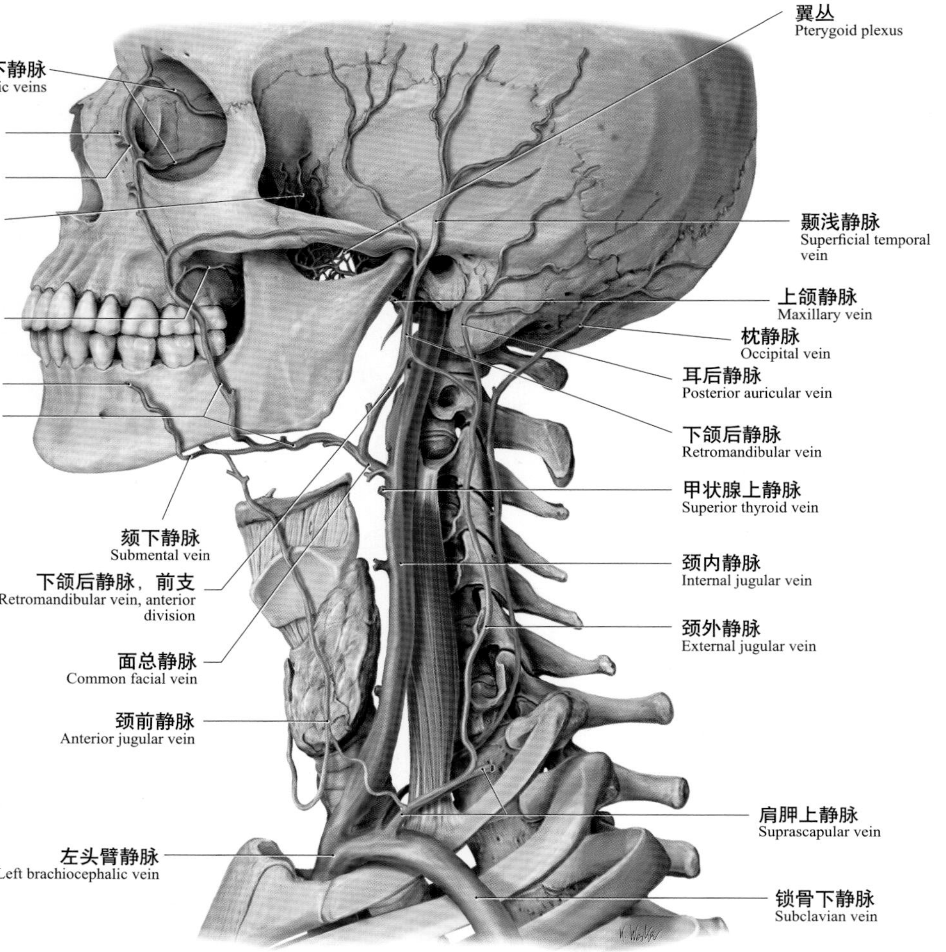

图 3–20 面总静脉的静脉回流

面总静脉由面静脉和下颌后静脉前支汇合而成，其属支引流面部、眼和口腔的大部分静脉血液（表 3–10）。面总静脉最终汇入颈内静脉。注：静脉行程的解剖变异很大。

表 3–10 面总静脉属支

属支	次级属支	引流区域
面静脉	内眦静脉 *	头皮前份，额部，上、下睑，结膜，鼻根，海绵窦（通过与眼静脉的交通）
	鼻外侧静脉	鼻外侧
	上唇静脉	上唇
	下唇静脉	下唇
	面深静脉（源自翼丛）	参与翼丛引流（见上颌静脉）
	腮腺静脉	腮腺
	腭外静脉（扁桃体旁静脉）	软腭和扁桃体
	颏下静脉	下颌舌骨区
	下颌下静脉	下颌下腺
下颌后静脉前支	上颌静脉（源自翼丛）	眶、眼，咀嚼肌，面部表情肌，颊黏膜和皮肤，硬腭，软腭，牙及牙龈，下颌下腺、舌下腺、腮腺，颞下颌关节，颏部，鼻旁窦（额窦、上颌窦、筛窦和蝶窦），鼻甲，鼻中隔，外耳道，鼓膜
	颞浅静脉	耳前、颞区和头皮

注：* 内眦静脉由滑车上静脉与眶上静脉汇合而成。
行程：面总静脉属支与上颌动脉分支走行平行。

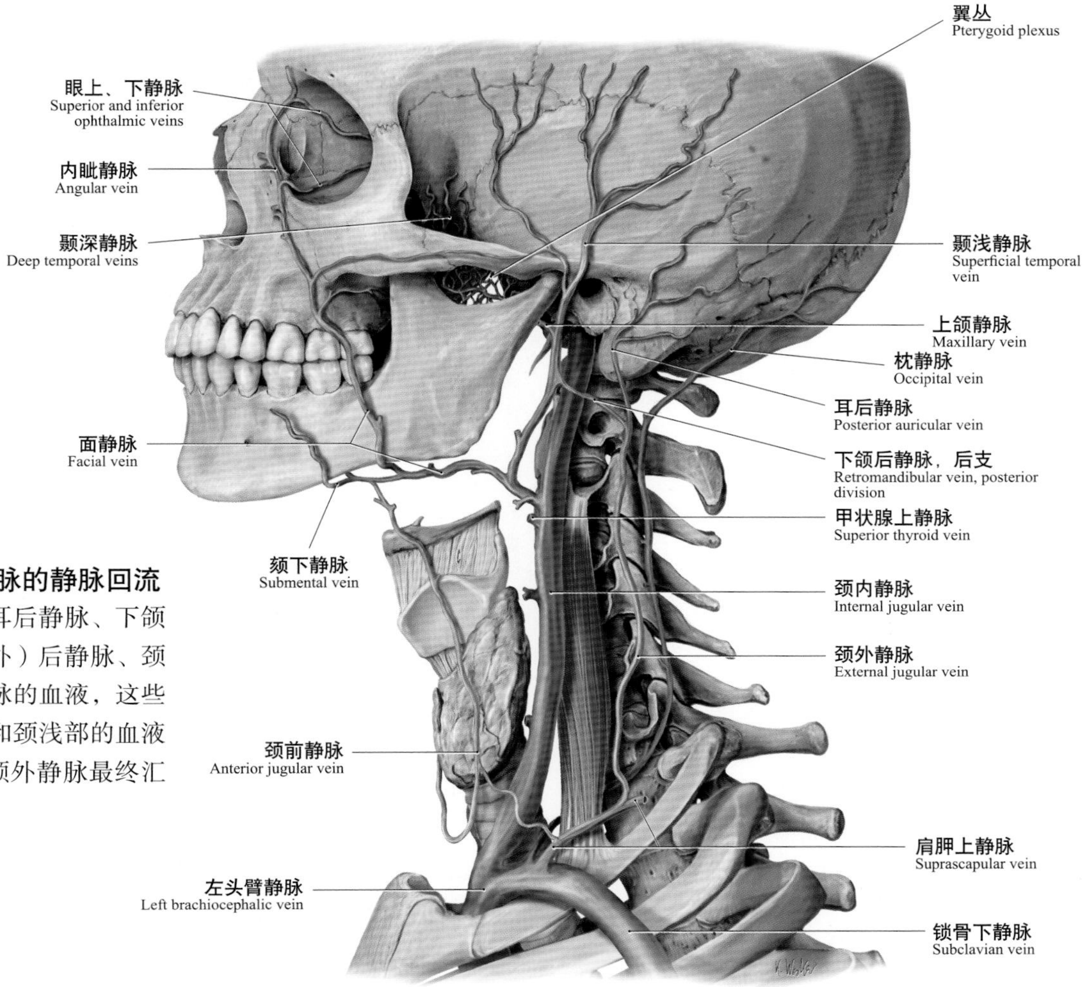

翼丛
Pterygoid plexus
眼上、下静脉
Superior and inferior ophthalmic veins
内眦静脉
Angular vein
颞深静脉
Deep temporal veins
颞浅静脉
Superficial temporal vein
上颌静脉
Maxillary vein
枕静脉
Occipital vein
耳后静脉
Posterior auricular vein
面静脉
Facial vein
下颌后静脉，后支
Retromandibular vein, posterior division
甲状腺上静脉
Superior thyroid vein
颏下静脉
Submental vein
颈内静脉
Internal jugular vein
颈外静脉
External jugular vein
颈前静脉
Anterior jugular vein
肩胛上静脉
Suprascapular vein
左头臂静脉
Left brachiocephalic vein
锁骨下静脉
Subclavian vein

图 3–21　颈外静脉的静脉回流

颈外静脉收纳来自耳后静脉、下颌后静脉后支、颈（外）后静脉、颈横静脉和肩胛上静脉的血液，这些属支主要负责面部和颈浅部的血液回流（表 3–11）。颈外静脉最终汇入锁骨下静脉。

表 3–11　颈外静脉属支

属支	次级属支	引流区域
耳后静脉		耳后，外耳道，鼓膜，头皮后份，腮腺
下颌后静脉，后支	上颌静脉	眶、眼，咀嚼肌，面部表情肌，颊黏膜与皮肤，硬腭，软腭，牙、牙龈，下颌下腺、舌下腺、腮腺，颞下颌关节，颏部，鼻旁窦（额窦、上颌窦、筛窦和蝶窦），鼻甲，鼻中隔，外耳道，鼓膜
	颞浅静脉	耳前，面颞浅层
颈后静脉		颈上、后皮肤及浅层肌
颈横静脉		斜方肌和周围组织
肩胛上静脉		冈上肌、冈下肌，肩关节
颈前静脉		颈前表浅组织

行程：颈外静脉在下颌角水平，于腮腺实质内由耳后静脉与下颌后静脉后支汇合而成，在颈浅筋膜内下行，汇入锁骨下静脉。

头部深静脉

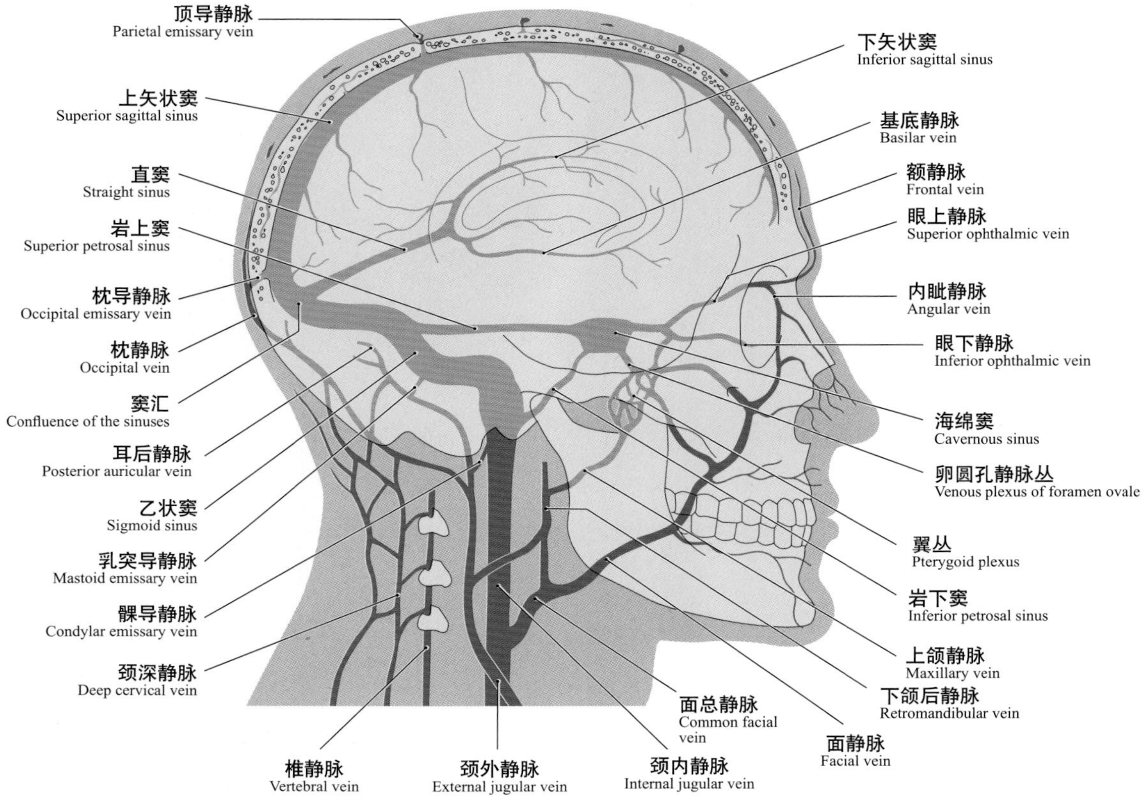

顶导静脉
Parietal emissary vein
上矢状窦
Superior sagittal sinus
直窦
Straight sinus
岩上窦
Superior petrosal sinus
枕导静脉
Occipital emissary vein
枕静脉
Occipital vein
窦汇
Confluence of the sinuses
耳后静脉
Posterior auricular vein
乙状窦
Sigmoid sinus
乳突导静脉
Mastoid emissary vein
髁导静脉
Condylar emissary vein
颈深静脉
Deep cervical vein
椎静脉
Vertebral vein
颈外静脉
External jugular vein
颈内静脉
Internal jugular vein
面总静脉
Common facial vein
面静脉
Facial vein
下颌后静脉
Retromandibular vein
上颌静脉
Maxillary vein
岩下窦
Inferior petrosal sinus
翼丛
Pterygoid plexus
卵圆孔静脉丛
Venous plexus of foramen ovale
海绵窦
Cavernous sinus
眼下静脉
Inferior ophthalmic vein
内眦静脉
Angular vein
眼上静脉
Superior ophthalmic vein
额静脉
Frontal vein
基底静脉
Basilar vein
下矢状窦
Inferior sagittal sinus

图 3–22 头部静脉回流

头部浅静脉与深静脉及硬脑膜窦之间有着广泛交通。脑膜及大脑静脉由位于颅骨内的硬脑膜窦引流，导静脉将颅骨浅静脉与硬脑膜窦直接连通。另外，面部浅静脉借助头面部深静脉（例如翼丛）与硬脑膜静脉窦相连。

表 3–12 作为感染入口的静脉吻合

<table>
<tr><th>颈外静脉</th><th>连接静脉</th><th>静脉窦</th></tr>
<tr><td>内眦静脉</td><td>眼上静脉</td><td rowspan="2">海绵窦</td></tr>
<tr><td>腭扁桃体静脉</td><td>翼丛，眼下静脉</td></tr>
<tr><td>颞浅静脉</td><td>顶导静脉</td><td>上矢状窦</td></tr>
<tr><td rowspan="2">枕静脉</td><td>枕导静脉</td><td>横窦，窦汇</td></tr>
<tr><td rowspan="2">乳突导静脉</td><td rowspan="3">乙状窦</td></tr>
<tr><td>耳后静脉</td></tr>
<tr><td>椎外静脉丛</td><td>髁导静脉</td></tr>
</table>

头部颅外静脉与深静脉和硬脑膜窦之间相互连通。面中份骨折患者可因广泛的静脉吻合而发生大出血。由于面部静脉一般无瓣膜，颅外细菌可侵入深静脉，导致感染（例如上唇疖的细菌可进入内眦静脉，继而侵入海绵窦）。海绵窦的细菌可引起血栓。

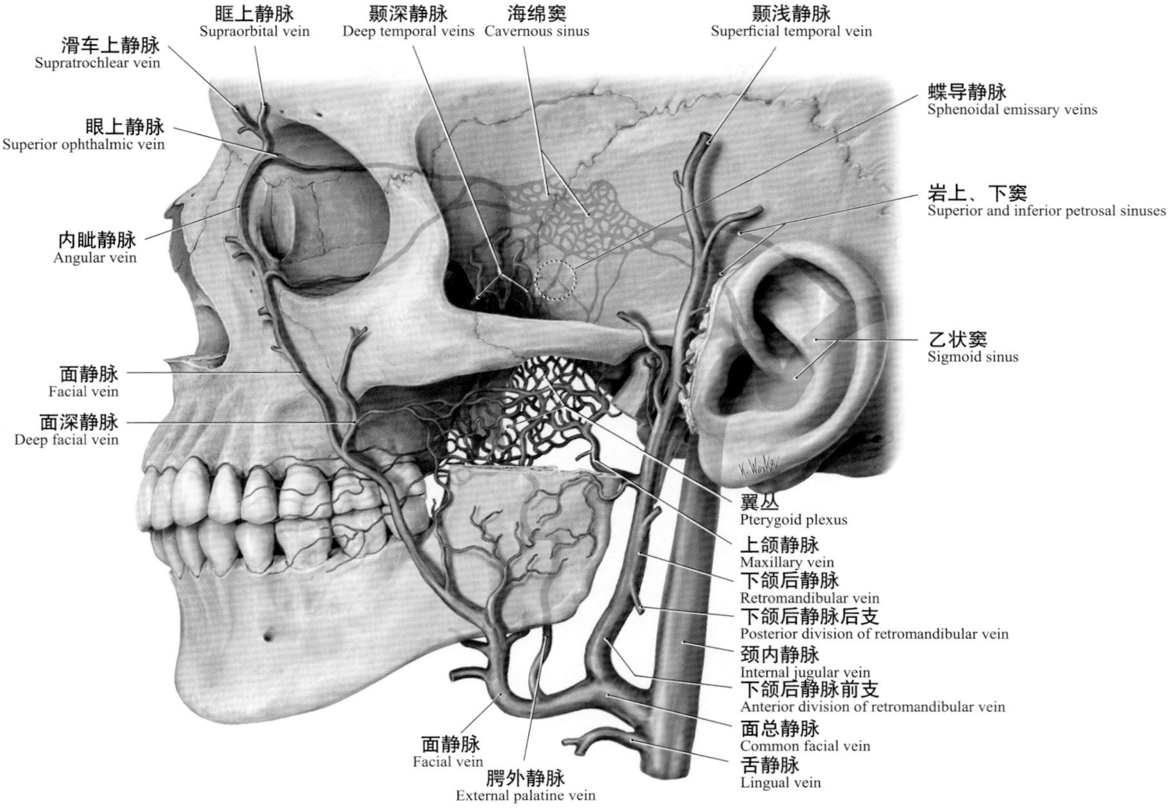
眶上静脉
Supraorbital vein
颞深静脉
Deep temporal veins
海绵窦
Cavernous sinus
颞浅静脉
Superficial temporal vein
滑车上静脉
Supratrochlear vein
蝶导静脉
Sphenoidal emissary veins
眼上静脉
Superior ophthalmic vein
岩上、下窦
Superior and inferior petrosal sinuses
内眦静脉
Angular vein
乙状窦
Sigmoid sinus
面静脉
Facial vein
面深静脉
Deep facial vein
翼丛
Pterygoid plexus
上颌静脉
Maxillary vein
下颌后静脉
Retromandibular vein
下颌后静脉后支
Posterior division of retromandibular vein
颈内静脉
Internal jugular vein
下颌后静脉前支
Anterior division of retromandibular vein
面总静脉
Common facial vein
面静脉
Facial vein
舌静脉
Lingual vein
腭外静脉
External palatine vein

图 3–23　头部深静脉

左侧面观。翼丛是位于下颌支后内侧、嵌入翼肌内的静脉网。由于面部静脉无瓣膜（可能有小瓣膜，但通常无功能），翼肌的运动可使血液经翼丛流入颈静脉。翼丛通过面深静脉与面静脉交通，通过上颌静脉与下颌后静脉相连，并通过蝶导静脉与海绵窦相通。海绵窦收纳眼上、眼下静脉血液。

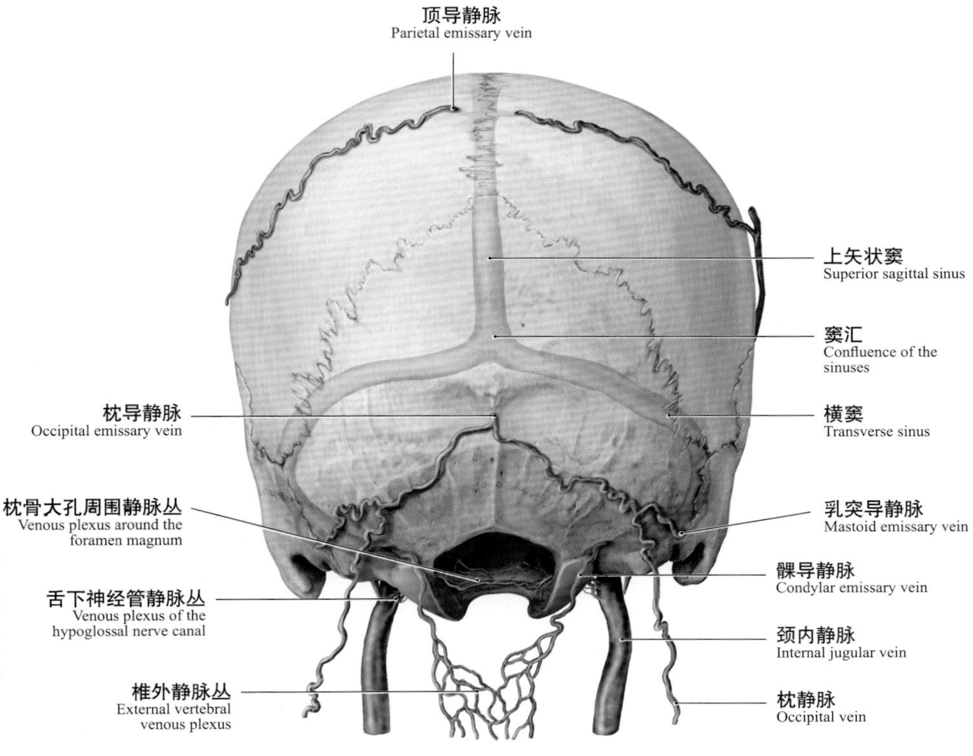
顶导静脉
Parietal emissary vein
上矢状窦
Superior sagittal sinus
窦汇
Confluence of the sinuses
枕导静脉
Occipital emissary vein
横窦
Transverse sinus
枕骨大孔周围静脉丛
Venous plexus around the foramen magnum
乳突导静脉
Mastoid emissary vein
髁导静脉
Condylar emissary vein
舌下神经管静脉丛
Venous plexus of the hypoglossal nerve canal
颈内静脉
Internal jugular vein
椎外静脉丛
External vertebral venous plexus
枕静脉
Occipital vein

图 3–24　枕部静脉

后面观。硬脑膜窦是引流大脑的系列静脉通道，枕部浅静脉与硬脑膜窦通过导静脉相交通，导静脉进入导血管孔，与硬脑膜窦相通。

头颈部淋巴管（Ⅰ）

某区域淋巴结之间分界清楚，负责某一特殊器官或区域，构成其初级过滤站和收纳淋巴结通常收集来自多个区域淋巴结群的淋巴液。来自头颈部的淋巴液首先由散在分布的区域淋巴结收纳，流经颈深收纳淋巴结系统，最终汇入左右两侧与颈内静脉关系密切的颈干内。右颈干汇入右淋巴导管，后者止于右静脉角。左颈干汇入胸导管，注入左静脉角（图 12–16）。

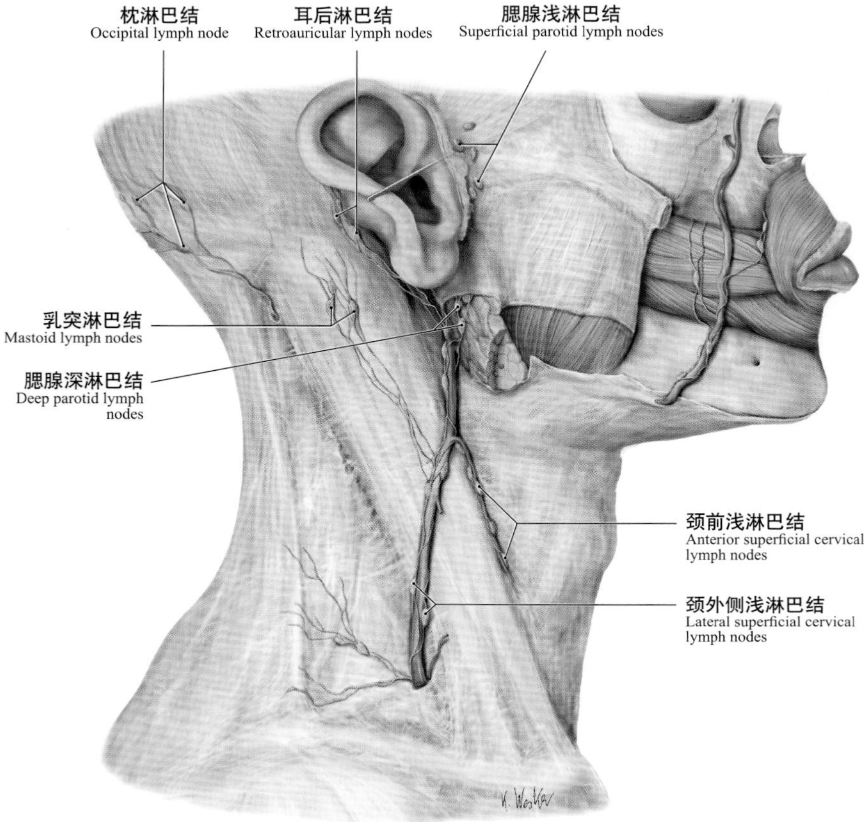

枕淋巴结
Occipital lymph node
耳后淋巴结
Retroauricular lymph nodes
腮腺浅淋巴结
Superficial parotid lymph nodes
乳突淋巴结
Mastoid lymph nodes
腮腺深淋巴结
Deep parotid lymph nodes
颈前浅淋巴结
Anterior superficial cervical lymph nodes
颈外侧浅淋巴结
Lateral superficial cervical lymph nodes

图 3–25 颈部表浅淋巴结

右侧面观。颈部淋巴结肿大是体格检查时的常见表现，原因可能是淋巴结引流区的炎症（常为疼痛性肿大）或肿瘤（常为无痛性肿大）。颈部表浅淋巴结是邻近区域或器官淋巴引流的首站。

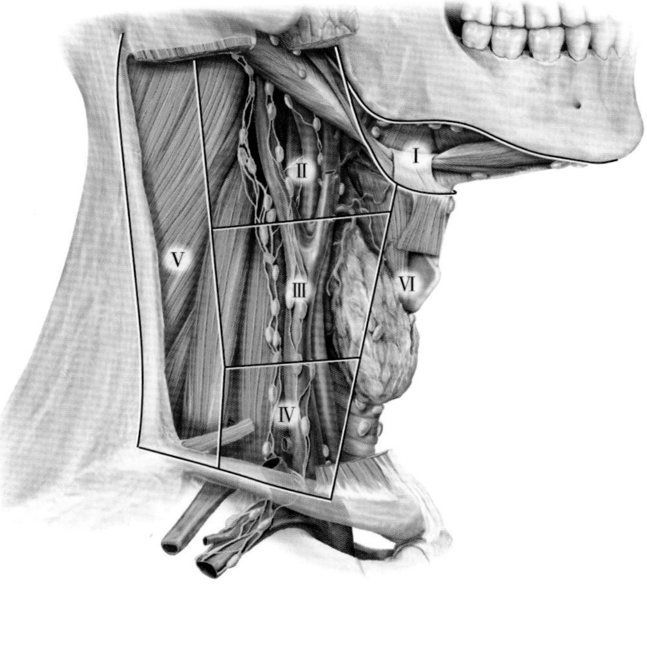

图 3–26 颈深淋巴结

右侧面观。颈深淋巴结主要由收纳淋巴结组成，具有重要临床意义，是头颈部肿瘤转移的潜在部位。受累的淋巴结可以手术切除（颈部清扫）或进行局部放疗。为此，美国耳鼻咽喉 – 头颈外科学院将颈深淋巴结分为以下 6 区（Robbins，1991 年）：

Ⅰ区：颏下与下颌下淋巴结

Ⅱ～Ⅳ区：沿颈内静脉分布的颈深淋巴结（颈静脉外侧淋巴结）：

—Ⅱ区：颈深淋巴结（上外组）

—Ⅲ区：颈深淋巴结（中外组）

—Ⅳ区：颈深淋巴结（下外组）

Ⅴ区：颈后三角淋巴结

Ⅵ区：颈前淋巴结

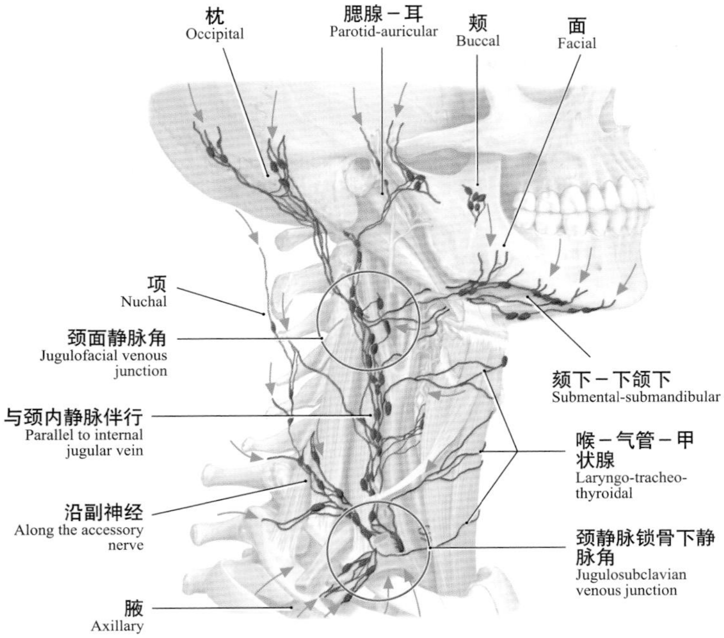

枕
Occipital
腮腺－耳
Parotid-auricular
颊
Buccal
面
Facial
项
Nuchal
颈面静脉角
Jugulofacial venous junction
与颈内静脉伴行
Parallel to internal jugular vein
沿副神经
Along the accessory nerve
腋
Axillary
颏下－下颌下
Submental-submandibular
喉－气管－甲状腺
Laryngo-tracheo-thyroidal
颈静脉锁骨下静脉角
Jugulosubclavian venous junction

图 3–27　颈部淋巴引流的方向

右侧面观。了解颈部淋巴流向的模式，对于确定颈淋巴结肿大的潜在原因十分重要。在颈部，淋巴通路主要在 2 个部位相互交汇：

- 颈静脉面静脉角：头部淋巴管斜行向下至此，然后在颈部垂直向下。
- 颈静脉锁骨下静脉角（颈静脉角）：主要的淋巴干——胸导管止于该处，来自左侧头颈部和其他部位的淋巴液在此汇合。

如果仅是外周淋巴结群受累，提示疾病局限；如果中心淋巴结群（如静脉角处）受累，通常提示疾病范围广泛。中心淋巴结可由前斜角肌处活检获得，用于诊断评估。

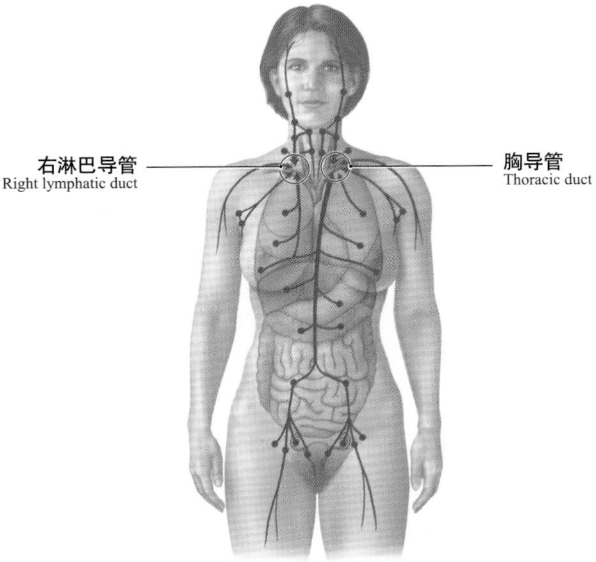

右淋巴导管
Right lymphatic duct
胸导管
Thoracic duct

图 3–28　颈部淋巴结与全身淋巴循环的关系

正面观。颈部淋巴结可因头颈部以外的疾病所累及，因为全身淋巴可流入双侧颈静脉角（红圈），导致颈部淋巴结逆行受累。右淋巴导管止于右侧颈静脉角，胸导管止于左侧颈静脉角。除颅部和颈部属支外，胸部淋巴结（纵隔、气管、支气管）、腹部淋巴结和臀部淋巴结的淋巴液也可经胸导管到达颈淋巴结。因此，这些器官的疾病也可导致颈部淋巴结肿大。

例如，胃癌可转移至左侧锁骨上淋巴结，出现肿大的前哨淋巴结，提示出现腹部肿瘤。全身淋巴瘤也可通过这一途径扩散至颈淋巴结。

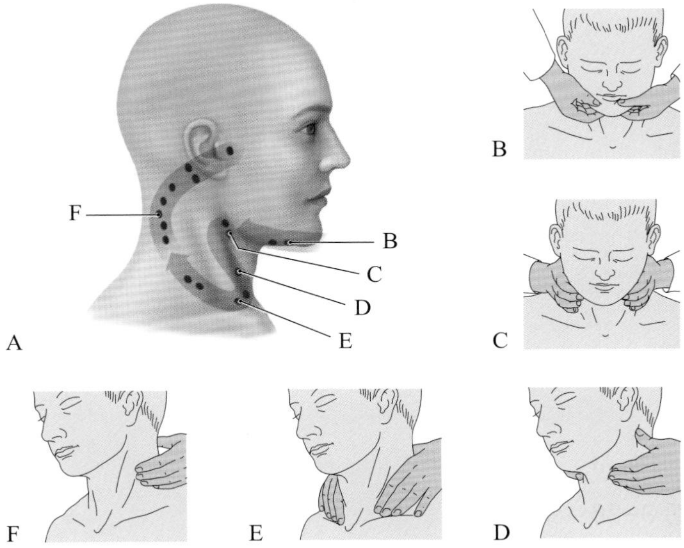

图 3–29　颈淋巴结的系统触诊

体格检查时，需要对颈淋巴结进行全面触诊，以发现任何肿大的淋巴结。

A. 触诊不同淋巴结群的顺序，常先检查颏下和下颌下淋巴结（**B**），包括下颌角（**C**），然后顺胸锁乳突肌前缘向下触诊（**D**），接着是锁骨上淋巴结（**E**），最后触诊副神经淋巴结及项部淋巴结（**F**）。

如淋巴结可触及，应注意并描述其下列特征：大小（直径＜1 cm 属于正常），疼痛、触痛（提示炎症），质地（质软提示炎症，橡皮样硬提示淋巴瘤，石样硬提示癌），部位，以及局限或弥漫，这些均有助于诊断。

头颈部淋巴管（Ⅱ）

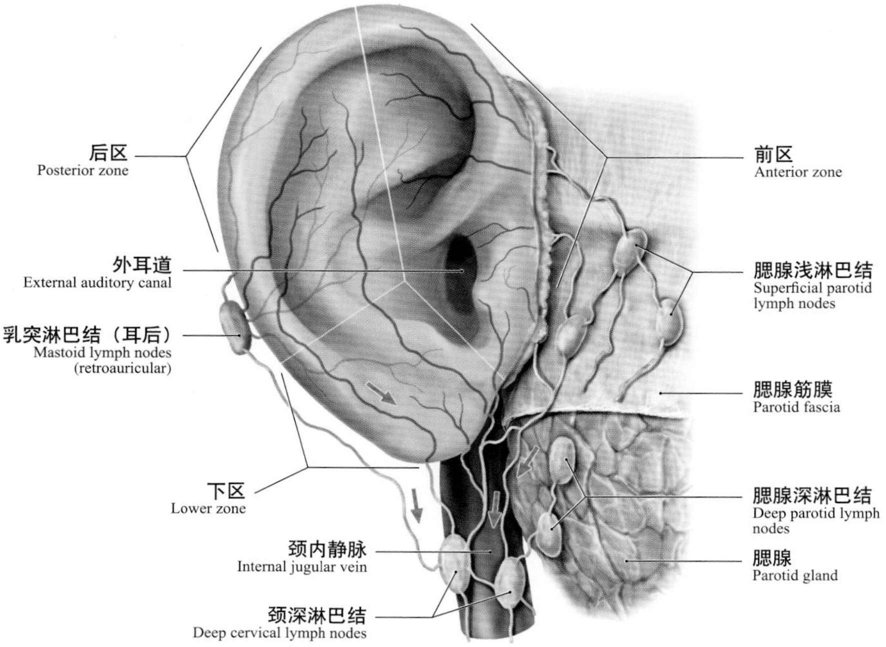
后区
Posterior zone
外耳道
External auditory canal
乳突淋巴结（耳后）
Mastoid lymph nodes (retroauricular)
下区
Lower zone
颈内静脉
Internal jugular vein
颈深淋巴结
Deep cervical lymph nodes
前区
Anterior zone
腮腺浅淋巴结
Superficial parotid lymph nodes
腮腺筋膜
Parotid fascia
腮腺深淋巴结
Deep parotid lymph nodes
腮腺
Parotid gland

图 3–30　耳及外耳道的淋巴引流

右耳，斜侧面观。耳的淋巴引流分为 3 个区，均沿颈内静脉直接或间接汇入颈深淋巴结。下区直接流入颈深淋巴结，前区首先流入腮腺淋巴结，后区流入乳突淋巴结。

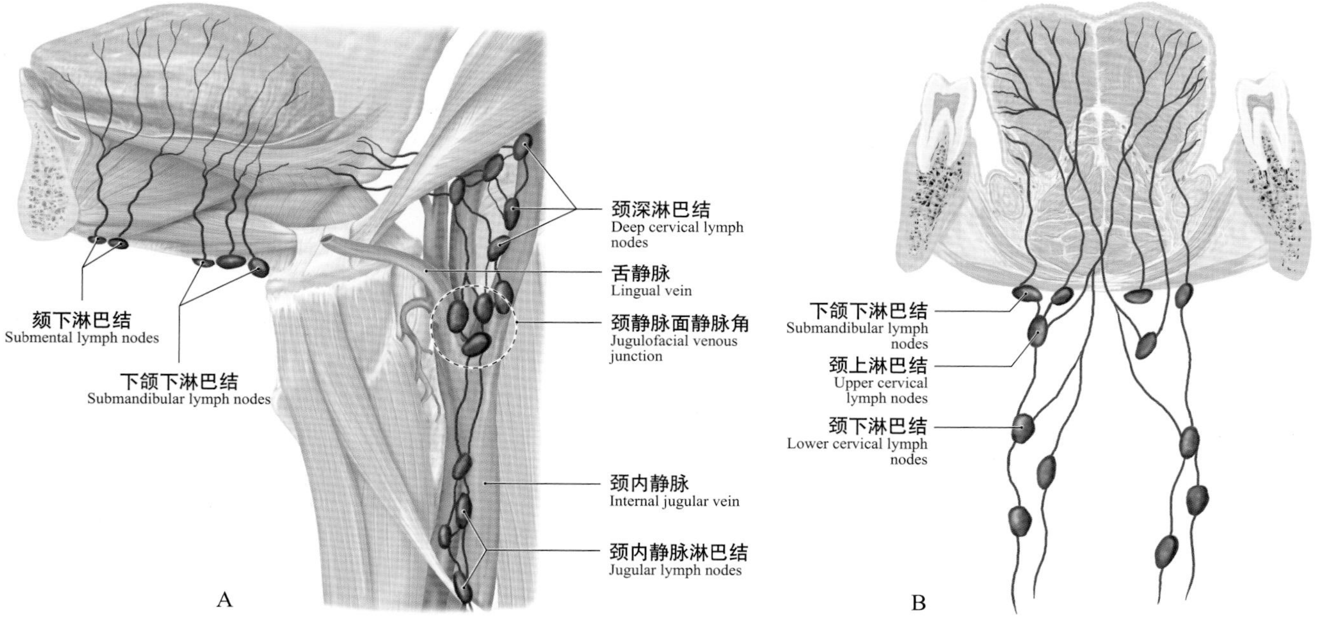
颏下淋巴结
Submental lymph nodes
下颌下淋巴结
Submandibular lymph nodes
颈深淋巴结
Deep cervical lymph nodes
舌静脉
Lingual vein
颈静脉面静脉角
Jugulofacial venous junction
颈内静脉
Internal jugular vein
颈内静脉淋巴结
Jugular lymph nodes
A
下颌下淋巴结
Submandibular lymph nodes
颈上淋巴结
Upper cervical lymph nodes
颈下淋巴结
Lower cervical lymph nodes
B

图 3–31　舌及口底的淋巴引流

A. 左侧面观。**B.** 前面观。

A. 舌及口底的淋巴引流至颏下组和下颌下组淋巴结，最终沿颈内静脉流入颈静脉淋巴结。**B.** 由于淋巴结收集同侧及对侧的淋巴液，肿瘤细胞可在此区域广泛播散（例如转移鳞状细胞癌，特别是舌缘，通常转移至对侧）。

表 3–13 头颈部淋巴引流

区 域	淋巴结	次级淋巴结
枕区头皮和颈上部	枕淋巴结	颈浅淋巴结
颞顶区头皮，耳后，乳突区皮肤	乳突淋巴结（耳后）	颈浅、深淋巴结
前顶区头皮，耳前，外耳道，面部，**颊黏膜**	**腮腺浅淋巴结（耳前）**	**腮腺深淋巴结及颈深淋巴结**
外耳道，咽鼓管，中耳	腮腺深淋巴结	颈深淋巴结
鼻腔，鼻旁窦，**硬腭（罕见）**，**软腭**，鼻咽，口咽和咽鼓管	**咽后淋巴结**	**颈深淋巴结**
面、颊浅层	**颊淋巴结**	**下颌下淋巴结**
上唇，下唇外侧，颊，鼻前庭，鼻腔前部，**牙龈，牙，内眦，硬腭，软腭，前柱，舌前份，下颌下腺，舌下腺，口底**	**下颌下淋巴结**	**颈深淋巴结**
颏部，下唇中份，**前牙牙龈，舌尖，口底前份**	**颏下淋巴结**	**下颌下淋巴结及颈深淋巴结**
口腔，口咽，鼻咽，喉咽，咽和腮腺	**颈静脉二腹肌淋巴结**	**颈深淋巴结**
颏下区，颏下以上的头颈部	颈静脉－肩胛舌骨肌淋巴结	颈深淋巴结
食管，喉，气管和甲状腺	内脏周围淋巴结（喉前、气管前和气管旁）	颈深淋巴结
颈部舌骨下前部皮肤和肌肉	颈静脉前淋巴结	颈深淋巴结
耳下份和腮腺区	颈外静脉淋巴结，气管淋巴结	颈深淋巴结
肺，食管上份，声带下部分喉	气管淋巴结	支气管纵隔干
颈侧，胸壁前份，乳腺	颈横淋巴结	颈静脉淋巴干，或右淋巴干，或胸导管

注：头颈部淋巴大多最终流入颈浅、深淋巴结，然后注入颈淋巴干，部分也注入支气管纵隔干。淋巴干或注入胸导管，或注入右淋巴导管及静脉系统。口腔的淋巴引流用加粗字体表示。

头颈部X线片

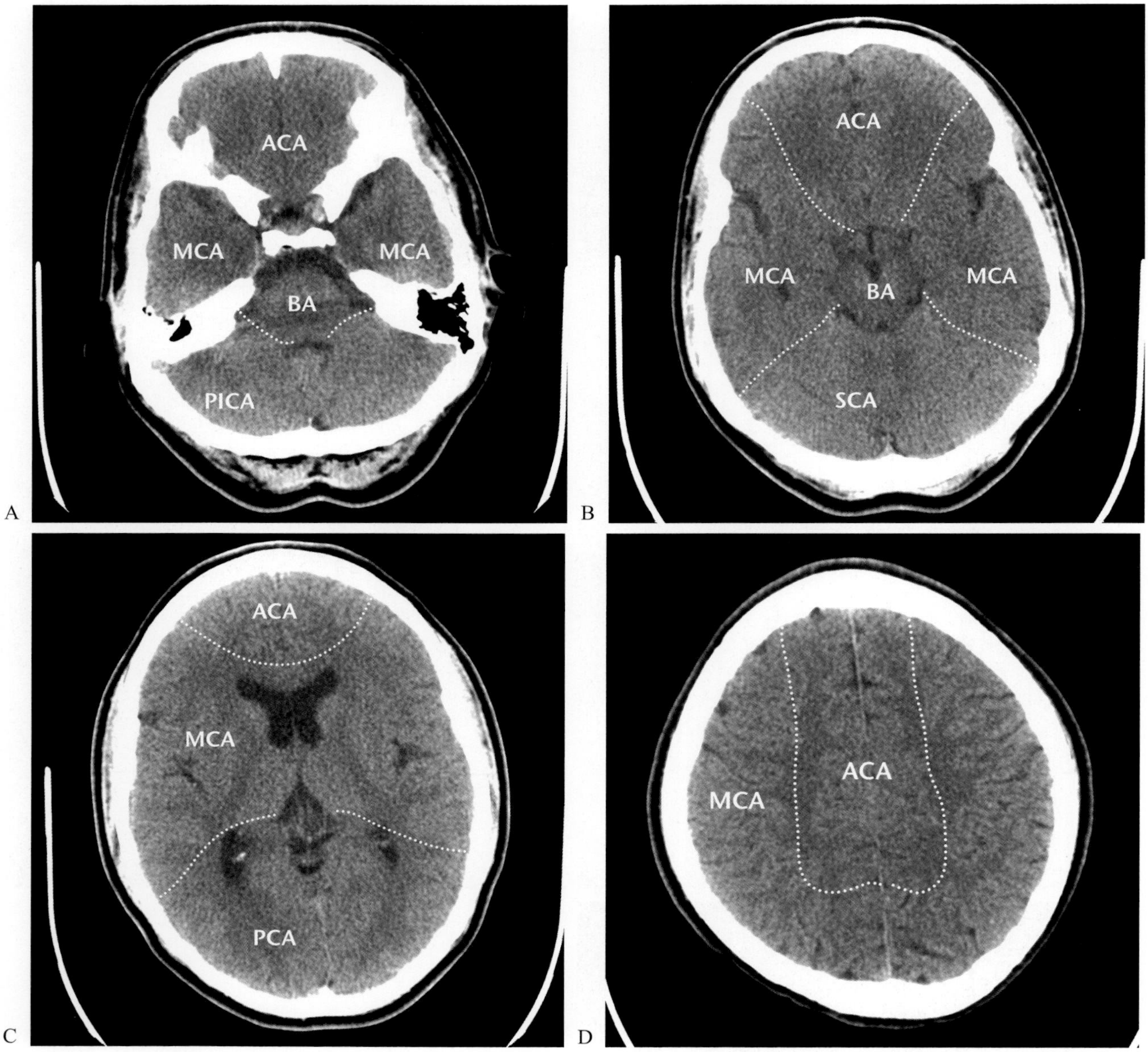

图 3–32 脑血管的供血区和血管造影解剖

ACA，大脑前动脉；PCA，大脑后动脉；MCA，大脑中动脉；Ach，脉络膜前动脉；CCA，颈总动脉；ICA，颈内动脉；ECA，颈外动脉；SThA，甲状腺上动脉；LA，舌动脉；FA，面动脉；PA，耳后动脉；OC，枕动脉；MA，上颌动脉；STA，颞浅动脉，BA：基底动脉，SCA：小脑上动脉，PICA：小脑后下动脉；AICA，小脑前下动脉；PCom，后交通动脉。

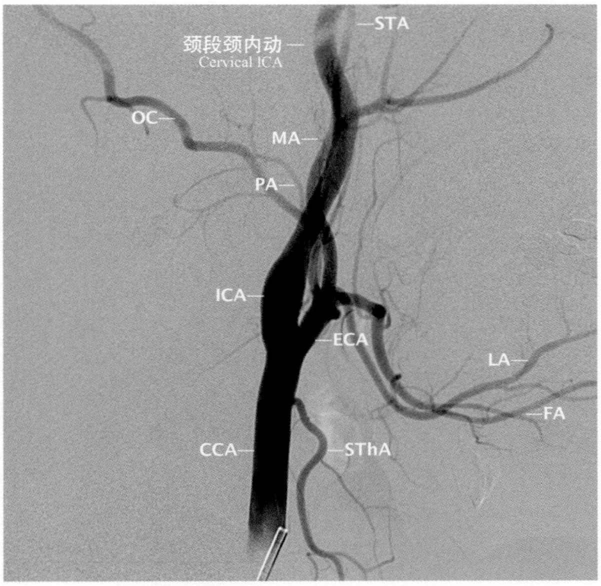

E

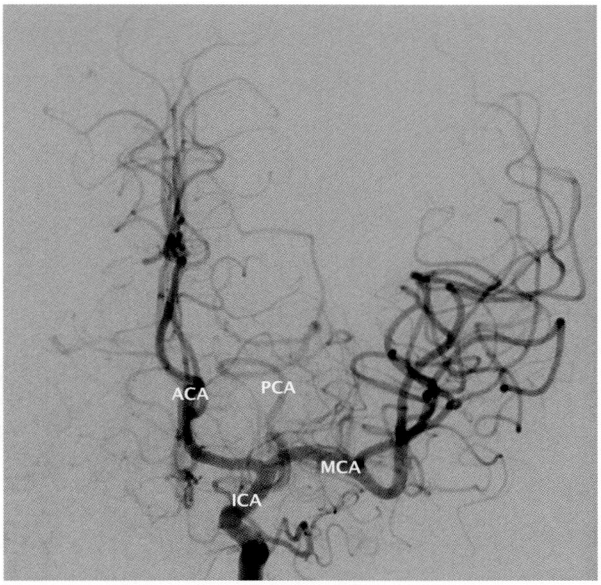

F

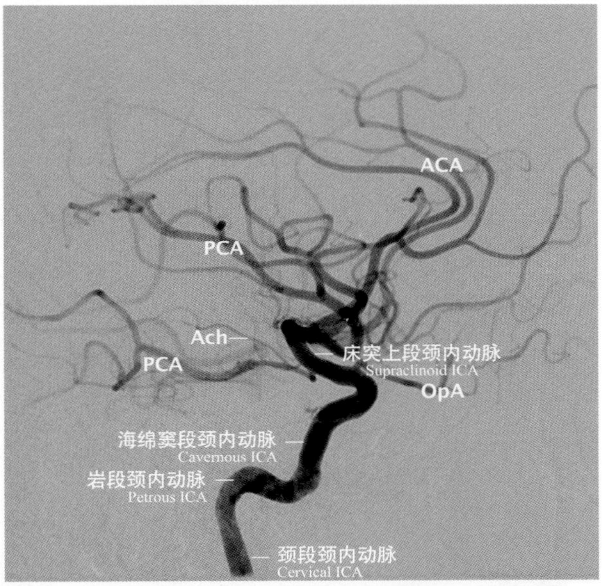

G

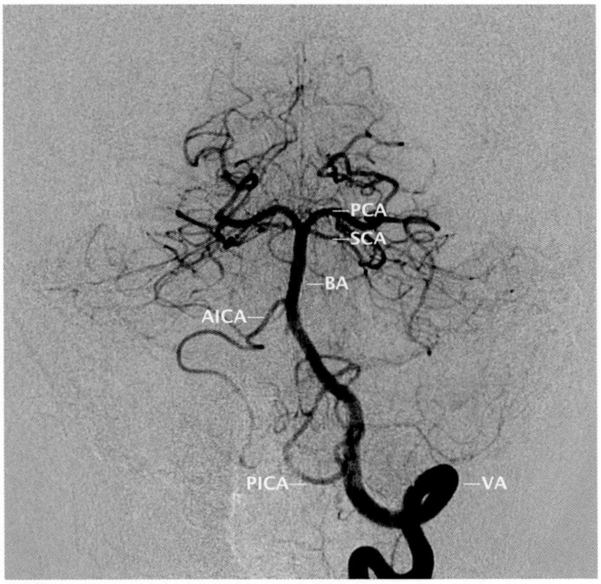

H

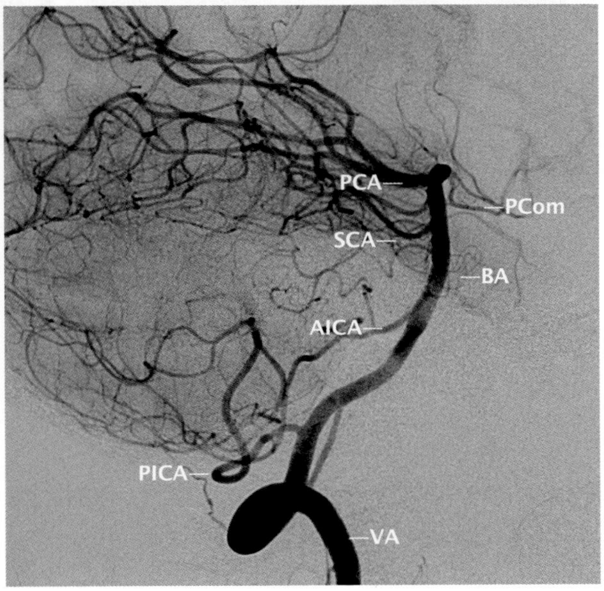

I

（赵泽亮　郑家伟　译）

神经系统组织结构

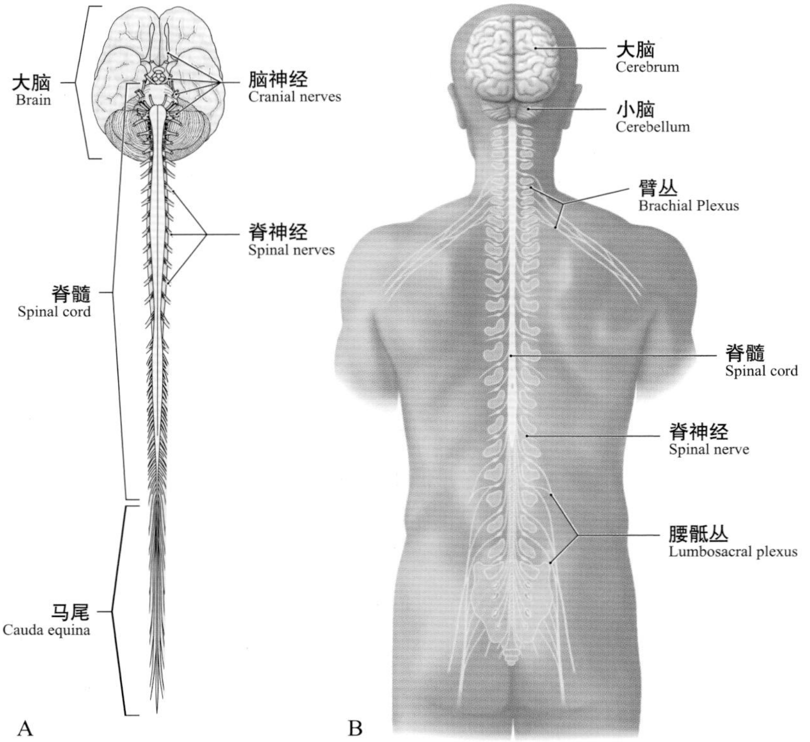

图 4–1 神经系统

A. 前面观。**B.** 后面观。

神经系统由神经元集合而成，解剖学上分为 2 部分。

- **中枢神经系统**（简称 CNS，粉色）：脑和脊髓。
- **周围神经系统**（简称 PNS，黄色）：来自中枢神经系统。根据连接部位不同，分为 2 类：
  - **脑神经**：由大脑（端脑、间脑和脑干）发出的 12 对神经，含感觉和（或）运动纤维。
  - **脊神经**：由脊髓发出的 31 对神经。脊神经含有来自脊髓的感觉和运动纤维，先自根部分开，然后合并形成混合神经。在某些区域，脊神经相互交织，形成神经丛（例如颈丛、臂丛、腰丛）。

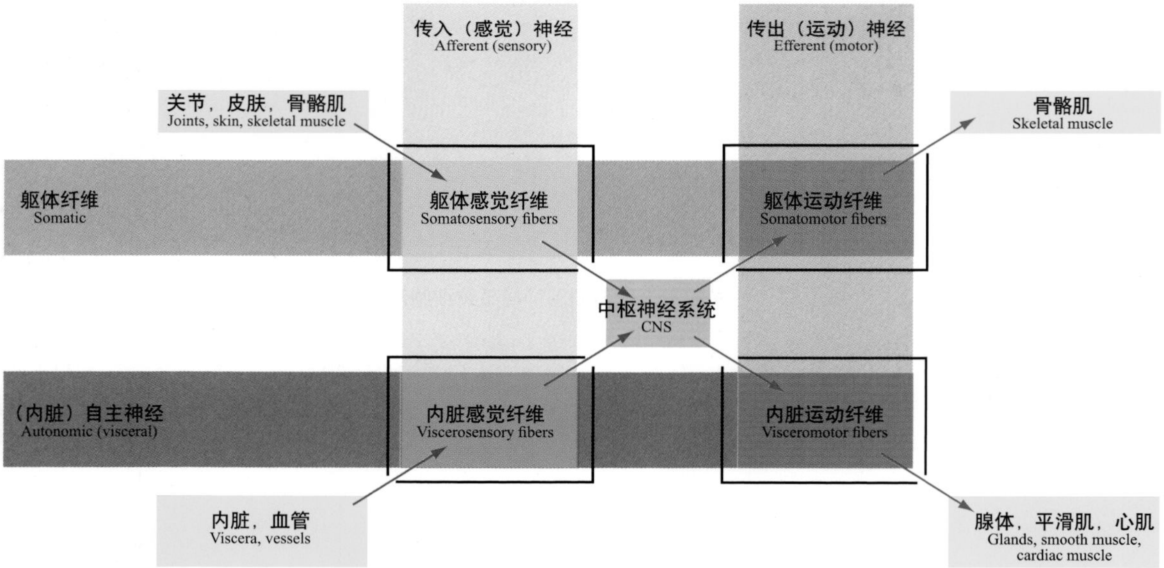

图 4–2 神经系统的组织结构

神经系统是一个巨大的网络结构，根据不同标准可分为：

- **信息类**：传入（感觉）细胞及其传导通路接收信息并将其传递至中枢神经系统。传出（运动）细胞及其传导通路将信息自中枢神经系统传向身体各部。
- **终点与起点**：神经系统的躯体神经部分主要传导与外环境的相互作用，这一过程常常是随意性的。自主（内脏）神经系统主要参与调解内环境，而这一过程往往是非随意性的。

根据以上 2 个标准将上述纤维分为 4 种，均连接中枢神经系统与周围神经系统。

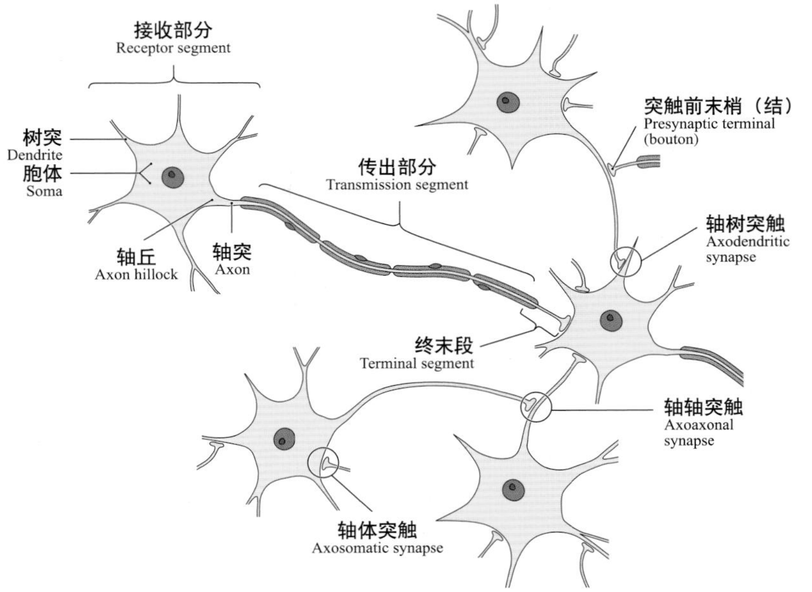

图 4–3　神经元（神经细胞）

神经系统由神经元（神经细胞）和提供支持的神经胶质细胞组成，神经胶质细胞的数量是神经细胞的 10 倍。每个神经元具有 1 个胞体（神经元胞体）和 1 个轴突（投射段），以及 1 个或多个树突（接收段）。突触释放的神经递质，在靶神经元处产生兴奋性或抑制性突触后电位。如果该电位超过神经元去极化的阈值，局部轴膜兴奋，启动突触前小体（结）释放递质。

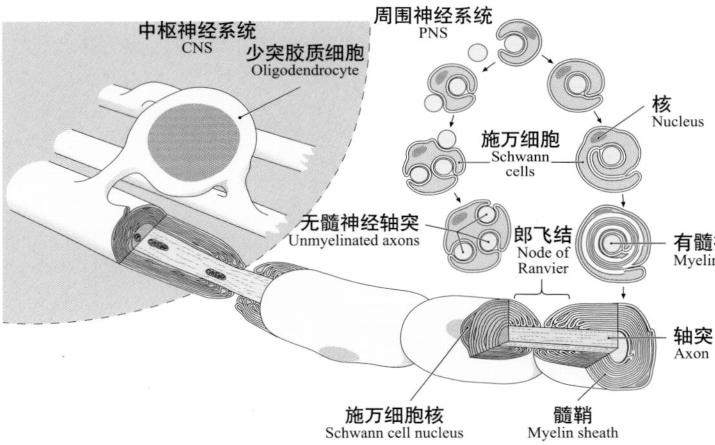

图 4–4　髓鞘形成

轴突（神经纤维）常被某些细胞膜上含丰富脂质的胶质细胞所包绕。髓鞘形成可使轴突对电绝缘，从而增加神经冲动的传导速度。在中枢神经系统内，1 个少突胶质细胞使多个轴突上的 1 个节间形成髓鞘。而在周围神经系统中，1 个施万细胞只使 1 个轴突上的 1 个节间形成髓鞘。

表 4–1　中枢神经系统与周围神经系统细胞及功能

细胞类型	功　能
神经元（CNS 和 PNS）	冲动形成，冲动传导，信息加工
胶质细胞	
星形胶质细胞（仅在 CNS）	维持 CNS 内环境稳定，帮助形成血 – 脑屏障，吞噬非功能性突触，在 CNS 形成瘢痕［例如在脑梗死（卒中）后或在多发性硬化中］，吸收多余神经递质和钾离子
小胶质细胞（仅在 CNS）	吞噬作用和抗原提呈，分泌细胞因子和生长因子的特化细胞
少突胶质细胞（仅在 CNS）	在 CNS 中形成髓鞘
室管膜细胞（仅在 CNS）	在 CNS 中内衬与脑室腔内
脉络丛细胞（仅在 CNS）	分泌脑脊液
施万细胞（仅在 PNS）	在 PNS 中形成髓鞘
卫星细胞（仅在 PNS）	调节施万细胞，在 PNS 神经节内围绕在神经元胞体周围

脊髓：概述

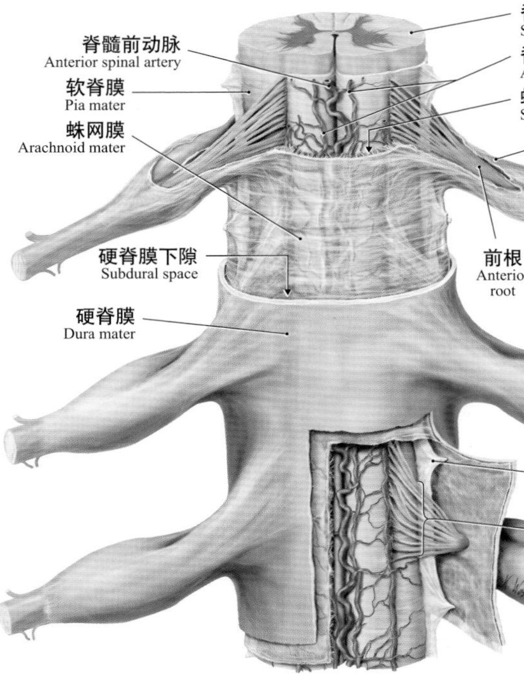

脊髓
Spinal cord
脊髓前动脉
Anterior spinal artery
脊髓前静脉
Anterior spinal veins
软脊膜
Pia mater
蛛网膜下腔
Subarachnoid space
蛛网膜
Arachnoid mater
后根
Posterior root
脊神经节
Spinal ganglion
后支
Posterior ramus
硬脊膜下隙
Subdural space
前根
Anterior root
前支
Anterior ramus
白、灰交通支联合
White and gray rami communicantes
硬脊膜
Dura mater
脊神经
Spinal nerve
齿状韧带
Denticulate ligament
前根根丝
Anterior rootlets

图 4–6 脊髓和被膜

前面观。打开硬脊膜，横断蛛网膜。

脊髓与脑一样被覆 3 层被膜。最外层为致密的硬脊膜，向上附于枕骨大孔，向下延伸附于骶、尾骨。中间层为蛛网膜，疏松地包被脊髓，向上附于枕骨大孔，向下延伸至 S_2 水平。软脊膜之间有较宽的间隙。内层为软脊膜，紧贴脊髓与脊髓前动脉表面。

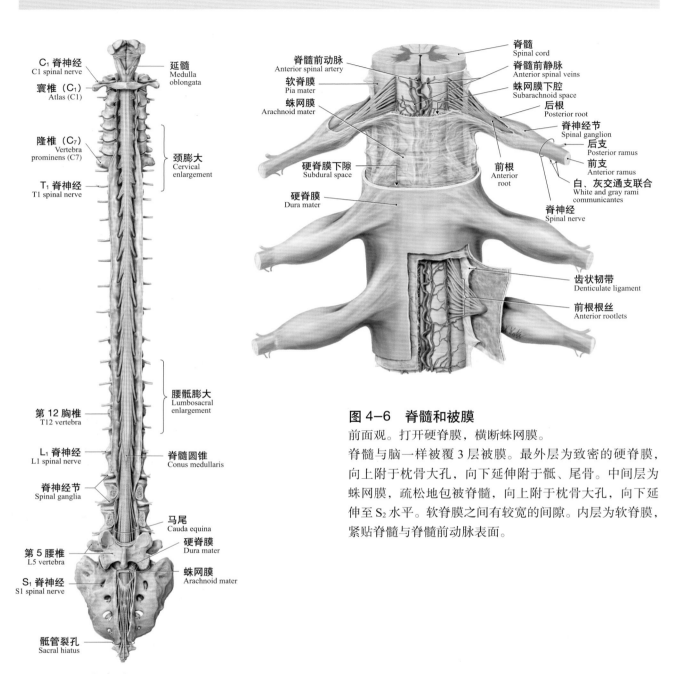

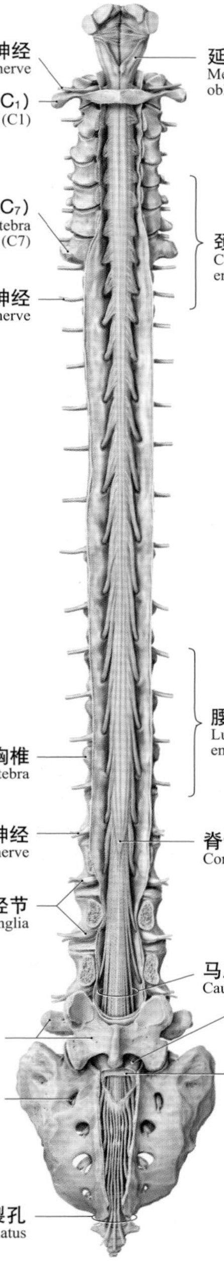

C1 脊神经
C1 spinal nerve
延髓
Medulla oblongata
寰椎（C1）
Atlas (C1)
隆椎（C7）
Vertebra prominens (C7)
颈膨大
Cervical enlargement
T1 脊神经
T1 spinal nerve
腰骶膨大
Lumbosacral enlargement
第 12 胸椎
T12 vertebra
L1 脊神经
L1 spinal nerve
脊髓圆锥
Conus medullaris
脊神经节
Spinal ganglia
马尾
Cauda equina
硬脊膜
Dura mater
第 5 腰椎
L5 vertebra
蛛网膜
Arachnoid mater
S1 脊神经
S1 spinal nerve
骶管裂孔
Sacral hiatus

图 4–5 正常脊髓

椎管打开后，后面观。

脊髓位于椎管内，上端在平枕骨大孔处与延髓相连，下端约与 T_{12} 或 T_1 平齐。脊髓与 31 对脊神经相连。颈膨大的形成是因为内部存在数量较多的支配上肢的神经元，从 C_3 至 T_1。同样，腰骶膨大的形成是因为内部存在数量较多的支配下肢的神经元。而在脊髓末端平面以下下行的脊神经前、后根汇合形成的脊神经根称为马尾。通常选择在该水平行腰椎穿刺，进针可在避免损伤脊髓的情况下，到达脊髓蛛网膜下腔（腰大池）（图 4–9）。

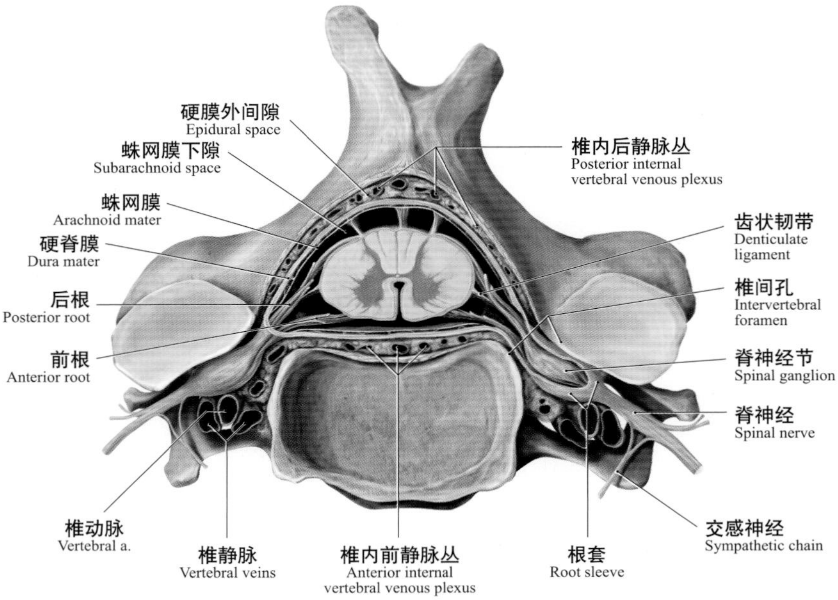

图 4–7　椎管内的脊髓

C_4 脊椎横断面俯视图。脊髓位于椎孔中央，并且在蛛网膜下腔内通过齿状韧带与硬脊膜相连。根套，即硬脊膜于椎间孔向外延续部分，含有脊神经节和脊神经的前、后根。硬脊膜与椎管内的骨膜之间的间隙是硬膜外间隙，内含静脉丛、脂肪和疏松结缔组织。硬膜外间隙向上延至枕骨大孔边缘，硬脊膜与颅骨骨膜相延续。

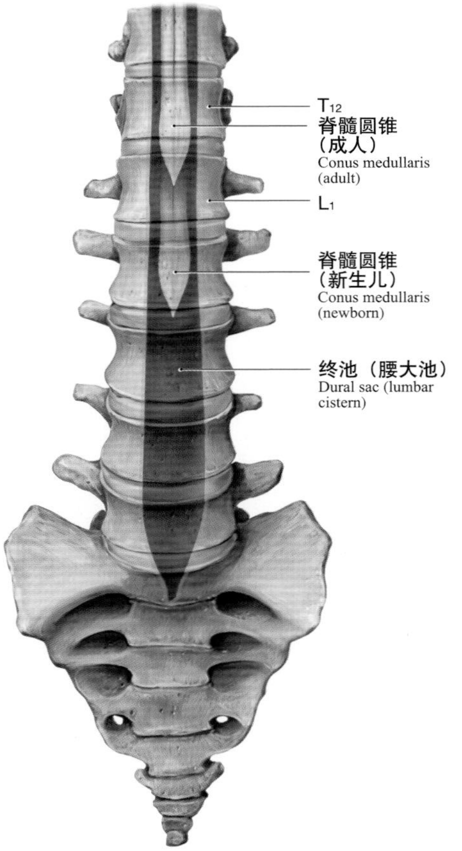

图 4–8　脊髓的增龄性变化

前面观。随着个体发育，脊柱的纵向生长速度快于脊髓。新生儿的脊髓末端即脊髓圆锥约平对 L_3 椎体（此处为腰椎穿刺禁忌）。身材较高的成年人的脊髓末端约平对 T_{12} 或 L_1 椎体；而较矮的成年人的脊髓末端约平对 L_2 或 L_3 椎体。其中硬膜囊往往延伸至骶骨上份。这些解剖标志与腰椎穿刺密切相关。临床上，$L_{3\sim4}$ 间隙是行腰椎穿刺的最佳进针点（图 4–9）。

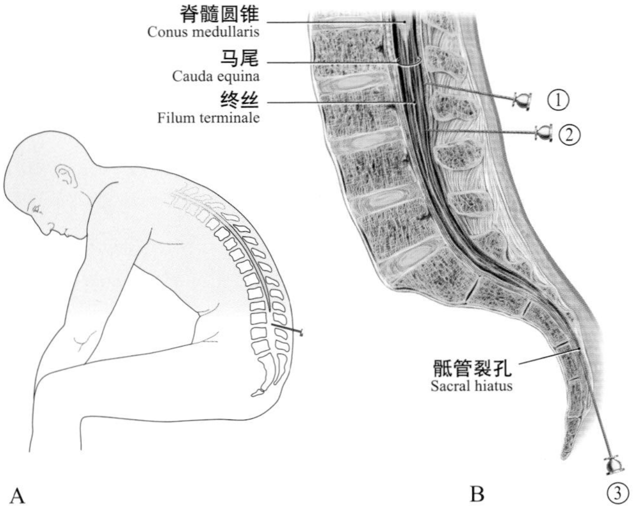

图 4–9　腰椎穿刺、硬膜外麻醉和腰椎麻醉

准备腰椎穿刺时，患者需弯身向前，以便区分腰椎棘突。进针点一般选在 L_3 与 L_4 棘突之间。穿刺针应通过皮肤、硬膜囊（腰大池，图 4–8）以获取脑脊液样本。这一方法应用广泛，包括用于脑膜炎的诊断。①硬膜外麻醉，即将麻醉针头刺入硬膜外间隙而不穿透硬膜囊。②腰椎麻醉，即将局部麻醉药注入硬膜囊。③另一选择则是进针通过骶管裂孔到达硬膜外间隙。

脊髓：结构与脊神经

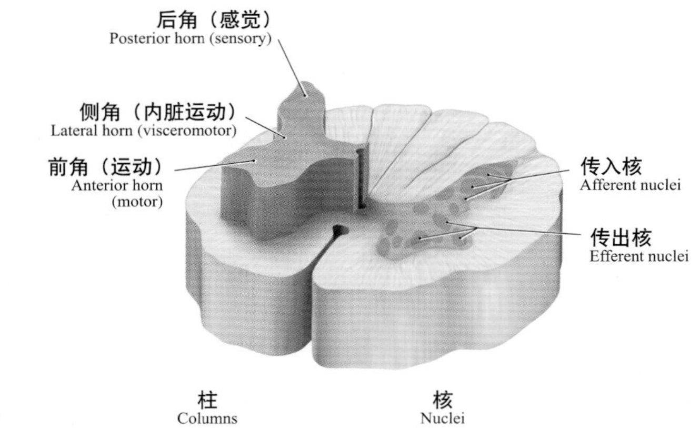

图 4–10　灰质的组成

左斜前上观。脊髓灰质可分为 3 个柱（角）。在这些柱间存在传入（蓝色）和传出（红色）神经元，并根据功能不同各自成群。

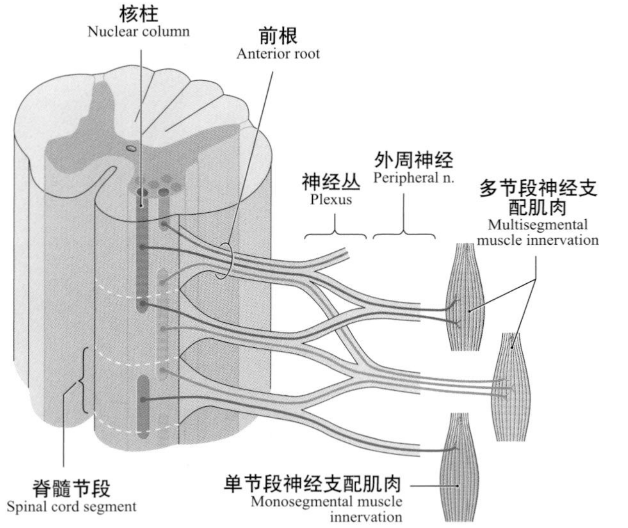

图 4–11　肌肉的神经支配

对应肌肉由位于脊髓节段前角的运动神经元所支配，大多数肌肉（多节段肌肉）由来自运动柱（即跨越数个节段并呈垂直排列的运动核）的神经所支配。

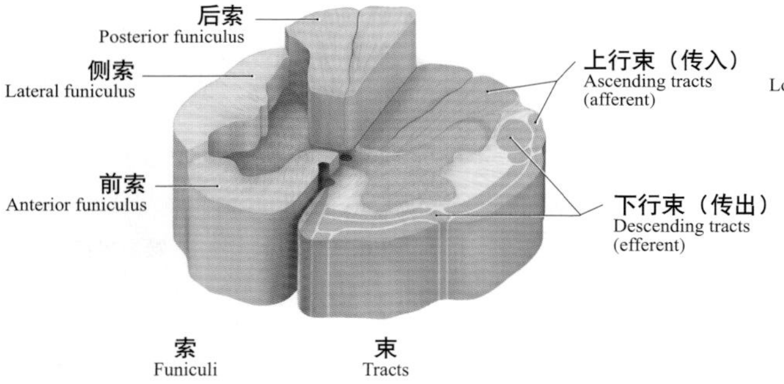

图 4–12　反射

脊髓的固有束。无意识（反射）水平的肌肉功能受脊髓灰质控制。固有束是固有电路的传导装置，它通过上行或下行轴突，从而协调多节段肌肉的脊髓反射。

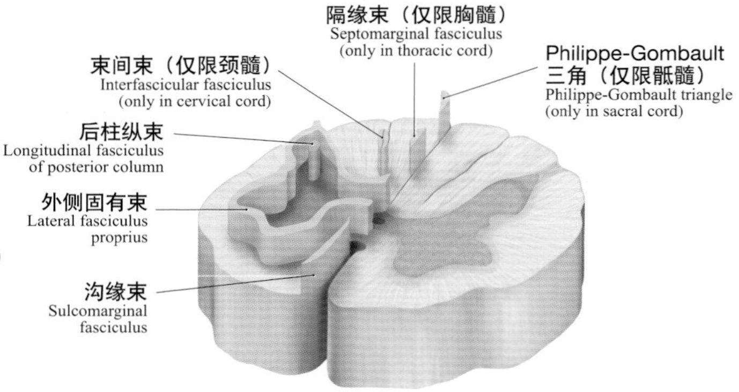

图 4–13　感觉和运动系统

脊髓的白质。脊髓白质包含上行纤维束（传入束）和下行纤维束（传出束），它们在中枢神经系统中等同于周围神经。感觉系统（见第 110、111 页）和运动系统（见第 114、115 页）紧密相关，可统一描述（感觉运动系统）。

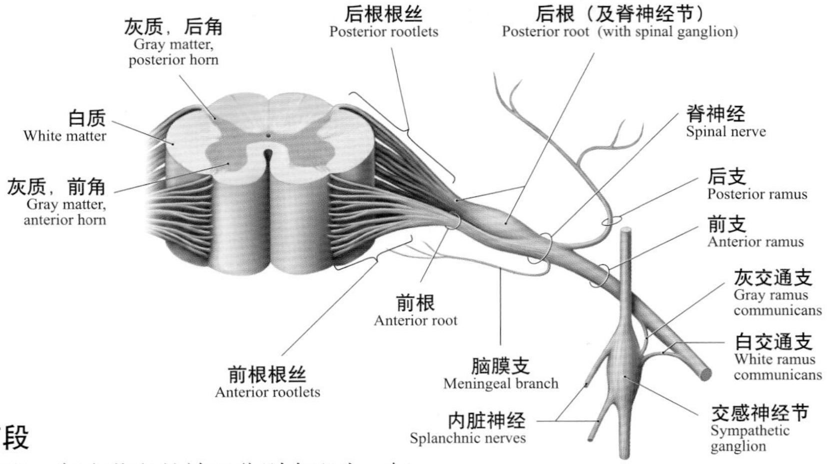

图 4–14　脊髓节段

脊髓可分为 31 个节段，每个节段的神经分别支配头、躯干或四肢特定区域。传入（感觉）神经后根的根丝和传出（运动）神经前根的根丝形成该节段脊神经的后、前根。脊神经前、后根在相应椎间孔处汇合形成混合（运动和感觉）脊神经后，立即分离为前、后支（或分支）。

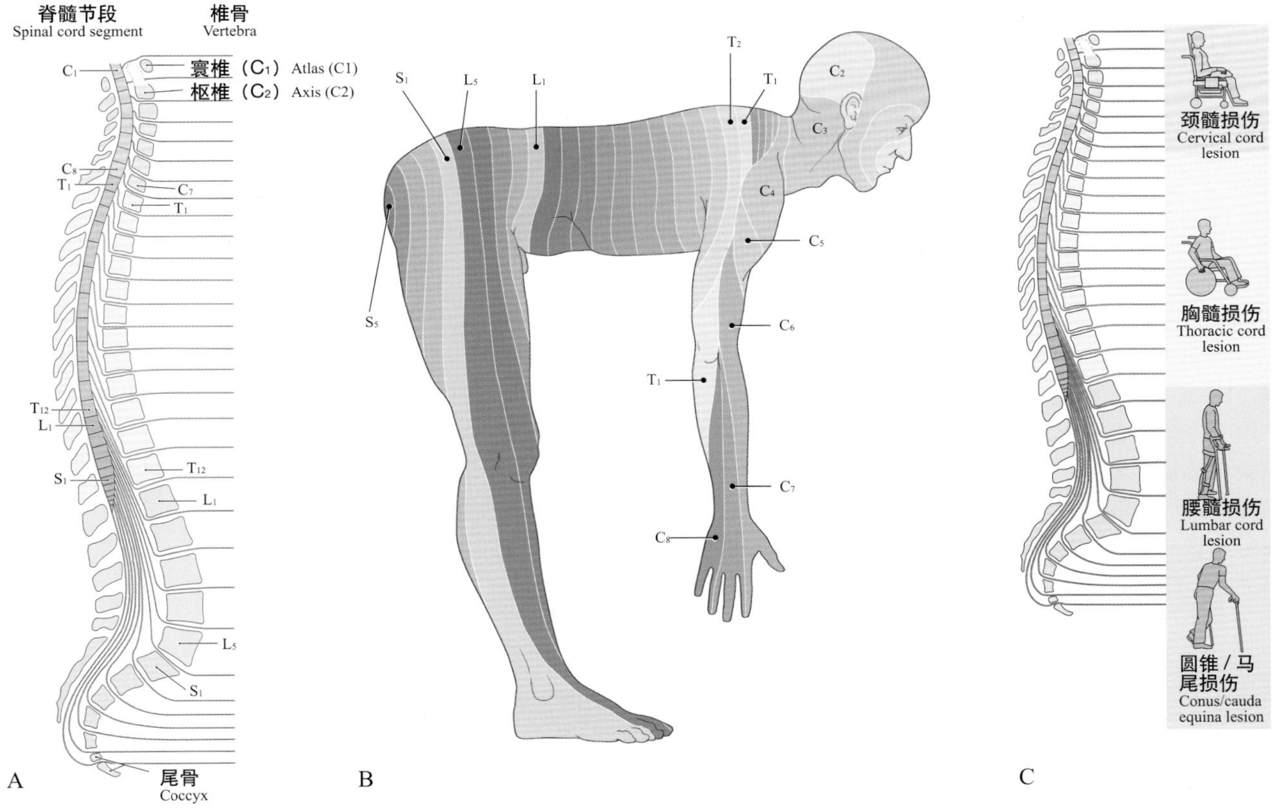

图 4–15　脊髓节段，皮节，脊髓节段损伤后表现

脊神经可分为 4 个主要区域：颈节区、胸节区、腰节区和骶节区。脊髓各区域对应的颜色：红色——颈节区，棕色——胸节区，绿色——腰节区，蓝色——骶节区。

A. 脊髓节段。起初脊神经在椎骨上方穿过，并按此计数编号。然而，由于缺少 C_8，故 C_8 神经在 T_1 椎骨水平上方通过，T_1 神经则在其椎骨水平下方通过，并按此计数编号。

B. 皮节。皮肤的带状区，由 1 对感觉神经（起自脊髓的 1 个节段）支配。注：由于 C_1 神经仅为运动神经，所以不存在 C_1 皮节。

C. 每一脊髓节段损伤后的表现。

脑及小脑的组成

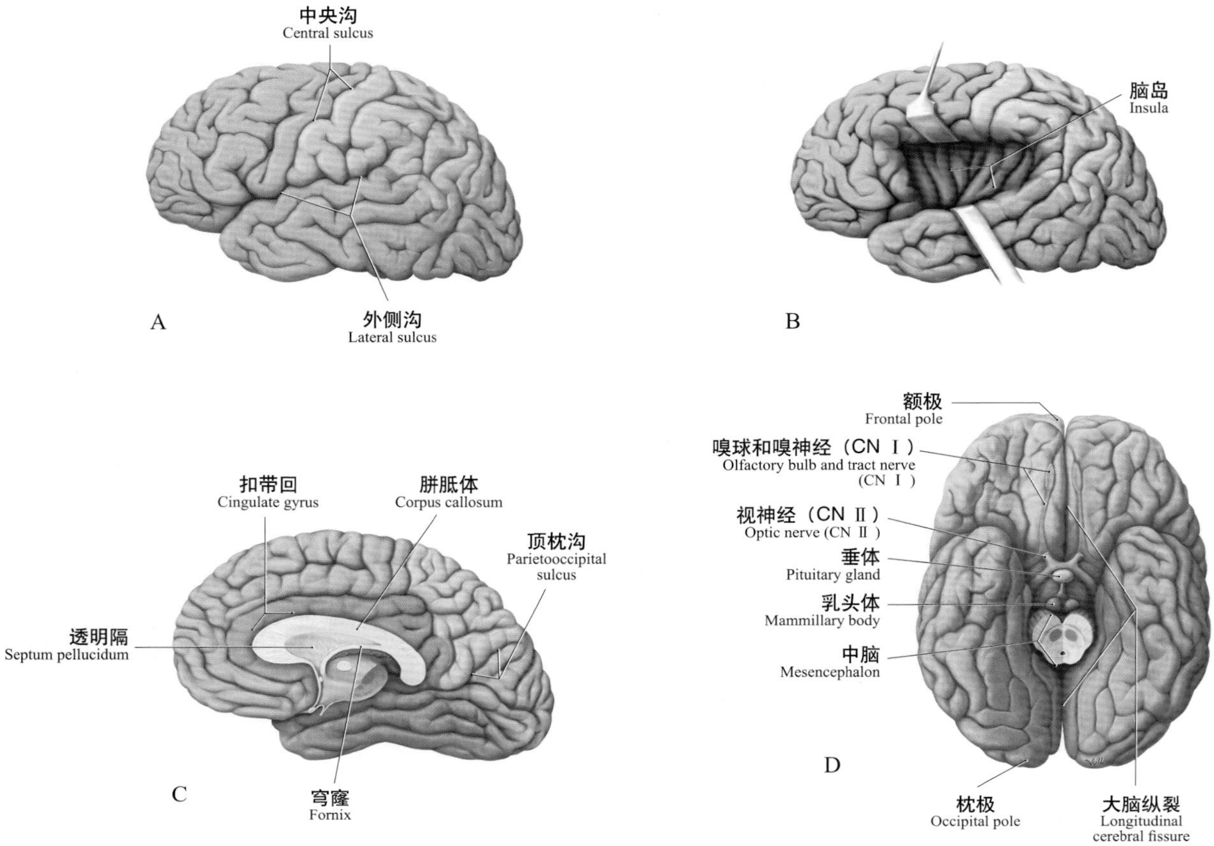
中央沟
Central sulcus
A
外侧沟
Lateral sulcus
脑岛
Insula
B
扣带回
Cingulate gyrus
胼胝体
Corpus callosum
顶枕沟
Parietooccipital sulcus
透明隔
Septum pellucidum
C
穹窿
Fornix
额极
Frontal pole
嗅球和嗅神经（CN Ⅰ）
Olfactory bulb and tract nerve (CN Ⅰ)
视神经（CN Ⅱ）
Optic nerve (CN Ⅱ)
垂体
Pituitary gland
乳头体
Mammillary body
中脑
Mesencephalon
D
枕极
Occipital pole
大脑纵裂
Longitudinal cerebral fissure

图 4–16 脑

A. 左侧半球侧面观。**B.** 脑岛。**C.** 右侧大脑矢状面内侧面观。**D.** 脑干去除后的基底面（下面）观。

一般可将脑分为 4 个部分：端脑（大脑）、间脑、脑干和小脑。端脑（大脑）是脑的外侧部分，被纵裂分为 2 个半球（**D**）。端脑可分为 5 个脑叶：额叶、顶叶、颞叶、枕叶和岛叶。大脑表面起伏不平，隆起处为大脑回，凹陷处成大脑沟。大脑沟是大脑的重要参考标志，可区分为中央前回与中央后回。中央前回主要管理全身骨骼肌的运动，而中央后回主要管理全身感觉。在脑水肿时，由于脑内积液过多，导致大脑沟被压缩，形态狭长。而在脑萎缩时，由于大脑回组织丧失，大脑沟则变大（例如阿尔茨海默病）。

表 4–2 大脑（端脑）的功能

脑结构	脑叶	功 能
大脑（端脑）	额叶	躯体运动，运动性语言中枢（Broca 区），推理，性格，解决问题
	顶叶	痛觉，温度觉，触觉，压力觉，空间定位，感觉性语言中枢（Wernicke 区）
	颞叶	听觉，学习，记忆
	枕叶	视觉
	岛叶	与内脏相关的功能，例如味觉

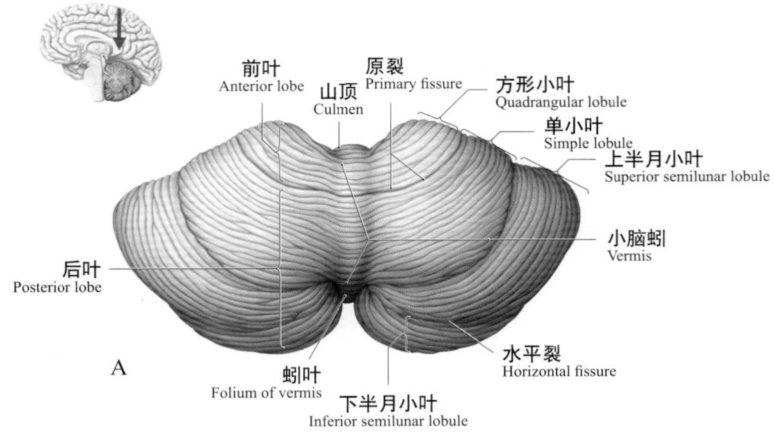

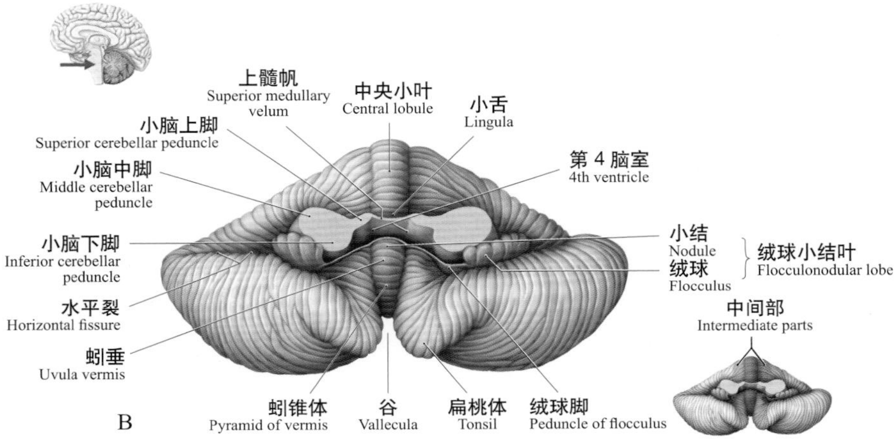

图 4–17　小脑

A. 上面观。**B.** 前面观。

小脑是运动系统的一部分。它本身并不产生意识运动，但却参与无意识协调并控制肌肉运动。总体而言，小脑表面的沟、回比大脑更为清晰，表面分区也更为具体。外形上，小脑由 2 个侧块组成，为小脑半球和 1 个中央部，即小脑蚓。小脑裂进一步将小脑分成叶：

- 原裂将小脑分为前叶和后叶。
- 后外侧裂将小脑后叶和绒球小结叶分开。

小脑通过 3 个小脑脚（上脚、中脚、下脚）和脑干连接，并由传入和传出纤维出入（图 4–18）。上髓帆横连小脑上脚，参与形成部分第 4 脑室顶。小脑扁桃体在两侧中线附近向下突出，邻近颅底的枕骨大孔（未显示）。颅内压增高时，小脑扁桃体有可能被挤压入枕骨大孔，形成枕骨大孔疝，压迫延髓，危及生命。

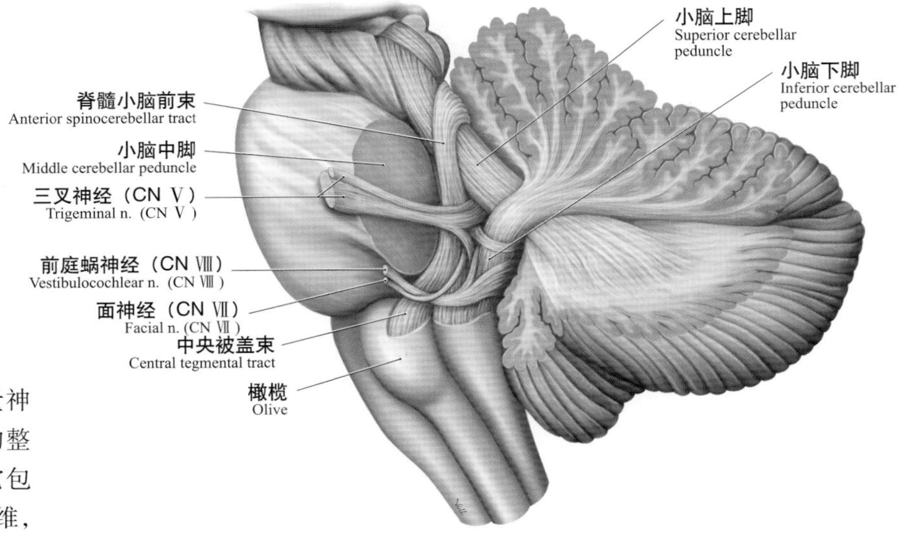

图 4–18　小脑脚

左侧面观。小脑脚的实质内含大量神经纤维。小脑作为控制精细运动的整合中心，需要大量的联系纤维。它包含并处理前庭和本体感觉的传入纤维，并调节其他脑区和脊髓的运动核。

端脑（Ⅰ）：概述，基底核和大脑新皮质

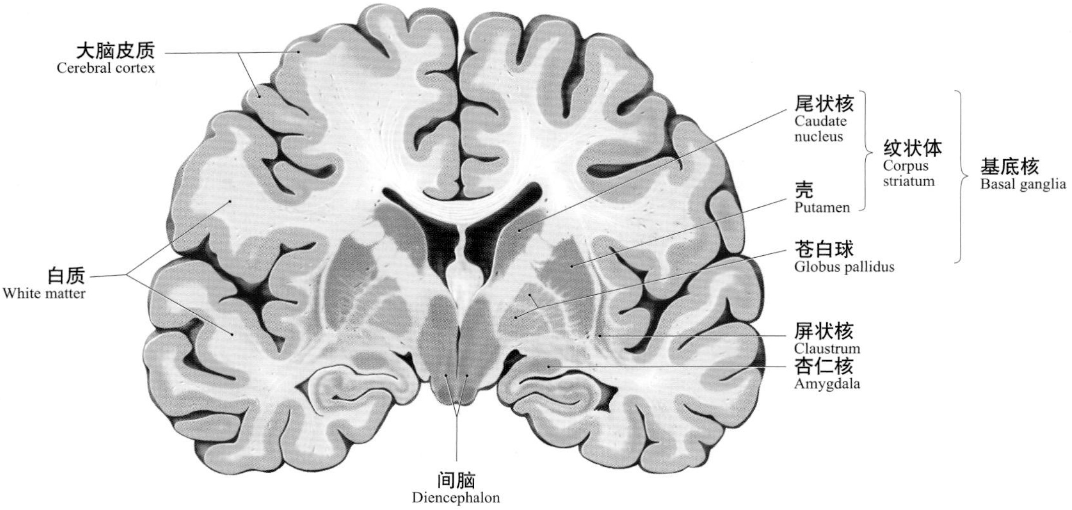

图 4–19 端脑的分部

冠状面，前面观。端脑可分为大脑皮质、白质和基底核。大脑皮质可进一步分为古皮质和新皮质。古皮质由嗅脑和海马组成。新皮质为大脑皮质的剩余部分，是大脑皮质的最大部分。

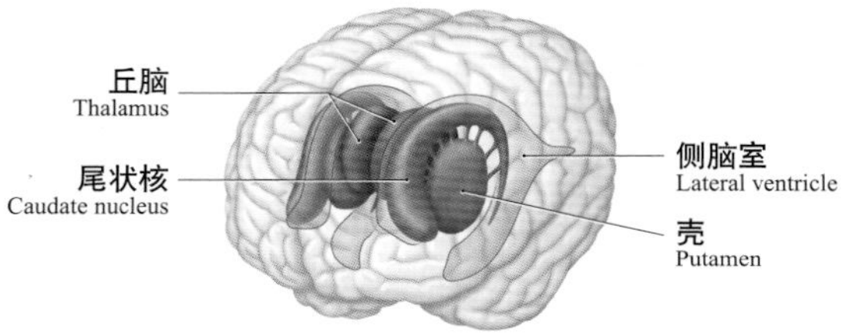

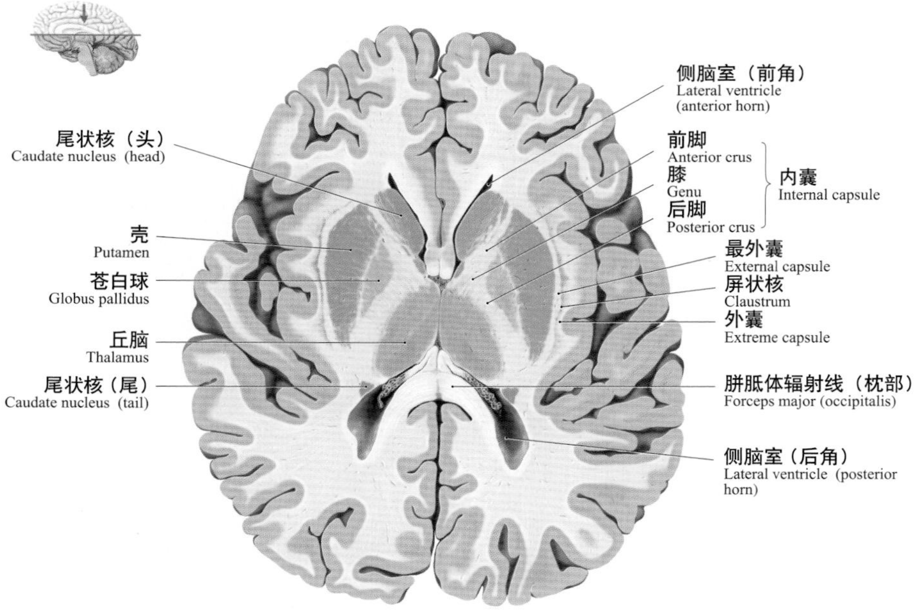

图 4–20 基底核

大脑纹状体水平横断面，上面观。基底核由尾状核、壳和苍白球组成，是锥体外系运动系统的重要组成部分，调节非随意运动和反射，协调复杂运动（见第 114 页）。尾状核借内囊纤维白质与壳分开，尾状核与壳合称为纹状体。帕金森病往往与基底核中多巴胺的缺失有关。

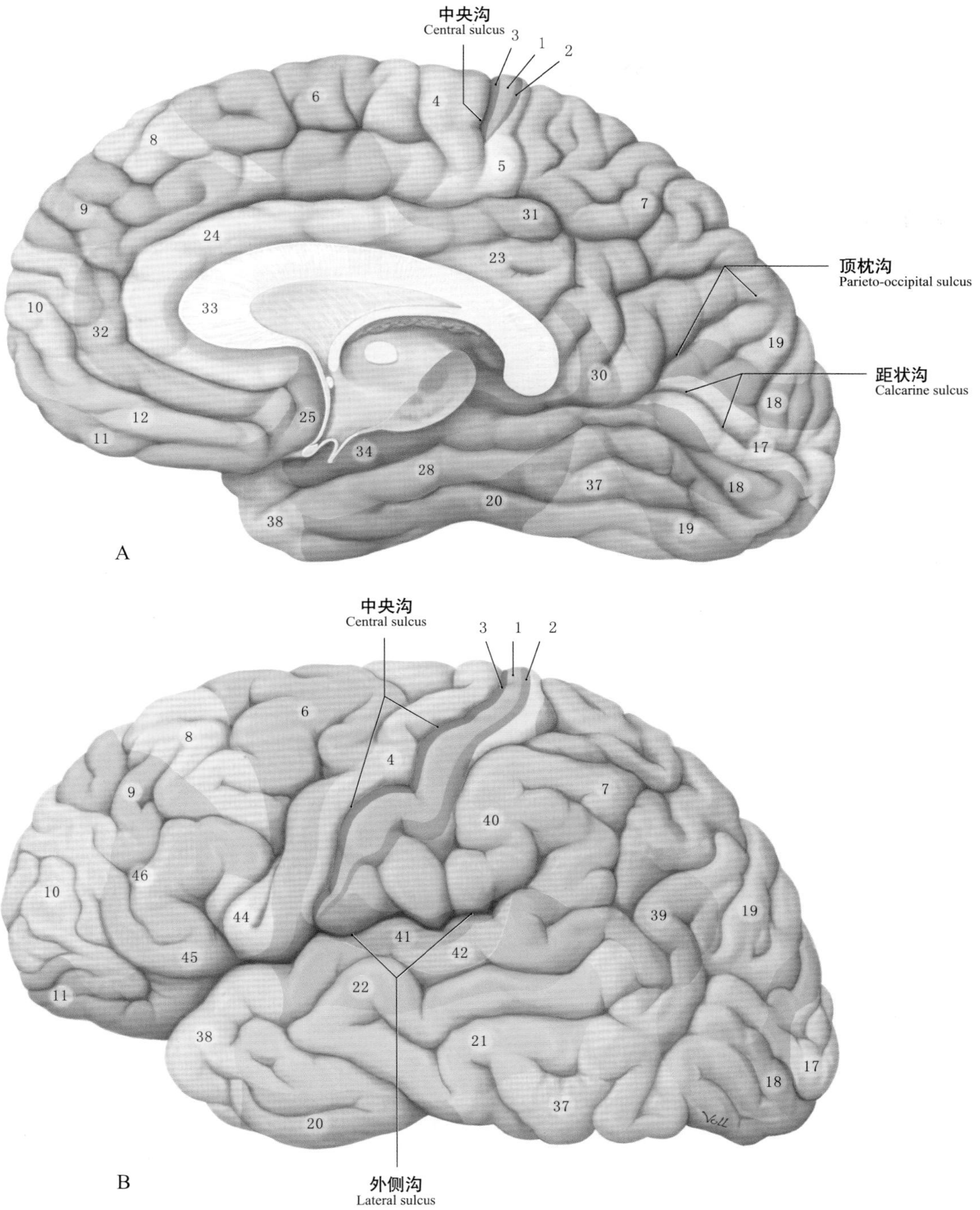

图 4–21　新皮质的 Brodmann 分区

A. 右侧脑半球人脑皮质分区（内侧面观）。**B.** 左侧半球外侧面观。

宏观上，脑表面包含叶、沟和回。然而，微观上，皮质神经元的分布仍存在微小差异，其中一些差异并不符合脑表面的总体解剖特征。大脑皮质中基本显微特征相同的部分被称为皮质区或皮质区域，而皮质区的划分是基于皮质（细胞结构）中各层神经元的分布。如上图所示，这些区分别标记为不同颜色。虽然实际皮质区的大小因人而异，但以上为标准参考图，一直沿用至今。长久以来，上图被认为精确反映了大脑皮质的功能组成。不过，现代影像学技术显示，其中许多根据细胞学定义的区域实际上有特定功能。虽然完整记忆大脑皮质区分布的意义不大，但是以下区域具有特定含义：

- 1、2、3 区：初级躯体感觉皮质。
- 4 区：初级运动皮质。
- 17 区：初级视皮质（纹状区，正中矢状面显示最清楚）。
- 41、42 区：听皮质。

端脑（Ⅱ）：古皮质与边缘系统

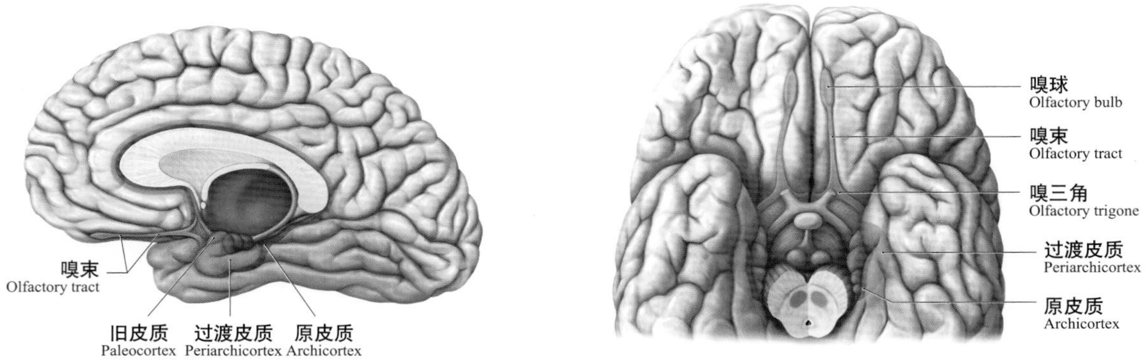

图 4–22 古皮质

A. 右侧脑半球，左侧面观。**B.** 基底面（下面）观。

古皮质由嗅脑（蓝色）和海马（粉色）组成。嗅脑主要与嗅觉相关。与其他的感觉传入冲动不同（通过背侧丘脑到达大脑皮质），嗅脑接受的感觉传入冲动直接来自嗅球。海马是与信息整合和记忆相关的重要区域。阿尔茨海默病早期，往往伴有海马损伤，造成记忆丧失和方向障碍。

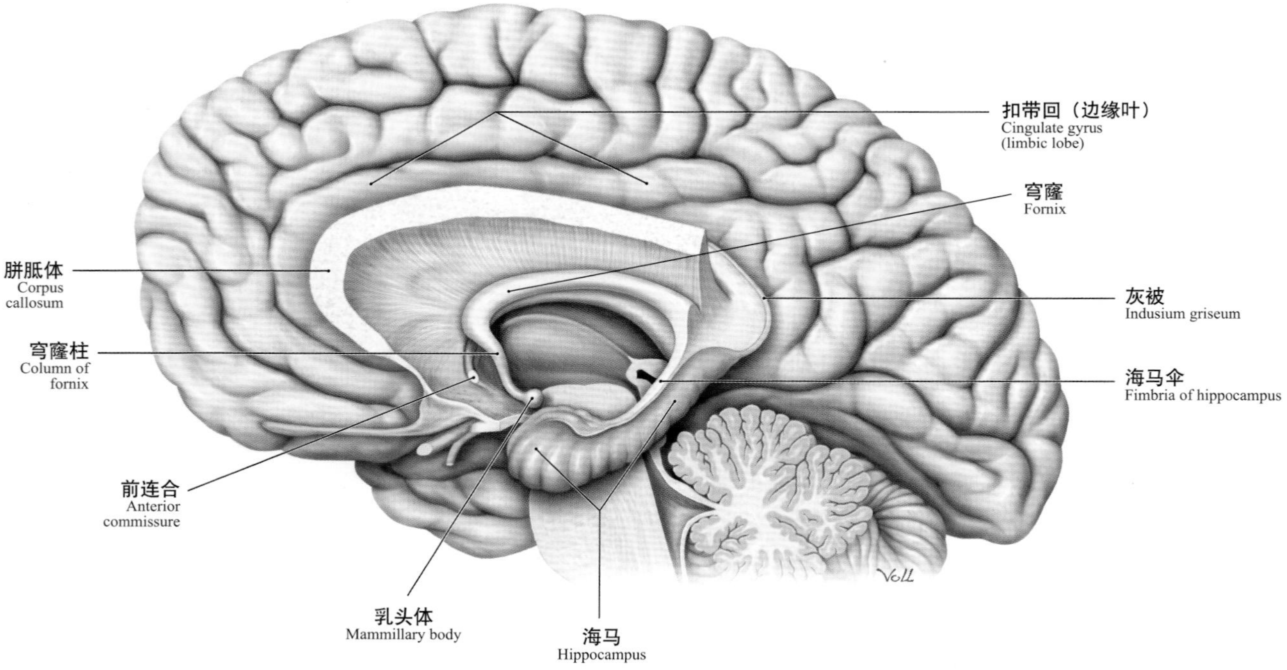

图 4–23 左侧海马结构

侧面观。左侧脑半球大部分已被切除，只留下胼胝体、穹窿和海马。此图可见完整的右侧脑半球。

海马结构是组成边缘系统的重要部分（图 4–24），包含3个部分：菌丝层（未显示）、海马区和齿状回（未显示）。海马通过穹窿纤维束与乳头体相连。海马整合来自大脑不同区域的信息后，通过传出纤维调节内分泌、内脏活动和情感过程，尤其与短时记忆的建立有关。因此，海马损伤可造成记忆形成的特定缺陷。

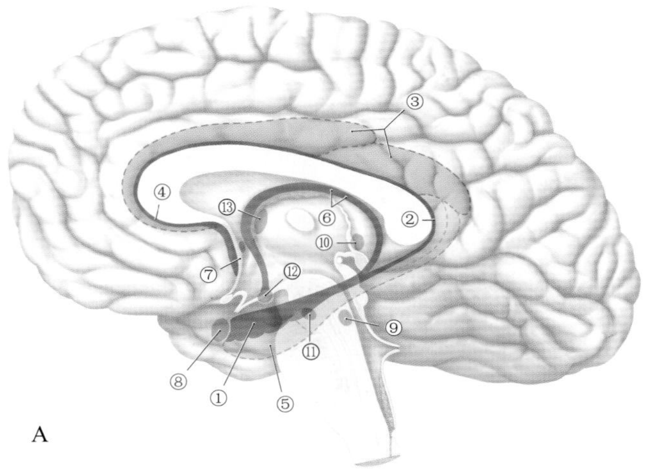

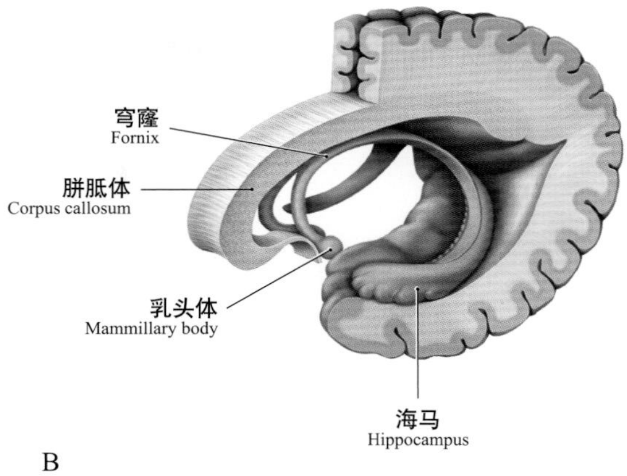
穹窿
Fornix
胼胝体
Corpus callosum
乳头体
Mammillary body
海马
Hippocampus
B

图 4–24　边缘系统

A. 正中矢状面，左侧面观。**B.** 海马，左前斜面观。

边缘系统通过交换并整合端脑、间脑和中脑之间的信息，调节驱动和情感行为，它与记忆和学习密切相关。杏仁核（⑧，皮质下核之一）是处理情感活动的重要结构，它与情绪反应和性欲相关。杏仁核功能失调易引起诸如焦虑、沮丧、创伤后应激障碍、恐惧症等。

表 4–3　边 缘 系 统

外　弧	内　弧 *	皮质下核
①海马旁回	⑤海马结构（海马，海马旁回内嗅区）	⑧杏仁核
②灰被	⑥穹窿	⑨背侧被盖核
③扣带（边缘）回	⑦间隔区（隔）	⑩缰核 ⑪脚间核
④胼胝体下（嗅旁）区	终板旁回	⑫乳头体 ⑬丘脑前核

注：* 内弧同样包含 Broca 斜带（未显示）。

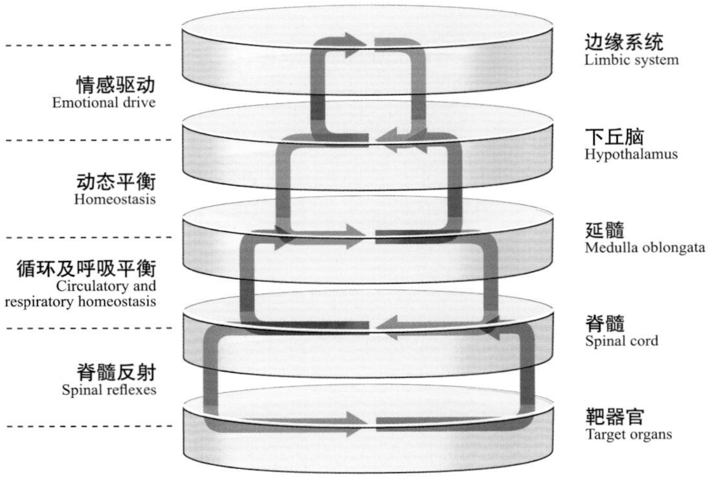
情感驱动
Emotional drive
动态平衡
Homeostasis
循环及呼吸平衡
Circulatory and respiratory homeostasis
脊髓反射
Spinal reflexes
边缘系统
Limbic system
下丘脑
Hypothalamus
延髓
Medulla oblongata
脊髓
Spinal cord
靶器官
Target organs

图 4–25　外周自主神经系统的边缘调节

边缘系统接收来自靶器官的传入反馈信号。自主神经系统见图 4–68。

间脑：概述与发育

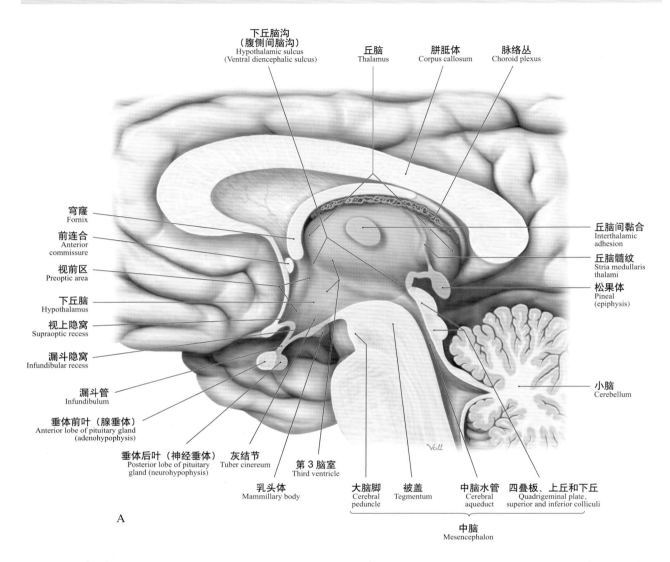

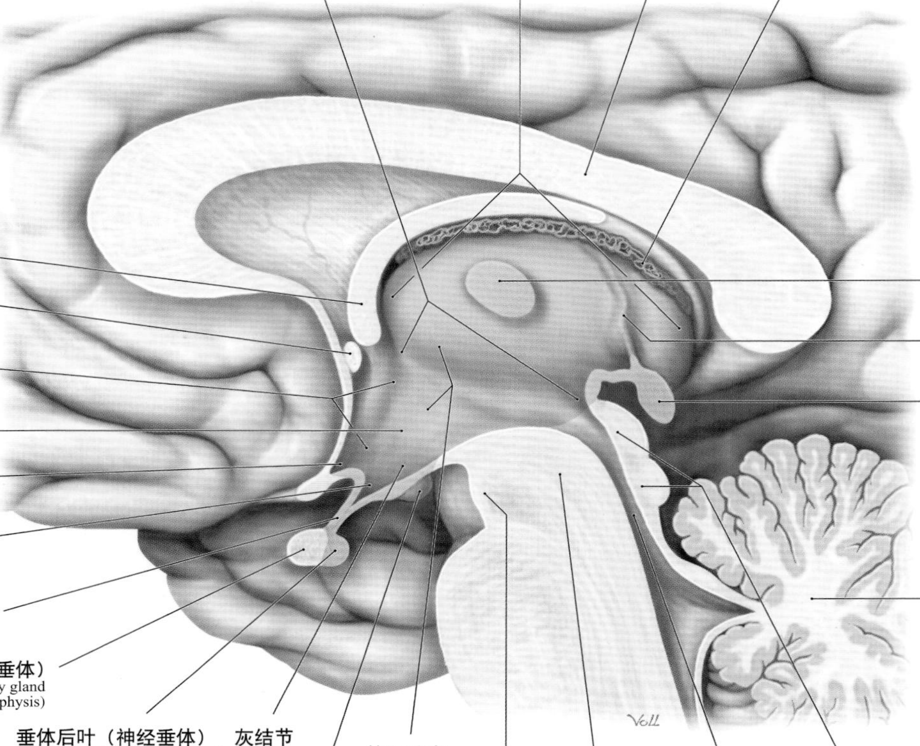
下丘脑沟
（腹侧间脑沟）
Hypothalamic sulcus
(Ventral diencephalic sulcus)
丘脑
Thalamus
胼胝体
Corpus callosum
脉络丛
Choroid plexus
穹窿
Fornix
前连合
Anterior commissure
视前区
Preoptic area
下丘脑
Hypothalamus
视上隐窝
Supraoptic recess
漏斗隐窝
Infundibular recess
漏斗管
Infundibulum
垂体前叶（腺垂体）
Anterior lobe of pituitary gland (adenohypophysis)
垂体后叶（神经垂体）
Posterior lobe of pituitary gland (neurohypophysis)
灰结节
Tuber cinereum
第 3 脑室
Third ventricle
乳头体
Mammillary body
大脑脚
Cerebral peduncle
被盖
Tegmentum
中脑水管
Cerebral aqueduct
四叠板、上丘和下丘
Quadrigeminal plate, superior and inferior colliculi
中脑
Mesencephalon
丘脑间黏合
Interthalamic adhesion
丘脑髓纹
Stria medullaris thalami
松果体
Pineal (epiphysis)
小脑
Cerebellum
Voll
A

图 4–26 间脑

A. 处于原位的间脑和脑干，右半球正中矢状面（左侧面观）。

B. 移除部分端脑后的间脑（左侧面观）。间脑位于胼胝体和部分端脑的下方，中脑的上方。从图中可以看到，第 3 脑室的侧壁构成了间脑的内界。丘脑占整个间脑体积的 4/5，但只有下丘脑（底面观）和部分上丘脑（即松果体，枕面观）可以从外侧观察到。间脑参与机体的内分泌功能和松果体、垂体后叶（神经垂体）及下丘脑的自我调节过程，同时也参与感觉信息传导和躯体运动的控制（通过丘脑进行）。

图 B 示丘脑、外侧膝状体和视束，其中后两者是视觉通路的组成部分。注：间脑向前延伸，构成视束及其相连的视神经，在图中被涂为蓝色，以与常规的黄色标记的神经相区别。

视束构成间脑的外界，包绕大脑脚，而后者是邻近的中脑的一部分。

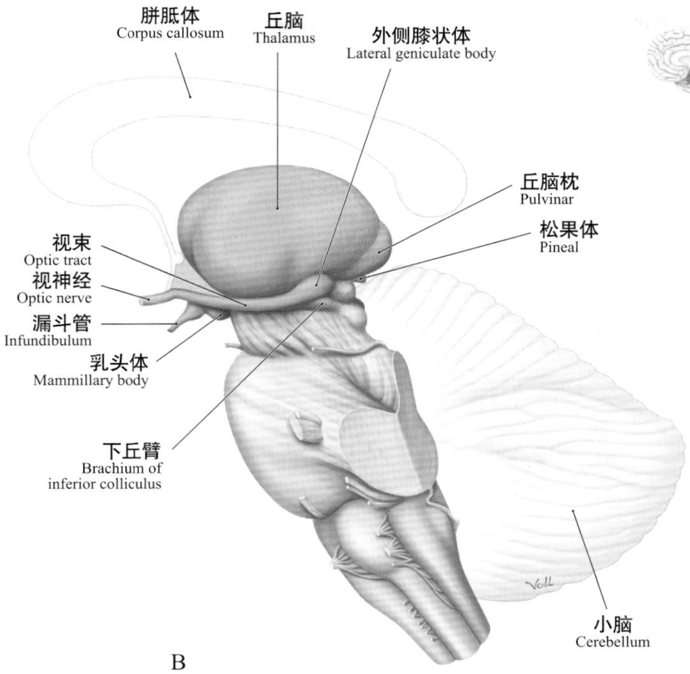

图 4–26　间脑（续）

表 4–4　间脑的功能

部　位	构　成	功　能
上丘脑	松果体 松果体缰	控制生理节律 连接嗅觉系统至大脑
丘脑	丘脑	躯体感觉系统和部分运动系统的神经传导中继站
底丘脑	底丘脑核 未定带（未显示） 苍白球	传递感觉信息（间脑的躯体运动区）
下丘脑	视交叉，视束 灰结节（未显示） 垂体后叶（神经垂体） 乳头体	调节自主神经系统与内分泌系统 参与视觉通路的构成

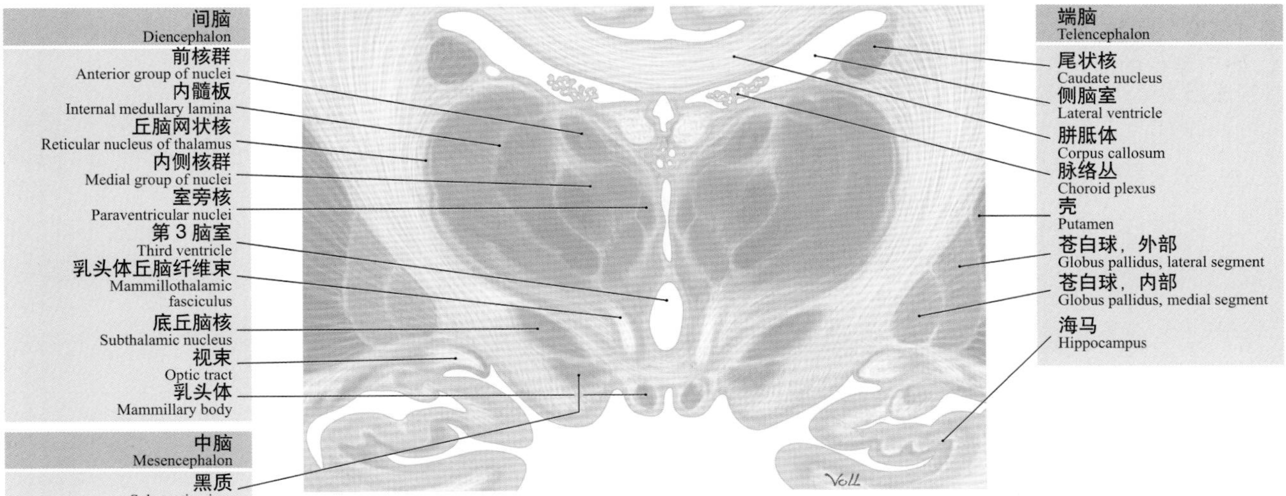

图 4–27　间脑和端脑的内部结构（冠状面，乳头体水平）

间脑：丘脑和下丘脑

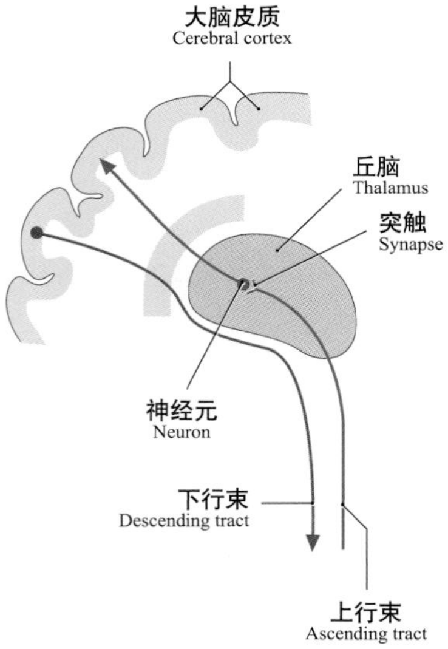

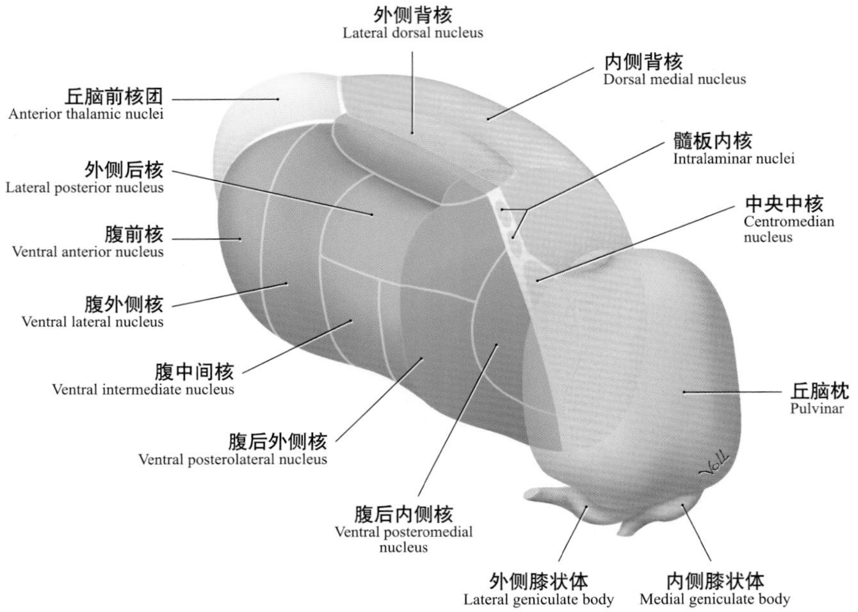

图 4–28 丘脑的功能组成
几乎所有的感觉传导通路都在丘脑换元并投射至大脑皮质。因此，由于卒中或其他疾病引起的丘脑或皮质投射纤维病变会导致感觉失调。尽管一部分感官知觉发生在丘脑水平（特别是痛觉），但将无意识知觉转化为有意识知觉的过程仍然需要大脑皮质的参与（由端脑进行）。虽然嗅球由端脑延伸而形成，但嗅觉系统却不符合上述规则。注：主要的由大脑皮质发出的大部分下行运动神经通路通常绕过丘脑。

图 4–29 丘脑核团的空间排列
左侧丘脑外侧及后面观。丘脑由近 120 个含有感觉信息的核团组成，大致分为特异性核团和非特异性核团：

- 丘脑发出的特异性核团和纤维与大脑皮质的特定区域直接相连。特异性丘脑核团又分为 4 种类型：前核团（黄色）、中核团（红色）、腹外侧核团（绿色）和背侧核团（蓝色）。背侧核团与内、外侧膝状体相联系。位于丘脑枕下方的 2 个核体包括内、外侧膝状体，统称为后丘脑，它与丘脑枕一样，都属于特异性丘脑核团。
- 非特异性丘脑核团与大脑皮质无直接联系。作为一般觉醒系统的一部分，非特异性丘脑核团与脑干直接相连。图中所展示的非特异性丘脑核团有中央中核和髓板内核（橘黄色）。

表 4–5 临床上重要的丘脑核团连接

传入丘脑	丘脑核团	传出丘脑
乳头体（乳头体丘脑束）	丘脑前核	扣带回（边缘系统）
小脑，红核	腹外侧核	运动前区皮质
脊髓后索，脊髓侧索（传导四肢及躯干的躯体感觉）	腹后外侧核	中央后回（感觉皮质）
三叉丘脑束（传导头部的躯体感觉）	腹后内侧核	中央后回（感觉皮质）
下丘臂（听觉传导的一部分）	内侧膝状体	颞横回（听皮质）
视束	外侧膝状体	纹状区（视皮质）

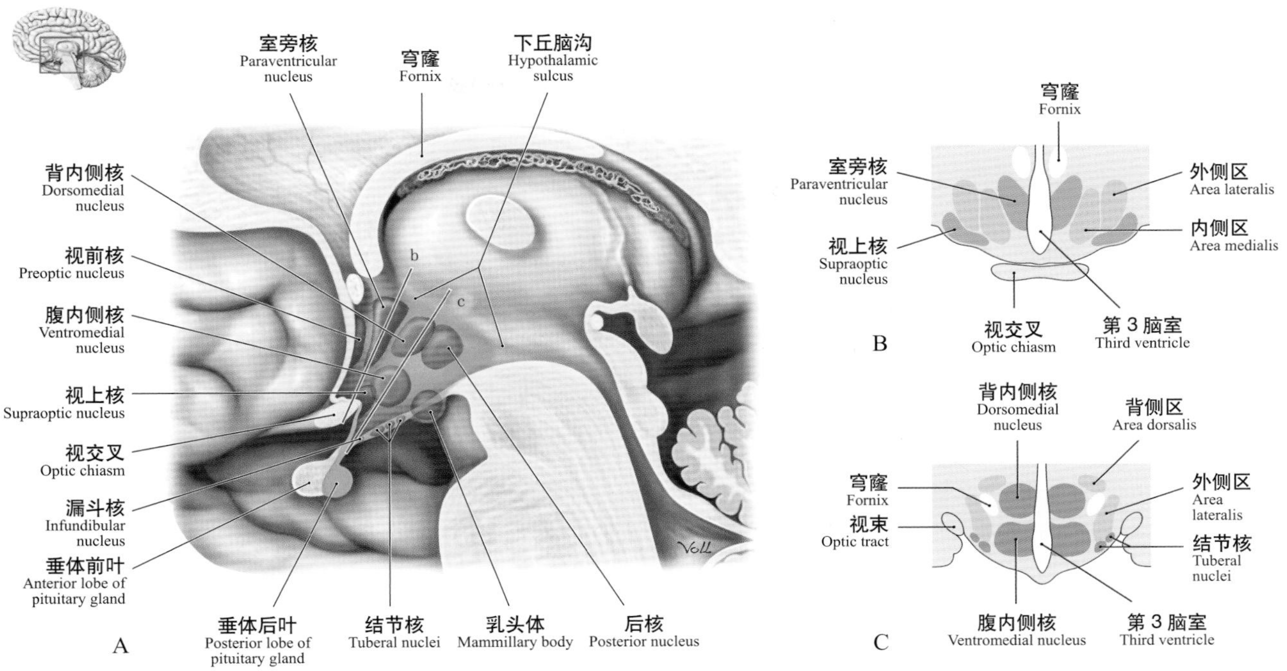

图 4–30　右侧下丘脑核团

A. 右侧大脑半球正中矢状面（内侧面观）。**B**、**C.** 冠状面。下丘脑是一个小型核团的集合体，位于丘脑的腹侧，以下丘脑沟与丘脑相隔。尽管体积甚小，下丘脑却是所有机体自主功能的控制中心。在这个单元中，我们只提及了少数几个大的或者具有重要临床意义的下丘脑核团。以下按照头侧 - 尾侧的顺序列出 3 组核团，并对其功能进行简要介绍。

- 前部（喙部）核团（绿色）合成激素，并由垂体后叶释放，包括：
  - 视前核
  - 室旁核
  - 视上核
- 中部（结节）核团（蓝色）控制垂体前叶的激素释放，包括：
  - 背内侧核
  - 腹内侧核
  - 结节核
- 后部（乳头体）核团（红色）受到刺激时激活交感神经系统，包括：
  - 后侧核
  - 乳头体中的乳头体核团

冠状面（**C**）显示下丘脑由穹窿至内、外侧区域的进一步分区。上述 3 类核团是内侧区域的一部分，而外侧区域的核团并未被进一步划分为特定的核团，例如下丘脑外侧区占据了一个核团的位置。双侧乳头体及其核团的病变将表现为 Korsakoff 综合征，常常与酗酒相联系，其病因是维生素 B_1（硫胺素）缺乏。这种疾病所引起的记忆损伤主要影响短期记忆，患者常常通过编造信息来填补疾病所造成的记忆空白。乳头体出血是该综合征在神经病理学上的一个重要表现，通过尸检可明确诊断。

表 4–6　下丘脑的功能

区域核团	功能	相关疾病
视前区前部	维持体温	中枢性低体温症
后区	对温度变化做出反应，如出汗	低体温症
中前区和后区	激活交感神经系统	自主神经功能障碍
室旁区和前区	激活副交感神经系统	自主神经功能障碍
视上及室旁核团	调节水平衡	糖尿病尿崩症 低钠血症
前部核团	控制食欲和进食	内侧损伤导致肥胖 外侧损伤导致厌食症和消瘦

脑干：组成与外部结构

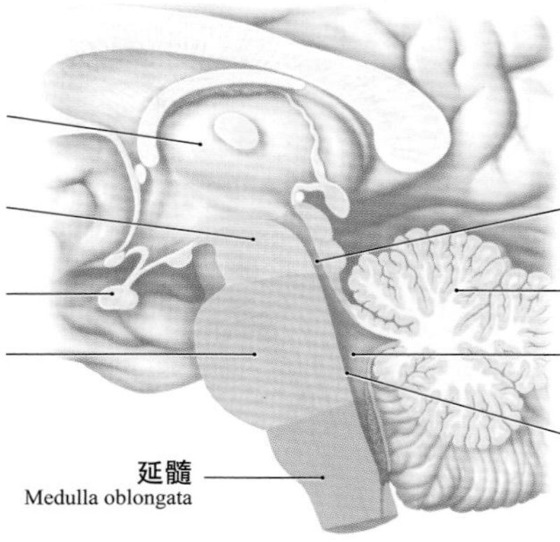
间脑
Diencephalon
中脑
Mesencephalon
垂体
Pituitary gland
脑桥
Pons
延髓
Medulla oblongata
中脑水管
Cerebral aqueduct
小脑
Cerebellum
第 4 脑室
Fourth ventricle
菱形窝
Rhomboid fossa

图 4-31 脑干的分部

正中矢状面。脑干大体上被分为 3 个部分，其间以凸起的脑桥为界：

- 中脑
- 脑桥
- 延髓

这 3 个部分尽管从功能意义上来讲很难区分开来，但是从肉眼上看却很容易分辨。脑干的功能组成主要由脑神经核的分布决定（见第 122、123 页）。由于此区域内神经核团和大的神经纤维在距离上比较接近，所以即使是一个微小的脑干损伤（如出血、肿瘤），也可能引起感觉运动功能广泛而复杂的改变。

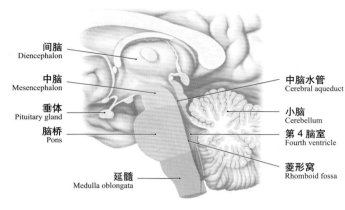

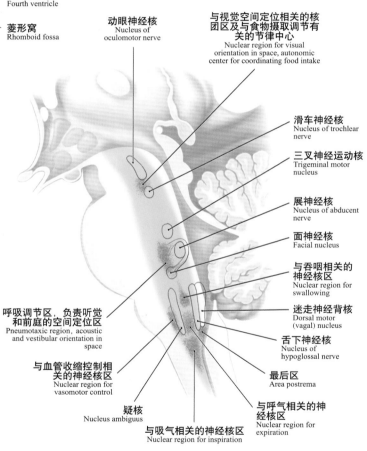

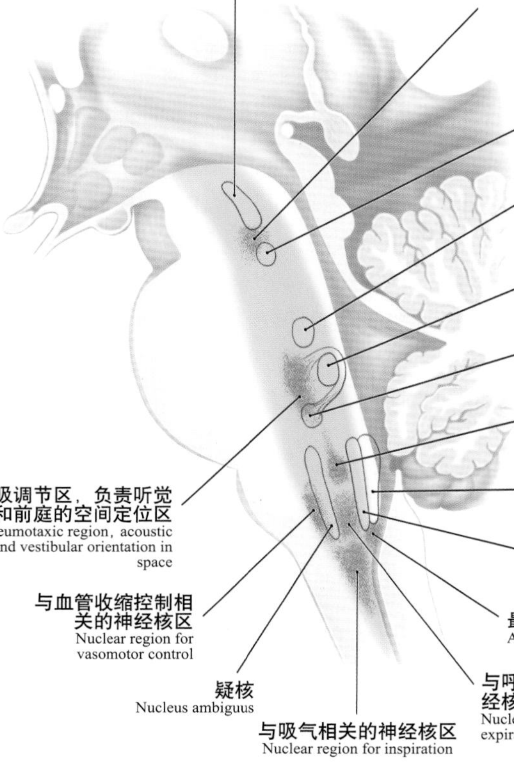
动眼神经核
Nucleus of oculomotor nerve
与视觉空间定位相关的核团区及与食物摄取调节有关的节律中心
Nuclear region for visual orientation in space, autonomic center for coordinating food intake
滑车神经核
Nucleus of trochlear nerve
三叉神经运动核
Trigeminal motor nucleus
展神经核
Nucleus of abducent nerve
面神经核
Facial nucleus
与吞咽相关的神经核区
Nuclear region for swallowing
迷走神经背核
Dorsal motor (vagal) nucleus
舌下神经核
Nucleus of hypoglossal nerve
最后区
Area postrema
与呼气相关的神经核区
Nuclear region for expiration
与吸气相关的神经核区
Nuclear region for inspiration
疑核
Nucleus ambiguus
与血管收缩控制相关的神经核区
Nuclear region for vasomotor control
呼吸调节区，负责听觉和前庭的空间定位区
Pneumotaxic region, acoustic and vestibular orientation in space

图 4-32 网状结构的结构与功能的关系

脑干的正中矢状面（左侧面观）。正如我们所见，脑神经核、黑质和红核的边界都很分明，但网状结构（浅绿色）则是脑干中一个由神经细胞和纤维构成的相对松散的网络，占据了脑神经核之间的区域。网状结构可以被大致分为 2 组主要的核团：

- **内侧组**（图中被标记的特异性核团）：核团中含有较大的神经元，其轴突形成长的上行束或下行束。
- **外侧组**（图中未被单独标记）：核团中含有较小的神经元，其轴突通常局限在脑干内，因此这类核团也被称为“联络区”。

除调节呼吸和循环系统外，网状结构的弥散神经元网络也行使着机体其他重要的自律性功能。

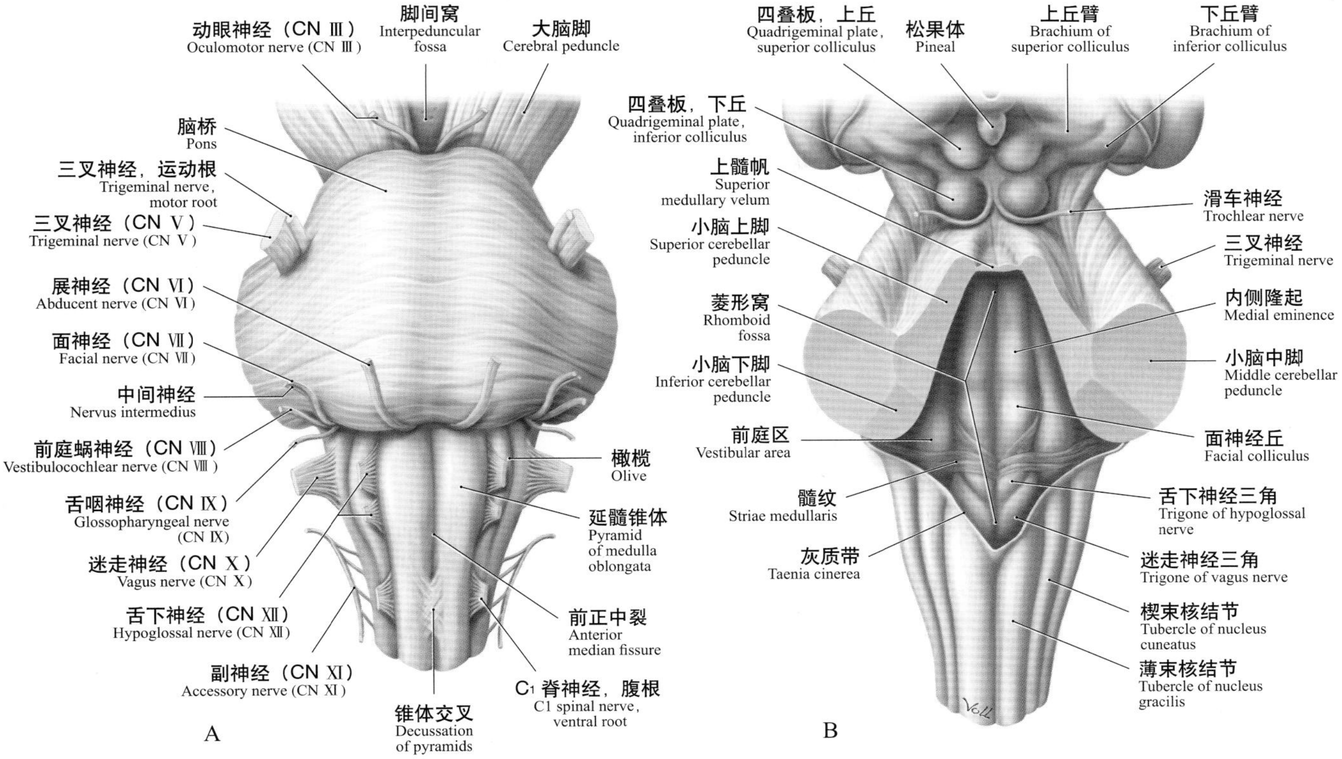

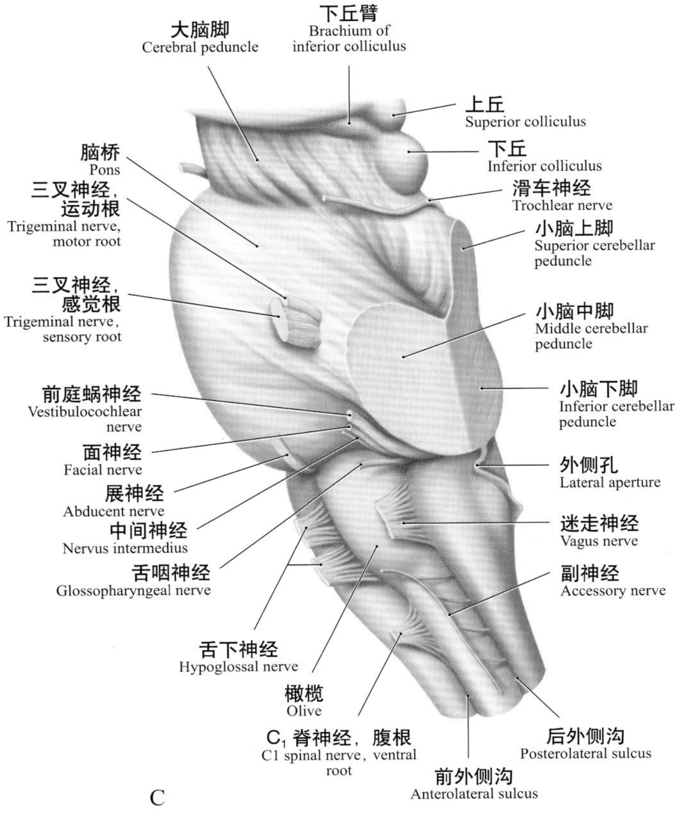

图 4–33　脑干

A. 前面观。此图着重显示 10 对脑神经（Ⅲ～Ⅻ）附着于脑干的位置。注：嗅神经（CN Ⅰ）衍生自端脑，视神经（CN Ⅱ）衍生自间脑。同时注意锥体深面有锥体纤维越过中线至对侧（锥体交叉）。大多数较大的躯体和四肢运动神经传导通路的轴突在此水平交叉至对侧。有关脑神经的部分详见第 124 ～ 151 页。

B. 后面观。由于已经移除了小脑，我们可以观察到菱形窝，正是它组成了第 4 脑室的底。菱形窝的表面略高起，此处有一些脑神经核团，它们向第 4 脑室内凸起。每侧小脑通过 3 只小脑脚与脑干相连：

- 小脑上脚
- 小脑中脚
- 小脑下脚

小脑上脚和小脑下脚扩大了菱形窝的范围，因而使得第 4 脑室的边界得以延伸。

C. 左侧面观。除小脑脚外，本图显示上丘和下丘，其与对侧的上、下丘一起构成四叠板（**B**），是中脑的重要结构之一。2 个上丘是视觉传导通路的一部分，2 个下丘则是听觉传导通路的一部分。滑车神经（CN Ⅳ）从下丘下方向前走行，是唯一 1 条出现在脑干后面的脑神经。橄榄是延髓侧面的 1 个凸起，其内部的神经核团是运动神经传导系统的中继站。

中脑和脑桥：横断面

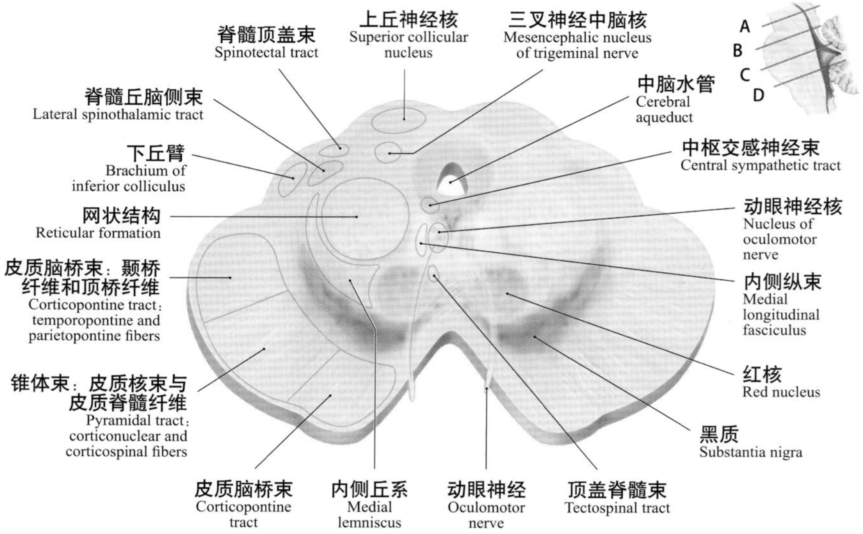

图 4–34 中脑横断面

上面观。

核团：最靠近喙侧的脑神经核团是较小的动眼神经核，在与其相同的横断面上有三叉神经中脑核，其他三叉神经核团可以在较低的平面中观察到（图 4–36）。独特的是，在中枢神经系统中，三叉神经中脑核内含有异位的假单极感觉神经元，其与周围神经系统中三叉神经节中的神经元关系密切（它们都由胚胎时期的神经嵴发育而来），这些中脑核神经元的周围突是咀嚼肌的本体感受器。上丘神经核是视觉传导系统的一部分。红核与黑质参与运动调节。红核以及所有的脑神经核位于中脑的被盖处，上丘位于中脑顶盖，黑质位于大脑脚。图中所示的横断面及其下方的断面中，我们可以看到各个核团（见第 94 页，图 4–32）彼此聚集，呈弥散性分布，构成了网状结构的不同部分。

神经纤维束：在这一水平内的神经纤维束向前走行至神经核区域。该水平面内主要的下行神经纤维束包括锥体束和从中发出的皮质核束纤维。在该水平面内可见的上行神经束包括脊髓丘脑侧束和内侧丘系，两者均止于丘脑。

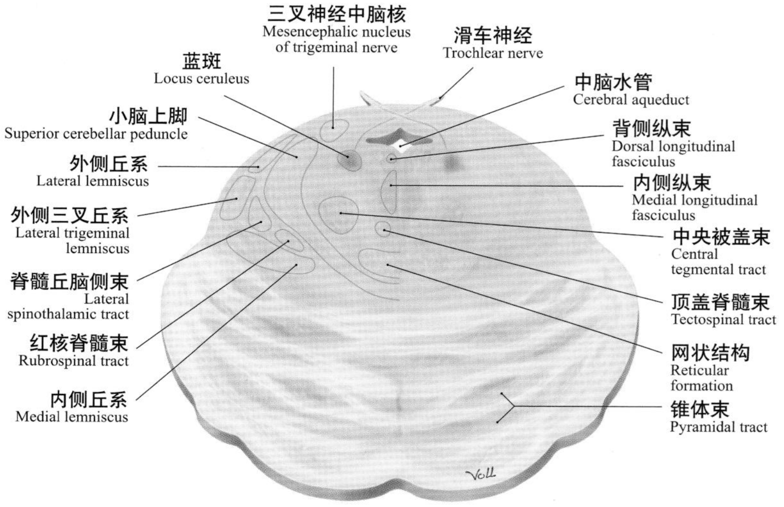

图 4–35 脑桥上部横断面

上面观。

核团：图中截面水平中唯一的脑神经核团是三叉神经中脑核。从图中可以看到，滑车神经核发出的神经纤维在脑干内跨过中线，交叉至对侧。

神经纤维束：上行及下行的神经纤维束与图 4–34 和图 4–36 相同。由于混合脑桥核的出现，使得锥体束在这一层面看起来不像之前几个断面中那样紧凑。此断面切断了经小脑上脚出小脑的神经束（大多数是传出神经）。其后表面有外侧丘系经过，它是听觉传导通路的一部分。相对粗的内侧纵束从中脑发出（图 4–34）进入脊髓，将脑干中不同的神经核团连接起来。其含有多种神经纤维，这些神经纤维出现在不同的水平面上（因此，内侧纵束也被称为“脑干神经核团的高速公路”）。较细的背侧纵束连接了下丘脑神经核与副交感神经核。网状结构的核团在图中显示为一块较为局限的区域，由于断面层次不同，其大小与位置也会发生相应的变化。该图仅反映了网状结构的大体位置，该区域中也包含其他较小的核团和神经纤维。

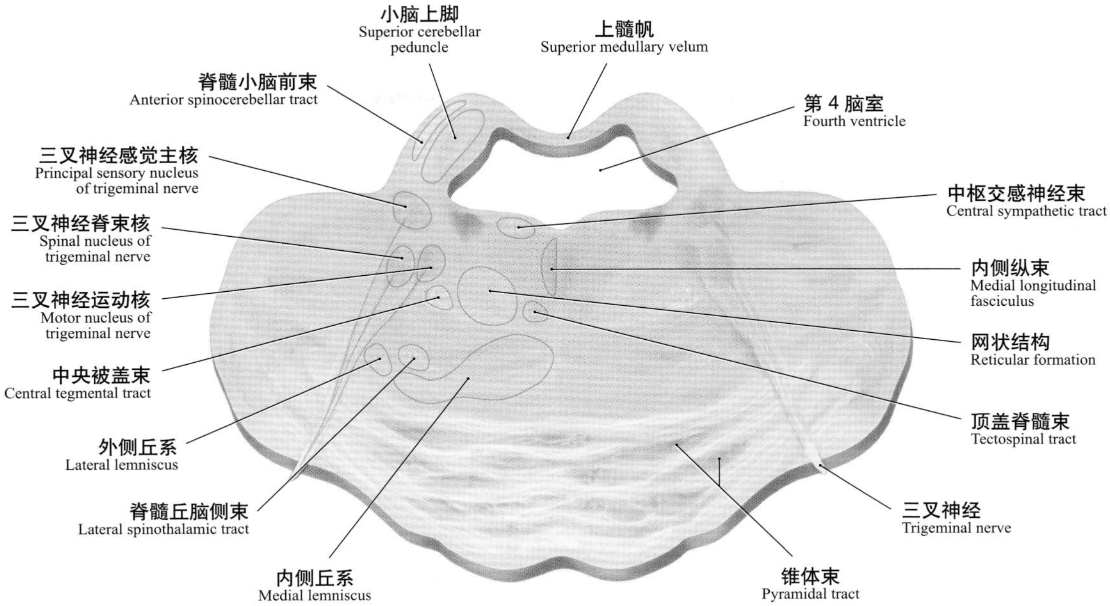

图 4–36　脑桥中部横断面

核团：三叉神经从脑桥中部水平切开脑干，多个三叉神经核支配脑桥被盖。触觉及辨别功能的传入神经纤维在三叉神经感觉主核处换元，而痛觉和温度觉的传入纤维则在三叉神经脊束核处换元。三叉神经运动核内含有支配咀嚼肌运动的神经元。

神经纤维束：此断面切断了传向紧邻脑桥背侧的小脑的脊髓小脑前束。

脑脊液腔：在此断面水平，中脑水管背侧由髓帆所覆盖，与第 4 脑室相通。

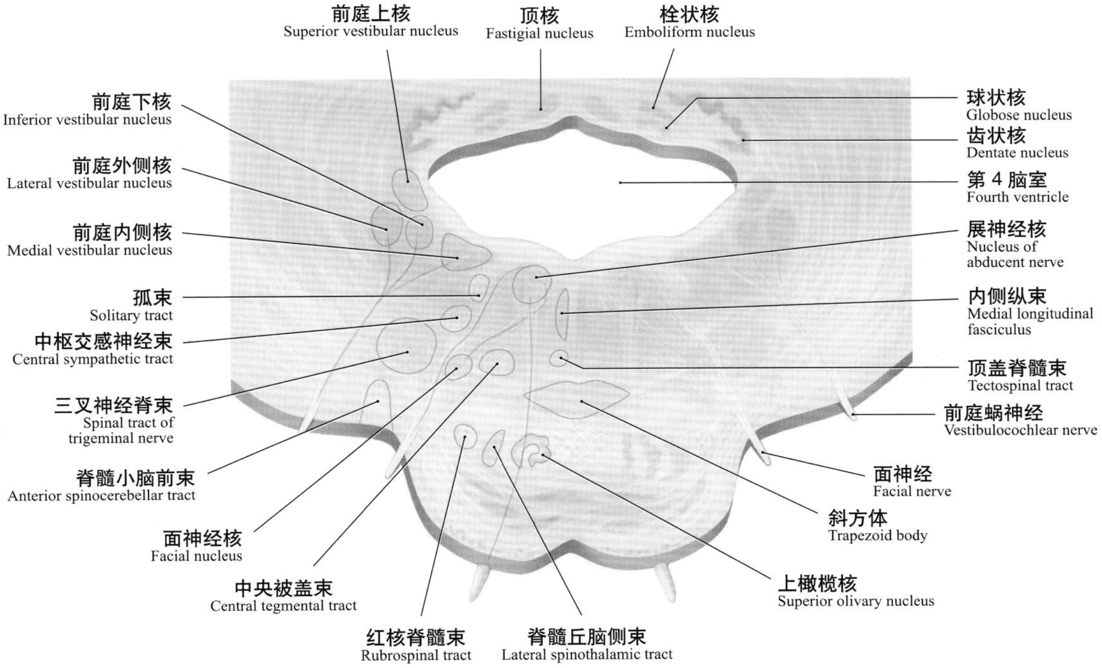

图 4–37　脑桥下部横断面（D）

核团：下部脑桥含有一些脑神经核，包括前庭蜗神经核、展神经核和面（运动）神经核。菱形窝背侧由小脑覆盖，其核团也出现在该区域，包括顶核、栓状核、球状核及齿状核。

神经纤维束：斜方体及其亚核是听觉传导通路中重要的中继站和交叉点，中央被盖束是运动传导系统中一条重要的通路。

延髓：横断面

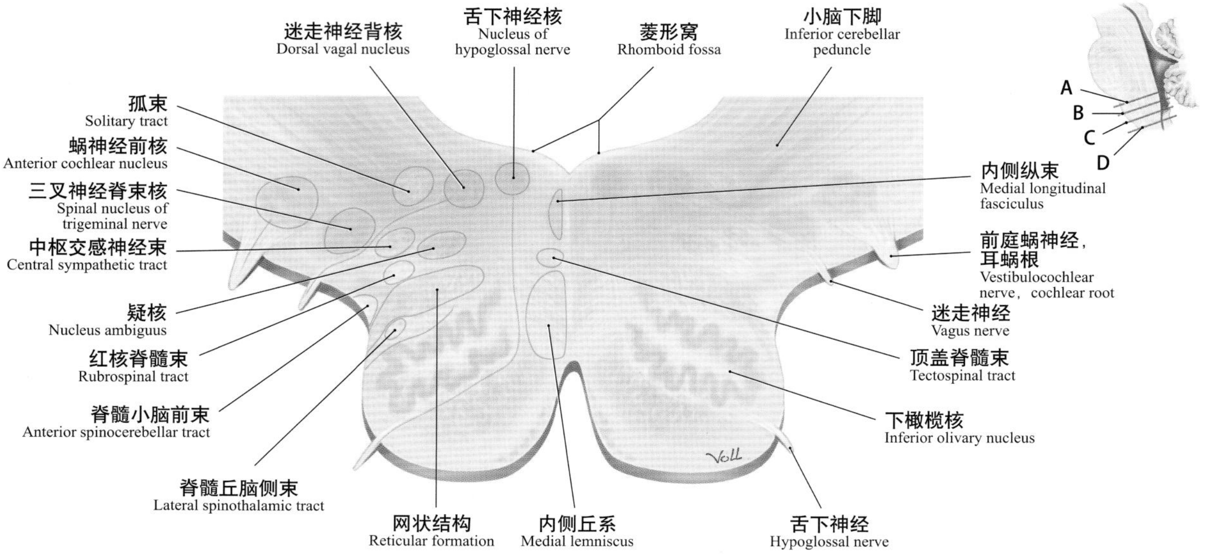

图 4–38　延髓上部横断面（A）

核团：延髓的后部有舌下神经核、迷走神经核、前庭蜗神经核以及三叉神经脊束核。延髓的前部有下橄榄核，它是运动系统的一部分。网状结构位于脑神经核与下橄榄核之间，出现在此区域的所有横断面上。

神经纤维束：大部分上行和下行神经纤维束与图 4–37 一致。此水平新出现的结构是小脑下脚，通过传入束通向小脑。

脑脊液腔：菱形窝是第 4 脑室的底，是此断面的背侧边界。

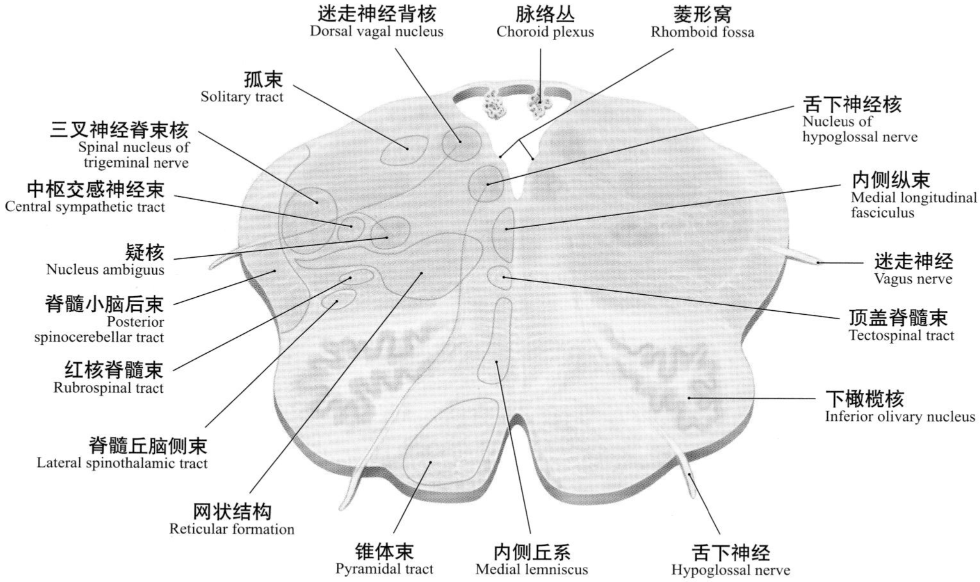

图 4–39　略偏延髓中部上方的横断面（B）

核团：此断面能看到的脑神经核有舌下神经核、迷走神经核和三叉神经核，它们位于延髓的后部。而下橄榄核的下部位于延髓前部。

神经纤维束：上行和下行神经纤维束与图 4–37 一致。上行感觉神经束（来自薄束核和楔束核）在内侧丘系交叉至对侧。孤束内含有来自 CN Ⅴ、CN Ⅶ、CN Ⅹ的味觉神经纤维，其后外侧是孤束核（图中未显示）。锥体束同样出现在此平面。由于缺少弥散分布的核团和交叉的神经纤维，锥体束显示为一个致密的结构。

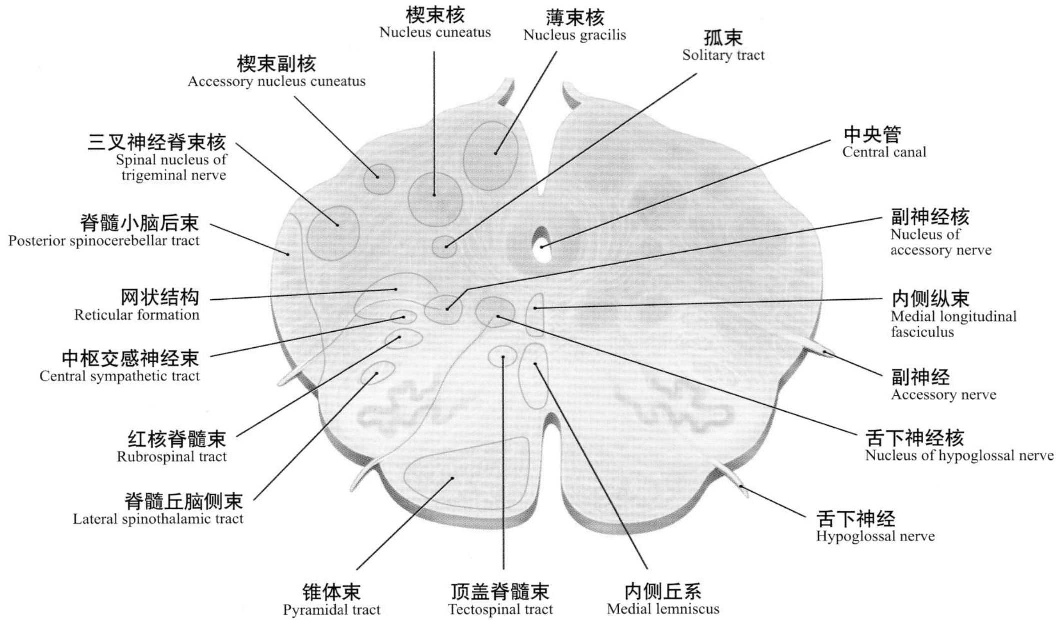

图 4–40　略偏延髓中部下方的横断面（C）

核团：此水平面内有舌下神经核、迷走神经核和三叉神经核。延髓前部仍可看到下橄榄核不规则的轮廓。楔束核与薄束核主要位于该断面的后部，传导来自后索的神经冲动。这些神经核发出的神经纤维束在内侧丘系处交叉至对侧（见上图）。

神经纤维束：在此平面，上行和下行神经纤维束与之前图片中显示的相一致。在此平面内，第 4 脑室的底（菱形窝）显著缩小，成为中央管。

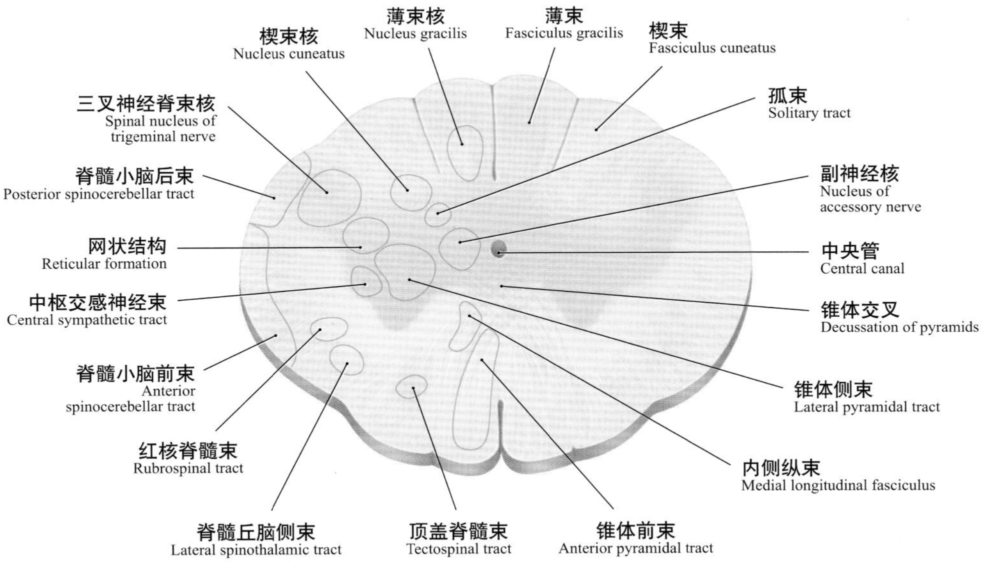

图 4–41　延髓下部横断面（D）

在此平面内，延髓与脊髓相延续，没有明显的界线。

核团：此平面内的脑神经核团有三叉神经脊束核与副神经核。此断面穿过薄束核与楔束核，它们位于后索内神经中继核团的尾侧末端。

神经纤维束：在此平面，上行和下行神经纤维束与之前图片中显示的一致。此断面穿过锥体交叉，因而可将锥体前束（未交叉）和锥体侧束（已交叉）区分开来。

脑脊液腔：此断面穿过中央管的一部分，与图 4–40 对比可以发现，其体积已经明显缩小。在某些部位，中央管已经消失，但并没有重要的临床意义。

脑脊液腔和脑室

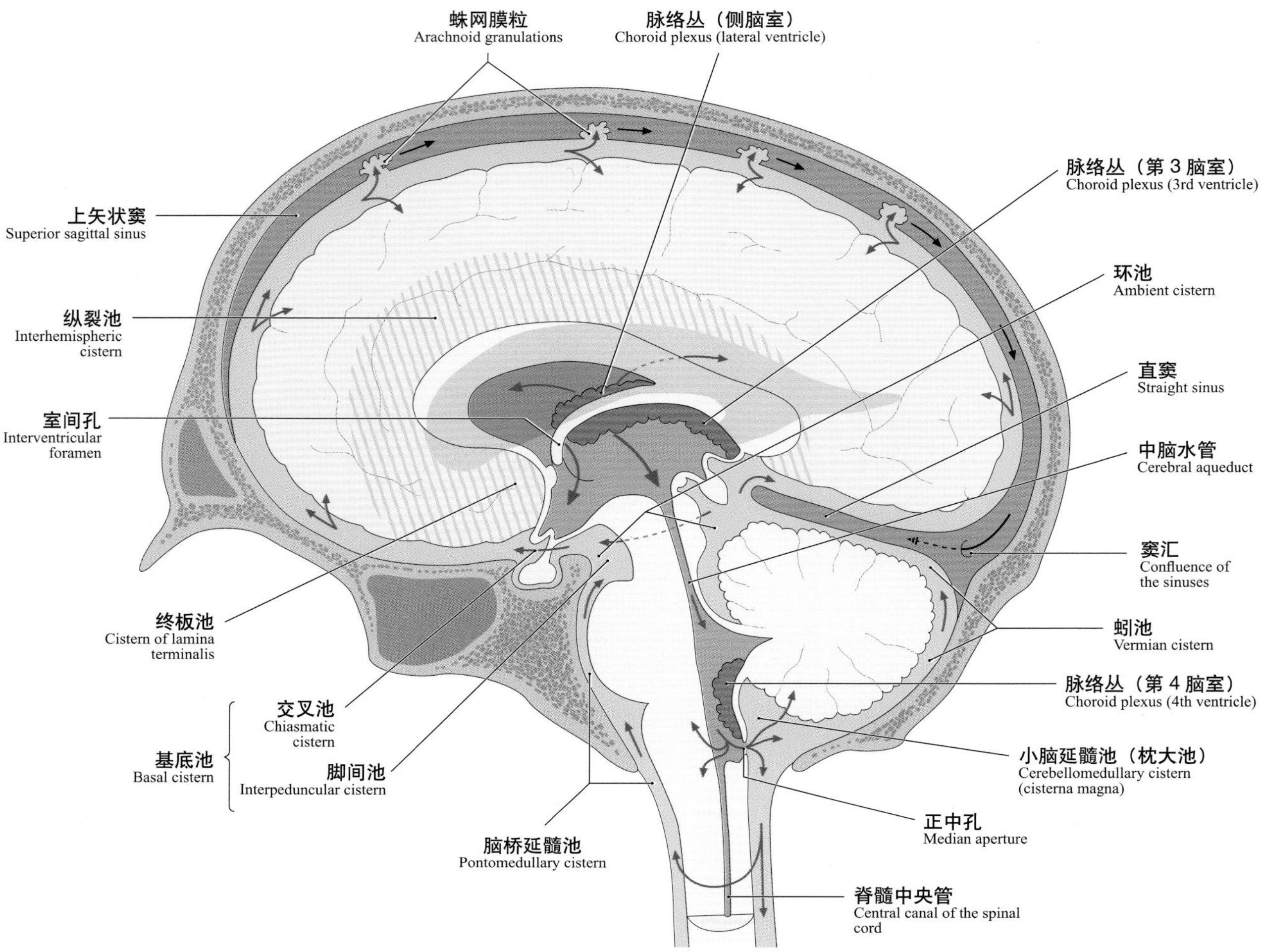
蛛网膜粒
Arachnoid granulations
脉络丛（侧脑室）
Choroid plexus (lateral ventricle)
脉络丛（第 3 脑室）
Choroid plexus (3rd ventricle)
上矢状窦
Superior sagittal sinus
环池
Ambient cistern
纵裂池
Interhemispheric cistern
直窦
Straight sinus
室间孔
Interventricular foramen
中脑水管
Cerebral aqueduct
窦汇
Confluence of the sinuses
终板池
Cistern of lamina terminalis
蚓池
Vermian cistern
脉络丛（第 4 脑室）
Choroid plexus (4th ventricle)
交叉池
Chiasmatic cistern
基底池
Basal cistern
脚间池
Interpeduncular cistern
小脑延髓池（枕大池）
Cerebellomedullary cistern (cisterna magna)
正中孔
Median aperture
脑桥延髓池
Pontomedullary cistern
脊髓中央管
Central canal of the spinal cord

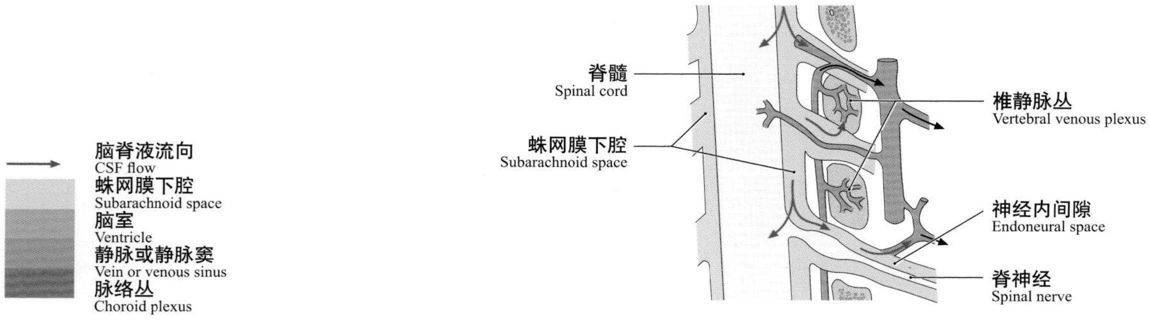
脊髓
Spinal cord
椎静脉丛
Vertebral venous plexus
蛛网膜下腔
Subarachnoid space
脑脊液流向
CSF flow
蛛网膜下腔
Subarachnoid space
脑室
Ventricle
神经内间隙
Endoneural space
静脉或静脉窦
Vein or venous sinus
脊神经
Spinal nerve
脉络丛
Choroid plexus

图 4–42 脑脊液腔

正中矢状面模式图。右侧半球内侧面观。脑和脊髓悬浮在脑脊液中。包绕脑和脊髓的脑膜层围绕形成蛛网膜下腔，内含脑脊液。脑室和蛛网膜下腔内共含约 150 ml 脑脊液（其中 80% 在蛛网膜下腔，20% 在脑室）。这些脑脊液每天更新 2 ～ 4 次，它们由脉络丛（红色）产生，在 4 个脑室中均有。脑脊液通过中央孔和侧孔（图中未显示）从脑室流向蛛网膜下腔。大部分脑脊液在蛛网膜下腔中通过蛛网膜粒被吸收进入静脉窦，小部分通过脊神经的近端部分渗入静脉丛或淋巴循环。脑脊液如果生成速率过快，会导致脑脊液吸收障碍，从而造成急性颅内压升高。

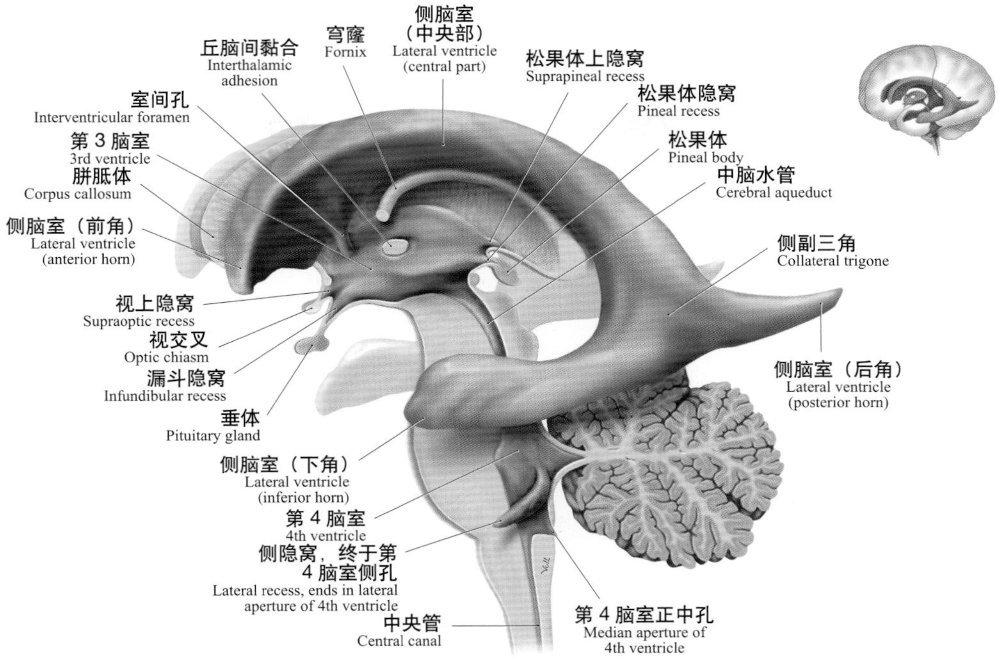

图 4–43　脑室系统及其相邻的结构

左侧面观。脑室系统是一个深度扩张卷曲的管道，是脊髓中央管在脑内的延续。脑室共有 4 个腔，其内充满脑脊液，并且被特化的上皮——室管膜所覆盖。4 个脑室分别是：

- 2 个侧脑室，通过室间孔与第 3 脑室相交通。
- 第 3 脑室，通过中脑水管与第 4 脑室相交通。
- 第 4 脑室，与蛛网膜下腔相交通（图 4–42）。

最大的脑室是侧脑室，每一侧脑室由前角、下角、后角和中央部构成。脑室系统的不同部分承担着不同的功能：前（额）角通向额叶，下（颞）角通向颞叶，后（枕）角通向枕叶，第 3 脑室通向间脑，导水管通向中脑，第 4 脑室通蛛网膜下腔。

某些疾病（例如阿尔茨海默病造成的脑组织萎缩和脑内积水），特征性表现为脑室系统异常扩大，在脑断面影像中测定脑室大小可以做出诊断。

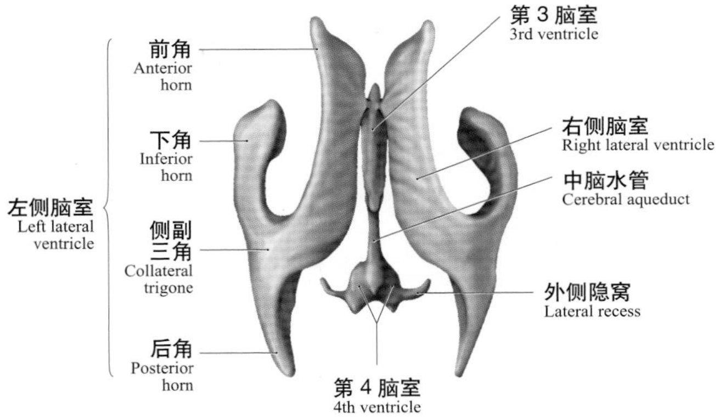

A

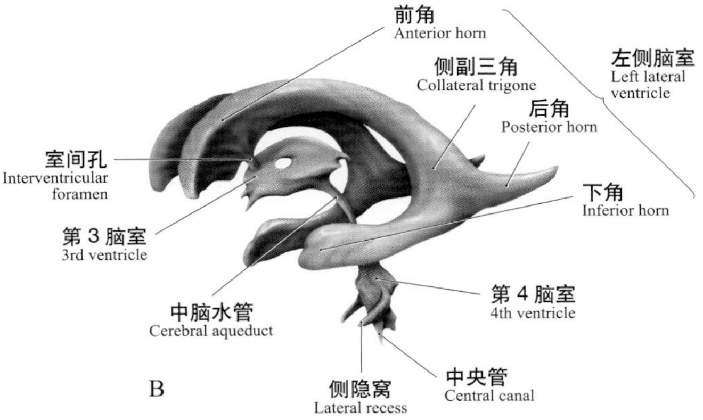

B

图 4–44　脑室系统的投影

A. 上面观。**B.** 左侧面观。

这些标本的投影显示了脑室及其之间的连通。

脑积水是脑室中脑脊液增多的现象，它通常是由于脑脊液在局部脑室之间或脑室与大脑其他部分之间回流受阻所致。脑室中过多的脑脊液会使脑室扩张，进而挤压周围的大脑皮质。对于婴儿，因其颅骨彼此之间有缝隙，头部出现特征性扩大。

脑动脉

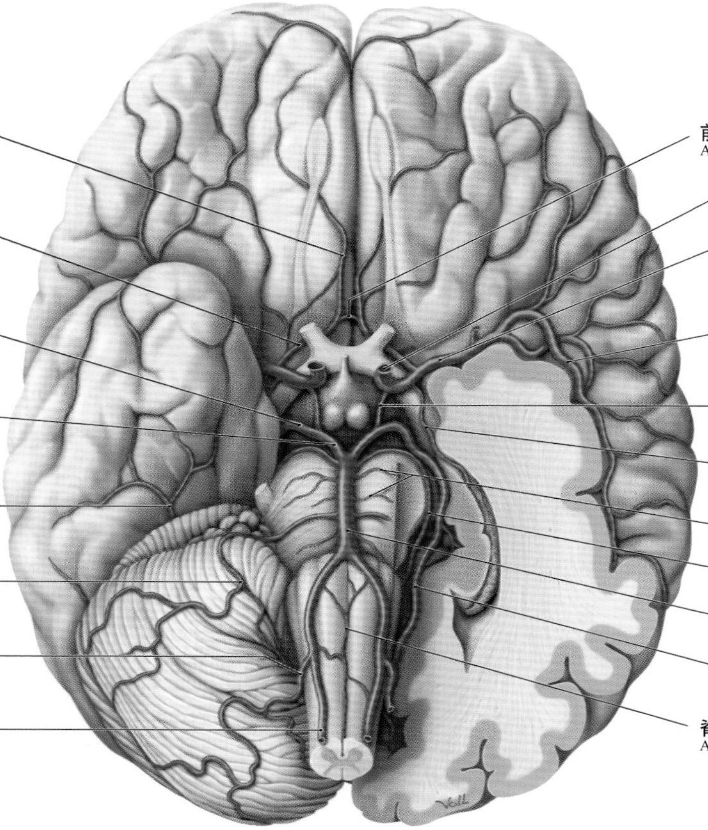
大脑前动脉，交通后部分
Anterior cerebral artery, postcommunicating part
大脑前动脉，交通前部分
Anterior cerebral artery, precommunicating part
大脑后动脉，交通后部分
Posterior cerebral artery, postcommunicating part
大脑后动脉，交通前部分
Posterior cerebral artery, precommunicating part
枕外侧动脉
Lateral occipital artery
小脑下前动脉
Anterior inferior cerebellar artery
小脑下后动脉
Posterior inferior cerebellar artery
椎动脉
Vertebral artery
前交通动脉
Anterior communicating artery
颈内动脉
Internal carotid artery
大脑中动脉，蝶部
Middle cerebral artery, sphenoidal part
大脑中动脉，岛部
Middle cerebral artery, insular part
后交通动脉
Posterior communicating artery
脉络丛前动脉
Anterior choroidal artery
脑桥动脉
Pontine arteries
小脑上动脉
Superior cerebellar artery
基底动脉
Basilar artery
枕内侧动脉
Medial occipital artery
脊髓前动脉
Anterior spinal artery

图 4–45 大脑基底部的动脉

为了展示大脑后动脉的走行，左侧的小脑及颞叶已被切除。选择底面观的原因是大部分供应大脑的动脉都从底部进入大脑（参见图 3–17 的 Willis 动脉环）。

注：3 条供应大脑的主要动脉——大脑前动脉、大脑中动脉、大脑后动脉各来源不同。大脑前动脉和大脑中动脉是颈内动脉的分支，大脑后动脉则是基底动脉的终末支。两侧椎动脉合并形成基底动脉。椎动脉发出分支（脊髓前动脉、脊髓后动脉、小脑上动脉、小脑下前动脉和小脑下后动脉）供应脊髓、脑干和小脑。

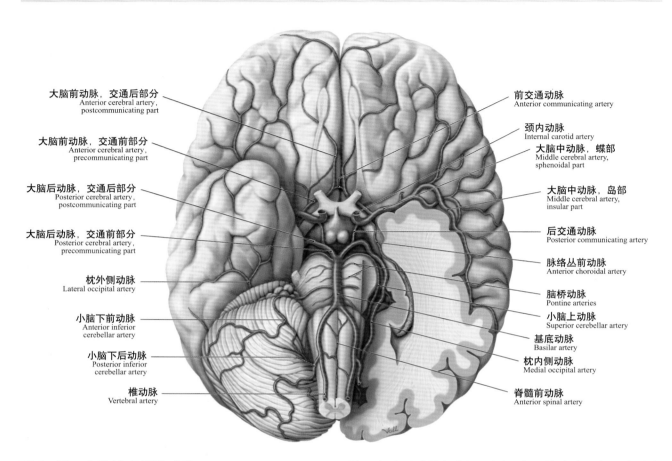

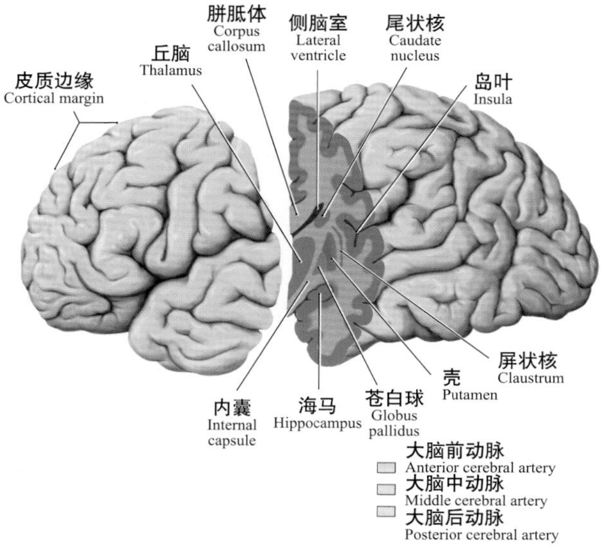
胼胝体
Corpus callosum
侧脑室
Lateral ventricle
尾状核
Caudate nucleus
丘脑
Thalamus
皮质边缘
Cortical margin
岛叶
Insula
屏状核
Claustrum
壳
Putamen
苍白球
Globus pallidus
海马
Hippocampus
内囊
Internal capsule
大脑前动脉
Anterior cerebral artery
大脑中动脉
Middle cerebral artery
大脑后动脉
Posterior cerebral artery

图 4–46 大脑动脉的供应区域

左侧半球侧面观。中央灰质和白质为混合血供（黄色），除图中所示血管外，还由脉络膜前动脉供血。

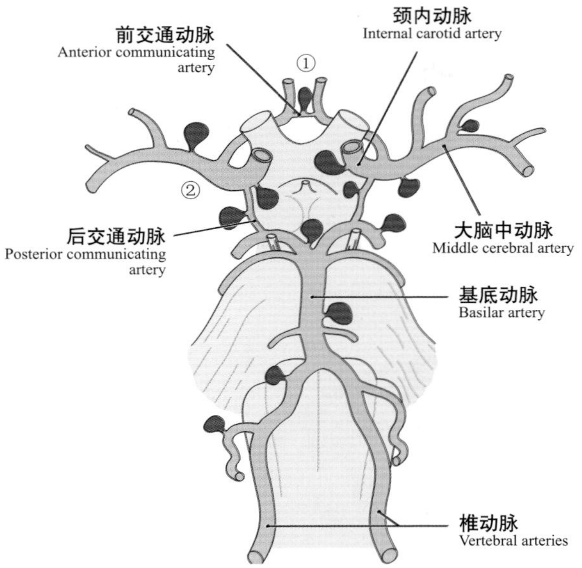
前交通动脉
Anterior communicating artery
颈内动脉
Internal carotid artery
①
②
后交通动脉
Posterior communicating artery
大脑中动脉
Middle cerebral artery
基底动脉
Basilar artery
椎动脉
Vertebral arteries

图 4–47　大脑基底部小动脉瘤的好发部位（改自 Bähr 和 Frotscher）

大脑基底部先天性或获得性动脉瘤破裂是蛛网膜下腔出血最常见的原因，占卒中发生原因的近 5%。这些动脉瘤是 Willis 动脉环中异常的囊状扩张，常见于动脉环的分支处。一旦这些薄壁动脉瘤发生破裂，动脉血将进入蛛网膜下腔。最常发生破裂的位置是在大脑前动脉和前交通动脉的连接处①；其次是发生在后交通动脉从颈内动脉分支处②。

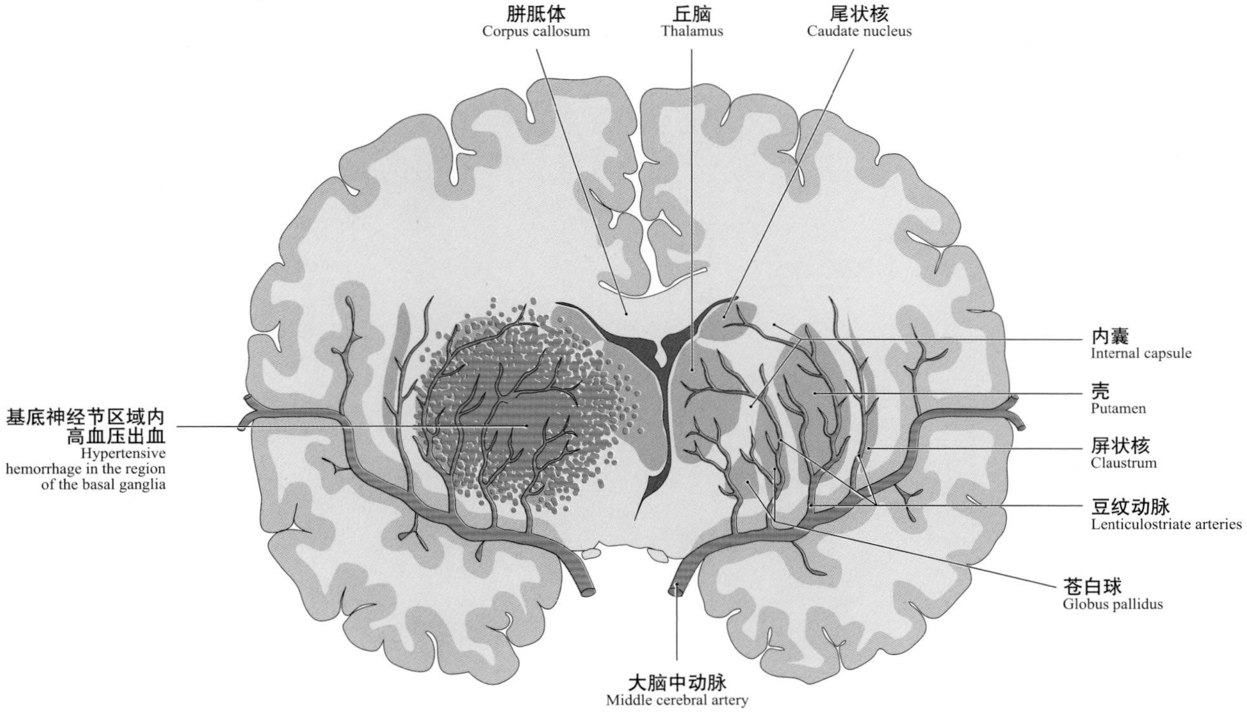
胼胝体
Corpus callosum
丘脑
Thalamus
尾状核
Caudate nucleus
内囊
Internal capsule
壳
Putamen
屏状核
Claustrum
豆纹动脉
Lenticulostriate arteries
苍白球
Globus pallidus
基底神经节区域内高血压出血
Hypertensive hemorrhage in the region of the basal ganglia
大脑中动脉
Middle cerebral artery

图 4–48　大脑内出血

经丘脑的冠状面。与之前介绍的脑外出血不同，当血液从受损的血管中流出直接进入脑实质时，便会引起脑内出血。区分脑内和脑外出血在临床工作中具有重要意义，因为脑外出血可以通过手术止血，而脑内出血则不能。脑内出血（出血性卒中）最常见的原因是高血压。由于大脑软组织的顺应性较大，因而脑内可以形成较大的血肿。大脑中动脉的特殊分支（即图中的豆纹动脉）是脑内出血最常见的出血来源，因而也被称为“卒中动脉”。脑内出血可引起内囊区脑梗死（脑组织坏死），其后果之一便是破坏穿经内囊的锥体束。病损锥体束功能的丧失表现为病损对侧肢体瘫痪（锥体束在病损水平以下交叉至对侧）。脑内出血并非都是大出血，3 条主要的脑血管都可能发生少量出血，并表现出一些典型的临床症状（图 4–55）。

大脑的静脉：浅静脉和深静脉

由于大脑的静脉并非与动脉伴行，因而动脉供血区域与静脉回流区域之间存在着显著差异。所有的大脑动脉均从大脑基底部进入大脑，但整个大脑的表面均存在静脉引流，这其中既包括从基底部引流，也包括从大脑内部经两组静脉引流：大脑浅静脉及大脑深静脉。浅静脉引流来自大脑皮质（经皮质静脉）和白质（经髓质静脉）的静脉血进入静脉窦；深静脉引流来自白质深部、基底神经节、胼胝体以及间脑的静脉血进入大脑大静脉，进而汇入直窦。2 个静脉引流区域（经浅静脉及深静脉引流）之间通过无数大脑间吻合相交通（图 4–52）。

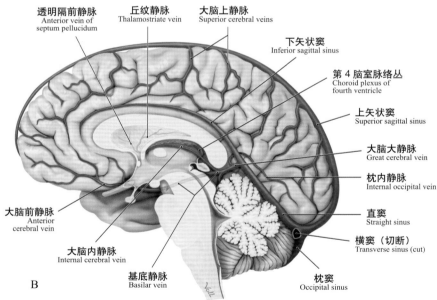

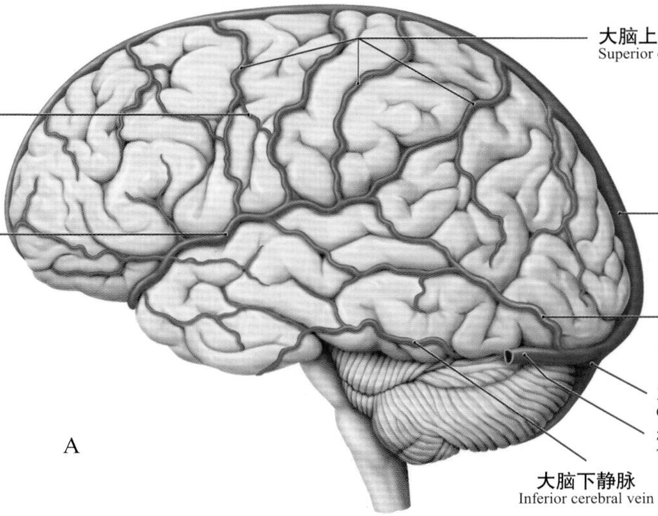

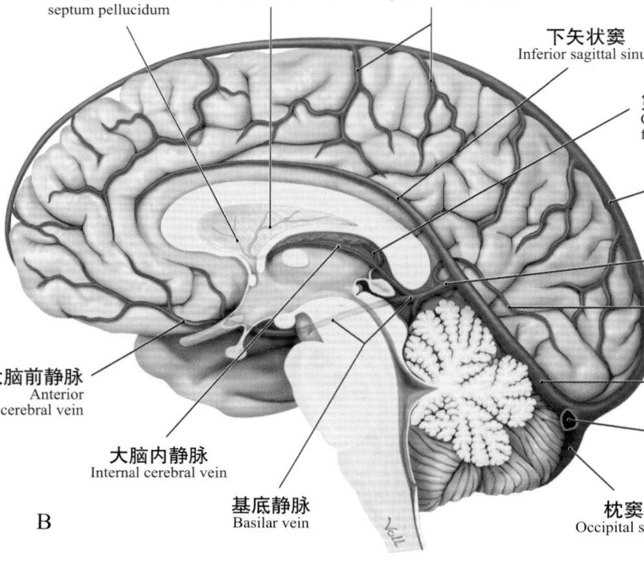

图 4–49 大脑表面的静脉（大脑浅静脉）

A. 左侧面观。**B.** 内侧面观。

A、B. 大脑浅静脉引流较短的皮质静脉和较长的髓质静脉中的血液（图 4–52）进入静脉窦。其走行极为多变，且蛛网膜下腔内的静脉不沿着大脑沟回或动脉走行。因此，此处只标注了最重要的血管的名称。在进入海绵窦前，静脉离开蛛网膜下腔并发出较短的硬脑膜下的分支，走行于硬脑膜与蛛网膜之间，这些短的硬脑膜下静脉段被称为桥静脉。桥静脉在受到头部创伤时可能破裂，从而造成硬膜下血肿，因此其在临床上非常重要（见第 109 页）。

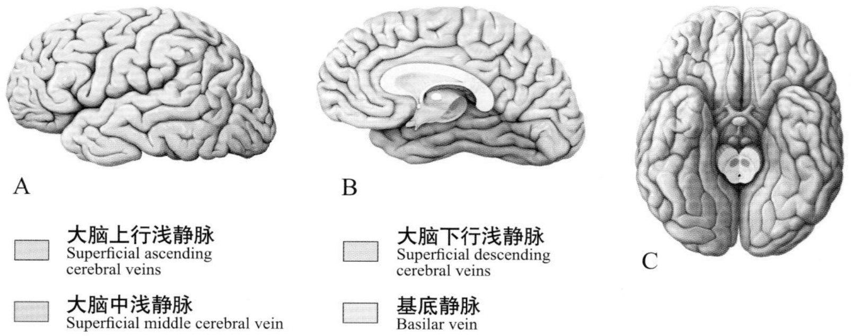
A
B
C
大脑上行浅静脉
Superficial ascending cerebral veins
大脑下行浅静脉
Superficial descending cerebral veins
大脑中浅静脉
Superficial middle cerebral vein
基底静脉
Basilar vein

图 4–50　大脑浅静脉的引流区域

A. 左侧面观。**B.** 右半球内侧面观。**C.** 底面观。

大脑侧面的静脉根据其引流方向不同分为上行静脉（引流入上矢状窦）和下行静脉（引流入横窦）。大脑中部浅静脉既引流入海绵窦，也引流入横窦。

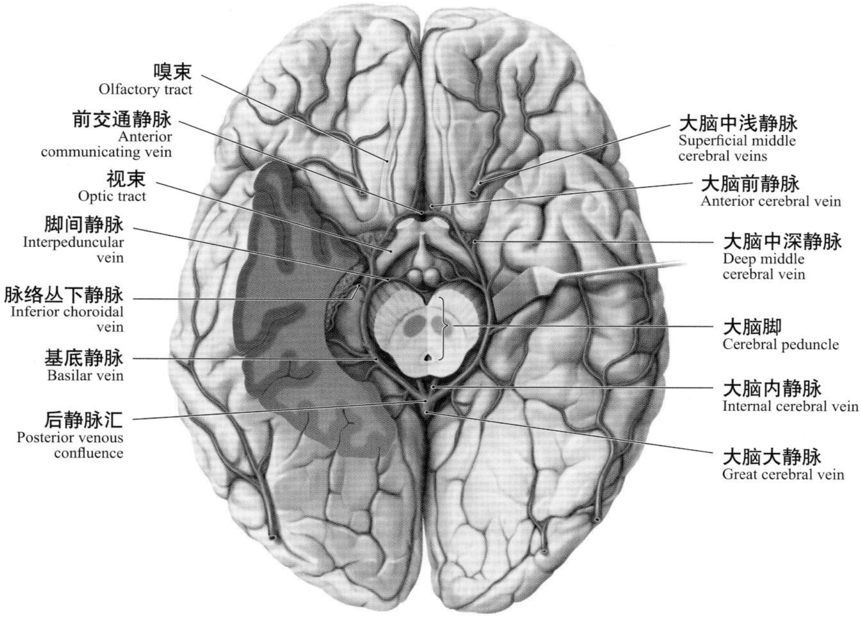
嗅束
Olfactory tract
前交通静脉
Anterior communicating vein
视束
Optic tract
脚间静脉
Interpeduncular vein
脉络丛下静脉
Inferior choroidal vein
基底静脉
Basilar vein
后静脉汇
Posterior venous confluence
大脑中浅静脉
Superficial middle cerebral veins
大脑前静脉
Anterior cerebral vein
大脑中深静脉
Deep middle cerebral vein
大脑脚
Cerebral peduncle
大脑内静脉
Internal cerebral vein
大脑大静脉
Great cerebral vein

图 4–51　大脑基底静脉系统

大脑基底静脉系统引流大脑表面及深部的静脉。在大脑基底部可见一由基底静脉构成的静脉环，类似于其前方的 Willis 动脉环。基底静脉环由大脑前静脉和大脑中深静脉在前穿质处形成。基底静脉沿视束走行，向后环绕大脑脚，并与对侧中脑背侧的基底静脉相汇合。两侧大脑内静脉同样止于此处，即后静脉汇。后静脉汇发出正中大脑大静脉，进入直窦。基底静脉收集大脑深静脉分布区域的分支（来自丘脑、下丘脑和下角脉络丛等的静脉）。2 条大脑前静脉通过前交通静脉相连，形成一闭合的环状引流系统。

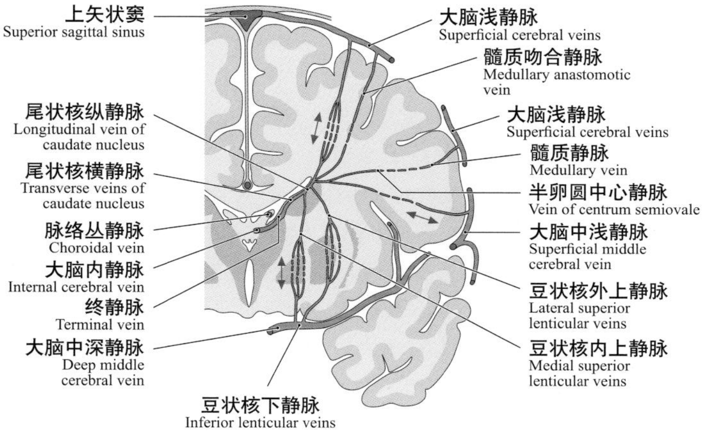
上矢状窦
Superior sagittal sinus
尾状核纵静脉
Longitudinal vein of caudate nucleus
尾状核横静脉
Transverse veins of caudate nucleus
脉络丛静脉
Choroidal vein
大脑内静脉
Internal cerebral vein
终静脉
Terminal vein
大脑中深静脉
Deep middle cerebral vein
豆状核下静脉
Inferior lenticular veins
大脑浅静脉
Superficial cerebral veins
髓质吻合静脉
Medullary anastomotic vein
大脑浅静脉
Superficial cerebral veins
髓质静脉
Medullary vein
半卵圆中心静脉
Vein of centrum semiovale
大脑中浅静脉
Superficial middle cerebral vein
豆状核外上静脉
Lateral superior lenticular veins
豆状核内上静脉
Medial superior lenticular veins

图 4–52　大脑深、浅静脉间的吻合大脑基底静脉系统

左半球冠状面，前面观。大脑浅静脉通过此图展示的吻合支与深静脉相交通。深、浅静脉分布的交界区域可能出现回流（双向箭头）。

大脑的血管：脑血管疾病

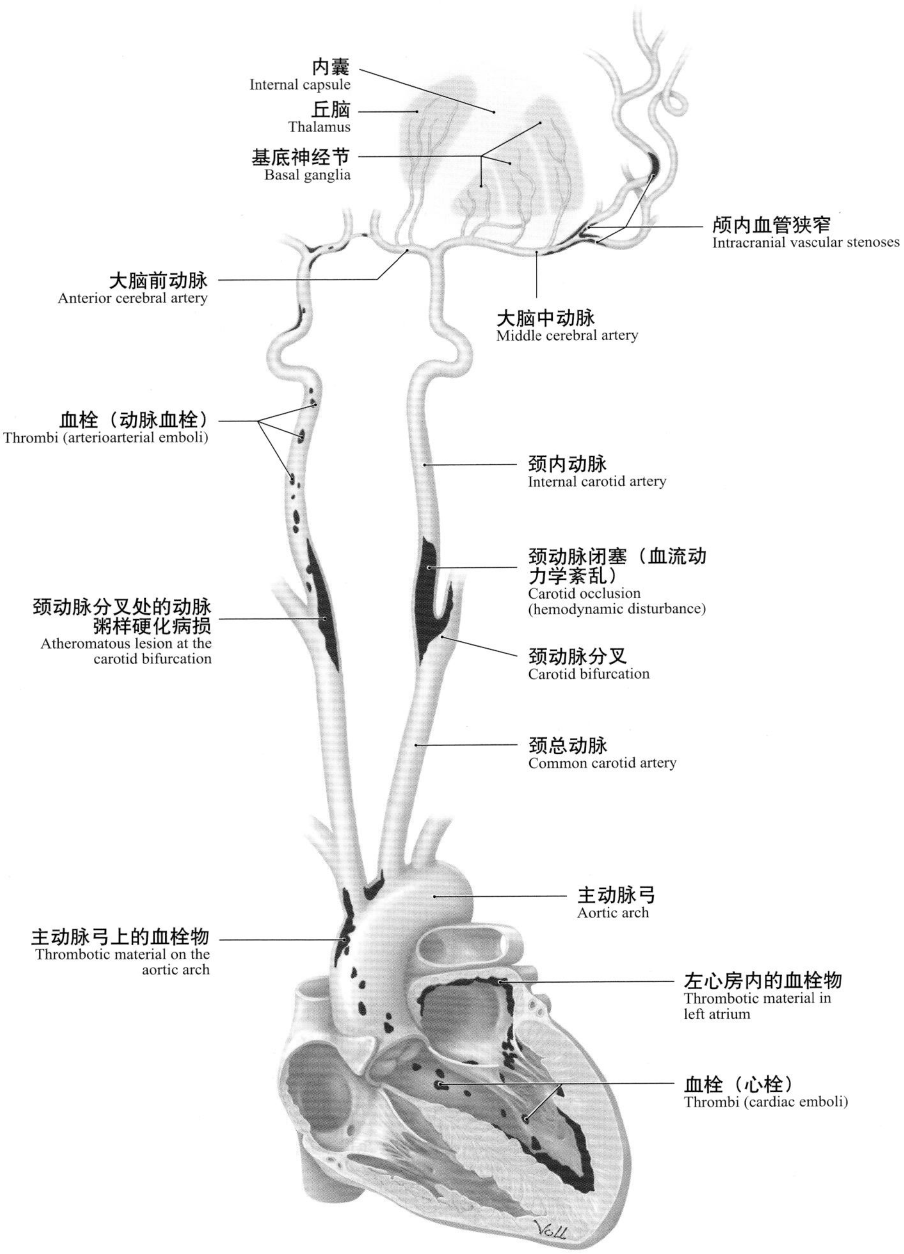
内囊
Internal capsule
丘脑
Thalamus
基底神经节
Basal ganglia
颅内血管狭窄
Intracranial vascular stenoses
大脑前动脉
Anterior cerebral artery
大脑中动脉
Middle cerebral artery
血栓（动脉血栓）
Thrombi (arterioarterial emboli)
颈内动脉
Internal carotid artery
颈动脉闭塞（血流动力学紊乱）
Carotid occlusion (hemodynamic disturbance)
颈动脉分叉处的动脉粥样硬化病损
Atheromatous lesion at the carotid bifurcation
颈动脉分叉
Carotid bifurcation
颈总动脉
Common carotid artery
主动脉弓
Aortic arch
主动脉弓上的血栓物
Thrombotic material on the aortic arch
左心房内的血栓物
Thrombotic material in left atrium
血栓（心栓）
Thrombi (cardiac emboli)
Voll

图 4–53 脑血管疾病的常见病因（改自 Mumenthaler）

脑供血障碍导致的大脑缺氧是中枢神经功能缺陷最常见的病因。其中，卒中是最严重的并发症。大部分卒中由大脑缺血性疾病造成。在西方发达国家，卒中已经成为排名第 3 位的致死性疾病（在美国，每年大约有 70 万新发卒中病例）。在 90% 的病例中，脑缺血是由颈内动脉供给区血管的持续性血流减少和阻断造成的，而由大脑静脉血栓所导致的静脉回流受阻进而引起的脑缺血就少见得多（图 4–54）。颈动脉系统的动脉血流减少通常由于栓子或局部血栓闭塞引起。大部分血栓来源于颈动脉分叉处的动脉粥样硬化病损（动脉血栓），或是由于左心室内的血栓性物质的脱落所引起（心栓）。血凝块（血栓）可能由于血管疾病或动脉肌纤维震颤而从心脏排出，由此产生的血栓可以被血流运送至大脑，进而产生大脑供应动脉的功能性闭塞。最常见的情况涉及大脑中动脉供应的所有分支区域，而大脑中动脉则是颈内动脉的直接延续。

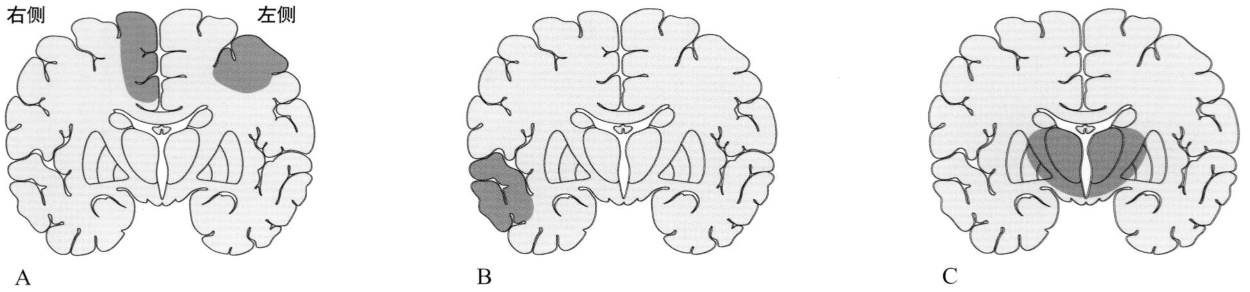

图 4–54　大脑静脉的血栓形成

冠状面，前面观。大脑静脉与大脑动脉一样引流（供应）特定的区域（见第 102、105 页）。尽管与动脉血流减少相比，静脉血流的阻断要少见得多，但其仍然是缺血和梗死的一个重要的潜在原因。例如，一旦血栓形成而产生闭塞，闭塞的静脉所引流区域的血量和静脉压力都会增加。这将引起毛细血管压力梯度下降，同时使血管外液体增多，由毛细血管床流入大脑组织进而造成水肿，同时伴有受累区域的动脉血流减少和缺氧。特定大脑静脉的闭塞（例如由大脑静脉血栓所引起）会导致特定区域的脑梗死（卒中）。

A. 大脑上静脉：血栓形成和梗死发生在以下引流区域：

- 大脑上静脉中部（右侧；症状：对侧下肢无力）。
- 大脑上静脉后部（左侧；症状：对侧轻度偏瘫）。

当梗死侵犯其支配半球的运动性语言中枢时，会引起运动性失语症。

B. 大脑下静脉：血栓形成发生在右侧大脑下静脉会导致右侧颞叶梗死（症状：感觉性失语症，对侧偏盲）。

C. 大脑内静脉：双侧血栓形成会导致丘脑和基底神经节对称性梗死，其特征是快速恶化的意识丧失甚至昏迷。

由于静脉窦拥有广泛的血管吻合，涉及部分静脉窦的局限的血管闭塞通常不会造成明显的临床症状，这一点与此处描述的静脉血栓形成不同。

血管支配区域	神经症状	
大脑前动脉	轻度偏瘫（伴或不伴半侧感觉损伤）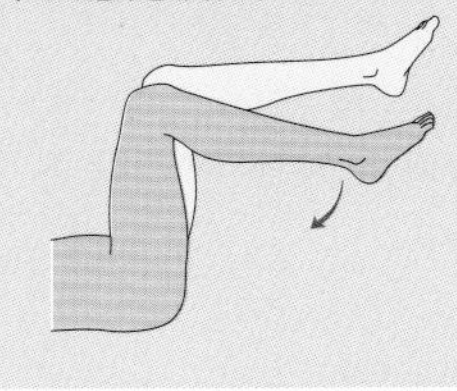	膀胱功能障碍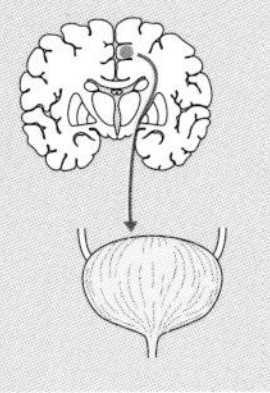
大脑中动脉	轻度偏瘫（伴或不伴有半侧感觉损伤）主要影响手臂和面部（Wernicke-Mann 型）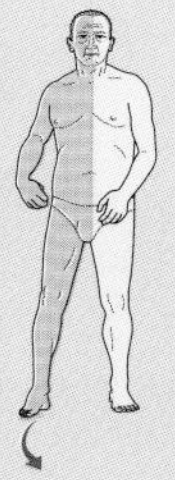	失语症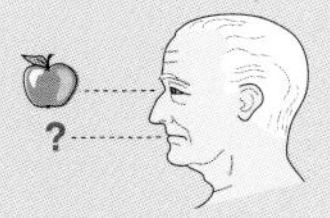
大脑后动脉	半侧感觉丧失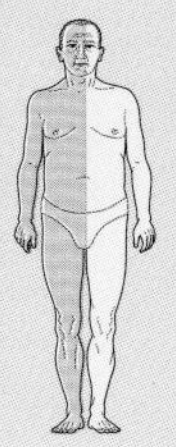	半侧偏盲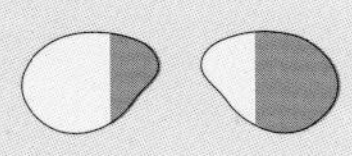

图 4–55　3 条主要大脑动脉闭塞的主要症状（改自 Masuhr 和 Neumann）

当大脑前、中或后动脉阻塞时，阻塞血管所供应的大脑区域缺氧，产生特定的功能损伤。在许多病例中，可以通过相应的神经损伤症状确定受影响的血管。

- 膀胱无力（皮质膀胱中枢）和阻塞血管对侧的下肢麻痹（偏瘫伴或不伴半侧感觉损伤，主要影响腿部），提示大脑前动脉支配区域梗死。
- 对侧偏瘫主要影响手臂和面部，提示大脑中动脉支配区域梗死。若支配侧大脑半球受到影响，则会发生失语症（例如患者无法说出物体的名字）。
- 影响对侧半视野的视觉障碍（半侧偏盲）提示大脑后动脉支配区域梗死，因为此动脉供应的区域包括位于枕叶距状沟处的视皮质。如果此动脉向丘脑发出的分支也被影响，患者也会表现出对侧感觉缺失。因为传出神经纤维在丘脑下方交叉至对侧。

梗死的范围一部分取决于血管的阻塞是位于近心端还是远心端。通常而言，近心端阻塞将引起比远心端阻塞严重得多的梗死。大脑中动脉梗死最为常见，因为其是颈内动脉的直接延续。

脑 膜

大脑与脊髓的外侧面所包被的被膜称为脑膜，脑膜由 3 层组成：硬脑膜、蛛网膜和软脑膜。蛛网膜下腔位于蛛网膜和软脑膜之间，内含脑脊液（见第 100 页）。脊髓的被膜见第 80 页。

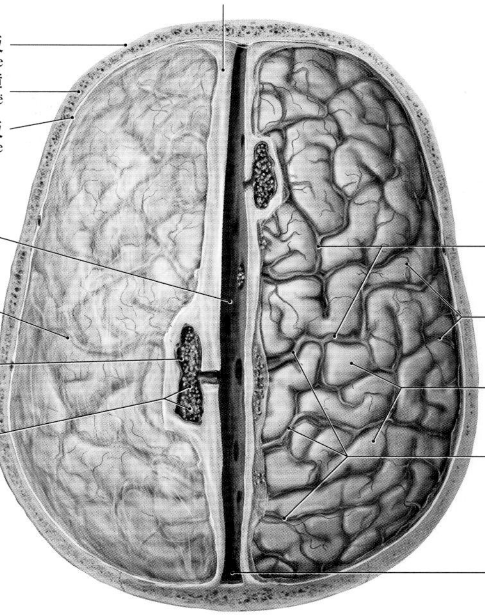

图 4–56　脑膜的层次

颅骨打开后上面观。左侧：硬脑膜（外层）切开后显示蛛网膜（中层）。右侧：移除硬脑膜和蛛网膜，显示软脑膜（内层）衬垫在大脑表面。注：脑脊液在蛛网膜粒处渗入静脉，蛛网膜粒是蛛网膜层突出向静脉窦的结构。

偏头痛是由于软脑膜和硬脑膜中围绕大脑的血管扩张所致，血管扩张刺激神经肽释放，例如 P 物质由邻近血管的副交感神经产生，兴奋三叉神经内的疼痛纤维，将痛觉传至大脑。它以严重的单侧搏动性头痛为特点，通常有先兆（多为可见的），并且伴有恶心、呕吐和畏光（对光线敏感）。

脑膜炎是大脑脑膜（软脑膜和蛛网膜）的炎症，通常由病毒感染引起。症状包括头痛、颈强直、畏光、易怒、困倦、呕吐、发热、癫痫和皮疹（病毒性或流行性脑脊髓膜炎）。

图 4–57　硬脑膜隔（折叠）

左侧前斜面观。脑膜硬脑膜的两层在形成静脉窦时与骨膜硬脑膜分离，之后汇聚在一起，形成硬脑膜隔或折叠。包括大脑镰（分隔左、右大脑半球）、小脑幕（支撑大脑，防止其压迫下方的小脑）、小脑镰（未显示，在小脑幕下方分隔小脑左、右叶）和鞍膈（构成垂体窝的顶，并且向下凹陷，容纳垂体）。

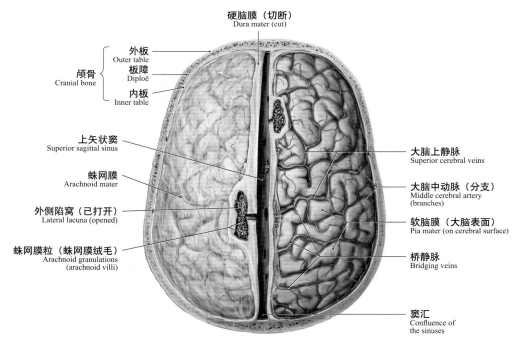

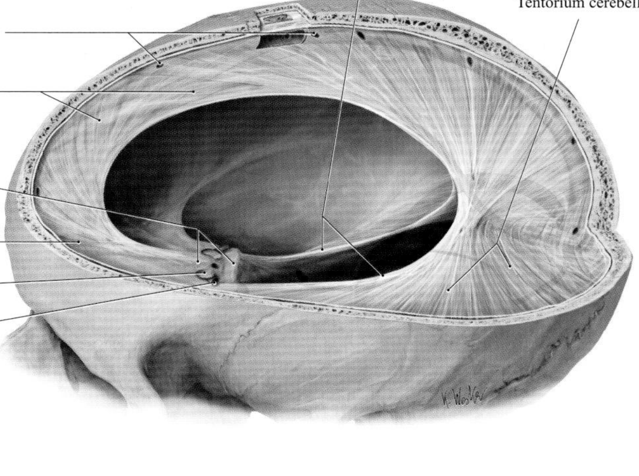

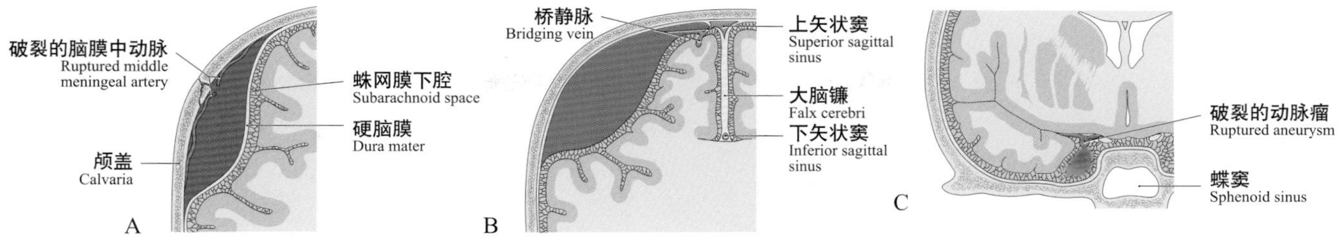

图 4–58　脑外出血

发生在骨性颅盖骨与软组织之间的出血（脑外出血）会压迫大脑。颅内压升高会损害出血部位与远处的脑组织。根据出血与硬脑膜的位置关系，脑外出血可分为 3 类：**A.** 硬膜外血肿。**B.** 硬膜下血肿。**C.** 蛛网膜下腔出血。

A. 硬膜外血肿通常发生于导致颅骨骨折的头部外伤后，引起脑膜中动脉破裂。血肿生成在颅盖骨与硬脑膜的骨膜层之间。

B. 硬膜下血肿常常发生在头部外伤导致桥静脉破裂时。出血发生在硬脑膜与蛛网膜之间。由于是静脉出血，因而硬膜下血肿可能需要经过数周才能形成。

C. 蛛网膜下腔出血是由大脑基底部的动脉瘤破裂而导致的动脉性出血（图 4–47）。典型的蛛网膜下腔出血是由血压骤然升高引起的，如便秘时由于腹内压忽然升高而引起血压升高等。由于出血流入含有脑脊液的蛛网膜下腔，因此腰椎穿刺时脑脊液中可见血液（图 4–9）。

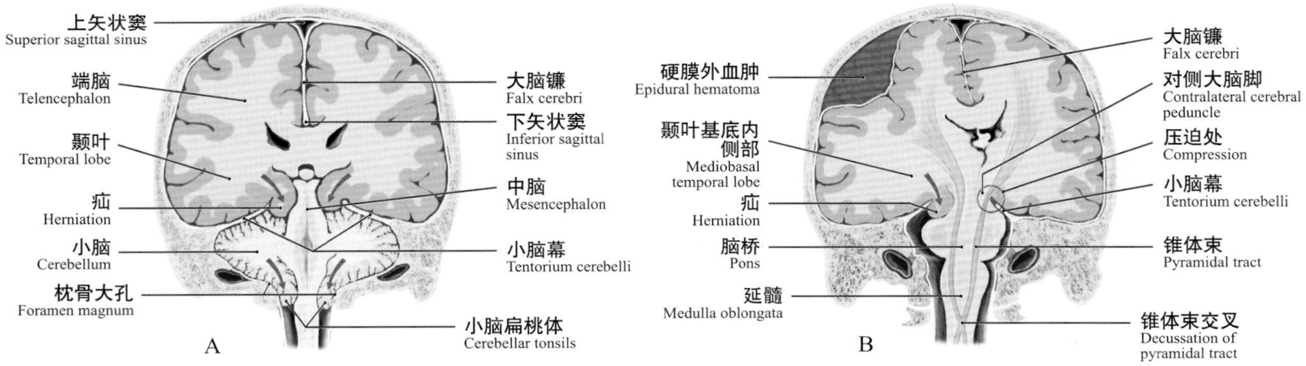

图 4–59　脑膜游离边界下脑疝形成的可能部位

冠状位，前面观。小脑幕将颅腔分为幕上腔和幕下腔。端脑位于幕上腔，小脑位于幕下腔（**A**）。硬脑膜由坚硬的胶质样结缔组织组成，形成一个坚固的颅内框架。因此，颅内的大面积病损可能会引起脑组织异位并导致部分大脑嵌在硬脑膜隔（由硬脑膜脑膜层的折叠所产生）之间（脑疝形成）。

A. 轴向脑疝。这一类型的脑疝通常由大脑的弥漫性水肿所致。它是一种对称性疝，由双侧颞叶中下部的脑组织经幕切迹向下方疝出所致，并压迫中脑上部（双侧钩回疝）。如果压迫持续存在，会将小脑扁桃体压出枕骨大孔并挤压脑干的下部（扁桃体疝）。由于脑干中有循环和呼吸中枢，因而此类脑疝会危及生命。其伴随的血管压迫会导致脑干梗死。

B. 侧向脑疝。这一类型的脑疝是单侧占位性病变的结果（如脑肿瘤或者颅内血肿），如右图所示。同侧大脑脚受压通常会引起对侧轻度偏瘫。有时，颞叶基底内侧处的脑疝会将对侧大脑脚压迫至幕的锐利边缘处，导致锥体交叉水平以上的锥体束损伤，引起健侧轻度偏瘫。

感觉传导通路（头部除外）

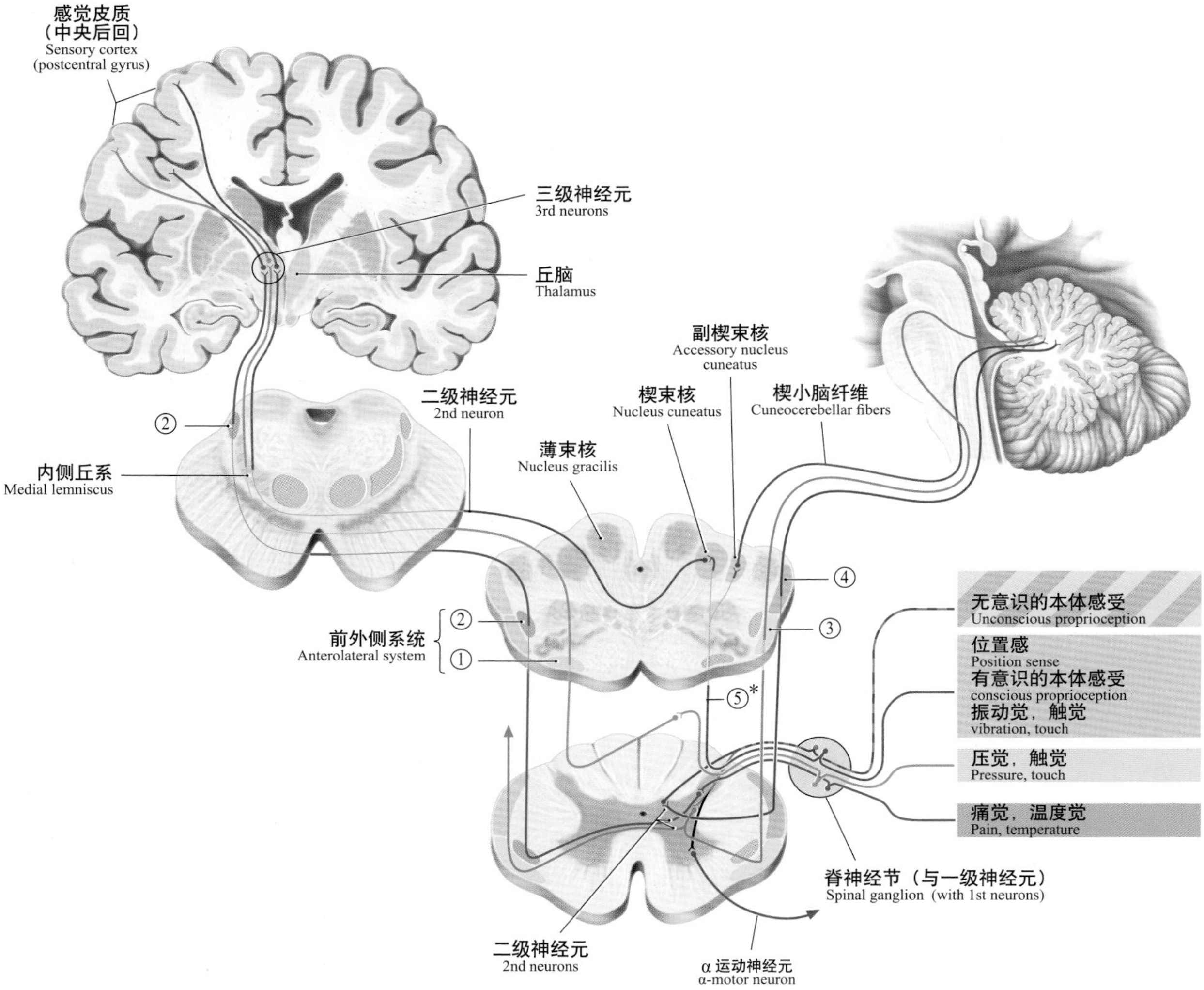

图 4–60 感觉传导通路（上行束）

脊神经传导通路涉及三级神经元链：一级、二级和三级神经元。一级感觉神经元的胞体位于中枢神经系统外，收集来自感觉器官的感觉信息并将其传递至中枢神经系统。

一级感觉神经元的轴突经脊髓背根和后角进入中枢神经系统，与二级神经元的突触相连。二级神经元位于中枢神经系统内部，接受来自周围神经系统中一级神经元的神经冲动。二级神经元的轴突汇集成束，上行并与丘脑内的三级神经元相接；一部分二级神经元通过脊髓小脑束和楔小脑束投射至小脑。三级感觉神经元将轴突投射至感觉皮质。详见表 4–7。

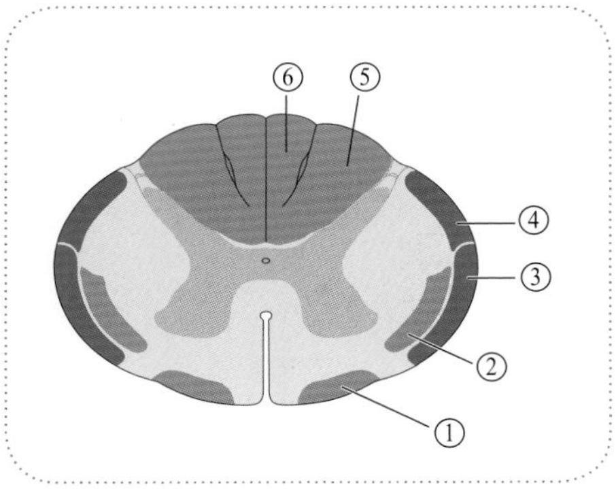

表 4-7　脊髓的上行神经束

<table>
<tr><th>神经束</th><th>位置</th><th colspan="2">功能</th><th>神经元</th></tr>
<tr><td>①脊髓丘脑前束</td><td>前索</td><td colspan="2">粗略触觉和压觉传导通路</td><td>位于脊神经节的一级神经元</td></tr>
<tr><td>②脊髓丘脑侧束</td><td>前索和侧索</td><td colspan="2">痛觉、温度觉、瘙痒及性感觉的传入通路</td><td>包含二级神经元，并且在前联合处交叉</td></tr>
<tr><td>③脊髓小脑前束</td><td rowspan="2">侧索</td><td colspan="2" rowspan="2">无意识协调运动（无意识的本体感受和自动处理，如慢跑、骑车等）发向小脑的传导通路</td><td rowspan="2">传出神经元（二级）接收来源于脊神经节的一级神经元一级传入神经纤维的本体感觉信号</td></tr>
<tr><td>④脊髓小脑后束</td></tr>
<tr><td>⑤楔束</td><td rowspan="2">后索</td><td rowspan="2">位置觉（有意识的本体感觉）和皮肤精细感觉（触觉、振动觉、精细触觉及分辨两点的能力）的传导通路</td><td>传递来自上肢的信号（T_3 以上水平）</td><td rowspan="2">一级神经元的胞体位于脊神经节内;（不交叉）传入背柱核</td></tr>
<tr><td>⑥薄束 *</td><td>传递来自下肢的信号</td></tr>
</table>

注：* 楔束和薄束分别传递来自四肢的感觉信息。在此脊髓平面，楔束才能看到。

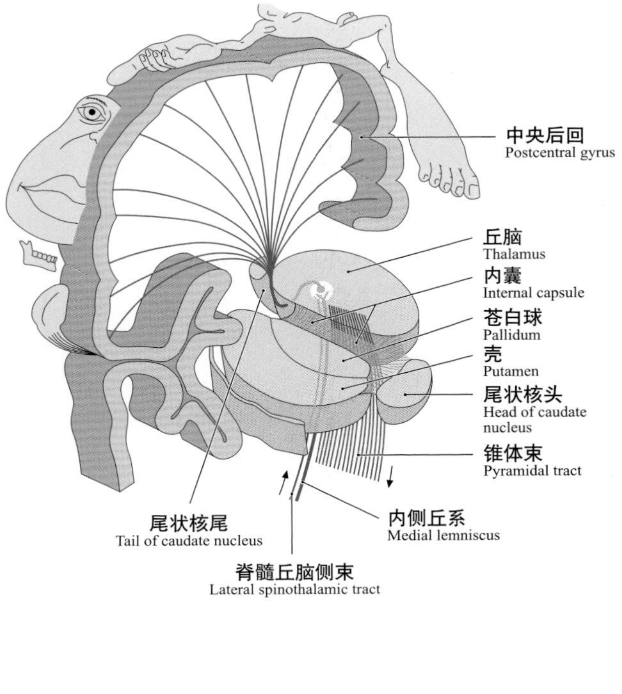

中央后回
Postcentral gyrus
丘脑
Thalamus
内囊
Internal capsule
苍白球
Pallidum
壳
Putamen
尾状核头
Head of caudate nucleus
锥体束
Pyramidal tract
内侧丘系
Medial lemniscus
尾状核尾
Tail of caudate nucleus
脊髓丘脑侧束
Lateral spinothalamic tract

图 4-61　大脑内感觉传递通路的分布

右侧中央后回前面观。感觉传导通路的三级神经元的胞体位于丘脑，其轴突投射至中央后回，此处有初级躯体感觉皮质。中央后回有特定的躯体部位定位，这意味着躯体的每个区域由特定的皮质区域代表。不同躯体区域代表皮质的大小与区域的实际大小并不成正比，而是与区域内神经分布的密度成正比。手指与头部拥有丰富的神经感受器，因而其代表皮质区很大。相反，神经分布密度不大的臂部和腿部的皮质面积则要小很多。根据这些外周感受器数目的变化，我们可以建立一个所谓的"感觉侏儒"，其身体的各个部位与各自投射的皮质区域相对应。

注："侏儒"的头部在下方，躯干倒置。

丘脑发出的感觉神经元的轴突与位于内囊后部的锥体束（红色）内的神经元轴突并行。因此，累及内囊的大范围脑出血会导致感觉和运动损伤（据 Kell 等）。

感觉传导通路：头部与中枢镇痛系统的痛觉传导通路

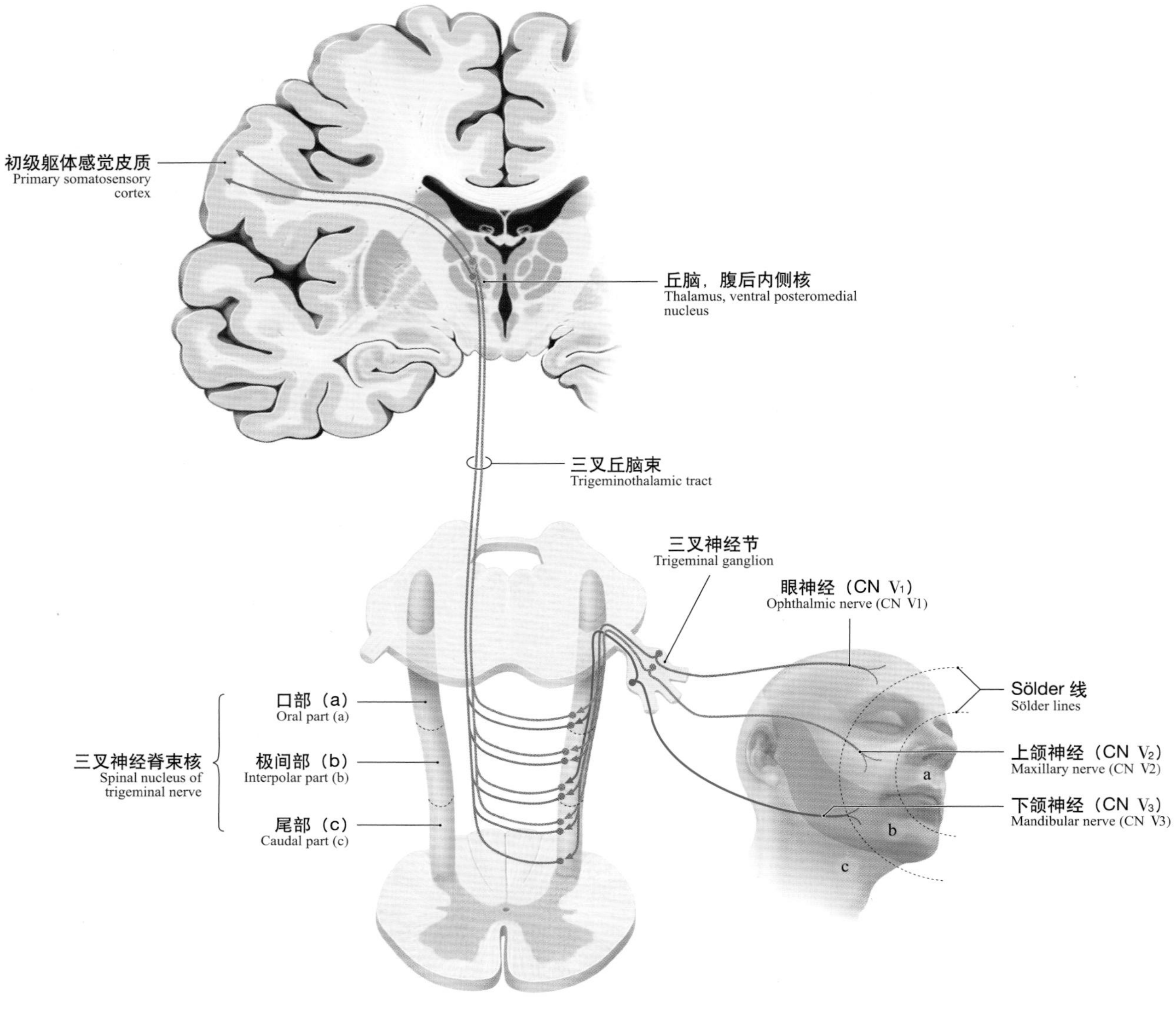
初级躯体感觉皮质
Primary somatosensory cortex
丘脑，腹后内侧核
Thalamus, ventral posteromedial nucleus
三叉丘脑束
Trigeminothalamic tract
三叉神经节
Trigeminal ganglion
眼神经（CN V1）
Ophthalmic nerve (CN V1)
Sölder 线
Sölder lines
上颌神经（CN V2）
Maxillary nerve (CN V2)
下颌神经（CN V3）
Mandibular nerve (CN V3)
口部（a）
Oral part (a)
极间部（b）
Interpolar part (b)
尾部（c）
Caudal part (c)
三叉神经脊束核
Spinal nucleus of trigeminal nerve
a
b
c

图 4–62 头部的痛觉传导通路（改自 Lorke）

头部的痛觉传导纤维与三叉神经的主要分支（CN V_1 ～ CN V_3）伴行。这些一级传入神经元的胞体位于三叉神经节内，其轴突止于三叉神经脊束核。

注意，三叉神经脊束核的躯体部位定位是：口周区域（a）定位于头部，而枕骨区域（c）定位于尾部。因此，中枢性病变导致的损伤会沿 Sölder 线分布。

二级神经元的轴突跨过中线在三叉神经束内走行，直至丘脑腹内侧核和对侧的丘脑髓板内核。痛觉传导通路的三级（丘脑）神经元止于初级躯体感觉皮质。图中仅展示了三叉神经的痛觉传导纤维。就三叉神经自身而言，其他的感觉神经纤维与痛觉传导纤维平行走行但止于不同的三叉神经核。

口腔麻木或灼口综合征 是一种没有明确临床致病因素的疾病，主要表现为难治的、使人感到虚弱的口腔黏膜的灼热感。口腔麻木的病因尚不明确，但中枢和外周痛觉传导通路紊乱和精神心理因素被认为是可能的致病因素之一。女性患该疾病的人数远远多于男性，且 40 ～ 50 岁的女性更为常见，她们中的许多人还有抑郁症状。排除所有器质性或义齿修复性病因后可以做出诊断。该病通常使用抗抑郁药物，可治疗诱发的或共存的抑郁症状，并且影响中枢疼痛传导通路。

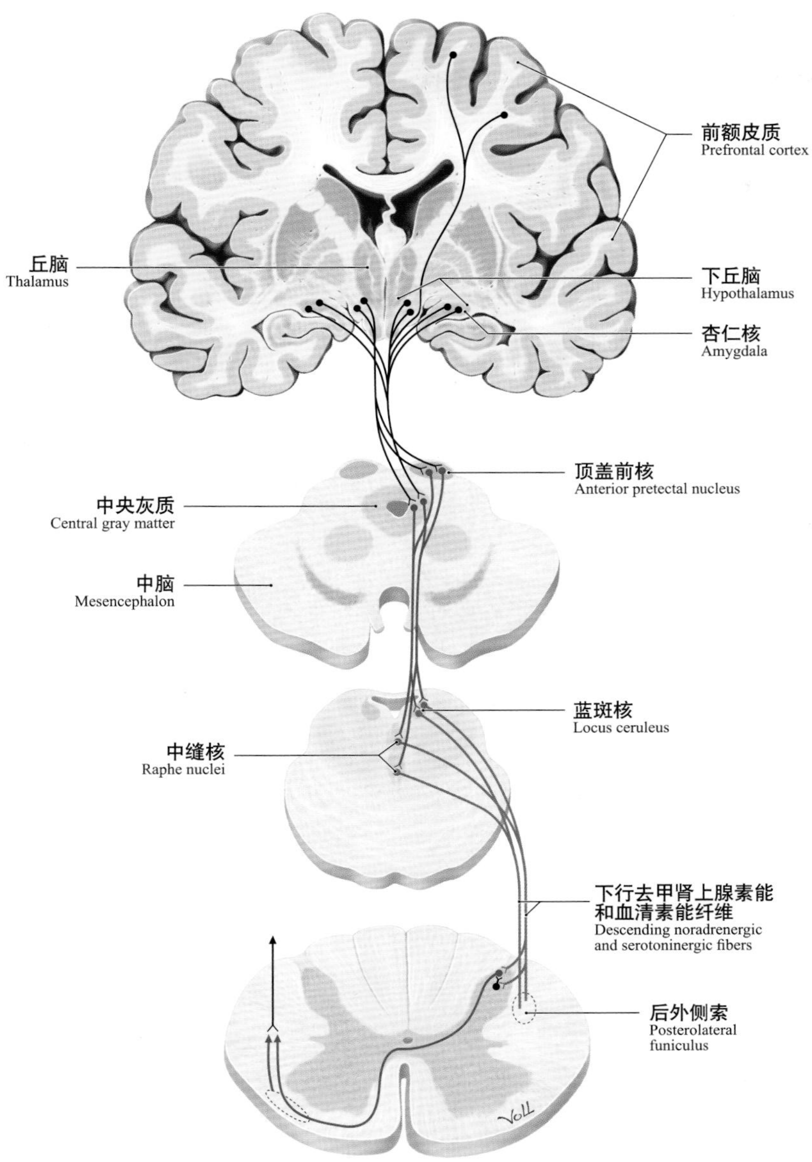
前额皮质
Prefrontal cortex
丘脑
Thalamus
下丘脑
Hypothalamus
杏仁核
Amygdala
顶盖前核
Anterior pretectal nucleus
中央灰质
Central gray matter
中脑
Mesencephalon
蓝斑核
Locus ceruleus
中缝核
Raphe nuclei
下行去甲肾上腺素能和血清素能纤维
Descending noradrenergic and serotoninergic fibers
后外侧索
Posterolateral funiculus

图 4–63　中枢下行镇痛系统的传导通路（改自 Lorke）

除了传导痛觉至初级躯体感觉皮质的上行通路外，还有可以镇痛的下行传导通路。位于中脑的中央灰质是镇痛系统的中枢中继站，它被来自下丘脑、前额皮质和杏仁体（边缘系统的一部分，图中未显示）的传入神经所激活，同时也接受脊髓的传入神经。中央灰质内的兴奋性谷氨酸能神经元（红色）的轴突终止于中缝核的血清素能神经元和蓝斑核的去甲肾上腺素能神经元（均以蓝色表示）。2 种神经元的轴突都从后外侧索下行，直接或间接（通过抑制性神经元）终止于镇痛投射神经元（痛觉传导通路的二级传入神经元），因而抑制痛觉的进一步传导。

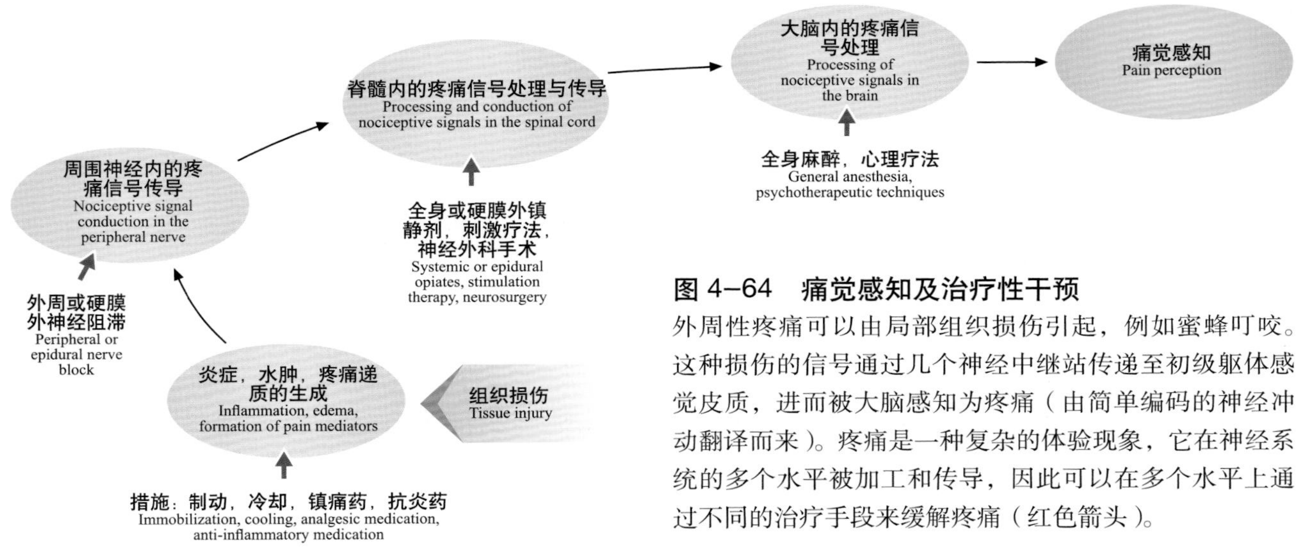
大脑内的疼痛信号处理
Processing of nociceptive signals in the brain
痛觉感知
Pain perception
脊髓内的疼痛信号处理与传导
Processing and conduction of nociceptive signals in the spinal cord
全身麻醉，心理疗法
General anesthesia, psychotherapeutic techniques
周围神经内的疼痛信号传导
Nociceptive signal conduction in the peripheral nerve
全身或硬膜外镇静剂，刺激疗法，神经外科手术
Systemic or epidural opiates, stimulation therapy, neurosurgery
外周或硬膜外神经阻滞
Peripheral or epidural nerve block
炎症，水肿，疼痛递质的生成
Inflammation, edema, formation of pain mediators
组织损伤
Tissue injury
措施：制动，冷却，镇痛药，抗炎药
Immobilization, cooling, analgesic medication, anti-inflammatory medication

图 4–64　痛觉感知及治疗性干预

外周性疼痛可以由局部组织损伤引起，例如蜜蜂叮咬。这种损伤的信号通过几个神经中继站传递至初级躯体感觉皮质，进而被大脑感知为疼痛（由简单编码的神经冲动翻译而来）。疼痛是一种复杂的体验现象，它在神经系统的多个水平被加工和传导，因此可以在多个水平上通过不同的治疗手段来缓解疼痛（红色箭头）。

运动传导通路

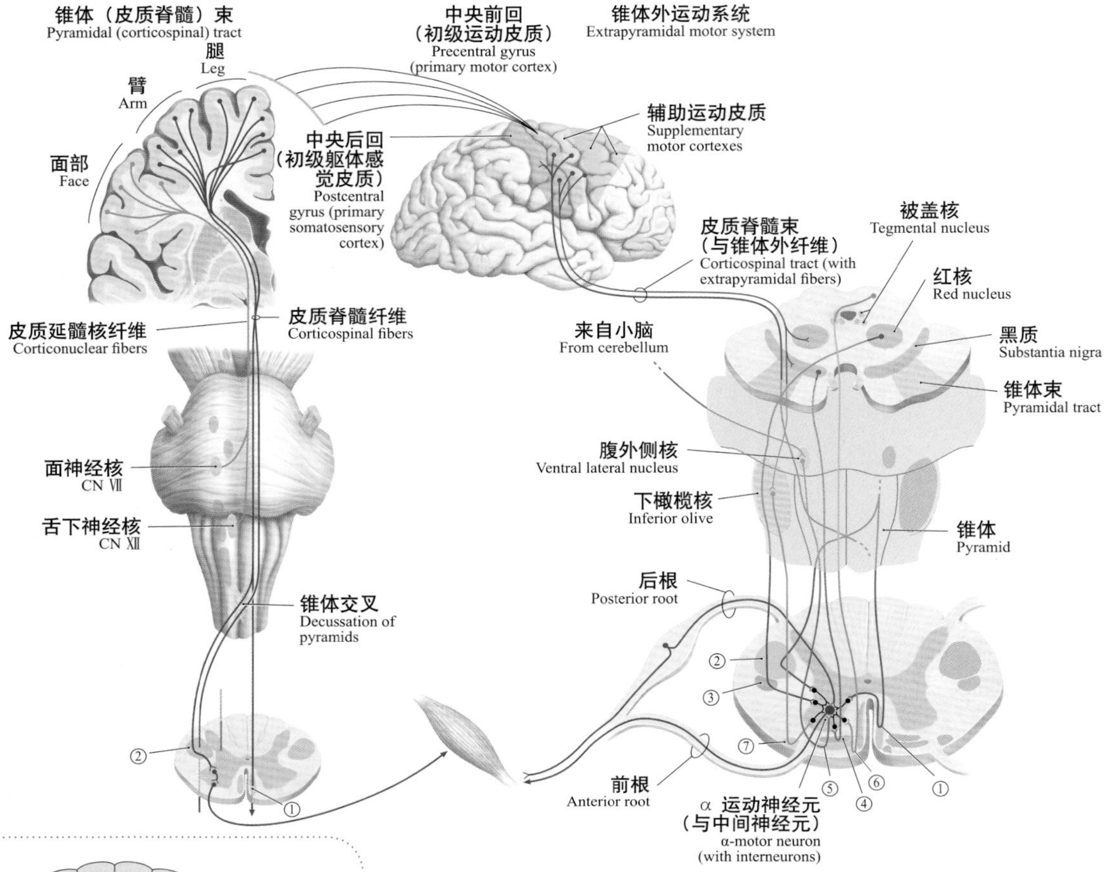

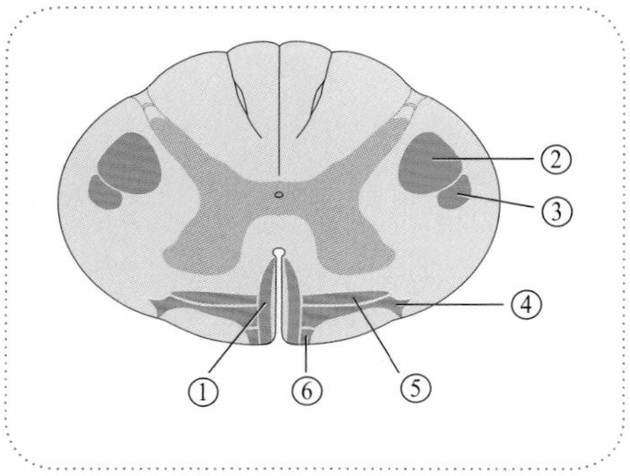

表 4–8 脊髓的下行神经束

<table>
<tr><th colspan="2">神经束</th><th colspan="2">功 能</th></tr>
<tr><td rowspan="2">锥体束</td><td>①皮质脊髓前束</td><td rowspan="2">随意运动最重要的传导通路是扣带回（边缘系统）</td><td rowspan="2">起源于运动皮质延髓纤维，终止于脑神经运动核
皮质脊髓纤维终止于脊髓前角的运动神经元
皮质网状纤维终止于网状结构的核团</td></tr>
<tr><td>②皮质脊髓侧束</td></tr>
<tr><td rowspan="5">锥体外运动系统</td><td>③红核脊髓束</td><td rowspan="5" colspan="2">无意识运动和习得运动处理的传导通路（例如走路，跑步，骑车）</td></tr>
<tr><td>④网状脊髓束</td></tr>
<tr><td>⑤前庭脊髓束</td></tr>
<tr><td>⑥顶盖脊髓束</td></tr>
<tr><td>⑦橄榄脊髓束</td></tr>
</table>

图 4–65　运动传导通路（下行束）

运动神经传导通路中的骨骼肌神经分布涉及 2 级神经元，即上运动神经元和下运动神经元。上运动神经元的胞体位于大脑皮质中央前回的灰质内，与脑神经和脊神经都有关系。上运动神经元的轴突经白质神经束到达脑干运动神经核与脊髓前角内的下运动神经元。上运动神经元的大部分在皮质脊髓束内下行，在延髓与脊髓连接处的锥体交叉处交叉至对侧。脊髓前角是脊髓灰质的前部，仅包含运动神经元。这些神经元的轴突经脊神经前根（运动根）离开中枢神经系统并与目标细胞建立突触联系。前根（运动根）与后根（感觉根）在椎间孔处汇合，形成混合脊神经。脑干（脑神经）运动神经核内的下运动神经元从中枢神经系统内发出轴突，形成脑神经的运动根。详见表 4–8。

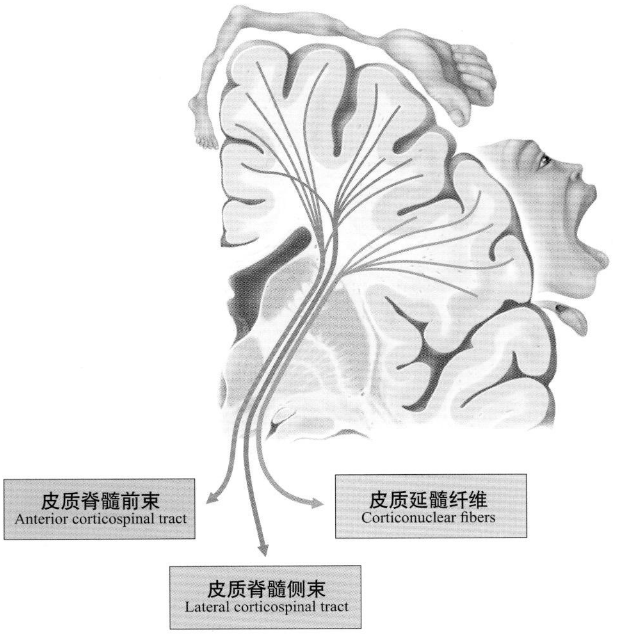
皮质脊髓前束
Anterior corticospinal tract
皮质延髓纤维
Corticonuclear fibers
皮质脊髓侧束
Lateral corticospinal tract

图 4–66　中央前回（运动侏儒）内骨骼肌代表区域的躯体定位

前面观。肌肉内神经分布密集的区域（如：手）在其相应的中央前回内部也有许多神经元支持。在相对于神经元支配较少的区域（如：躯干），这些区域所需要的大脑皮质面积相应较小。大脑皮质的这种分布规律与感觉神经的分布规律类似，即皮质（中央后回，与图 4–61 中的感觉侏儒相比较）中也有面积大小不同的各个区域。一部分皮质区域支配躯干和四肢，另一部分支配头部。支配头部区域的神经元的轴突构成了皮质延髓纤维，而支配躯干和四肢区域的神经元的轴突则构成皮质脊髓侧束，后者在端脑下方分为 2 组，形成皮质脊髓侧束和皮质脊髓前束。

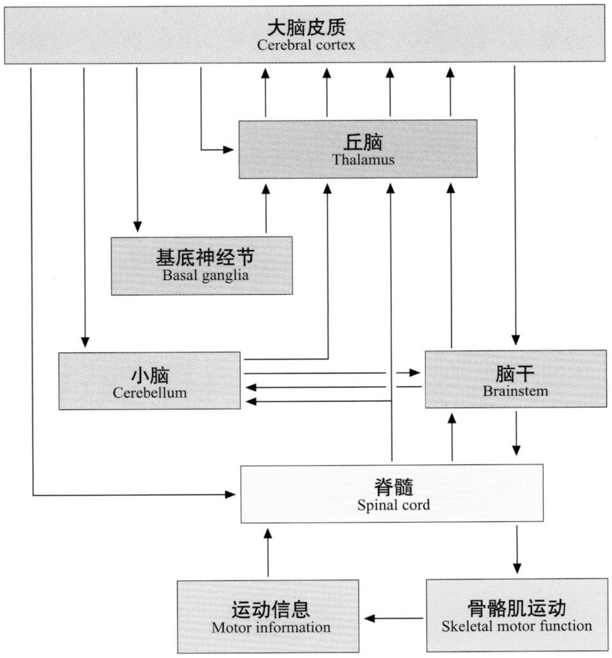

图 4–67　感觉运动系统在运动控制中的作用简图

随意运动需要周围感受器（肌梭、Golgi 腱器官）的连续反馈，才能使运动维持在合适的界限之内。由于运动和感觉系统在功能上联系密切，它们常常被一起共称为感觉运动系统。脊髓、脑干、小脑和大脑皮质代表了感觉运动系统的 3 个控制水平。来自于外周、小脑和基底神经节的信息通过丘脑传递至大脑皮质。临床上，感觉系统对于运动有着非常重要的意义，例如当控制运动的感觉的传入受阻时会造成共济失调（协调能力丧失）。感觉运动系统的动眼神经部分在图中未予展示。

自主神经系统（Ⅰ）：概述

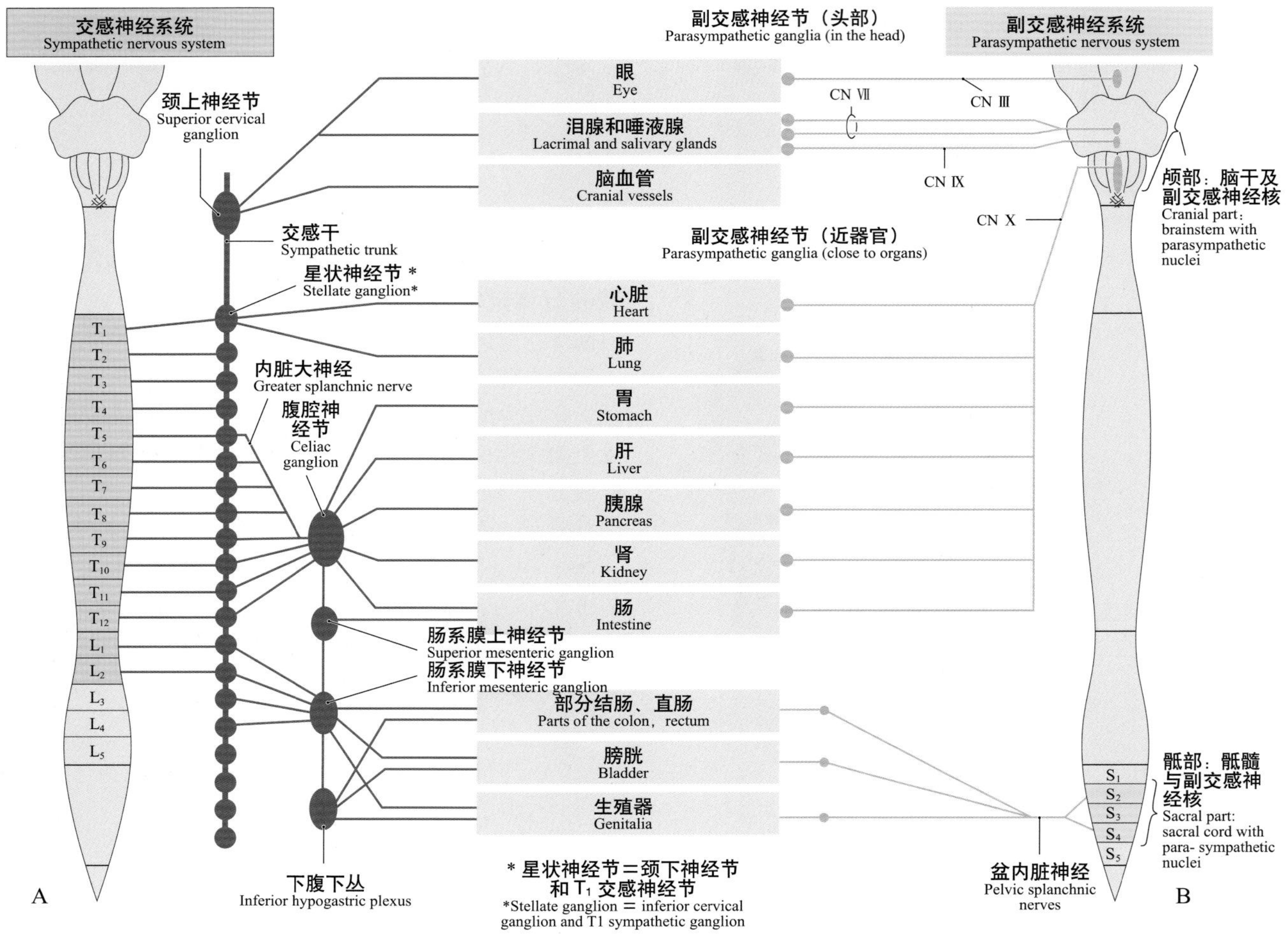

图 4–68　自主神经系统

自主神经系统是周围神经系统的一部分，支配平滑肌、心肌和腺体。分为交感（红）和副交感（蓝）神经系统，两者在调节血流量、分泌和器官功能方面互为拮抗作用。交感和副交感神经系统均有 2 种神经元通路，由中枢神经系统通过胞体位于下丘脑的上运动神经元控制。

在交感神经系统，节前纤维在交感干的神经节内（成对，分布于脊柱两侧）或在一个位于动脉基底部的不成对的（依动脉名称命名）椎前神经节（腹腔，上、下肠系膜）形成突触，然后，交感节后神经元或者通过灰交通支进入脊神经，分布于靶结构，或者攀附动脉而到达靶结构。

除头部外，副交感节前神经元在靶器官壁的神经节内形成突触。短的节后副交感神经元支配器官。在头部，有 4 个副交感神经节：睫状神经节、翼腭神经节、下颌下神经节、耳神经节，与 CN Ⅲ、CN Ⅳ、CN Ⅸ有关。4 个神经节还支配眼部的平滑肌，控制唾液腺及鼻腔、鼻窦、软（硬）腭和咽部的腺体。

交感神经和副交感神经的节前神经元分泌乙酰胆碱，乙酰胆碱作用于神经节的烟碱受体。交感神经的节后神经元分泌去甲肾上腺素，作用于靶组织的肾上腺素受体（α 和 β），副交感神经的节后神经元分泌乙酰胆碱，作用于靶组织的毒蕈碱受体。

表 4–9　副交感神经通路

<table>
<tr><th>神经元</th><th colspan="2">胞体的位置（体细胞）</th></tr>
<tr><td>上运动神经元</td><td colspan="2">下丘脑：副交感神经上运动神经元的胞体位于下丘脑内。其轴突通过白质束下降，与脑干和骶髓（$S_{2\sim4}$）内的下运动神经元形成突触</td></tr>
<tr><td rowspan="2">节前神经元（下运动神经元）</td><td colspan="2">副交感神经系统基于其节前副交感神经元的位置分为 2 部分（脑和骶）</td></tr>
<tr><td>脑干脑神经核：这些运动神经元的轴突以 CN Ⅲ、CN Ⅶ、CN Ⅸ和 CN Ⅹ运动根的方式离开中枢神经系统</td><td>脊神经（$S_{2\sim4}$）：这些运动神经元的轴突以盆腔内脏神经的形式（$S_{2\sim4}$）离开中枢神经系统。神经走行于 $S_{2\sim4}$ 脊神经的后支，并通过交感神经丛分布于盆腔脏器</td></tr>
<tr><td>节后神经元</td><td colspan="2">脑神经副交感神经节：头部的副交感脑神经每个至少含有 1 个神经节
• CN Ⅲ：睫状神经节
• CN Ⅶ：翼腭神经节和下颌下神经节
• CN Ⅸ：耳神经节
• CN Ⅹ：靠近靶结构的小的无名神经节</td></tr>
<tr><td>节后纤维分布</td><td colspan="2">副交感神经纤维与其他纤维一起进入靶组织。在头部，来自翼腭神经节（CN Ⅶ）和耳神经节（CN Ⅸ）的节后纤维通过三叉神经（CN Ⅴ）的分支分布于相应组织。来自睫状神经节（CN Ⅲ）的节后纤维与睫状短神经（节前纤维与来自 CN Ⅲ的躯体运动纤维并行）内的交感神经和感觉神经纤维一起走行。在胸部、腹部和盆腔中，来自 CN Ⅹ和盆腔脏器神经的节前副交感纤维与节后交感神经纤维相结合，形成神经丛（例如心脏、肺、食管）</td></tr>
</table>

表 4–10　交感神经通路

<table>
<tr><th>神经元</th><th colspan="2">胞体的位置（体细胞）</th></tr>
<tr><td>上运动神经元</td><td colspan="2">下丘脑：交感神经上运动神经元的胞体位于下丘脑内。其轴突通过白质束下降，与位于脊髓（$T_1 \sim L_2$）侧角内的下运动神经元形成突触</td></tr>
<tr><td>节前神经元（下运动神经元）</td><td colspan="2">脊髓侧角（$T_1 \sim L_2$）：侧角是脊髓灰质的中间部分，位于前角和后角之间，包括完全自主（交感）神经元。这些神经元的轴突以脊神经运动根的形式离开中枢神经系统，进而通过白交通支（有髓）进入椎旁神经节</td></tr>
<tr><td rowspan="2">椎旁神经节内的节前神经元</td><td colspan="2">所有节前交感神经元均进入交感干。在此处形成突触节链，或升入（降入）突触。节前神经元有 1 个或 2 个突触，形成 2 种类型的交感神经节</td></tr>
<tr><td>突触位于椎旁神经节</td><td>通过交感神经节处不形成突触。这些纤维走行于胸、腰和骶内脏神经，后在椎前神经节处形成突触</td></tr>
<tr><td>节后神经元</td><td>椎旁神经节：这些神经节形成脊髓侧面的交感神经干。节后轴突通过灰交通支（无髓）离开交感干</td><td>椎前神经节：与周围神经丛有关，沿腹主动脉分布。有 3 种初级椎前神经节：
• 腹腔神经节
• 肠系膜上神经节
• 肠系膜下神经节</td></tr>
<tr><td>节后神经纤维的分布</td><td colspan="2">节后纤维有 2 种分布形式：
• 脊神经：节后神经元可通过灰交通支重新进入脊神经。这些交感神经元诱导血管、汗腺及立毛肌（肌纤维连接的毛囊，起“鸡皮疙瘩”）的收缩
• 动脉和导管：神经丛可沿已有结构形成。节后交感神经纤维可沿动脉到达靶结构，内脏通过这种方式支配（例如，交感神经支配血管收缩、支气管扩张、腺体分泌、瞳孔扩张、平滑肌收缩）</td></tr>
</table>

自主神经系统（Ⅱ）：连接

图 4–69 副交感神经系统（颅部）：概述

脑干中有4对副交感神经核。这些神经核的内脏传出纤维沿着特定的脑神经走行，分别是：

- 动眼神经副核（Edinger-Westphal 核）：动眼神经（CN Ⅲ）
- 上泌涎核：面神经（CN Ⅶ）
- 下泌涎核：舌咽神经（CN Ⅸ）
- 迷走神经背核：迷走神经（CN Ⅹ）

突触前副交感神经纤维通常与许多脑神经相伴，到达靶器官。迷走神经支配所有的胸腔和远至近结肠左曲的腹腔器官。

注：头部交感神经纤维沿动脉到达靶器官。

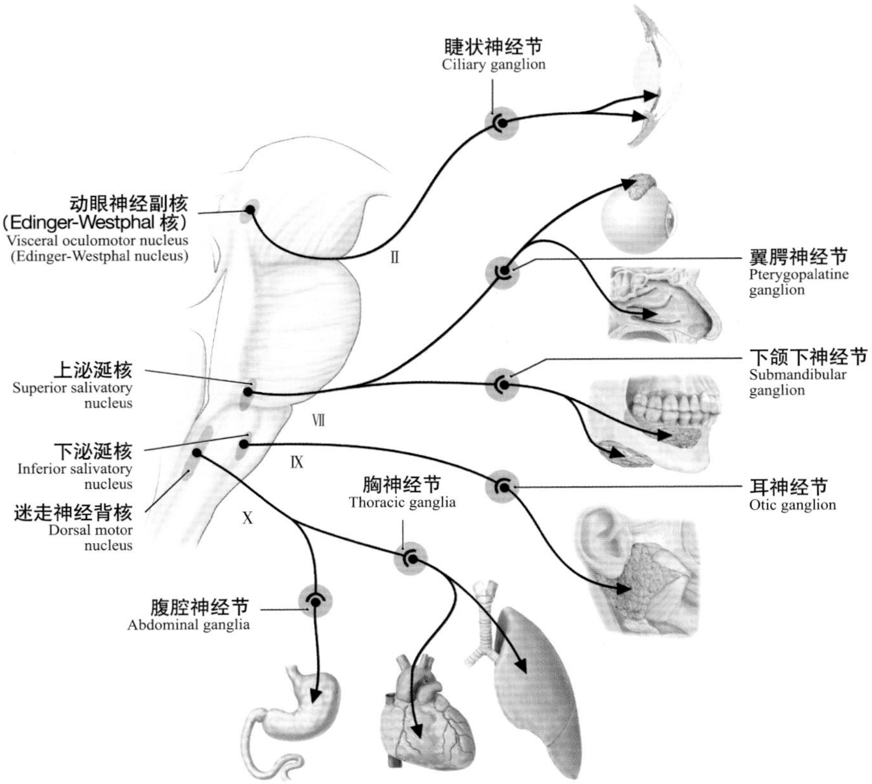

表 4–11 头部的副交感神经节

神经核	突触前纤维的路径	神经节	突触后纤维	靶器官
Edinger-Westphal 核（动眼神经副核）	动眼神经（CN Ⅲ）	睫状神经节	睫状短神经（CN V_1）	睫状肌（止点） 瞳孔括约肌（瞳孔缩小）
上泌涎核	中间神经（CN Ⅶ根）→岩大神经→翼管神经	翼腭神经节	• 上颌神经（CN V_2）→颧神经→吻合支→泪腺神经（CN V_1） • 眶支 • 鼻后上支 • 鼻腭神经 • 腭大和腭小神经	• 泪腺 • 鼻腔和鼻旁窦的腺体 • 牙龈腺体 • 硬腭和软腭腺体 • 咽部腺体
	中间神经（CN Ⅶ根）→鼓索→舌神经（CN V_3）	下颌下神经节	腺支	下颌下腺 舌下腺
下泌涎核	舌咽神经（CN Ⅸ）→鼓室神经→岩小神经	耳神经节	耳颞神经（CN V_3）	腮腺
迷走神经背核	迷走神经	器官旁神经节	器官内的无名纤维	胸腔和腹部脏器和血管

注：→即为与之延续。

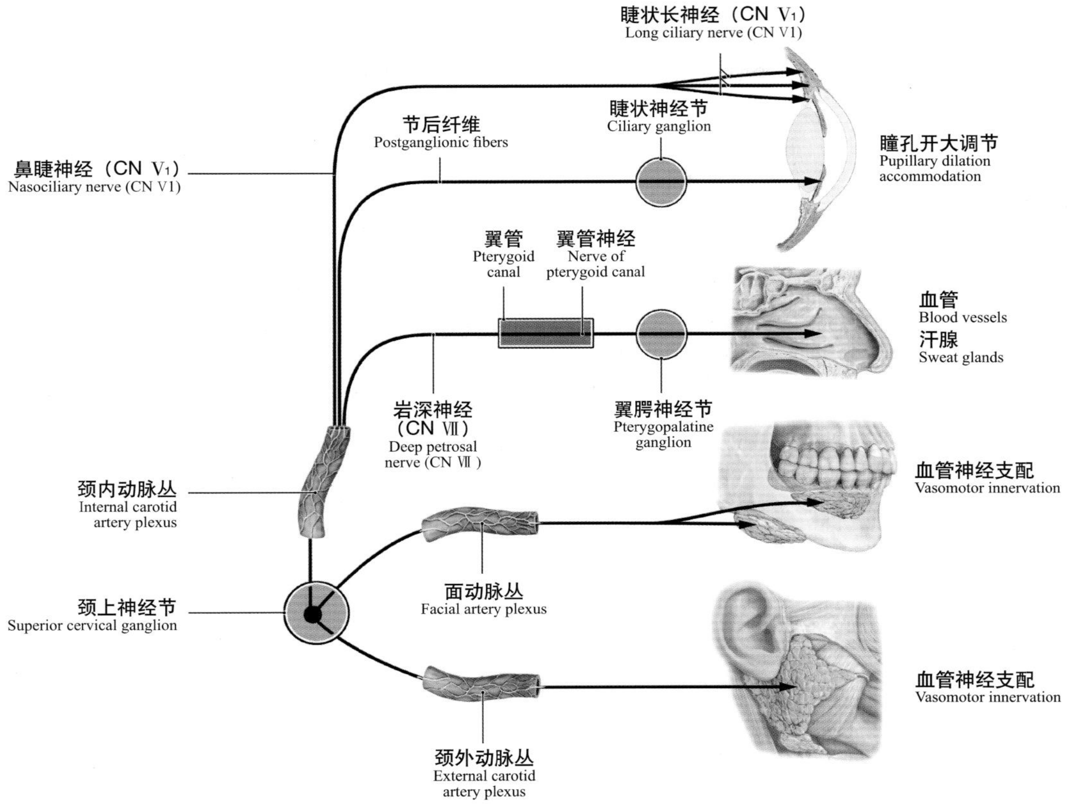

图 4–70　头部交感神经支配

头部交感神经节前神经元起源于脊髓（T_1 ～ L_2）侧角，它们进入交感神经干后上行，与颈上神经节形成突触。节后神经元伴随动脉丛走行。与颈动脉（颈内动脉）丛走行的节后神经纤维加入鼻睫神经（CN V_1），然后随睫状长神经到达瞳孔开大肌（扩大瞳孔），其他节后神经纤维穿过睫状神经节（不形成突触）到达睫状肌（调节反射）。另外一些节后神经纤维形成颈动脉丛，与岩深神经[加入岩大神经（CN Ⅶ）]一起，形成翼管神经。翼管神经到达翼腭神经节，通过上颌神经的分支分布于鼻腔、上颌窦、硬腭和软腭、牙龈、咽部的腺体，以及头部的汗腺和血管。

来自颈上神经节的节后神经纤维与面动脉丛一起穿过下颌下神经节（不形成突触），到达下颌下腺和舌下腺。其他节后神经纤维与脑膜中动脉丛伴行，穿过耳神经节（不形成突触）到达腮腺。

表 4–12　头部交感神经纤维

神经核	突触前纤维的路径	神经节	突触后纤维	靶器官
脊椎侧角（T_1 ～ L_2）	进入交感神经节链，上行进入颈上神经节	颈上神经节	颈内动脉丛→鼻睫神经（CN V_1）→睫状长神经（CN V_1）	瞳孔开大肌（瞳孔扩大）
			节后神经纤维→睫状神经节 * →睫状短神经	睫状肌（止点）
			颈内动脉丛→岩深神经→翼管神经→翼腭神经节 * →上颌神经分支（CN V_2）	鼻腔腺体 汗腺 血管
			面动脉丛→下颌下神经节 *	下颌下腺 舌下腺
			颈外动脉丛	腮腺

注：* 穿行过程中不形成突触；→即与颈内动脉之延续。

脑神经：概述

表 4–13 脑 神 经

脑神经	连接大脑的位置	纤维类型（表 4–11）						
		传入				传出		
CN Ⅰ：嗅神经	端脑			●				
CN Ⅱ：视神经	间脑	●						
CN Ⅲ：动眼神经	中脑					●	●	
CN Ⅳ：滑车神经						●		
CN Ⅴ：三叉神经	脑桥		●					●
CN Ⅵ：展神经	脑桥延髓沟					●		
CN Ⅶ：面神经			●	●			●	●
CN Ⅷ：前庭蜗神经		●						
CN Ⅸ：舌咽神经	延髓		●	●	●		●	●
CN Ⅹ：迷走神经			●	●	●		●	●
CN Ⅺ：副神经						●		●
CN Ⅻ：舌下神经						●		

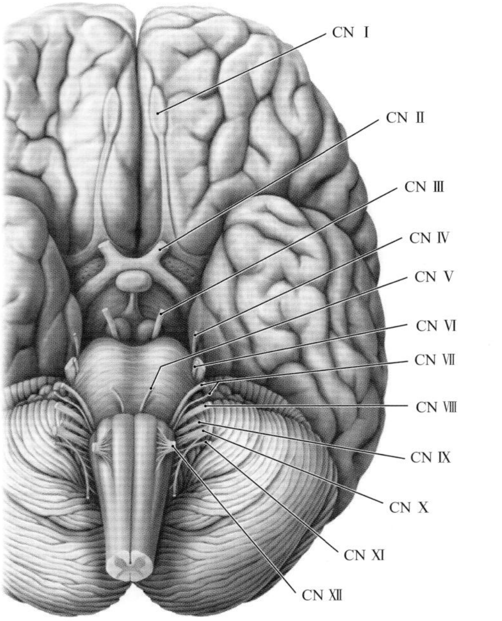

图 4–71 脑神经

脊髓发出 31 对脊神经，而只有 12 对脑神经从脑各部传出（表 4–13），它们按照发出的位置顺序而命名。注：CN Ⅰ、CN Ⅱ并不是真正意义上的周围神经，而是端脑（CN Ⅰ）和间脑（CN Ⅱ）的延伸。与脊神经不同，每条脑神经都有一后部的感觉根和前部的运动根，含有传入（感觉）和（或）传出（运动）纤维。纤维类型（表 4–14）与神经功能相对应（表 4–15）。

表 4–14 脑神经纤维类型

	传入（感觉）纤维			传出（运动）纤维		
一般纤维	GSA	一般躯体感觉	来自躯体组织（皮肤、骨骼肌和黏膜）的一般感觉（触觉、痛觉和温度觉）	GSE	躯体运动	支配来自躯体的横纹（骨骼）肌运动
	GVA	一般内脏感觉	来自内脏（平滑肌、心肌和腺体）的一般感觉	GVE	副交感	支配内脏（平滑肌、心肌和腺体等）运动
特殊纤维	SSA	特殊躯体感觉	视觉、听觉和平衡觉			
	SVA	特殊内脏感觉	味觉和嗅觉	SVE	鳃弓运动	支配来自鳃弓的横纹（骨骼）肌纤维

注：脑神经纤维根据 3 个标准（用 3 个缩写字母表示）分为 7 种类型：①一般（G）或特殊（S）。②躯体（S）或内脏。③传入（A）或传出（E）。在本章中，每 1 种纤维类型用 1 种相应的颜色标示。

表 4–15　脑神经的功能

脑神经	穿过颅骨的位置	纤维类型		感觉区域（传入）/ 靶器官（传出）
		A	E	
CN Ⅰ：嗅神经（见第 124 页）	筛骨（筛板）	●		嗅觉：来自鼻腔嗅黏膜的特殊内脏感觉纤维
CN Ⅱ：视神经（见第 125 页）	视神经管	●		视觉：来自视网膜的特殊躯体感觉纤维
CN Ⅲ：动眼神经（见第 126、127 页）	眶上裂		●	支配躯体运动：上睑提肌及 4 块眼外肌（上、下、内直肌，下斜肌）
			●	支配副交感：睫状肌的节前纤维，眼内肌的节后纤维（睫状肌和瞳孔括约肌）
CN Ⅳ：滑车神经（见第 126、127 页）	眶上裂		●	支配躯体运动：1 块眼外肌（上斜肌）
CN Ⅴ：三叉神经（见第 128 ~ 135 页）	第 1 支　眶上裂（见第 130、131 页）	●		一般躯体感觉：来自眶、鼻腔、鼻旁窦和面部
	第 2 支　圆孔（见第 132、133 页）	●		一般躯体感觉：来自鼻腔、鼻旁窦、鼻咽上部、口腔上部、颅内和面部
	第 3 支　卵圆孔（见第 134、135 页）	●		一般躯体感觉：来自口腔下部、耳、颅内和面部
			●	支配鳃弓运动：来自第 1 咽（鳃）弓（包括咀嚼肌）的 8 块肌肉
CN Ⅵ：展神经（见第 126、127 页）	眶上裂		●	支配躯体运动：1 块眼外肌（外直肌）
CN Ⅶ：面神经（见第 136 ~ 139 页）	内耳道	●		一般躯体感觉：来自外耳
		●		味觉：舌（前 2/3）和软腭的特殊内脏感觉纤维
			●	支配副交感：下颌下神经节和翼腭神经节的节前纤维；腺体（泪腺、下颌下腺、舌下腺和腭的腺体）和鼻腔、腭、鼻旁窦黏膜的节后纤维
			●	支配鳃弓运动：来自第 2 对咽弓的肌肉（包括面部表情肌、茎突舌骨肌、镫骨肌）
CN Ⅷ：前庭蜗神经（见第 140、141 页）	内耳道	●		听觉和平衡觉：来自耳蜗（听觉）和前庭附属器（平衡）的特殊躯体感觉纤维
CN Ⅸ：舌咽神经（见第 142、143 页）	颈静脉孔	●		一般躯体感觉：来自口腔、咽、舌（后 1/3）和中耳
		●		味觉：来自舌（后 1/3）的特殊内脏感觉
		●		一般内脏感觉：来自颈动脉体和颈动脉窦
			●	支配副交感：节前纤维至耳神经节；节后纤维至腮腺和下唇腺体
			●	支配鳃弓运动：来自第 3 咽弓的 1 块肌肉（茎突咽肌）
CN Ⅹ：迷走神经（见第 144、145 页）	颈静脉孔	●		一般躯体感觉：来自耳和颅内
		●		味觉：来自会厌和舌根的特殊内脏感觉
		●		一般内脏感觉：来自主动脉体，喉咽和喉，呼吸道及胸腹脏器
			●	支配副交感：节前纤维至小的、靠近靶器官或平滑肌壁的无名神经节；节后纤维至咽、喉部腺体、黏膜和平滑肌，以及腹腔脏器
			●	支配鳃弓运动：来自第 4 对和第 6 对咽弓的咽喉肌肉，也分布至来自 CN Ⅺ 的鳃弓运动纤维
CN Ⅺ：副神经（见第 146 页）	颈静脉孔		●	支配躯体运动：斜方肌和胸锁乳突肌
			●	支配鳃弓运动：通过咽丛和 CN Ⅹ 至喉肌（环甲肌除外）。来自 CN Ⅺ根的鳃弓运动纤维内含有 CN Ⅹ（迷走神经）纤维
CN Ⅻ：舌下神经（见第 147 页）	舌下神经管		●	支配躯体运动：所有舌内、外肌（腭舌肌除外）

脑神经核

图 4–72 脑神经核：位置分布

脊髓和脑干横断面，上面观。黄色 = 躯体感觉，绿色 = 内脏感觉，蓝色 = 内脏运动功能区，红色 = 躯体运动功能区。

脊神经和脑神经的神经核根据胚胎期神经元群体的迁移而有特定的位置分布。

A. 胚胎期脊髓。起初，发育中的脊髓呈现出感觉（传入）神经元在后、运动（传出）神经元在前的位置分布。这种关系在成人脊髓中仍然延续：传入神经元（一般是二级神经元）的胞体位于后角，而传出神经元（低级运动神经元和节前自主运动神经元）的胞体分别位于前角和侧角。

B. 胚胎早期脑干。感觉神经元（位于翼板）向外迁移，而运动神经核（位于基板）向内迁移，形成了内外排列的神经核柱（功能相似的神经核纵向堆积）。

C. 成人脑干。4 组纵向排列的神经核柱由内向外依次是躯体传出、内脏传出、内脏传入和躯体传入。

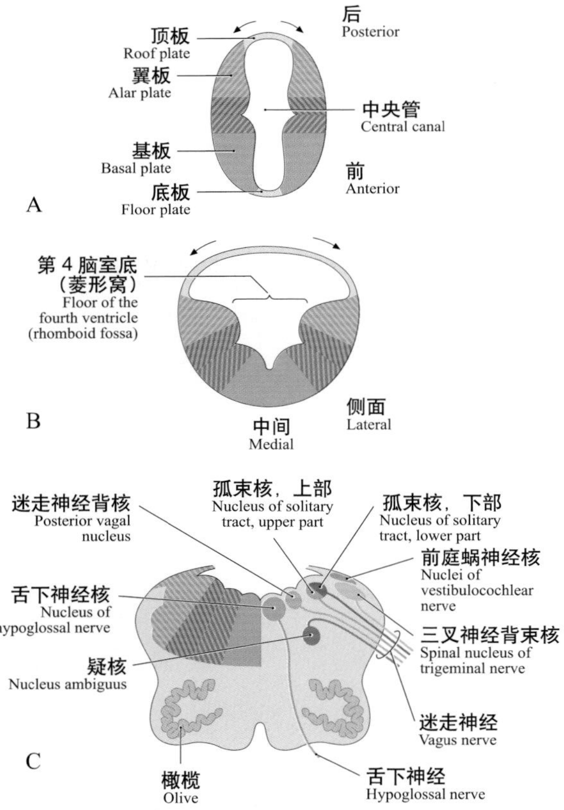

表 4–16 脑 神 经 核

神经核	脑神经
躯体传入神经核柱（黄色）	
一般躯体感觉：3 个神经核主要与 CN Ⅴ有关，但也接受来自其他神经的纤维	
• 中脑神经核 •（脑桥）感觉神经主核 • 脊神经核	CN Ⅴ（通过三叉神经节） CN Ⅸ（通过上神经节） CN Ⅹ（通过上神经节） 可能是 CN Ⅻ（通过膝神经节）
特殊躯体感觉：与 CN Ⅷ * 有关的 6 个神经核。神经和神经核分为前庭部（平衡觉）和耳蜗部（听力）	
• 内、外、上和下前庭蜗神经核	CN Ⅷ，前庭根（通过前庭蜗神经节）
• 前和后耳蜗神经核	CN Ⅷ，耳蜗根（通过脊神经节）
内脏传入神经核柱（绿色）	
一般和特殊内脏感觉：脑干中的一个核复合体包括上（味觉）和下（一般内脏感觉）两部分，与 3 对脑神经 ** 有关	
• 孤束核，上部	CN Ⅸ（通过下神经节） CN Ⅹ（通过下神经节）
• 孤束核，下部	CN Ⅶ（通过膝神经节） CN Ⅸ（通过下神经节） CN Ⅹ（通过下神经节）
内脏运动神经核柱（蓝色）	
副交感神经（一般内脏运动）：包括 4 个神经核，分别与 1 条脑神经及 1 个或多个神经节有关	
• Edinger-Westphal 核	CN Ⅲ（通过睫状神经节）
• 上泌涎核	CN Ⅶ（通过下颌下及翼腭神经节）
• 下泌涎核	CN Ⅸ（通过耳神经节）
• 迷走神经背核	CN Ⅹ（通过无数的靶器官旁的无名神经节）
鳃弓运动（特殊内脏运动）：包括 3 个神经核，通过 4 对脑神经支配咽弓肌肉	
• 三叉神经运动核	CN Ⅴ
• 面神经核	CN Ⅶ
• 疑核	CN Ⅸ CN Ⅹ（及来自 CN Ⅺ的纤维）
躯体运动神经核柱（红色）	
包括 5 个神经核，分别对应 1 条脑神经	
• 动眼神经核	CN Ⅲ
• 滑车神经核	CN Ⅳ
• 展神经核	CN Ⅵ
• 副神经核	CN Ⅺ
• 舌下神经核	CN Ⅻ

注：* 没有与 CN Ⅱ相关的脑干神经核，因其来源于间脑。
** 嗅神经（CN Ⅰ）中的特殊内脏传入神经纤维止于端脑。

脑神经纤维类型与脑神经核并不是一对一的关系。一些神经来自多个神经核的同类纤维（例如 CN Ⅴ和 CN Ⅷ），其他神经核则与多条神经有关。注：5 对感觉神经与 8 个感觉神经节（一级感觉神经元的胞体）有关，3 对副交感神经与 4 个自主神经节（节后神经元的胞体）有关。

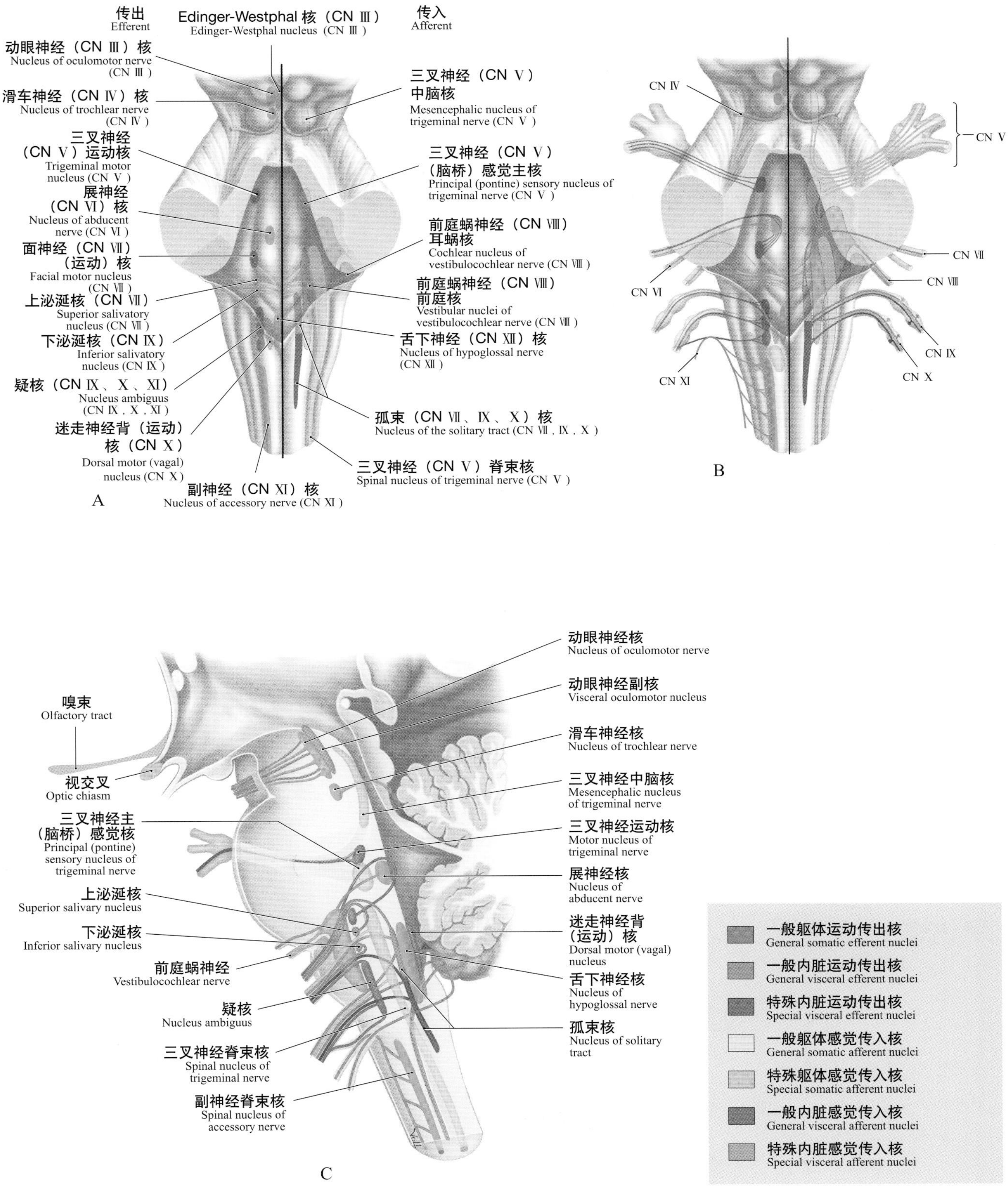

图 4–73　脑神经核的位置

A、B. 脑干后面观（移除小脑后）。**C.** 正中矢状面左侧面观。注：脑神经的编号和描述是根据其从脑干中穿出的位置而定，不一定与相应的脑神经核的位置一致。

CN Ⅰ和 CN Ⅱ：嗅神经和视神经

无论是嗅神经还是视神经，两者均为真正的周围神经，它们是脑的延伸（分别为端脑、间脑），因此被脑膜（此处被移除）包裹并包含特殊的脑神经细胞（少突胶质细胞和小胶质细胞）。

图 4–74 嗅神经（CN Ⅰ）

A. 鼻中隔左侧面和右侧鼻腔外侧壁（鼻中隔后半部分被切断）左侧面观。**B.** 脑的下面观（* 带阴影的结构位于基底面深部）。

嗅神经通过经典的三级神经元通路传递气味信息（特殊内脏传入），到达大脑皮质。

- 一级感觉神经元位于鼻中隔上部和上鼻甲黏膜内（**A**）。这些双极神经元形成 20 个左右的纤维束，统称为嗅神经（CN Ⅰ）。由于嗅觉区仅限于这些纤维所分布的区域（2 ～ 4 cm²），因此需要借助鼻甲产生湍流，以确保空气（嗅觉刺激）通过这些区域。薄的、无髓鞘嗅纤维通过筛骨筛孔进入颅前窝。
- 二级感觉神经元位于嗅球（**B**）。其轴突经嗅束到达内侧或外侧嗅纹。这些轴突的突触位于杏仁核、前梨状区及邻近区域。
- 三级神经元将信息传递给大脑皮质。

一级神经元寿命较短（几个月），并且由位于嗅黏膜中的前体细胞不断分化补充。嗅黏膜的再生能力随着年龄增大而降低。筛板损伤可能破坏嗅纤维上覆盖的脑膜，导致嗅觉障碍和脑脊液漏（头创伤后鼻漏）。嗅觉产生的机制见第 194、195 页。

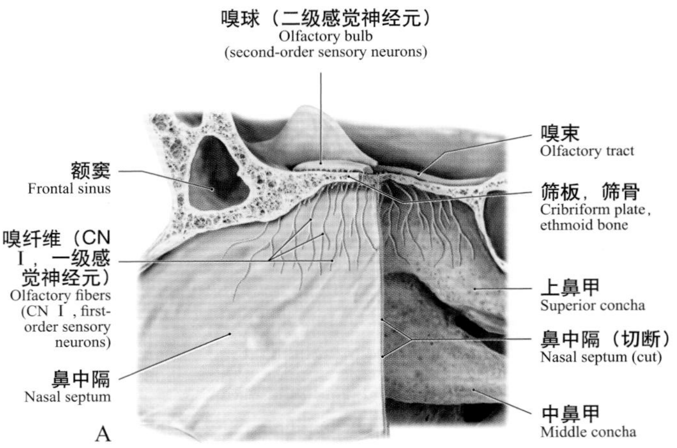

A

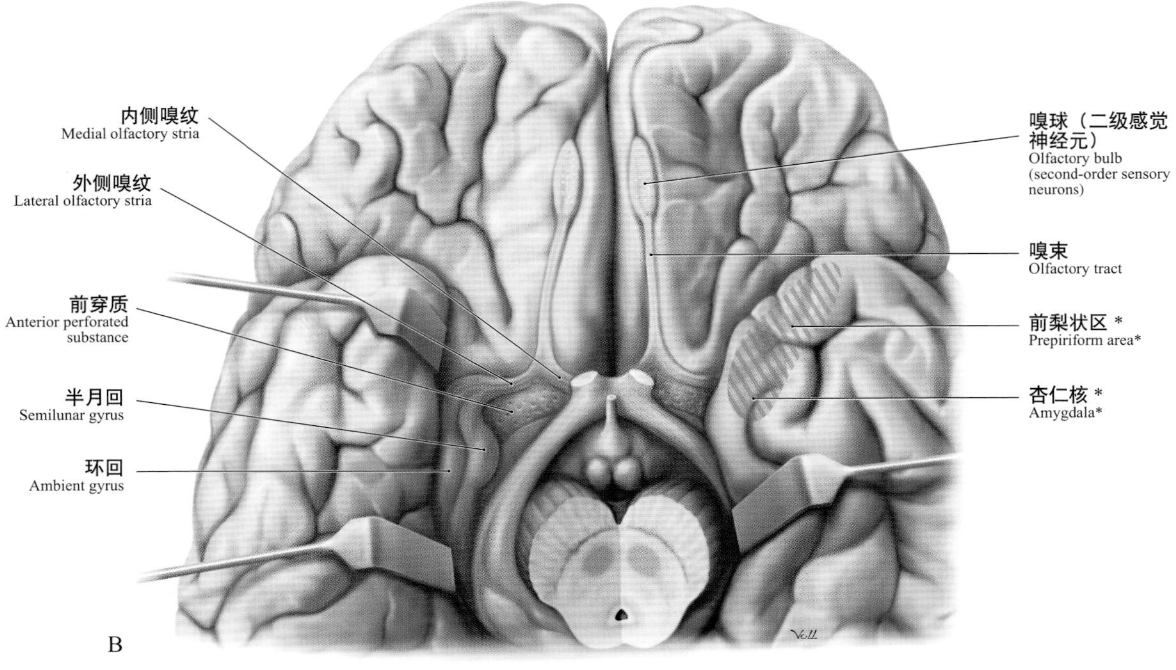

B

图 4–75　视神经（CN Ⅱ）

A. 大脑下面观。**B.** 左侧面观（眶腔被打开）。**C.** 脑干左侧后外侧面观。视神经（特殊躯体传入）通过四级神经元通路传递来自视网膜的视觉信息到达大脑视皮质（纹状区）（见第 268 页）。位于视网膜上的一级神经元（视杆和视锥）将射入的光子转换成脉冲，传递给二级双极神经元和三级神经节细胞。这些视网膜神经节细胞共同组成视神经（CN Ⅱ）。视神经通过视神经管（视神经管内侧为眶上裂，其他脑神经通过眶上裂入眶，**B**）经眶腔进入颅中窝。90% 的视神经第三级神经元的突触在外侧膝状体（**C**），后者止于纹状区。10% 的三级神经元的突触在中脑。膝状体以外的视觉通路司无意识和反射功能，见第 270 页视觉产生机制。视神经病变可能导致视觉部分或完全丧失，取决于神经损伤的部位（见第 270 页）。

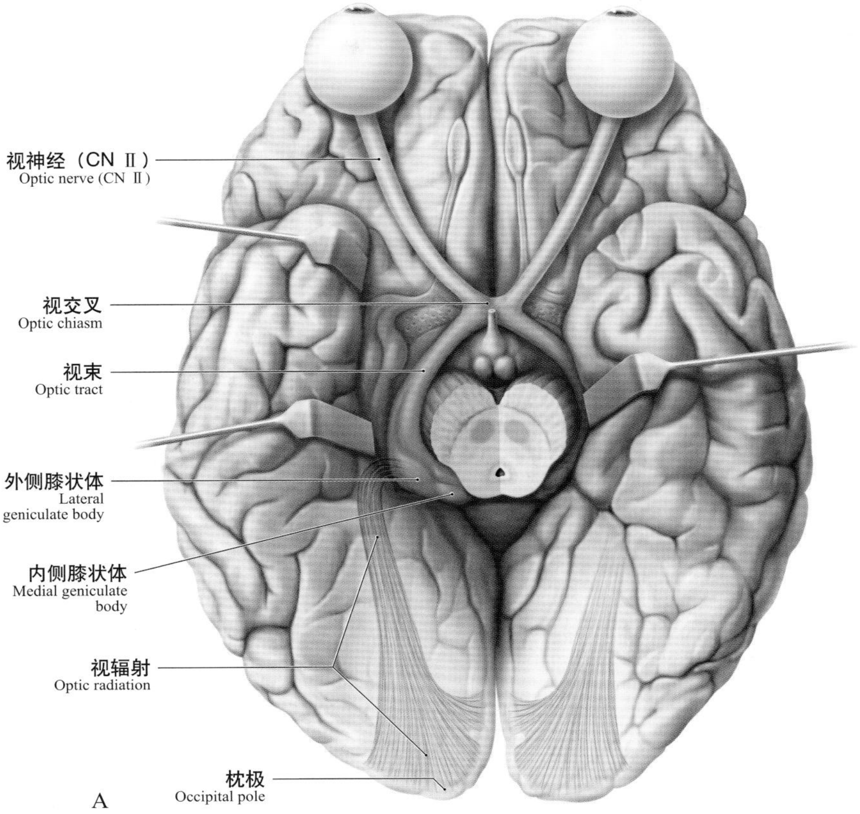
视神经（CN Ⅱ）
Optic nerve (CN Ⅱ)
视交叉
Optic chiasm
视束
Optic tract
外侧膝状体
Lateral geniculate body
内侧膝状体
Medial geniculate body
视辐射
Optic radiation
枕极
Occipital pole
A

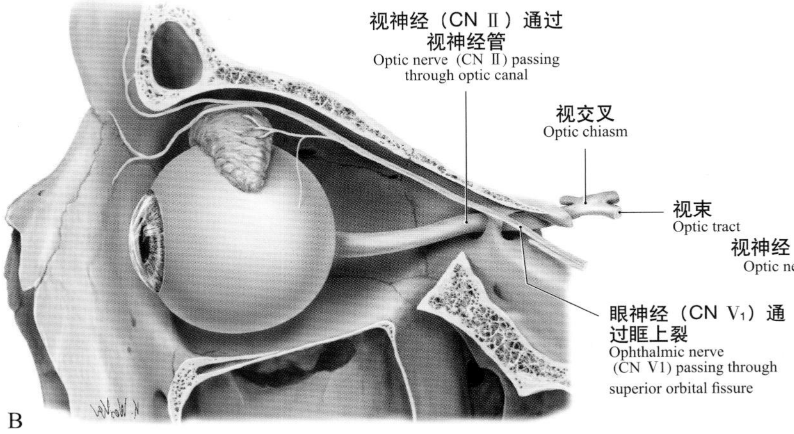
视神经（CN Ⅱ）通过视神经管
Optic nerve (CN Ⅱ) passing through optic canal
视交叉
Optic chiasm
视束
Optic tract
眼神经（CN V1）通过眶上裂
Ophthalmic nerve (CN V1) passing through superior orbital fissure
B

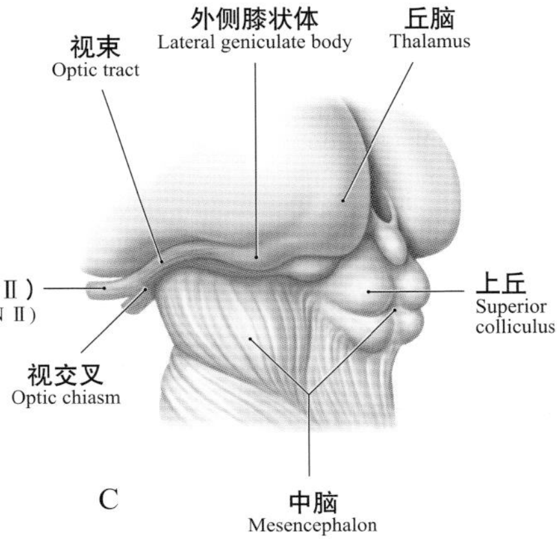
视束
Optic tract
外侧膝状体
Lateral geniculate body
丘脑
Thalamus
视神经（CN Ⅱ）
Optic nerve (CN Ⅱ)
上丘
Superior colliculus
视交叉
Optic chiasm
中脑
Mesencephalon
C

CN Ⅲ、CN Ⅳ和 CN Ⅵ：动眼神经、滑车神经和展神经

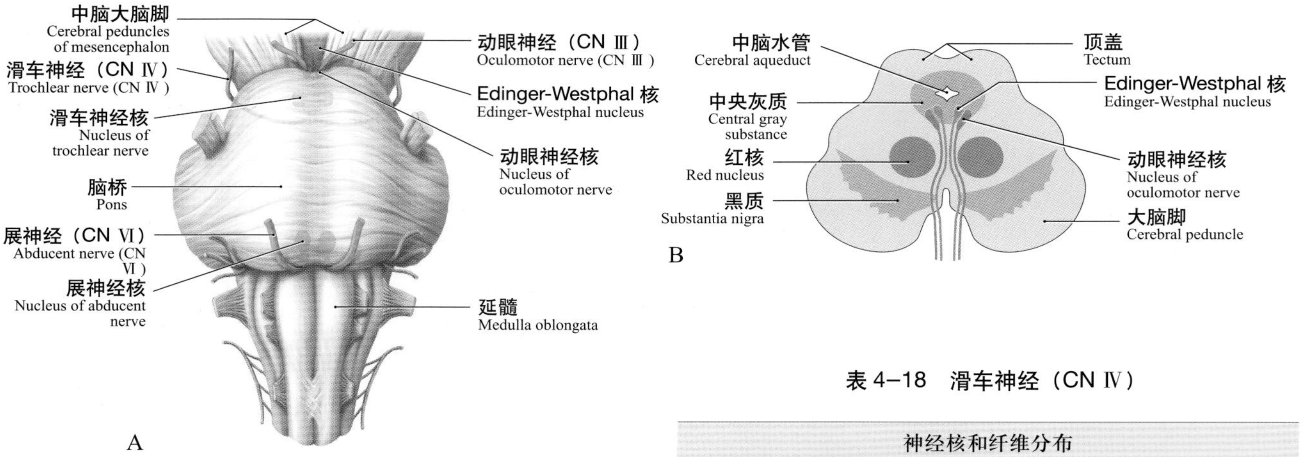

图 4–76　支配眼外肌的脑神经

A. 脑干前面观。**B.** 中脑横断面上面观。

CN Ⅲ、CN Ⅳ、CN Ⅵ共同支配 6 块眼外肌。注：CN Ⅲ也参与支配眼内肌的副交感神经。CN Ⅲ和 CN Ⅳ起源于中脑（脑干的最高部位）的神经核，两者在大致相同的水平由中脑发出。CN Ⅵ起源于脑桥的神经核，从脑桥延髓沟的脑干发出。

表 4–17　动眼神经（CN Ⅲ）

神经核、神经节和神经纤维分布	
躯体运动（红色）	
动眼神经核（中脑）	低级运动神经元支配 • 上睑提肌 • 上、内、下直肌 • 下斜肌
副交感（蓝色）	
Edinger-Westphal 核（中脑）	节前神经元穿行于 CN Ⅲ的下支
	睫状神经节的节后神经元支配眼内肌（瞳孔括约肌和睫状肌）
走行	
CN Ⅲ来自中脑，即脑干的最高部位。向前经海绵窦外侧壁，通过眶上裂入眶。然后穿过总腱环，分为上支和下支	
病变	
病变可导致不同程度的动眼神经麻痹。完全性麻痹的特点是神经支配的所有肌肉均瘫痪，出现： • 上睑下垂（眼睑下垂）= 上睑提肌瘫痪 • 眼斜向下外，导致复视（重影）= 眼外肌瘫痪 • 瞳孔散大（瞳孔扩张）= 瞳孔括约肌瘫痪 • 聚焦困难（难以聚焦）= 睫状肌瘫痪	

表 4–18　滑车神经（CN Ⅳ）

神经核和纤维分布	
躯体运动（红色）	
滑车神经核（中脑）	低级运动神经元支配 • 上斜肌
走行	
CN Ⅳ是唯一 1 对从脑干后面穿出的神经。从中脑穿出后，走行于大脑脚周围的前方。随后穿过眶上裂进入眶，从总腱环的外侧经过。3 条眼外肌运动神经中，它走行在硬膜内的部分最长	
病变	
病变可导致滑车神经瘫痪 • 受累眼向上内偏斜，导致复视（重影）= 上斜肌瘫痪 注：因为 CN Ⅳ交叉至对侧，靠近神经核的病变会导致对侧滑车神经瘫痪（对侧瘫痪）。病变越过神经交叉点，则引起同侧瘫痪（同侧瘫痪）	

表 4–19　展神经（CN Ⅵ）

神经核和神经纤维分布	
躯体运动（红色）	
展神经核（脑桥）	低级运动神经元支配 • 外直肌
走行	
CN Ⅵ的很长一段位于硬膜外。它从脑桥延髓沟穿出（脑桥下缘）并且在靠近颈内动脉处穿过海绵窦。CN Ⅵ通过眶上裂进入眶并穿过总腱环	
病变	
病变可导致展神经瘫痪 • 受累眼向内偏斜，导致复视 = 外直肌瘫痪 注：CN Ⅵ穿过海绵窦的路径使其容易受伤。海绵窦血栓形成、颈内动脉瘤、脑膜炎和硬膜下出血等都可能压迫神经，导致神经瘫痪。脑脊液压力下降过多（例如腰穿）可能导致脑干下降，牵拉神经	

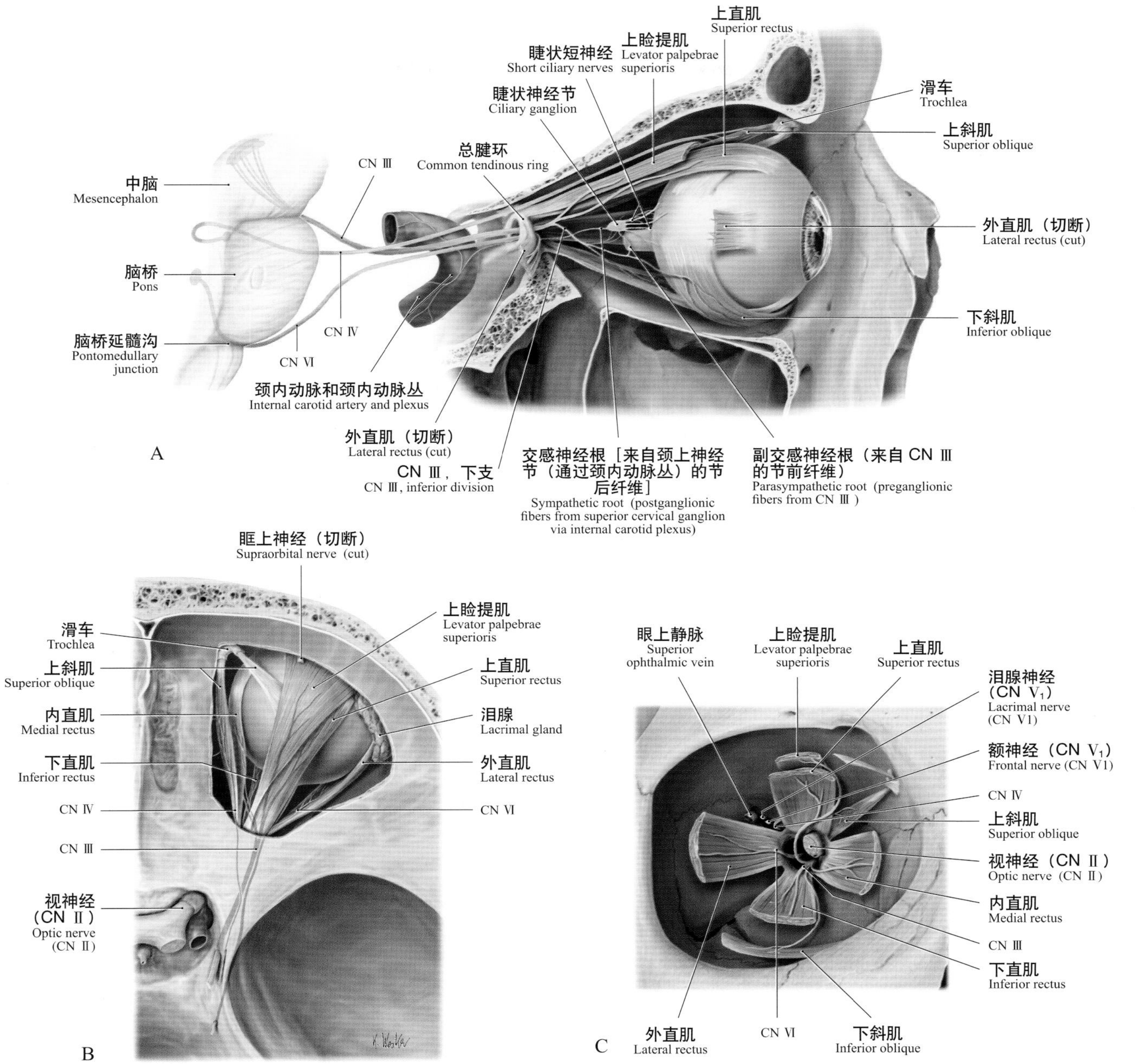

图 4–77　支配眼肌的神经

右侧眼眶。**A.** 颞骨去除后侧面观。**B.** 眼眶打开后上面观。**C.** 前面观。CN Ⅲ、CN Ⅳ、CN Ⅵ在视神经管外侧（CN Ⅳ随后从外侧经过总腱环，CN Ⅲ、CN Ⅵ则从中穿过）穿过眶上裂进入眼眶。3 对脑神经均支配眼外肌的运动，睫状神经节通过睫状短神经的 3 种类型纤维（副交感神经纤维、交感神经纤维和感觉神经纤维）出入眼内肌。只有副交感神经的突触在睫状神经节内，其他纤维均直接穿过而不经过突触。睫状神经节因此有 3 个神经根。

- **副交感神经（运动）根：**节前副交感神经纤维与 CN Ⅲ的下支伴行进入睫状神经节，只有副交感神经的突触在睫状神经节内（其余 2 种纤维均直接穿过而不形成突触）。
- **交感神经根：**节后交感神经纤维来自颈上神经节，走行于颈内动脉表面，随后进入眶上裂，与眼动脉伴行，通过睫状神经节进入睫状短神经。
- **感觉神经根：**感觉神经纤维（来自眼球）通过睫状神经节进入鼻睫神经（CN V_1）。

睫状短神经包括来自眼球的感觉纤维，来自颈上神经节与睫状神经节的节后交感神经纤维和副交感神经纤维。注：来自颈上神经节的交感神经纤维可能与鼻睫神经（CN V_1）伴行，并通过睫状长神经到达眼内肌。

三叉神经、三叉神经核及分支

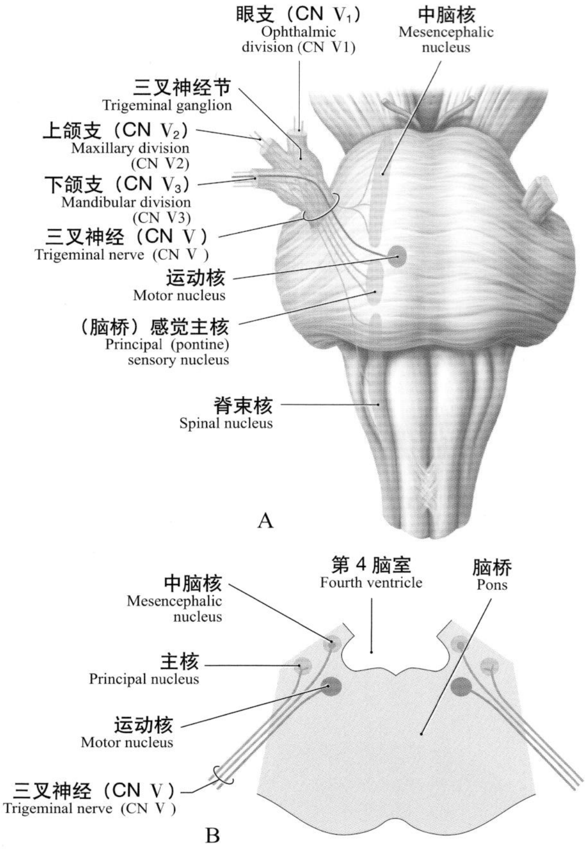

图 4–78 三叉神经核

A. 脑干前面观。**B.** 脑桥横断面上面观。

三叉神经分支的传入神经元将一般躯体感觉（触觉、痛觉和温度觉）传递给中枢神经系统，3 条分支的神经元在以位置命名的 3 个脑干神经核内形成突触（表 4–20）。

- 中脑核
- （脑桥）感觉主核
- 脊束核

传出神经纤维来自运动神经核中的下运动神经元。这些纤维从三叉神经运动根发出，并与下颌支（CN V_3）在卵圆孔处合并。其（鳃弓）运动纤维支配第 1 咽（鳃）弓的肌肉。

图 4–79 三叉神经病变

三叉神经各分支（周围神经）病变会导致如图 4–80 B 中所显示的感觉丧失和潜在的运动麻痹。如图（Sölder 线）所示，三叉神经脊束核病变会导致感觉（痛觉和温度觉）丧失。与脊髓神经核躯体结构相对应的同心圆如下：越近颅侧的部分接收来自面部中心的轴突信息，越近尾侧的部分接收来自周围的轴突信息。

表 4–20 三叉神经核及病变

神经核		
躯体感觉（黄色）		
来自三叉神经 3 条分支感觉区的传入神经元在 3 个脑干神经核（依据位置而命名）中形成突触		
神经核	位置	感觉
中脑神经核	中脑	本体感受 （注：与 CN Ⅴ相连的本体感觉纤维的一级感觉细胞的胞体位于中脑神经核）
（脑桥）感觉主核	脑桥	触觉
脊神经核	延髓	痛觉和温度觉
注：感觉神经核含有二级神经元的胞体。中脑神经核是一例外——含有一级假单极神经元的胞体，随后移入大脑		
（鳃弓）运动支（紫色）		
下位运动神经元位于三叉神经的运动神经核，支配来自第 1 鳃弓的 8 块肌肉		
• 咀嚼肌 • 颞肌 • 翼外肌 • 翼内肌	• 腭帆张肌 • 鼓膜张肌 • 下颌舌骨肌 • 二腹肌前腹	
病变		
创伤导致的三叉神经损伤可能导致相应区域的感觉丧失或者对应肌肉瘫痪。注：三叉神经的传入纤维构成角膜反射（眼睑闭合反射）的传入支 • 三叉神经痛是 CN Ⅴ病变导致的相应感觉区域剧烈的刺痛		

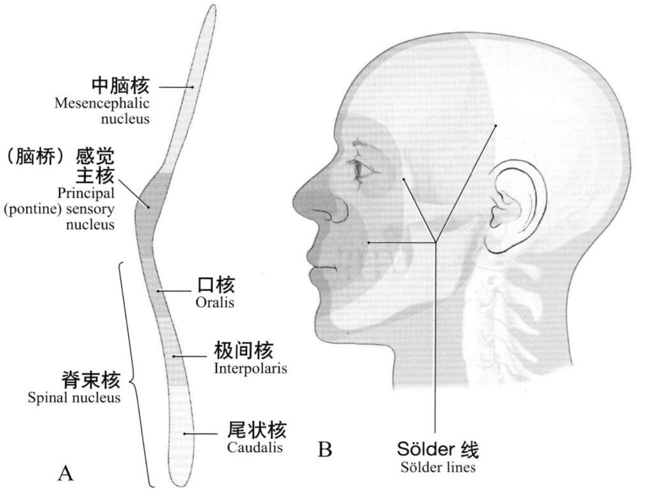

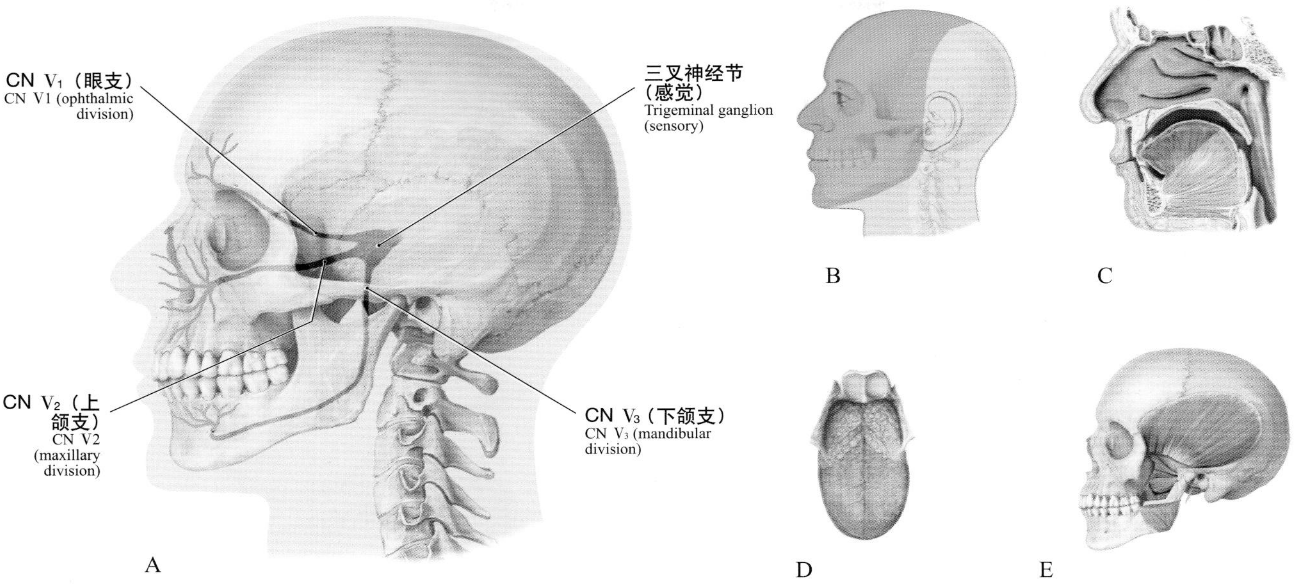

图 4–80　三叉神经分支及分布

A. 三叉神经分支左侧面观。**B** ～ **D.** 躯体感觉神经区域。**E.**（鳃弓）运动分支神经区域。

三叉神经是面部的主要感觉神经，它有 3 条主要分支（**A**），负责面部（**B**）和相应黏膜（**C** 和 **D**）的一般躯体感觉（触觉、痛觉和本体觉）。三叉神经还含有支配来自第 1 鳃弓的 8 块肌肉的（鳃弓）运动支纤维（**E**）。

表 4–21　三叉神经（CN V）分支和分布

感觉根			
纤维	一般躯体感觉（黄色）：负责 CN V感觉区（图 4–80）的一般感觉（触觉、痛觉和温度觉）。这些一级假单极神经元的胞体主要位于三叉神经节		
走行	感觉支由 3 个分支组成，这 3 个分支在颅中窝汇聚成三叉神经节	分支	分布
		CN V_1（眼神经） CN V_2（上颌神经） CN V_3（下颌神经）	经眶上裂进入眼眶（见第 130、252 页） 经圆孔出颅入翼腭窝（见第 132、181 页） 经卵圆孔出颅入颞下窝（见第 134、169 页）
神经核	3 条分支的传入神经轴突在中脑、脑桥和脊髓的延髓分别与 3 个脑干神经核形成突触	神经核	感觉
		中脑核 （脑桥）感觉主核 脊束核	本体觉（表 4–20） 触觉 痛觉和温度觉
运动根			
纤维	（鳃弓）运动支（紫色）：支配来自第 1 鳃弓的 8 块肌肉的运动纤维	• 咀嚼肌 • 颞肌 • 翼外肌 • 翼内肌	• 腭帆张肌 • 鼓膜张肌 • 下颌舌骨肌 • 二腹肌前腹
走行	运动支分别自脑桥发出，在卵圆孔与 CN V_3 融合		
神经核	运动神经核（位于脑桥）		
支架：CN V 被作为来自其他脑神经的自主神经（交感和副交感）和味觉纤维分布的支架			
副交感神经	CN V的 3 条分支传递来自副交感神经节的节后副交感神经纤维 • CN Ⅶ：CN Ⅶ的节后纤维在翼腭神经节或下颌下神经节形成突触，分别与 CN V_2 或 CN V_3 相连。节后副交感纤维与 CN V的感觉支伴行，到达靶组织 • CN Ⅸ：节前纤维突触在耳神经节，节后纤维沿 CN V_3 的分支分布		
交感神经	来自颈上神经节的节后交感神经纤维也可能由 CN V的感觉支分布		
味觉纤维	来自舌界沟前（舌前 2/3）的味觉纤维通过舌神经（CN V_3）到达鼓索（CN Ⅶ）和面神经（CN Ⅶ）核		

CN V含有 1 个大的感觉根和 1 个小的运动根，两者在脑桥水平，各自从位于颅中窝的脑干发出。

CN V_1：三叉神经眼支

图 4–81 三叉神经眼支（CN V_1）
右眼眶部分打开的侧面观。眼神经在到达眶上裂前分出 3 条重要分支：泪腺神经（L）、额神经（F）和鼻睫神经（N）。这些神经分别走行在眶上份的外侧、中间和内侧。泪腺神经和额神经在总腱环上方进入眼眶，鼻睫神经穿过总腱环入眶，见表 4–22。

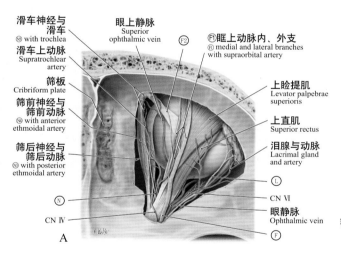

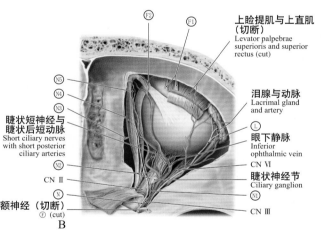

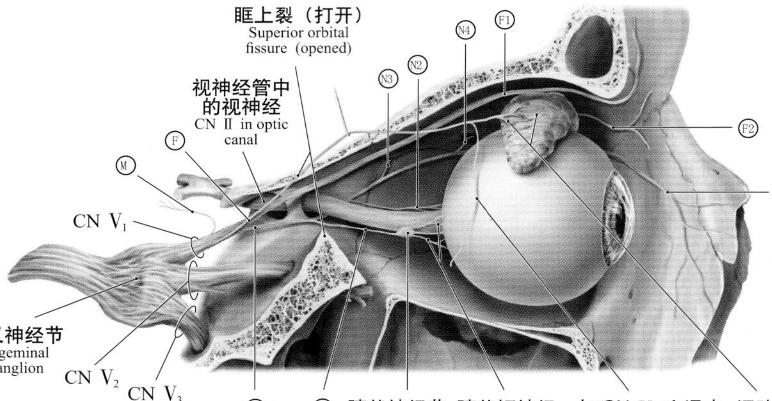

眶上裂（打开）
Superior orbital fissure (opened)
视神经管中的视神经
CN Ⅱ in optic canal
F
M
CN V1
三叉神经节
Trigeminal Ganglion
CN V2
CN V3
N
N1
N2
N3
N4
F1
F2
N5
睫状神经节
Ciliary ganglion
睫状短神经
Short ciliary nerves
与 CN V2 交通支
Communicating branch with CN V2
泪腺神经与泪腺
L with lacrimal gland

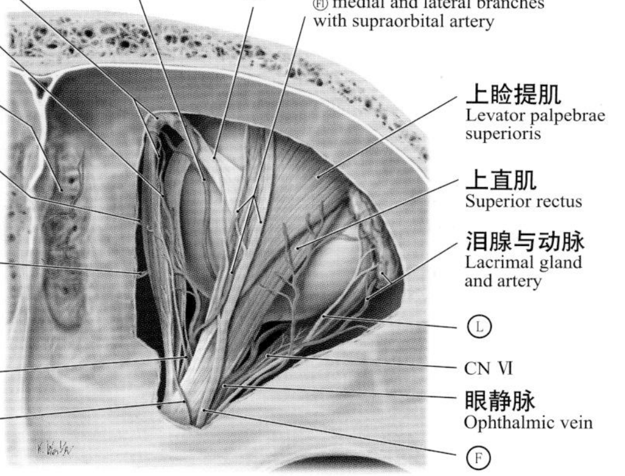

滑车神经与滑车
N5 with trochlea
滑车上动脉
Supratrochlear artery
筛板
Cribriform plate
筛前神经与筛前动脉
N4 with anterior ethmoidal artery
筛后神经与筛后动脉
N3 with posterior ethmoidal artery
N
CN Ⅳ
眼上静脉
Superior ophthalmic vein
F2
F1眶上动脉内、外支
F1 medial and lateral branches with supraorbital artery
上睑提肌
Levator palpebrae superioris
上直肌
Superior rectus
泪腺与动脉
Lacrimal gland and artery
L
CN Ⅵ
眼静脉
Ophthalmic vein
F
A

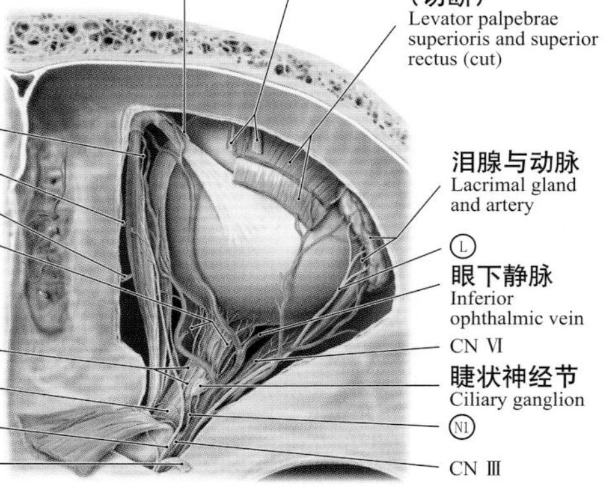

F2
F1
上睑提肌与上直肌（切断）
Levator palpebrae superioris and superior rectus (cut)
N5
N4
N3
睫状短神经与睫状后短动脉
Short ciliary nerves with short posterior ciliary arteries
N2
CN Ⅱ
N
额神经（切断）
F (cut)
泪腺与动脉
Lacrimal gland and artery
L
眼下静脉
Inferior ophthalmic vein
CN Ⅵ
睫状神经节
Ciliary ganglion
N1
CN Ⅲ
B

图 4–82 眼眶中的眼神经分支
眼眶上面观（去除眶顶壁、眶骨膜和眶周脂肪）。图中标注见表 4–22。**A.** 泪腺神经、额神经和鼻睫神经分支。**B.** 鼻睫神经和睫状神经节（切断上直肌和上睑提肌）。

眼外肌接受来自动眼神经（CN Ⅲ）、滑车神经（CN Ⅳ）和展神经（CN Ⅵ）的躯体运动支配。眼内肌通过睫状短神经和睫状长神经接受来自自主（交感和副交感）神经的支配。来自颈上神经节的交感神经纤维在颈内动脉表面上行，并以 2 种方式到达靶组织：一种是加入鼻睫神经（CN V_1），沿睫状长神经一起分布；或者与眼动脉并行，作为交感根进入睫状神经节。睫状神经节也通过睫状短神经发出交感和副交感神经纤维。睫状短神经含有感觉纤维，经睫状神经节感觉根进入鼻睫神经。

表 4–22　眼神经（CN V_1）

<table>
<tr><td>Ⓜ脑膜神经</td><td colspan="2">感觉：颅中窝部位的硬脑膜</td></tr>
<tr><td>Ⓛ泪腺神经</td><td colspan="2">3 条分支中最细，走行于眼眶上外侧</td></tr>
<tr><td>起始</td><td colspan="2">眶上裂（在总腱环上方）</td></tr>
<tr><td>走行</td><td colspan="2">（伴随泪腺动脉）走行于外直肌上面，穿过泪腺和眶隔，到达上睑皮肤</td></tr>
<tr><td rowspan="2">支配</td><td colspan="2">感觉：上睑（皮肤和球结膜）和泪腺</td></tr>
<tr><td colspan="2">感觉和副交感神经：泪腺。来自面神经翼腭神经节的节后副交感促分泌纤维与颧神经和颧颞神经（CN V_2）伴行，经交通支并入泪腺感觉神经（CN V_1），支配泪腺。节后交感神经纤维的走行类似</td></tr>
<tr><td>Ⓕ额神经</td><td colspan="2">3 条分支中最粗，走行于眶上份中部</td></tr>
<tr><td>起始</td><td colspan="2">眶上裂（总腱环上方）</td></tr>
<tr><td rowspan="3">走行和分支</td><td colspan="2">走行于上睑提肌上面、骨膜下。在相当于球后水平，分为 2 条终末支</td></tr>
<tr><td>(F1)眶上神经</td><td>继续走行于上睑提肌上面并穿过眶上孔（切迹）</td></tr>
<tr><td>(F2)滑车上神经</td><td>与滑车上动脉一起行向前内侧，经滑车（上斜肌肌腱）并穿过额切迹</td></tr>
<tr><td>支配</td><td colspan="2">感觉：上睑（皮肤和球结膜）及额部皮肤（2 条分支）。眶上神经同时接受来自额窦黏膜的纤维，滑车上神经与滑车下神经相互交通</td></tr>
<tr><td>Ⓝ鼻睫神经</td><td colspan="2">走行于眶上份的中部和内侧</td></tr>
<tr><td>起始</td><td colspan="2">眶上裂（经总腱环）</td></tr>
<tr><td rowspan="6">走行和分支</td><td colspan="2">走行在内侧（穿过眼神经），随后在上斜肌和内直肌之间前行。在分出 2 条终末支（筛前神经和滑车下神经）之前，发出 3 条分支（2 条感觉支和 1 条交感支）</td></tr>
<tr><td>(N1)睫状神经节感觉根</td><td>感觉：来自睫状短神经的纤维穿过睫状神经节而不形成突触，并通过感觉根进入鼻睫神经</td></tr>
<tr><td>(N2)睫状长神经</td><td>感觉：眼（如角膜和巩膜）</td></tr>
<tr><td>(N3)筛后神经</td><td>感觉：筛窦和蝶窦。纤维走行于筛骨（筛后管）内，至鼻睫神经</td></tr>
<tr><td>(N4)筛前神经</td><td>感觉：鼻表面和鼻腔前部
• 鼻内神经：鼻中隔前部的黏膜（内侧鼻内神经）和鼻腔侧壁（外侧鼻内神经）
• 鼻外神经：鼻部皮肤（走行于鼻肌深面）
2 条终末支纤维经鼻骨向上，在筛板上方的颅腔后面走行，经前筛管进入眼眶</td></tr>
<tr><td>(N5)滑车下神经</td><td>感觉：上睑内侧（皮肤和球结膜）及泪囊。纤维在滑车（上斜肌肌腱）附近入眶，在鼻睫神经后方走行</td></tr>
<tr><td>支配</td><td colspan="2">感觉：筛窦，蝶窦，鼻腔前部，鼻背，上睑，泪囊和眼</td></tr>
</table>

眼神经（CN V_1）是传递面上部骨骼等结构的冲动到达三叉神经节的感觉神经。在颅中窝分出 3 条主要分支之前，发出 1 条分支，经眶上裂进入眼眶。泪腺神经、额神经和鼻睫神经分别走行于眶上份的外侧、中间和内侧。通常描述神经的走行是从近中到远中（从中枢神经系统到周围神经系统）。然而，对感觉神经而言，其传递方向恰恰相反。感觉神经收集纤维的说法比分支供应某区域的说法更加准确。

CN V_2：三叉神经上颌支

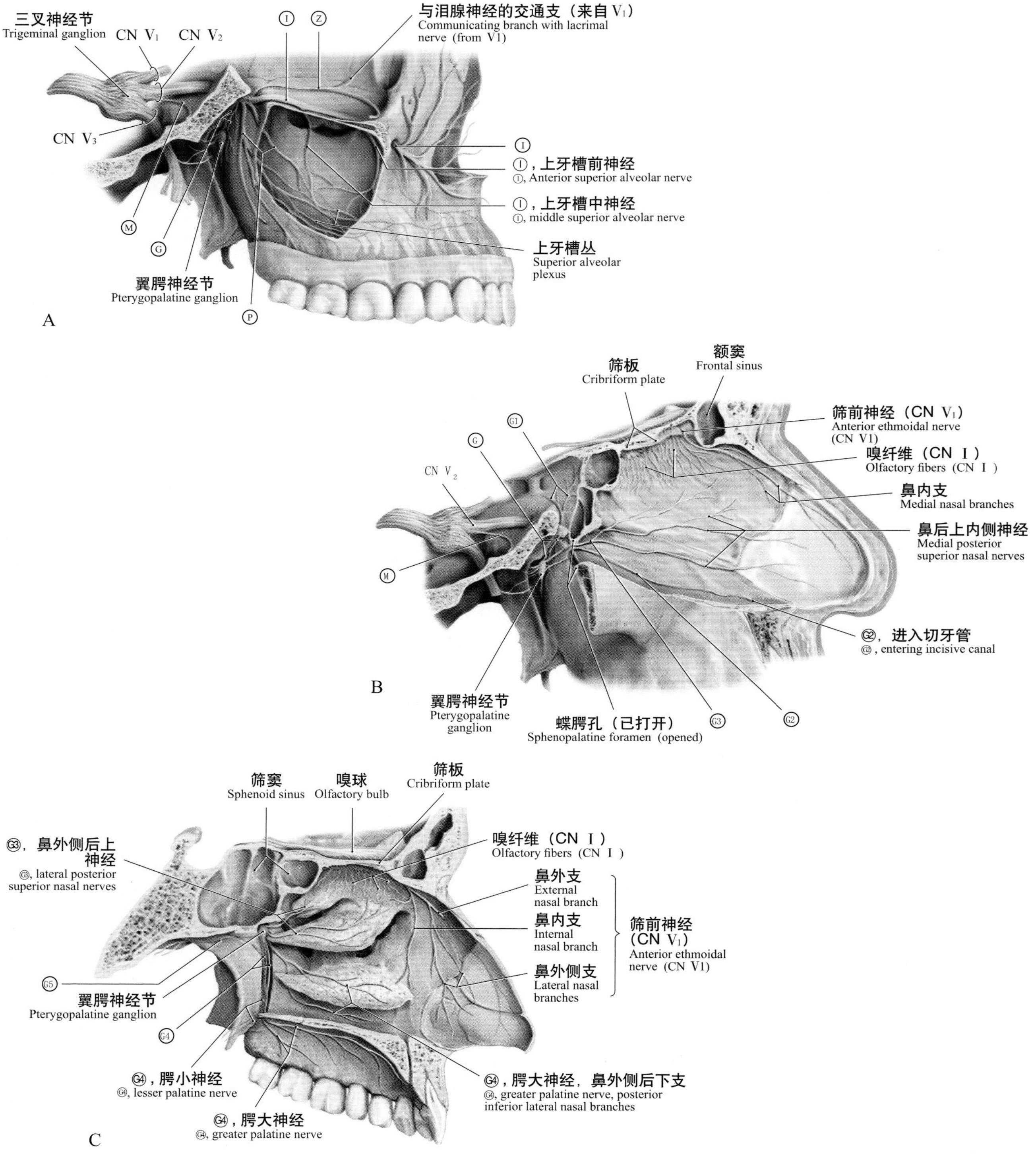

图 4-83　三叉神经上颌支（CN V_2）

右侧面观。标注见表 4-23。**A.** 打开的右侧上颌窦。**B.** 右侧鼻腔鼻中隔。**C.** 左侧鼻腔外侧壁。

表 4–23　上颌神经（CN V_3）

上颌神经（CN V_2）的直接分支	
Ⓜ脑膜中神经	感觉：颅中窝的脑膜
Ⓖ神经节支	通常有 2 条神经节支绕过或穿过来自 CN V_2 的翼腭神经节（见下）
Ⓩ颧神经	感觉：颞部皮肤（颧颞神经）和颊部皮肤（颧面神经）。神经纤维经颧骨内的骨管入眶，并经眶下裂走行于眶外壁至 CN V_2
Ⓟ上牙槽后神经	感觉：上磨牙（相关牙龈及颊黏膜）及上颌窦。纤维走行于上颌骨的颞下面，参与形成上牙槽丛（前、中和上牙槽神经）
Ⓘ眶下神经	感觉：下睑（皮肤和球结膜）、上颌窦和上颌牙（通过上牙槽前和中神经分支） • 上牙槽中神经：来自上颌前磨牙的感觉纤维（及相关牙龈、颊黏膜、上颌窦）（有时有变异） • 上牙槽前神经：来自上颌切牙和尖牙的感觉神经纤维（及相关牙龈、舌黏膜和上颌窦）。鼻支：来自鼻腔壁、鼻底和鼻中隔前份。纤维进入眶下管并从眶下沟穿出
穿过翼腭神经节的分支：翼腭神经节是面神经（CN Ⅶ）的副交感神经节，传递支配眶、鼻腔、硬腭、软腭、鼻咽的 5 条主要分支的一级感觉纤维至 CN V_2	
ⓖ1眶支	感觉：眶骨膜（通过眶下裂）和鼻旁窦（筛窦和蝶窦，通过后筛管）
ⓖ2鼻腭神经	感觉：硬腭前份和鼻中隔下份。两侧鼻腭神经分别在切齿孔前、后上行，最终汇集于切齿孔。神经纤维穿过蝶腭孔，在鼻中隔后上方走行
ⓖ3鼻后上神经丛	感觉：鼻腔后上份（注：筛前神经传递来自鼻腔前上份的感觉纤维） • 鼻外后上神经丛：筛窦后份，上、中鼻甲后部黏膜 • 鼻内后上神经丛：鼻腔顶后份和鼻中隔黏膜
ⓖ4腭神经丛	感觉：硬腭和软腭 • 腭大神经：穿过腭大神经管，支配硬腭（牙龈、黏膜和腺体）及软腭。通过筛骨垂直板接受来自下鼻甲和中、下鼻道壁的纤维（后下鼻支） • 腭小神经：通过腭小神经管支配软腭、腭扁桃体、腭垂 腭大神经和腭小神经在腭大神经管汇合
ⓖ5咽神经	感觉：通过腭（咽）鞘管支配鼻咽上部黏膜
自主神经支架：翼腭神经节附属于 CN V_2。节后自主神经纤维来自 CN V_2 的感觉纤维	
翼腭神经节（CN Ⅶ）	运动根：来自面神经（CN Ⅶ）的节前副交感神经纤维走行于岩大神经（与岩深神经共同形成翼管神经） 交感根：来自颈上神经节的节后交感神经纤维经颈内动脉丛上行，并与岩深神经伴行（与岩大神经一起形成翼管神经） 感觉根：感觉纤维从 5 条感觉分支穿过神经节（见下）
泪腺：节后副交感促分泌纤维离开颧神经（CN V_2）上的翼腭神经节，到达泪腺。与颧颞神经伴行，经交通支并入泪腺神经（CN V_1） 口腔腺体：支配腭、咽和鼻腔黏膜的节后副交感神经纤维通过相应的 CN V_2 感觉支到达靶组织 血管：节后交感纤维来自 CN V_2 味觉（CN Ⅶ）：味觉（特殊内脏传入）纤维并入面神经，自腭部上行至岩大神经，并经腭神经到达面神经的膝神经节	

与眼神经（CN V_1）相似，上颌神经（CN V_2）也是负责传递支配面部骨骼结构纤维至三叉神经节的感觉神经。在经圆孔到达翼腭窝之前，上颌神经在颅中窝水平发出 1 条分支。在翼腭窝内，上颌神经分出多支（如颧神经、上牙槽后神经和眶下神经）并接受来自翼腭神经节的分支。翼腭神经节有 5 条主要分支，分布于 CN V_2 支配区。CN V_2 的感觉纤维也负责传递来自翼腭神经节的自主神经纤维。通常描述神经的走行是从近中到远中（从中枢神经系统到周围神经系统）。然而，对感觉神经而言，其传递方向恰恰相反。感觉神经收集纤维的说法比分支供应某区域的说法更加准确。

CN V_3：三叉神经下颌支

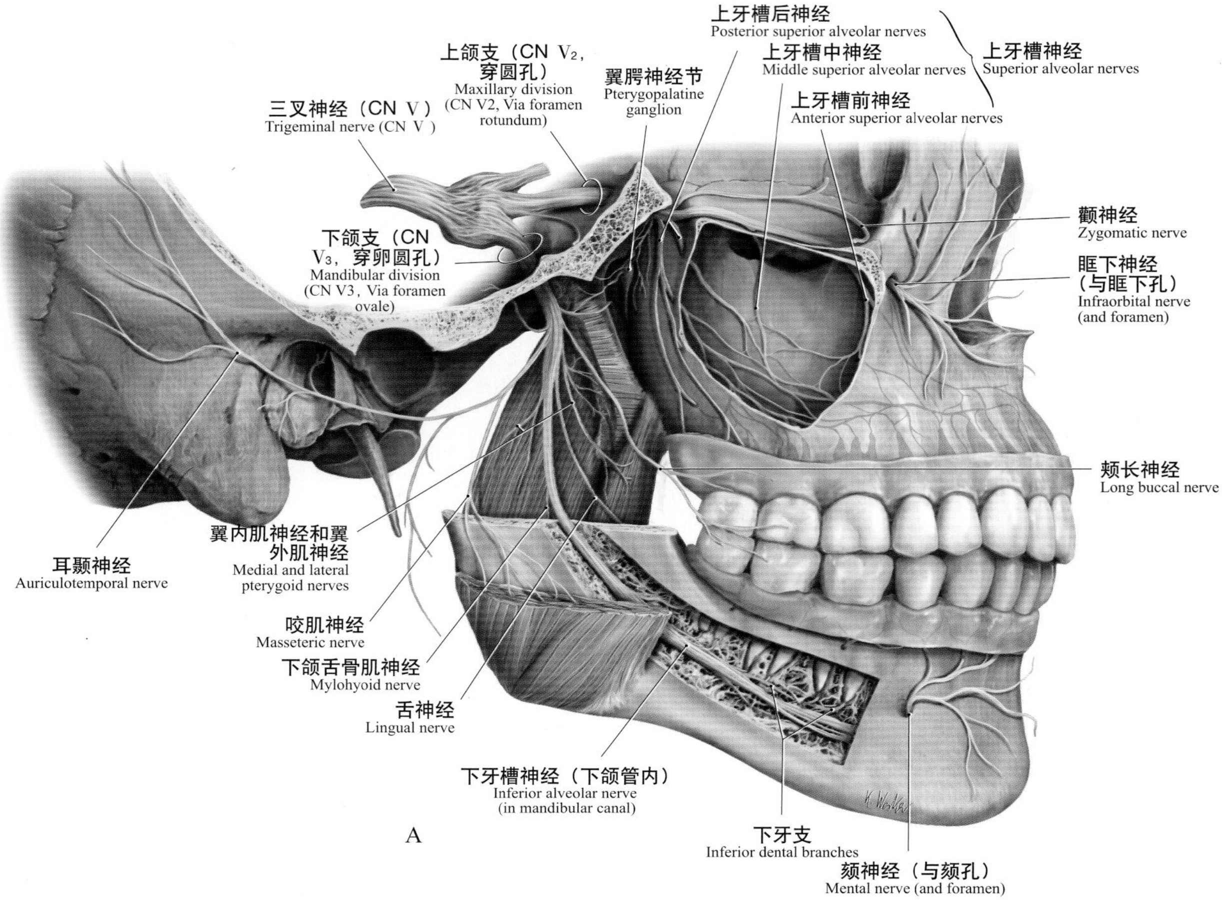

上牙槽后神经
Posterior superior alveolar nerves
上牙槽中神经
Middle superior alveolar nerves
上牙槽神经
Superior alveolar nerves
上颌支（CN V2，穿圆孔）
Maxillary division (CN V2, Via foramen rotundum)
翼腭神经节
Pterygopalatine ganglion
上牙槽前神经
Anterior superior alveolar nerves
三叉神经（CN V）
Trigeminal nerve (CN V)
颧神经
Zygomatic nerve
下颌支（CN V3，穿卵圆孔）
Mandibular division (CN V3, Via foramen ovale)
眶下神经（与眶下孔）
Infraorbital nerve (and foramen)
颊长神经
Long buccal nerve
翼内肌神经和翼外肌神经
Medial and lateral pterygoid nerves
耳颞神经
Auriculotemporal nerve
咬肌神经
Masseteric nerve
下颌舌骨肌神经
Mylohyoid nerve
舌神经
Lingual nerve
下牙槽神经（下颌管内）
Inferior alveolar nerve (in mandibular canal)
A
下牙支
Inferior dental branches
颏神经（与颏孔）
Mental nerve (and foramen)

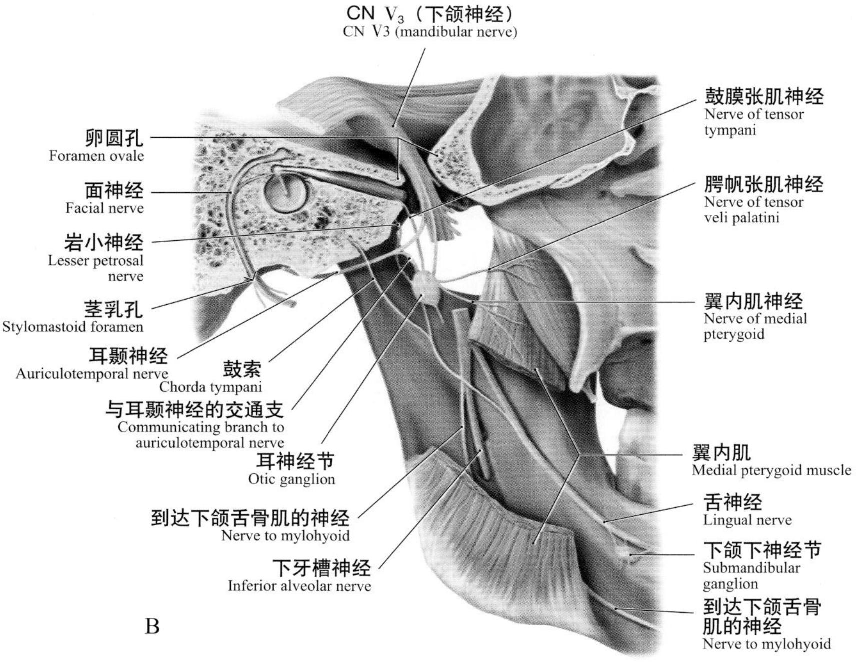

CN V3（下颌神经）
CN V3 (mandibular nerve)
卵圆孔
Foramen ovale
面神经
Facial nerve
岩小神经
Lesser petrosal nerve
茎乳孔
Stylomastoid foramen
耳颞神经
Auriculotemporal nerve
鼓索
Chorda tympani
与耳颞神经的交通支
Communicating branch to auriculotemporal nerve
耳神经节
Otic ganglion
到达下颌舌骨肌的神经
Nerve to mylohyoid
下牙槽神经
Inferior alveolar nerve
B
鼓膜张肌神经
Nerve of tensor tympani
腭帆张肌神经
Nerve of tensor veli palatini
翼内肌神经
Nerve of medial pterygoid
翼内肌
Medial pterygoid muscle
舌神经
Lingual nerve
下颌下神经节
Submandibular ganglion
到达下颌舌骨肌的神经
Nerve to mylohyoid

图 4–84 三叉神经下颌支（CN V_3）

右侧面观。**A.** 下颌骨部分去除后从颅中窝开窗。**B.** 打开口腔（去除右侧下颌骨）。CN V_3 的主干在分为前、后 2 支前发出 2 条分支（脑膜返神经和翼内肌神经）（表 4–24）。到达翼内肌的神经携带（鳃）运动纤维，至耳神经节；这些纤维不形成突触，直接支配鼓膜张肌和腭帆张肌。耳神经节是舌咽神经（CN Ⅸ）的副交感神经节。节前纤维通过岩小神经（经鼓室丛组合，见第 143 页）进入靶组织。节后纤维与耳颞神经（CN V_3）一起离开，支配颊部腺体。来自面神经的味觉纤维走行于舌神经（CN V_3），直接或间接通过耳神经节到达鼓索。这些纤维在鼓索内上行，经鼓室腔进入面神经（CN Ⅶ，见第 137 页）。

表 4–24　下颌神经（CN V_3）

主干：下颌神经主干发出 1 条感觉支和 1 条运动支。其中，运动支传递（鳃弓）运动纤维，支配第 1 咽弓发育而来的 8 组肌肉中的 3 组		
Ⓡ脑膜返支（棘孔神经）	感觉：颅中窝的硬脑膜（及颅前窝和颅盖）。棘神经自颞下窝发出后，经棘孔重新进入颅中窝	
ⓂⓅ翼内肌神经	（鳃弓）运动：直接分布于翼内肌，并有纤维通过运动根进入耳神经节，且不经突触直接分布于 • 腭帆张肌（神经） • 鼓膜张肌（神经）	
前支：下颌神经前支大部分为传出纤维（唯一的感觉支为颊神经）。（鳃弓）运动纤维支配第 1 咽弓发育而来的 8 组肌肉中的 3 组		
Ⓜ咬肌神经	（鳃弓）运动：咬肌	
	感觉：颞下颌关节（关节支）	
Ⓣ颞深神经	（鳃弓）运动：颞肌由 2 条神经支配 • 颞深前神经 • 颞深后神经	
ⓁⓅ翼外肌神经	（鳃弓）运动：翼外肌	
Ⓑ颊长神经	感觉：颊部（皮肤和黏膜）和磨牙的颊侧牙龈	
后支：较粗，主要为传入神经（只有 1 条运动支，即下颌舌骨肌神经）。下颌舌骨肌神经起自下牙槽神经，支配剩余的来自第 1 咽弓的 2 组肌肉		
Ⓐ耳颞神经	感觉：耳颞部皮肤，神经纤维穿过腮腺，经颞下颌关节后方进入颞下窝，在汇入后支之前于脑膜中动脉附近分开（分出上颌动脉支）	
Ⓛ舌神经	感觉：口腔黏膜（舌前 2/3，口底，下颌舌侧牙龈）。舌神经在颞下窝与面神经的鼓索相汇	
Ⓘ下牙槽神经	感觉：下颌牙及颏部 • 切牙支：下前牙、尖牙及第一前磨牙（及相应的唇侧牙龈） • 颏神经：下前牙唇侧牙龈，下唇及颏部皮肤 颏神经进入颏孔后，与切牙支于下颌管相汇。下牙槽神经出下颌孔后离开下颌骨，汇合形成下颌神经后支 注：下颌第二前磨牙及磨牙由分出终末支之前的下牙槽神经支配	
	（鳃弓）运动：下颌孔近中的纤维分支 • 下颌舌骨肌神经：下颌舌骨肌及二腹肌前腹	
自主神经支架：面神经的副交感神经节（下颌下神经节）和 CN Ⅸ的副交感神经节（耳神经节）在功能上与下颌神经相联系		
下颌下神经节（CN Ⅶ）	副交感根	来自面神经的节前副交感纤维进入鼓索、面神经和舌神经的神经节
	交感根	来自颈上神经节的交感纤维经颈内动脉丛上行，并走行于面动脉丛内
耳神经节（CN Ⅸ）	副交感根	节前副交感纤维经岩小神经进入神经节
	交感根	来自颈上神经节的节后交感纤维通过脑膜中动脉丛进入神经节
• 腮腺：来自耳神经节的节后副交感纤维通过耳颞神经进入腮腺 • 下颌下腺和舌下腺：节后自主神经纤维通过腺支离开下颌下神经节，进入下颌下腺和舌下腺		
• 味觉（CN Ⅶ）：面神经的味觉纤维（特殊内脏纤维）可能是经舌神经到达鼓索（CN Ⅶ）		

下颌神经（CN V_3）是传入－传出混合神经，包含一般感觉和（鳃弓）运动纤维，支配由第 1 咽弓发育而来的 8 组肌肉。由粗大感觉根和细小运动根构成的三叉神经经卵圆孔出颅中窝，在颞下窝内合并形成下颌神经主干。主干在分为前、后 2 支前发出 2 条分支。8 组鳃弓发育而来的肌肉中，3 组由主干支配，3 组由前支支配，2 组由后支支配。通常描述神经的走行是从近中到远中（从中枢神经系统到周围神经系统）。然而，对感觉神经而言，其传递方向恰恰相反。感觉神经收集纤维的说法比分支供应某区域的说法更加准确。

CN Ⅶ：面神经、神经核和内分支

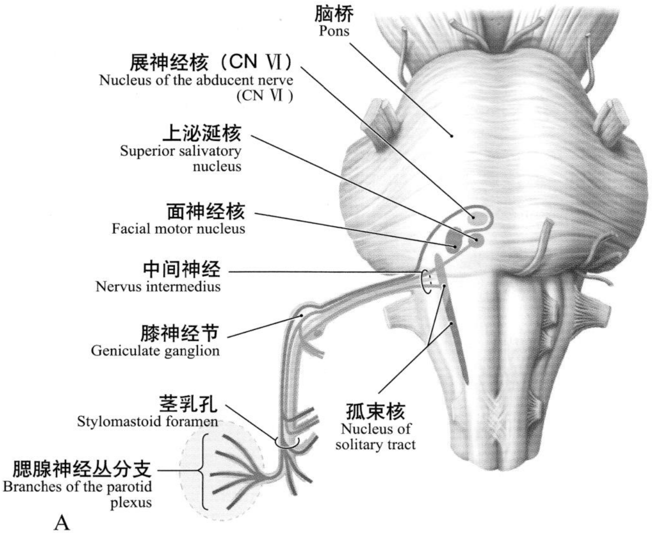

脑桥
Pons
展神经核（CN Ⅵ）
Nucleus of the abducent nerve (CN Ⅵ)
上泌涎核
Superior salivatory nucleus
面神经核
Facial motor nucleus
中间神经
Nervus intermedius
膝神经节
Geniculate ganglion
茎乳孔
Stylomastoid foramen
腮腺神经丛分支
Branches of the parotid plexus
孤束核
Nucleus of solitary tract
A

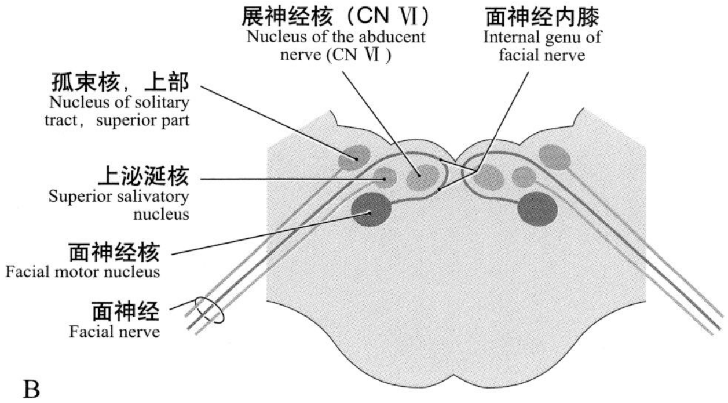

展神经核（CN Ⅵ）
Nucleus of the abducent nerve (CN Ⅵ)
面神经内膝
Internal genu of facial nerve
孤束核，上部
Nucleus of solitary tract，superior part
上泌涎核
Superior salivatory nucleus
面神经核
Facial motor nucleus
面神经
Facial nerve
B

图 4–85　面神经（CN Ⅶ）

A. 脑干前面观。**B.** 脑桥横断面的上面观。

纤维：面神经提供支配第 2 咽弓肌肉的运动支和支配大部分唾液腺的副交感神经运动支（通过翼腭神经节和下颌下神经节），味觉纤维通过胞体位于膝神经节的假单极感觉神经元传递味觉。面神经也接受来自外耳的一般感觉。

分支：面神经的表浅支主要是（鳃弓）运动支（只有耳后神经可能包含运动和感觉纤维）。味觉和节前副交感纤维走行于鼓索和岩大神经。这些纤维在外侧膝状体汇集，并与中间神经一起进入脑干。

表 4–25　面神经（CN Ⅶ）

神经核、神经节和纤维分布	
（鳃弓）运动（紫色）	
面神经核	低级运动神经元支配第 2 咽（鳃）弓的所有肌肉 • 面部表情肌 • 茎突舌骨肌 • 二腹肌，后腹 • 镫骨肌
副交感（蓝色）	
上泌涎核	位于翼腭神经节或下颌下神经节的节前神经元突触 节后神经元支配 • 泪腺 • 下颌下腺和舌下腺 • 口腔和鼻腔的小腺体
特殊内脏传入（淡绿色）	
孤束核，上部	位于膝神经节的一级假单极细胞传递来自界沟前（舌前 2/3）和软腭（通过鼓索和岩大神经）的味觉
一般躯体感觉传入（黄色）	
位于膝神经节的一级假单极细胞传递外耳（耳道及耳郭皮肤）和鼓膜外侧的一般感觉	
走行	
起点：神经轴突来自上泌涎核和中间神经孤束核，汇合形成运动支和躯体感觉纤维共同形成 CN Ⅶ	
内支：面神经通过内耳道进入岩骨，在面神经管内分出 1 条（鳃弓）运动支（支配镫骨肌）和 2 条同时含有味觉纤维和副交感纤维的神经（岩大神经和鼓索）	
外支：由茎乳孔出颅的其他纤维。在纤维进入腮腺前，分出 3 条直接分支（分别支配二腹肌后腹、茎突舌骨肌和耳后）。在腺体内，（鳃弓）运动纤维形成腮腺神经丛，支配来自第 2 咽弓的肌肉	
病变	
面神经最容易受伤的部位是其远中端（出腮腺后的分支）。腮腺神经丛损伤可导致肌肉瘫痪。颞骨骨折可能会损伤面神经管内的神经，导致味觉、泪腺分泌和唾液分泌障碍，见图 4–86	

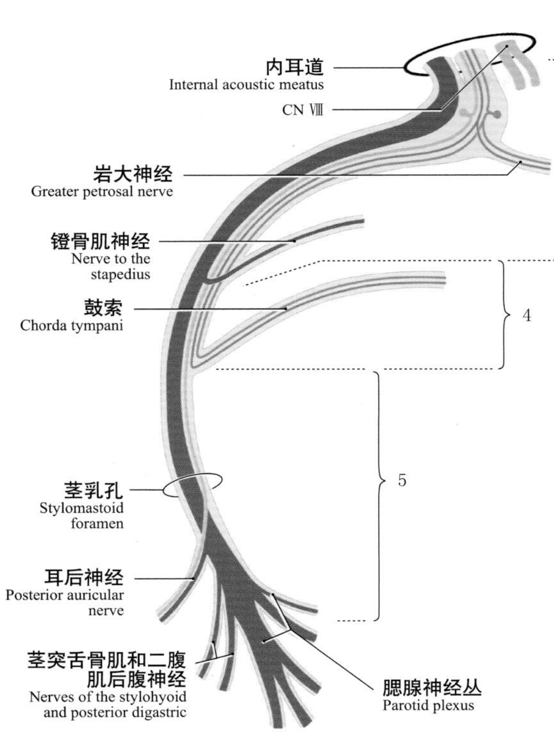

图 4–86　面神经分支

面神经通过内耳道进入岩骨内的面神经管。大部分（鳃弓）运动支纤维和所有躯体感觉纤维通过茎乳孔出颅。在面神经管内，面神经发出 1 条（鳃弓）运动支和 2 条混合支，同时含有味觉纤维和副交感纤维（岩大神经和鼓索）。颞骨骨折可能在以下不同水平面损伤面神经。

1. 内耳道：影响面神经和前庭蜗神经的病变。周围性面瘫伴听力丧失和头晕。
2. 面神经外膝：周围性面瘫伴味觉、泪腺和唾液腺分泌障碍（岩大神经）。
3. 运动瘫痪伴唾液分泌和味觉障碍（鼓索）。镫骨肌瘫痪可导致听觉过敏（相对正常声音过分敏感）。
4. 面瘫伴味觉和唾液分泌障碍（鼓索）。
5. 面瘫是唯一表现。

图 4–87　面神经走行

右侧颞骨（岩部）右侧面观。面神经和前庭蜗神经（未显示）在岩骨后面穿过内耳道。面神经走行于岩骨外侧，至外侧膝状体。外侧膝状体含有膝神经节（一级假单极感觉神经元的胞体），在此处，面神经在面神经管内弯曲下降，在膝神经节和茎乳孔间发出 3 条分支。

- **岩大神经**：副交感和味觉（特殊内脏传入）纤维来自岩大神经管内的膝神经节，它们自岩锥前面发出，然后继续穿经破裂孔表面。岩大神经与岩深神经在翼管内合并（翼管神经）。岩大神经含有来自翼腭神经节（面神经副交感神经节）运动根的纤维，翼腭神经节通过三叉神经（主要是上颌支）发出自主运动纤维。
- **镫骨肌神经**：（鳃弓）运动纤维支配镫骨肌运动。
- **鼓索**：剩余副交感和味觉纤维离开面神经形成鼓索。鼓索穿过鼓室和岩骨裂到达颞下窝，在此并入舌神经（CN V_3）。

剩余纤维［（鳃弓）运动及一般感觉纤维］经茎乳孔出颅。

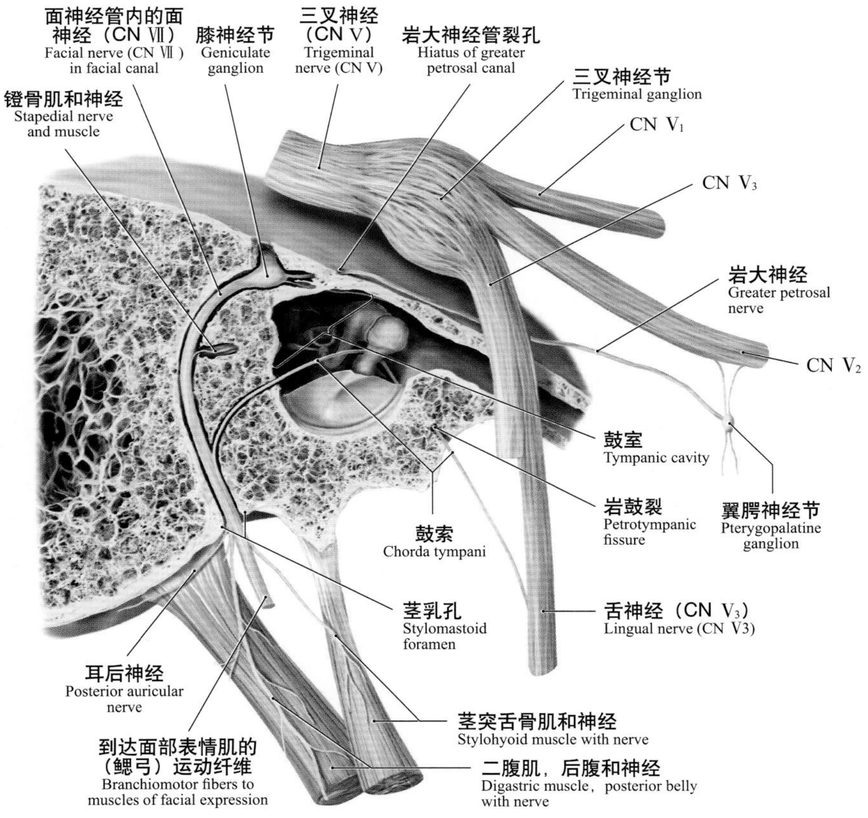

CN Ⅶ：面神经、外分支和神经节

图 4–88 第 2 鳃弓肌肉的神经支配

左侧面观。面神经的（鳃弓）运动纤维支配所有来自第 2 咽弓的肌肉。除镫骨肌神经外（支配镫骨肌），所有面神经的（鳃弓）运动纤维通过茎乳孔从面神经管发出。在腮腺神经丛前分出 3 条分支：

- 耳后神经（注：可能含有一般躯体感觉纤维）
- 到达二腹肌（后腹）的神经
- 到达茎突舌骨肌的神经

剩余的（鳃弓）运动纤维进入腮腺，分为 2 干（颞干和颈面干）及 5 条主要分支，支配面部表情肌运动：

- 颞支
- 颧支
- 颊支
- 下颌缘支
- 颈支

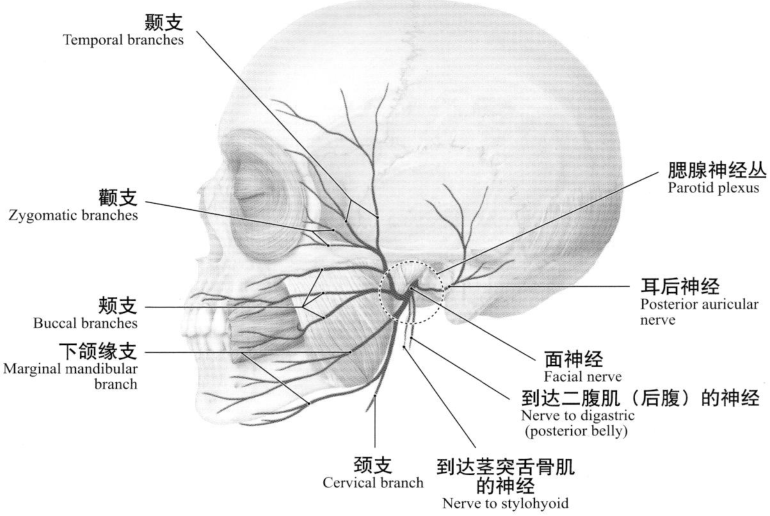
颞支
Temporal branches
颧支
Zygomatic branches
颊支
Buccal branches
下颌缘支
Marginal mandibular branch
腮腺神经丛
Parotid plexus
耳后神经
Posterior auricular nerve
面神经
Facial nerve
到达二腹肌（后腹）的神经
Nerve to digastric (posterior belly)
颈支
Cervical branch
到达茎突舌骨肌的神经
Nerve to stylohyoid

图 4–89 面瘫

A. 位于初级躯体运动皮质（中央前回）的上运动神经元下降至面神经（运动）核中的低级运动神经元的胞体，这些低级运动神经元的轴突支配来自第 2 鳃弓的肌肉。面神经（运动）核含有 1 个“双向”结构：其颅（上）部支配颅和睑裂肌肉，尾（下）部支配面下部肌肉。核的颅部接受双侧支配（来自两侧脑半球的上运动神经元），尾部只接受对侧支配（来自另一侧的皮质核束神经元）。

B. 中枢性（核上）瘫痪：上运动神经元功能丧失（显示左侧半球）导致对侧面下部瘫痪，但面上部分正常。例如，患者右侧口角下垂（对侧面下部肌肉瘫痪），但右侧皱眉和闭眼功能正常。

C. 周围性（核下）瘫痪：下运动神经元功能丧失（显示右侧脑干）导致同侧肌肉完全瘫痪。例如，整个右侧面部完全瘫痪。根据病变部位，也可能出现其他功能异常（泪液和唾液分泌减少，舌前 2/3 味觉丧失）。

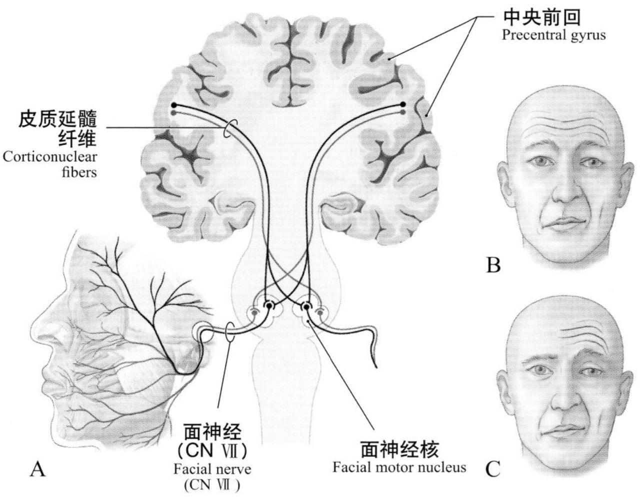
中央前回
Precentral gyrus
皮质延髓纤维
Corticonuclear fibers
面神经（CN Ⅶ）
Facial nerve (CN Ⅶ)
面神经核
Facial motor nucleus
A
B
C

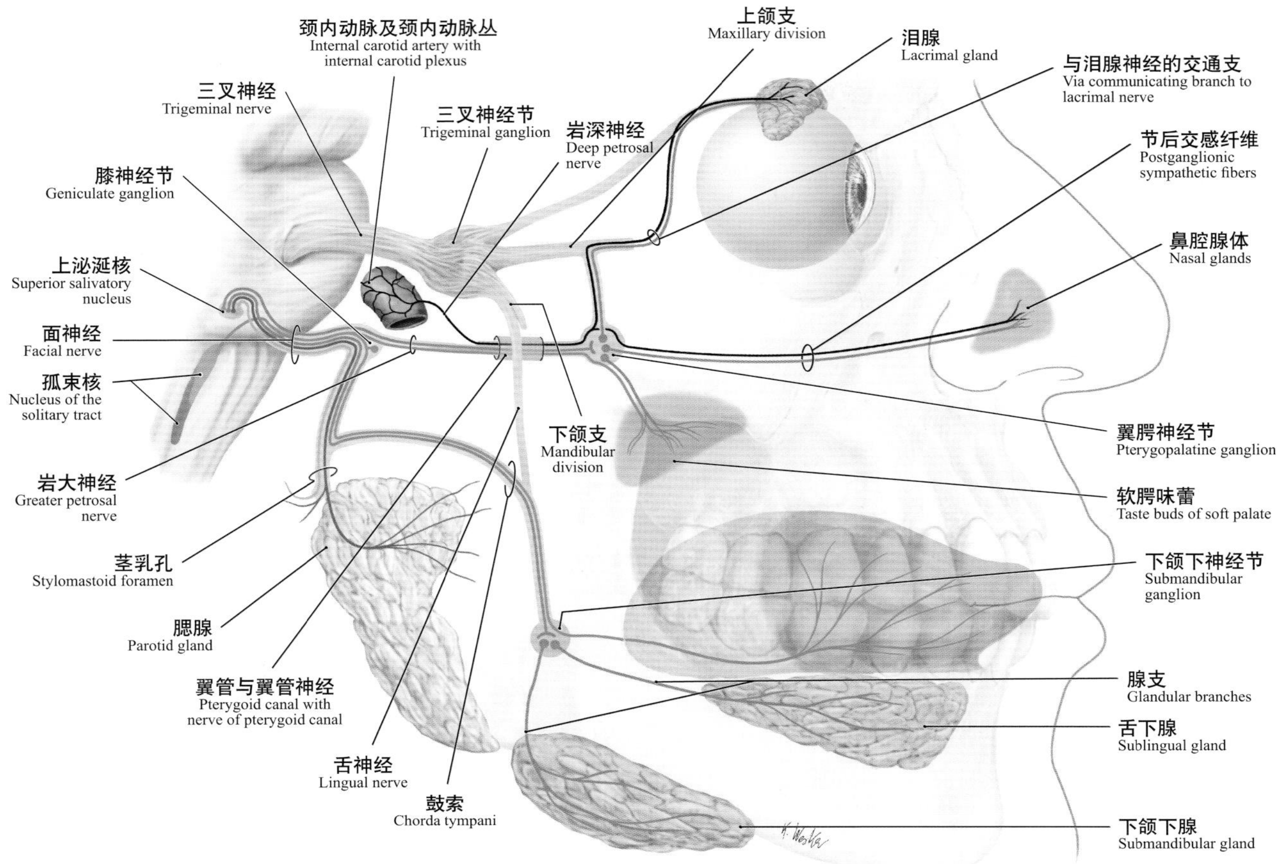

颈内动脉及颈内动脉丛
Internal carotid artery with internal carotid plexus
上颌支
Maxillary division
泪腺
Lacrimal gland
与泪腺神经的交通支
Via communicating branch to lacrimal nerve
三叉神经
Trigeminal nerve
三叉神经节
Trigeminal ganglion
岩深神经
Deep petrosal nerve
节后交感纤维
Postganglionic sympathetic fibers
膝神经节
Geniculate ganglion
鼻腔腺体
Nasal glands
上泌涎核
Superior salivatory nucleus
面神经
Facial nerve
孤束核
Nucleus of the solitary tract
下颌支
Mandibular division
翼腭神经节
Pterygopalatine ganglion
岩大神经
Greater petrosal nerve
软腭味蕾
Taste buds of soft palate
茎乳孔
Stylomastoid foramen
下颌下神经节
Submandibular ganglion
腮腺
Parotid gland
翼管与翼管神经
Pterygoid canal with nerve of pterygoid canal
腺支
Glandular branches
舌下腺
Sublingual gland
舌神经
Lingual nerve
鼓索
Chorda tympani
下颌下腺
Submandibular gland

图 4–90 面神经节

自主和味觉纤维通常与其他神经的感觉纤维伴行，到达相应的靶器官。副交感和味觉纤维离开面神经后，分出 2 条分支：岩大神经和鼓索。

- **岩大神经**：来自膝神经节的节前副交感纤维和味觉纤维走行于岩大神经管内，途中有岩深神经加入，传递来自颈上神经节（经颈内动脉丛）的节后交感纤维。岩大及岩深神经汇合形成翼管神经，传递交感、副交感和味觉纤维至翼腭神经节（只有副交感纤维在神经节形成突触，其他类型的纤维只是穿行其中）。然后，上颌神经分支发出纤维，到达相应的靶器官。
  - **泪腺**：自主纤维（交感和副交感）与上颌神经分支（颧神经和颧颞神经）伴行至交通支，交通支继续前行至泪腺神经（CN V_1），管理泪腺分泌。
  - **鼻腔及口腔小腺体**：自主神经与上颌神经分支伴行，到达鼻腔、上颌窦和腭扁桃体黏膜的小腺体。
  - **味觉**：与上颌神经分支伴行的味觉纤维分布于软腭。
- **鼓索**：节前副交感和味觉纤维穿过鼓索。出岩骨裂后，在颞下窝内并入舌神经。随舌神经进入下颌下神经节，节后分支经由下颌神经分支到达靶器官。
  - **下颌下腺和舌下腺**：节后副交感纤维与下颌神经分支伴行，到达腺体。
  - **舌的味蕾**：舌前 2/3 的味蕾接受鼓索发出的、并入舌神经内的味觉纤维。注：舌后 1/3 和口咽部味觉由舌咽神经支配，舌根及会厌的味觉由迷走神经支配。

注：岩小神经走行于岩小神经管内，大致与岩大神经平行。岩小神经传递来自鼓室丛（CN Ⅸ）的节前副交感纤维至耳神经节。这些纤维支配腮腺、颊部腺体和下唇腺，节后纤维随下颌神经分支分布。

CN Ⅷ：前庭蜗神经

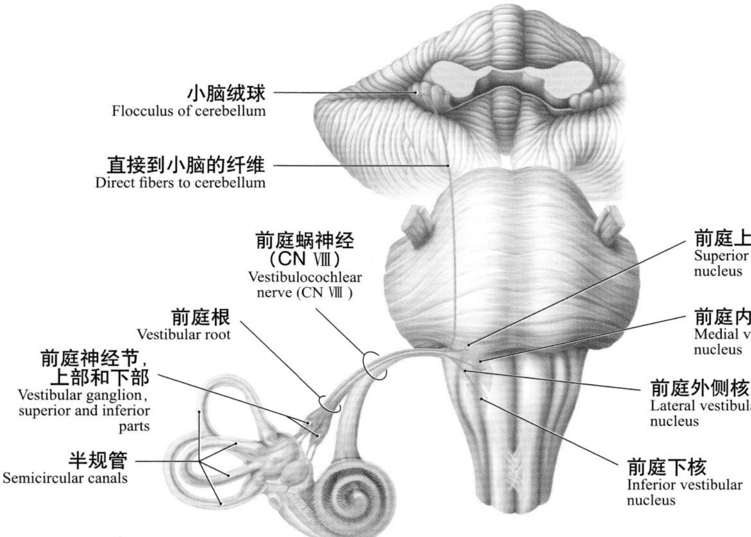
小脑绒球
Flocculus of cerebellum
直接到小脑的纤维
Direct fibers to cerebellum
前庭蜗神经（CN Ⅷ）
Vestibulocochlear nerve (CN Ⅷ)
前庭根
Vestibular root
前庭神经节，上部和下部
Vestibular ganglion, superior and inferior parts
半规管
Semicircular canals
前庭上核
Superior vestibular nucleus
前庭内侧核
Medial vestibular nucleus
前庭外侧核
Lateral vestibular nucleus
前庭下核
Inferior vestibular nucleus

A

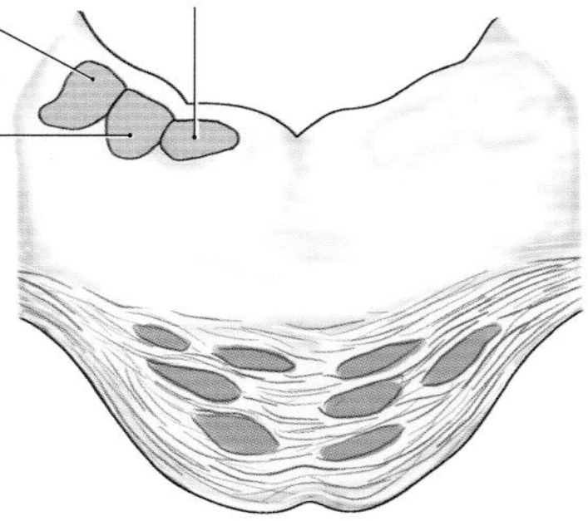
前庭内侧核
Medial vestibular nucleus
前庭上核
Superior vestibular nucleus
前庭外侧核
Lateral vestibular nucleus

B

图 4–91　前庭根与核

A. 延髓和脑桥前面观。**B.** 延髓上部横断面。

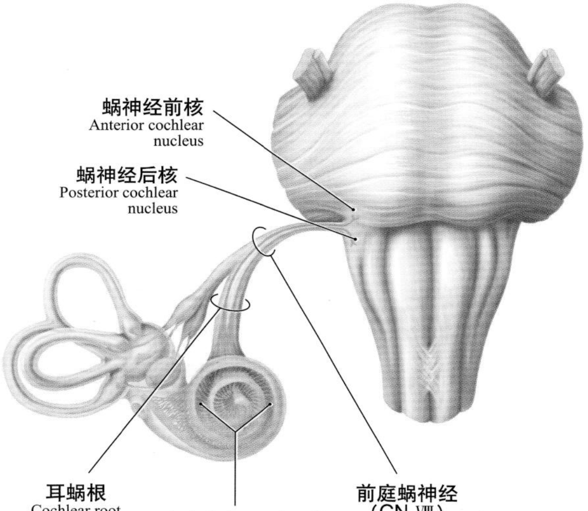
蜗神经前核
Anterior cochlear nucleus
蜗神经后核
Posterior cochlear nucleus
耳蜗根
Cochlear root
耳蜗与蜗螺旋神经节
Cochlea with spiral ganglia
前庭蜗神经（CN Ⅷ）
Vestibulocochlear nerve (CN Ⅷ)

A

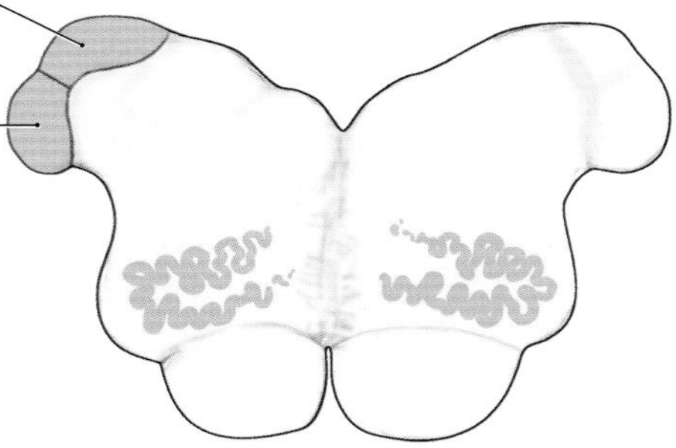
蜗神经后核
Posterior cochlear nucleus
蜗神经前核
Anterior cochlear nucleus

B

图 4–92　耳蜗根与核

A. 延髓和脑桥前面观。**B.** 延髓上部横断面。

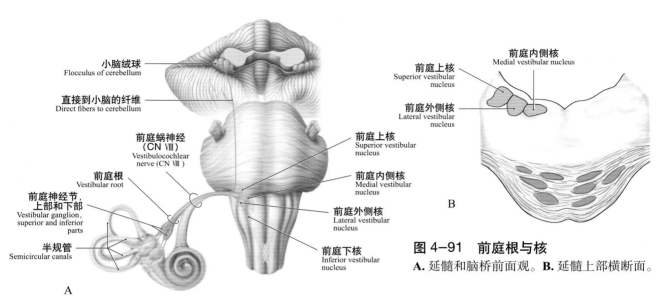

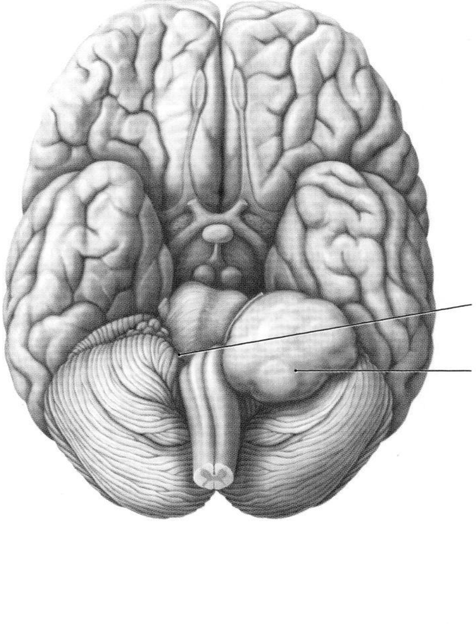
桥小脑角
Cerebellopontine angle
听神经瘤（前庭施万细胞瘤）
Acoustic neuroma
(Vestibular schwannoma)

图 4–93　位于桥小脑角的前庭蜗神经瘤

听神经瘤（更准确的名称是前庭神经鞘瘤）是位于桥小脑角的良性肿瘤，来源于 CN Ⅷ前庭根的施万细胞。随着肿瘤的生长，可压迫并移位周围的结构，导致听力逐渐丧失和步态不稳。大的肿瘤可妨碍第 4 脑室脑脊液的排出，导致脑积水和颅内压增高，出现呕吐、意识障碍等症状。

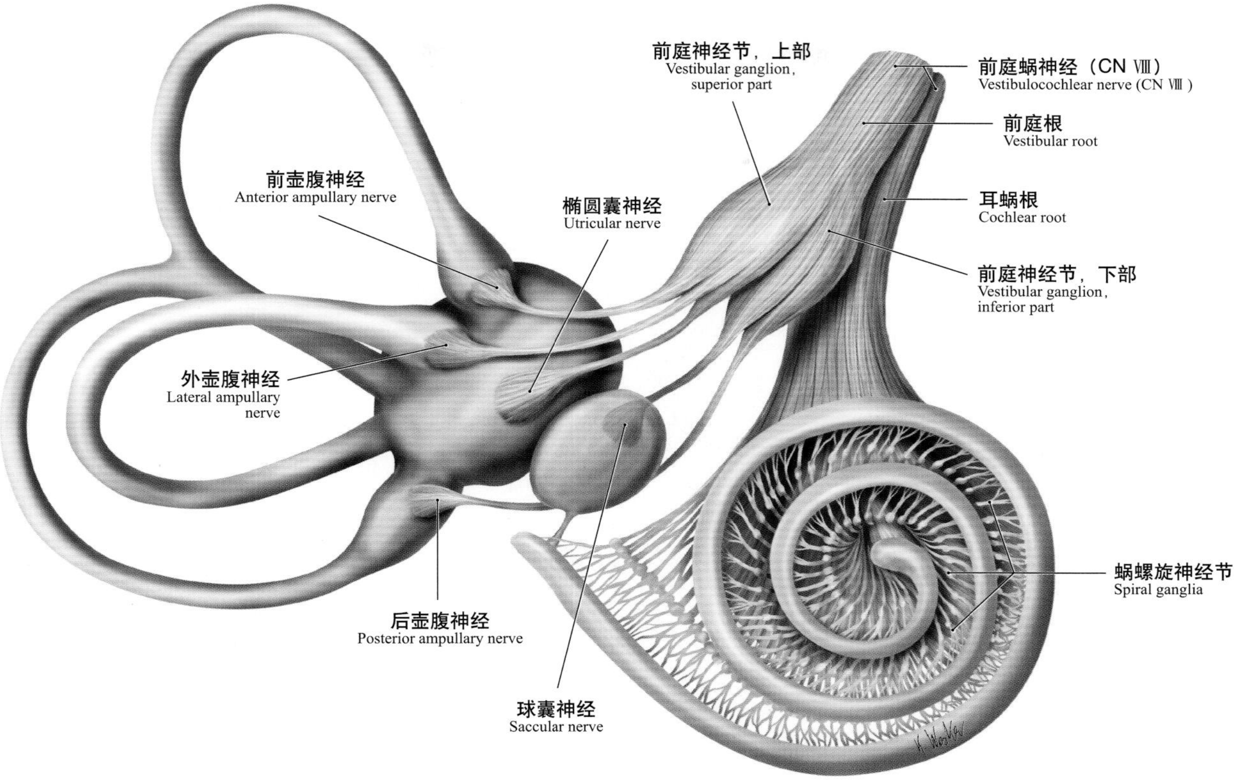

图 4–94　前庭蜗神经（CN Ⅷ）

前庭蜗神经由两部分组成。前庭根传递来自前庭器官（平衡觉）的传入冲动，耳蜗根传递来自听觉器官（听觉）的传入冲动。

表 4–26　前庭蜗神经（CN Ⅷ）

神经核、神经节和纤维分布		
特殊躯体感觉传入（橙色）：特殊躯体感觉神经元传递来自前庭器官（平衡觉）和听觉器官（听觉）的感觉纤维，两者均含有一级双极感觉神经元		
神经元	前庭根	耳蜗根
周围突	位于半规管、球囊、椭圆囊的感觉细胞内	位于 Corti 器官的毛细胞内
胞体	前庭神经节 • 下部：来自球囊和后半规管的周围突 • 上部：来自前、外半规管及椭圆囊的周围突	螺旋神经节：来自无数神经节内神经元的周围突向外辐射，接受螺旋蜗轴的感觉传入冲动
轴突	到达延髓（菱形窝底）中的 4 个前庭核。少数直接经小脑下脚到达小脑	到达前庭核两侧的 2 个蜗神经核
神经核	上、外、内、下前庭核	蜗神经前、后核
病变	头昏和眩晕	听力丧失（不同程度的耳聋）
走行		
前庭根和耳蜗根在内耳道合并形成前庭蜗神经，由结缔组织鞘覆盖。前庭蜗神经从位于颞骨岩部内面的内耳道发出，然后在相当于脑桥延髓沟，特别是桥小脑角处进入脑干		

CN Ⅸ：舌咽神经

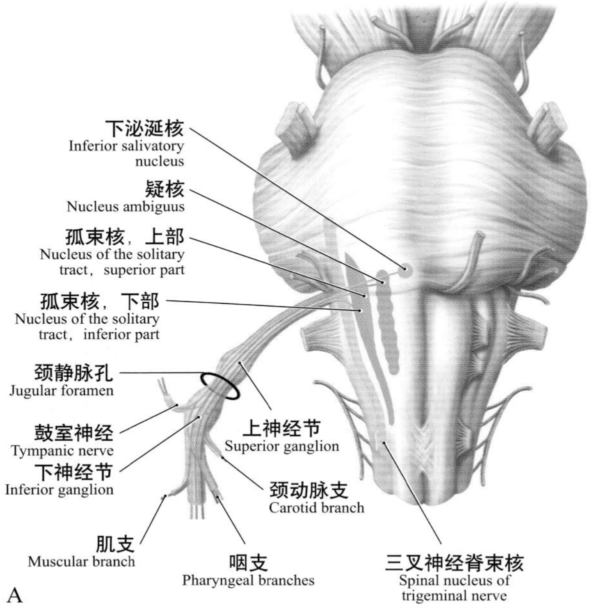

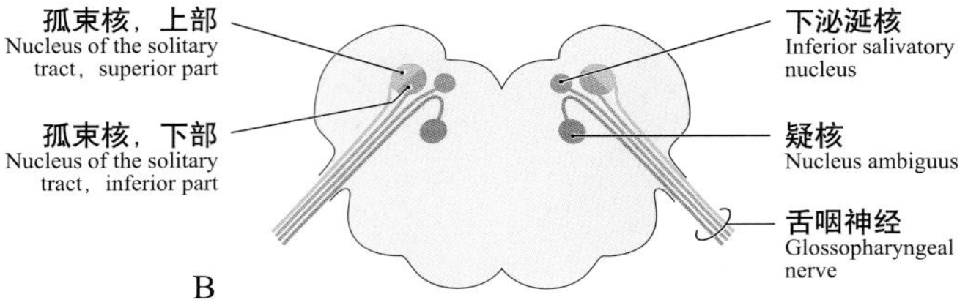

图 4–95　舌咽神经核

A. 脑干前面观。**B.** 延髓横截面。

表 4–27　舌咽神经（CN Ⅸ）

神经核、神经节和纤维分布	
（鳃弓）运动（紫色）	
疑核	下运动神经元通过 CN Ⅸ、CN Ⅹ、CN Ⅺ支配来自第 3、第 4、第 6 咽（鳃）弓的肌肉 • CN Ⅸ支配来自第 3 咽弓的肌肉（茎突咽肌）
副交感（蓝色）	
下泌涎核	节前神经元的突触位于耳神经节 节后神经元支配 • 腮腺（图 4–96 A） • 颊部腺体 • 下唇腺体
一般躯体感觉传入（黄色）	
三叉神经脊束核	CN Ⅸ上神经节的一级假单极细胞支配 • 鼻咽（咽鼓管圆枕下部）、口咽、舌界沟后部、腭扁桃体和腭垂（图 4–96 C）。这些纤维也包括咽反射的传入支 • 鼓室和咽鼓管（图 4–96 D）
内脏感觉（绿色）	
位于上神经节的一级假单极细胞传递味觉和内脏感觉到孤束核，神经核包括两部分：上部（味觉）和下部（一般内脏感觉）	
孤束核	味觉（图 4–96 E）：来自舌后 1/3 的特殊内脏感觉纤维在上部形成突触 内脏感觉（图 4–96 F）：来自颈动脉体（化学感受器）和颈动脉窦（压力感受器）的一般内脏感觉在下部形成突触
走行	
舌咽神经起源于延髓，经颈静脉孔出颅。它有 2 个含一级假单极细胞的感觉神经节，即颅腔内的上神经节（躯体感觉）和颈静脉孔远中的下神经节（内脏感觉）	
病变	
单独的舌咽神经病变临床罕见。颅底骨折影响颈静脉孔时，可造成舌咽神经损伤，并常累及 CN Ⅸ、CN Ⅹ、CN Ⅺ	

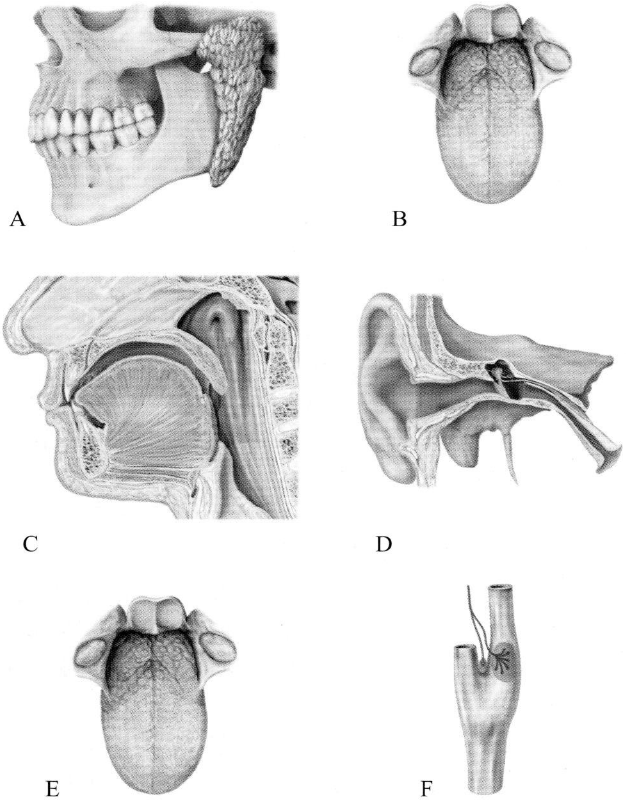

图 4–96　舌咽神经纤维分布

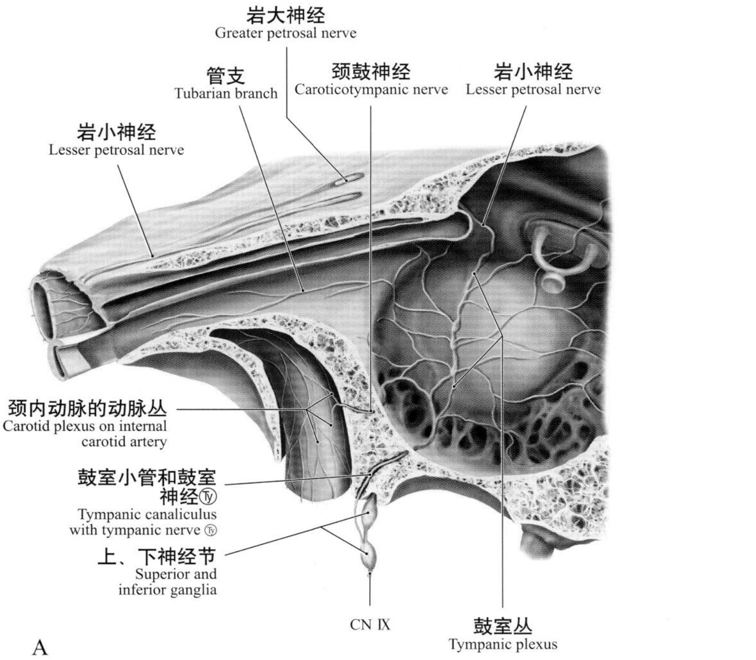
岩大神经
Greater petrosal nerve
管支
Tubarian branch
颈鼓神经
Caroticotympanic nerve
岩小神经
Lesser petrosal nerve
岩小神经
Lesser petrosal nerve
颈内动脉的动脉丛
Carotid plexus on internal carotid artery
鼓室小管和鼓室神经Ⓣⓨ
Tympanic canaliculus with tympanic nerve Ⓣⓨ
上、下神经节
Superior and inferior ganglia
CN Ⅸ
鼓室丛
Tympanic plexus
A

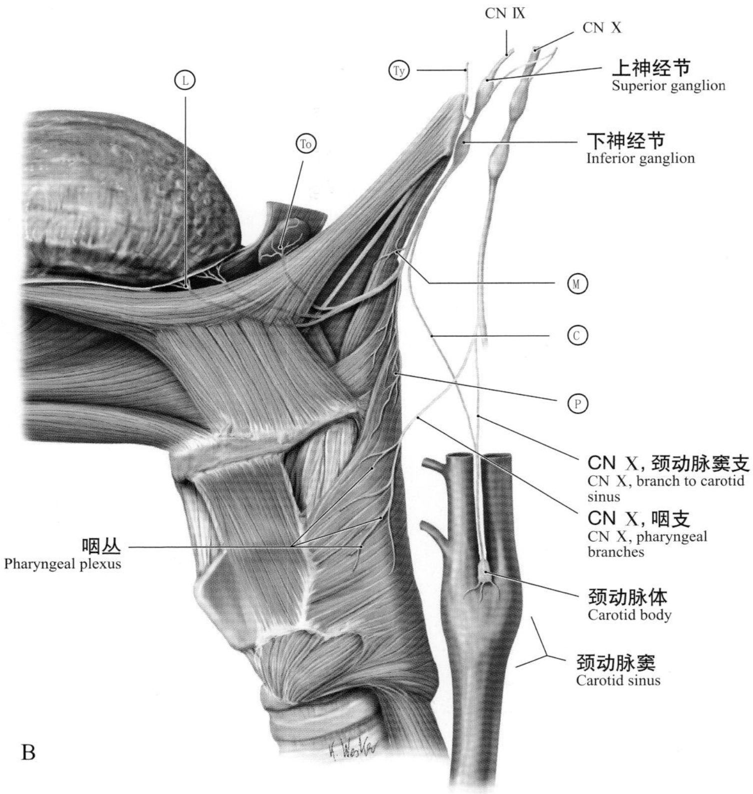
CN Ⅸ
CN X
Ⓣⓨ
上神经节
Superior ganglion
Ⓛ
Ⓣⓞ
下神经节
Inferior ganglion
Ⓜ
Ⓒ
Ⓟ
CN X, 颈动脉窦支
CN X, branch to carotid sinus
CN X, 咽支
CN X, pharyngeal branches
咽丛
Pharyngeal plexus
颈动脉体
Carotid body
颈动脉窦
Carotid sinus
B

图 4–97　舌咽神经分支

A. 鼓室打开后的左前外侧观。**B.** 左侧面观。

表 4–28　舌咽神经分支

Ⓣⓨ 鼓室神经
躯体感觉和节前副交感纤维由下神经节发出，穿过鼓室小管，形成鼓室神经 • 鼓室丛：鼓室神经与来自颈上神经节（通过颈动脉丛和颈鼓神经）和分支的节后交感纤维共同组成鼓室丛，支配鼓室、咽鼓管和乳突气房的一般躯体感觉 • 岩小神经：鼓室丛的节前副交感纤维重组形成岩小神经，在岩小神经管内走行，与耳神经节形成突触 • 耳神经节：节后副交感纤维与 CN V_3 伴行，支配腮腺、颊部和下唇腺体
Ⓒ颈动脉支
来自颈动脉窦（压力感受器）和颈动脉体（化学感受器）的一般内脏感觉纤维，在颈动脉表面上升，行程中并入 CN Ⅸ或 CN X，到达孤束核下部
Ⓟ咽支
咽丛由一般躯体感觉纤维(来自 CN Ⅸ)、交感纤维(来自交感干）和运动纤维（来自 CN X）构成 • CN Ⅸ通过咽丛接受来自鼻腔和口咽黏膜的感觉纤维
Ⓜ肌支
CN Ⅸ的（鳃弓）运动纤维支配来自第 3（鳃）咽弓的肌肉，即茎突咽肌
Ⓣⓞ扁桃体支
来自腭扁桃体和口咽黏膜的一般躯体感觉纤维
Ⓛ舌支
来自界沟后（舌后 1/3）的一般躯体感觉和特殊内脏感觉（味觉）

CN Ⅹ：迷走神经

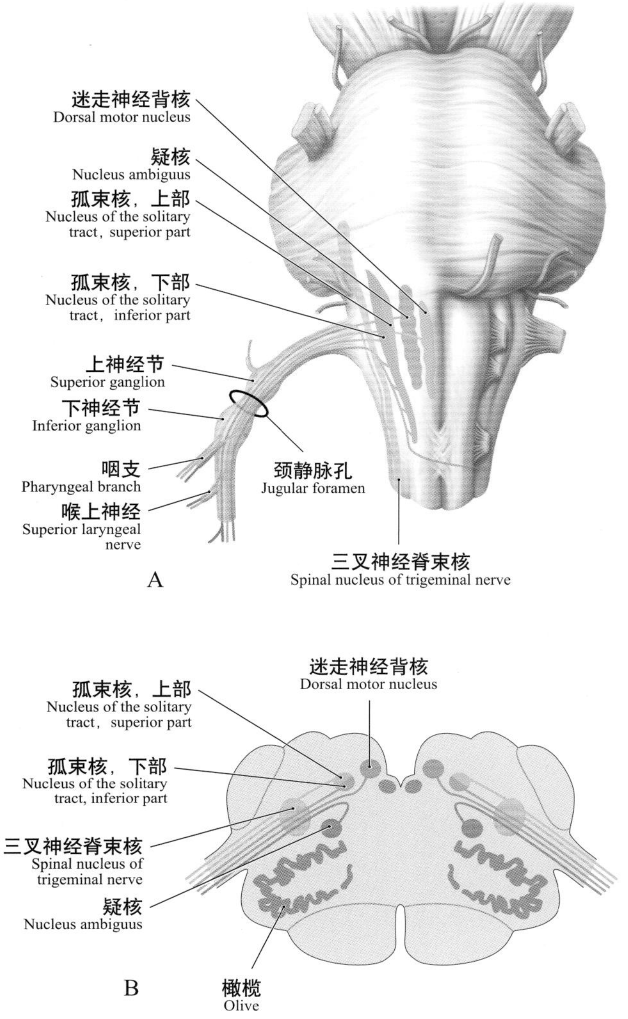

图 4–98　迷走神经核

A. 延髓前面观。**B.** 延髓横断面。

迷走神经在所有脑神经中分布范围最广。其副交感纤维向下走行，进入胸腔和腹部。这些纤维与节后交感纤维（来自交感干和腹神经节）共同构成自主神经丛，沿器官和血管延伸，支配胸部和腹部脏器的运动。一般内脏感觉纤维通过 CN Ⅹ上行，到达孤束核的下部。

表 4–29　迷走神经（CN Ⅹ）

神经核、神经节和纤维分布	
（鳃弓）运动（紫色）	
疑核	低级运动神经元通过 CN Ⅸ、CN Ⅹ、CN Ⅺ支配第 4、第 6（鳃）咽弓分化而来的肌肉。CN Ⅹ支配第 4、第 6(鳃)咽弓分化而来的肌肉 • 咽肌（咽缩肌） • 软腭肌肉（腭帆提肌、腭垂肌、舌腭肌、咽腭肌） • 喉内肌
副交感（蓝色）	
迷走神经背核	节前神经元的突触位于靶结构旁的小的不知名的神经节内 节后神经元支配 • 胸部和腹部脏器的平滑肌及腺体（图 4–100 G）
一般躯体传入（黄色）	
三叉神经脊束核	位于上（颈静脉）神经节的一级假单极细胞支配 • 颅后窝的硬脑膜（图 4–100 F） • 外耳道和外侧鼓膜（图 4–100 C） • 口咽和喉咽黏膜
内脏感觉（绿色）	
位于上（结状）神经节的一级假单极细胞传递味觉和内脏感觉至孤束核。该神经核复合体分上部（味觉）和下部（一般内脏感觉）两部分	
孤束核	味觉（图 4–100 D)：由会厌和舌根的纤维传递至孤束核上部 内脏感觉（图 4–100 G)：由以下部位的纤维传递至孤束核下部 • 咽喉和喉的黏膜（图 4–100 A） • 主动脉弓（压力感受器）和主动脉旁体（化学感受器）（图 4–100 E） • 胸部和腹部脏器（图 4–100 G）
走行	
迷走神经来自延髓，经颈静脉孔出颅。含有 2 个感觉神经节，由一级假单极细胞构成。上（颈静脉）神经节（躯体感觉）位于颅腔，下（结状）神经节（内脏感觉）位于颈静脉孔远中	
病变	
喉返神经通过副交感神经纤维支配喉内肌（环甲肌除外），包括唯一舒展声带的肌肉——环杓后肌。单侧喉返神经病变会导致声嘶，双侧病变则导致呼吸窘迫（呼吸困难）	

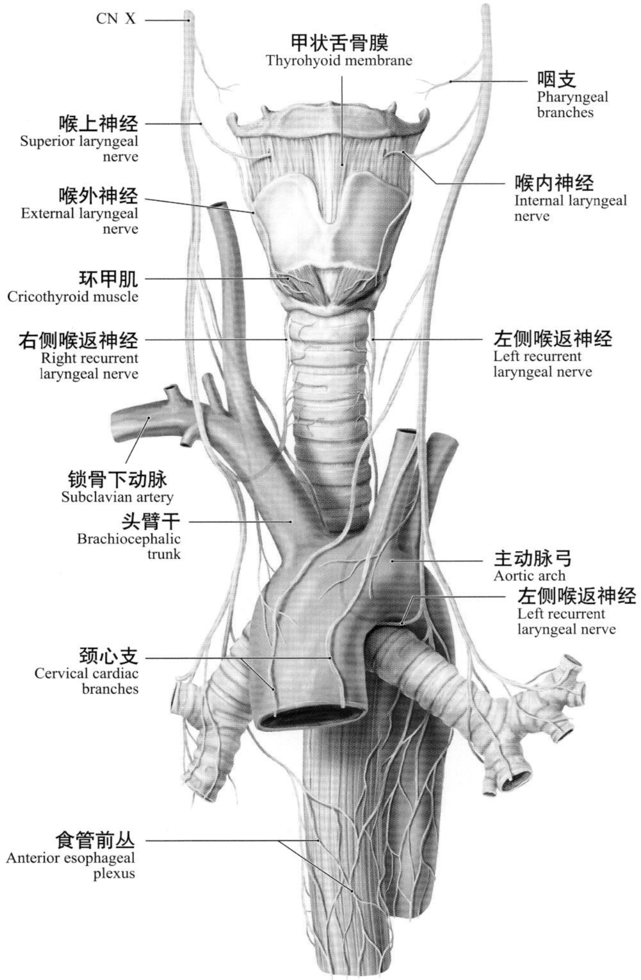

图 4–99　迷走神经颈部分支

前面观。

表 4–30　迷走神经分支

脑膜支
颅后窝硬脑膜的一般躯体感觉纤维
耳支
外耳（耳郭、外耳道和部分鼓膜外侧）的一般躯体感觉纤维
咽支
咽丛由一般躯体感觉纤维（来自 CN Ⅸ）、交感神经纤维（来自交感干）和运动纤维（CN Ⅹ）构成 • CN Ⅹ传递（鳃弓）运动支纤维到达咽肌
颈动脉支
分布于颈动脉体（化学感受器）的一般内脏感觉纤维在颈内动脉表面上行，并入 CN Ⅸ或 CN Ⅹ后，到达孤束核下部
喉上神经
与来自颈上神经节的交感支合并，分为 • 喉内神经：支配咽喉、喉和舌根黏膜感觉 • 喉外神经：副交感运动纤维支配环甲肌
喉返神经
喉返神经不是对称的 • 右侧喉返神经：在右侧锁骨下动脉后方折返 • 左侧喉返神经：在主动脉弓后方折返 喉返神经在气管和食管之间上行，支配 • 喉肌运动（环甲肌除外） • 喉黏膜的内脏感觉
胸部和腹部分支
迷走神经的副交感和一般内脏感觉纤维也支配心脏、肺、食管、肾、肝和胃等胸腹腔脏器（图 4–100 G）

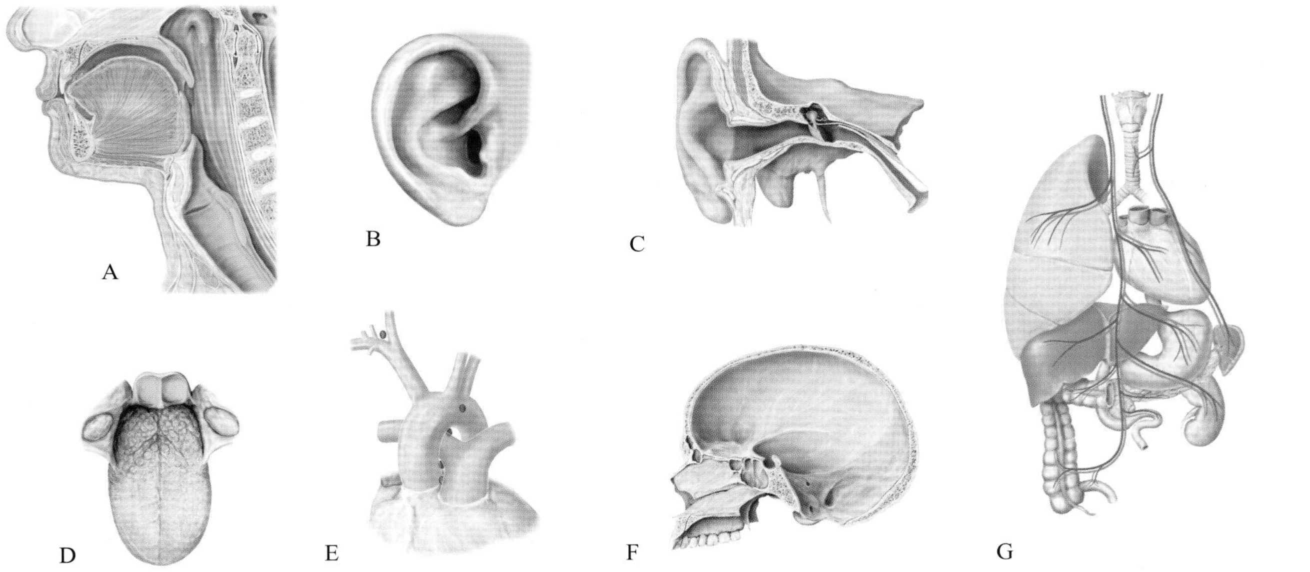

图 4–100　迷走神经（CN Ⅹ）分布

CN Ⅺ和 CN Ⅻ：副神经和舌下神经

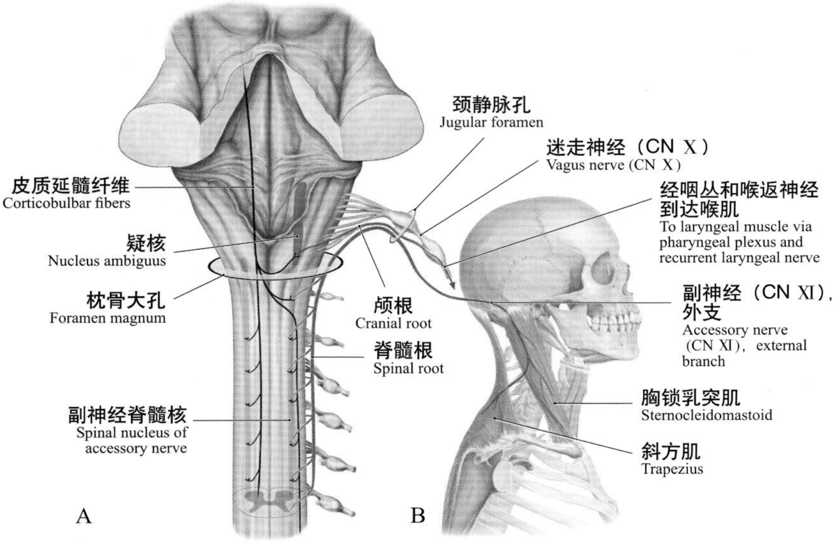

图 4–101　副神经

A. 脑干后面观。**B.** 胸锁乳突肌和斜方肌右侧面观。（注：为教学原因，只显示右侧肌肉，由右侧脑神经核支配）。

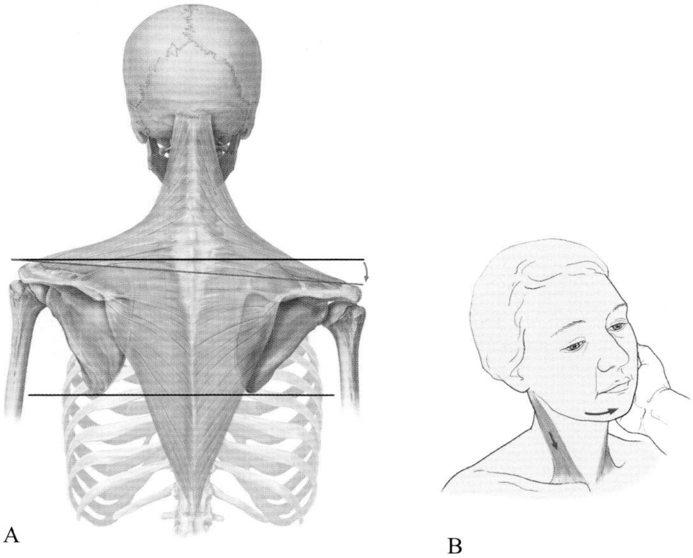

图 4–102　副神经病变

副神经病变可导致斜方肌局部瘫痪和胸锁乳突肌完全（松弛）瘫痪（表 4–28）。图示的 2 种病变为单侧（右侧）。**A.** 后面观。斜方肌部分瘫痪导致患侧肩下垂。**B.** 右侧前外面观。胸锁乳突肌瘫痪导致斜颈（歪脖子）。

表 4–31　副神经（CN Ⅺ）

神经核、神经节和纤维分布	
（鳃弓）运动（紫色）	
疑核	低级运动神经元通过 CN Ⅸ、CN Ⅹ和 CN Ⅺ支配来自第 3、4、6 鳃弓的肌肉 • CN Ⅺ与 CN Ⅹ的运动纤维一起支配喉肌（环甲肌除外）
一般躯体运动（红色）	
副神经脊髓核	$C_{2\sim6}$ 脊髓前角外部的低级运动神经元支配 • 斜方肌（上部） • 胸锁乳突肌
走行	
CN Ⅺ上行，在颈静脉孔远中，2 根合并	
颅根：(鳃弓）运动纤维由延髓发出，穿过颈静脉孔，在下神经节并入 CN Ⅹ之前，与脊髓根合并。CN Ⅹ（鳃弓）运动纤维经咽丛、喉外神经和喉返神经到达相应肌肉	
脊髓根：一般躯体运动纤维以根丝由脊髓发出，合并后上行，穿过枕骨大孔。随后穿过颈静脉孔，与颅根并行，向下进入胸锁乳突肌和斜方肌	
病变	
胸锁乳突肌仅由 CN Ⅺ支配，斜方肌下份可由 $C_{3\sim5}$ 支配。副神经病变可导致胸锁乳突肌完全瘫痪和部分斜方肌瘫痪 斜方肌瘫痪：单侧损伤可能发生在颈部手术过程中（例如淋巴结活检），导致： • 患侧肩下垂 • 不能抬高手臂 胸锁乳突肌瘫痪： • 单侧病变：导致斜颈（不能将头转向对侧） • 双侧病变：抬头困难	

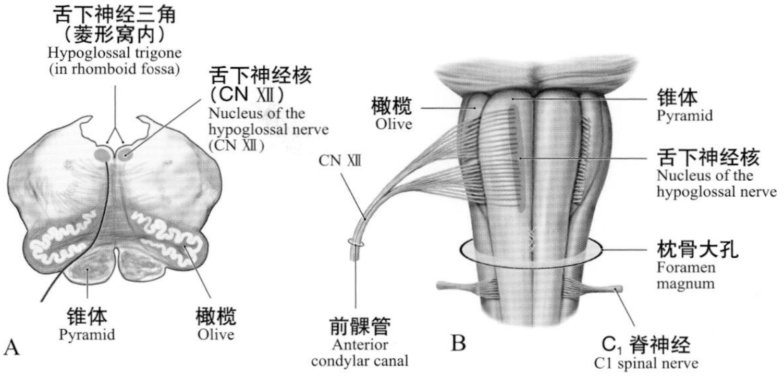

图 4–103　舌下神经核

舌下神经核位于菱形窝底，根丝从锥体和橄榄之间穿出。**A.** 延髓横断面。靠近中线的核损伤会导致大面积病变，累及双侧神经核。**B.** 延髓前面观。

表 4–32　舌下神经（CN Ⅻ）

神经核、神经节和纤维分布	
一般躯体运动（红色）	
舌下神经核	低级运动神经元支配 • 舌外肌（腭舌肌除外） • 舌内肌
走行	
舌下神经以根丝从锥体和橄榄之间穿出延髓，这些根丝汇入 CN Ⅻ后，穿过舌下神经（前髁）管，在舌骨上和舌骨舌肌外侧进入舌根 • 来自颈丛的 C_1 运动纤维与舌下神经伴行，一些分支组成颈襻上根（未显示），其他分支则继续与 CN Ⅻ并行，支配颏舌骨肌和甲状舌骨肌	
病变	
上运动神经元支配对侧舌下神经核的低级运动神经元。因此，核上病变（中枢性舌下神经瘫痪）可导致舌偏向健侧（远离患侧）。核性或周围性病变则导致舌偏向患侧（图 4–104 C）	

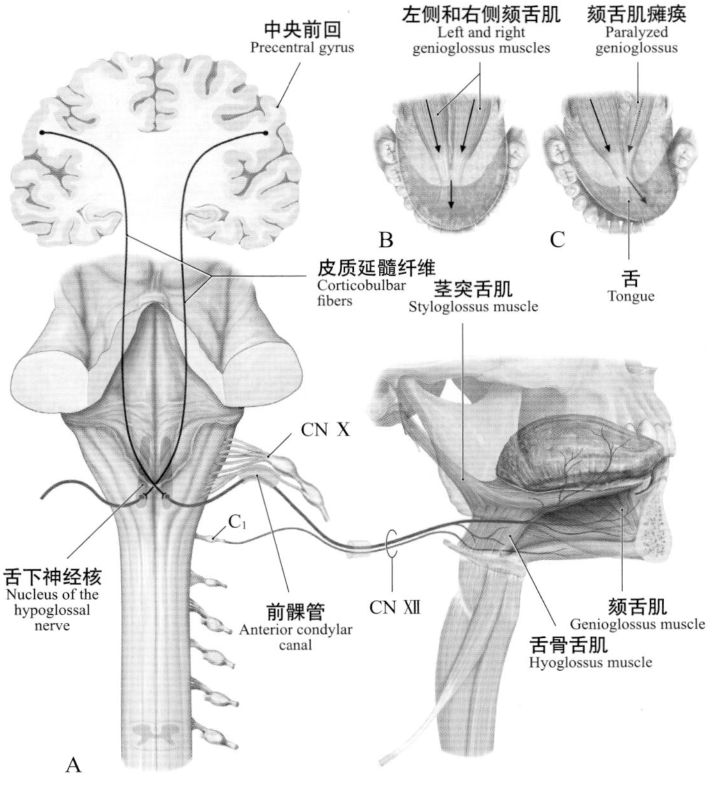

图 4–104　舌下神经

A. 舌下神经走行。上运动神经元的突触位于对侧舌下神经核的低级运动神经元。因此，核上损伤会导致对侧瘫痪，周围性病变则导致同侧瘫痪。**B.** 颏舌肌的功能为向前伸舌。**C.** 周围性病变导致的单侧瘫痪可引起舌偏向患侧（该侧颏舌肌完整）。

颅外脑神经 X 线片（Ⅰ）

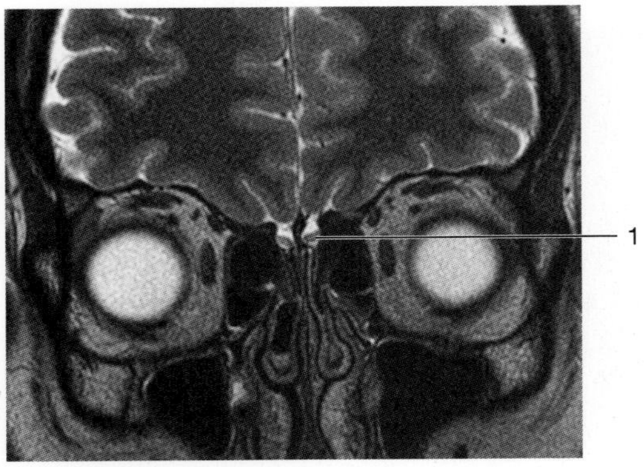

图 4–105 CN Ⅰ

冠状面。与图 4–106 到图 4–74 中的结构进行比较。图 4–105 ～图 4–108 系由前到后的系列图片。1，嗅球。

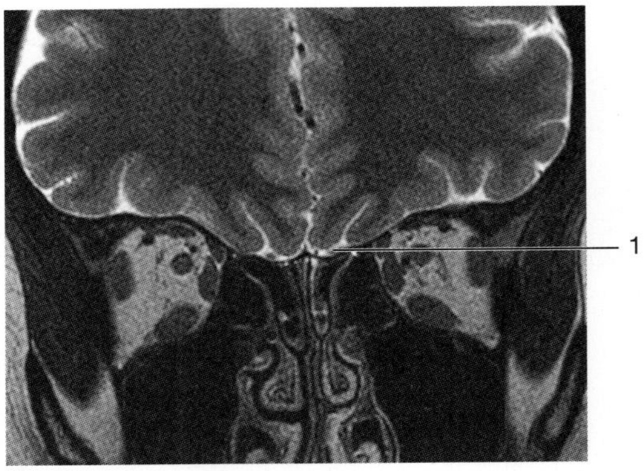

图 4–106 CN Ⅰ

冠状面。1，嗅束。

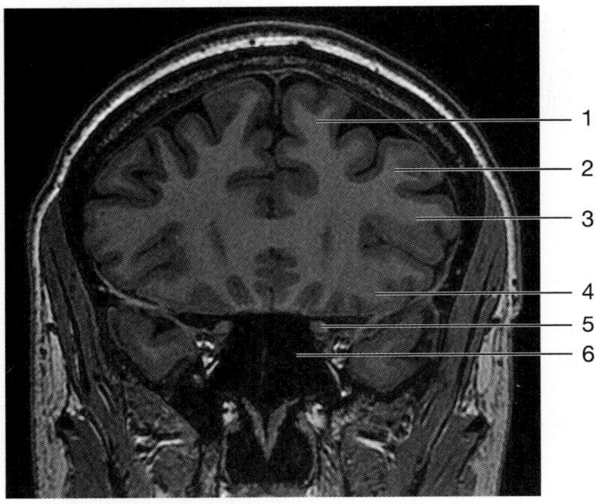

图 4–107 VN Ⅱ

冠状面。与图 4–108 和 4–109 ，以及图 4–75 中的结构进行比较。1，额上回；2，额中回；3，额下回；4，眶回；5，视神经；6，蝶窦。

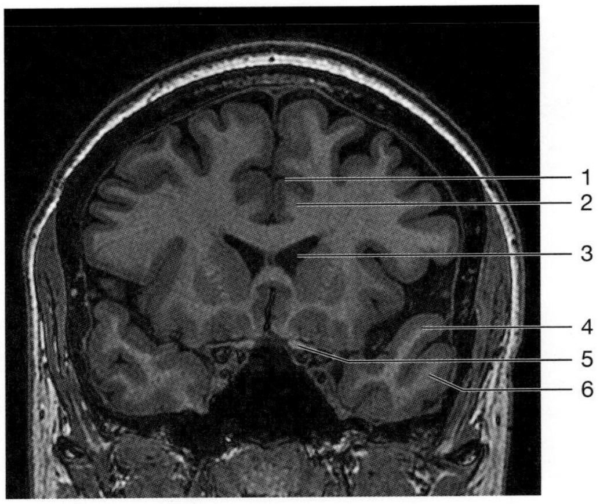

图 4–108 CN Ⅱ

冠状面。1，扣带沟；2，扣带回；3，侧脑室前角；4，颞上回；5，视神经；6，颞中回。

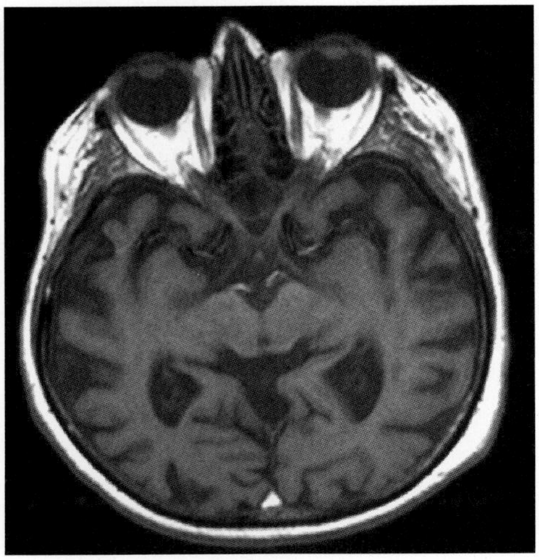

图 4–109 CN Ⅱ

轴位平面。注意视神经、视交叉和视束。

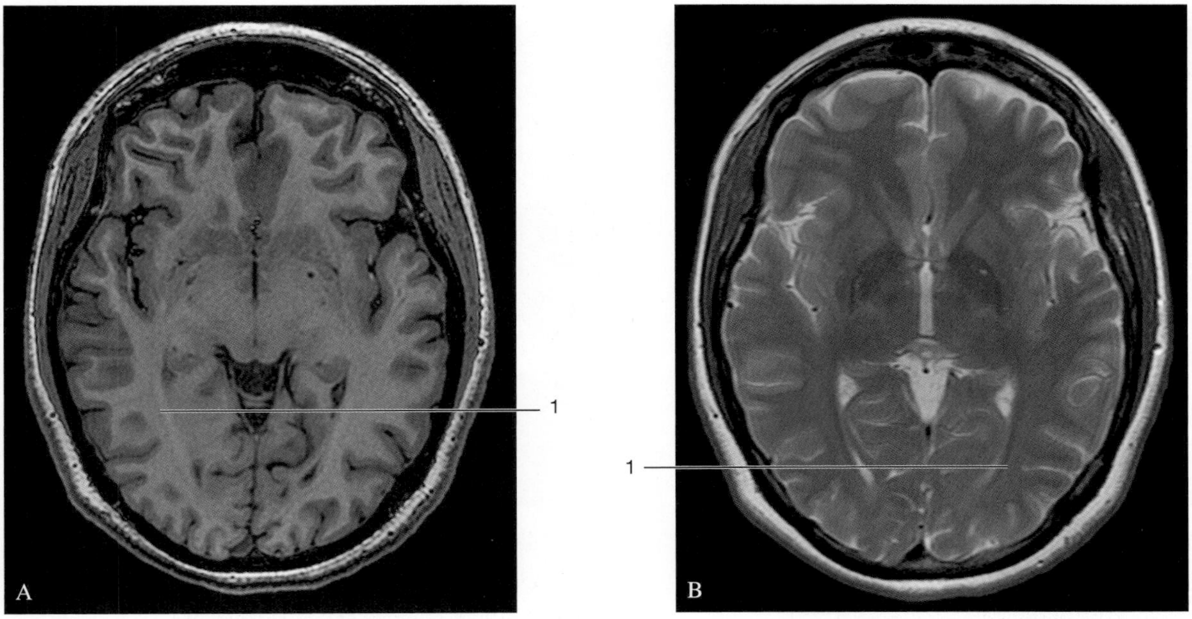

图 4–110　CN Ⅱ
轴面。2 个图像显示相同的结构，但加权不同。A. T1W 序列。B. T2W 序列。1，视辐射。

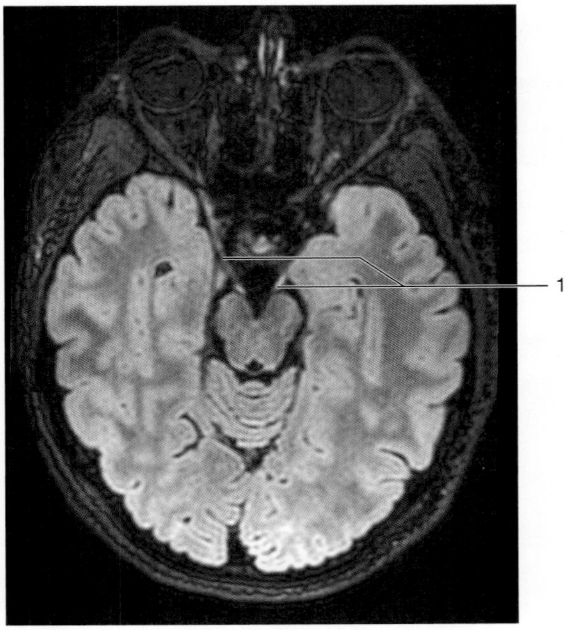

图 4–111　CN Ⅲ
轴面。与图 4–112 到图 4–76 中的结构进行比较。1，动眼神经。

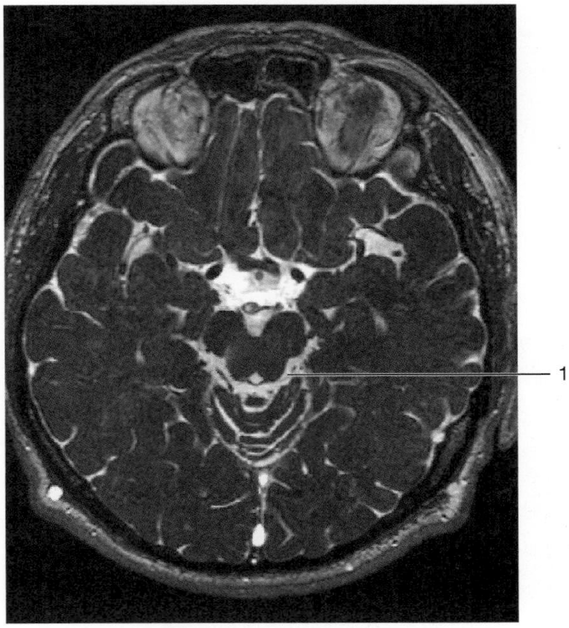

图 4–112　CN Ⅳ
轴面。1，滑车神经。

颅外脑神经 X 线片（Ⅱ）

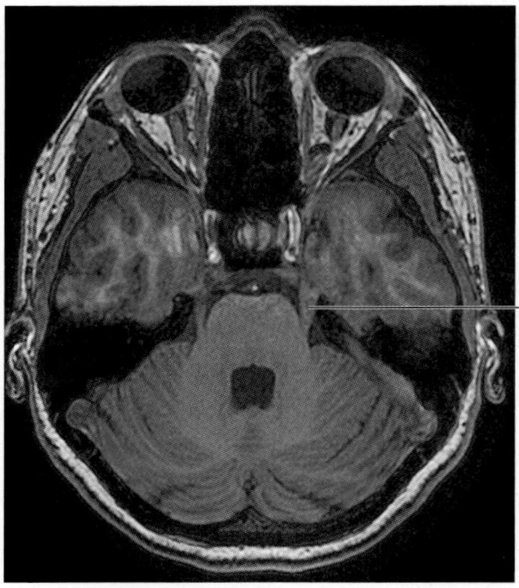

图 4–113 CN Ⅴ
轴面。与图 4–78 中的结构进行比较。1，三叉神经。

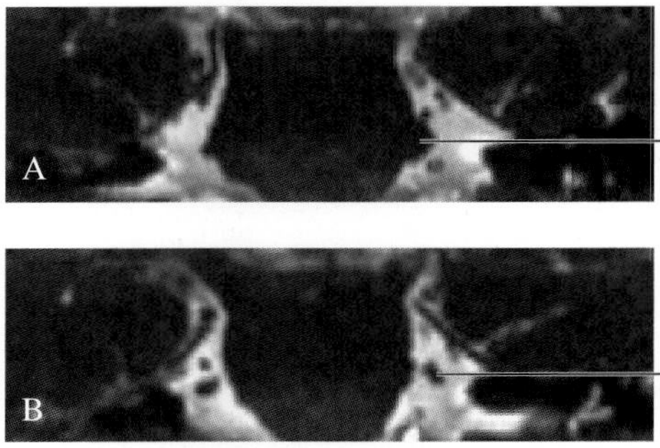

图 4–114 CN Ⅴ
轴面。A. 脑桥折返区的三叉神经。 B. 三叉神经通过脑脊液间隙走向三叉神经腔（Meckel 腔）。 1，三叉神经。

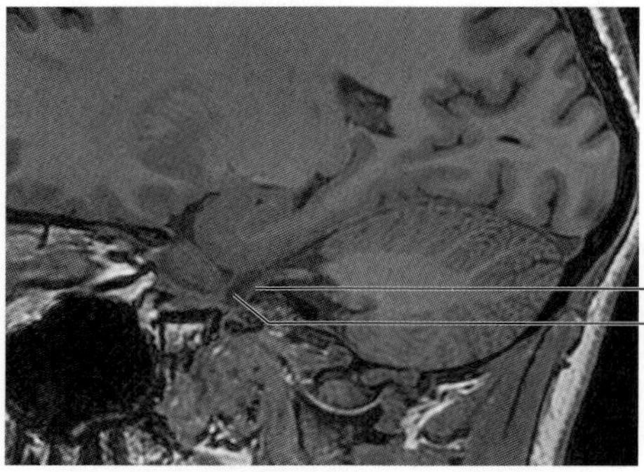

图 4–115 CN Ⅴ
旁矢状面。1，三叉神经；2，三叉神经腔（Meckel 腔）。

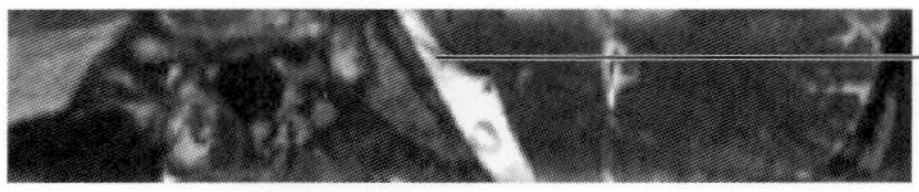

图 4–116 CN Ⅵ
通过脑桥的旁矢状面。与图 4–116 到图 4–76 中的结构进行比较。1，外展神经。

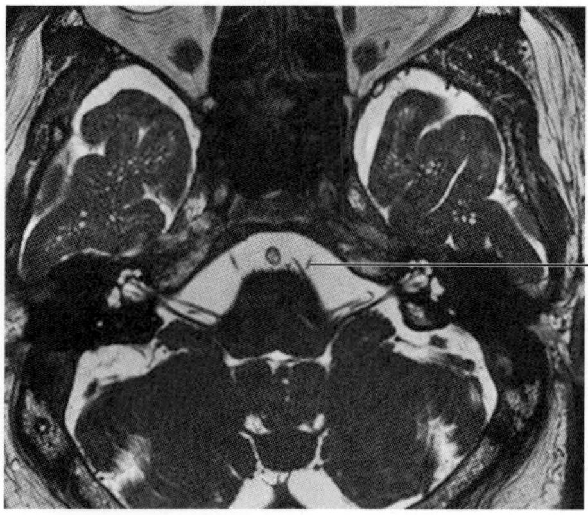

图 4–117 CN Ⅵ
轴面。1，外展神经。

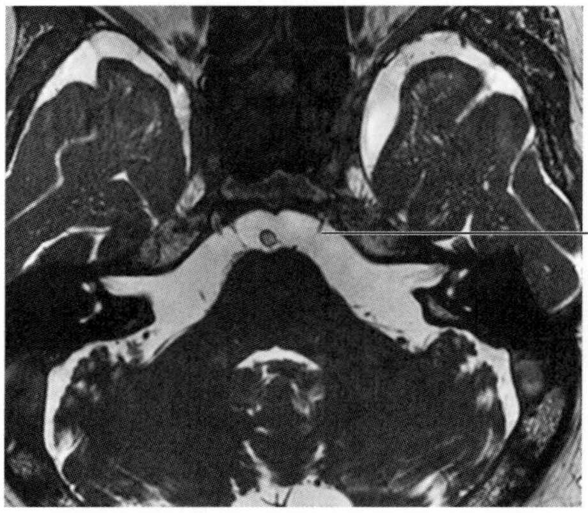

图 4–118 CN Ⅵ
轴面。外展神经穿过斜坡骨膜。1，外展神经。

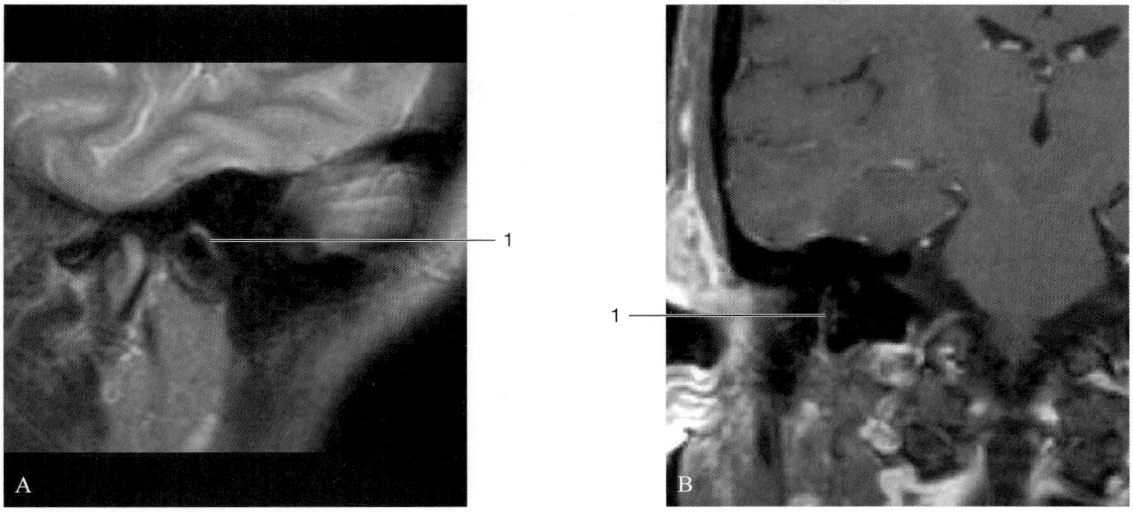

图 4–119　CN Ⅶ

A. 旁矢状面。B. 冠状面。与图 4–87 中的结构进行比较。1，面神经管。

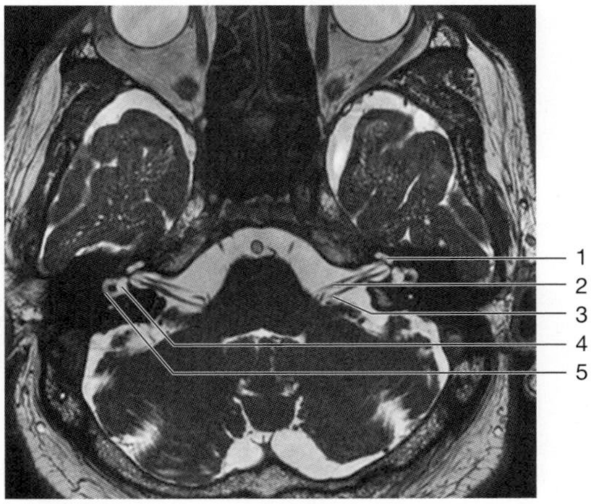

图 4–120　CN Ⅶ 和 CN Ⅷ

轴面。1，耳蜗；2，面神经；3，前庭耳蜗神经；4，前庭；5，外侧半规管。

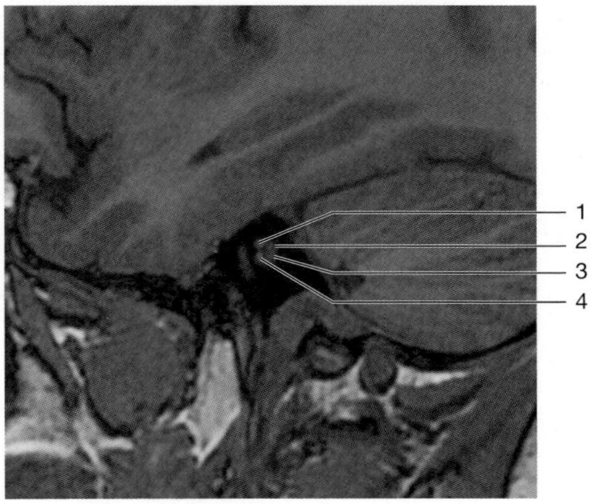

图 4–121　CN Ⅶ 和 CN Ⅷ

旁矢状面。1，面神经和中间神经；2，上前庭神经；3，下前庭神经；4，耳蜗神经。

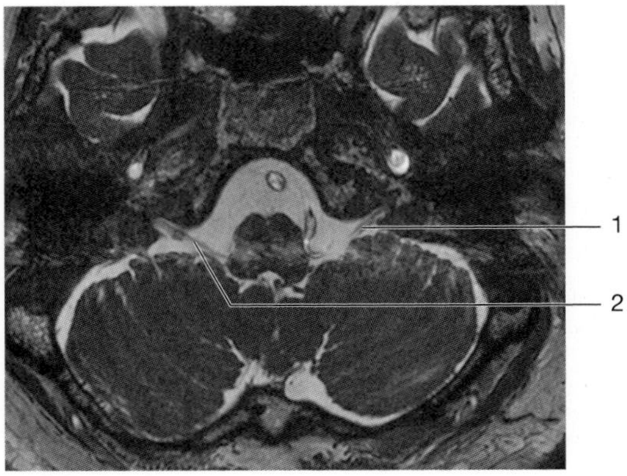

图 4–122　CN Ⅸ

轴面。与图 4–95 和 4–98 中的结构进行比较。1，舌咽神经和迷走神经（副神经也出颈静脉孔，但不容易看到）；2，舌咽神经。

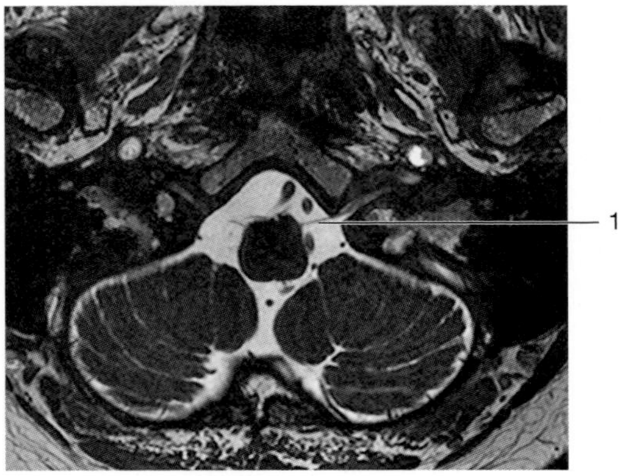

图 4–123　CN Ⅻ

轴面。与图 4–103 中的结构进行比较。1，舌下神经。

（张善勇　译）

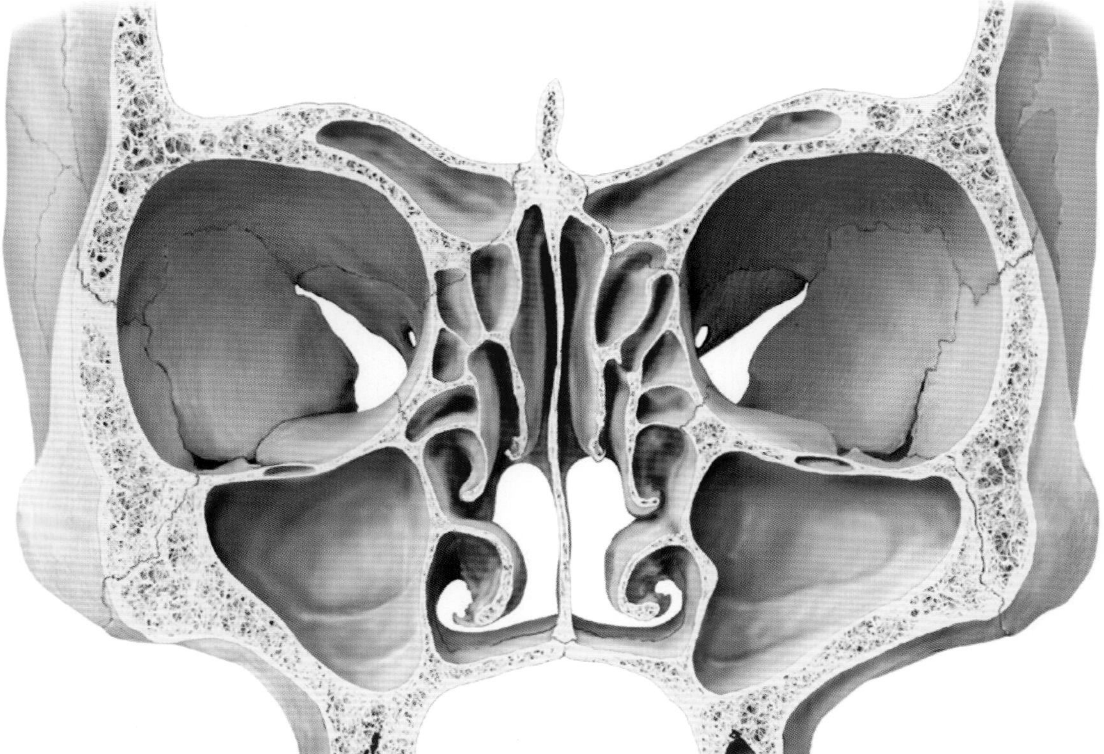

第 2 篇　头部分区

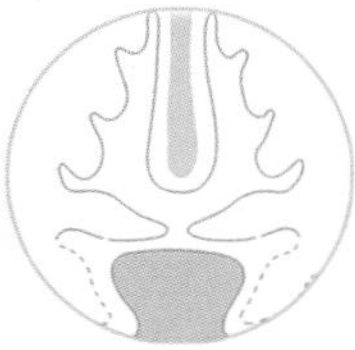

面 部 肌

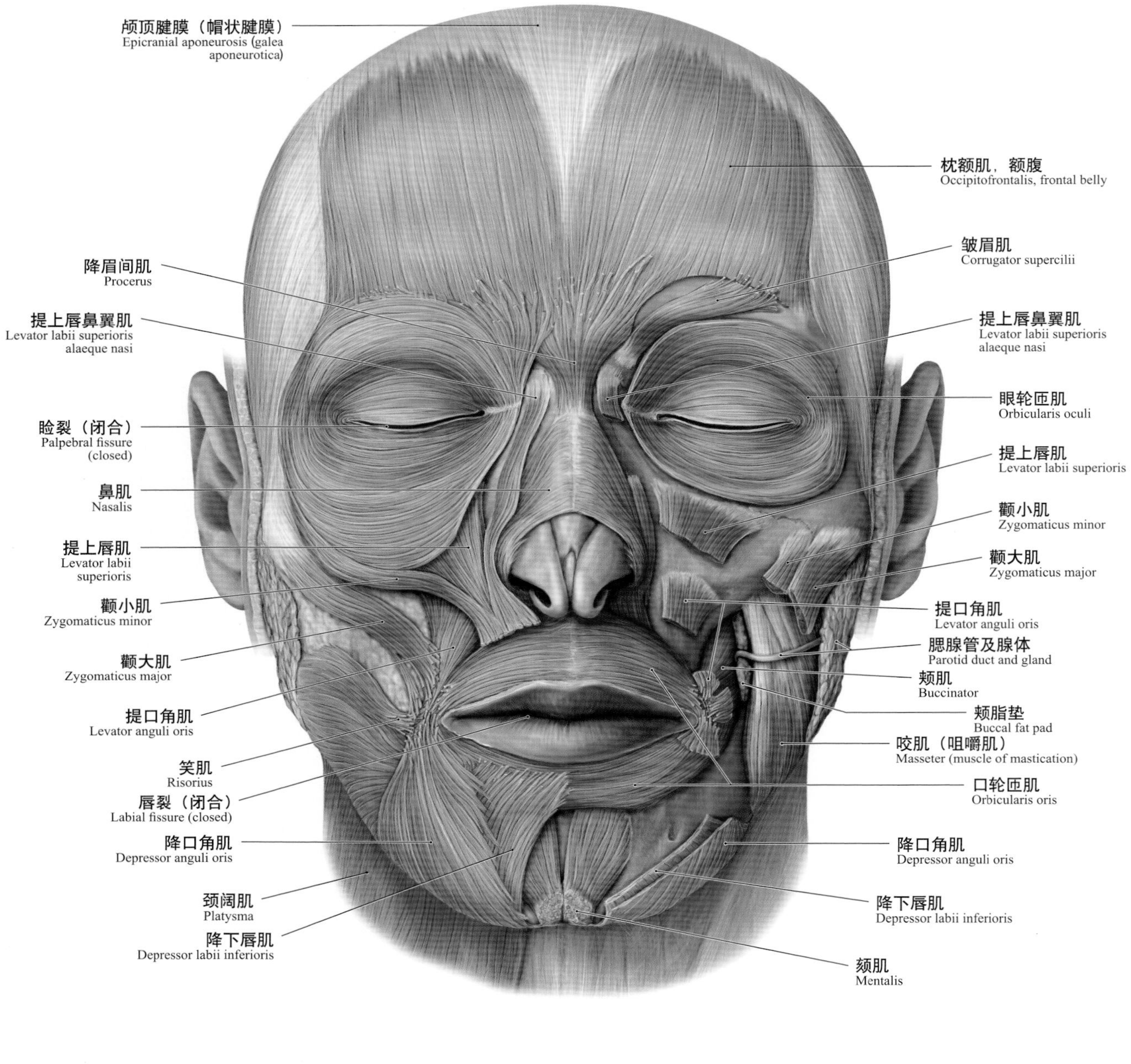

帽顶腱膜（帽状腱膜）
Epicranial aponeurosis (galea aponeurotica)
枕额肌，额腹
Occipitofrontalis, frontal belly
降眉间肌
Procerus
皱眉肌
Corrugator supercilii
提上唇鼻翼肌
Levator labii superioris alaeque nasi
提上唇鼻翼肌
Levator labii superioris alaeque nasi
眼轮匝肌
Orbicularis oculi
睑裂（闭合）
Palpebral fissure (closed)
提上唇肌
Levator labii superioris
鼻肌
Nasalis
颧小肌
Zygomaticus minor
提上唇肌
Levator labii superioris
颧大肌
Zygomaticus major
颧小肌
Zygomaticus minor
提口角肌
Levator anguli oris
腮腺管及腺体
Parotid duct and gland
颧大肌
Zygomaticus major
颊肌
Buccinator
提口角肌
Levator anguli oris
颊脂垫
Buccal fat pad
咬肌（咀嚼肌）
Masseter (muscle of mastication)
笑肌
Risorius
口轮匝肌
Orbicularis oris
唇裂（闭合）
Labial fissure (closed)
降口角肌
Depressor anguli oris
降口角肌
Depressor anguli oris
降下唇肌
Depressor labii inferioris
颈阔肌
Platysma
降下唇肌
Depressor labii inferioris
颏肌
Mentalis

图 5–1 面部浅表肌

正面观。浅表肌群如图中面部右侧所示，左侧展示的是去除某些表层肌群之后的深层肌群。表情肌属于面部浅表肌群，起自骨膜或邻近肌群，深入其他面部肌群或止于皮肤结缔组织。由于其与皮肤相连，表情肌可使面部皮肤活动，此种活动可因肉毒素注射而暂时性消失。表情肌还具有保护性功能，尤其是对眼部，并且通过闭合口裂参与食物吞咽。面部表情肌由面神经（CN Ⅶ）分支支配。由于这些肌群位于皮下脂肪层，且面部缺乏人体浅表筋膜，临床上外科医师在这一区域手术时应格外注意。同样，由于面部筋膜的缺失以及皮肤与面部肌群之间疏松结缔组织的存在，面部撕裂伤时若向面部鼓气，会造成创口广泛裂开。这就要求临床上对撕裂伤的伤口仔细缝合，以使边缘对齐，预防瘢痕形成。疏松的结缔组织为血液和体液的积聚提供了场所，进而导致面部血肿及肿胀。这类肿胀也可能因炎性损伤引起，例如蜜蜂叮咬等。咀嚼肌位于面部表情肌深层，是运动下颌骨的主要肌肉，受三叉神经（CN Ⅴ）分支支配。

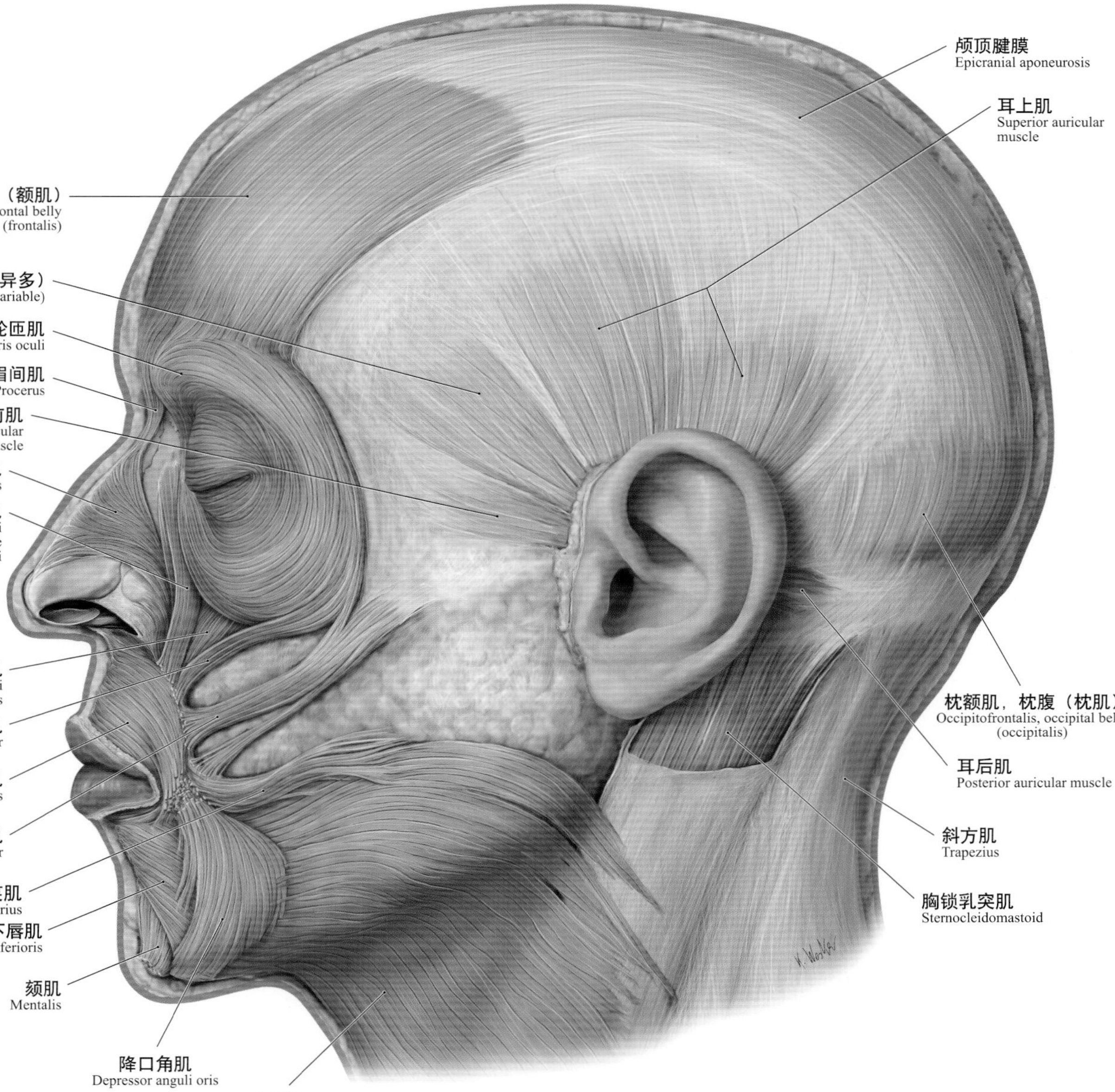
颅顶腱膜
Epicranial aponeurosis
耳上肌
Superior auricular muscle
枕额肌，额腹（额肌）
Occipitofrontalis, frontal belly (frontalis)
颞顶肌（变异多）
Temporoparietalis (variable)
眼轮匝肌
Orbicularis oculi
降眉间肌
Procerus
耳前肌
Anterior auricular muscle
鼻肌
Nasalis
提上唇鼻翼肌
Levator labii superioris alaeque nasi
提上唇肌
Levator labii superioris
颧小肌
Zygomaticus minor
口轮匝肌
Orbicularis oris
颧大肌
Zygomaticus major
笑肌
Risorius
降下唇肌
Depressor labii inferioris
颏肌
Mentalis
降口角肌
Depressor anguli oris
颈阔肌
Platysma
枕额肌，枕腹（枕肌）
Occipitofrontalis, occipital belly (occipitalis)
耳后肌
Posterior auricular muscle
斜方肌
Trapezius
胸锁乳突肌
Sternocleidomastoid

图 5–2　面部浅表肌

侧面观。颅顶腱膜（帽状腱膜）质韧，覆于头顶，与骨膜连接疏松。起于颅顶腱膜的颞顶肌和枕额肌统称为“颅顶肌”。枕额肌分为额部的额肌和枕部的枕肌。斜方肌和胸锁乳突肌是颈部的浅表肌。

面部表情肌：颅顶部、耳部及眼部

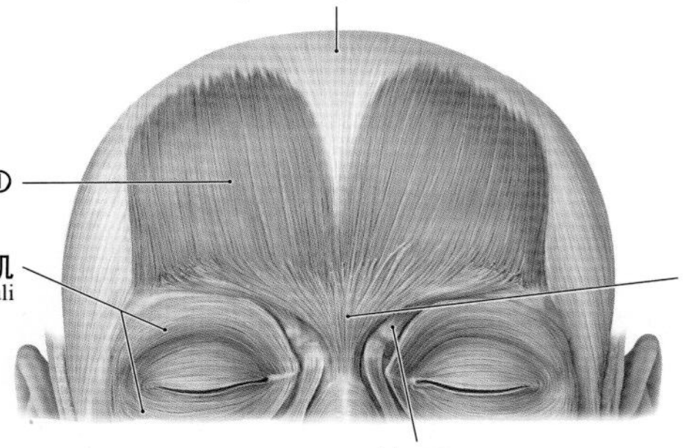
颅顶腱膜
Epicranial aponeurosis
①
眼轮匝肌
Orbicularis oculi
降眉间肌
Procerus
皱眉肌
Corrugator supercilii
A

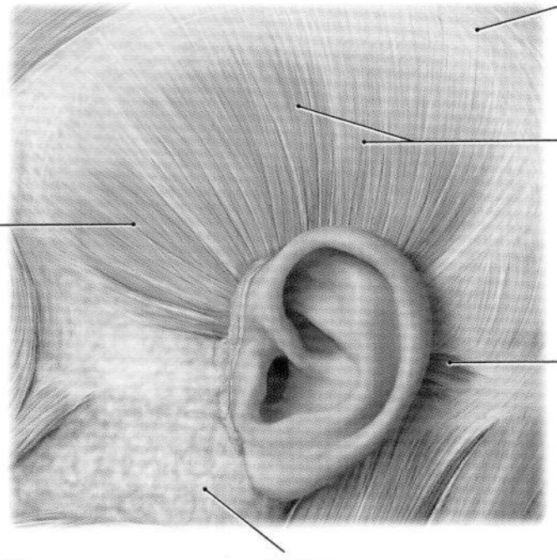

图 5–3　面部表情肌：颅顶及耳部

A. 颅顶正面观。**B.** 耳部肌左侧面观。

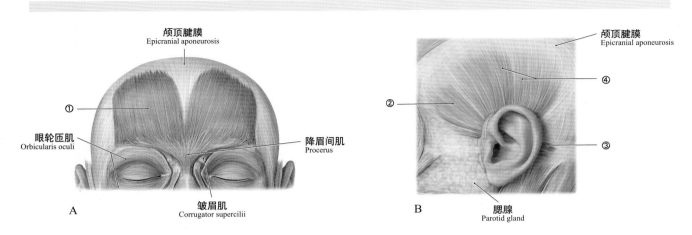

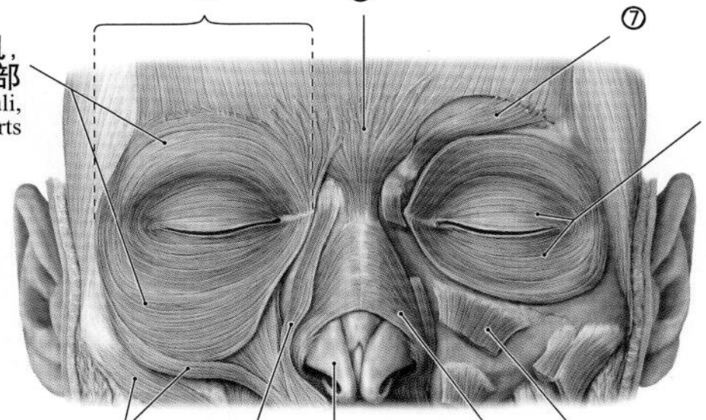
⑤
⑥
⑦
眼轮匝肌，眶部
Orbicularis oculi, orbital parts
眼轮匝肌，睑部
Orbicularis oculi, palpebral parts
颧大肌和颧小肌
Zygomaticus major and minor
⑨
鼻翼软骨
Alar cartilage
⑧
提上唇肌
Levator labii superioris
A

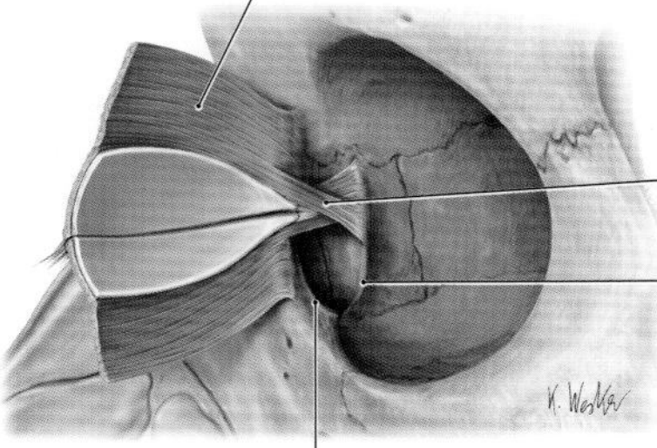
眼轮匝肌，眶部
Orbicularis oculi, orbital part
眼轮匝肌，泪囊部
Orbicularis oculi, lacrimal part
泪后嵴
Posterior lacrimal crest
泪前嵴
Anterior lacrimal crest
B

图 5–4　面部表情肌：睑裂及鼻部

A. 正面观。该区域功能上最重要的肌肉是眼轮匝肌，其可闭合睑裂，是一种对抗外界的保护性反射活动。眼轮匝肌由外向内闭合睑裂的过程，可将泪液覆盖于角膜表面（见第 257 页）。面神经麻痹可导致眼轮匝肌的这种保护性反射活动消失，进而使角膜由于过度暴露而干燥。临床上可让患者紧闭双眼，以检查眼轮匝肌的功能。面神经麻痹（Bell 面瘫）的其他症状包括：同侧口角、眉毛、下睑下垂，无法微笑、吹口哨、鼓气及皱额（由其他面部表情肌麻痹所致）。

B. 图中将眼轮匝肌自左眶部至眼内眦处分离，并向前翻开，以展示泪囊部（亦称 Horner 肌）的结构。这部分眼轮匝肌主要起于泪后嵴，其功能尚存在争议，可能具有排空泪囊的作用。

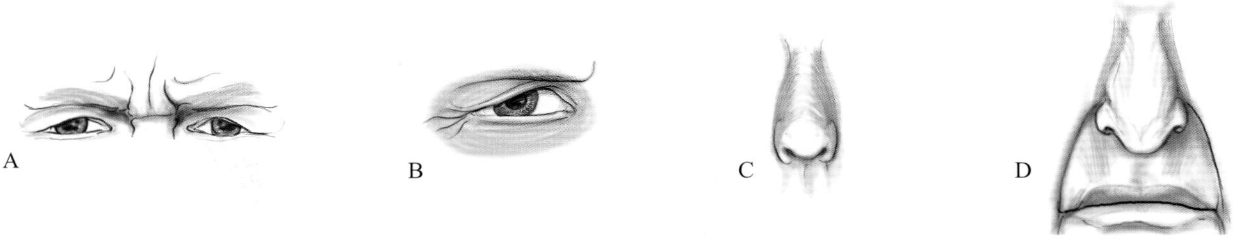

图 5–5 面部表情改变：睑裂及鼻部

正面观。

A. 皱眉肌。**B.** 眼轮匝肌。**C.** 鼻肌。**D.** 提上唇鼻翼肌。

表 5–1 面部表情肌：颅顶及耳部，睑裂及鼻部

名称及组成	起点	终点	I*	主要作用
颅顶及耳部				
①枕额肌，额腹	冠状缝附近的颅顶腱膜	眉部和额部的皮肤及皮下组织	T	提眉；皱额
耳周围肌群			T	提拉耳郭
②耳前肌	颞筋膜（前部）	耳轮		• 向前上方牵拉耳郭
③耳后肌	同侧颅顶腱膜	耳郭上部		• 提拉耳郭
④耳上肌	颞筋膜	耳轮	PA	• 向后上方牵拉耳郭
枕额肌，枕腹	枕骨（最上项线）和颞骨（乳突部）	冠状缝附近的颅顶腱膜		向后牵拉头皮
睑裂及鼻部				
⑤眼轮匝肌				整体起到眼部括约肌的作用（闭合眼睑）
• 眶部	眶内缘（额骨和上颌骨）及睑内侧韧带	邻近肌群（枕额肌，皱眉肌，提上唇肌等）	T/Z	• 自主闭合眼睑，眯眼时在鼻部和眉部形成皱纹
• 睑部	睑内侧韧带	眼睑（睑外侧缝）		• 自主（睡眠时）和非自主（眨眼时）闭合眼睑
• 泪囊部	泪骨嵴	睑板，睑外侧缝		• 向内侧牵拉眼睑
⑥降眉间肌	鼻骨下份筋膜	眉间部皮肤	T/Z	（皱眉时）向内下方牵拉眉部
⑦皱眉肌	眉弓骨（内端）	眶上缘上方的皮肤	T	（眯眼时）与眼轮匝肌一起向内下方牵拉眼眉部
⑧鼻肌				
• 横部	上颌骨	鼻背部腱膜	B/Z	• 缩小鼻孔（亦称压鼻孔肌）
• 翼部		鼻翼		• 将鼻翼向鼻中隔牵拉，从而开大鼻孔（亦称鼻孔开大肌）
⑨提上唇鼻翼肌	上颌骨额突	大翼软骨和眶部肌群（提上唇肌和口轮匝肌）	B/Z	提拉上唇，增加鼻唇沟弯曲度，扩大鼻孔

注：* 神经支配：面部表情肌由面神经（CN Ⅶ）的 6 条分支所支配。后方肌群受面神经进入腮腺之前所分出的耳后神经（PA）支配（见第 137 页），前方肌群受面神经腮腺丛发出的 5 条分支所支配，包括颞支（T）、颧支（Z）、颊支（B）、下颌缘支（M）及颈支（C）。

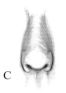

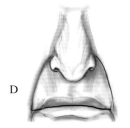

面部表情肌：口部

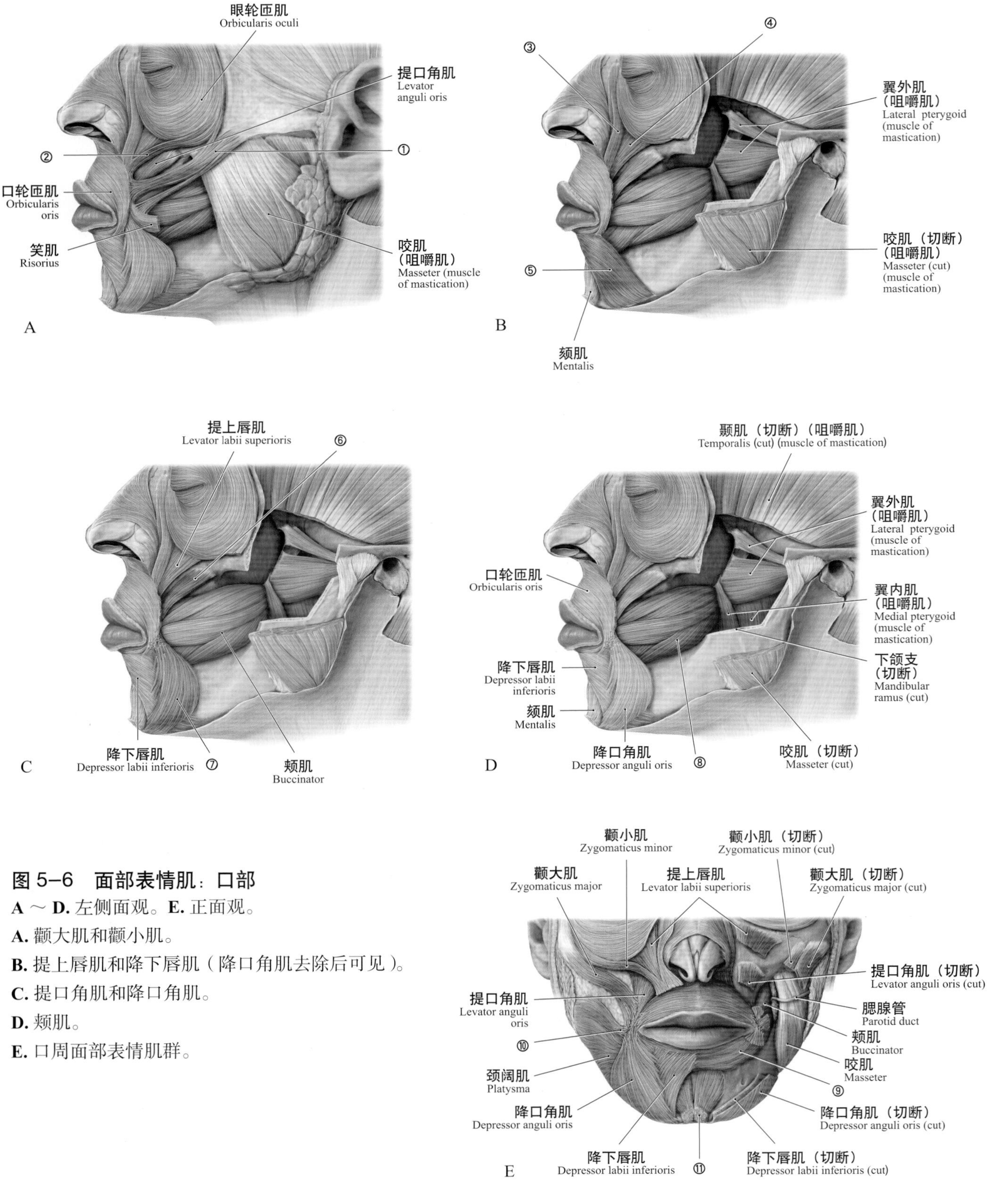

图 5–6 面部表情肌：口部

A ～ D. 左侧面观。**E.** 正面观。

A. 颧大肌和颧小肌。

B. 提上唇肌和降下唇肌（降口角肌去除后可见）。

C. 提口角肌和降口角肌。

D. 颊肌。

E. 口周面部表情肌群。

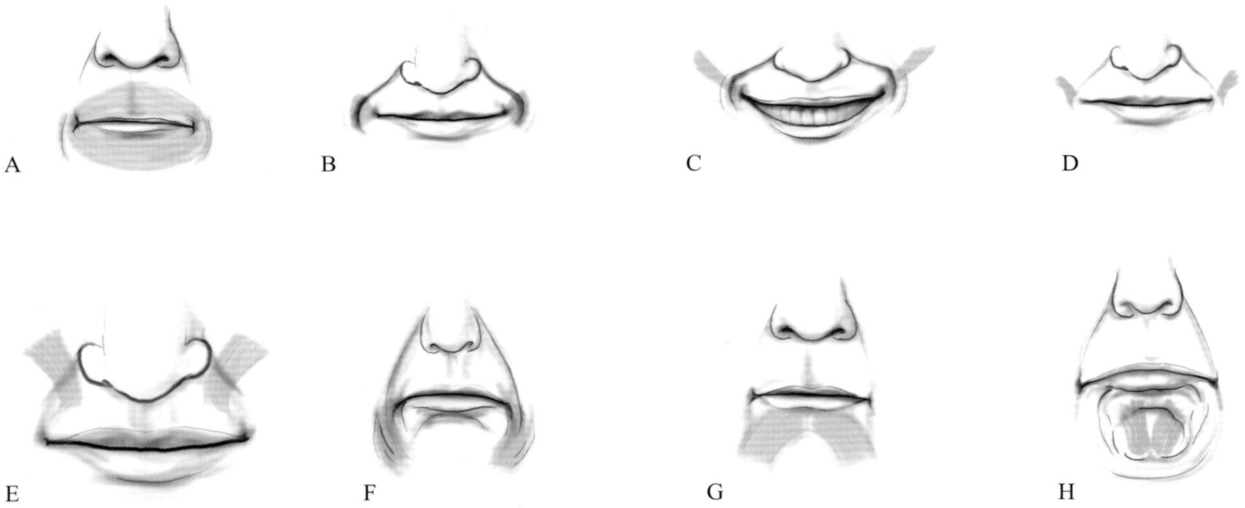

图 5–7　面部表情变化：口部

正面观。

A. 口轮匝肌。**B.** 颊肌。**C.** 颧大肌。**D.** 笑肌。**E.** 提口角肌。**F.** 降口角肌。**G.** 降下唇肌。**H.** 颏肌。

表 5–2　面部表情肌：口部

肌肉名称	起点	终点	I*	主要作用
①颧大肌	颧骨（外侧面，后部）	口角肌肉	Z	向上外方牵拉口角
②颧小肌		口角内侧的上唇		向上牵拉上唇
③提上唇鼻翼肌	上颌骨（额突）	上唇及鼻翼软骨	B/Z	提上唇；扩大鼻孔
④提上唇肌	上颌骨（额突）及眶下缘	上唇皮肤		提上唇
⑤降下唇肌	下颌骨（外斜线前部）	下唇中线；与对侧同名肌混合	M	向下外方牵拉下唇，引起唇外翻（噘嘴）
⑥提口角肌	上颌骨（尖牙窝，眶下孔下方）	口角肌肉	B/Z	提口角，形成鼻唇沟
⑦降口角肌	下颌骨（尖牙至第一前磨牙外斜线）	口角皮肤；与口轮匝肌混合	B/M	向下外方牵拉口角
⑧颊肌	上颌骨牙槽突及下颌骨（磨牙部）；翼突下颌缝	上、下唇，口轮匝肌，唇颊部黏膜下层	B	• 哺乳期婴儿吮吸功能 • 挤压颊部至磨牙，与舌部共同作用将食物置于咬合面之间而非口腔前庭；驱出口腔气体（吹气）时抵抗扩张 单侧收缩：口角偏向同侧
⑨口轮匝肌	皮肤深面 上部：上颌骨（正中面） 下部：下颌骨	上、下唇黏膜	B/M	作为口部括约肌 • 缩小并前伸唇部（如吹口哨、吮吸、亲吻等） • 抵抗扩张（吹气）
⑩笑肌	咬肌筋膜及表层肌肉	口角皮肤	B	微笑，大笑或扮鬼脸时缩小口角
⑪颏肌	下唇系带	颏部皮肤	M	上提并前伸下唇（喝东西时）
颈阔肌	颈下部及胸部上外侧皮肤	下颌骨（下缘）；面下部皮肤；口角	C	挤压产生面下部及口周皮肤皱纹；拉紧颈部皮肤；辅助降下颌骨

注：* 神经支配：面部表情肌由面神经（CN Ⅶ）的 6 条分支所支配。后方肌群受面神经进入腮腺之前所分出的耳后神经（PA）支配，前方肌群受面神经腮腺丛发出的 5 条分支所支配，包括颞支（T）、颧支（Z）、颊支（B）、下颌缘支（M）及颈支（C）。

面部及头皮前面的浅层神经血管分布

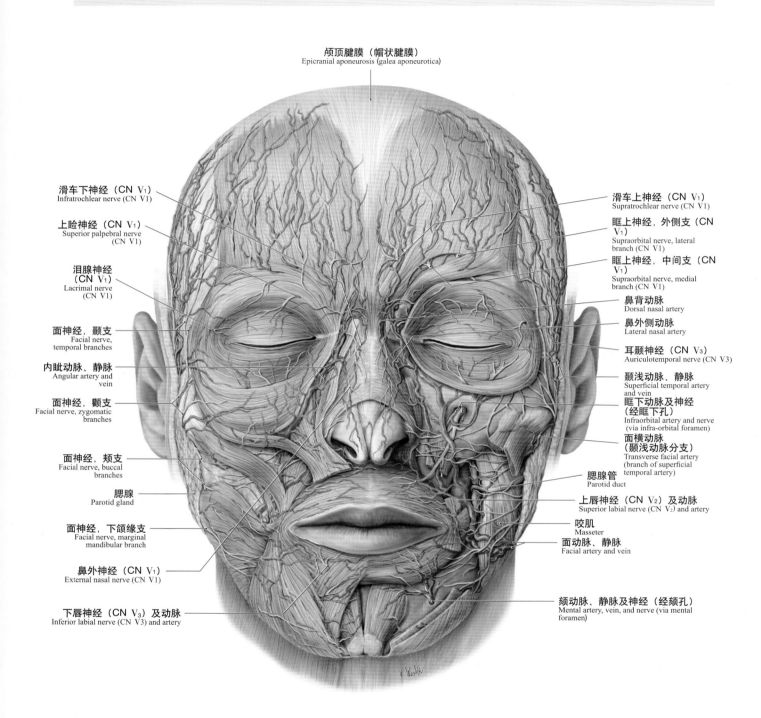

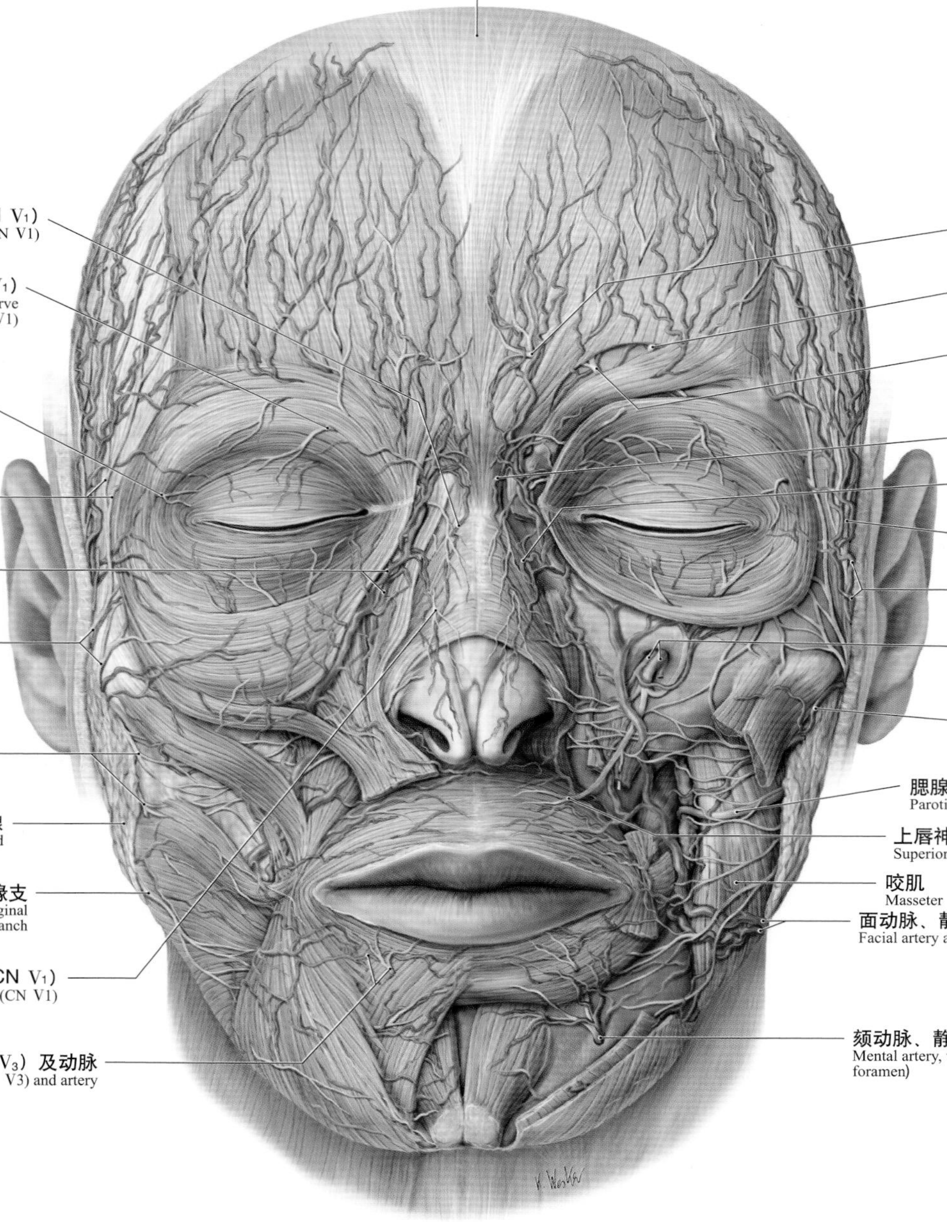
颅顶腱膜（帽状腱膜）
Epicranial aponeurosis (galea aponeurotica)
滑车下神经（CN V1）
Infratrochlear nerve (CN V1)
上睑神经（CN V1）
Superior palpebral nerve (CN V1)
泪腺神经（CN V1）
Lacrimal nerve (CN V1)
面神经，颞支
Facial nerve, temporal branches
内眦动脉、静脉
Angular artery and vein
面神经，颧支
Facial nerve, zygomatic branches
面神经，颊支
Facial nerve, buccal branches
腮腺
Parotid gland
面神经，下颌缘支
Facial nerve, marginal mandibular branch
鼻外神经（CN V1）
External nasal nerve (CN V1)
下唇神经（CN V3）及动脉
Inferior labial nerve (CN V3) and artery
滑车上神经（CN V1）
Supratrochlear nerve (CN V1)
眶上神经，外侧支（CN V1）
Supraorbital nerve, lateral branch (CN V1)
眶上神经，中间支（CN V1）
Supraorbital nerve, medial branch (CN V1)
鼻背动脉
Dorsal nasal artery
鼻外侧动脉
Lateral nasal artery
耳颞神经（CN V3）
Auriculotemporal nerve (CN V3)
颞浅动脉、静脉
Superficial temporal artery and vein
眶下动脉及神经（经眶下孔）
Infraorbital artery and nerve (via infra-orbital foramen)
面横动脉（颞浅动脉分支）
Transverse facial artery (branch of superficial temporal artery)
腮腺管
Parotid duct
上唇神经（CN V2）及动脉
Superior labial nerve (CN V2) and artery
咬肌
Masseter
面动脉、静脉
Facial artery and vein
颏动脉、静脉及神经（经颏孔）
Mental artery, vein, and nerve (via mental foramen)

图 5–8 面部前面的浅层神经血管

正面观。去除皮肤和脂肪组织。去除部分左侧面部表情肌，以展示深层肌肉和神经血管系统。面部表情肌运动受腮腺旁发出的面神经（CN Ⅶ）支配，咀嚼肌运动受三叉神经的下颌支（CN V_3）支配。面部感觉主要由三叉神经（CN V）3 条分支的终末支传导，也经发自颈丛的耳大神经传导（见第 336、337 页）。面部血供主要来自颈外动脉分支，与其他面部分支有大量血管吻合（图 3–12）。

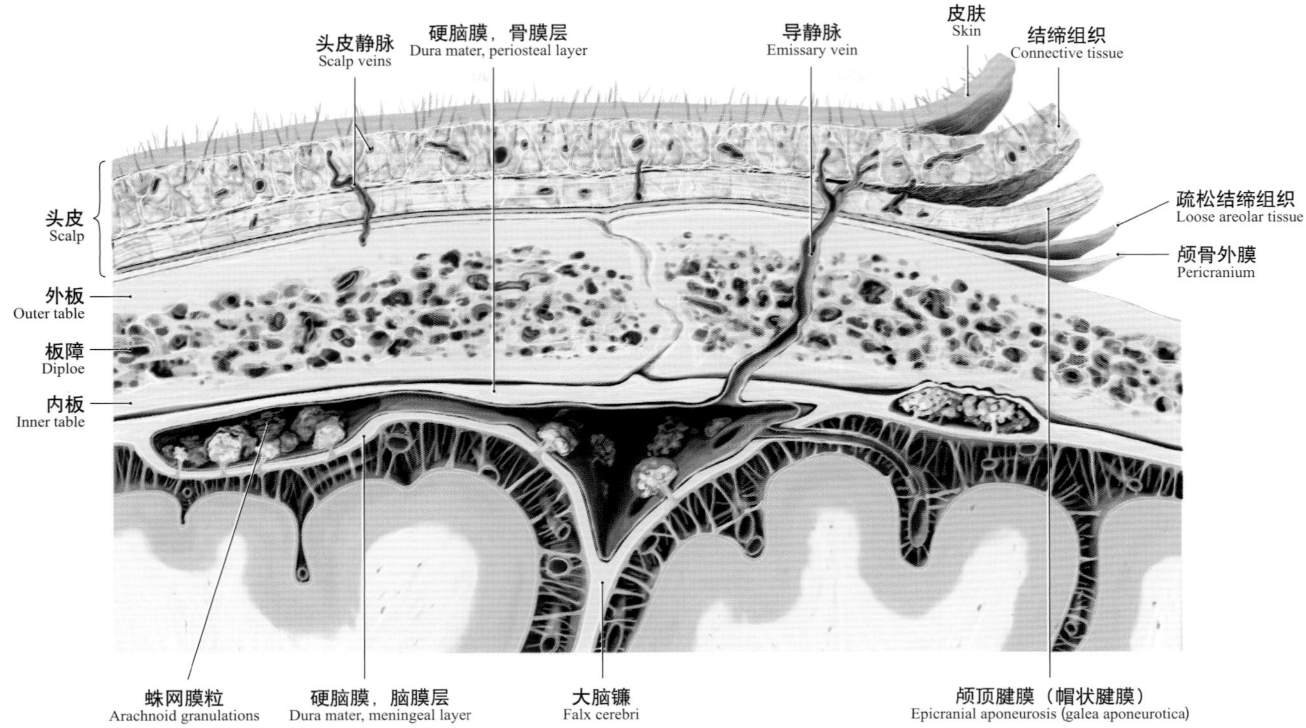

图 5–9 头皮

头皮共有 5 层，由浅至深依次为皮肤、结缔组织、颅顶腱膜（帽状腱膜）、疏松结缔组织及颅骨外膜。

头皮感染易通过疏松结缔组织层扩散。感染可经硬脑膜静脉窦扩散至颅内，通过导静脉引起脑膜炎。由于额肌嵌入皮肤及皮下组织而并未附于骨，因此感染也可扩散至眼睑或鼻部。感染扩散至眼睑可引起急性肿胀，这是由于眼睑部皮肤薄且下层为疏松结缔组织导致。因枕额肌枕腹附于枕骨及颞骨乳突，所以头皮感染不会扩散至颈部。同样，颅顶腱膜与颞筋膜相延续并附于颧弓，从而阻止感染跨过颧弓向外侧扩散。

头皮撕裂伤可导致大量出血，这是因为存在广泛的血管吻合，进入头皮外围的动脉可两端出血。而且由于头皮致密结缔组织层的支撑，动脉血管呈开放状态，因此也不能通过收缩血管止血。头皮撕裂伤可导致枕额肌痉挛，从而使伤口进一步裂开。头皮撕裂伤应尽快缝合或做其他处理以防严重失血，甚至引起生命危险。

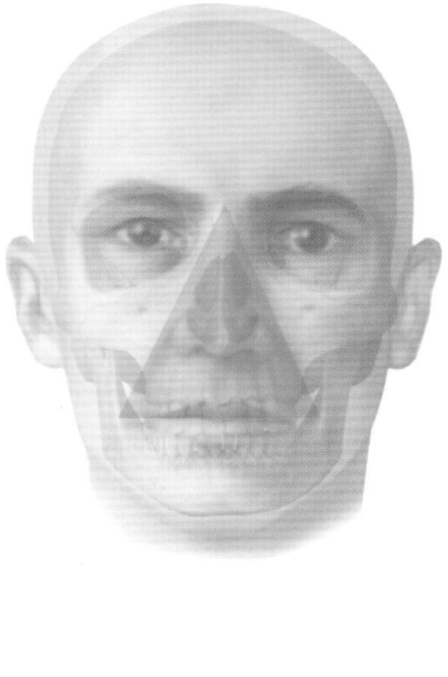

图 5–10 面部静脉“危险区”

面部浅表静脉与头部深层静脉（如翼丛）及硬脑膜窦（如海绵窦）广泛交通（见第 70 页）。危险三角区的静脉一般无瓣膜，因此细菌极易扩散进入颅内。例如，唇部烫伤的细菌感染，通过面静脉与海绵窦的静脉交通可引起脑膜炎。

头侧面神经血管分布：浅层

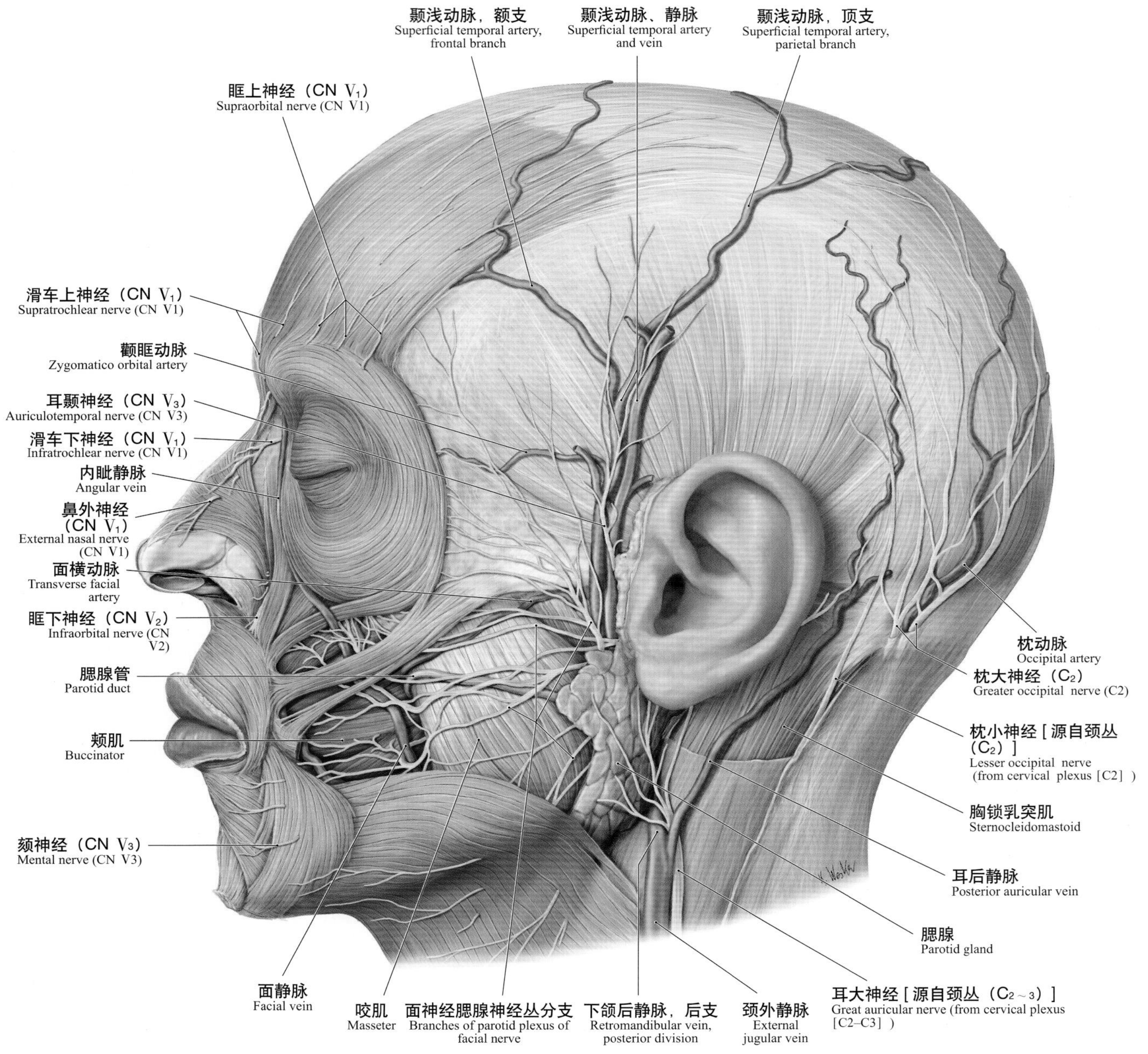
颞浅动脉，额支
Superficial temporal artery, frontal branch
颞浅动脉、静脉
Superficial temporal artery and vein
颞浅动脉，顶支
Superficial temporal artery, parietal branch
眶上神经（CN V1）
Supraorbital nerve (CN V1)
滑车上神经（CN V1）
Supratrochlear nerve (CN V1)
颧眶动脉
Zygomatico orbital artery
耳颞神经（CN V3）
Auriculotemporal nerve (CN V3)
滑车下神经（CN V1）
Infratrochlear nerve (CN V1)
内眦静脉
Angular vein
鼻外神经（CN V1）
External nasal nerve (CN V1)
面横动脉
Transverse facial artery
眶下神经（CN V2）
Infraorbital nerve (CN V2)
腮腺管
Parotid duct
颊肌
Buccinator
颏神经（CN V3）
Mental nerve (CN V3)
枕动脉
Occipital artery
枕大神经（C2）
Greater occipital nerve (C2)
枕小神经［源自颈丛（C2）］
Lesser occipital nerve (from cervical plexus [C2])
胸锁乳突肌
Sternocleidomastoid
耳后静脉
Posterior auricular vein
腮腺
Parotid gland
面静脉
Facial vein
咬肌
Masseter
面神经腮腺神经丛分支
Branches of parotid plexus of facial nerve
下颌后静脉，后支
Retromandibular vein, posterior division
颈外静脉
External jugular vein
耳大神经［源自颈丛（C2~3）］
Great auricular nerve (from cervical plexus [C2–C3])

图 5–11 头侧面浅层神经血管

左侧面观。头颅侧面动脉供应起于颈外动脉分支（图 5–12）。其静脉血液主要流入颈内静脉、颈外静脉及颈前静脉（见第 66 页）。面部表情肌运动受腮腺旁发出的面神经（CN Ⅶ）支配（见第 139 页），咀嚼肌运动受三叉神经下颌支（CN V_3，见第 134 页）支配。感觉神经传导见图 5–13。

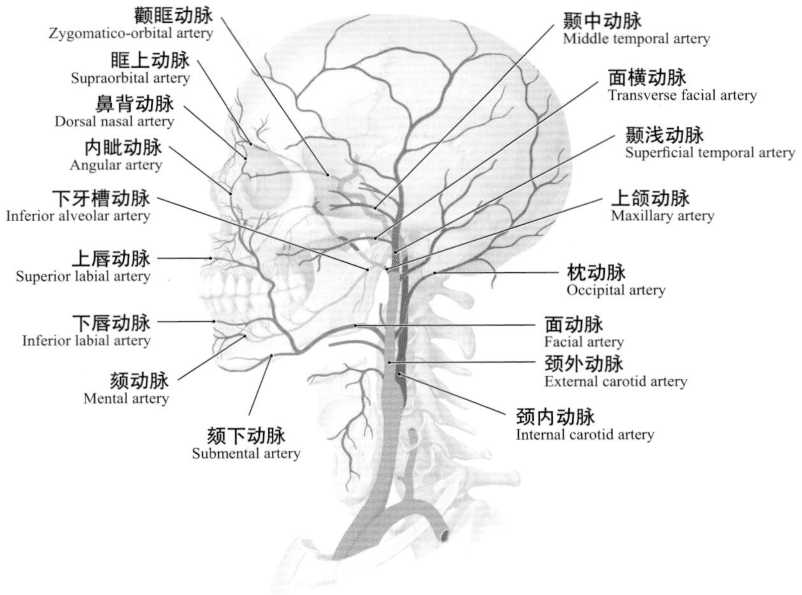

图 5–12 头部浅动脉

左侧面观。面部浅表层主要由颈外动脉分支供应（如面动脉、颞浅动脉、上颌动脉）。而在眶缘区域存在有限的颈内动脉分支供应区。注：颈内动脉标为紫色，颈外动脉的前、中、后及终末分支分别标以红色、蓝色、绿色及黄色。

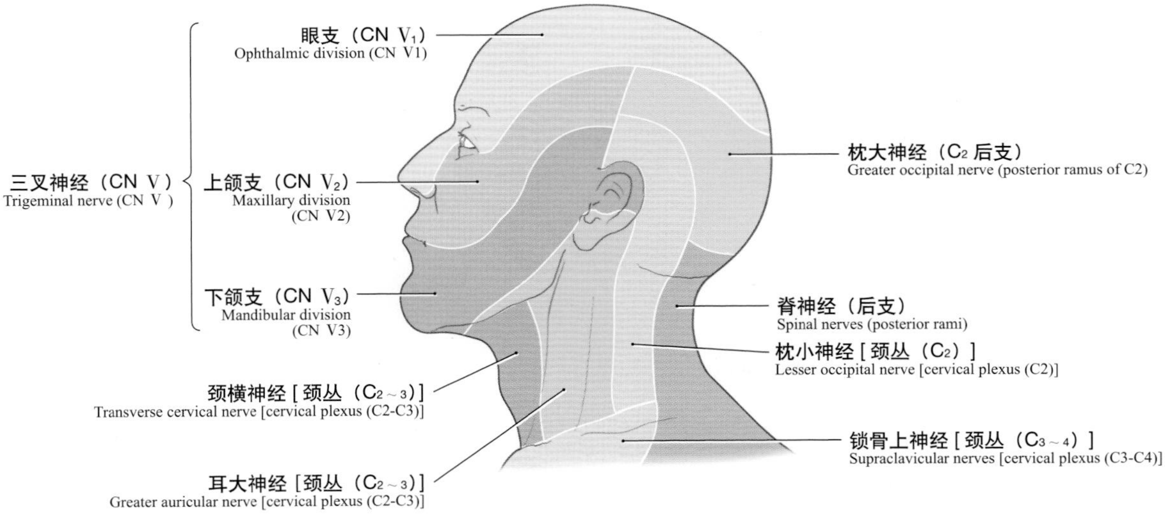

图 5–13 头颈部侧面感觉神经分布

左侧面观。头部感觉神经主要为三叉神经（橙色）、颈丛（绿色及灰色）及脊神经后支（蓝色）。面部神经支配主要依靠三叉神经终末分支，枕部和项部神经支配主要来源于脊神经后支。上 4 条脊神经前支混合构成颈丛，颈丛发出 4 条皮支，分布头颈部侧面（神经及其相关脊神经纤维）：枕小神经（C_2，偶尔 C_3）、耳大神经（$C_{2\sim3}$）、颈横神经（$C_{2\sim3}$），以及锁骨上神经（$C_{3\sim4}$）（图 12–3）。

头部侧面神经血管分布：中间层及深层

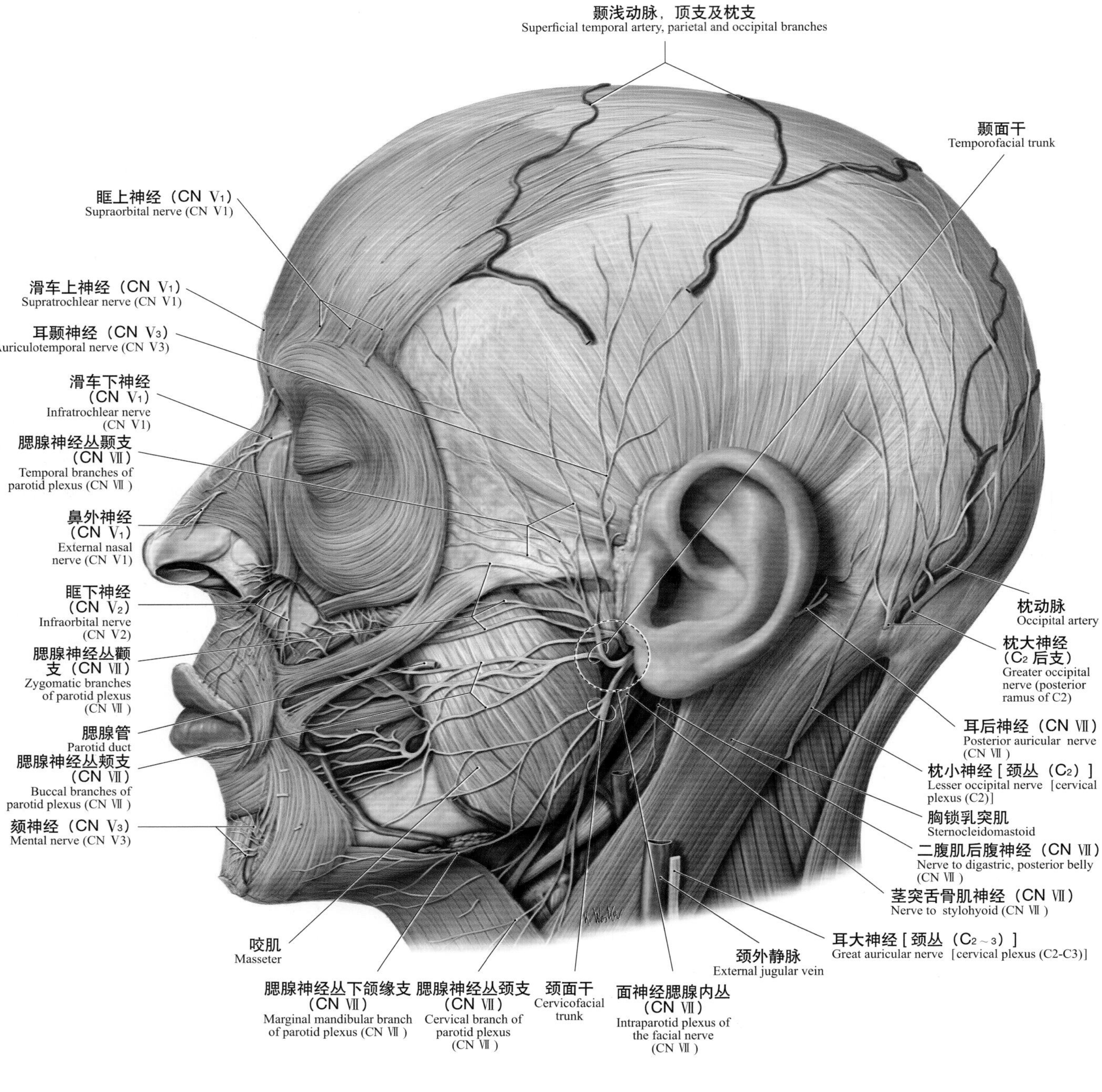
颞浅动脉，顶支及枕支
Superficial temporal artery, parietal and occipital branches
颞面干
Temporofacial trunk
眶上神经（CN V₁）
Supraorbital nerve (CN V1)
滑车上神经（CN V₁）
Supratrochlear nerve (CN V1)
耳颞神经（CN V₃）
Auriculotemporal nerve (CN V3)
滑车下神经（CN V₁）
Infratrochlear nerve (CN V1)
腮腺神经丛颞支（CN Ⅶ）
Temporal branches of parotid plexus (CN Ⅶ)
鼻外神经（CN V₁）
External nasal nerve (CN V1)
眶下神经（CN V₂）
Infraorbital nerve (CN V2)
腮腺神经丛颧支（CN Ⅶ）
Zygomatic branches of parotid plexus (CN Ⅶ)
腮腺管
Parotid duct
腮腺神经丛颊支（CN Ⅶ）
Buccal branches of parotid plexus (CN Ⅶ)
颏神经（CN V₃）
Mental nerve (CN V3)
枕动脉
Occipital artery
枕大神经（C₂ 后支）
Greater occipital nerve (posterior ramus of C2)
耳后神经（CN Ⅶ）
Posterior auricular nerve (CN Ⅶ)
枕小神经 [颈丛（C₂）]
Lesser occipital nerve [cervical plexus (C2)]
胸锁乳突肌
Sternocleidomastoid
二腹肌后腹神经（CN Ⅶ）
Nerve to digastric, posterior belly (CN Ⅶ)
茎突舌骨肌神经（CN Ⅶ）
Nerve to stylohyoid (CN Ⅶ)
耳大神经 [颈丛（C₂～₃）]
Great auricular nerve [cervical plexus (C2-C3)]
颈外静脉
External jugular vein
咬肌
Masseter
腮腺神经丛下颌缘支（CN Ⅶ）
Marginal mandibular branch of parotid plexus (CN Ⅶ)
腮腺神经丛颈支（CN Ⅶ）
Cervical branch of parotid plexus (CN Ⅶ)
颈面干
Cervicofacial trunk
面神经腮腺内丛（CN Ⅶ）
Intraparotid plexus of the facial nerve (CN Ⅶ)

图 5–14 头部侧面中间层神经

左侧面观。切除腮腺以展示面神经腮腺神经丛结构（图 4–88）。枕部感觉神经包括来自 C_2 后支的耳大神经和起于颈丛（C_2 前支）的枕小神经。

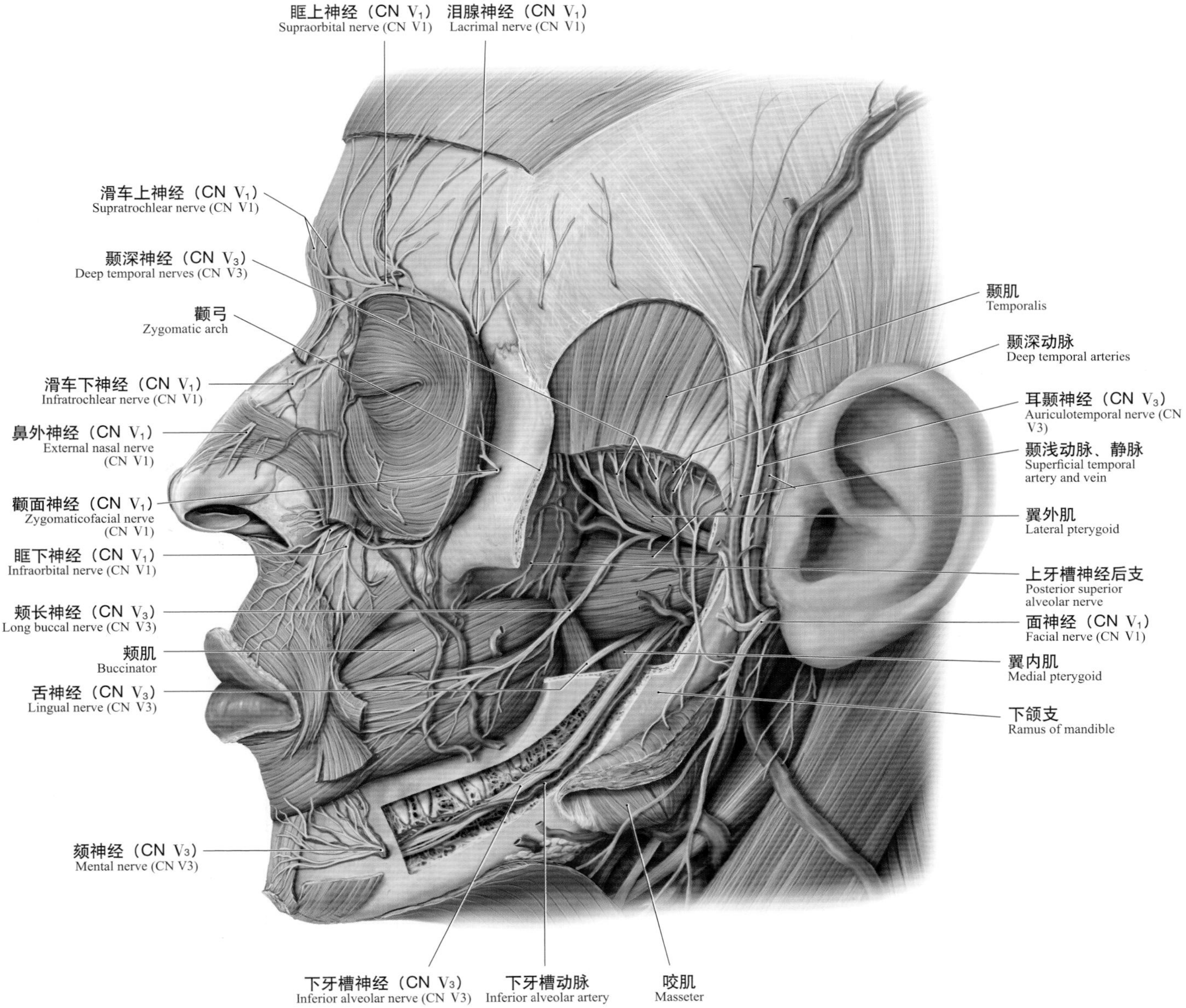

眶上神经（CN V1）
Supraorbital nerve (CN V1)
泪腺神经（CN V1）
Lacrimal nerve (CN V1)
滑车上神经（CN V1）
Supratrochlear nerve (CN V1)
颞深神经（CN V3）
Deep temporal nerves (CN V3)
颧弓
Zygomatic arch
滑车下神经（CN V1）
Infratrochlear nerve (CN V1)
鼻外神经（CN V1）
External nasal nerve (CN V1)
颧面神经（CN V1）
Zygomaticofacial nerve (CN V1)
眶下神经（CN V1）
Infraorbital nerve (CN V1)
颊长神经（CN V3）
Long buccal nerve (CN V3)
颊肌
Buccinator
舌神经（CN V3）
Lingual nerve (CN V3)
颏神经（CN V3）
Mental nerve (CN V3)
颞肌
Temporalis
颞深动脉
Deep temporal arteries
耳颞神经（CN V3）
Auriculotemporal nerve (CN V3)
颞浅动脉、静脉
Superficial temporal artery and vein
翼外肌
Lateral pterygoid
上牙槽神经后支
Posterior superior alveolar nerve
面神经（CN V1）
Facial nerve (CN V1)
翼内肌
Medial pterygoid
下颌支
Ramus of mandible
下牙槽神经（CN V3）
Inferior alveolar nerve (CN V3)
下牙槽动脉
Inferior alveolar artery
咬肌
Masseter

图 5–15　面侧部神经血管

左侧面观。在咬肌及颧弓开窗，以展示深层结构。同样打开下颌支及体部，以展示其中穿行的神经血管结构。

（蔡志刚　译）

颞窝及颞下窝：内容物

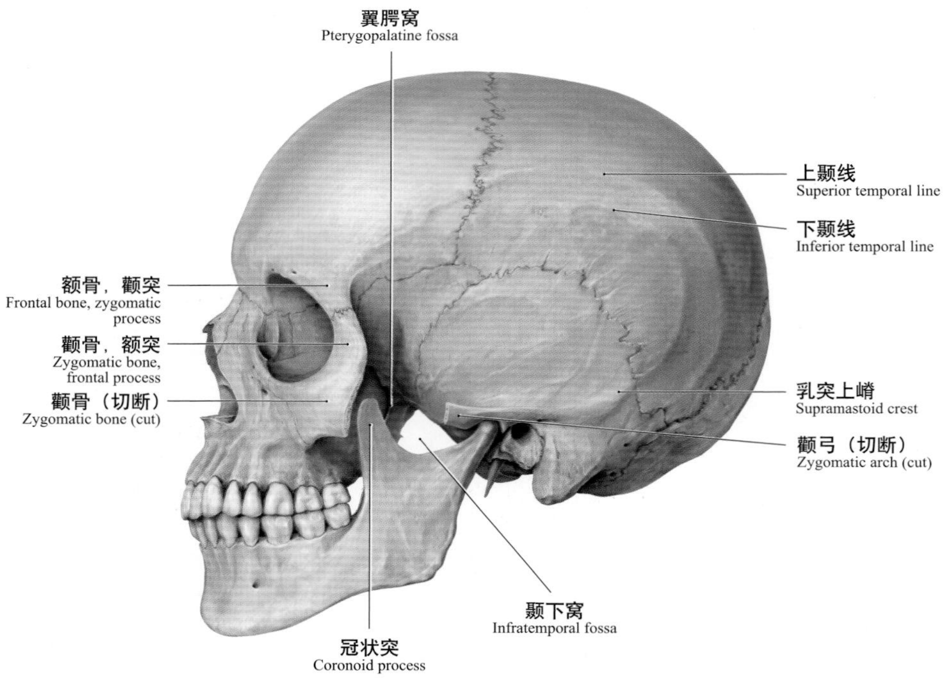
翼腭窝
Pterygopalatine fossa
上颞线
Superior temporal line
下颞线
Inferior temporal line
额骨，颧突
Frontal bone, zygomatic process
颧骨，额突
Zygomatic bone, frontal process
颧骨（切断）
Zygomatic bone (cut)
乳突上嵴
Supramastoid crest
颧弓（切断）
Zygomatic arch (cut)
颞下窝
Infratemporal fossa
冠状突
Coronoid process

图 6–1 颞窝

左侧面观。颞窝位于颅骨外侧面，其边界列于表6–1。颞窝向下与颞下窝相通（从内侧至颧弓）。切除颧弓及部分颧骨后，此处亦可见翼腭窝。

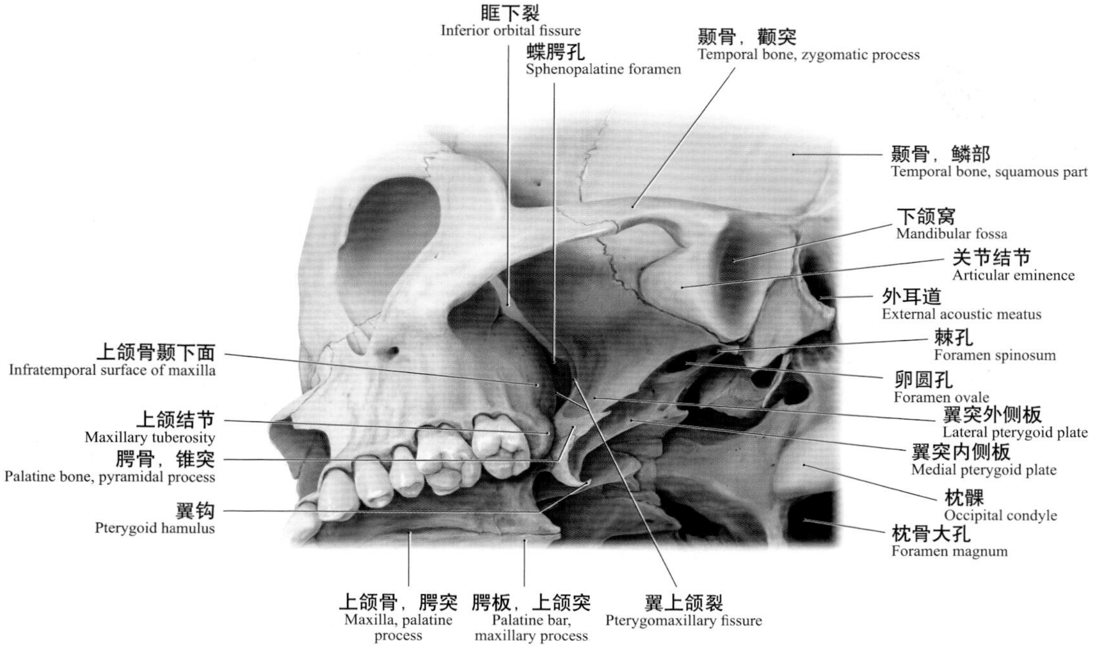
眶下裂
Inferior orbital fissure
蝶腭孔
Sphenopalatine foramen
颞骨，颧突
Temporal bone, zygomatic process
颞骨，鳞部
Temporal bone, squamous part
下颌窝
Mandibular fossa
关节结节
Articular eminence
外耳道
External acoustic meatus
棘孔
Foramen spinosum
卵圆孔
Foramen ovale
翼突外侧板
Lateral pterygoid plate
翼突内侧板
Medial pterygoid plate
枕髁
Occipital condyle
枕骨大孔
Foramen magnum
上颌骨颞下面
Infratemporal surface of maxilla
上颌结节
Maxillary tuberosity
腭骨，锥突
Palatine bone, pyramidal process
翼钩
Pterygoid hamulus
上颌骨，腭突
Maxilla, palatine process
腭板，上颌突
Palatine bar, maxillary process
翼上颌裂
Pterygomaxillary fissure

图 6–2 颞下窝

颅底外斜面观。颞下窝骨性边界见表6–3。颞下窝向内通过翼上颌裂与翼腭窝相通；向前通过眶下裂与眼眶相通；向上通过卵圆孔和棘孔与颅中窝相通，并通过颧弓内侧与颞窝相通。

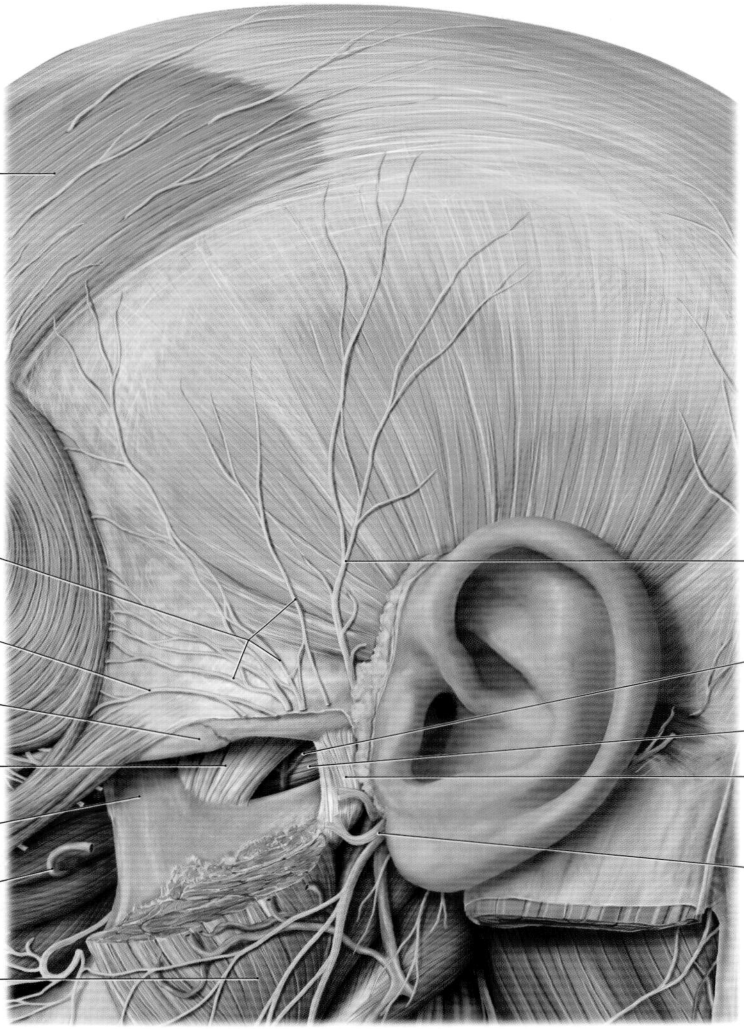

枕额肌，额腹（额肌）
Occipitofrontalis, frontal belly (frontalis)
颞支（CN Ⅶ）
Temporal branches (CN Ⅶ)
颧支（CN Ⅶ）
Zygomatic branch (CN Ⅶ)
颧弓
Zygomatic arch
颞肌腱
Temporalis tendon
冠状突
Coronoid process
腮腺管
Parotid duct
咬肌（切断）
Masseter (cut)
耳颞神经（CN V3）
Auriculotemporal nerve (CN V3)
颞深动脉
Deep temporal artery
翼外肌
Lateral pterygoid
外侧（颞下颌）韧带
Lateral (temporo-mandibular) ligament
面神经
Facial nerve

图 6–3　颞窝神经血管分布

左侧面观。切断咬肌，暴露颞窝和颞下颌关节。颞窝肌肉和神经血管系统列于表 6–2。

表 6–1　颞窝边界

上界	上颞线和下颞线
下界	颧弓（外侧），蝶骨大翼颞下嵴（内侧）
前界	颧骨额突，额骨颧突
后界	乳突上嵴
内侧界	蝶骨，颞骨，顶骨，额骨
外侧界	颞筋膜

表 6–2　颞窝肌肉和神经血管系统

肌肉	血管	神经
颞肌	颞浅动脉、静脉	耳颞神经（CN V_3）
	颞深动脉、静脉	颞深神经（CN V_3）
		颞支（CN Ⅶ）

颞下窝：内容物

颞下窝位于蝶骨翼突外侧板外侧，下颌支内侧，上颌骨之后，茎突（包括颈动脉鞘及其内容物）之前，蝶骨大翼和小部分颞骨之下，与翼腭窝（通过翼上颌裂）相连。上颌动脉于颞下窝处分出下颌支（骨支，第1段）和翼支（肌支，第2段）。三叉神经（CN V_3）下颌支于颞下窝分出其终末分支。

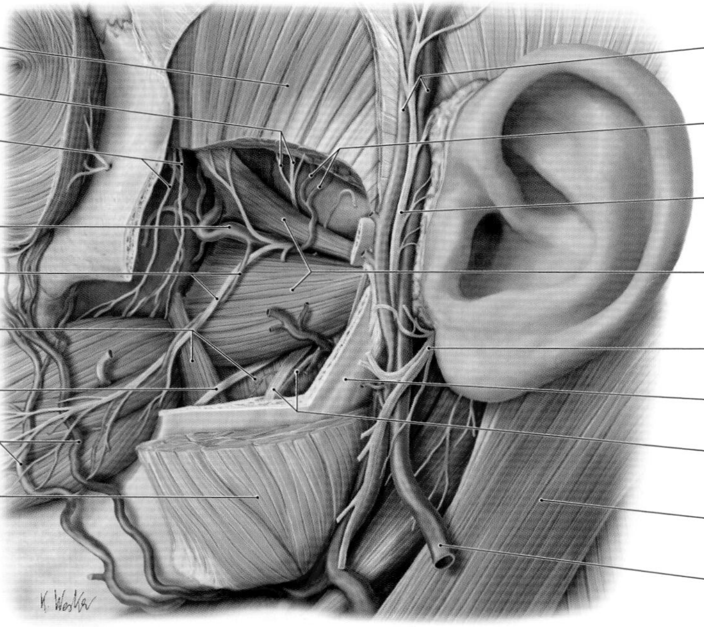

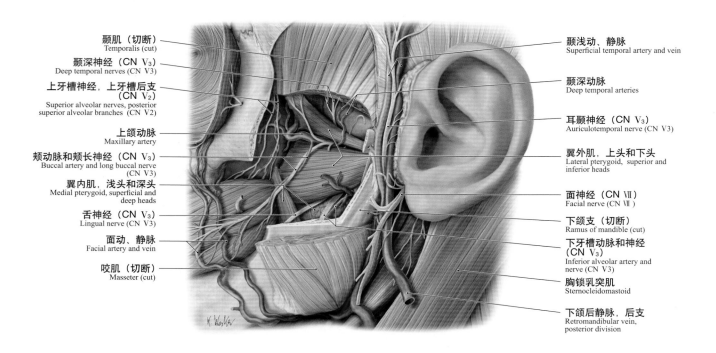

图 6–4 颞下窝（浅层结构）

左侧面观。切除咬肌、下颌支前部及颧弓。翼丛通常位于翼内肌和翼外肌之间，流入下颌后静脉分支之一的上颌静脉。可见下牙槽动脉和下牙槽神经，神经由此进入下颌管（伴行静脉已被切除）。

表 6–3 颞下窝边界

上界 *	蝶骨大翼颞下面 颞骨鳞部（小部分）
下界	以下颌平面向内延伸的假想线为界
前界	上颌骨颞下面
后界	茎突和颈动脉鞘内容物
内侧界	翼突外侧板的外侧面和腭骨锥突
外侧界	下颌支内侧面

注：* 颞下嵴自上方的颞窝处分隔颞下窝顶部。

表 6–4 颞下窝的肌肉和血管

肌肉	动脉	静脉
翼外肌和翼内肌	上颌动脉 • 下颌支 • 翼支	翼丛及其属支
颞肌腱		上颌静脉
		面深静脉（深部）
		导静脉

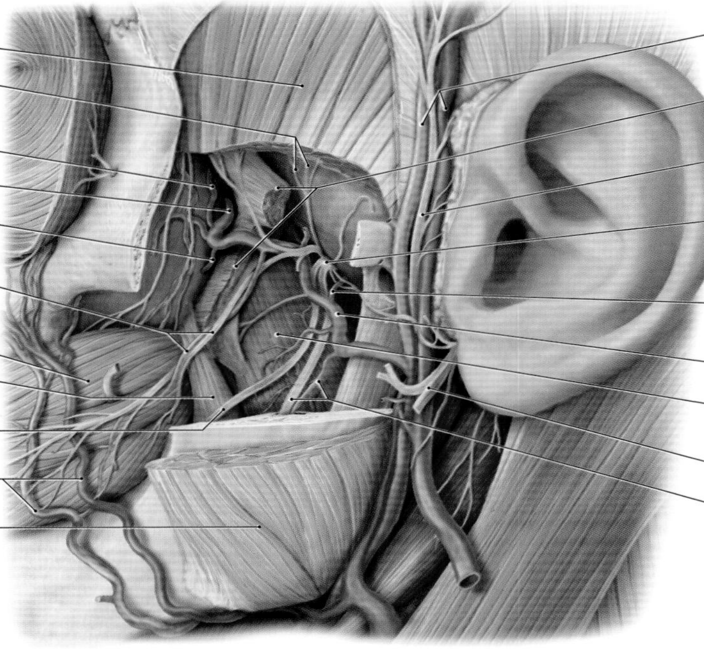
颞肌（切断）
Temporalis (cut)
颞深神经（CN V₃）
Deep temporal nerves (CN V3)
眶下动脉
Infraorbital artery
蝶腭动脉
Sphenopalatine artery
上牙槽后动脉
Posterior superior alveolar artery
颊动脉和颊长神经（CN V₃）
Buccal artery and long buccal nerve (CN V3)
颊肌
Buccinator
翼内肌，浅头
Medial pterygoid, superficial head
舌神经（CN V₃）
Lingual nerve (CN V3)
面动脉、静脉
Facial artery and vein
咬肌（切断）
Masseter (cut)
颞浅动脉、静脉
Superficial temporal artery and vein
翼外肌（切断）
Lateral pterygoid (cut)
耳颞神经
Auriculotemporal nerve
三叉神经，下颌支（CN V₃）
Trigeminal nerve, mandibular division (CN V3)
脑膜中动脉
Middle meningeal artery
上颌动脉
Maxillary artery
翼内肌，深头
Medial pterygoid, deep head
面神经（CN Ⅶ）
Facial nerve (CN Ⅶ)
下牙槽动脉和神经（CN V₃）
Inferior alveolar artery and nerve (CN V3)

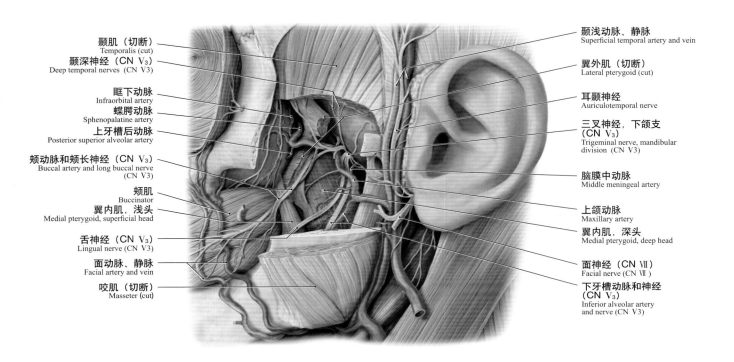

图 6–5　颞下窝（深层结构）

左侧面观。切除翼外肌两头，可见上颌动脉分支和三叉神经（CN V_3）下颌支。注：仔细观察，可见耳颞神经（下颌支分支）在脑膜中动脉通过棘孔进入颅中窝之前围绕其发出分支。颞下窝内侧的翼腭窝中可见上颌动脉第 3 段的分支。

表 6–5　颞下窝的神经

三叉神经第 3 支	CN V_3 主干及其直接分支 • 脑膜返支（棘孔神经） • 翼内肌神经 　◦ 腭帆张肌 　◦ 鼓膜张肌	前支 • 咬肌神经 • 颞深神经 • 颊长神经 • 翼外肌神经	后支 • 耳颞神经 • 舌神经 • 下牙槽神经 • 下颌舌骨肌神经
三叉神经第 2 支	上牙槽后神经		
其他	耳神经节	岩小神经（CN Ⅸ）	鼓索（CN Ⅶ）

注：颞下窝前面是上牙槽后神经阻滞麻醉的进针点。

咀嚼肌：概述

咀嚼肌位于面部腮腺区和颞下区的多个层次内，附于下颌骨，其运动受三叉神经下颌支（CN V_3）支配。

表 6–6 咬肌和颞肌

肌肉名称		起点	止点	神经支配 *	主要作用
咬肌	①上头	颧骨（上颌突）和颧弓（前外侧 2/3）	下颌角和下颌支（下外侧面）	咬肌神经（CN V_3 前部）	上提下颌骨；辅助下颌骨前伸、后退及侧向运动
	中头	颧弓（前内侧 2/3）	下颌支（咬合面中部）		
	②深头	颧弓（后 1/3 深面）	下颌支（上外侧面）和冠状突下		
颞肌	③浅头	颞筋膜	下颌骨冠状突（下颌支顶、内侧面及前面）	颞深神经（CN V_3 前部）	垂直（前部）纤维：上提下颌骨 水平（后部）纤维：后退（后移）下颌骨 单侧：下颌骨侧向运动（咀嚼）
	④深头	颞窝（颞线以下）			

注：* 咀嚼肌运动受三叉神经（CN V）第 3 支下颌神经（CN V_3）分支支配。

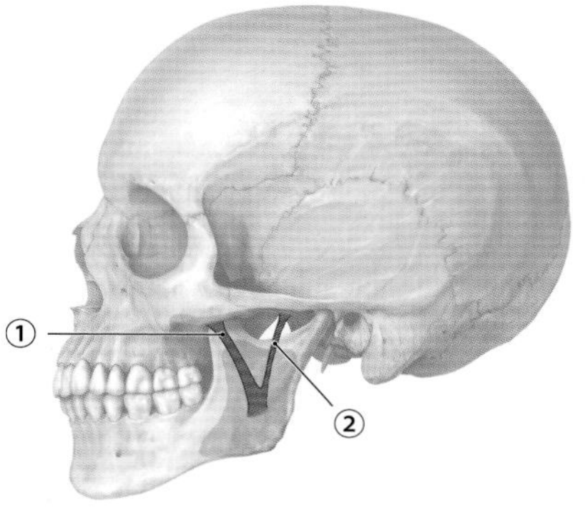

图 6–6 咬肌

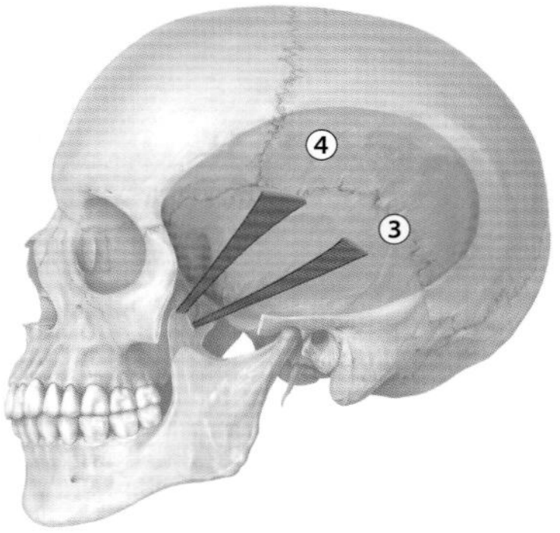

图 6–7 颞肌

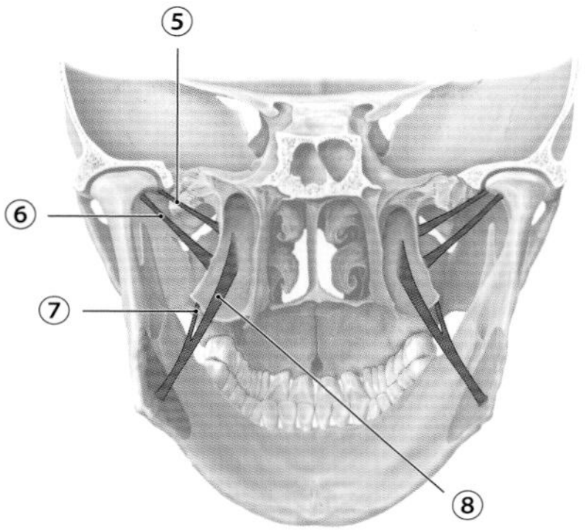

图 6–8 翼肌

表 6–7 翼外肌和翼内肌

肌肉名称		起点	止点	神经支配	主要功能
翼外肌	⑤上头	蝶骨大翼（颞下嵴）	下颌骨（翼肌凹）和颞下颌关节（关节盘）	翼外肌神经（CN V_3 前部）	双侧：前伸下颌骨（向前牵拉关节盘）和开口 单侧：与同侧翼内肌交替作用，引起咀嚼所需的侧方运动
	⑥下头	翼突外侧板（外侧面）	下颌骨（翼肌凹和髁突）		
翼内肌	⑦浅（外）头	上颌骨（上颌结节）和腭骨（锥突）	下颌角内侧的翼肌粗隆	翼内肌神经（CN V_3 前部）	双侧：上提下颌骨；协同翼外肌前伸下颌骨 单侧：协同同侧翼外肌前伸下颌骨，并朝对侧内移。左右侧交替作用，引起侧方咀嚼运动
	⑧深（内）头	翼突外侧板内面和翼窝			

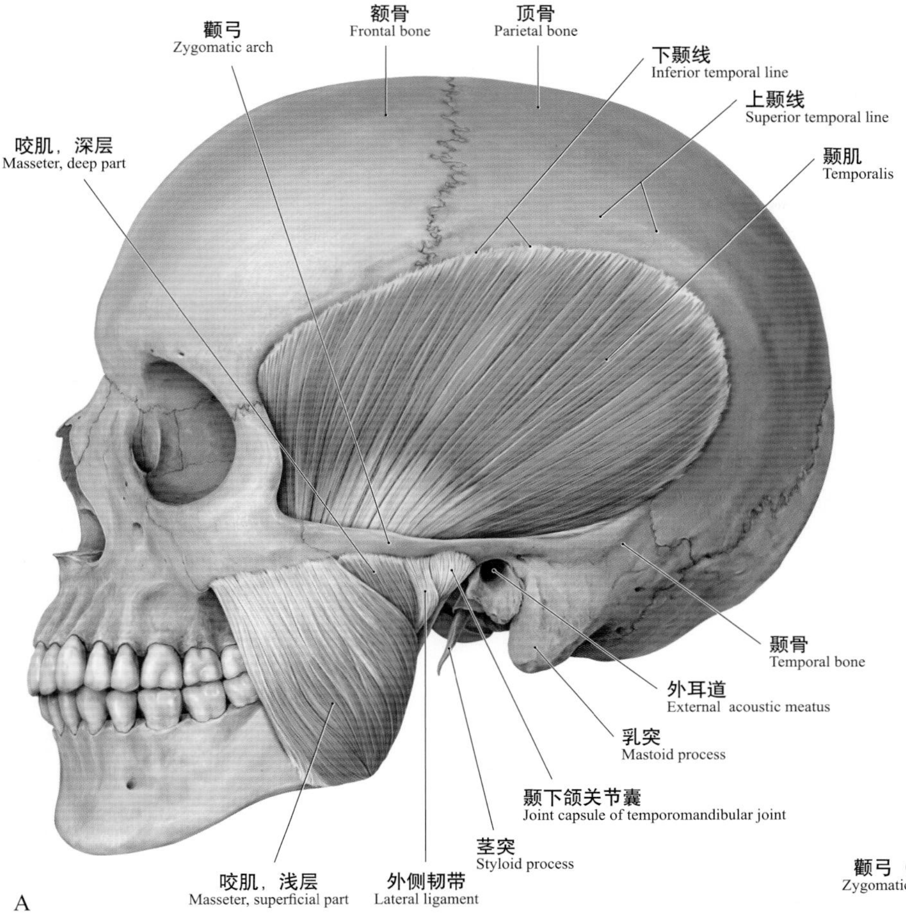
颧弓
Zygomatic arch
额骨
Frontal bone
顶骨
Parietal bone
下颞线
Inferior temporal line
上颞线
Superior temporal line
颞肌
Temporalis
咬肌，深层
Masseter, deep part
颞骨
Temporal bone
外耳道
External acoustic meatus
乳突
Mastoid process
颞下颌关节囊
Joint capsule of temporomandibular joint
茎突
Styloid process
咬肌，浅层
Masseter, superficial part
外侧韧带
Lateral ligament
A

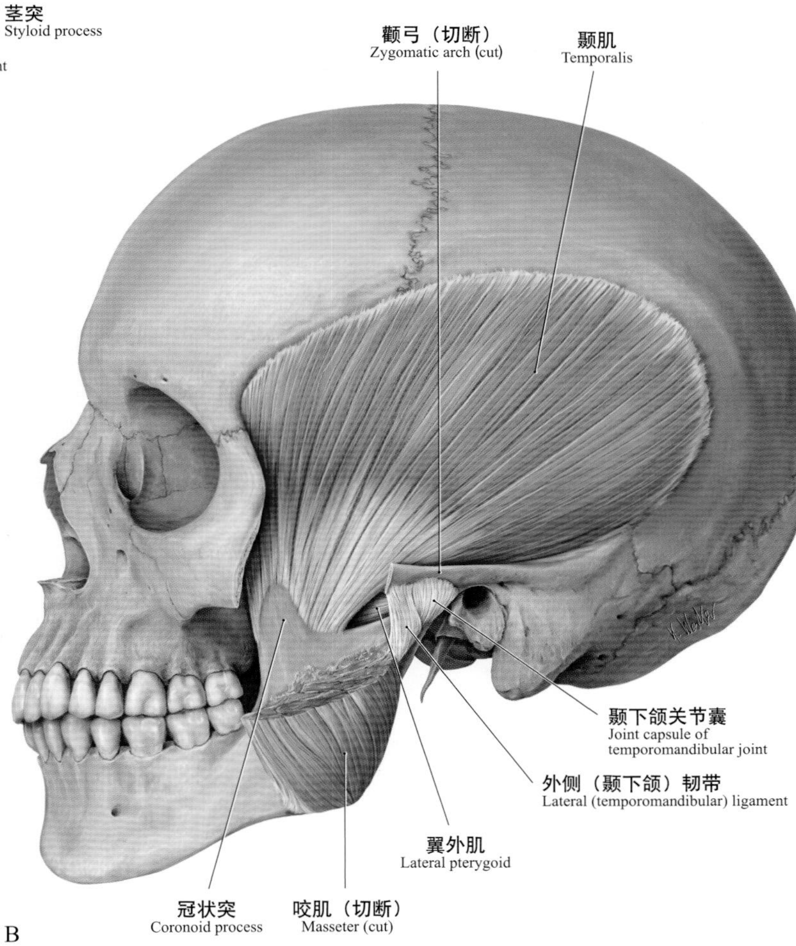
颧弓（切断）
Zygomatic arch (cut)
颞肌
Temporalis
颞下颌关节囊
Joint capsule of temporomandibular joint
外侧（颞下颌）韧带
Lateral (temporomandibular) ligament
翼外肌
Lateral pterygoid
冠状突
Coronoid process
咬肌（切断）
Masseter (cut)
B

图 6–9 颞肌和咬肌

左侧面观。

A. 浅层解剖。

B. 深层解剖。移除部分咬肌和颧弓，以充分显示颞肌。

颞肌是最强有力的咀嚼肌，几乎承担一半的咀嚼力。与咬肌（由浅、中、深 3 部分组成）一起上提下颌骨和闭口。注：B 图中可见一小部分翼外肌。夜磨牙症（紧咬牙或磨牙）患者的颞肌、咬肌以及其他咀嚼肌可过度增大，表现为肌肉敏感和疼痛，特别在咀嚼时容易发生。肌肉痉挛可导致牙关紧闭（开口受限），以至于牙科医师难以后拉患者面颊（由于咬肌的过度增大和痉挛）。夜磨牙症的其他症状包括颞下颌关节疼痛、牙过度磨耗及牙齿骨折。

咀嚼肌：深部肌群

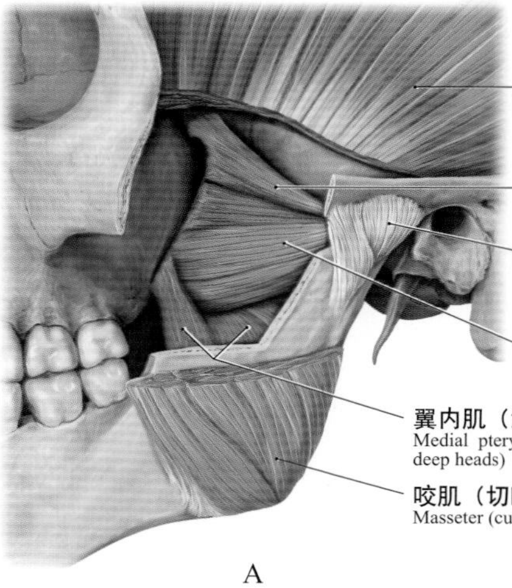

颞肌（切断）
Temporalis (cut)
翼外肌，上头
Lateral pterygoid, superior head
颞下颌关节囊
Temporo-mandibular joint capsule
翼外肌，下头
Lateral pterygoid, inferior head
翼内肌（浅头和深头）
Medial pterygoid (superficial and deep heads)
咬肌（切断）
Masseter (cut)
A

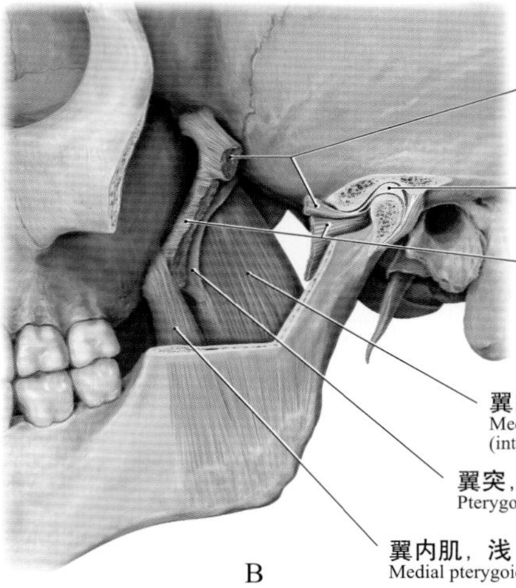

翼外肌，上头（切断）
Lateral pterygoid, superior head (cut)
关节盘
Articular disk
翼外肌，下头（切断）
Lateral pterygoid, inferior head (cut)
翼内肌，深（内）头
Medial pterygoid, deep (internal) head
翼突，外侧板
Pterygoid process, lateral plate
翼内肌，浅（外）头
Medial pterygoid, superficial (external) head
B

图 6–10　翼外肌和翼内肌

A. 切除下颌骨冠状突和颞肌下部，以便于同时观察翼内肌、翼外肌（图 6–9 B）。

B. 完全移除颞肌，并于翼外肌下头处开窗。翼外肌启动降下颌骨运动，随后由舌骨上、下肌群和重力继续完成。打开颞下颌关节，可见来自翼外肌上头的肌纤维与关节盘相交织。翼外肌是颞下颌关节的引导肌肉。翼内肌走行与翼外肌近乎垂直，并参与构成部分包绕下颌骨的肌肉悬带（图 6–11）。注意翼外肌下头如何于翼内肌两头之间发出。

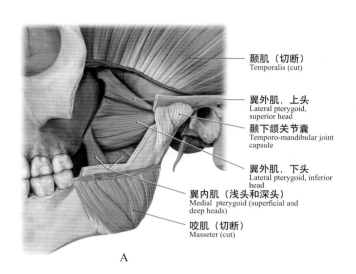

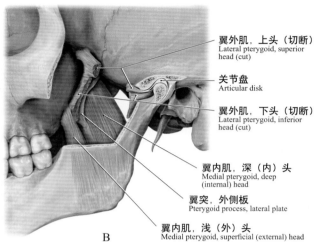

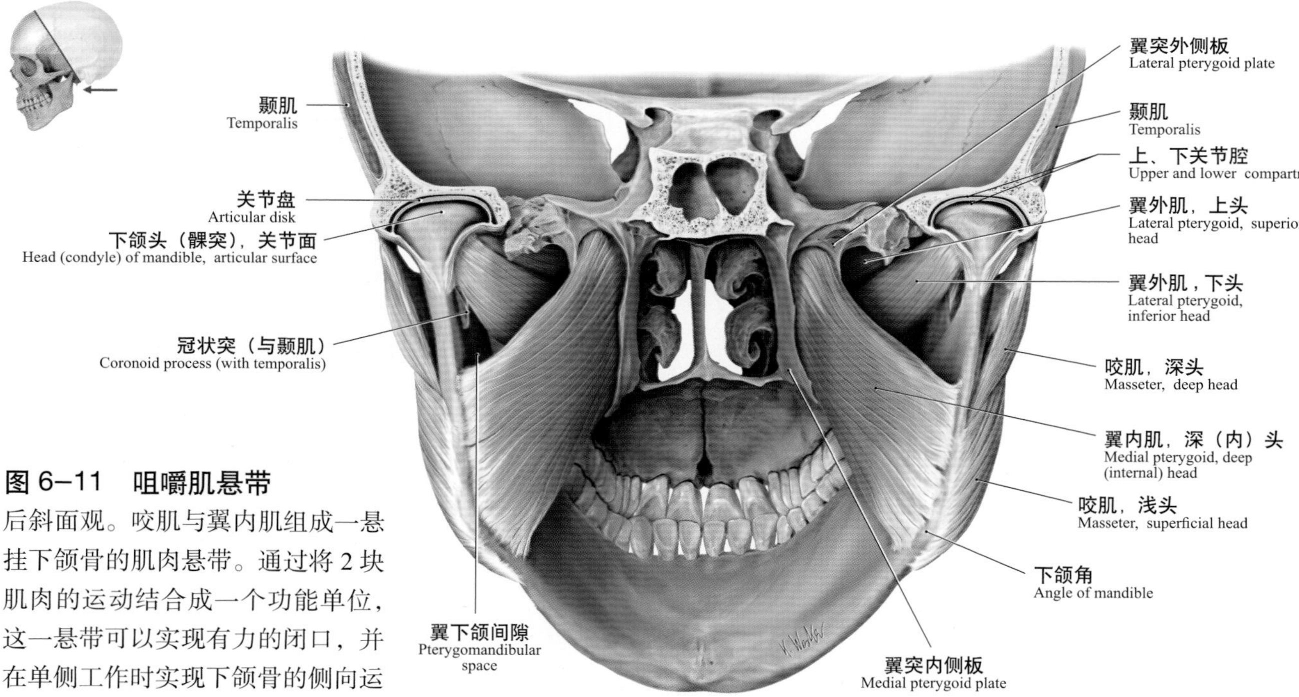

颞肌
Temporalis
关节盘
Articular disk
下颌头（髁突），关节面
Head (condyle) of mandible, articular surface
冠状突（与颞肌）
Coronoid process (with temporalis)
翼下颌间隙
Pterygomandibular space
翼突内侧板
Medial pterygoid plate
翼突外侧板
Lateral pterygoid plate
颞肌
Temporalis
上、下关节腔
Upper and lower compartments
翼外肌，上头
Lateral pterygoid, superior head
翼外肌，下头
Lateral pterygoid, inferior head
咬肌，深头
Masseter, deep head
翼内肌，深（内）头
Medial pterygoid, deep (internal) head
咬肌，浅头
Masseter, superficial head
下颌角
Angle of mandible

图 6–11　咀嚼肌悬带

后斜面观。咬肌与翼内肌组成一悬挂下颌骨的肌肉悬带。通过将 2 块肌肉的运动结合成一个功能单位，这一悬带可以实现有力的闭口，并在单侧工作时实现下颌骨的侧向运动。注：下颌骨内侧界与翼内肌之间的间隙称为翼下颌间隙，具有重要临床意义，是下牙槽神经局部麻醉的注射区域。

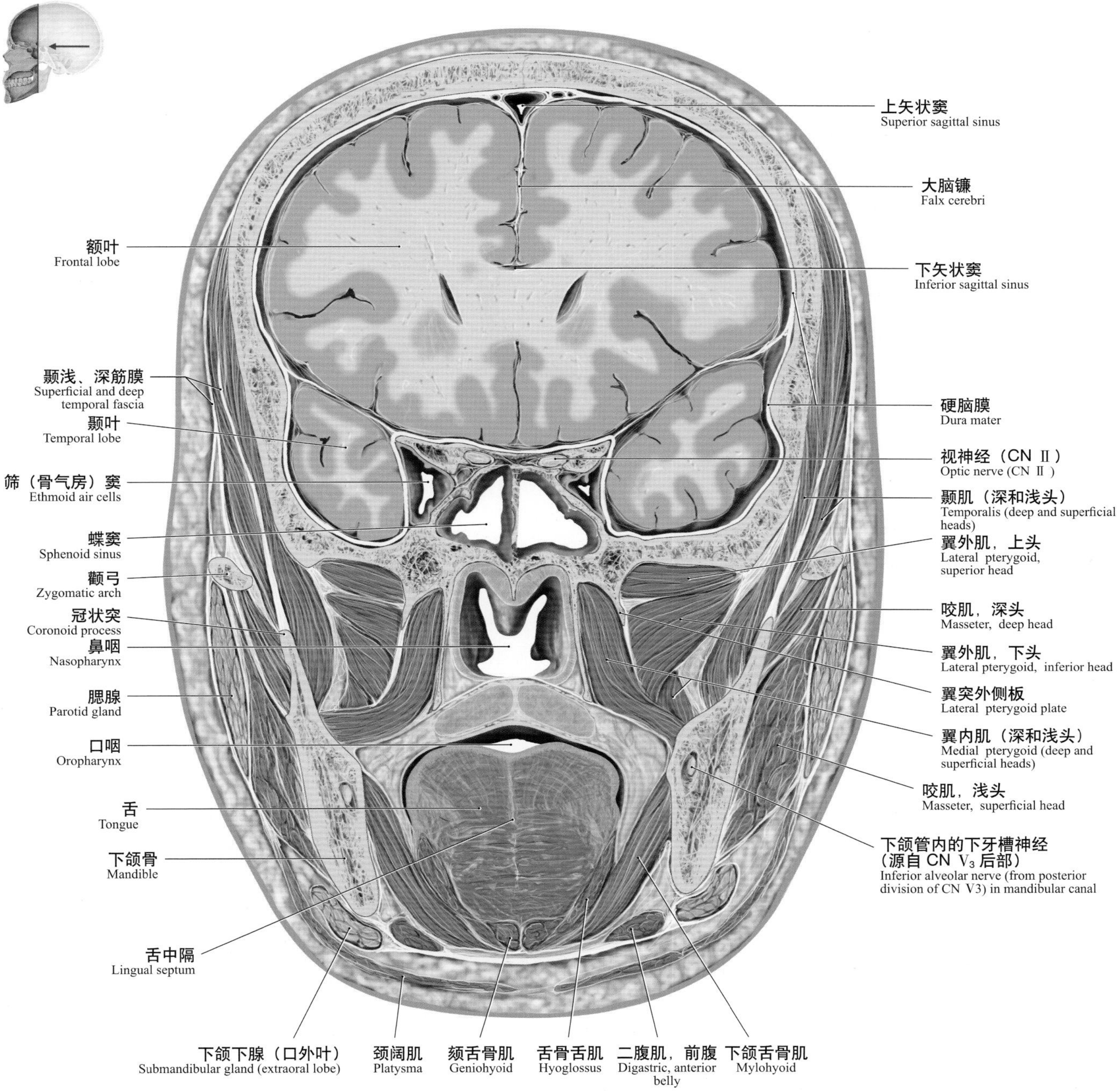
上矢状窦
Superior sagittal sinus
大脑镰
Falx cerebri
额叶
Frontal lobe
下矢状窦
Inferior sagittal sinus
颞浅、深筋膜
Superficial and deep temporal fascia
颞叶
Temporal lobe
硬脑膜
Dura mater
视神经（CN Ⅱ）
Optic nerve (CN Ⅱ)
筛（骨气房）窦
Ethmoid air cells
颞肌（深和浅头）
Temporalis (deep and superficial heads)
蝶窦
Sphenoid sinus
翼外肌，上头
Lateral pterygoid, superior head
颧弓
Zygomatic arch
冠状突
Coronoid process
咬肌，深头
Masseter, deep head
鼻咽
Nasopharynx
翼外肌，下头
Lateral pterygoid, inferior head
腮腺
Parotid gland
翼突外侧板
Lateral pterygoid plate
口咽
Oropharynx
翼内肌（深和浅头）
Medial pterygoid (deep and superficial heads)
咬肌，浅头
Masseter, superficial head
舌
Tongue
下颌管内的下牙槽神经（源自 CN V3 后部）
Inferior alveolar nerve (from posterior division of CN V3) in mandibular canal
下颌骨
Mandible
舌中隔
Lingual septum
下颌下腺（口外叶）
Submandibular gland (extraoral lobe)
颈阔肌
Platysma
颏舌骨肌
Geniohyoid
舌骨舌肌
Hyoglossus
二腹肌，前腹
Digastric, anterior belly
下颌舌骨肌
Mylohyoid

图 6–12　咀嚼肌，经蝶窦的冠状切面

后面观。咀嚼肌分布及其相邻结构在此断面得以充分显示。咀嚼肌可通过双手触诊以评估有无肥大或敏感。

触诊颞肌时，临床医师可将手指放于颞区，自上而下检查颞肌全长；触诊咬肌时，嘱患者闭颌但不咬紧，临床医师自上而下触诊外颊；翼外肌触诊时，临床医师可将示指或小指置于龈颊沟，尽量靠后，向后上内方进行触诊检查（此处是否可触及翼外肌尚存争议）；翼内肌可沿下颌骨体部和下颌角的内界行触诊检查。

颞下颌关节

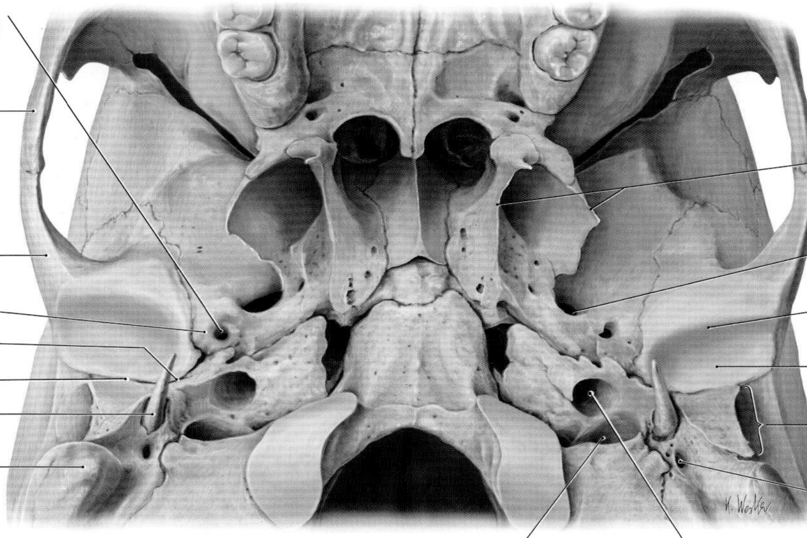
棘孔
Foramen spinosum
颧骨，颞突
Temporal process, zygomatic bone
颞骨，颧突
Zygomatic process, temporal bone
蝶骨嵴
Spine of sphenoid bone
岩鼓裂
Petrotympanic fissure
鼓鳞裂
Tympanosquamosal fissure
茎突
Styloid process
乳突
Mastoid process
翼突内、外侧板
Medial and lateral pterygoid plates
卵圆孔（穿行 CN V3）
Foramen ovale (conducts CN V3)
关节结节（隆突）
Articular tubercle (eminence)
下颌（关节）窝
Mandibular (glenoid) fossa
外耳道（听管）
External acoustic meatus (auditory canal)
茎乳孔
Stylomastoid foramen
颈静脉孔
Jugular foramen
颈动脉管
Carotid canal

图 6–13 颞下颌关节的下颌（关节）窝

底面观。髁突与关节盘在颞骨的下颌窝内组成颞下颌关节。下颌窝是颞骨鳞部的一处凹陷。关节结节位于下颌窝的前部。髁突明显小于下颌窝，使其能够获得足够的活动范围。不同于其他关节面，下颌窝表面由纤维软骨覆盖而非透明软骨。因此，下颌窝无法与颅骨上的其他关节面一样被清晰描绘。外耳道紧邻下颌窝后方，下颌骨的创伤有可能累及外耳道。注：下颌窝被鼓鳞裂和岩鼓裂分为前、后两部。后部为非关节部分，鼓索神经和鼓室前动脉在此通行，可不受关节运动的挤压。腮腺关节窝叶也可突入关节窝后部。

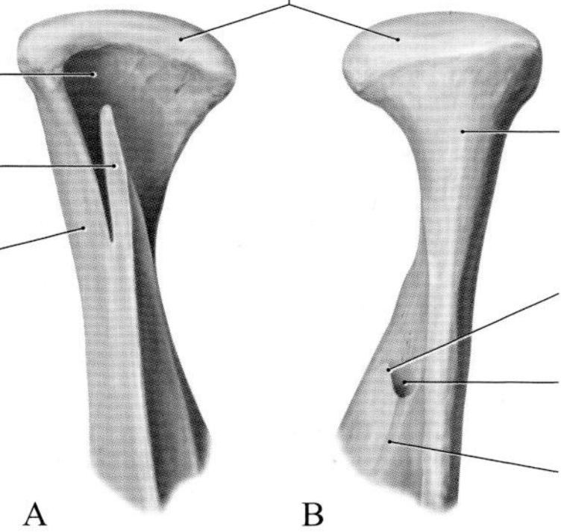
下颌头（髁突）
Head of mandible
翼肌凹
Pterygoid fovea
冠突
Coronoid process
下颌颈
Neck of mandible
下颌颈
Neck of mandible
下颌小舌
Lingula
下颌孔
Mandibular foramen
下颌舌骨沟
Mylohyoid groove
A
B

图 6–14 下颌突

A. 前面观。

B. 后面观。下颌头（髁突）不仅明显小于关节窝，亦呈圆柱形，提高了髁突的活动度，使其能够围绕纵轴（髁铰链轴）旋转。

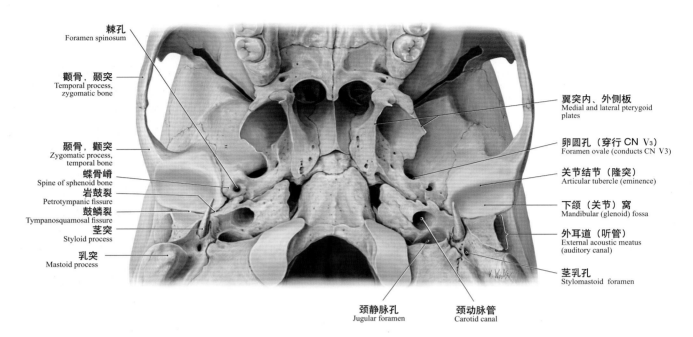

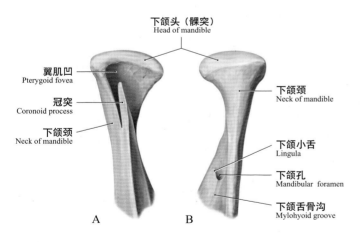

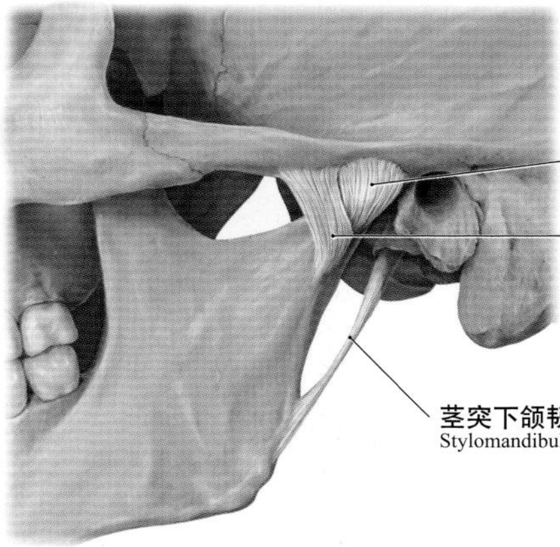
关节囊
Joint capsule
外侧（颞下颌）韧带
Lateral (temporomandibular) ligament
茎突下颌韧带
Stylomandibular ligament

图 6–15 左侧颞下颌关节韧带

侧面观。颞下颌关节被包绕在一个相对松弛的关节囊中，允许其在开口时生理性脱位。3 条韧带，包括外侧（颞下颌）韧带、茎突下颌韧带和蝶下颌韧带（图 6–16）共同作用，稳定颞下颌关节。此外侧观图展示了上述韧带中最强韧的外侧韧带，伸展于关节囊外侧并与其结合。

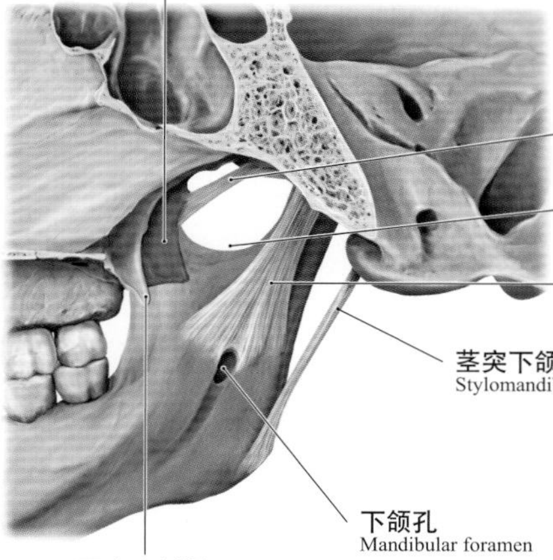

图 6–16　右侧颞下颌关节韧带

内侧面观。此图中蝶下颌韧带清晰可辨。

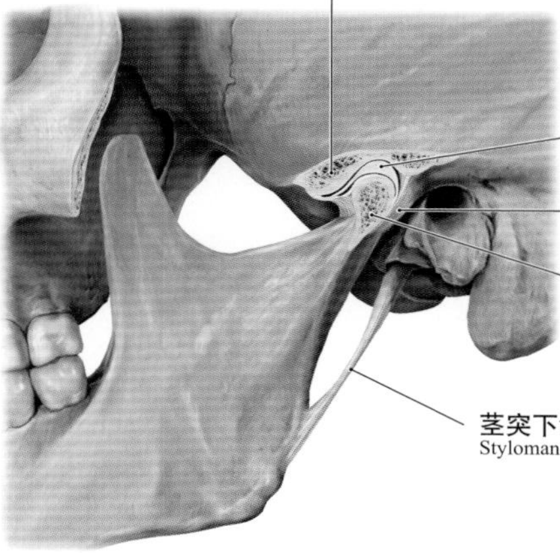

图 6–17　打开的左侧颞下颌关节

外侧面观。关节囊向后延伸至岩鼓裂（此图未显示）。关节盘位于髁突和下颌窝之间，周围附于关节囊。注：关节盘（半月板）将颞下颌关节分为上、下两腔。滑行（平移）运动发生于上腔，铰链（旋转）运动发生于下腔。

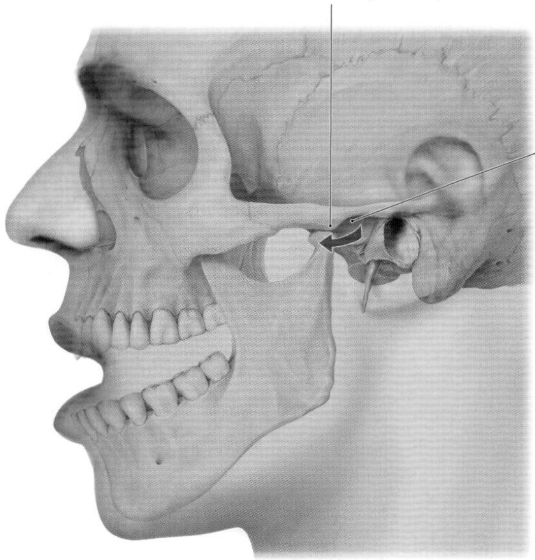

图 6–18　颞下颌关节脱位

开口时，髁突可滑过关节结节，使颞下颌关节发生脱位。可由用力打哈欠或开口时下颌骨受到打击而引起。当关节发生脱位时，下颌骨被锁定于前伸位且无法闭口。这种情况在临床上易于诊断，并可通过按压下颌牙列而缓解。

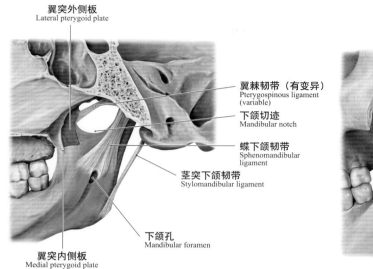

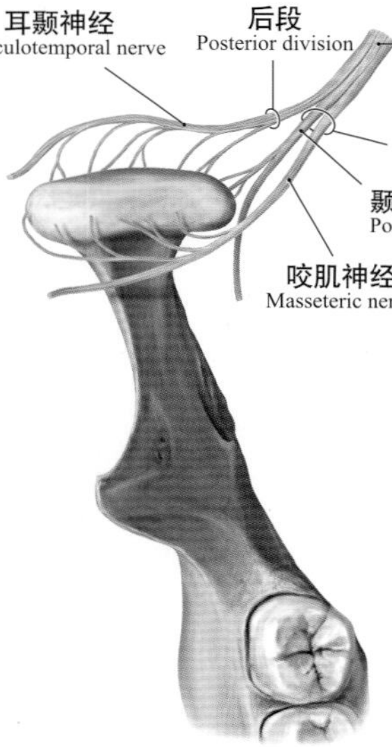

图 6–19　关节囊的感觉神经分布（改自 Schmiclt）

上面观。颞下颌关节囊的神经支配来源于三叉神经下颌支（CN V_3）的 3 条分支所发出的关节支。

- 耳颞神经（CN V_3 后段）
- 颞深后神经（CN V_3 前段）
- 咬肌神经（CN V_3 前段）

注：咬肌神经和颞深后神经一般被认为是运动神经，它们也支配颞下颌关节。

颞下颌关节：生物力学

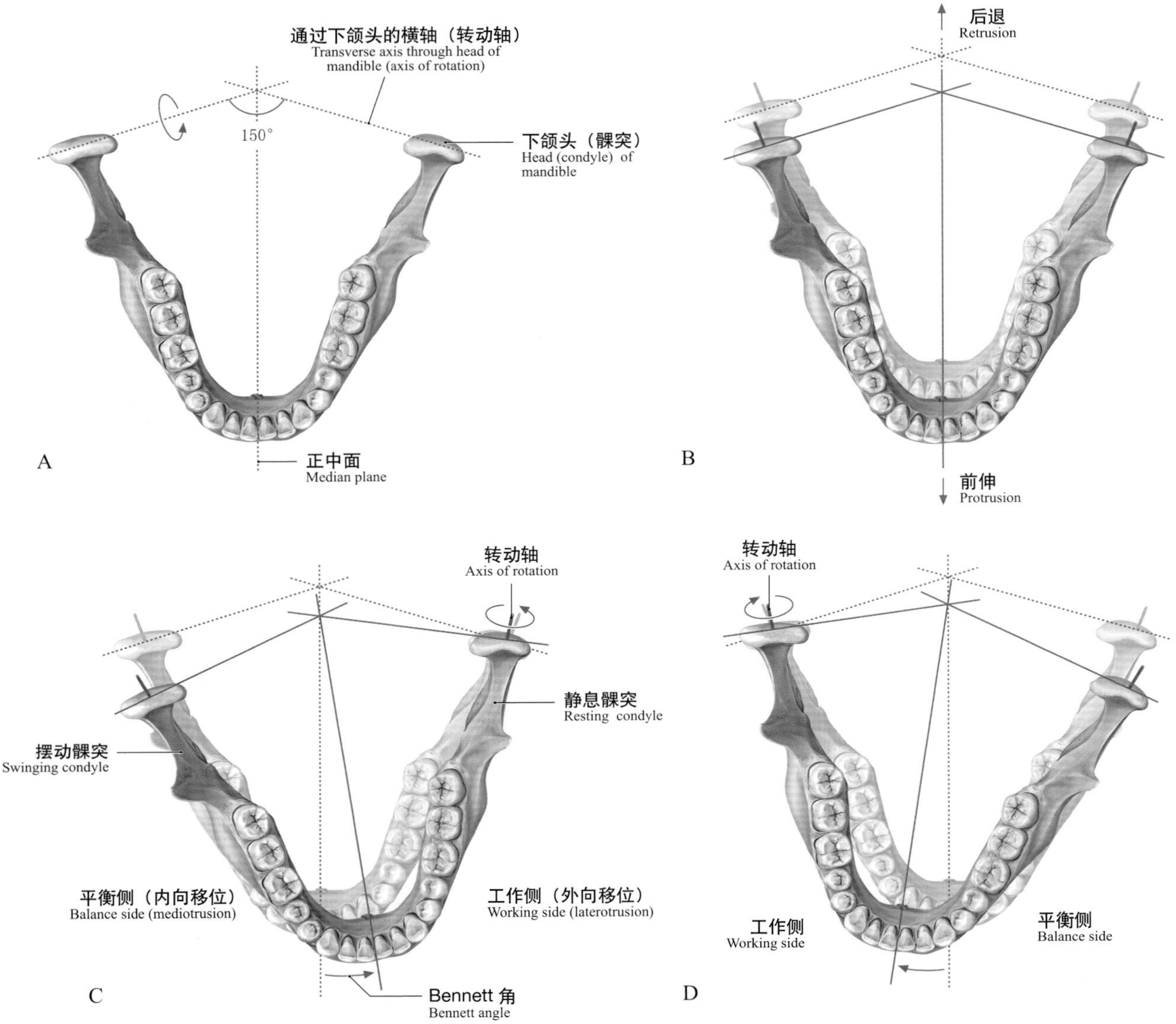

图 6–20 下颌骨在颞下颌关节中的运动

上面观。颞下颌关节中的大多数运动为复合运动，主要包括以下 3 类：

- 转动（开、闭口）
- 滑动（前伸和后退下颌骨）
- 咀嚼中的研磨运动

A. 转动。关节的转动轴横穿经两侧髁突，两轴相交，轴角约为 150°（个体间差异范围为 110° ～ 180°）。此种运动中，颞下颌关节作为多轴关节发挥作用（外展、降或内收、升下颌骨）。人类颞下颌关节的单纯转动通常只发生于睡眠时的轻度开口（张角最大约为 15°，图 6–21 B）。当开口超过 15° 时，髁突的转动与滑动（滑行）共同发生。

B. 滑动。此种运动可使下颌骨前伸（前突）和后退（后缩）。滑动的轴（髁突铰链轴）通过髁突中心与中轴平行。

C. 左侧颞下颌关节的研磨运动。描述侧方运动时，区分“静息髁突”和“摆动髁突”。左方工作侧的静息髁突绕一条穿过髁突的近乎垂直的轴（亦为转动轴）转动，而右方平衡侧的髁突以平移的方式向前内侧摆动。下颌骨的侧向运动程度以角度表示，称为 Bennett 角。在这一过程中，下颌骨工作侧向外移位，平衡侧向内移位。

D. 右侧颞下颌关节的研磨运动。此时，右侧颞下颌关节是工作侧。右侧静息髁突绕一条近乎垂直的轴转动，位于平衡侧的左侧髁突向前内方摆动。

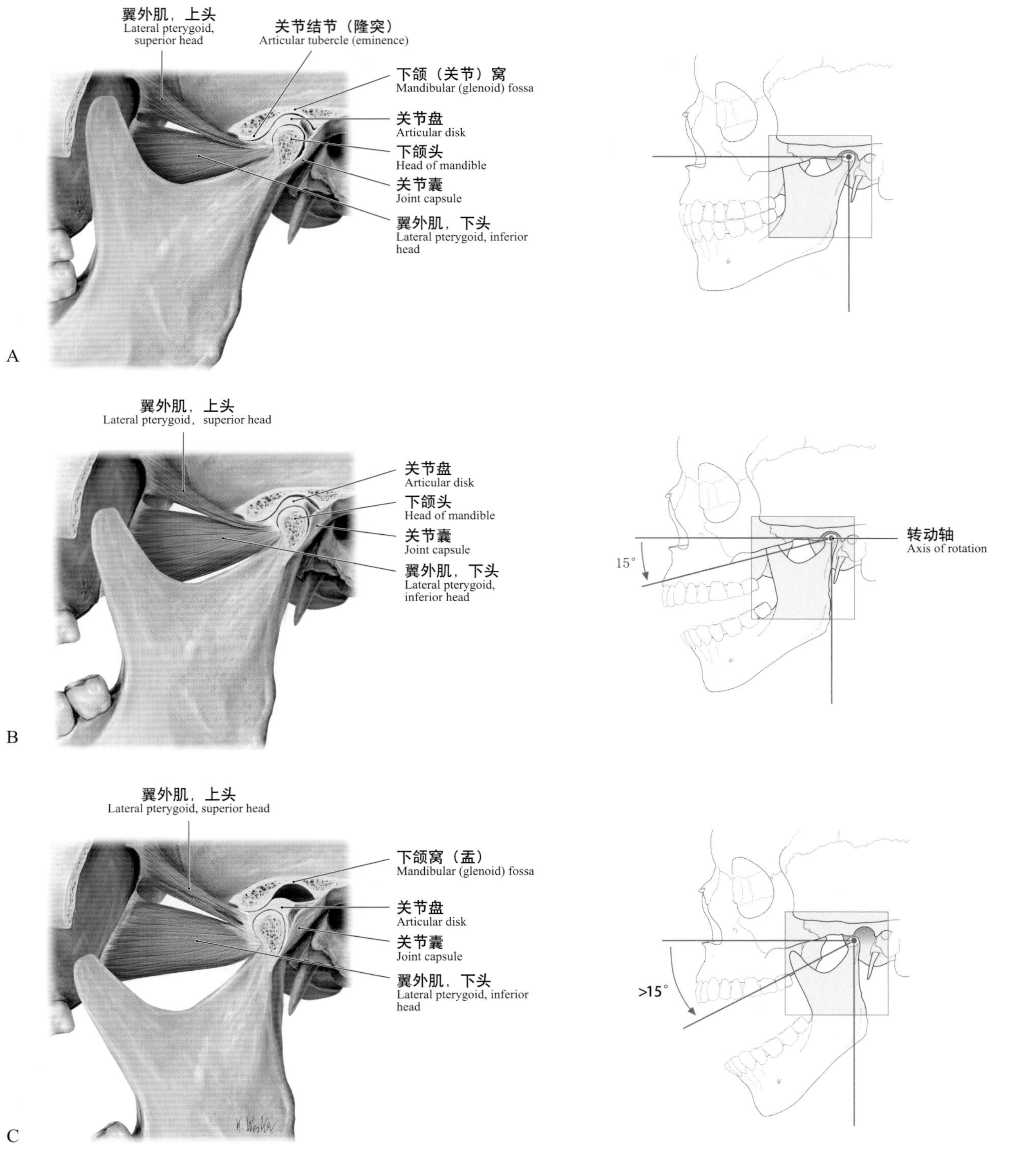

图 6–21　颞下颌关节的运动

左侧面观。绘图所示为左侧颞下颌关节（包括关节盘和关节囊）和翼外肌。注：翼外肌两头间的间隙被放大。右侧示意图显示了相应的关节运动轴。肌肉、关节囊及关节盘组成了功能协调的肌－盘－囊系统，在开、闭口时配合密切。

A. 闭口，咬合。当处于闭口咬合位时，髁突与关节盘保持接触，关节上腔的间隙维持于关节盘与颞骨的下颌窝之间。

B. 开口 15°。降下颌幅度小于 15° 时，髁突一直处于下颌窝内。

C. 开口超过 15°。此时髁突向前滑行（平移）至关节结节（隆起）之下，横穿髁突的关节轴前移，关节盘被翼外肌的上部向前拉动，髁突被翼外肌的下部向前拉动。

翼腭窝：概述

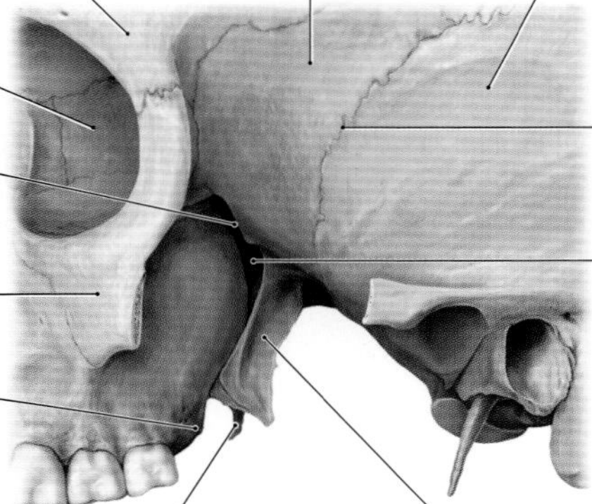
额骨，颧突
Frontal bone, zygomatic process
蝶骨大翼，颞面
Greater wing of sphenoid bone, temporal surface
颞骨，鳞部
Temporal bone, squamous part
筛骨
Ethmoid bone
蝶腭孔
Sphenopalatine foramen
颧骨
Zygomatic bone
上颌结节
Maxillary tuberosity
蝶鳞缝
Sphenosquamous suture
翼腭窝
Pterygopalatine fossa
翼钩，翼突内侧板
Pterygoid hamulus, medial pterygoid plate
翼突外侧板
Lateral pterygoid plate

A

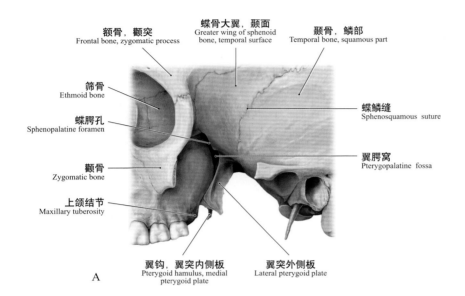

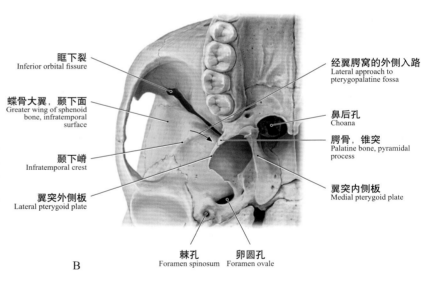

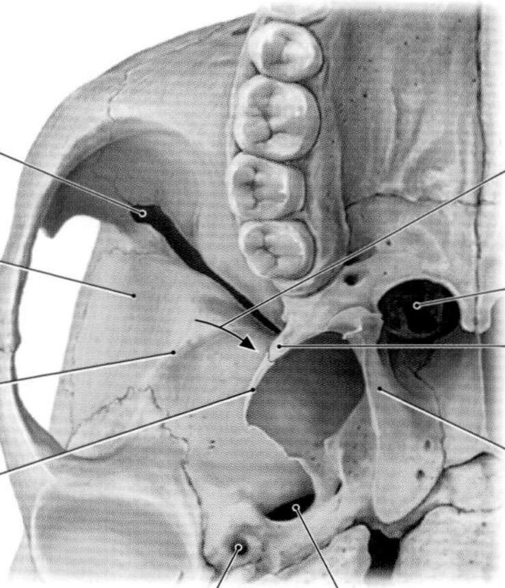
眶下裂
Inferior orbital fissure
蝶骨大翼，颞下面
Greater wing of sphenoid bone, infratemporal surface
颞下嵴
Infratemporal crest
翼突外侧板
Lateral pterygoid plate
经翼腭窝的外侧入路
Lateral approach to pterygopalatine fossa
鼻后孔
Choana
腭骨，锥突
Palatine bone, pyramidal process
翼突内侧板
Medial pterygoid plate
棘孔
Foramen spinosum
卵圆孔
Foramen ovale

B

图 6–22 翼腭窝

A. 为左侧颞下窝及翼腭窝的左侧面观。

B. 为右侧颞下窝及翼腭窝外侧入路的底面观。翼腭窝处于眶、鼻腔、口腔、鼻咽以及颅中窝的交叉位置，上述结构的许多神经和血管穿行于翼腭窝内。翼腭窝向外通过翼腭裂与颞下窝相连续。经颞下窝的外侧入路临床上可用于翼腭窝肿瘤（如鼻咽纤维瘤）的手术切除。

表 6–8 翼腭窝的边界和开口

边界	结 构	孔、裂、管
上界	蝶骨（大翼）	眶下裂（于翼腭窝顶部与蝶骨并行）
下界	腭大管	腭大管（与翼腭窝相延续）
前界	上颌骨［颞下（后）面］	
后界	蝶骨，翼突根部	圆孔 翼管 腭鞘管（咽管）
内侧界	腭骨（垂直板）	蝶腭孔
外侧界	翼上颌裂	翼上颌裂

图 6–23 翼腭窝的交通

左侧翼腭窝左侧面观（图 6–22 A）。翼腭窝内有翼腭神经节，以及与上颌神经（CN V_2）相连的 CN Ⅶ的副交感神经节。来自面部、上颌牙列、鼻腔、口腔、鼻咽和鼻窦的感觉神经纤维，不进行突触连接，通过神经节以上颌神经（CN V_2）的形式进入颅中窝。这些感觉神经纤维同时也作为翼腭神经节的节后自主副交感神经纤维和颈内动脉丛发出的节后交感神经纤维外周分布的“支架”。上颌神经和翼腭神经节的整体分布见表 4–23。

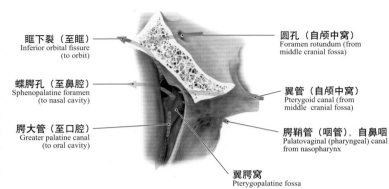

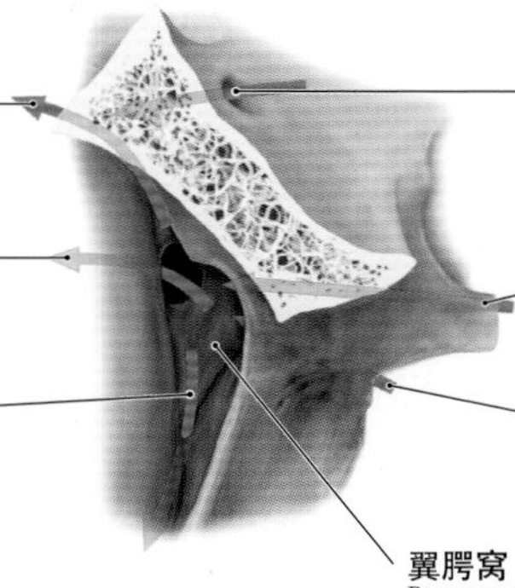
眶下裂（至眶）
Inferior orbital fissure (to orbit)
蝶腭孔（至鼻腔）
Sphenopalatine foramen (to nasal cavity)
腭大管（至口腔）
Greater palatine canal (to oral cavity)
圆孔（自颅中窝）
Foramen rotundum (from middle cranial fossa)
翼管（自颅中窝）
Pterygoid canal (from middle cranial fossa)
腭鞘管（咽管），自鼻咽
Palatovaginal (pharyngeal) canal from nasopharynx
翼腭窝
Pterygopalatine fossa

表 6–9 翼腭窝的交通

交通结构	方向	通过	穿行结构
颅中窝	后上	圆孔	• 上颌神经（CN V_2）
颅中窝	破裂孔前壁后侧	翼管	• 翼管内的神经由下述部分构成 ◦ 岩大神经（来自 CN Ⅶ的节前副交感神经纤维） ◦ 岩深神经（来自颈内动脉丛的节后交感神经纤维） • 翼管内的动脉 • 翼管内的静脉
眶	前上	眶下裂	• 上颌神经（CN V_2）的分支 ◦ 眶下神经 ◦ 颧神经 • 眶下动脉、静脉 • 在眼下静脉和翼丛间交通的静脉
鼻腔	内	蝶腭孔	• 鼻腭神经（CN V_2），外、内上后鼻支 • 蝶腭动脉、静脉
口腔	下	腭大管（孔）	• 腭大（降）神经（CN V_2）、动脉 • 通行于腭小管的分支 ◦ 腭小神经（CN V_2）和动脉
鼻咽	后下	腭鞘管（咽管）	• 三叉神经第 2 支，咽支，咽动脉
颞下窝	外	翼上颌裂	• 上颌动脉翼腭段（第 3 段） • 上牙槽后神经、动脉、静脉

翼腭窝的局部解剖

翼腭窝为一倒金字塔形小空间，紧邻眶尖部下方，通过翼上颌裂与颞下窝相延续，是穿行于颅中窝、眶、鼻腔及口腔内神经血管结构的交汇处。

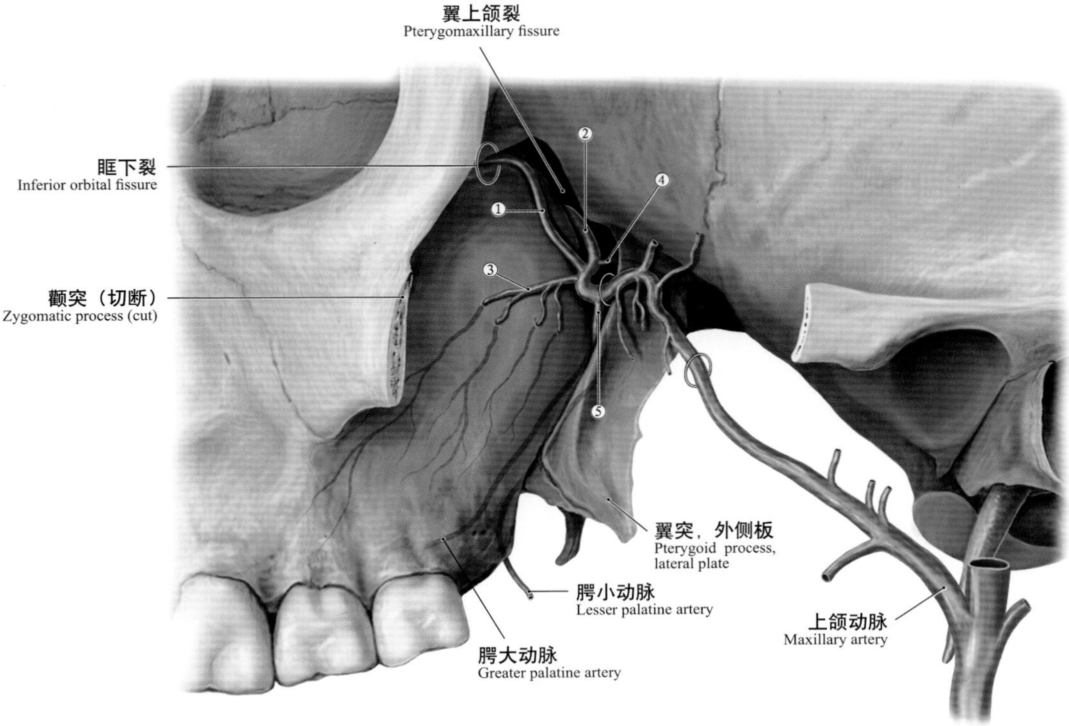

图 6–24 翼腭窝内的动脉

左侧面观。上颌动脉在颞下窝内从浅或深面越过翼外肌，经翼上颌裂进入翼腭窝。

表 6–10 上颌动脉在翼腭窝内的分支

上颌动脉段	动脉分支		分 布
翼腭段	①眶下动脉		颊，上唇，鼻，下睑
		上牙槽前、中动脉	上颌前牙（至前磨牙），上颌窦
	②蝶腭动脉	鼻后外侧动脉	鼻腔外侧壁，鼻后孔，鼻旁窦（额窦、上颌窦、筛窦、蝶窦）
		鼻中隔后支	鼻中隔和鼻甲
	③上牙槽后动脉		上颌前磨牙，磨牙，牙龈，上颌窦
	④翼管内动脉		咽鼓（听）管，鼓室，咽上部
	⑤腭降动脉	腭大动脉	硬腭，鼻腔（下鼻道），上颌牙龈
		腭小动脉	软腭，腭扁桃体，咽壁

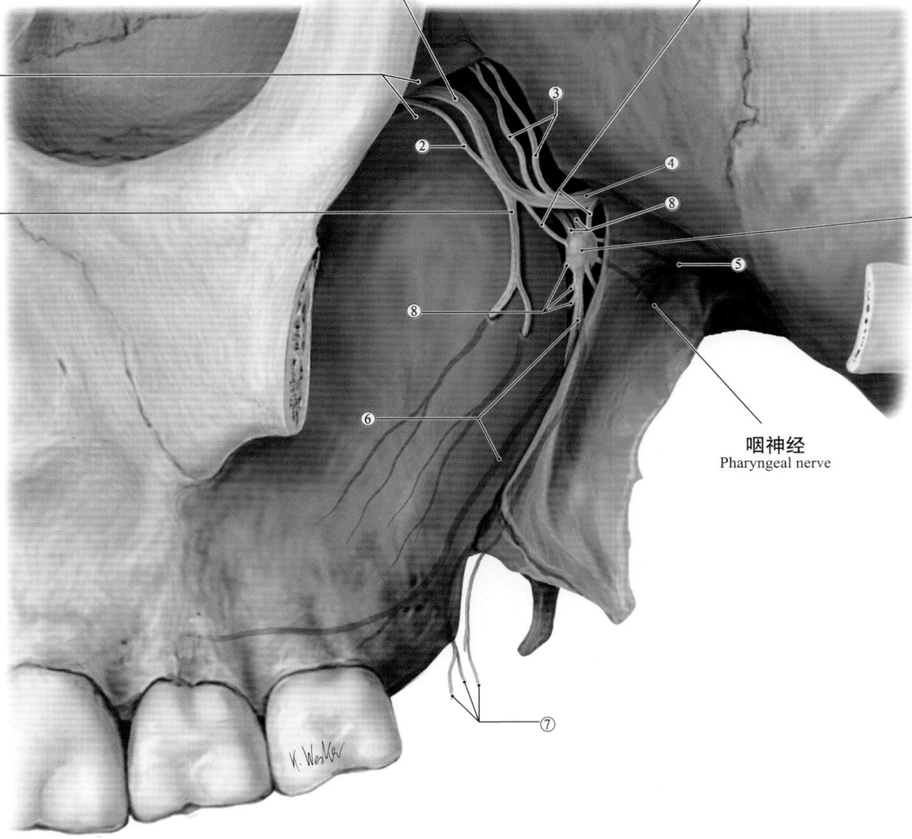

图 6–25　翼腭窝内的神经

左侧面观。

三叉神经上颌支（CN V_2）自颅中窝穿过圆孔进入翼腭窝（表 6–11）。副交感翼腭神经节接受岩大神经的突触前纤维（来自面神经中间支的副交感神经根）。翼腭神经节的节前纤维与分布于泪腺、腭小腺和鼻小腺的神经节细胞形成突触连接。来自岩深神经的交感神经纤维（感觉根）不经突触连接而直接通过翼腭神经节。

表 6–11　发自翼腭窝的神经 *

穿行神经	分　布
①眶下神经	下睑，上颌窦，上切牙、尖牙和前磨牙的感觉
②颧神经	颞部（颧颞神经）和颊部（颧面神经）皮肤感觉
③眶支（CN V_2）	眶骨膜，蝶窦和筛窦的感觉
④上颌神经（CN V_2）	于翼腭窝内仅发出感觉支
⑤翼管内的神经	• 岩大神经将其节前副交感神经纤维传导至翼腭神经节（来自 CN Ⅶ） • 岩深神经将其节后交感神经纤维传导至翼腭神经节
⑥腭大神经	硬腭后 2/3 牙龈、黏膜的感觉和腺体的感觉
⑦腭小神经	软腭，腭扁桃体和腭垂的感觉
⑧内与外、后上与后下鼻支（来自鼻腭神经，CN V_2）	鼻腔后上份的感觉；内支亦传导鼻腔顶和鼻中隔后部的感觉；外支亦负责筛窦后群和上、中鼻甲黏膜的感觉

注：* 翼腭窝内含上颌神经（CN V_2）的所有分支，因此可作为上颌神经阻滞麻醉的进针点。

颞下窝的影像学表现

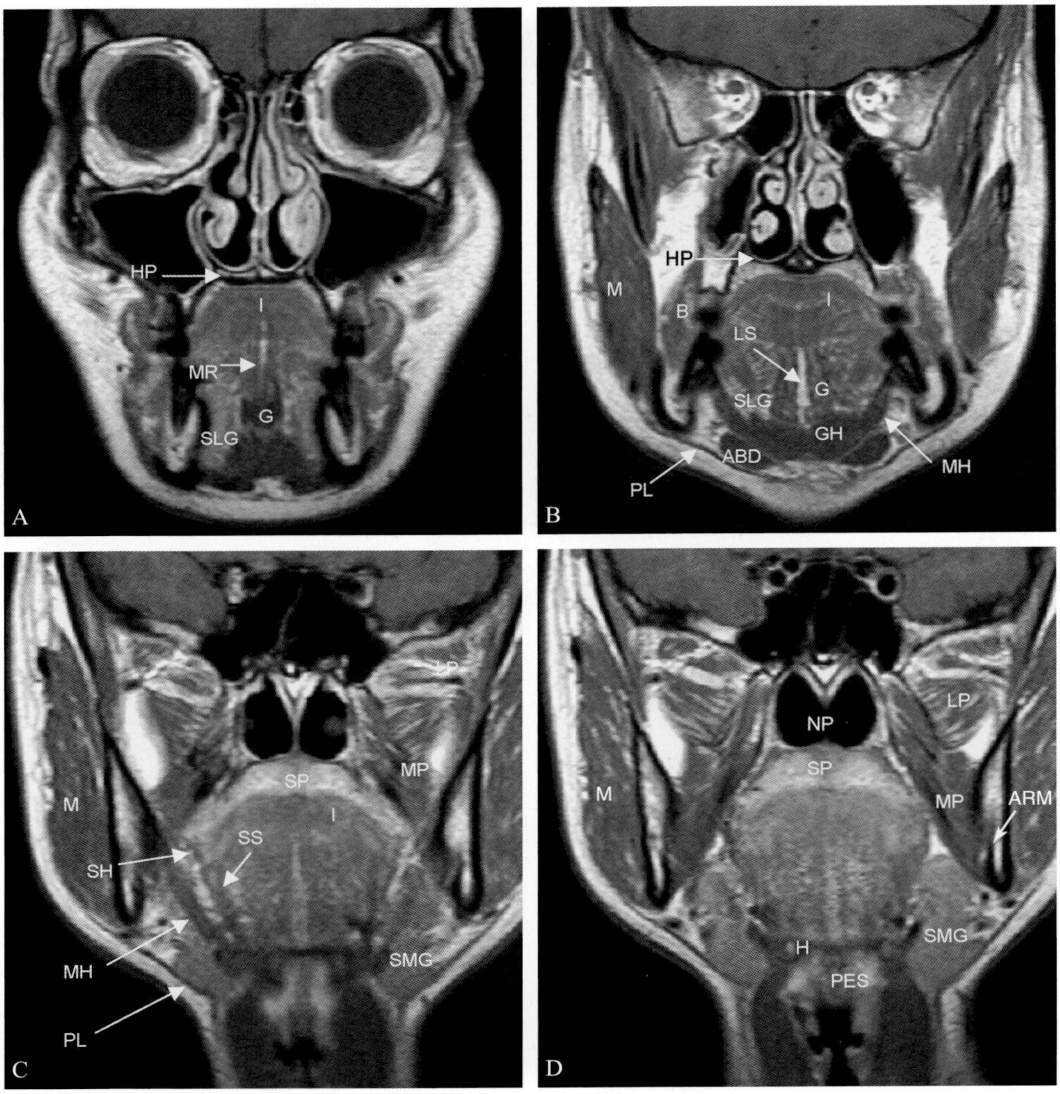

图 6-26　颞下窝的影像学表现

A~D. 正常解剖结构的冠状位增强 T1W 磁共振影像。ABD，二腹肌前腹；ARM，下颌支；ATP，扁桃体前柱；B，颊肌；G，颏舌肌；GH，颏舌骨肌；H，舌骨；HP，硬腭；I，舌内肌；LP，翼外肌；LS，舌中隔；M，咬肌；MH，下颌舌骨肌；MP，翼内肌；MR，正中缝；NP，鼻咽；PES，会厌前间隙；PL，颈阔肌；SLG，舌下腺；SMG，下颌下腺；SH，茎突舌骨肌；SP，软腭；SS，茎突舌肌（引自 Becker M. Normal Anatomy. In: Valvassori G, Mafee M, Hrsg. Imaging of the Head and Neck. 2nd edition. Thieme; 2004）。

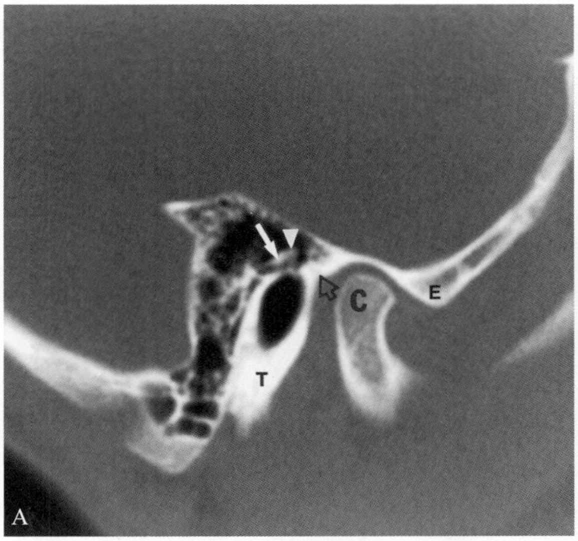

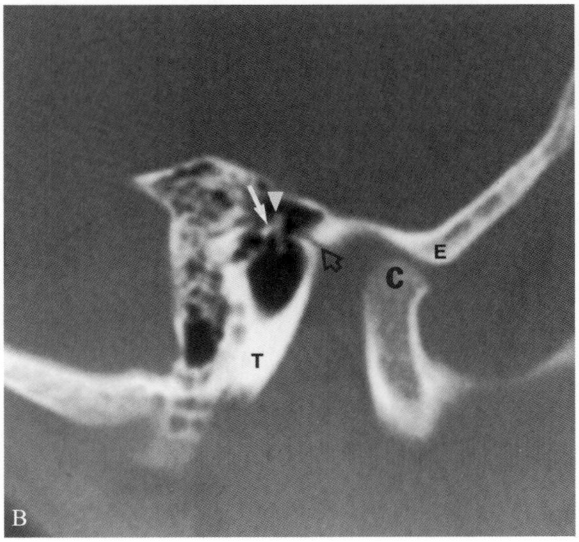

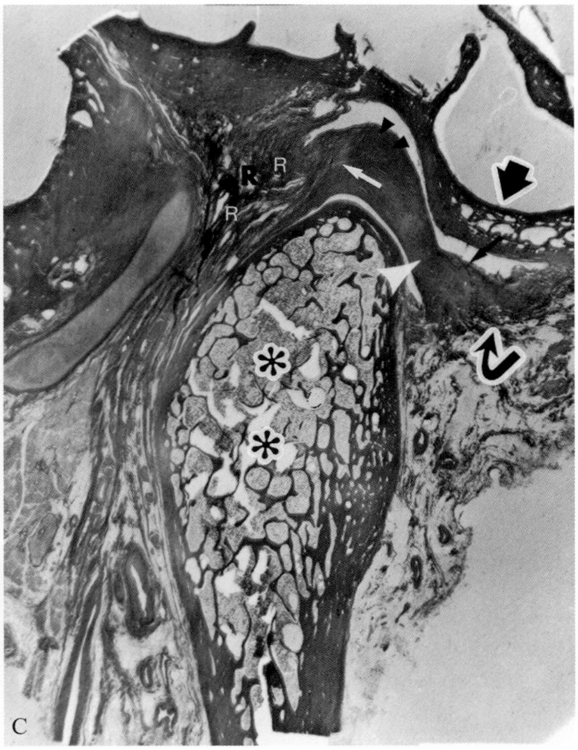

图 6–27 颞下颌关节的正常解剖

A，B. CT 扫描矢状位图像分别显示闭口位（A）和开口位（B）颞下颌关节的正中截面。正常髁突（C）、关节窝和关节结节前面（E）的关系清晰可见。注意鼓室骨（T）、砧骨（长箭头）、锤骨（短箭头）和鳞鼓裂（空心箭头）。

C. 右侧颞下颌关节的矢状位显微剖面，显示后带（黑箭头）、中间带（箭头）、前带（小黑箭头）、关节结节前面（大黑箭头）和髁突（星标）。注意前附着（弯箭头），与前关节囊融合，由比前带（小黑箭头）更疏松的纤维结缔组织构成。后附着（白箭头）与后带（黑箭头）融合，关节盘与盘后组织（R）界限分明。

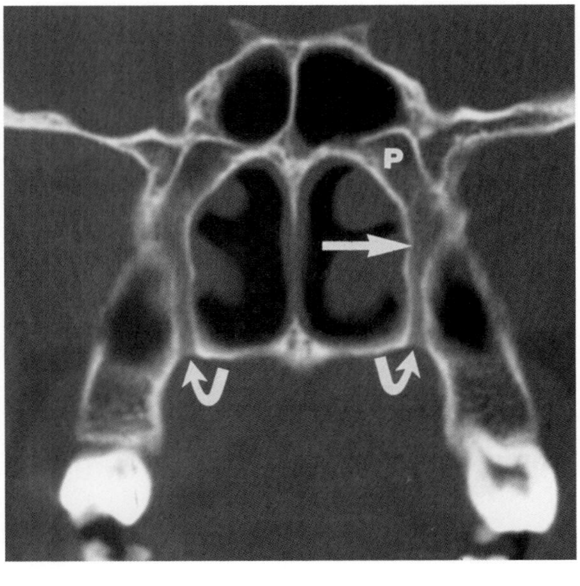

图 6–28 翼腭窝的影像学表现

CT 扫描冠状位图像显示翼腭窝（P）、腭大管（直箭头）和腭大孔（弯箭头）。

（蔡志刚　译）

鼻：鼻部骨骼

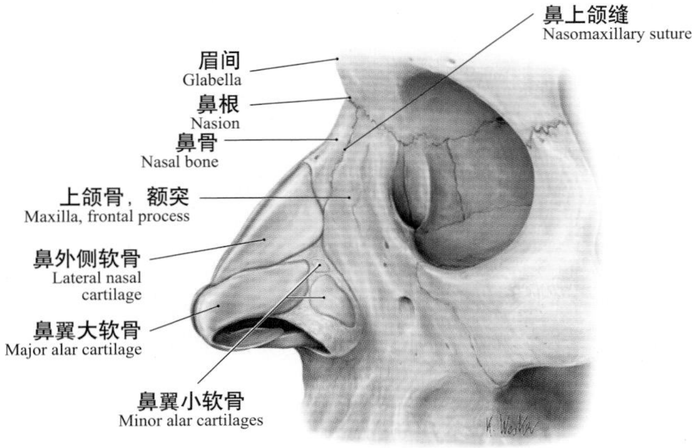

图 7–1 鼻外骨骼

左侧面观。鼻部骨架由骨、软骨和结缔组织组成。鼻上部是骨性结构，面中部骨折常累及此处；而鼻下部（远端部分）主要由软骨构成，更有弹性，因而不易损伤。鼻孔下部由嵌入小块软骨的结缔组织构成。鼻外侧软骨由鼻中隔软骨向外侧呈翼状扩展形成，而不是1块独立的软骨。

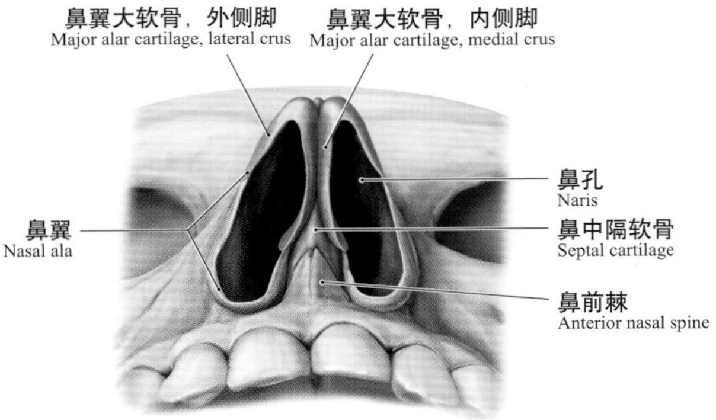

图 7–2 鼻软骨

下面观。从下面看，鼻翼大软骨由内侧脚和外侧脚组成。从这一视角还可以看到鼻腔入口处的2个鼻孔，是鼻腔的入口。左、右侧鼻腔被鼻中隔分开，在这个图上刚好可以看到鼻中隔下部的软骨结构。

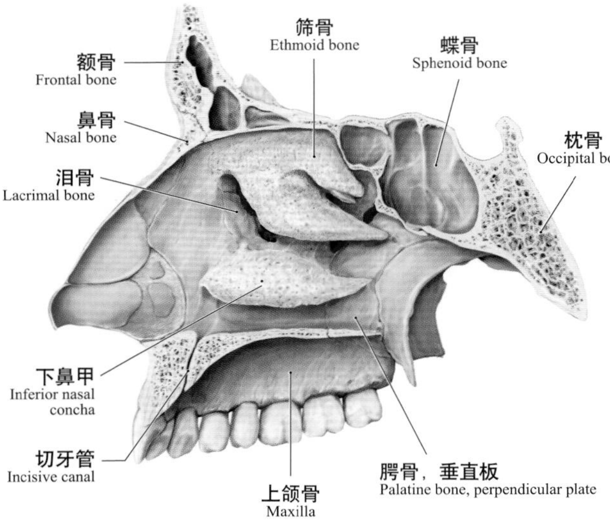

图 7–3 右侧鼻腔的外侧壁骨骼

左侧面观。右侧鼻腔的外侧壁由上颌骨、鼻骨、筛骨、下鼻甲、腭骨、泪骨和蝶骨7块骨构成。在鼻甲中，只有下鼻甲是1块单独的骨，中、上鼻甲都是筛骨的一部分。

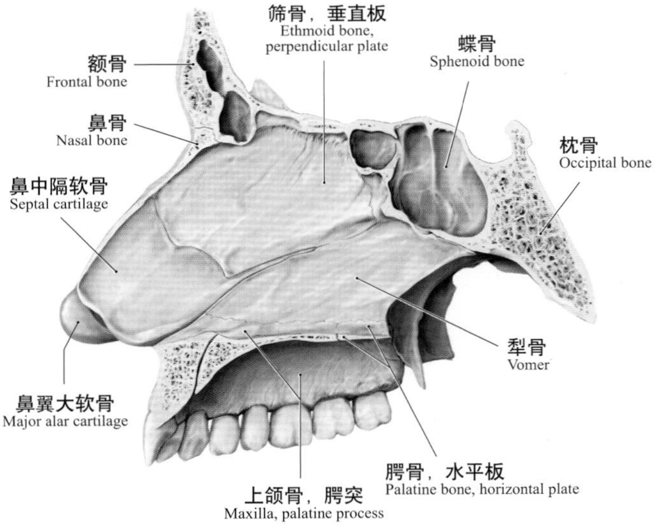

图 7–4 鼻中隔骨骼

旁矢状面观。鼻中隔由6块骨构成，其中筛窦与犁骨是鼻中隔的主要组成部分，而蝶骨、腭骨、上颌骨和鼻骨（鼻中隔顶部）都只有小的骨性突起参与鼻中隔的构成。

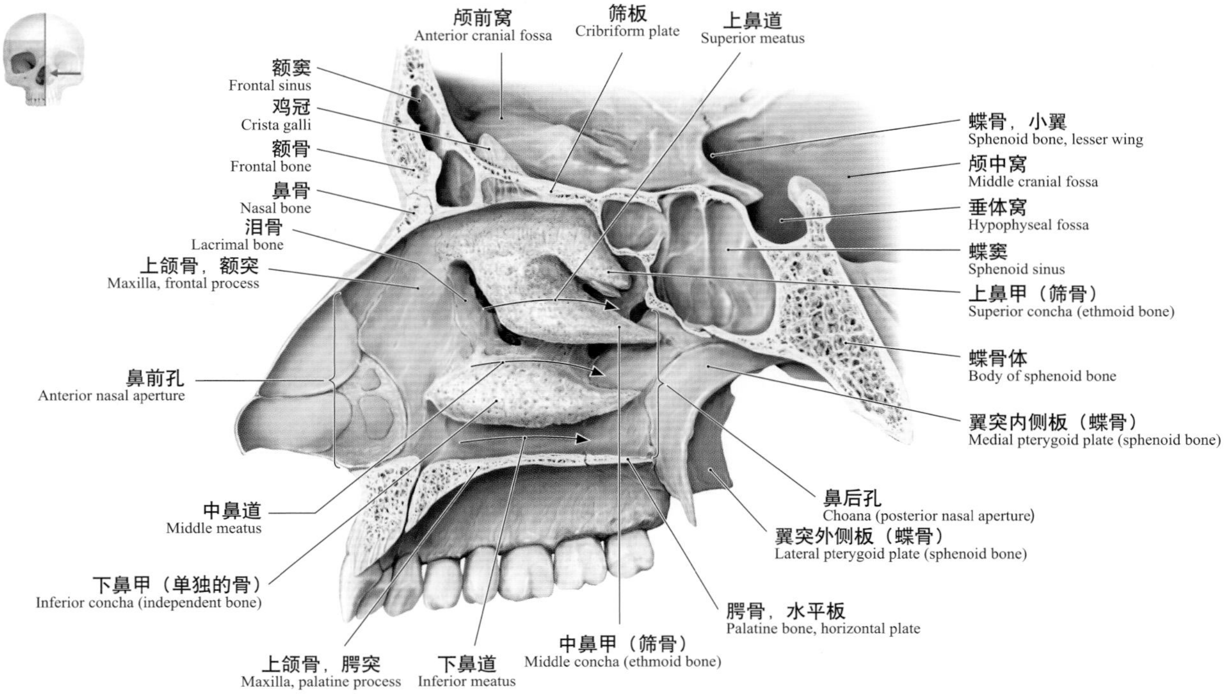

图 7–5 右侧鼻腔外侧壁

内侧面观。空气通过鼻前孔进入鼻腔，穿过上、中、下 3 个鼻道（分别位于上、中、下鼻甲的下外侧），经鼻后孔进入鼻咽部。

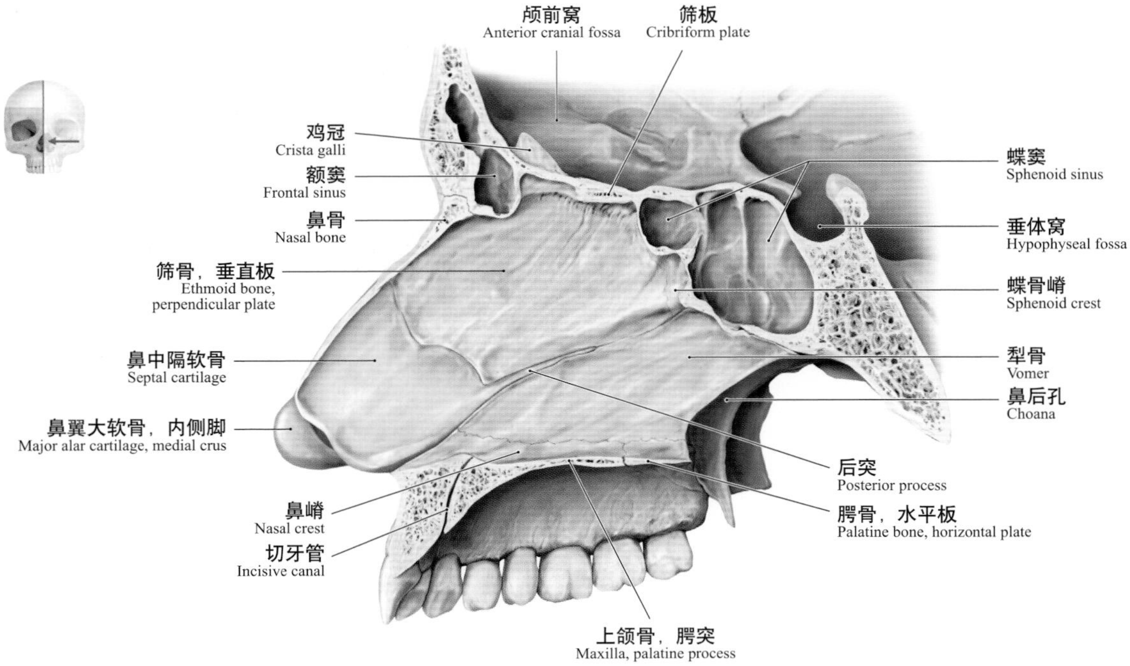

图 7–6 鼻 中 隔

旁矢状面，左侧面观。鼻腔左外侧壁及相邻的骨已被移除。鼻中隔由前面的中隔软骨和后面的数块骨结构组成。鼻中隔软骨的后部突起深深嵌入骨性鼻中隔。鼻中隔偏曲很常见，可能累及鼻中隔软骨、骨或两者兼有。引起鼻呼吸阻塞的鼻中隔偏曲病例可通过手术矫正。

鼻及鼻旁窦概述

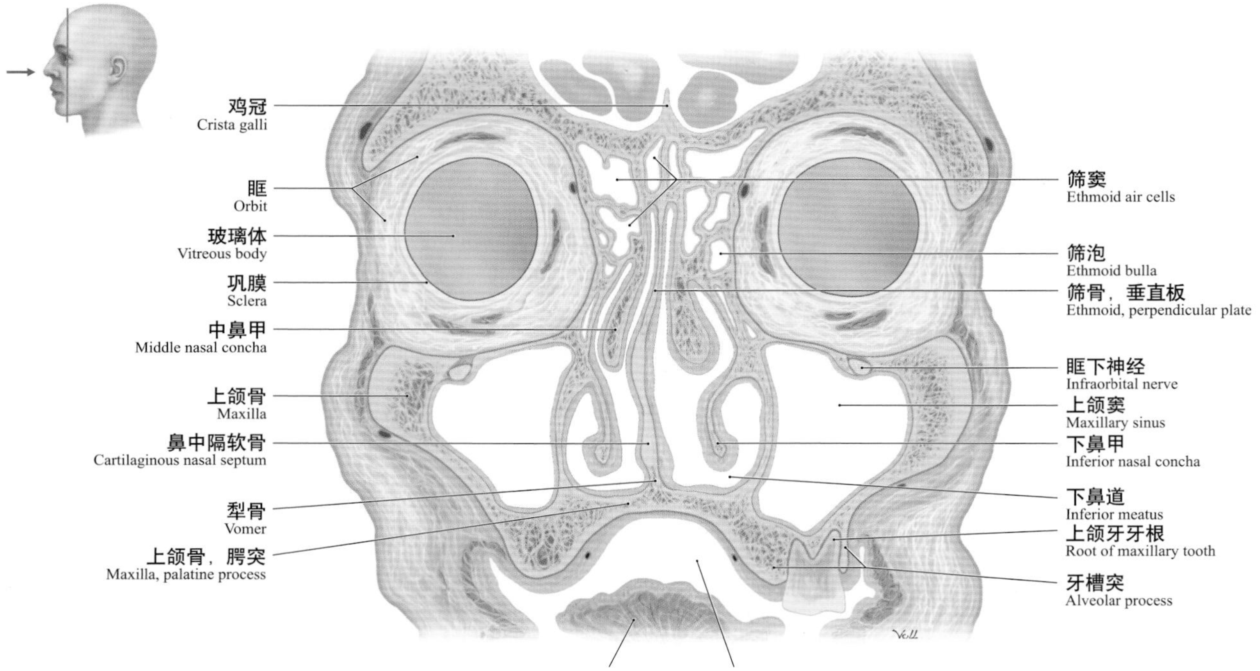
鸡冠
Crista galli
眶
Orbit
玻璃体
Vitreous body
巩膜
Sclera
中鼻甲
Middle nasal concha
上颌骨
Maxilla
鼻中隔软骨
Cartilaginous nasal septum
犁骨
Vomer
上颌骨，腭突
Maxilla, palatine process
筛窦
Ethmoid air cells
筛泡
Ethmoid bulla
筛骨，垂直板
Ethmoid, perpendicular plate
眶下神经
Infraorbital nerve
上颌窦
Maxillary sinus
下鼻甲
Inferior nasal concha
下鼻道
Inferior meatus
上颌牙牙根
Root of maxillary tooth
牙槽突
Alveolar process
舌
Tongue
口腔
Oral cavity

A

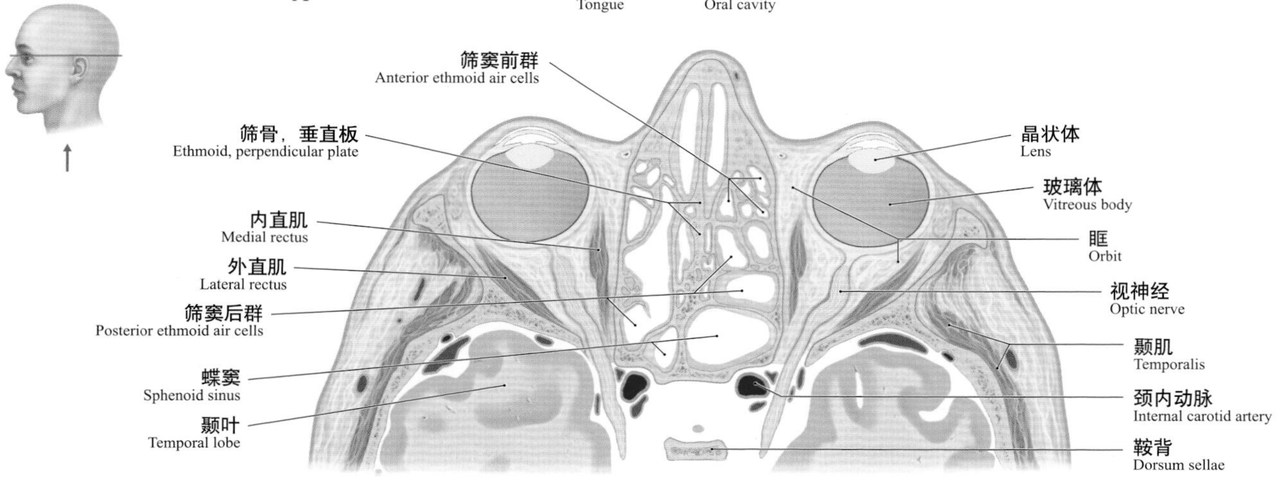
筛窦前群
Anterior ethmoid air cells
筛骨，垂直板
Ethmoid, perpendicular plate
内直肌
Medial rectus
外直肌
Lateral rectus
筛窦后群
Posterior ethmoid air cells
蝶窦
Sphenoid sinus
颞叶
Temporal lobe
晶状体
Lens
玻璃体
Vitreous body
眶
Orbit
视神经
Optic nerve
颞肌
Temporalis
颈内动脉
Internal carotid artery
鞍背
Dorsum sellae

B

图 7–7 鼻及鼻旁窦概述

A. 经鼻腔的冠状位，前面观。**B.** 水平位下面观。

鼻腔和鼻旁窦成对排列。左、右鼻腔由鼻中隔分开，外观接近三角形。三角形底部下方是口腔。注意眶下神经、上颌牙列与上颌窦的关系。

上颌牙（从尖牙到第二磨牙）的牙根与上颌窦距离很近，这在口腔科临床上具有重要意义。鼻窦的疾病，如源于上呼吸道感染的急性上颌窦炎，经常被混淆为邻近牙的疼痛。此时诊断需要排除牙的问题，并观察上呼吸道感染的症状，如流涕、鼻塞等。此外，低头动作常常会加重急性上颌窦炎引起的疼痛，面颊部触压也会感到疼痛。上颌牙根邻近上颌窦，可能导致拔牙过程中牙根或整个牙进入上颌窦，这时往往需要手术取出（图 7–17）。

拔除上颌磨牙时还可能引起口腔 – 上颌窦瘘，形成口腔与上颌窦之间的异常交通。如果拔牙后出现液体流入鼻腔或轻微鼻出血，口腔医师应高度怀疑这种情况。诊断时可以让患者捏住鼻子吹气，如果存在口腔 – 上颌窦瘘，就会看到气泡从牙槽窝冒出。小的口腔 – 上颌窦瘘会自行闭合，大的瘘则需要缝合黏膜瓣。

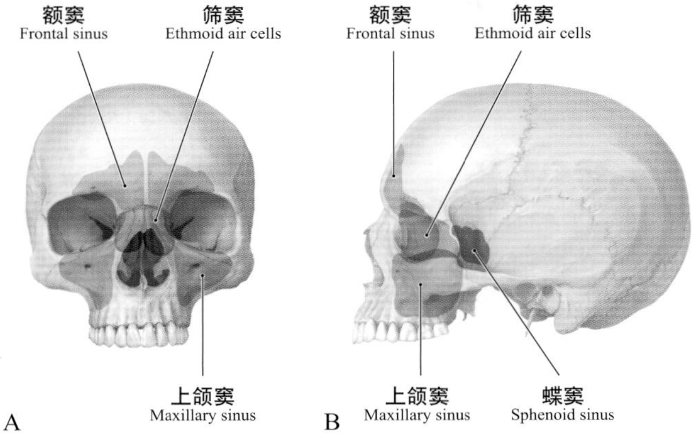

图 7–8　鼻旁窦在颅骨的投影

A. 前面观。**B.** 左侧面观。

鼻旁窦是充满空气的空腔，可以减轻头颅重量。鼻旁窦的炎症可以导致相应部位的疼痛（如额窦炎可以导致额部头痛）。了解鼻旁窦的位置和感觉支配，有助于做出正确诊断。

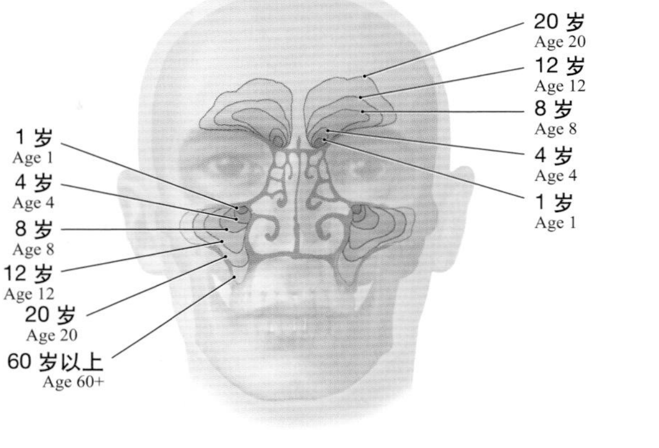

图 7–9　上颌窦、额窦的气腔形成

前面观。额窦和上颌窦是在颅骨生长期间逐渐发展形成的气腔，这一点不同于筛窦，筛窦在出生时就存在了。因此儿童的鼻窦炎容易累及筛窦（有进入眶部引起眼部红肿的风险）。

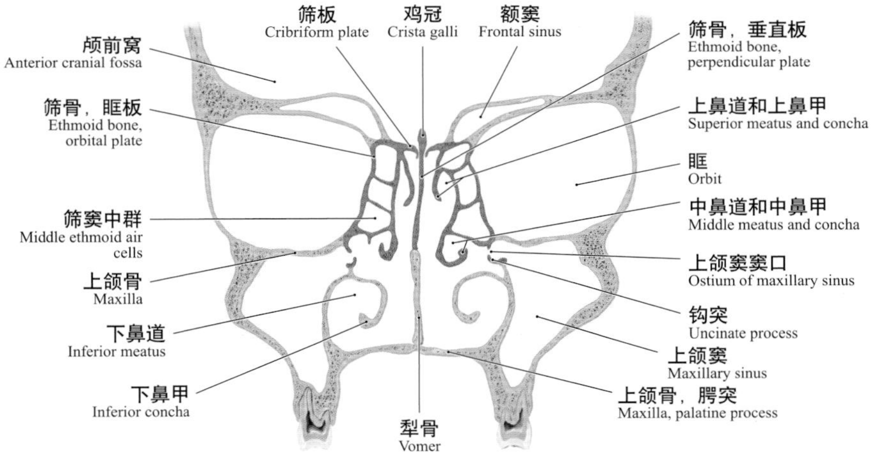

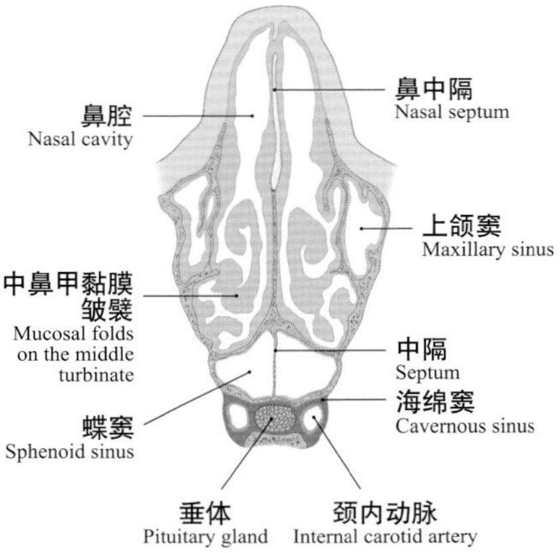

图 7–10　鼻旁窦的骨性结构

前面观。鼻旁窦的中心结构是筛骨，其筛板是颅底前的一部分。额窦及上颌窦围绕筛骨。下、中和上鼻道以鼻甲为界命名。上颌窦开口于中鼻甲外侧的中鼻道。中鼻甲下方、上颌窦口上方包含中部筛窦的筛泡。其前缘是 1 个骨钩，即钩突，位于上颌窦口的前方。在上颌窦和筛窦前群手术时，中鼻甲是有用的标志。将筛窦和眶分离的是极薄的眶板（筛骨纸样板），炎症和肿瘤可以从任何一个方向突破该板。注：上颌骨构成眶底和上颌窦顶，此外，上颌牙的牙根可以突入上颌窦。

图 7–11　鼻腔与鼻旁窦

水平位上面观。在黏膜表面解剖完好无损的情况下，可以显示鼻道是多么狭窄。黏膜轻度肿胀即可阻塞鼻腔，阻碍鼻窦通气。垂体位于蝶窦后方的垂体窝，手术可经鼻到达垂体。

鼻 腔

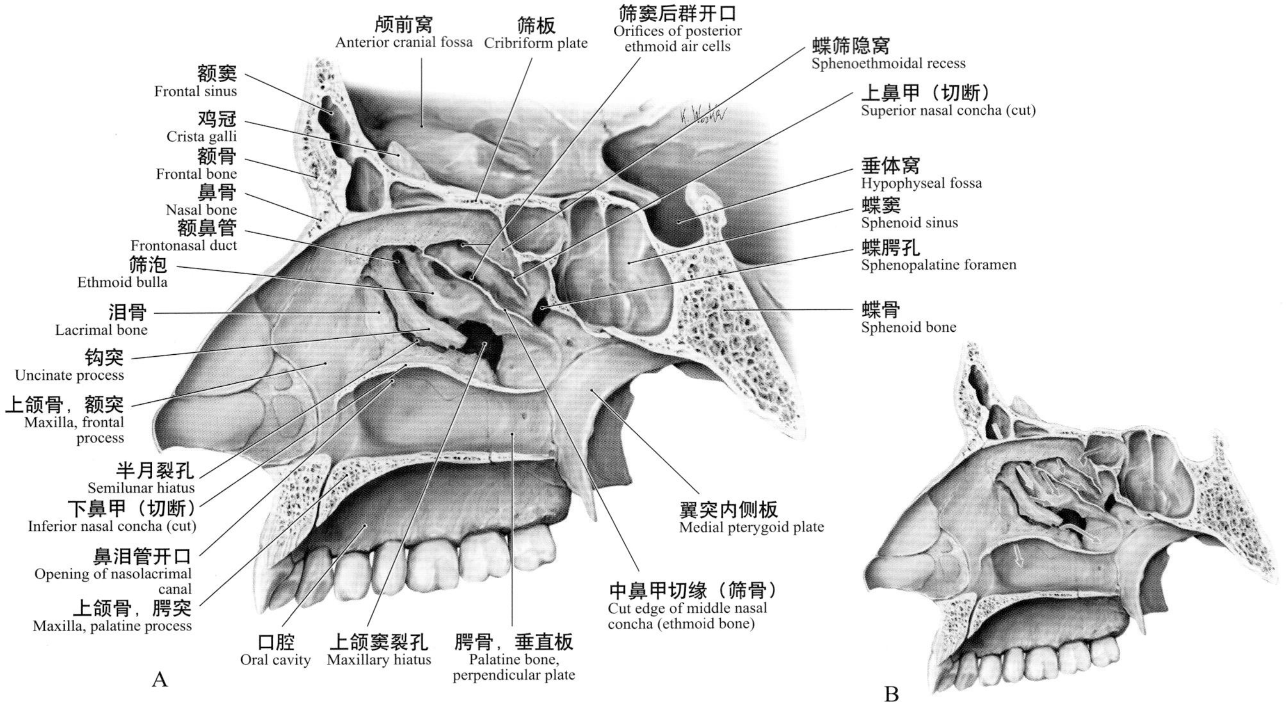

图 7–12 右 侧 鼻 腔

A. 矢状面内侧面观，切除鼻甲，以显示鼻泪管和鼻旁窦的开口。**B.** 鼻泪管和鼻旁窦的引流（表 7–1）；箭头示黏膜分泌物流入鼻腔。

表 7–1 鼻泪管和鼻旁窦的引流

导管、鼻窦	引流途径	排入
鼻泪管（红色）	鼻泪管	下鼻道
额窦（黄色）	额鼻管	中鼻道
上颌窦（橙色）	直接	中鼻道
前部、中部筛窦（绿色）	直接	上鼻道
后部筛窦（绿色）		
蝶窦（蓝色）	直接	蝶筛隐窝

图 7–13 窦口鼻道单元（复合体）

冠状面。箭头指示黏膜分泌物的流向。窦口鼻道单元（复合体）是指部分中鼻道结构，额窦、上颌窦以及筛窦前群、中群引流进入的部位。当筛窦（绿色）的黏膜（纤毛呼吸道上皮细胞）因炎症（鼻窦炎）肿胀时，来自额窦（黄色）和上颌窦（橙色）的分泌物进入窦口鼻道单元（红色）的通路就会被阻挡。这种情况下，微生物就会被困在其他鼻窦内，进而引起炎症。因此，尽管解剖学上这类疾病出现在筛窦，但炎性症状也会表现在额窦和上颌窦。对慢性鼻窦炎患者的狭窄部位进行手术扩大，可以建立有效的引流途径。

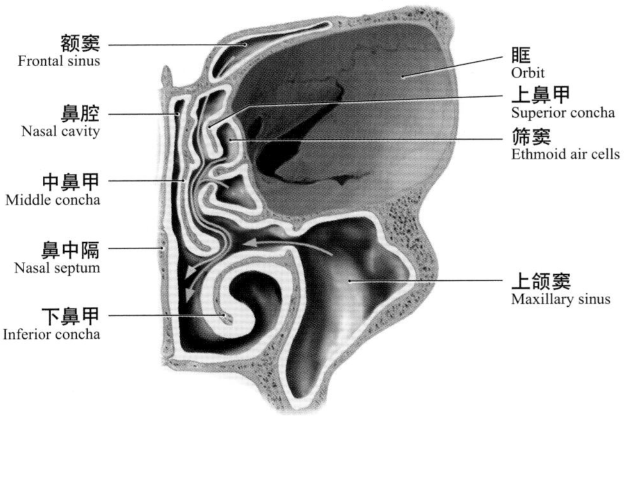

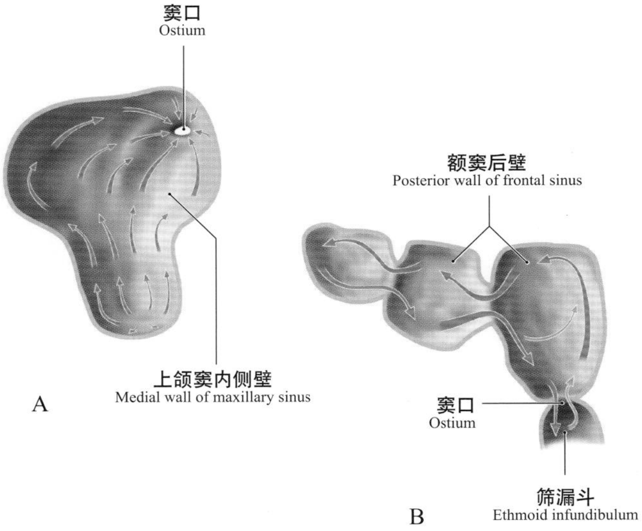

图 7–14 右侧上颌窦及额窦的纤毛摆动和液体流动
右侧上颌窦（**A**）和额窦（**B**）示意图前面观。
在鼻旁窦中，纤毛摆动产生的液体流动方向总是朝向窦口，这样有助于清除被困在鼻窦黏膜上的颗粒物及微生物。如果黏膜肿胀堵塞了窦口，炎症就可能在受累的鼻窦中发展（鼻窦炎），这在中鼻道的窦口鼻道复合体中很常见。

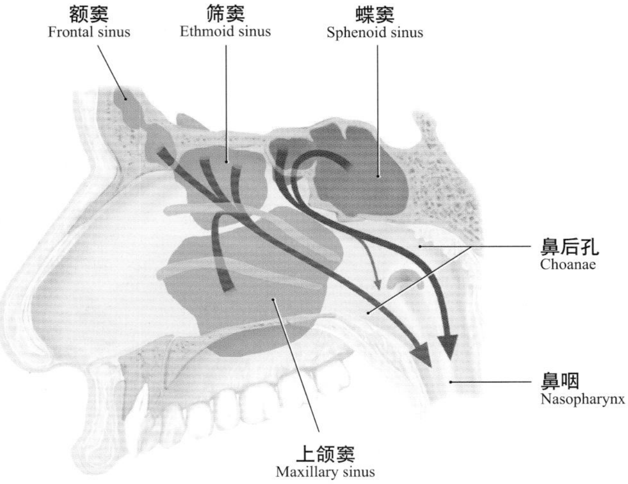

图 7–15 鼻旁窦分泌物的正常引流
左侧面观。纤毛摆动推动黏液通过鼻后孔进入鼻咽部，进而被吞咽。

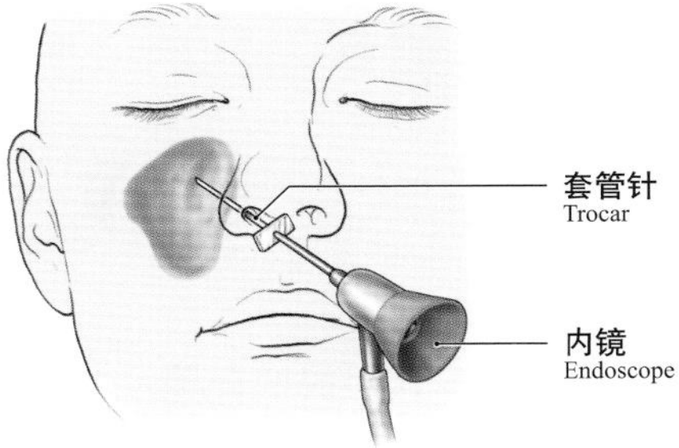

图 7–16 上颌窦内镜检查
前面观。上颌窦不能直视检查，因此检查必须借助内镜。检查者将套管针经下鼻甲下方的薄骨壁刺入，然后将内镜经套管开口伸入上颌窦，通过变换角度和旋转，可以检查到所有的黏膜表面。通过抽吸装置，还可以直接进行分泌物引流。上颌窦引流也可以通过 Caldwell-Luc 手术（上颌窦根治术）实现（图 7–17）。

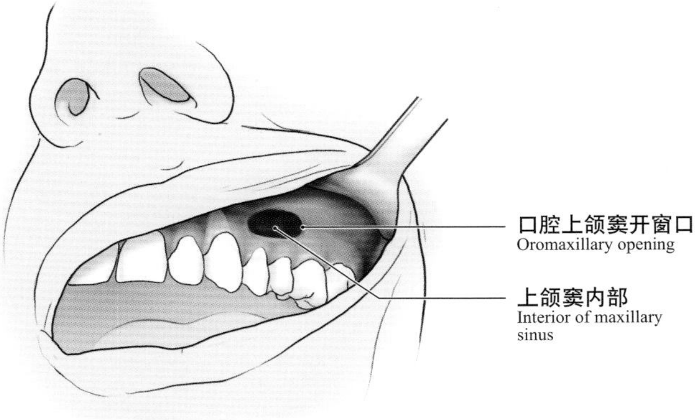

图 7–17 Caldwell-Luc 手术（上颌窦根治术）
Caldwell-Luc 手术需要在上颌窦的前壁开一个小窗（开窗）。该术式可以用来取出在拔牙过程中误入上颌窦的牙或牙根（图 7–7），去除囊肿、息肉、肿瘤、其他异物，关闭口腔 - 上颌窦瘘，治疗面部骨折，上颌窦引流（由于内镜的广泛应用，目前已很少做）。该术式还可作为筛窦、蝶窦和位于上颌窦后方的翼上颌窝的进路。

鼻腔黏膜

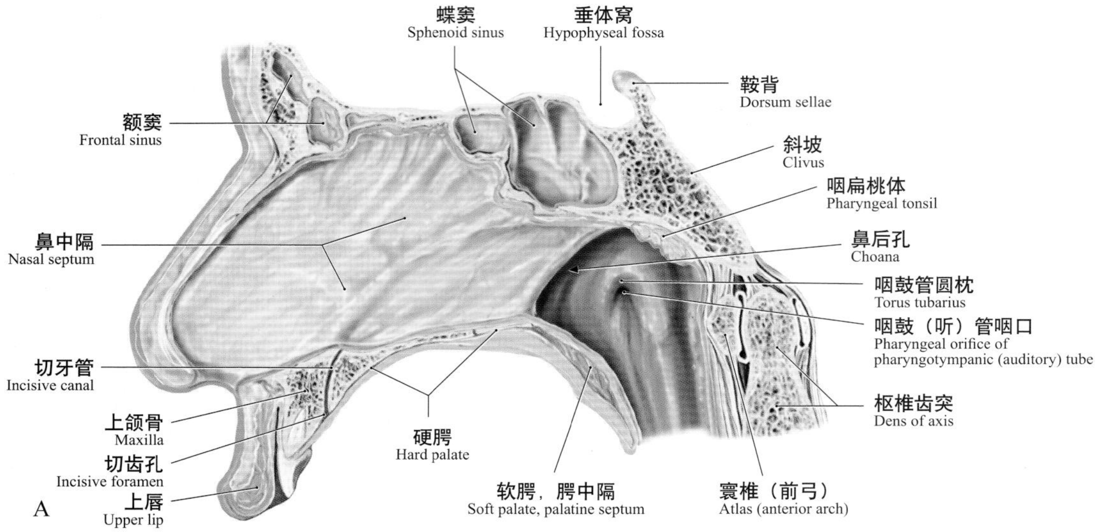
蝶窦
Sphenoid sinus
垂体窝
Hypophyseal fossa
鞍背
Dorsum sellae
额窦
Frontal sinus
斜坡
Clivus
咽扁桃体
Pharyngeal tonsil
鼻中隔
Nasal septum
鼻后孔
Choana
咽鼓管圆枕
Torus tubarius
咽鼓（听）管咽口
Pharyngeal orifice of pharyngotympanic (auditory) tube
切牙管
Incisive canal
枢椎齿突
Dens of axis
上颌骨
Maxilla
硬腭
Hard palate
切齿孔
Incisive foramen
软腭，腭中隔
Soft palate, palatine septum
寰椎（前弓）
Atlas (anterior arch)
上唇
Upper lip
A

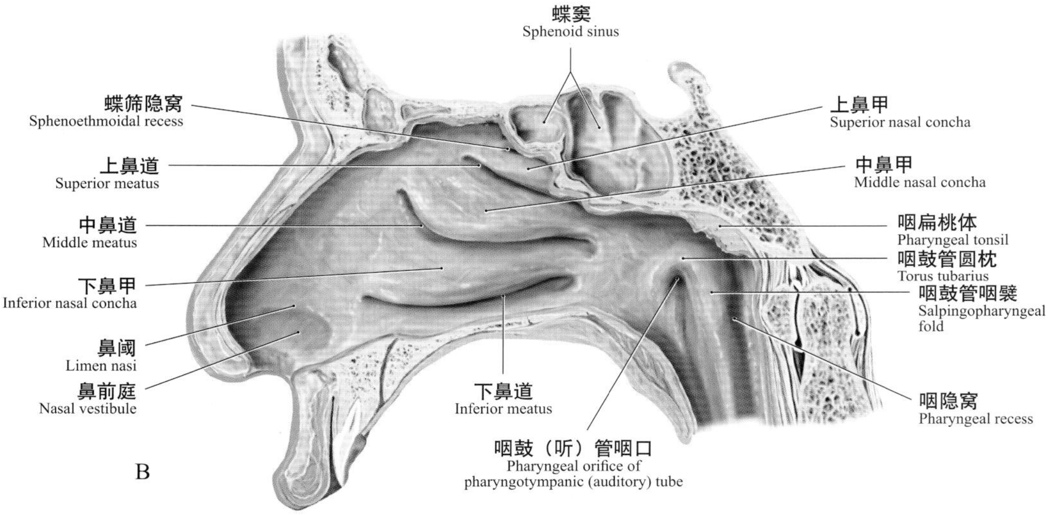
蝶窦
Sphenoid sinus
蝶筛隐窝
Sphenoethmoidal recess
上鼻甲
Superior nasal concha
上鼻道
Superior meatus
中鼻甲
Middle nasal concha
中鼻道
Middle meatus
咽扁桃体
Pharyngeal tonsil
咽鼓管圆枕
Torus tubarius
下鼻甲
Inferior nasal concha
咽鼓管咽襞
Salpingopharyngeal fold
鼻阈
Limen nasi
鼻前庭
Nasal vestibule
下鼻道
Inferior meatus
咽隐窝
Pharyngeal recess
咽鼓（听）管咽口
Pharyngeal orifice of pharyngotympanic (auditory) tube
B

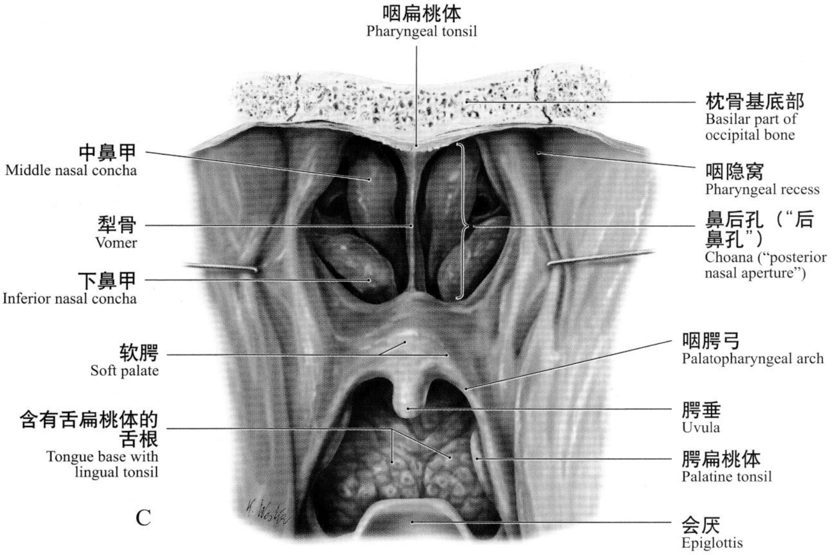
咽扁桃体
Pharyngeal tonsil
枕骨基底部
Basilar part of occipital bone
中鼻甲
Middle nasal concha
咽隐窝
Pharyngeal recess
犁骨
Vomer
鼻后孔（“后鼻孔”）
Choana (“posterior nasal aperture”)
下鼻甲
Inferior nasal concha
软腭
Soft palate
咽腭弓
Palatopharyngeal arch
腭垂
Uvula
含有舌扁桃体的舌根
Tongue base with lingual tonsil
腭扁桃体
Palatine tonsil
会厌
Epiglottis
C

图 7–18 鼻腔黏膜

A. 鼻中隔黏膜旁矢状面观，左侧面观。

B. 右鼻腔外侧壁黏膜，左侧面观。

C. 经鼻后孔后面观。

尽管鼻腔内壁光滑，但其外侧壁向内突起的上、中、下鼻甲形成 3 个褶皱，这些结构增大了鼻腔的表面积，可以更有效地增加吸入空气的温度和湿度。这些结构还可以形成湍流，将嗅觉刺激混合（见第 124 页，嗅神经）。鼻后孔是鼻腔与鼻咽部交流的通道。A 图中显示鼻后孔与咽鼓（听）管和咽扁桃体距离非常近。

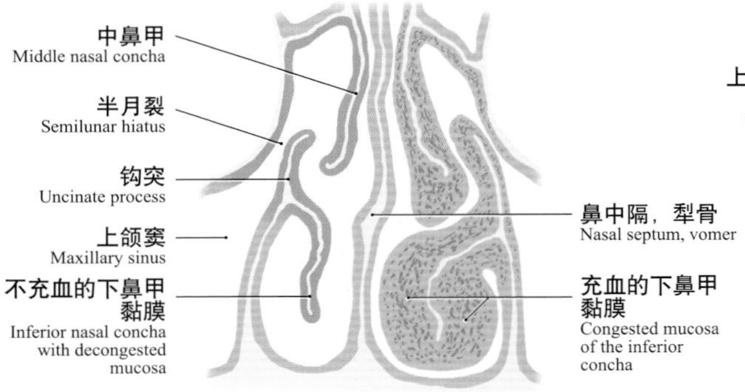

图 7–19 鼻黏膜的功能状态

冠状面前面观。鼻黏膜的功能是将吸入的气体加温、加湿并混合嗅觉刺激。这种功能是通过增加黏膜血流，使黏膜处于充血（肿胀）状态而完成的。鼻黏膜并不是两侧同时充血，充血过程存在一个大约持续 6 小时的充血–充血解除循环（图中右侧鼻黏膜处于非充血状态）。为了方便鼻黏膜的检查，可以在检查前给予解除充血的药物来收缩黏膜。

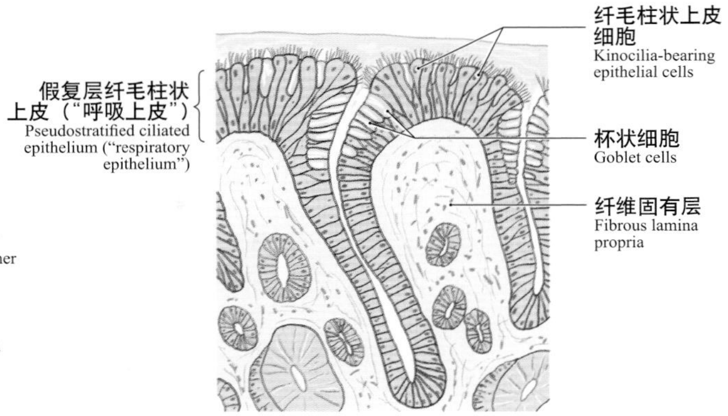

图 7–20 鼻黏膜的组织学

鼻黏膜表面的上皮为假复层呼吸上皮，由纤毛柱状细胞和杯状细胞组成，它们会向上皮表面的水性薄膜上分泌黏液。结缔组织内的浆液性和浆液黏液性腺体也会向表面的液态薄膜上释放分泌物。纤毛产生的定向液体流动是非特异性免疫反应的重要组成部分。如果纤毛协调的摆动机制受损，患者则会遭受慢性、反复发作的呼吸道感染。

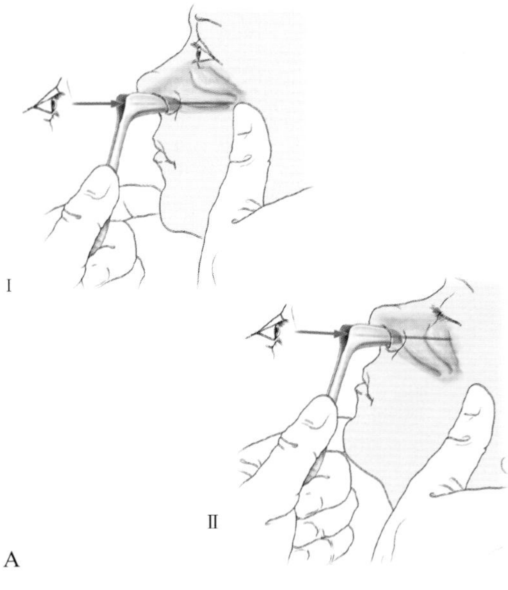

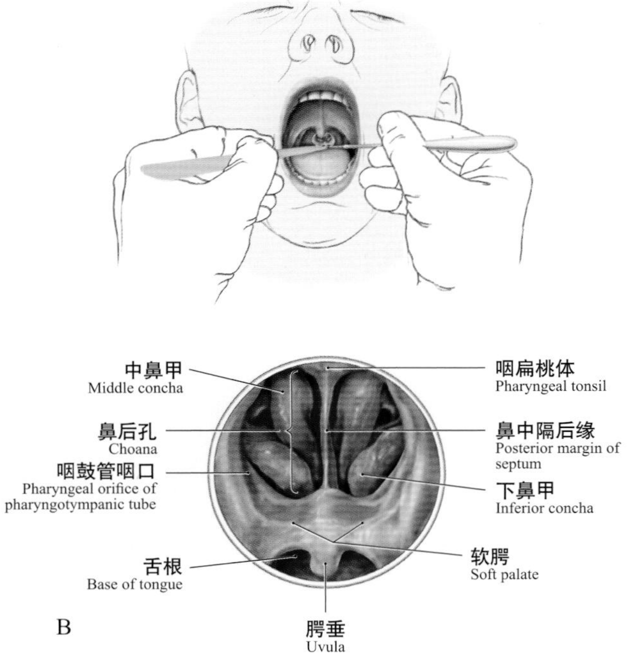

图 7–21 鼻镜的前面、后面检查方法

A.（前）鼻镜检查法。通过 2 种不同位置的手法（Ⅰ、Ⅱ）确保鼻腔前部得到充分检查。

B.（后）鼻镜检查法。鼻后孔和咽扁桃体是临床上可以看到的部位，检查过程中可以通过改变鼻镜的角度或者旋转鼻镜来观察组合图中显示的各种结构。目前，鼻镜常常被内镜所取代。

鼻及鼻旁窦：组织学和临床解剖学

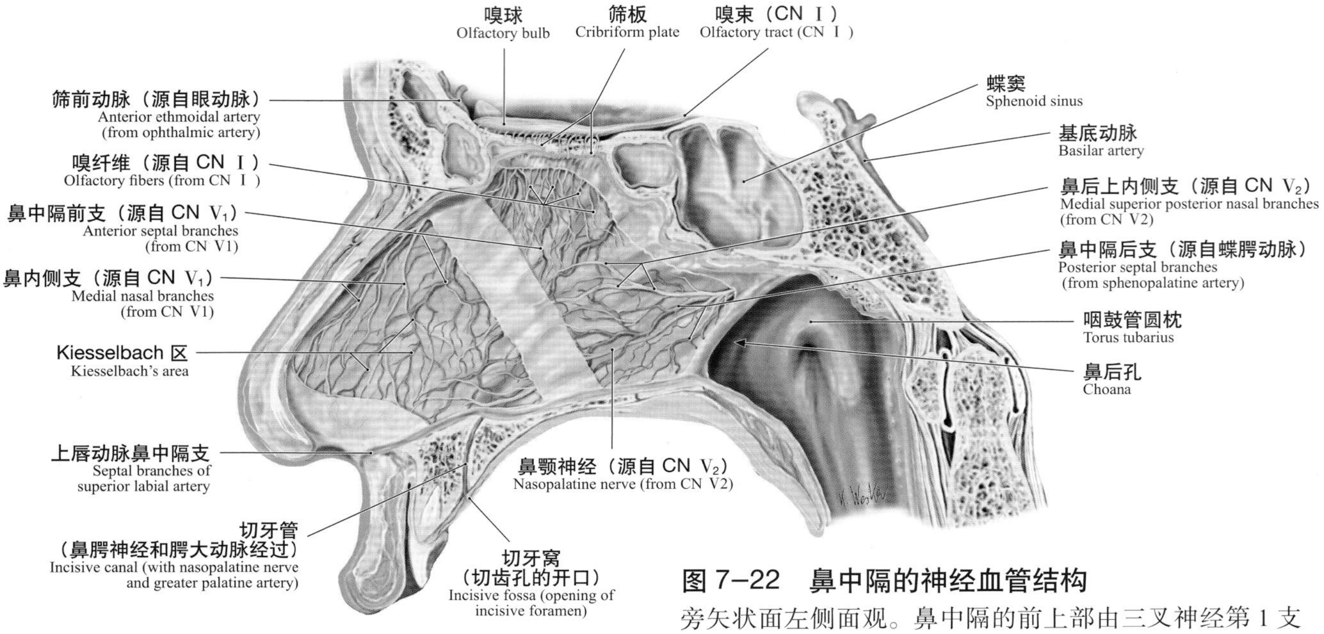
嗅球
Olfactory bulb
筛板
Cribriform plate
嗅束（CN Ⅰ）
Olfactory tract (CN Ⅰ)
筛前动脉（源自眼动脉）
Anterior ethmoidal artery (from ophthalmic artery)
嗅纤维（源自 CN Ⅰ）
Olfactory fibers (from CN Ⅰ)
鼻中隔前支（源自 CN V1）
Anterior septal branches (from CN V1)
鼻内侧支（源自 CN V1）
Medial nasal branches (from CN V1)
Kiesselbach 区
Kiesselbach's area
上唇动脉鼻中隔支
Septal branches of superior labial artery
切牙管（鼻腭神经和腭大动脉经过）
Incisive canal (with nasopalatine nerve and greater palatine artery)
切牙窝（切齿孔的开口）
Incisive fossa (opening of incisive foramen)
鼻腭神经（源自 CN V2）
Nasopalatine nerve (from CN V2)
蝶窦
Sphenoid sinus
基底动脉
Basilar artery
鼻后上内侧支（源自 CN V2）
Medial superior posterior nasal branches (from CN V2)
鼻中隔后支（源自蝶腭动脉）
Posterior septal branches (from sphenopalatine artery)
咽鼓管圆枕
Torus tubarius
鼻后孔
Choana

图 7–22 鼻中隔的神经血管结构

旁矢状面左侧面观。鼻中隔的前上部由三叉神经第 1 支（眼支）支配，后下部由三叉神经第 2 支（上颌支）支配。其血供主要来源于眼动脉和上颌动脉的分支，以及面动脉的分支（上唇动脉的鼻中隔分支）。

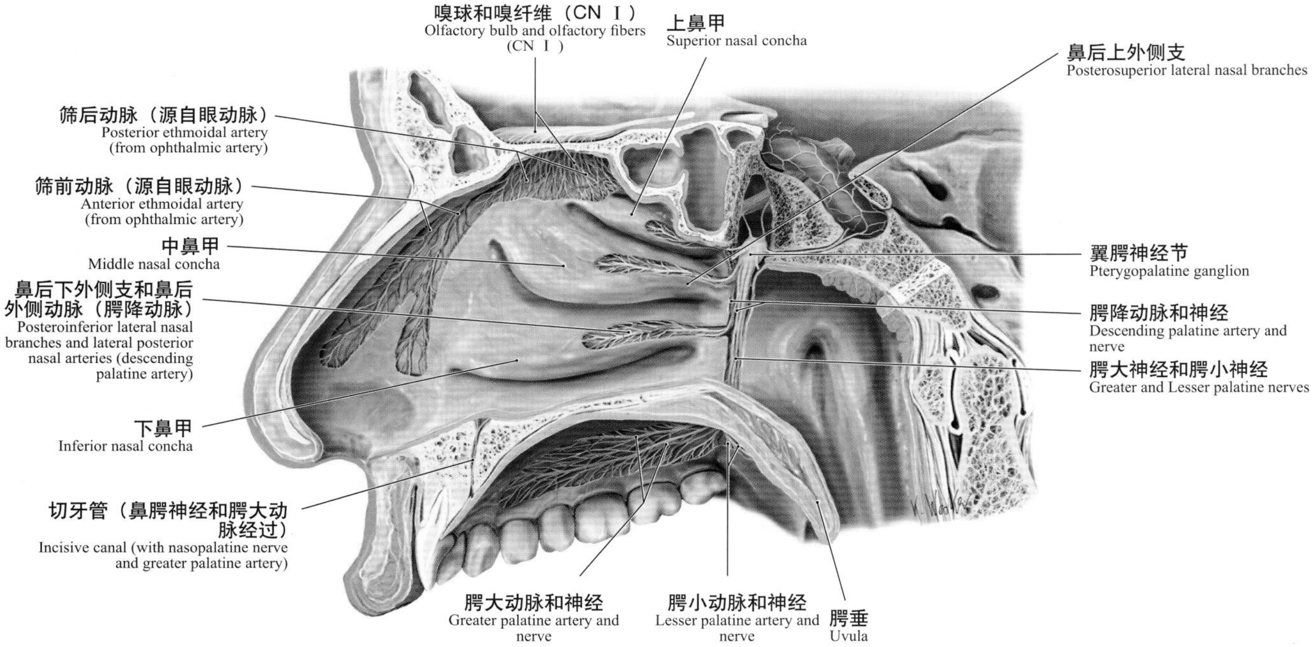
嗅球和嗅纤维（CN Ⅰ）
Olfactory bulb and olfactory fibers (CN Ⅰ)
上鼻甲
Superior nasal concha
鼻后上外侧支
Posterosuperior lateral nasal branches
筛后动脉（源自眼动脉）
Posterior ethmoidal artery (from ophthalmic artery)
筛前动脉（源自眼动脉）
Anterior ethmoidal artery (from ophthalmic artery)
中鼻甲
Middle nasal concha
鼻后下外侧支和鼻后外侧动脉（腭降动脉）
Posteroinferior lateral nasal branches and lateral posterior nasal arteries (descending palatine artery)
下鼻甲
Inferior nasal concha
切牙管（鼻腭神经和腭大动脉经过）
Incisive canal (with nasopalatine nerve and greater palatine artery)
腭大动脉和神经
Greater palatine artery and nerve
腭小动脉和神经
Lesser palatine artery and nerve
腭垂
Uvula
翼腭神经节
Pterygopalatine ganglion
腭降动脉和神经
Descending palatine artery and nerve
腭大神经和腭小神经
Greater and Lesser palatine nerves

图 7–23 鼻腔外侧壁的神经血管结构

右侧鼻外侧壁的左内侧面观。翼腭神经节（位于翼腭窝但暴露于此处）是副交感神经系统中重要的中转站。三叉神经第 2 支的神经纤维穿过翼腭神经节，到达鼻甲上的小腺体以及腭腺。鼻腔侧壁的前上部接受来源于眼动脉分支的血供，以及三叉神经第 1 分支神经纤维的支配。注：嗅神经纤维在上鼻甲水平，穿过筛板分布于嗅觉黏膜。

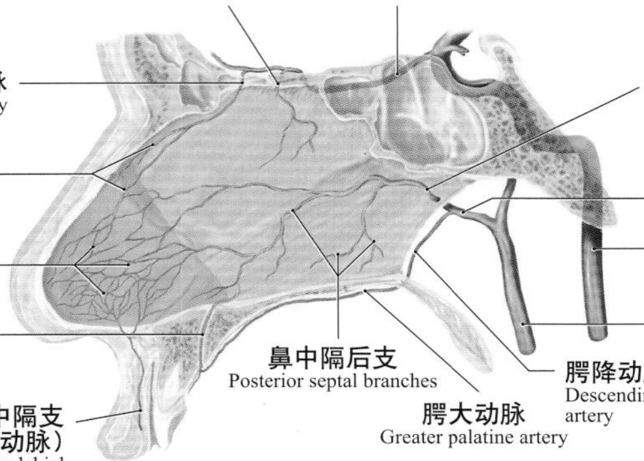

图 7–24　鼻中隔的动脉

鼻中隔左侧面观。鼻中隔的血供来源于颈内和颈外动脉。鼻中隔前部有一个称作 Kiesselbach 区的血管密集区域，由颈外动脉和颈内动脉同时供血。由于血运丰富，该区域是最容易发生鼻出血的部位。

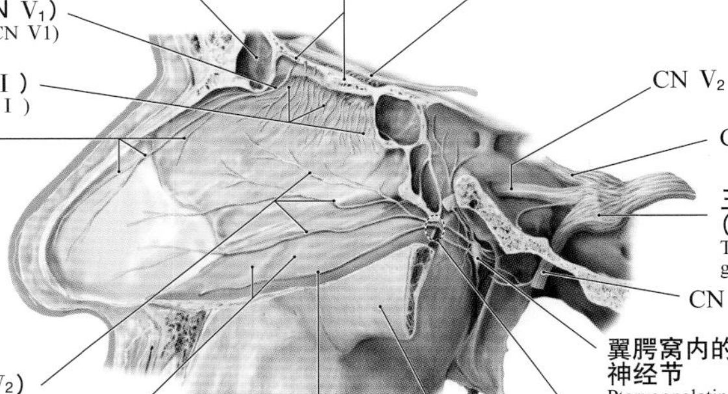

图 7–25　鼻中隔的神经

左侧鼻腔内侧壁左侧面观。鼻中隔接受来自三叉神经的感觉支配。鼻中隔的前上部接受三叉神经眼支的支配，其余部分接受三叉神经上颌支的支配。嗅神经纤维束起源于鼻中隔上部黏膜内的嗅神经受体，穿过筛板，进入嗅球（见第 124 页嗅神经讨论部分）。

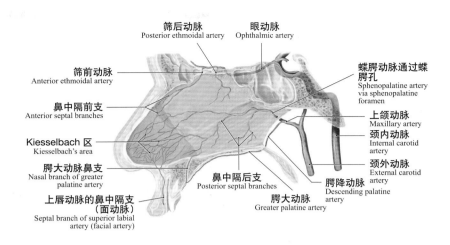

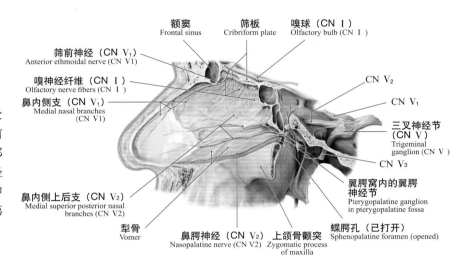

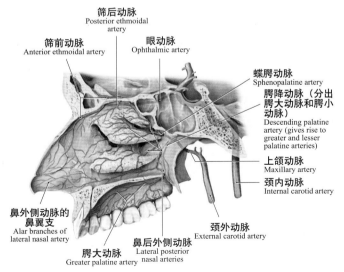

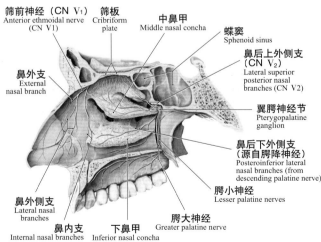

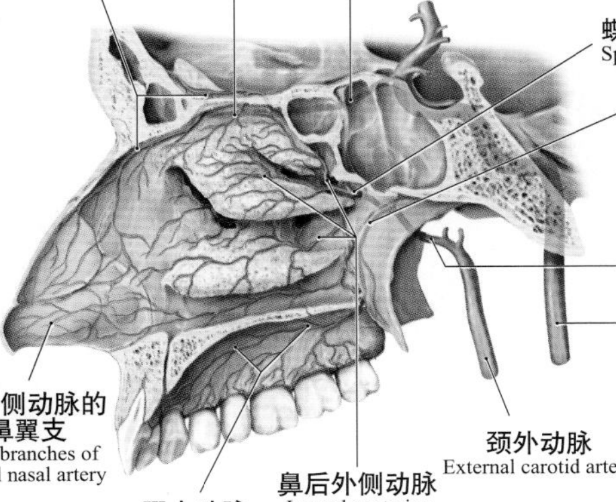

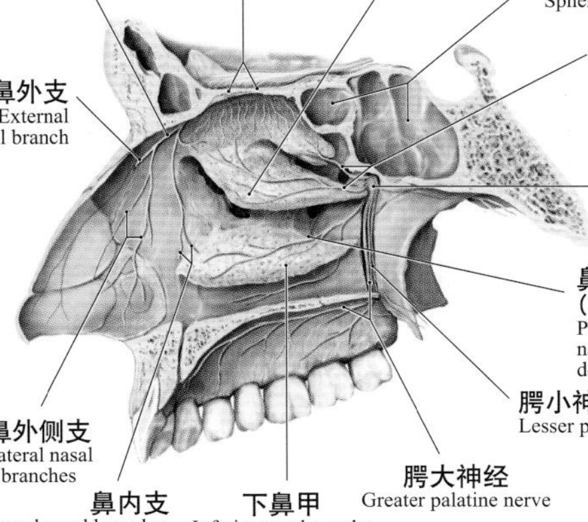

图 7–26　右侧鼻腔外侧壁的动脉

左侧面观。鼻腔外侧壁的血供主要来源于眼动脉（前上部）、上颌动脉（后下部），面动脉（鼻外侧动脉的鼻翼支）也提供部分血供。

图 7–27　右侧鼻腔外侧壁的神经

左侧面观。鼻腔外侧壁的感觉神经支配来源于三叉神经眼支和上颌支。嗅觉黏膜内的神经元感受器，通过嗅神经将其轴突延伸至嗅球。

嗅觉系统（嗅觉）

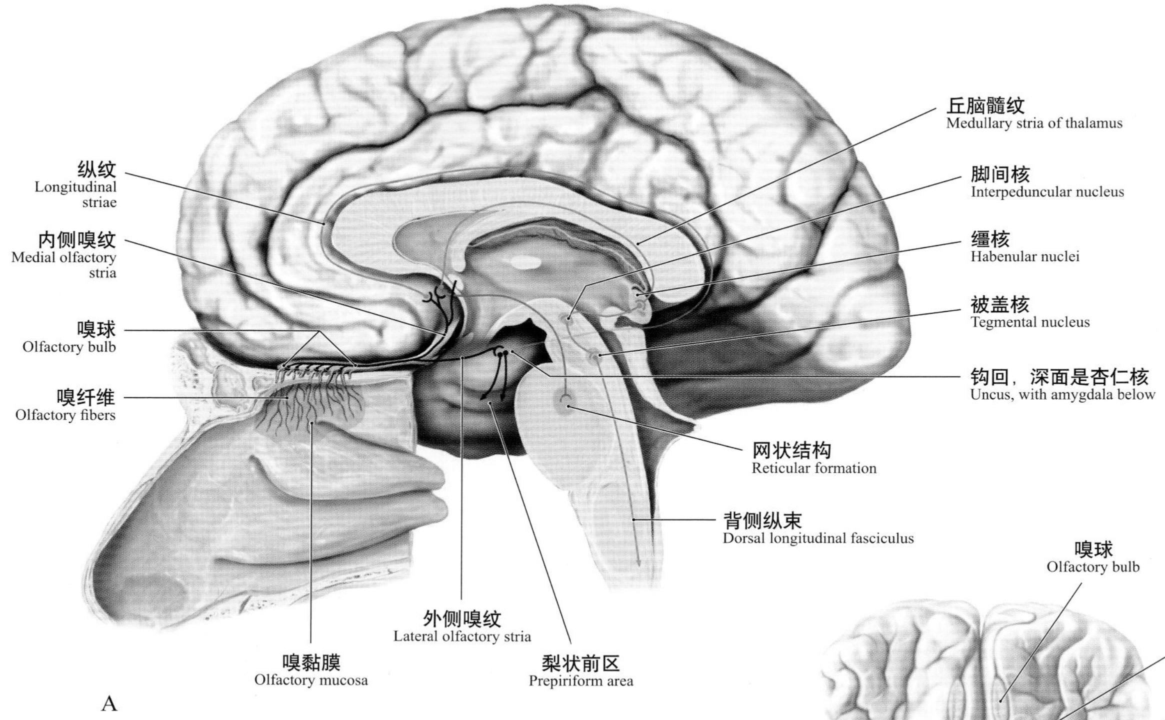

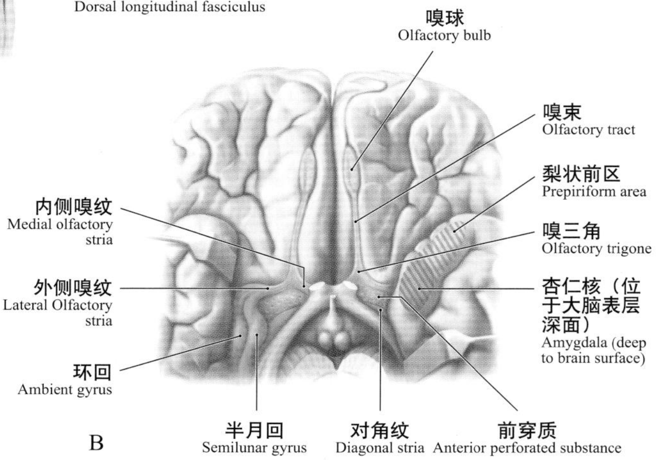

图 7–28 嗅觉系统：嗅觉黏膜及其与中枢的联系

A. 嗅束的正中矢状面观。

B. 嗅束的下面观。嗅觉黏膜位于鼻腔的顶部。嗅觉细胞（相当于初级感觉细胞）是双极神经元。嗅觉细胞的周围突终止在鼻腔黏膜的上皮，其中枢突连接嗅球。嗅球是嗅觉传导通路上次级神经元（僧帽细胞和丛毛细胞）的所在地，被认为是终（端）脑的延伸部位。这些次级神经元的轴突以嗅束形式向中枢传递。在前穿质前，嗅束增宽形成嗅三角，并分裂为外侧和内侧嗅纹。

- 嗅束的一些轴突进入外侧嗅纹，到达嗅觉中枢：杏仁核、脑半月回和脑环回。从严格意义上讲，梨状前区（Brodmann 28 区）被认为是主要的嗅觉皮质，含有嗅觉通路的三级神经元。注意：梨状前区在图 B 中用阴影区域表示，该区域位于额叶基部和颞叶内侧部的连接处。
- 嗅束的其他轴突进入内侧嗅纹，到达胼胝体下区边缘系统的神经核，进而到达嗅结节（前穿质上的小突起）。
- 除上述外，其他嗅束轴突止于前嗅核，在此处与对侧发生转接。前嗅核位于嗅三角内，在前穿质的前方、2 个嗅纹之间。

注：这三类嗅束的走行都不经过丘脑，因此，嗅觉系统是唯一的在到达嗅觉皮质前不与丘脑发生中继的感觉系统。然而，从初级嗅觉皮质到大脑皮质有 1 条间接神经通路，经过丘脑止于基底前脑。嗅觉信号在基底前脑被进一步分析（未显示）。

嗅觉系统也可以与初级嗅觉皮质区域之外的其他脑区发生良好的联系，从而使嗅觉刺激激起复杂的情感和行为反应。有毒气味会引起恶心，促进食欲的气味会引起唾液分泌。据推测，这些感受过程受到下丘脑、丘脑以及边缘系统的调控，这种调控主要是通过内侧前脑束和丘脑髓纹介导的。内侧丘脑束的轴突主要分布于以下结构：

- 下丘脑神经核
- 网状结构
- 泌涎核
- 背（运动）侧核

在丘脑髓纹中走行的轴突终止于缰核。这条神经束还会继续走行到达脑干，从而控制对气味刺激所引起的唾液分泌。

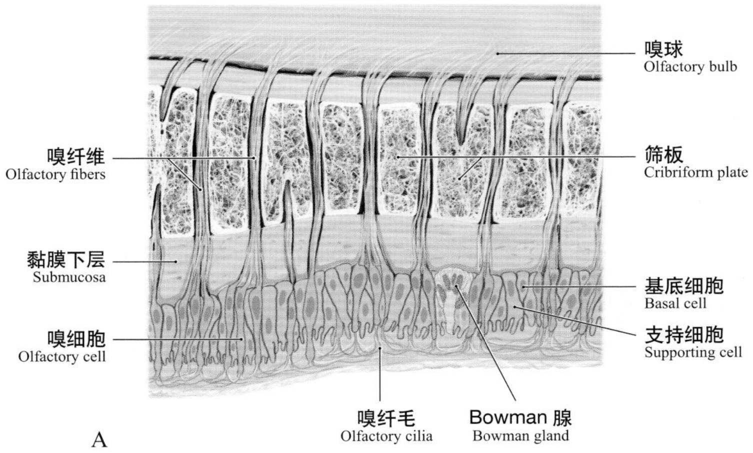

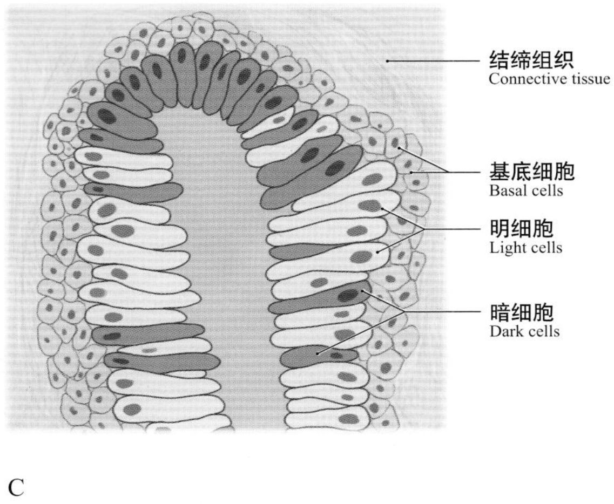

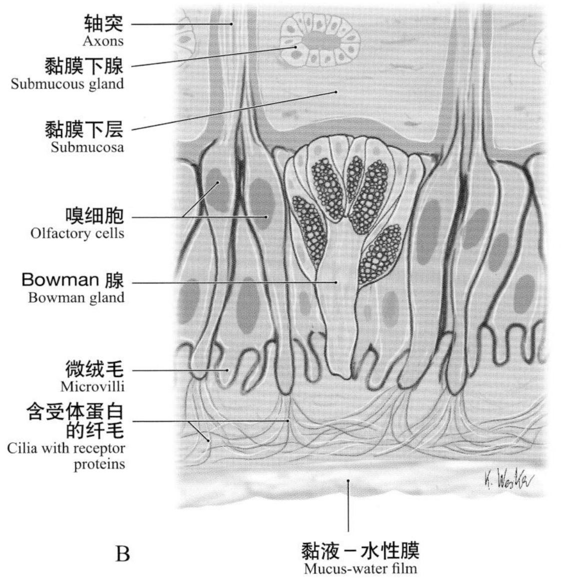

图 7–29 嗅黏膜和犁鼻器（Jacobson 犁鼻器）

嗅黏膜在每个鼻腔的顶端占据了一个约 2 cm^2 的区域，每个区域聚集了约 10^7 个初级感觉细胞（**A**）。在分子水平，嗅觉受体蛋白位于感觉细胞的纤毛上（**B**）。每个感觉细胞只有一种特定的受体蛋白，气味分子与受体蛋白结合后，信号转导就会发生。尽管人类的嗅觉不敏感，相比于其他哺乳动物对气味的敏感度低，但是嗅觉受体蛋白依然弥补了人类嗅觉基因上 2% 的不足，体现了嗅觉对人类的重要性。初级嗅觉细胞的寿命约为 60 天，之后由基底细胞（神经元终身分化）再生分化，形成新的嗅觉细胞。来源于数百个嗅觉细胞的束状中枢突形成嗅觉纤维，嗅觉纤维穿过筛骨的筛板，止于嗅球（位于筛板之上）。犁鼻器（**C**）位于鼻中隔前部的两侧，是嗅觉器官的一个附件，通常被认为是成人体内的一个退化器官。然而，它对类固醇的刺激产生应答，引起人类潜意识的反应（可能会影响对配偶的选择）。在许多动物种系中，配偶的选择被认为是由犁鼻器所感受到的嗅觉冲动所介导的。

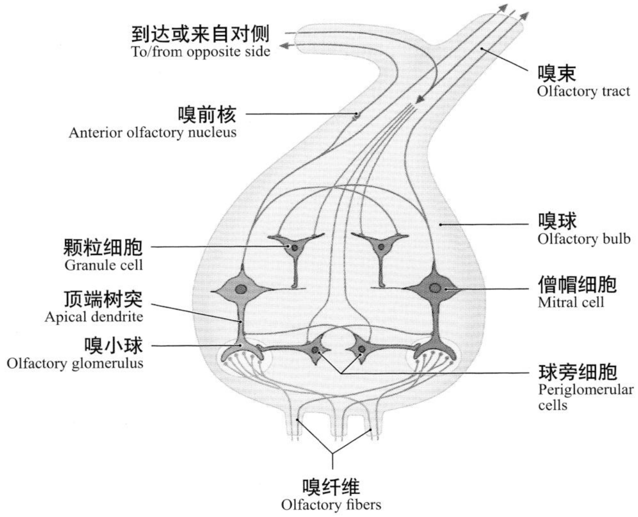

图 7–30 嗅球上的突触类型

嗅球上特殊的神经元称为僧帽细胞，它们组成的顶端树突可以接收来自千余计初级感觉细胞轴突上的突触连接信号，其树突和突触构成嗅小球。含有相同受体蛋白的感觉细胞与 1 个或几个僧帽细胞聚集，形成嗅小球。僧帽细胞的基部轴突形成嗅束。走行于嗅束中的轴突主要投射到嗅觉皮质，但也有一部分连接到中枢神经系统中的其他神经核团。当僧帽细胞的轴突侧支通过颗粒细胞时，颗粒细胞和球旁细胞都会抑制信息传递活动，导致传入更高一级中枢的感觉信号减少。这种抑制作用可以提高嗅觉的对比度，有助于更精确地辨别气味。丛毛细胞的信号同样也会投射到嗅觉皮质，图中未显示。

鼻腔 X 线片

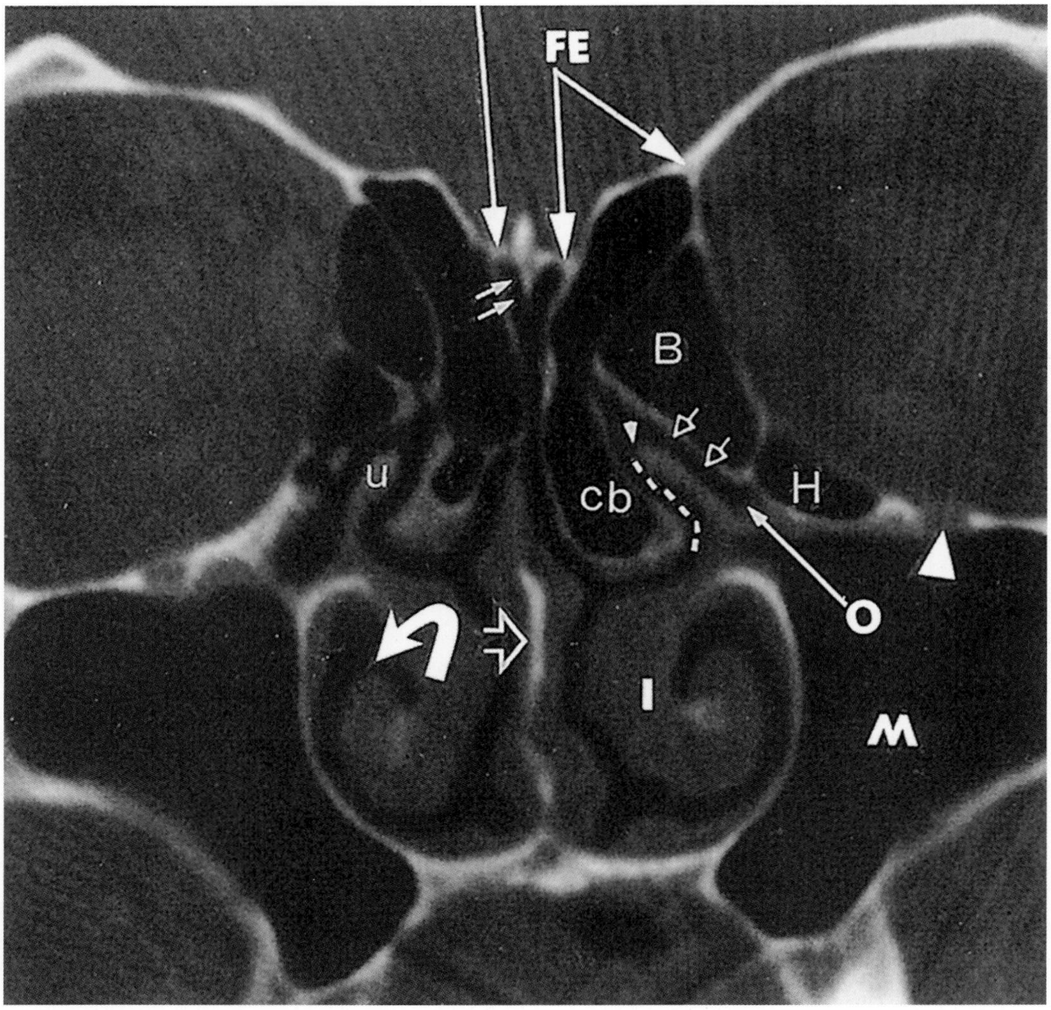

图 7–31 鼻腔 X 线片

冠状 CT 扫描显示下鼻甲（I），鼻中隔（空心箭头），下鼻道（弯箭头），钩突（u），上鼻腔（小双箭头），筛板（长箭头），筛凹 (FE)、筛泡 (B)、漏斗 (双空心箭头)，气化中鼻甲，即所谓鼻甲泡 (cb), 上颌窦口 (O), 眶下管 (大箭头) 和上颌窦（M）。小箭头指向半月裂孔区，是中鼻道（虚线）与漏斗之间的交通。

鼻旁窦 X 线片

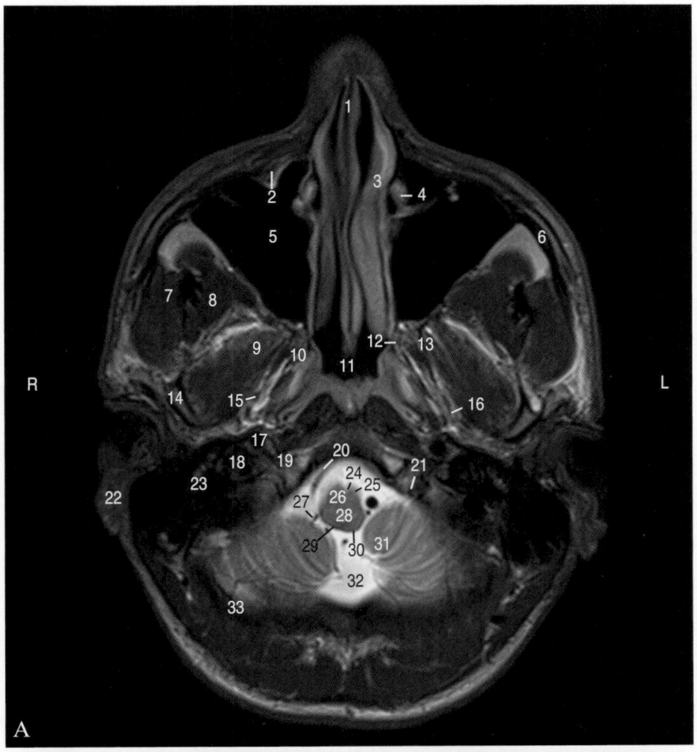

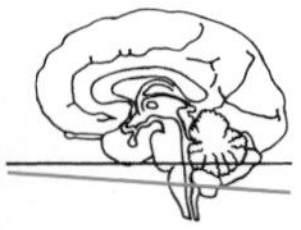

1 鼻中隔 Nasal septum
2 眶下管与眶下神经 Infraorbital canal with infraorbital nerve
3 下鼻甲 Inferior nasal concha
4 鼻泪管 Lacrimal duct
5 上颌窦 Maxillary sinus
6 颧骨 Zygomatic bone
7 咬肌 Masseter
8 颞肌 Temporalis
9 翼外肌 Lateral pterygoid
10 翼内肌 Medial pterygoid
11 咽，鼻咽 Pharynx, nasopharynx
12 翼突内板 Medial part of pterygoid process
13 翼突外板 Lateral part of pterygoid process
14 下颌骨 Mandible
15 下颌神经 Mandibular nerve
16 翼静脉丛 Pterygoid venous plexus
17 颈内动脉 Internal carotid artery
18 颈内静脉 Internal jugular vein
19 舌下神经管 Hypoglossal canal
20 椎动脉 Vertebral artery
21 舌下神经 Hypoglossal nerve
22 外耳 External ear
23 乳突 Mastoid process
24 前正中裂 Anterior median fissure
25 锥体 Pyramid
26 下橄榄核 Inferior olivary nucleus
27 小脑后下动脉 Posterior inferior cerebellar artery (PICA)
28 延髓 Medulla oblongata
29 薄束结节 Gracile tubercle
30 楔束结节 Cuneate tubercle
31 小脑扁桃体 Tonsils of cerebellum (H IX)
32 小脑延髓侧后（大）池 Posterior cerebellomedullary cistern (magna)
33 枕骨 Occipital bone

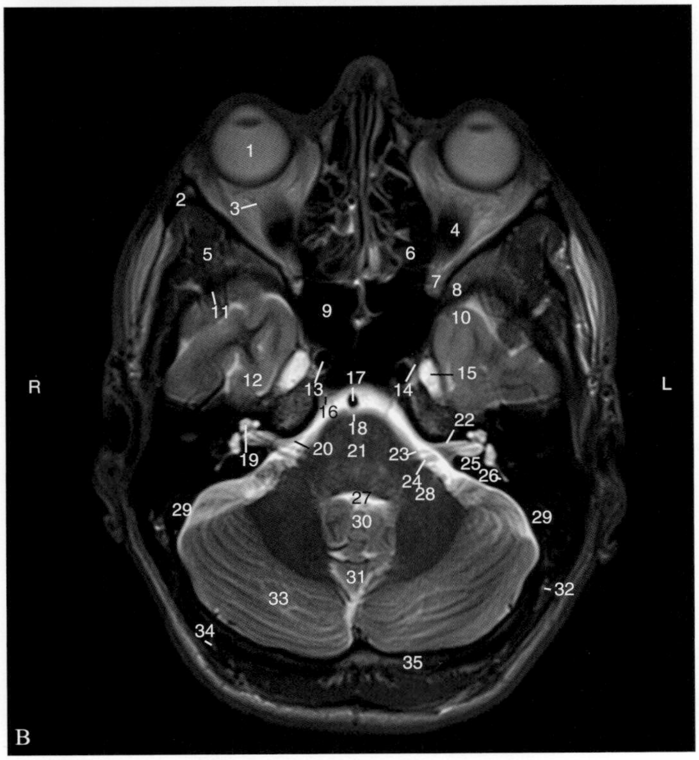

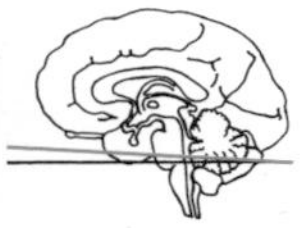

1 眼球（带晶状体） Eyeball (with lens)
2 颧骨 Zygomatic bone
3 眼静脉 Ophthalmic vein
4 下直肌 Inferior rectus
5 颞肌 Temporalis
6 筛窦气房 Ethmoidal air cells
7 翼腭窝 Pterygopalatine fossa
8 蝶骨 Sphenoid bone
9 蝶窦 Sphenoid sinus
10 颞叶 Temporal lobe
11 脑膜中动脉，额支 Middle meningeal artery, frontal branch
12 颞下回 Inferior temporal gyrus
13 颈内动脉 Internal carotid artery
14 海绵窦 Cavernous sinus
15 三叉神经，Gasserian 神经节 Trigeminal nerve, Gasserian ganglion
16 硬膜孔处外展神经 Abducens nerve at the dural aperture
17 基底动脉 Basilar artery
18 基底沟 Basilar sulcus
19 耳蜗 Cochlea
20 小脑前下动脉 (AICA) Anterior inferior cerebellar artery (AICA)
21 脑桥 Pons
22 内耳道 Internal acoustic canal
23 面神经与中间神经 Facial nerve with intermediate nerve
24 前庭耳蜗神经 Vestibulocochlear nerve
25 颞骨，岩部 Temporal bone, petrous part
26 后半规管 Posterior semicircular canal
27 第四脑室 Fourth ventricle
28 小脑中脚 Middle cerebellar peduncle
29 乙状窦 Sigmoid sinus
30 蚓垂 (IX) Uvula of vermis (IX)
31 小脑蚓部 Vermis of cerebellum
32 导静脉 Emissary vein
33 小脑后叶，半球 Posterior lobe of cerebellum, hemisphere
34 枕动脉 Occipital artery
35 枕骨 Occipital bone

图 7–32 鼻旁窦 X 线片

A. 轴向 T2W MRI 显示上颌窦 (5) 和鼻腔与鼻咽部交通；

B. 轴向 T2W MRI，图 A 的上一层面，显示筛窦气房 (6) 和蝶窦 (9)。

（杨耀武　于世宾　译）

口腔：概述

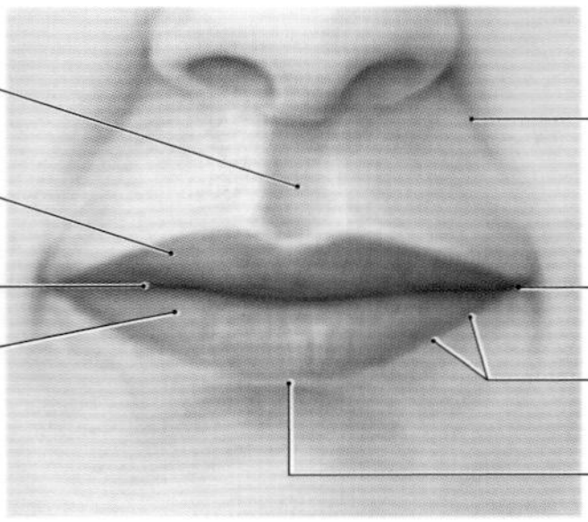
人中
Philtrum
上唇
Upper lip
口裂
Oral fissure
下唇
Lower lip
鼻唇沟
Nasolabial crease
口角
Angle of mouth
唇红缘
Vermillion border
颏唇沟
Labiomental groove

图 8–1 唇和唇皱褶

正面观。上唇和下唇在口角处相连。口裂与口腔相通。唇的外形或颜色变化可能提示了很多重要的全身系统疾病：唇紫蓝色（发绀）提示心脏、肺或者两者均有的疾病；鼻唇沟加深可能提示一些消化系统的慢性病。

图 8–2 口腔

A. 前面观。**B.** 舌下区前面观。**C.** 口腔左侧面观。牙弓（包括上、下颌骨的牙槽嵴）将口腔分为2部分。

- 口腔前庭：属于牙弓外面的部分，内界为牙弓，外界为唇和颊。
- 固有口腔：牙弓内侧的口腔。

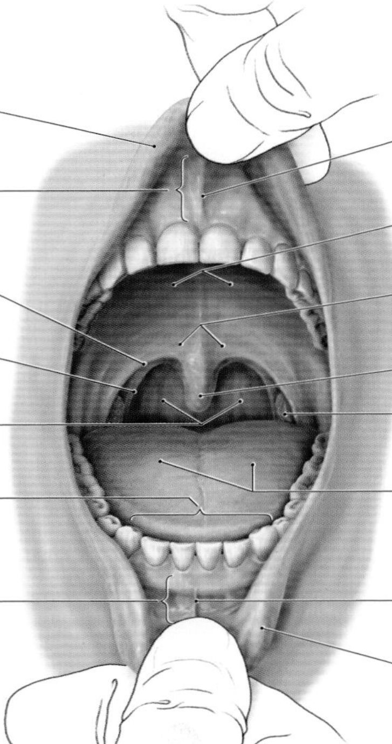
上唇
Upper lip
口腔前庭
Oral vestibule
腭舌弓
Palatoglossal arch
腭咽弓
Palatopharyngeal arch
咽峡
Faucial isthmus
固有口腔
Oral cavity proper
口腔前庭
Oral vestibule
上唇系带
Frenulum of upper lip
硬腭
Hard palate
软腭
Soft palate
腭垂
Uvula
腭扁桃体
Palatine tonsil
舌背
Dorsum of tongue
下唇系带
Frenulum of lower lip
下唇
Lower lip

A

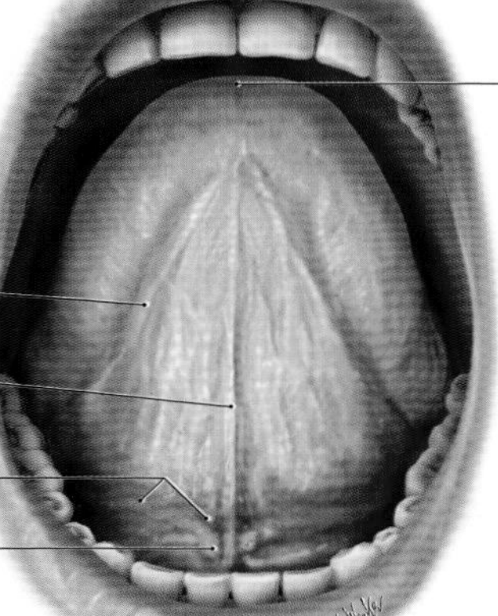
舌尖
Apex of tongue
伞襞
Fimbriated fold
舌系带
Lingual frenulum
舌下襞
Sublingual fold
舌下乳头
Sublingual papilla

B

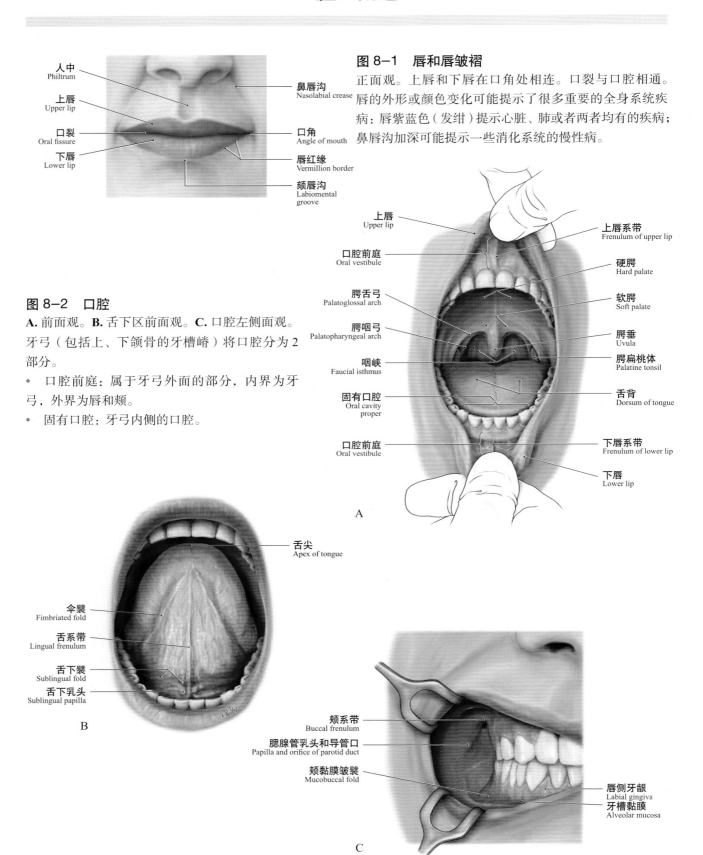

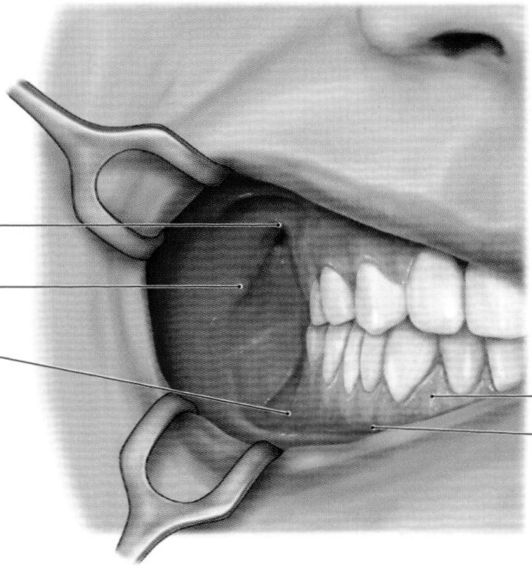
颊系带
Buccal frenulum
腮腺管乳头和导管口
Papilla and orifice of parotid duct
颊黏膜皱襞
Mucobuccal fold
唇侧牙龈
Labial gingiva
牙槽黏膜
Alveolar mucosa

C

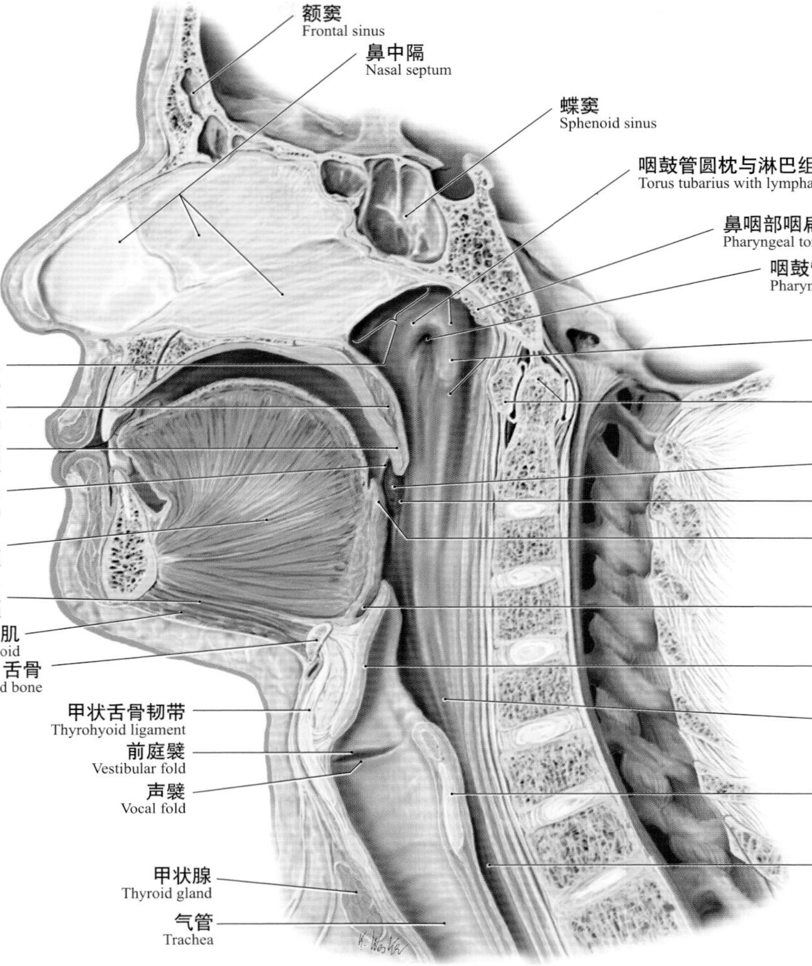
额窦
Frontal sinus
鼻中隔
Nasal septum
蝶窦
Sphenoid sinus
咽鼓管圆枕与淋巴组织（咽鼓管扁桃体）
Torus tubarius with lymphatic tissue (tonsilla tubaria)
鼻咽部咽扁桃体
Pharyngeal tonsil in nasopharynx
咽鼓管咽口
Pharyngeal orifice of pharyngotympanic tube
右侧鼻后孔
Right choana
咽鼓管咽壁与侧面淋巴组织
Salpingopharyngeal fold with lateral lymphatic band
软腭
Soft palate
寰椎前弓（C1）和枢椎齿突（C2）
Anterior arch of atlas (C1) and dens of axis (C2)
腭垂
Uvula
腭扁桃体（口咽）
Palatine tonsil in oropharynx
腭舌弓
Palatoglossal arch
腭咽弓
Palatopharyngeal arch
颏舌肌
Genioglossus
舌扁桃体（沟后部分）
Lingual tonsil (on postsulcal portion of the tongue)
颏舌骨肌
Geniohyoid
会厌谷
Vallecula
下颌舌骨肌
Mylohyoid
舌骨
Hyoid bone
会厌
Epiglottis
甲状舌骨韧带
Thyrohyoid ligament
喉咽
Laryngopharynx
前庭襞
Vestibular fold
声襞
Vocal fold
环状软骨
Cricoid cartilage
食管
Esophagus
甲状腺
Thyroid gland
气管
Trachea

图 8–3　口腔和咽喉局部解剖

正中矢状面，左侧面观。口腔位于鼻腔的下方，咽的前方。口腔的顶由前 2/3 的硬腭和后 1/3 的软腭构成。下界由下颌舌骨肌构成。侧方为颊部，后方与口咽部相延续。

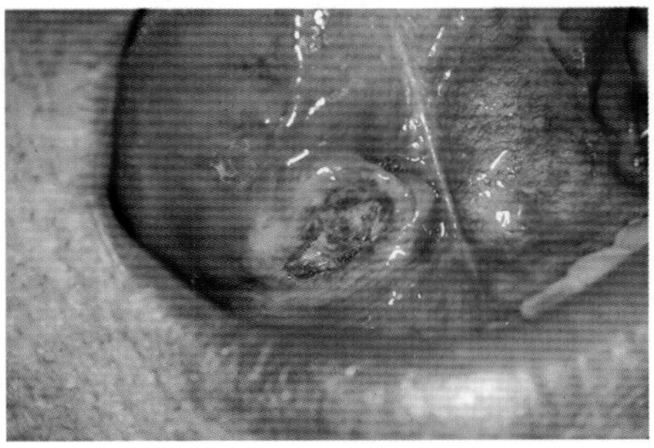

A

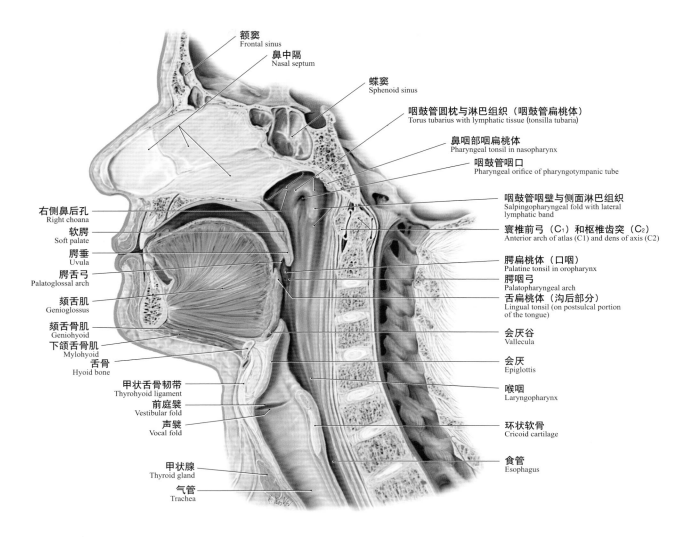

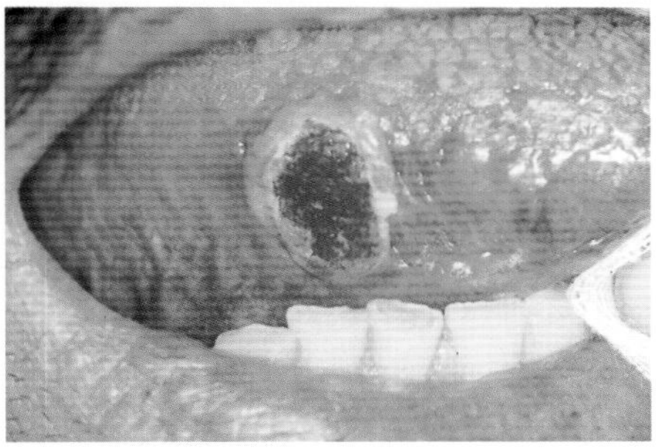

B

图 8–4　口腔癌

A. 口底癌灶。**B.** 舌部癌灶。

大多数口腔癌属于鳞状细胞癌，可由酒精和烟草刺激诱发（协同作用）。好发部位是口底、舌后部和舌腹（下面）、舌侧缘。典型的表现是一无痛的溃疡面，边缘隆起，基底硬化伴感染。另一种表现是白斑（白色斑块）、红斑（红色斑块），或者是两者的结合。相比于其他部位，位于口底的创伤面更容易癌变。癌性疼痛一般发生于病变后期，且通常由二重感染引发。

口腔的脉管系统

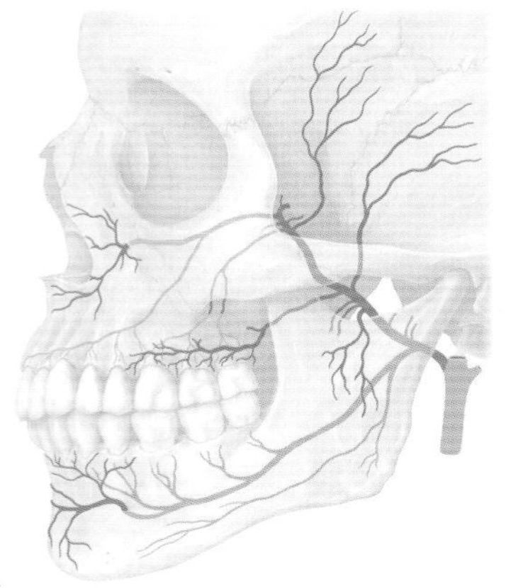

A

图 8–5 上颌动脉

左侧面观。**A.** 示意图。**B.** 上颌动脉的走行。

A. 上颌动脉主要分为 3 部分：下颌段（蓝色）、翼肌段（绿色）、翼腭段（黄色）。

B. 上颌动脉是口腔的主要供血血管。下颌段主要供应下颌骨、下颌牙、牙龈组织、黏膜、部分咀嚼肌和软腭。翼肌段主要供应咀嚼肌、颊部黏膜。翼腭段主要供应上颌牙、牙龈、黏膜和硬腭，以及上唇。这里只显示上颌动脉供应口腔结构的分支，该血管更多详细的解剖见第 61 页表 3–6。

其他参与口腔供血的动脉还有舌动脉（为口底和舌部供血，见第 56 页）、面动脉（下唇分支为下唇供血，上唇分支为上唇供血，见第 57 页）。

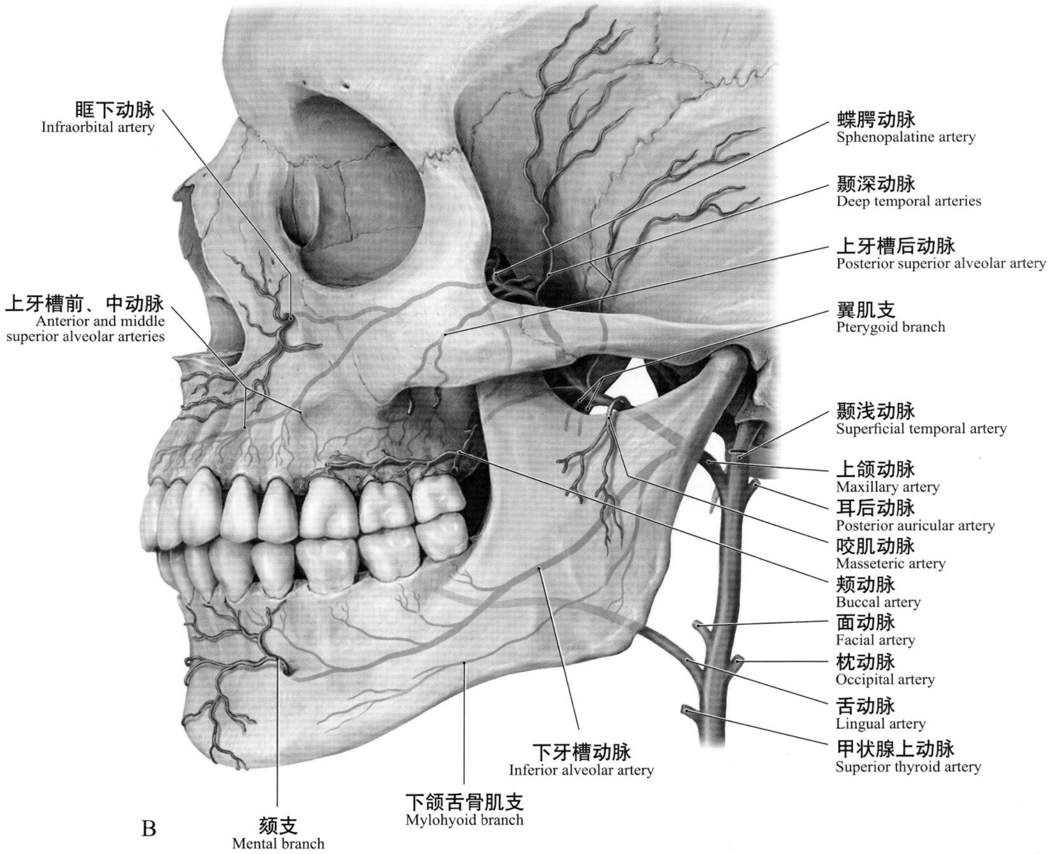
眶下动脉
Infraorbital artery
上牙槽前、中动脉
Anterior and middle superior alveolar arteries
蝶腭动脉
Sphenopalatine artery
颞深动脉
Deep temporal arteries
上牙槽后动脉
Posterior superior alveolar artery
翼肌支
Pterygoid branch
颞浅动脉
Superficial temporal artery
上颌动脉
Maxillary artery
耳后动脉
Posterior auricular artery
咬肌动脉
Masseteric artery
颊动脉
Buccal artery
面动脉
Facial artery
枕动脉
Occipital artery
舌动脉
Lingual artery
甲状腺上动脉
Superior thyroid artery
下牙槽动脉
Inferior alveolar artery
下颌舌骨肌支
Mylohyoid branch
颏支
Mental branch

B

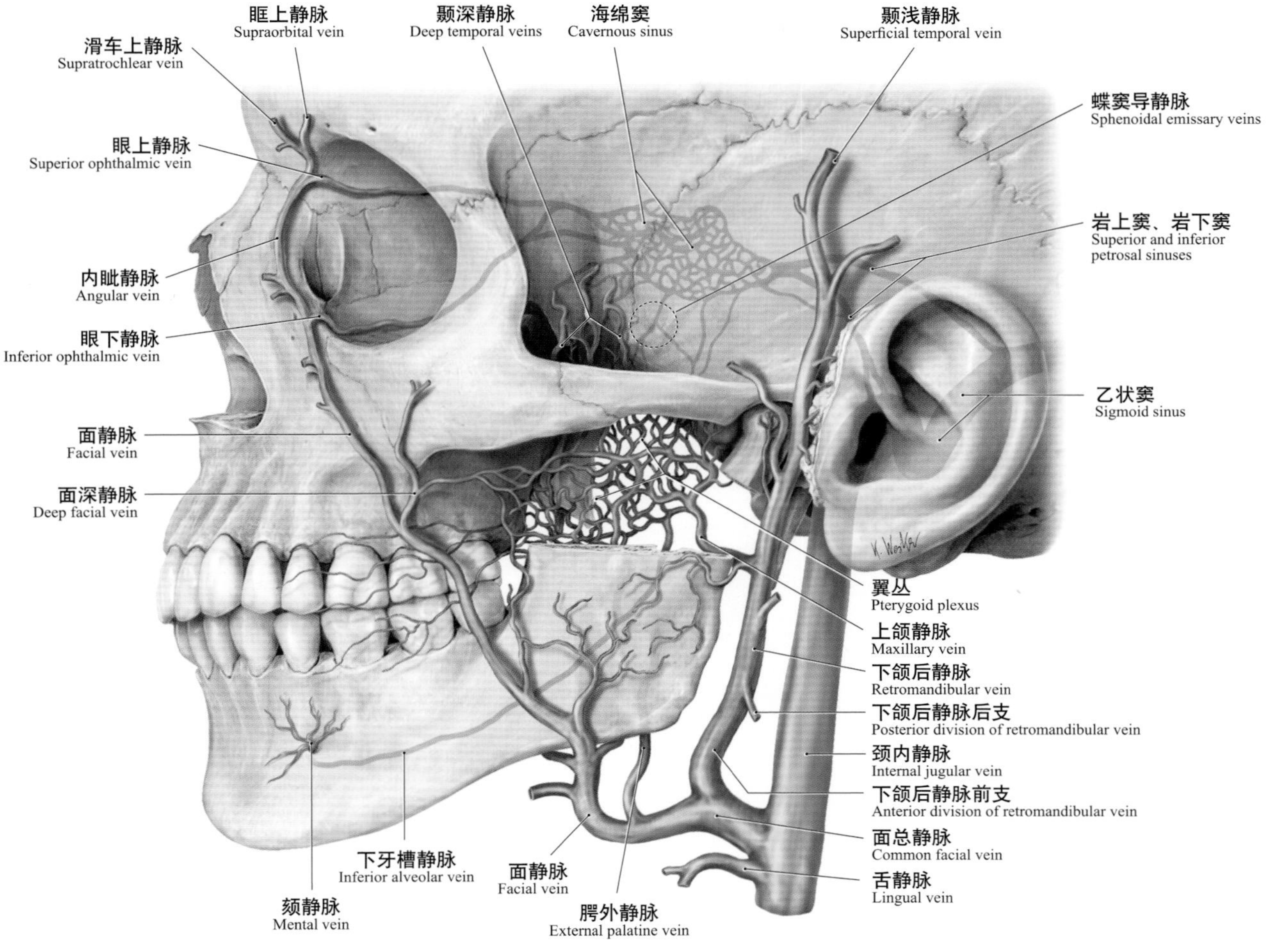

眶上静脉
Supraorbital vein
颞深静脉
Deep temporal veins
海绵窦
Cavernous sinus
颞浅静脉
Superficial temporal vein
滑车上静脉
Supratrochlear vein
蝶窦导静脉
Sphenoidal emissary veins
眼上静脉
Superior ophthalmic vein
岩上窦、岩下窦
Superior and inferior petrosal sinuses
内眦静脉
Angular vein
眼下静脉
Inferior ophthalmic vein
乙状窦
Sigmoid sinus
面静脉
Facial vein
面深静脉
Deep facial vein
翼丛
Pterygoid plexus
上颌静脉
Maxillary vein
下颌后静脉
Retromandibular vein
下颌后静脉后支
Posterior division of retromandibular vein
颈内静脉
Internal jugular vein
下颌后静脉前支
Anterior division of retromandibular vein
面总静脉
Common facial vein
舌静脉
Lingual vein
下牙槽静脉
Inferior alveolar vein
面静脉
Facial vein
颏静脉
Mental vein
腭外静脉
External palatine vein

图 8–6　口腔的静脉回流

左侧面观。下牙槽静脉由分布在下颌牙、牙龈、黏膜的静脉组成，引流至翼丛。同样，汇入翼丛的静脉还有引流上颌牙、牙龈、黏膜的上牙槽静脉，以及引流硬腭和软腭的静脉。上牙槽中静脉和上牙槽前静脉汇入眶下静脉，再汇入翼丛。舌静脉引流舌与口底的血液，下颌牙的静脉回流至面静脉。

口腔的神经支配

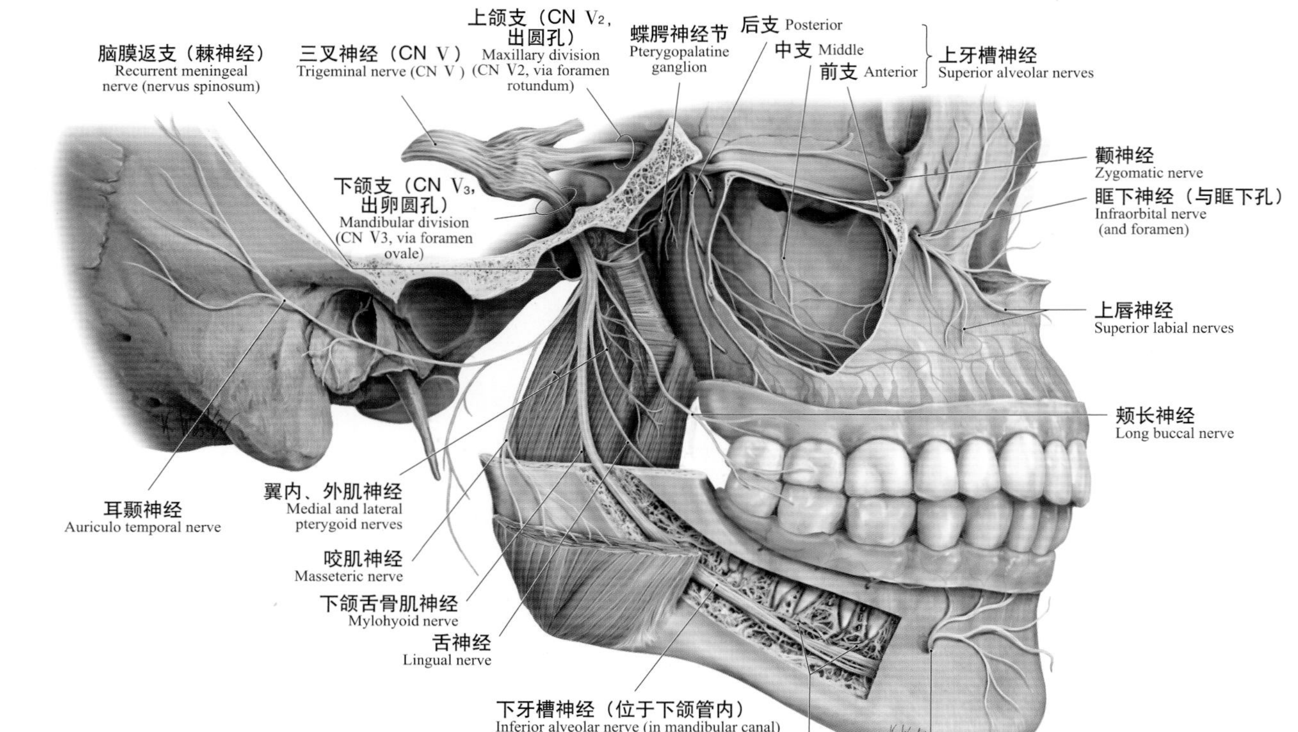

图 8–7 三叉神经

右侧面观。三叉神经的上颌支和下颌支发出许多分支，管理口腔的感觉。详见第 132 ～ 135 页。

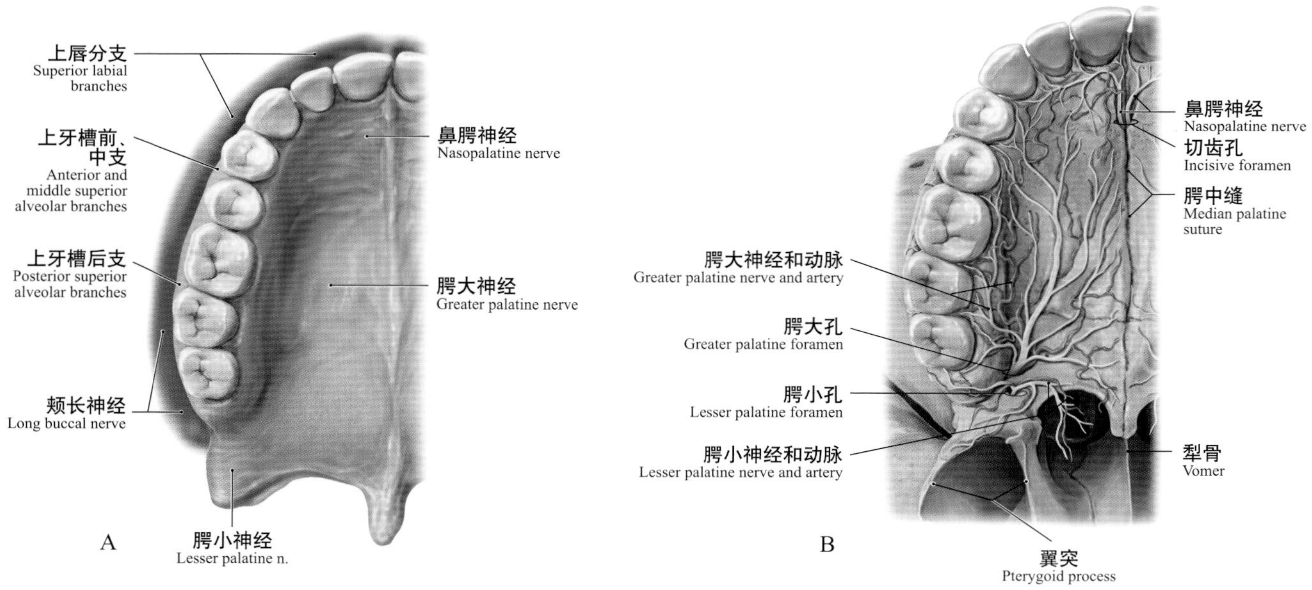

图 8–8 硬腭的神经血管结构

下面观。**A.** 硬腭的感觉神经主要来源于三叉神经的上颌支（CN V_2）。注：颊长神经是三叉神经下颌支的分支（CN V_3）。**B.** 硬腭的动脉主要来自上颌动脉（上颌动脉是颈外动脉的分支）。

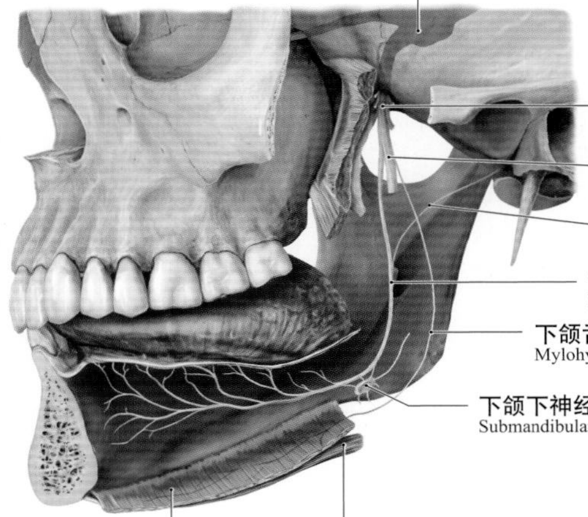

三叉神经节
Trigeminal ganglion
三叉神经下颌支（CN V3）
Mandibular division (CN V3)
下牙槽神经
Inferior alveolar nerve
鼓索（CN Ⅶ）
Chorda tympani (CN Ⅶ)
舌神经
Lingual nerve
下颌舌骨肌神经
Mylohyoid nerve
下颌下神经节
Submandibular ganglion
二腹肌，前腹
Digastric, anterior belly
下颌舌骨肌
Mylohyoid
A

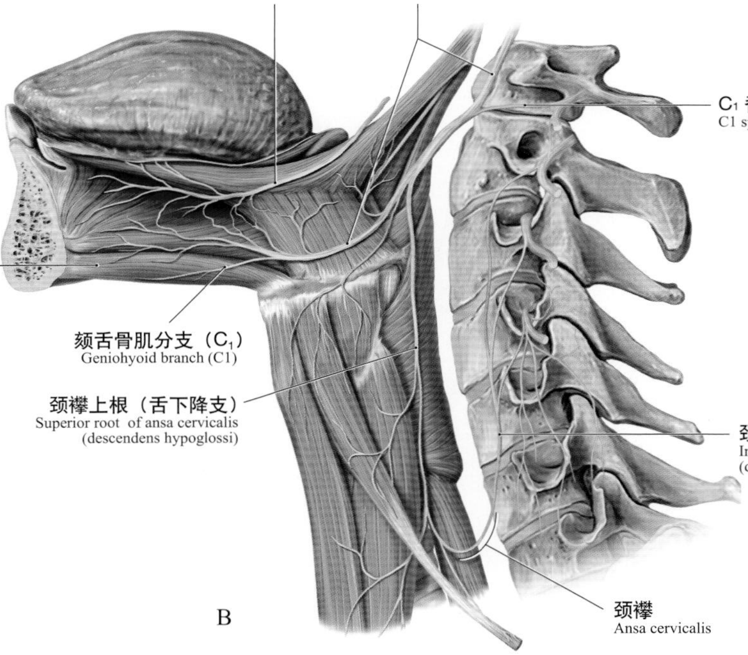

舌神经
Lingual nerve
舌下神经（CN Ⅻ）
Hypoglossal nerve (CN Ⅻ)
C1 脊神经（前支）
C1 spinal nerve (anterior ramus)
颏舌骨肌
Geniohyoid
颏舌骨肌分支（C1）
Geniohyoid branch (C1)
颈襻上根（舌下降支）
Superior root of ansa cervicalis
(descendens hypoglossi)
颈襻下根（颈降支）
Inferior root of ansa cervicalis
(descendens cervicalis)
颈襻
Ansa cervicalis
B

图 8–9　口底肌肉的神经支配

A. 半侧下颌骨切除后左侧面观。**B.** 口底肌的左侧面观。口底肌群包括下颌舌骨肌和颏舌骨肌。下颌舌骨肌的支配神经是下颌舌骨肌神经（三叉神经下颌支，CN V_3），颏舌骨肌的支配神经为 C_1 脊神经前支，通过舌下神经（CN Ⅻ）到达该肌。

牙的分类和常用名词

人类共有2副牙：乳牙和恒牙。牙按照形态分为4组：切牙、尖牙、前磨牙（乳牙列中不存在）和磨牙。牙槽骨构成了牙槽窝，牙靠弹性结缔组织固定于牙槽窝内。

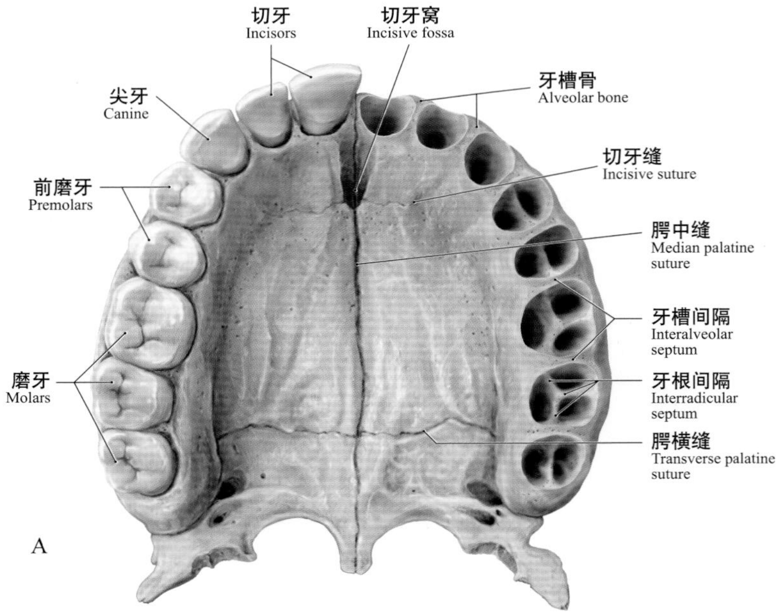

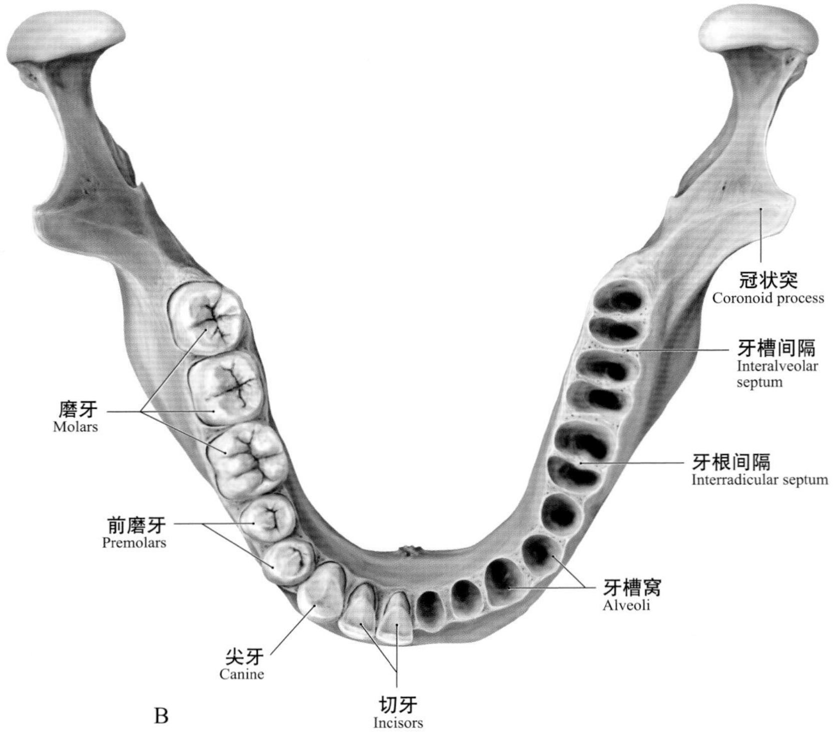

图8–10 成人恒牙

A. 上颌骨下面观（去除左侧牙）。

B. 下颌骨上面观（去除左侧牙）。

上颌骨和下颌骨各有16颗牙，左右两侧对称排列，以适应各自不同的咀嚼功能。一侧下颌骨有3颗磨牙。切牙和尖牙用于切割撕裂食物，磨牙用于研磨食物。

右侧两图的左侧牙被拔除，以便显露牙槽窝。在前牙区（切牙和尖牙所在的位置），唇侧骨板非常薄（约0.1 mm），可触及这些牙的牙根。牙槽间隔将相邻的2个牙槽窝分隔，而牙根间隔将多根牙的牙根分隔。

牙槽骨骨炎（干槽症）是牙槽骨的炎性病变。牙拔除术后血凝块应充满牙槽窝，如果因为某些原因使血凝块无法正常形成（例如吸烟），或者使血凝块移位（例如漱口），导致牙槽窝基底的骨面和神经暴露于口腔，则会发生这种感染。

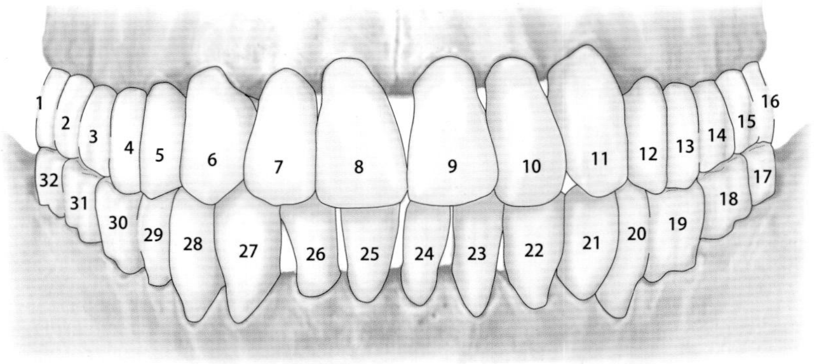

图 8–11　恒牙的编码方法

在美国，所有恒牙均依序编码，而不分象限。从牙科医师面对患者的视角，按照顺时针方向，上颌牙为 1 ～ 16 号、下颌牙为 17 ～ 32 号。注：患者右侧上颌第三磨牙（迟牙）编为 1 号。

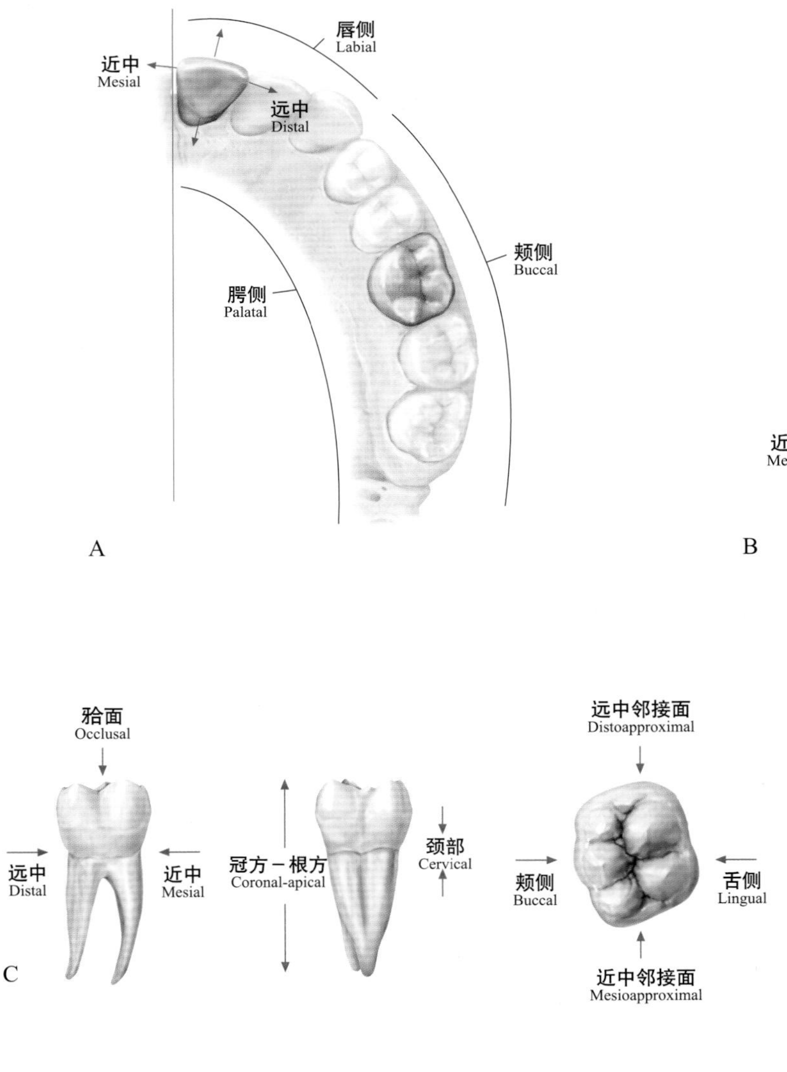

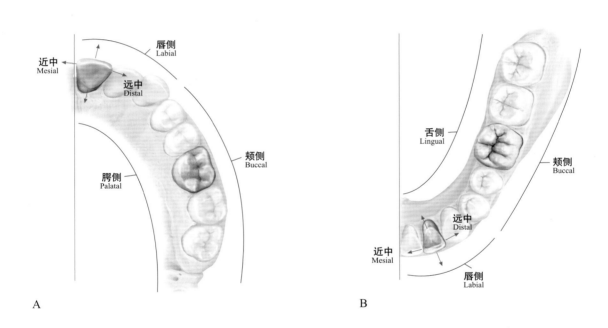

图 8–12　牙的表面标志

A. 上颌牙弓下面观。

B. 下颌牙弓上面观。

C. 右侧下颌第一磨牙（30 号牙）颊侧、远中和殆面观。

牙的近中和远中分别最靠近和最远离中线。唇侧用于切牙和尖牙，颊侧用于前磨牙和磨牙。腭侧指的是上颌牙的内面，舌侧指的是下颌牙的内面。C 图展示了单颗牙的冠方、根方、颈部的方向，以及与邻牙相接触的点和面。这些标志被用于描述小的龋损的精确部位。

牙和牙周组织

牙周组织包括所有参与将牙固定于牙槽窝的组织结构：

- 牙龈
- 牙骨质
- 牙周韧带
- 牙槽骨

牙周组织的主要作用为：

- 将牙固定在牙槽骨上，使咀嚼力转变为拉伸力。
- 通过神经纤维和感觉神经末梢感受疼痛刺激，调节咀嚼力。
- 通过大量防御细胞、口腔与牙根之间足够的距离而抵抗感染。
- 因为血供充分，牙周组织新陈代谢快，再生能力强。

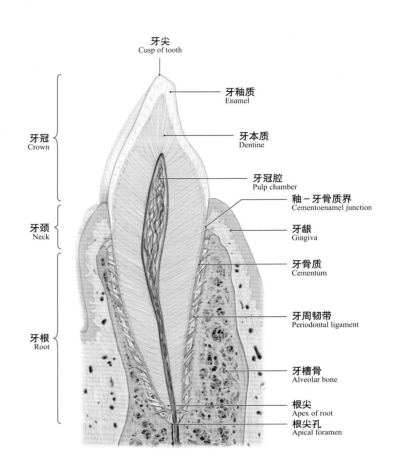

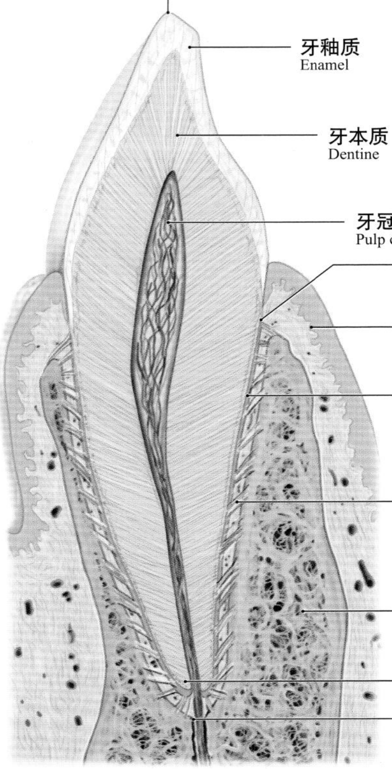

图 8–13 牙的剖面结构

下颌切牙矢状切面。牙由牙冠、牙颈和牙根3部分构成，牙冠被牙釉质覆盖，牙根被牙骨质覆盖，两者于牙颈部相接（釉牙骨质界）。牙体的大部分是牙本质。

表 8–1 牙的结构

保护性结构：这些坚硬的、无血管的结构覆盖在牙的最表层，保护内部的牙体组织。正常情况下，牙釉质和牙骨质在颈部相接，如果结构异常，暴露的牙本质会出现非常明显的敏感疼痛反应	牙釉质：坚硬，透明，覆盖牙冠，牙尖处最厚（2.5 mm）。牙釉质晶体彼此平行排列，主要成分是羟磷灰石 [$Ca_5(PO_4)_3(OH)$]。与牙骨质在牙颈部相连（颈缘，釉－牙本质界）
	牙骨质：类骨质结构，覆盖在牙根表面，缺乏神经血管结构
牙体结构：牙主要由牙本质构成，血管丰富的牙髓组织对其提供营养支持	牙本质：构成牙体大部分的坚硬组织。由大量 S 形管状结构（管内牙本质）网组成，周围是管周牙本质。牙本质小管使深部的牙髓组织和牙表面结构相通。因为含大量来自牙髓的神经纤维，所以暴露的牙本质非常敏感
	牙髓：位于牙髓腔和根管内，含有丰富的神经血管和疏松结缔组织。神经血管在根尖处进入根尖孔，使牙髓接受颈上神经节传来的交感神经刺激和三叉神经（CN Ⅴ）节传来的感觉神经刺激
牙周组织：牙周组织固定并支持，包括几种不同的组织类型 注：牙骨质也被认为是牙周组织的一部分	牙周韧带：致密结缔组织纤维，连接牙槽窝内的根面牙骨质和牙槽骨 牙槽骨（上颌骨和下颌骨的牙槽突）：在上颌骨或下颌骨中，牙根埋入的部分称为牙槽突（更近中的骨质属于体部） 牙龈：附着龈连接牙槽骨、牙周膜和牙，游离龈包绕牙颈部，厚约 1 mm，膜龈联合线是下颌角化牙龈和舌侧非角化黏膜的分界线。腭黏膜是咀嚼黏膜（正角化），与上颌牙龈之间无明确的界限。第三磨牙（迟牙）通常经膜龈联合线萌出，因为口腔黏膜无法支撑牙，所以食物常常滞留在缺乏附着龈的区域

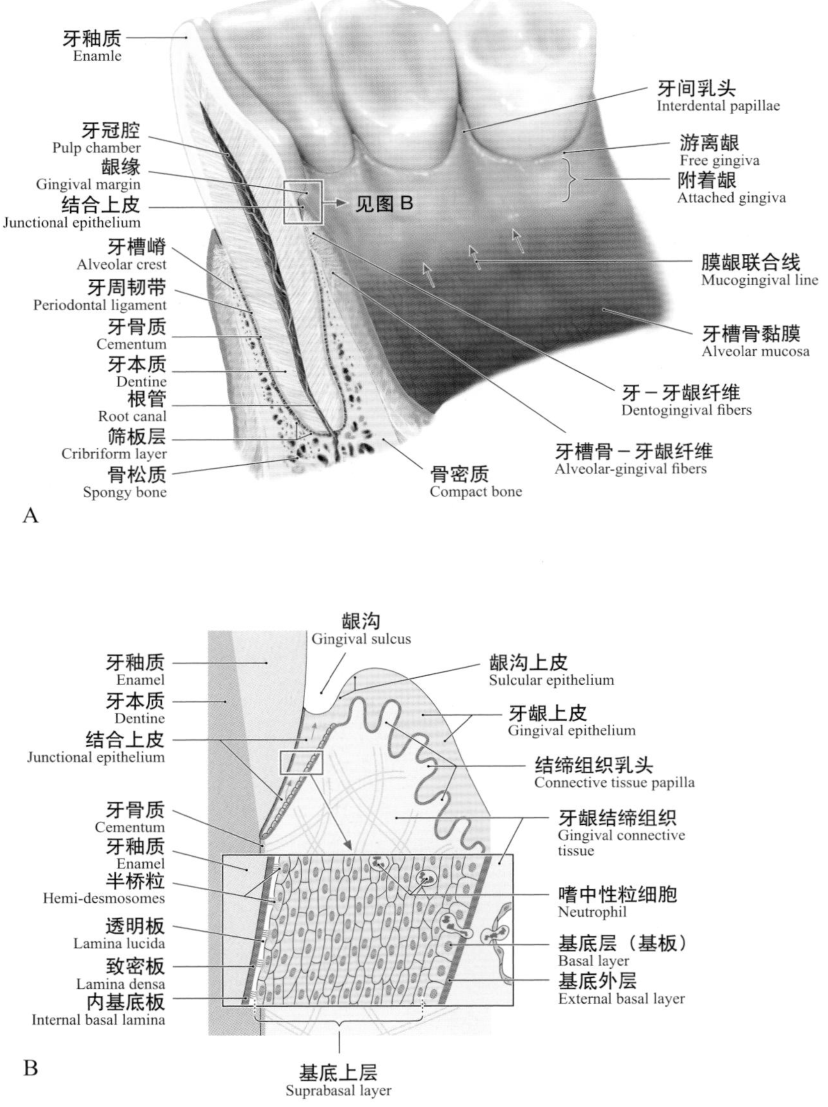

牙釉质
Enamle
牙冠腔
Pulp chamber
龈缘
Gingival margin
结合上皮
Junctional epithelium
见图 B
牙槽嵴
Alveolar crest
牙周韧带
Periodontal ligament
牙骨质
Cementum
牙本质
Dentine
根管
Root canal
筛板层
Cribriform layer
骨松质
Spongy bone
骨密质
Compact bone
牙间乳头
Interdental papillae
游离龈
Free gingiva
附着龈
Attached gingiva
膜龈联合线
Mucogingival line
牙槽骨黏膜
Alveolar mucosa
牙－牙龈纤维
Dentogingival fibers
牙槽骨－牙龈纤维
Alveolar-gingival fibers
A
龈沟
Gingival sulcus
牙釉质
Enamel
牙本质
Dentine
结合上皮
Junctional epithelium
牙骨质
Cementum
牙釉质
Enamel
半桥粒
Hemi-desmosomes
透明板
Lamina lucida
致密板
Lamina densa
内基底板
Internal basal lamina
龈沟上皮
Sulcular epithelium
牙龈上皮
Gingival epithelium
结缔组织乳头
Connective tissue papilla
牙龈结缔组织
Gingival connective tissue
嗜中性粒细胞
Neutrophil
基底层（基板）
Basal layer
基底外层
External basal layer
基底上层
Suprabasal layer
B

图 8–14 牙龈

A. 牙龈。**B.** 结合上皮。

A. 牙龈从龈缘延伸到膜龈联合界（线）。在此处，牙龈上皮逐渐变为更粉红色的牙槽骨黏膜上皮。临床上，2 种类型的牙龈区分明显：

- 游离龈：像袖口一样包绕在牙颈部的牙釉质上。龈沟是环绕牙颈部，在牙龈和结合上皮之间的浅沟。
- 附着龈：从龈沟延伸到膜龈缘。通过牙－牙龈纤维，紧密附着在牙颈部的牙骨质和牙槽嵴上。

B. 结合上皮靠半桥粒附着在牙骨质表面和基底层，保证口腔黏膜和牙表面充分附着。结合上皮由根尖向冠方逐渐增宽。

注：结合上皮的完整性是保证整个牙周系统健康的前提条件。如果菌斑内的细菌定植，导致牙颈部细菌感染，结合上皮会从牙面脱离，在龈沟区形成所谓的“龈袋”，称为牙周炎。

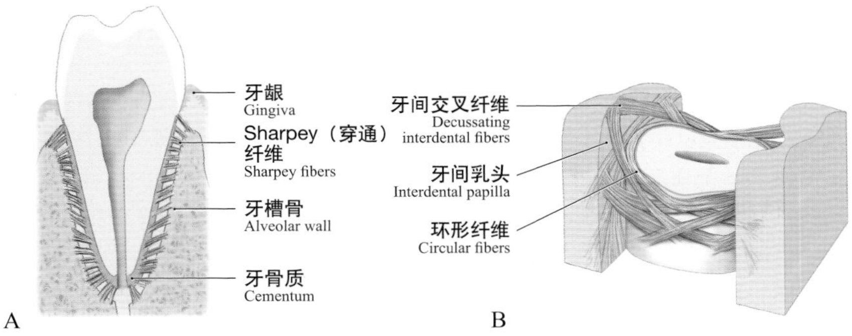

牙龈
Gingiva
Sharpey（穿通）纤维
Sharpey fibers
牙槽骨
Alveolar wall
牙骨质
Cementum
A
牙间交叉纤维
Decussating interdental fibers
牙间乳头
Interdental papilla
环形纤维
Circular fibers
B

图 8–15 牙周韧带

A. 牙周韧带的穿通纤维从牙槽骨斜向下方连接在牙骨质上。这种排列将牙弓承受的咬合力转变为牙槽骨和牙周纤维上的拉伸力（否则咀嚼力会导致牙槽骨萎缩）。

B. 牙槽骨上的牙龈结缔组织中有许多粗大的胶原纤维束，在牙的周围呈螺旋状排列，以加强附着力。

上颌恒牙

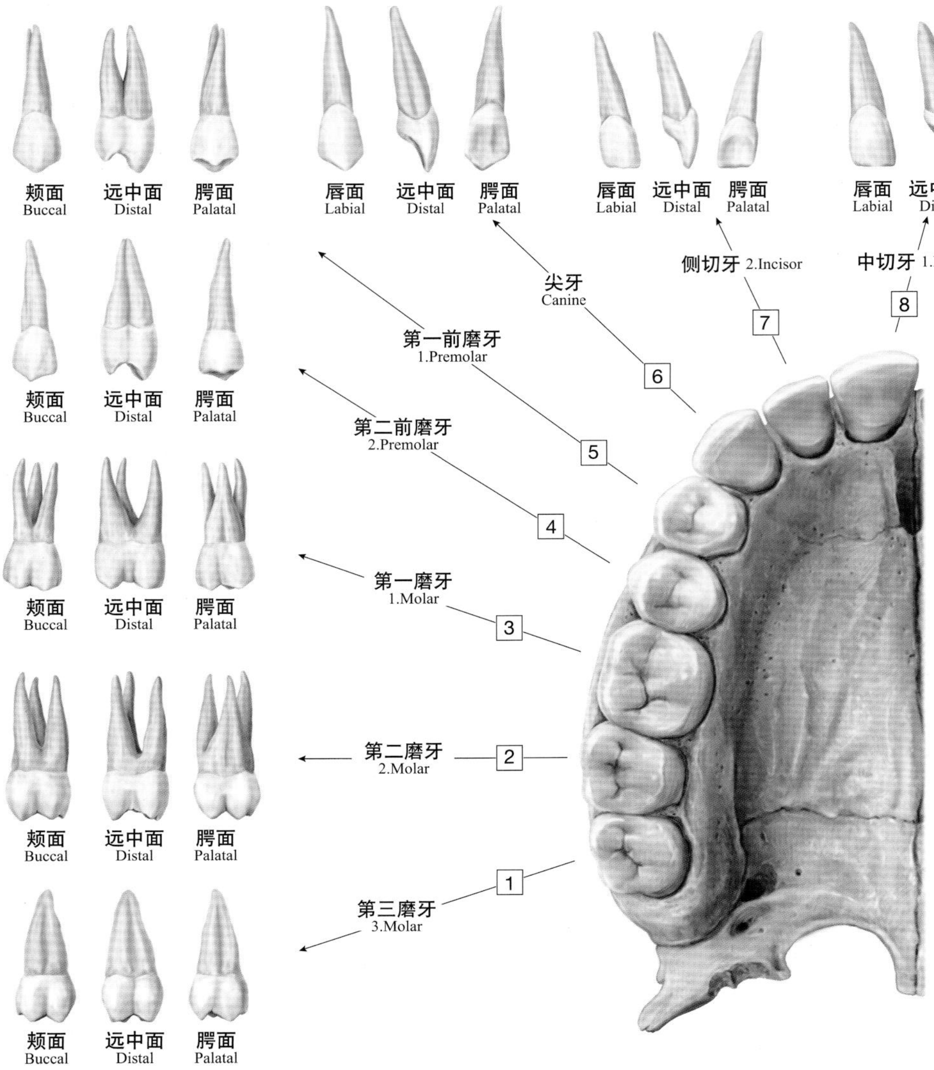

图 8–16　上颌恒牙的形态

右侧上颌牙，𬌗面观及各侧面观。

切牙：切牙用于将大块食物切断。因此，切牙有锐利的边缘（铲状边缘）。此外，还在很大程度上决定着口腔的美观功能。通常，切牙都是单根牙，只有 1 个根管。上颌中切牙最大，下颌中切牙最小。上颌 2 个侧切牙的舌窝顶端是龋病的好发部位。上颌切牙较下颌切牙宽大，形成理想的尖窝咬合关系（图 8–18）。

尖牙：尖牙只有 1 个牙尖，并有 1 个特别粗而长的单根（全口牙中最长的牙根），只有 1 个根管，为切牙提供支持。上颌尖牙的萌出会调整侧切牙的倾斜，关闭正中间隙（上颌 2 个中切牙之间的缝隙）。所以，正畸治疗多会等到该牙萌出后，以判断牙自我矫正到何种程度。不论是上颌还是下颌，尖牙对咬合关系都起到很大的作用。

前磨牙：外形呈现出切牙向磨牙过渡的一种形态，具有牙尖和窝沟，研磨作用大于撕咬食物作用。上颌前磨牙有 2 个牙尖，1 个是颊尖，1 个是腭尖，两者被中央沟分隔。第一前磨牙有 2 个牙根，每个牙根都有独立的根管。第二前磨牙通常只有 1 个牙根，但可能有 1 个或 2 个根管。

磨牙：磨牙是恒牙中最大的牙，𬌗面有多个牙尖。为了承担咀嚼压力，上颌磨牙通常有 3 个牙根，每个牙根都有独立的根管（有时近中根会有 2 个根管）。但第三磨牙（迟牙）例外，其牙根多融合，所以根管系统非常复杂（很少尝试对第三磨牙做根管治疗）。

表 8–2　上颌恒牙的形态

牙位	牙冠	牙面	牙根	根管
中切牙（8，9）	唇面观近似梯形；切缘含 3 个结节（牙乳头）	唇面：凸面 腭面：凹凸面	1 个圆形根	通常 1 个
侧切牙（7，10）				
尖牙（6，11）	含 1 个牙尖，近似梯形	唇面：凸面 腭面：凹凸面	1 个牙根；所有牙中最长	通常 1 个
第一前磨牙（5，12）	2 个尖（1 个颊尖，1 个腭尖），被中央沟分隔	颊面、远中面、腭面和近中面：均为稍平坦的凸面。近中面常含有近中沟，难以清洁，龋易感性高 𬌗面：形态较下颌前磨牙更为卵圆	2 个牙根（1 个颊根，1 个腭根）	通常 2 个，每个牙根各含 1 个
第二前磨牙（4，13）			1 个牙根，被纵沟分开，包含 2 个根管	1 个或 2 个
第一磨牙（3，14）	4 个牙尖（咬合面四周各 1 个）；近中腭尖和远中颊尖间有斜嵴相连	颊面、远中面、腭面和近中面：均为稍平坦的凸面 𬌗面：斜方形	3 个牙根（2 个颊根，1 个腭根），偶有融合	3 个或 4 个（近中牙根可能含 2 个根管）
第二磨牙（2，15）	4 个牙尖（远中腭尖通常很小或缺失）		3 个牙根（2 个颊根，1 个腭根），偶有融合	3 个或 4 个（近中牙根可能含 2 个根管）
第三磨牙（1，16）	3 个牙尖（无远中腭尖）		3 个牙根（2 个颊根，1 个腭根），常有融合	根管系统复杂

注：上颌牙由上牙槽后动脉（磨牙）、上牙槽中动脉（前磨牙）和上牙槽前动脉（切牙和尖牙）供血；静脉血经牙槽静脉回流至翼丛；神经支配为上牙槽后、中、前神经（与动脉分布相同）；淋巴引流至下颌下淋巴结。

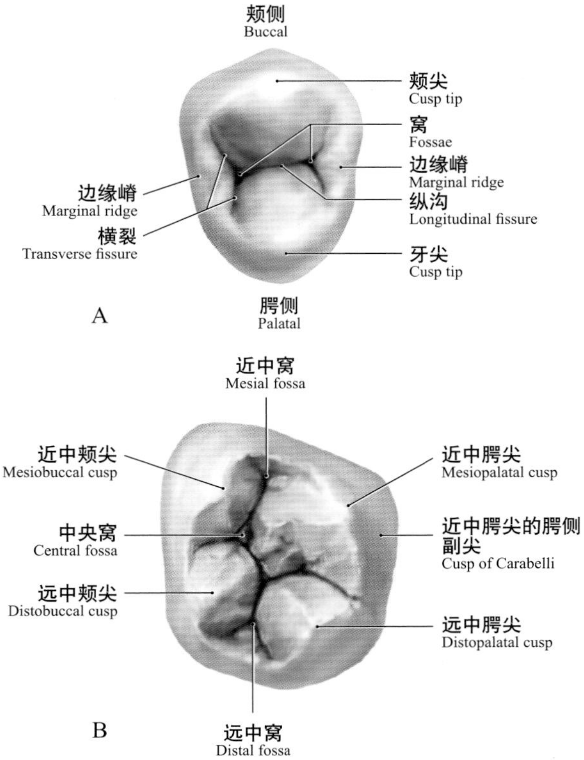

图 8–17　上颌第一前磨牙和第一磨牙

𬌗面观。

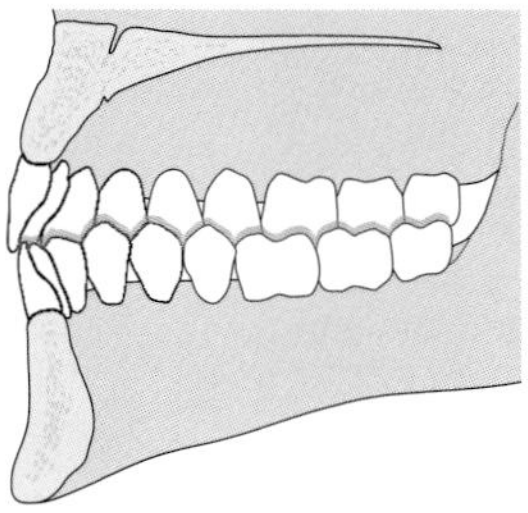

图 8–18　尖–窝咬合关系

闭唇时（𬌗位），上颌牙与对颌同名牙相互对应。对颌同名牙尖窝相互交错，1 个牙的牙尖咬在 2 个对颌牙的窝（裂）内。这种排列方式使每个牙都与对颌的 2 个牙相接触，与上颌切牙宽度略大有关。Ⅰ类关系是“正常”的咬合关系，下前牙切缘与上前牙的舌侧窝相接触；Ⅱ类关系是下前牙咬在上前牙的舌侧窝后方；Ⅲ类关系是下前牙咬在上前牙的舌侧窝前方，反𬌗则是牙的唇舌向关系异常。

下颌恒牙

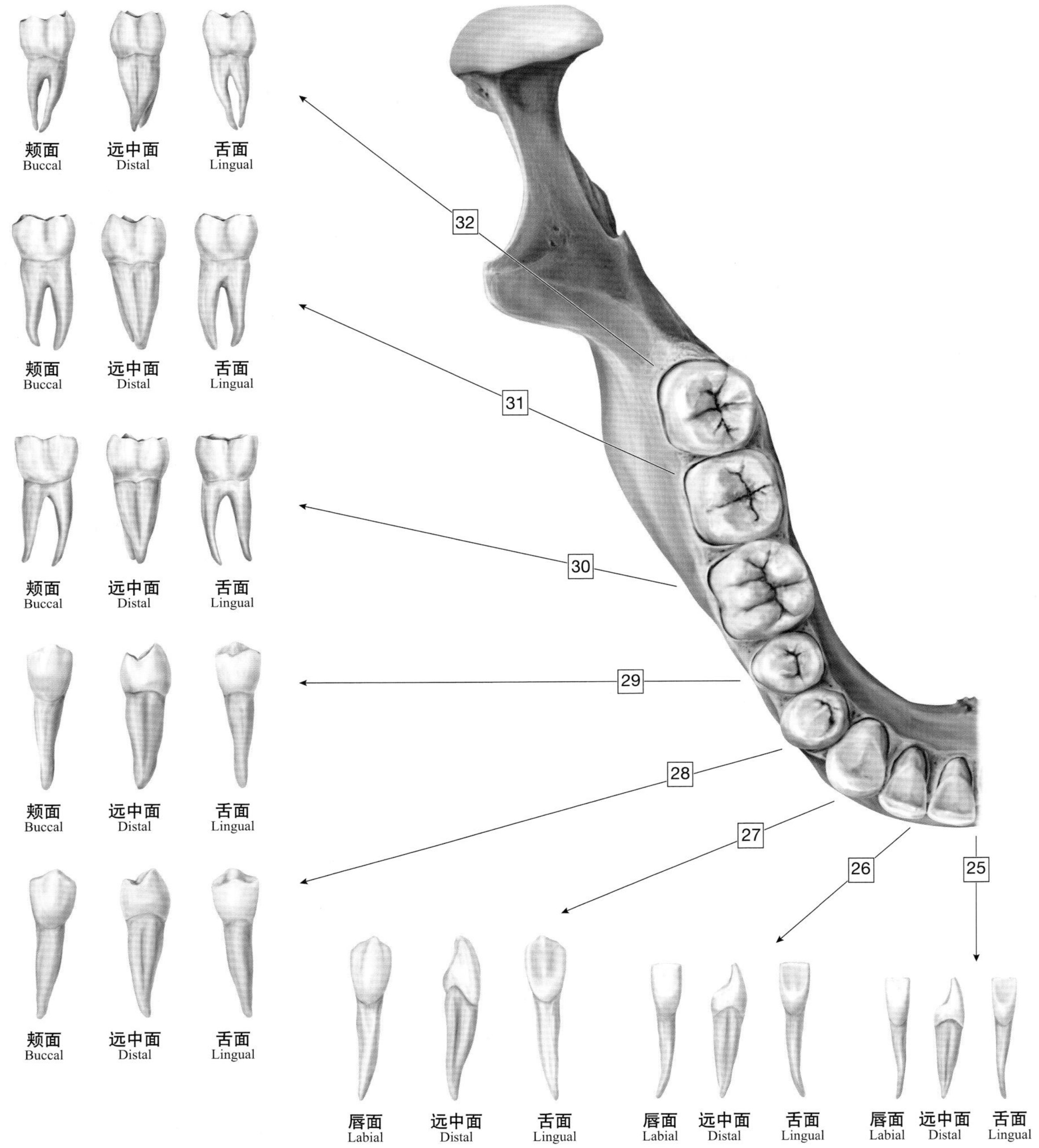
32
31
30
29
28
27
26
25
颊面 Buccal
远中面 Distal
舌面 Lingual
颊面 Buccal
远中面 Distal
舌面 Lingual
颊面 Buccal
远中面 Distal
舌面 Lingual
颊面 Buccal
远中面 Distal
舌面 Lingual
颊面 Buccal
远中面 Distal
舌面 Lingual
唇面 Labial
远中面 Distal
舌面 Lingual
唇面 Labial
远中面 Distal
舌面 Lingual
唇面 Labial
远中面 Distal
舌面 Lingual

图 8–19　下颌恒牙的形态

下颌恒牙的一般形态与上颌同名恒牙相似。

切牙：下颌切牙较上颌同名牙体积稍小，有 1 个牙根，含 1 个根管。

尖牙：下颌尖牙与上颌尖牙形态相似。

前磨牙：下颌第一前磨牙的舌尖轮廓欠分明，通常有 1 个牙根，含 1 个根管。

磨牙：下颌第一磨牙有 5 个牙尖，2 个牙根，2 ～ 4 个根管；下颌第二磨牙有 4 个牙尖，其余特征与第一磨牙相似；下颌第三磨牙通常阻生（未萌出至牙弓）且有 2 个融合根及复杂的根管系统。

表 8–3　下颌恒牙的形态

牙位	牙冠	牙面	牙根	根管
中切牙（24，25）	唇面观近似梯形；切缘含 3 个结节（牙乳头）	唇面：凸面 腭面：凹凸面	1 个牙根，略呈扁圆形	1
侧切牙（23，26）				
尖牙（22，27）	近似梯形，含 1 个牙尖	唇面：凸面 腭面：凹凸面	1 个牙根；所有牙中最长（注：下颌尖牙偶有双根）	1
第一前磨牙（21，28）	2 个牙尖（1 个高耸的颊尖和 1 个短小的舌尖相连；两尖之间的三角嵴相连成横嵴，近、远中䝟面点隙间有中央沟）	颊面、远中面、舌面和近中面：均为稍平坦的凸面。近中面常含有 1 个小点隙，难以清洁，龋易感性高 䝟面：形态较下颌前磨牙更为卵圆	1 个牙根（偶尔双根）	1
第二前磨牙（20，29）	3 个牙尖（1 个高耸的颊尖与 2 个短小的舌尖，被舌沟分隔）	下颌前磨牙	1 个牙根	1
第一磨牙（19，30）	5 个牙尖（3 个颊尖及 2 个舌尖），被裂分隔	颊面、远中面、舌面和近中面：均为稍平坦的凸面 䝟面：矩形	2 个牙根（1 个近中、1 个远中），相隔较远	2~4
第二磨牙（18，31）	4 个牙尖（2 个颊尖，2 个舌尖）		2 个牙根（1 个近中、1 个远中）	2~4
第三磨牙（17，32）	可能与第一磨牙或第二磨牙形态相似		2 个牙根，常融合	复杂的根管系统

注：下颌牙由下牙槽动脉（磨牙及前磨牙）或其切牙支（切牙及尖牙）供血；静脉血经下牙槽静脉回流至翼丛；神经支配为下牙槽神经、颊神经（磨牙及第二前磨牙）和颏神经（切牙、尖牙及第一前磨牙）、舌神经；淋巴引流至下颌下淋巴结。

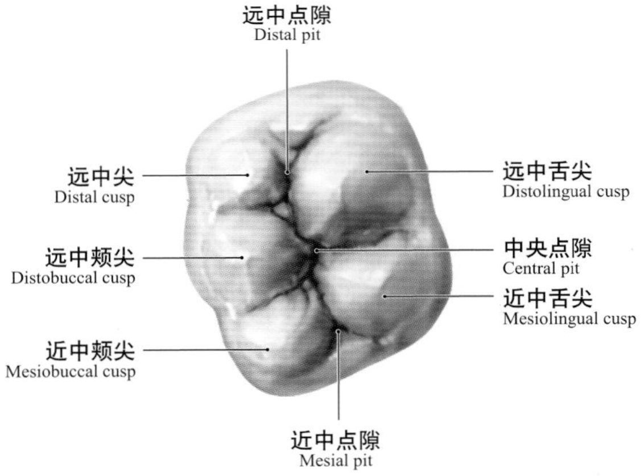

图 8–20　下颌第一磨牙

䝟面观。

乳　　牙

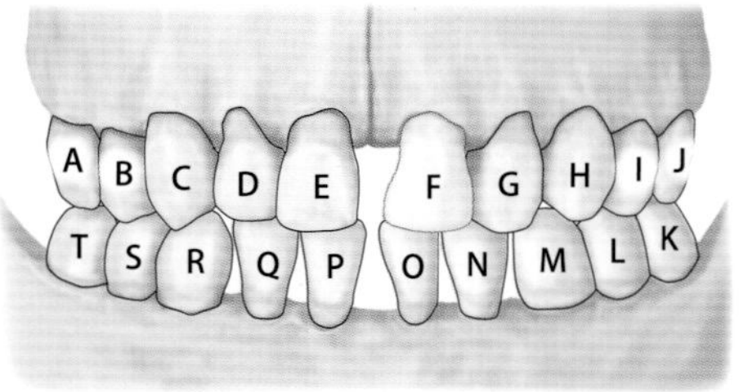

图 8–21　乳牙编码

上颌最右端磨牙编码为 A，顺时针方向依次编码上颌及下颌乳牙。

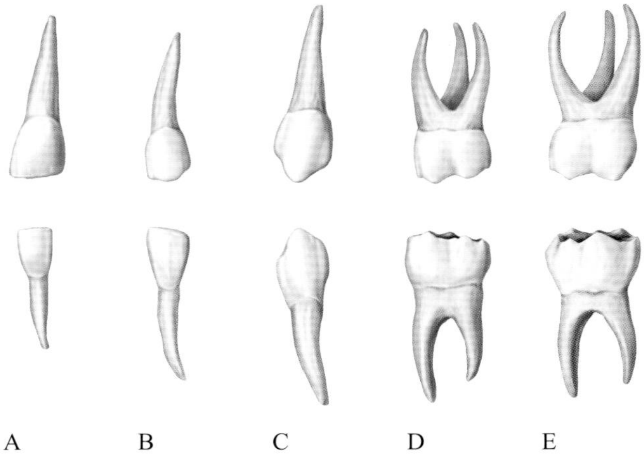
A
B
C
D
E

图 8–22　乳牙

左侧。乳牙列只有 20 颗牙，每个象限包含的牙如下：**A.** 中切牙。**B.** 侧切牙。**C.** 尖牙。**D.** 第一磨牙。**E.** 第二磨牙。为了区别乳、恒牙，乳牙由字母编码，上牙列标记为 A ～ J，下牙列标记为 K ～ T。

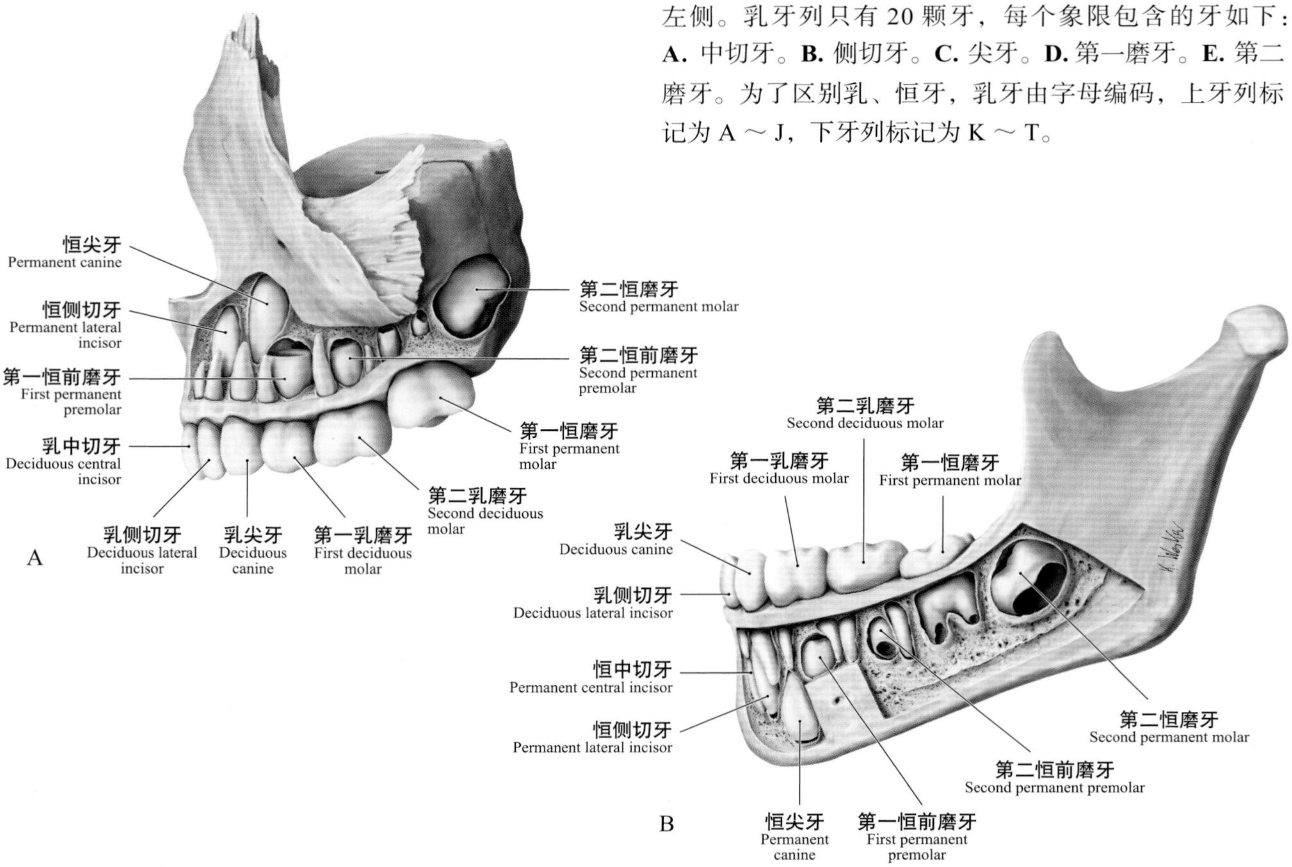
恒尖牙
Permanent canine
恒侧切牙
Permanent lateral incisor
第一恒前磨牙
First permanent premolar
乳中切牙
Deciduous central incisor
乳侧切牙
Deciduous lateral incisor
乳尖牙
Deciduous canine
第一乳磨牙
First deciduous molar
第二乳磨牙
Second deciduous molar
第一恒磨牙
First permanent molar
第二恒前磨牙
Second permanent premolar
第二恒磨牙
Second permanent molar
A
第二乳磨牙
Second deciduous molar
第一乳磨牙
First deciduous molar
第一恒磨牙
First permanent molar
乳尖牙
Deciduous canine
乳侧切牙
Deciduous lateral incisor
恒中切牙
Permanent central incisor
恒侧切牙
Permanent lateral incisor
恒尖牙
Permanent canine
第一恒前磨牙
First permanent premolar
第二恒前磨牙
Second permanent premolar
第二恒磨牙
Second permanent molar
B

图 8–23　1 名 6 岁儿童的牙

A. 上颌牙，左侧面观。**B.** 下颌牙，左侧面观。乳牙牙根周围的前骨板被移除，暴露其下方的恒牙胚（蓝色）。6 岁时，所有乳牙均已萌出，并与第一恒磨牙（第 1 个萌出的恒牙）同时出现于口腔内。

注：乳磨牙的根分叉较恒牙大，这是由于前磨牙在乳牙牙根之间形成，并由其引导萌出至牙弓中。除了根分叉的差别外，乳牙釉质更薄，髓角更大，髓腔更接近釉－牙本质界，𬌗面更窄小，邻面接触点面积更大，髓室底更薄，根管更加扭曲且多分支。另外，儿童的牙槽骨渗透性更强，更容易进行浸润麻醉（见第 498 页）。

表 8–4　牙的萌出

牙类别	牙位		萌出时间
第 1 牙列（乳牙列）			
中切牙	E，F	P，O	6 ～ 8 个月
侧切牙	D，G	Q，N	8 ～ 12 个月
第一磨牙	B，I	S，L	12 ～ 16 个月
尖牙	C，H	R，M	15 ～ 20 个月
第二磨牙	A，J	T，K	20 ～ 40 个月
第 2 牙列（恒牙列）			
第一磨牙	3，14	30，19	6 ～ 8 岁（6 岁磨牙，6 龄牙）
中切牙	8，9	25，24	6 ～ 9 岁
侧切牙	7，10	26，23	7 ～ 10 岁
第一前磨牙	5，12	28，21	9 ～ 13 岁
尖牙	6，11	27，22	9 ～ 14 岁
第二前磨牙	4，13	29，20	11 ～ 14 岁
第二磨牙	2，15	31，18	10 ～ 14 岁（12 岁磨牙）
第三磨牙	1，16	32，17	16 ～ 30 岁（迟牙，智牙）

乳牙和恒牙分别被称为第 1 和第 2 牙列，不同类别的牙依照萌出时间的先后排序，从左向右列出（观察者角度）。

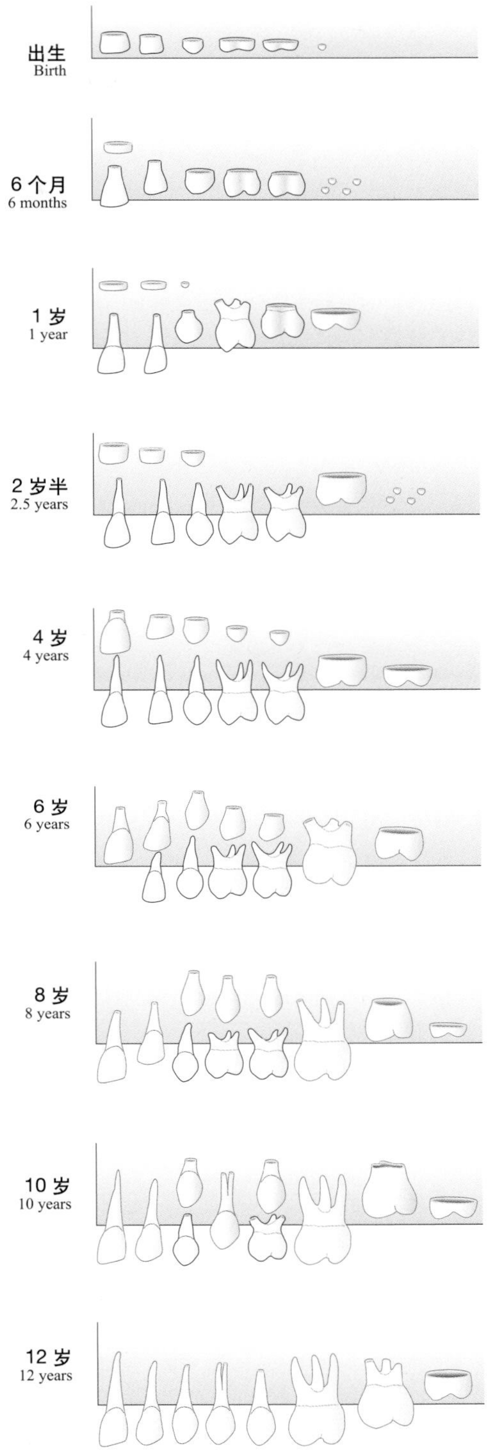
出生
Birth
6 个月
6 months
1 岁
1 year
2 岁半
2.5 years
4 岁
4 years
6 岁
6 years
8 岁
8 years
10 岁
10 years
12 岁
12 years

图 8–24　乳牙及恒牙的萌出模式

左上颌牙，乳牙（黑色）和恒牙（红色）。牙的萌出时间可以用于儿童生长发育状况的判断。

牙 X 线片

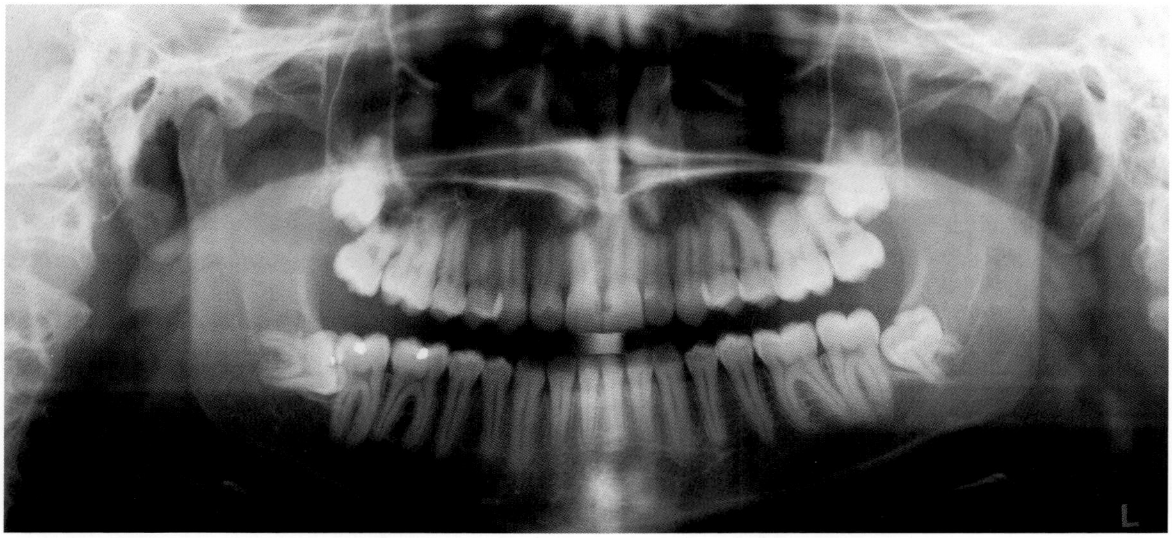

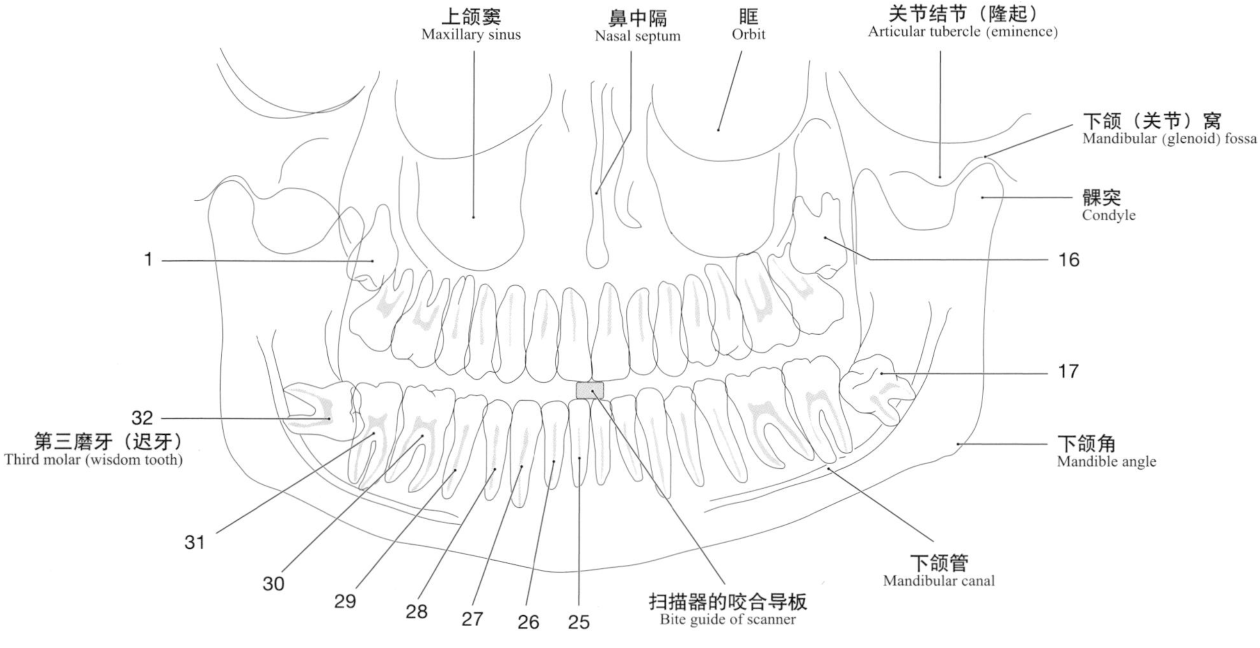

图 8–25　牙 X 线全景体层片

牙 X 线全景体层片（DPT）是一种调查性 X 线片，可用于颞下颌关节、上颌窦、上颌骨、下颌骨以及牙状态（龋坏、迟牙位置）的初步评估。DPT 基于传统的 X 线体层摄影的技术原理，即 X 线管和胶片在平面附近移动，以模糊断面以外的结构阴影。关注的平面在 DPT 上类似抛物线，与颌骨形态一致。如果 DPT 检查发现可疑龋坏或牙根疾病，应该继续使用局部 X 线片对特定区域进行检查，以获得更高的分辨率（X 线全景断层片由德国汉堡 Eppendorf 大学医学中心牙和口腔颌面外科中心影像诊断科主任 U.J.Rother 教授提供）。

一般而言，牙及牙龈的 X 线摄影是将 X 线束垂直于牙弓的切线方向，更简单来说可以将其垂直于单个或多个牙的外表面。因此，X 线片上显示的即为该电子束方向上所有连续结构的重叠图像，此时多根牙的单个根管则无法被清楚评估，只能通过所谓的偏心影像技术，即 X 线束垂直于某特殊角度的切线，使连续结构被清晰识别。咬翼片（图 8–31）只能显示牙冠形态而非整个牙，此时患者咬住一个夹持有小胶片的底座，胶片与底座相垂直。拍摄的 X 线片可同时显示上颌牙和下颌牙的牙冠。咬翼片有助于发现充填物下方或牙邻面的龋坏（X 线片由 Christian Friedrichs 医师提供）。

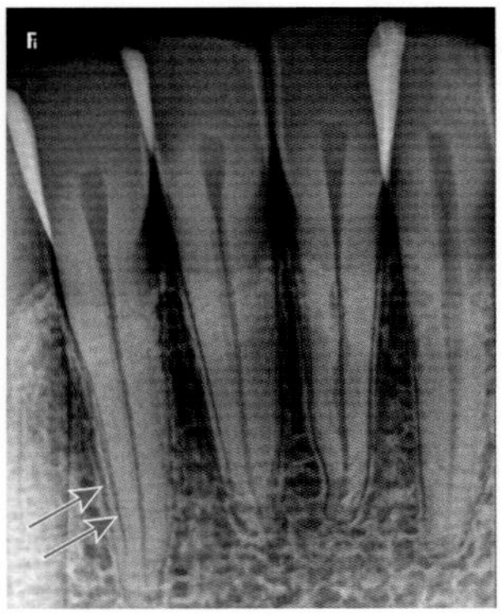

图 8–26　下颌切牙

单根牙在 1/3 的情况下有双根管，该 X 线片显示牙根断面以及双重牙周间隙（箭头所示）。

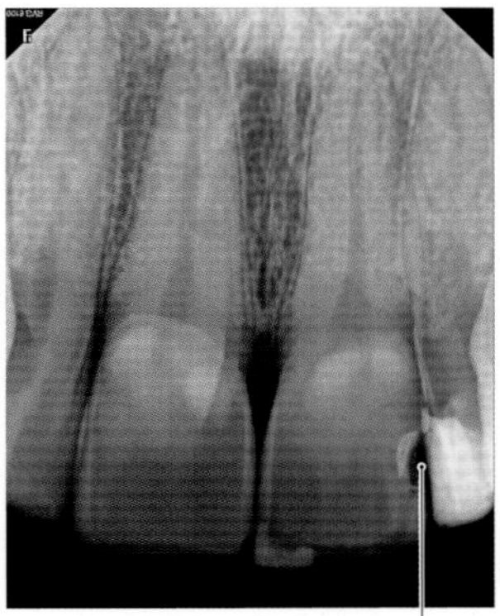
龋洞
Cavity

图 8–27　上颌切牙

此处 9 远中的透射影可能提示龋坏、开放性龋或非透射性充填物（如本例所示）。

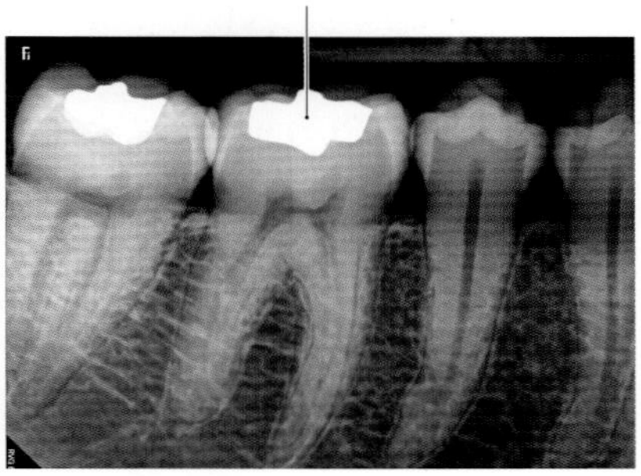
金属（银汞）充填物
Metal (amalgam) filling

图 8–28　下颌牙 28 ～ 31

30、31 牙冠周围的非透射影，可以是金属嵌体、金属冠、银汞充填物或现代氧化锌陶瓷的影像。

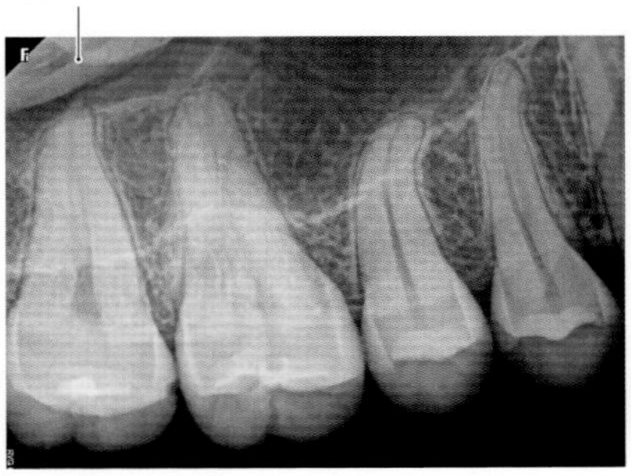
颧弓
Zygomatic arch

图 8–29　上颌牙 2 ～ 5

在上颌的这个区域，牙和颧弓影像常常重叠（见左上边缘）。磨牙牙根影像欠清晰。

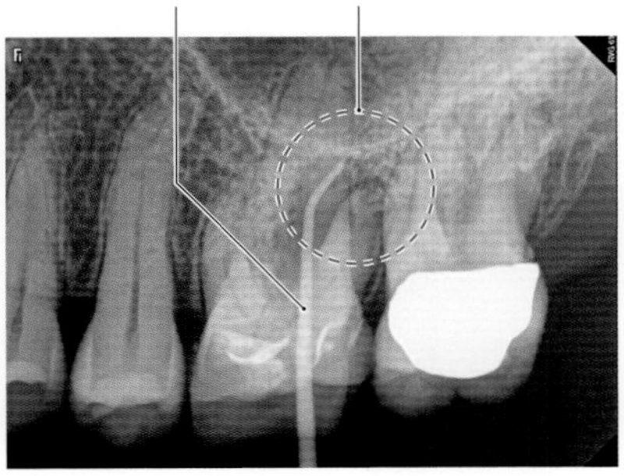
根管充填
Root filling
根尖周区域
Periapical area

图 8–30　上颌牙 12 ～ 15

根管系统的感染可以扩散至根尖周骨组织，导致瘘管形成。为了准确定位感染部位，将充填用牙胶尖从口外插入瘘管中。在 14 远中颊根的根尖周可见透射影，提示有感染存在。15 为金属冠修复。

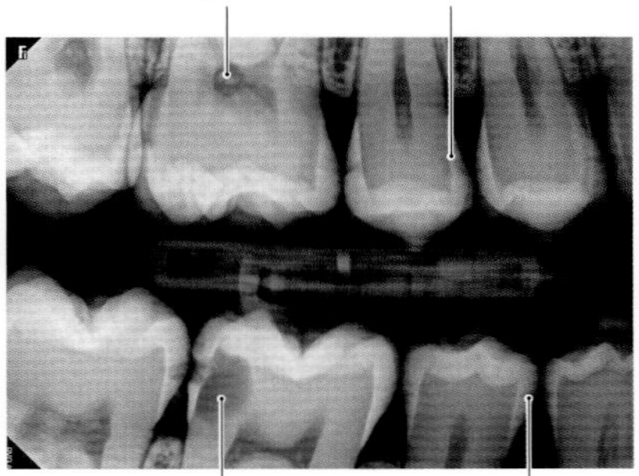
髓石
Pulp stone
牙本质龋
Dentine caries
深龋
Deep carious lesion
釉质龋
Enamel caries

图 8–31　咬翼片用于龋病诊断

30 的远中面有大面积龋坏，几乎所有牙的邻面接触点均有釉质龋以及早期龋。除殆面外，邻面接触点也是龋坏的易感部位。注意髓室中可见髓石。

舌黏膜

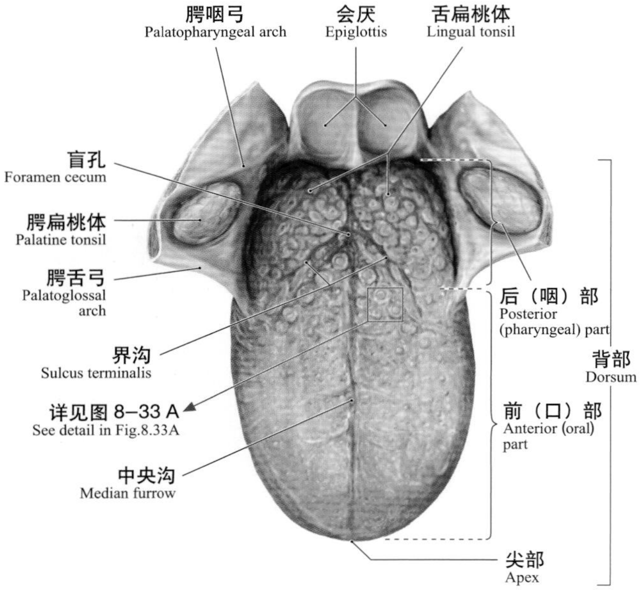
腭咽弓
Palatopharyngeal arch
会厌
Epiglottis
舌扁桃体
Lingual tonsil
盲孔
Foramen cecum
腭扁桃体
Palatine tonsil
腭舌弓
Palatoglossal arch
界沟
Sulcus terminalis
详见图 8–33 A
See detail in Fig.8.33A
中央沟
Median furrow
后（咽）部
Posterior (pharyngeal) part
背部
Dorsum
前（口）部
Anterior (oral) part
尖部
Apex

图 8–32 舌黏膜的表面解剖

上面观。舌分为根部、腹（下）面、尖部以及舌背（上）面。舌背部的 V 形沟（界沟）将舌背分为口部（前 2/3）和咽部（后 1/3）。舌强大的肌群使其具有咀嚼、吞咽以及语音功能。舌背上特殊的黏膜覆盖使其具有同样重要的感觉功能（包括味觉和触觉辨别）。人类的舌部含约 4 600 个味蕾，集中了感知味觉的次级感觉细胞。味蕾嵌在舌黏膜的上皮组织及表面突起（乳头）中（图 8–33）。另外，孤立的味蕾还存在于软腭及咽部黏膜中。人类可以感知 5 种味觉：甜、酸、咸、苦、辣。

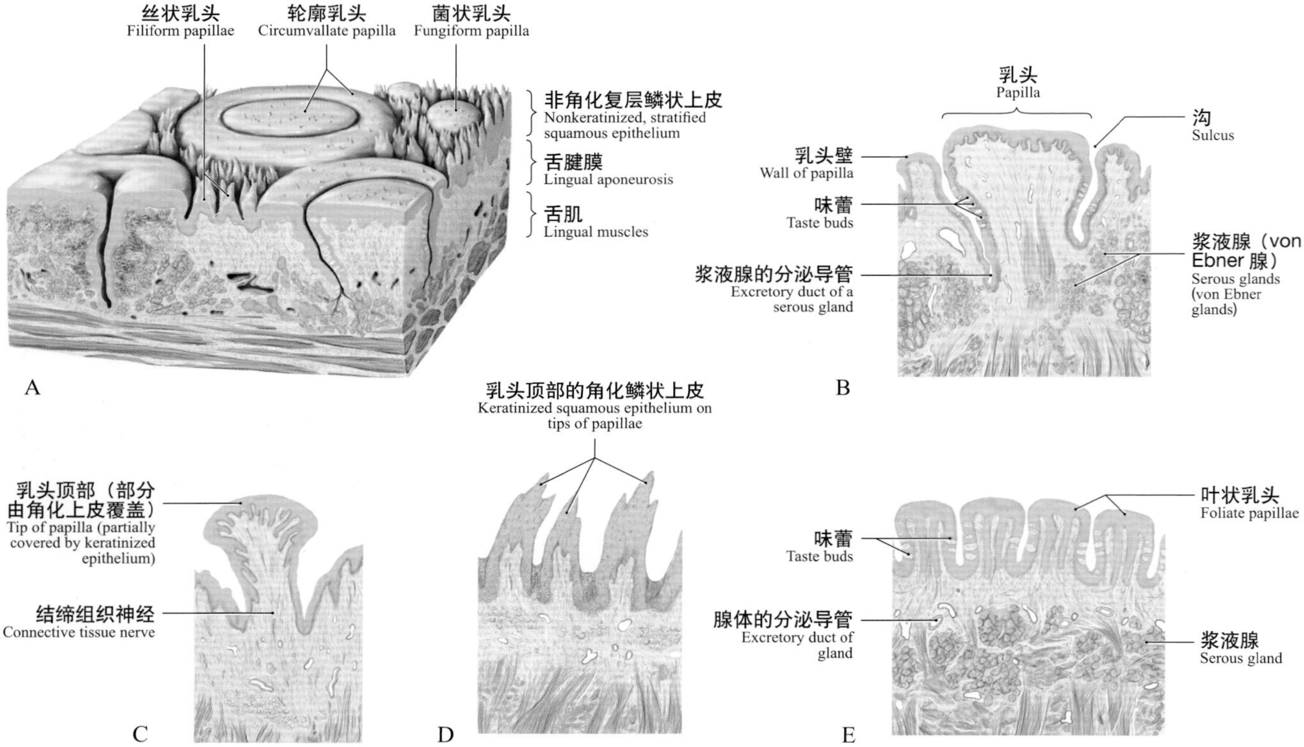
丝状乳头
Filiform papillae
轮廓乳头
Circumvallate papilla
菌状乳头
Fungiform papilla
非角化复层鳞状上皮
Nonkeratinized, stratified squamous epithelium
舌腱膜
Lingual aponeurosis
舌肌
Lingual muscles
A
乳头
Papilla
沟
Sulcus
乳头壁
Wall of papilla
味蕾
Taste buds
浆液腺的分泌导管
Excretory duct of a serous gland
浆液腺（von Ebner 腺）
Serous glands (von Ebner glands)
B
乳头顶部（部分由角化上皮覆盖）
Tip of papilla (partially covered by keratinized epithelium)
结缔组织神经
Connective tissue nerve
C
乳头顶部的角化鳞状上皮
Keratinized squamous epithelium on tips of papillae
D
叶状乳头
Foliate papillae
味蕾
Taste buds
腺体的分泌导管
Excretory duct of gland
浆液腺
Serous gland
E

图 8–33 舌乳头

舌背前部的黏膜由许多舌乳头（**A**）以及含许多小唾液腺、位于黏膜表面和肌层间的结缔组织构成。舌乳头根据形态不同可分为 4 类（表 8–5）：

- 轮廓乳头（**B**）：环形，含有味蕾。
- 菌状乳头（**C**）：蘑菇状，含机械、化学感受器及味蕾。
- 丝状乳头（**D**）：线状，对触觉刺激敏感（唯一不含味蕾的舌乳头）。
- 叶状乳头（**E**）：含味蕾。

舌周围与轮廓乳头最接近的浆液腺（von Ebner 腺）持续冲刷并保持味蕾的清洁，使其可以不断感受新的味觉。

表 8–5 舌的范围及结构

<table>
<tr><th>范 围</th><th>结 构</th></tr>
<tr><td colspan="2">舌前部（口部、沟前部）</td></tr>
<tr><td rowspan="2">舌前 2/3 包含舌尖及大部分舌背，靠舌系带与口底相连
• 黏膜：
◦ 舌背黏膜：这部分黏膜（无黏膜下层）含许多乳头
◦ 腹侧黏膜：由与口底和牙龈相同的光滑（非角化复层鳞状上皮）黏膜覆盖
• 神经：舌的前部来源于第 1 鳃弓（咽弓），因此由下颌神经（CN V_3）的分支——舌神经支配</td><td>中央沟（中隔）：沟沿舌中线向前延伸，与舌中隔的位置一致。注：肌纤维不越过舌中隔</td></tr>
<tr><td>舌乳头（图 8–33 A）：舌背黏膜无黏膜下层，表面覆盖有乳头样突起（乳头），增加了舌的表面积。有 4 种类型，分布在界沟前部而非沟后部
• 轮廓乳头（图 8–33 B）：由壁环绕，含大量味蕾
• 菌状乳头（图 8–33 C）：蘑菇状，分布在靠近腭舌弓的口腔后部的舌侧缘，含有触觉感受器、热感受器和味蕾
• 丝状乳头（图 8–33 D）：线状，对触觉刺激敏感，是唯一不含味蕾的舌乳头
• 叶状乳头（图 8–33 E）：位于界沟附近，含大量味蕾</td></tr>
<tr><td colspan="2">界沟</td></tr>
<tr><td>界沟呈 V 形，将舌从功能及解剖上分为前部及后部</td><td>盲孔：由甲状腺的胚胎残余在发育期从舌背部迁移而来，盲孔位于界沟汇合处</td></tr>
<tr><td colspan="2">舌后部（咽部、沟后部）</td></tr>
<tr><td rowspan="2">舌根部位于腭舌弓及界沟的后部
• 黏膜：与覆盖于腭扁桃体、咽壁及会厌的黏膜相同，舌的咽部不含舌乳头
• 神经：舌后部由舌咽神经（CN Ⅸ）支配，舌根部中央的小片区域由迷走神经（CN Ⅹ）支配</td><td>舌扁桃体：舌后部的黏膜下层含嵌入的淋巴结，称为舌扁桃体，它使舌后部的黏膜表面凹凸不平</td></tr>
<tr><td>口咽：位于腭舌弓后部的区域，含腭扁桃体，通过口咽峡（以腭舌弓为界）与口腔交通</td></tr>
<tr><td colspan="2">舌会厌皱襞及会厌谷：覆盖在舌后部及咽壁（非角化复层鳞状上皮）的黏膜也反映在会厌前部，构成 1 条正中襞及 2 条侧襞，正中襞左右各有 2 个小凹陷，称为会厌谷</td></tr>
</table>

舌 肌

舌肌分为两部分：舌外肌和舌内肌。舌外肌附着在舌外特定的骨组织上，使舌可以整体活动。舌内（固有）肌不附着在骨性结构上，它可以改变舌的形状。除舌腭肌外，舌肌均由舌下神经（CN Ⅻ）支配。

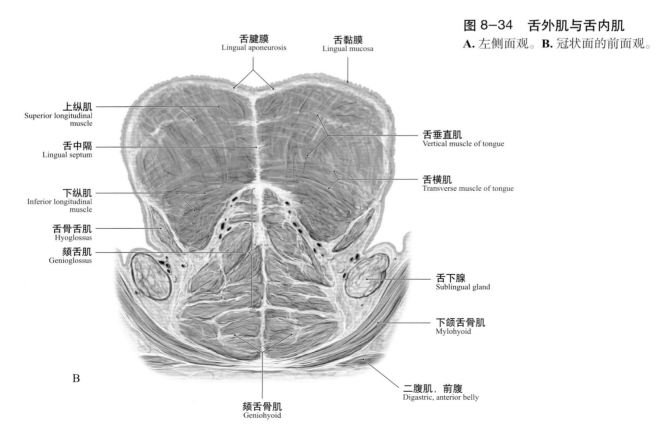

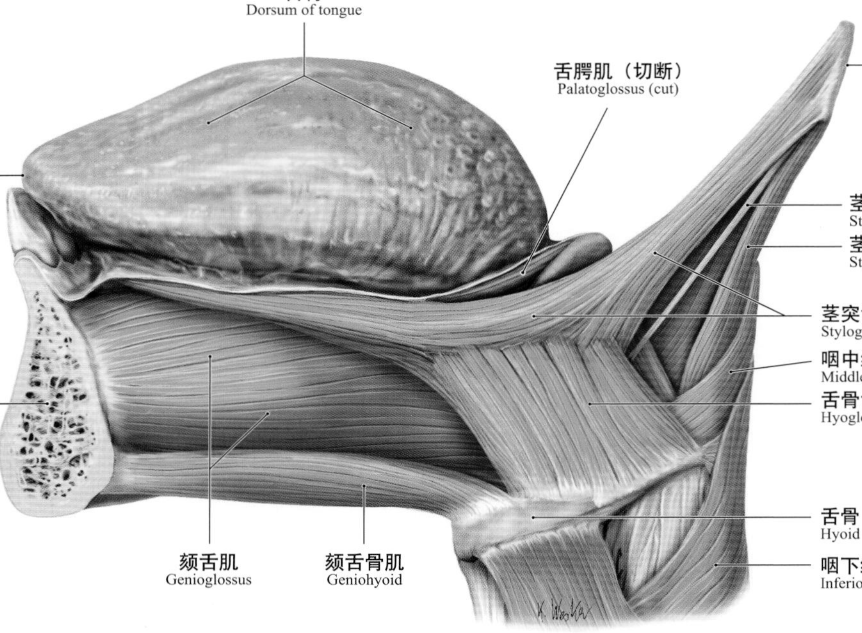
舌背
Dorsum of tongue
舌腭肌（切断）
Palatoglossus (cut)
茎突
Styloid process
舌尖
Apex of tongue
茎突下颌韧带
Stylomandibular ligament
茎突咽肌
Stylopharyngeus
茎突舌肌
Styloglossus
咽中缩肌
Middle pharyngeal constrictor
下颌骨
Mandible
舌骨舌肌
Hyoglossus
舌骨
Hyoid bone
颏舌肌
Genioglossus
颏舌骨肌
Geniohyoid
咽下缩肌
Inferior pharyngeal constrictor
A

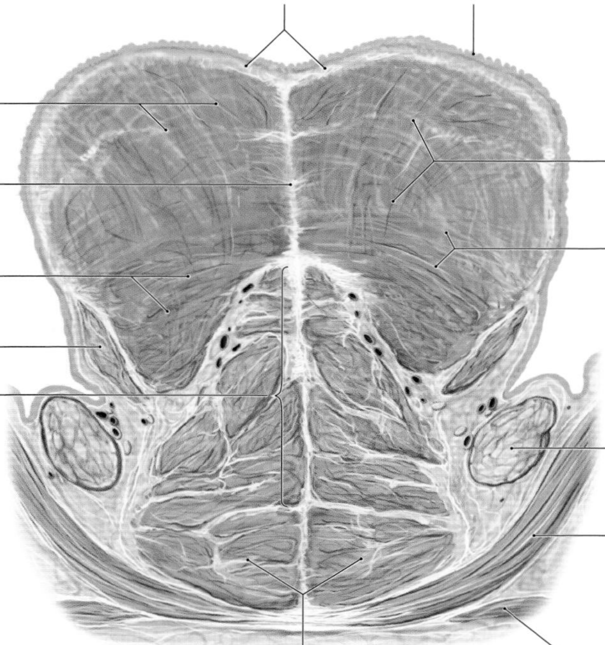
舌腱膜
Lingual aponeurosis
舌黏膜
Lingual mucosa
上纵肌
Superior longitudinal muscle
舌中隔
Lingual septum
舌垂直肌
Vertical muscle of tongue
舌横肌
Transverse muscle of tongue
下纵肌
Inferior longitudinal muscle
舌骨舌肌
Hyoglossus
颏舌肌
Genioglossus
舌下腺
Sublingual gland
下颌舌骨肌
Mylohyoid
B
二腹肌，前腹
Digastric, anterior belly
颏舌骨肌
Geniohyoid

图 8–34 舌外肌与舌内肌

A. 左侧面观。**B.** 冠状面的前面观。

表 8–6　舌　　肌

肌肉	起点	止点	神经支配	运动
舌外肌				
颏舌肌	下颌骨（通过中间腱连于颏上棘），后方由舌中隔将两侧颏舌肌分开	下部纤维：舌骨体（前上面）	舌下神经（CN Ⅻ）	伸舌 双侧：使舌背凸起 单侧：（使舌）偏向对侧
		中部纤维：舌后部		
		上部纤维：舌腹侧面（与舌内肌混合）		
舌骨舌肌	舌骨（大角及体前）	舌缘，在茎突舌骨肌和下纵肌之间		降舌
茎突舌骨肌	颞骨茎突（尖的前外侧）和茎突下颌韧带	纵行部分：舌背外侧（与下纵肌混合）		抬舌及缩舌
		斜行部分：与舌骨舌肌纤维混合		
舌腭肌	腭腱膜（口腔面）	舌缘至舌背，且与横肌混合	迷走神经（CN Ⅹ），通过咽丛	抬高舌根，收缩腭舌弓以关闭口咽峡
舌内肌				
上纵肌	舌背黏膜下的薄肌层，纤维由会厌及舌中隔向前外方走行		舌下神经（CN Ⅻ）	缩短舌，使舌背凸起（推舌尖及舌缘向上）
下纵肌	颏舌肌及舌骨舌肌上方的薄肌层，纤维由舌根向前走行至舌尖			缩短舌，使舌背成凹面（推舌尖向下）
横肌	纤维由舌中隔走行至舌缘			使舌变窄、拉长
纵肌	在舌前部，纤维由舌背向下走行至舌腹			使舌变宽、变平

图 8–35　单侧舌下神经麻痹

正常舌下神经支配舌主动前伸（**A**）及单侧舌下神经病变（**B**）。

一侧舌下神经损伤后，该侧颏舌肌麻痹，造成对侧健康的颏舌肌收缩，使舌尖部越过中线，而向患侧运动。舌前伸时，舌尖部偏向麻痹侧。

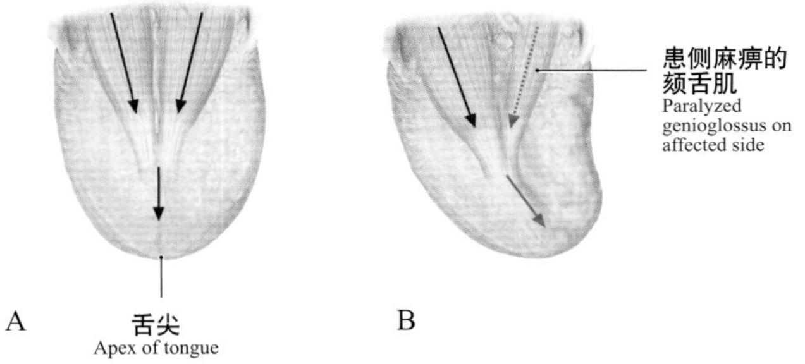
患侧麻痹的
颏舌肌
Paralyzed genioglossus on affected side
A
舌尖
Apex of tongue
B

舌的神经血管解剖

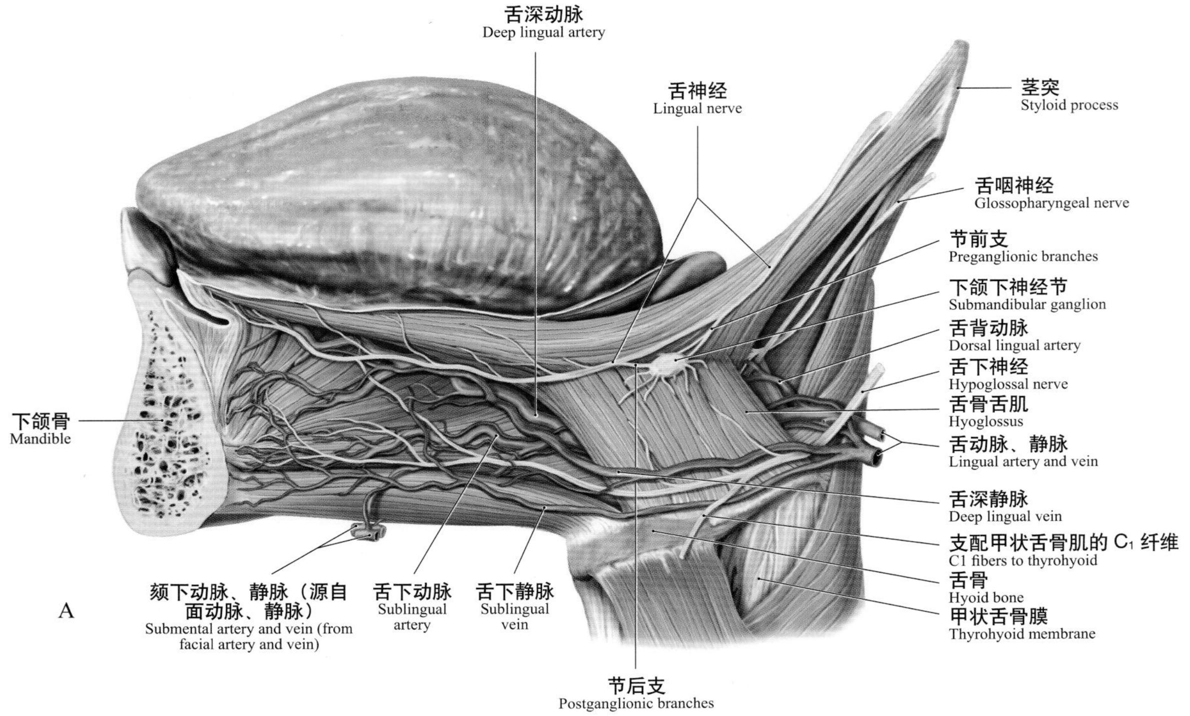

舌深动脉
Deep lingual artery
舌神经
Lingual nerve
茎突
Styloid process
舌咽神经
Glossopharyngeal nerve
节前支
Preganglionic branches
下颌下神经节
Submandibular ganglion
舌背动脉
Dorsal lingual artery
舌下神经
Hypoglossal nerve
舌骨舌肌
Hyoglossus
舌动脉、静脉
Lingual artery and vein
舌深静脉
Deep lingual vein
支配甲状舌骨肌的 C1 纤维
C1 fibers to thyrohyoid
舌骨
Hyoid bone
甲状舌骨膜
Thyrohyoid membrane
下颌骨
Mandible
颏下动脉、静脉（源自面动脉、静脉）
Submental artery and vein (from facial artery and vein)
舌下动脉
Sublingual artery
舌下静脉
Sublingual vein
节后支
Postganglionic branches
A

图 8–36 舌的神经与血管

A. 左侧面观。**B.** 舌下面观。

舌由舌动脉（源于颈外动脉）供血，舌动脉分出舌深动脉和舌下动脉 2 条终末支。舌背动脉供应（口咽部）舌根。舌静脉常与动脉伴行，但其走行于舌骨舌肌内侧，汇入颈内静脉。舌黏膜前 2/3 的躯体感觉（热觉和触觉）由舌神经支配，舌神经是三叉神经下颌支（CN Ⅴ 3）的分支。舌神经传送来自面神经（CN Ⅶ）鼓索支的纤维，其中包括舌前 2/3 的味觉传入纤维。鼓索还含有支配内脏运动的副交感神经节前纤维，与下颌下神经节形成突触，其神经元节后纤维支配下颌下腺和舌下腺。舌腭肌通过咽丛接受来自迷走神经（CN Ⅹ）的躯体运动支配，而其他舌肌则由舌下神经（CN Ⅻ）支配。

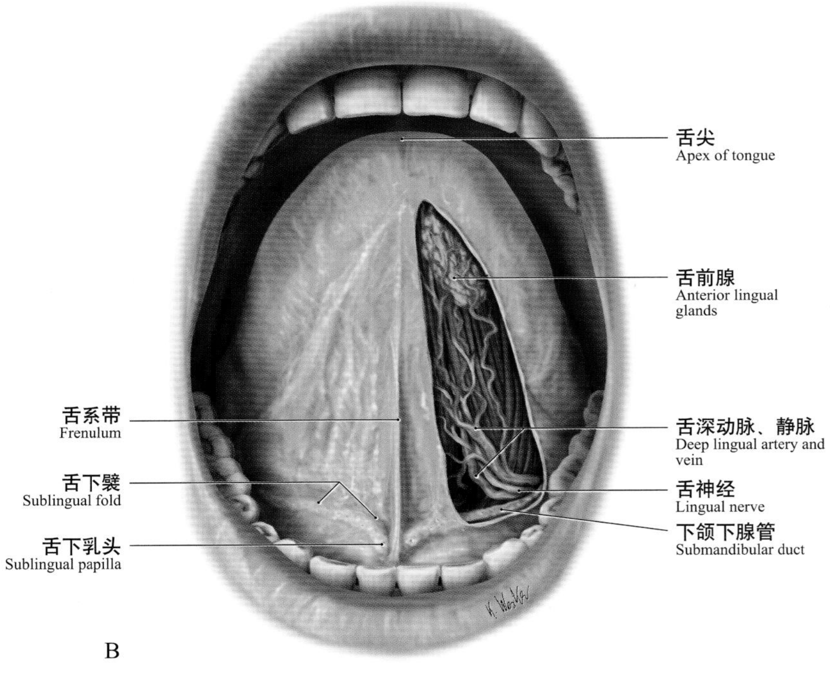

舌尖
Apex of tongue
舌前腺
Anterior lingual glands
舌深动脉、静脉
Deep lingual artery and vein
舌神经
Lingual nerve
下颌下腺管
Submandibular duct
舌系带
Frenulum
舌下襞
Sublingual fold
舌下乳头
Sublingual papilla
B

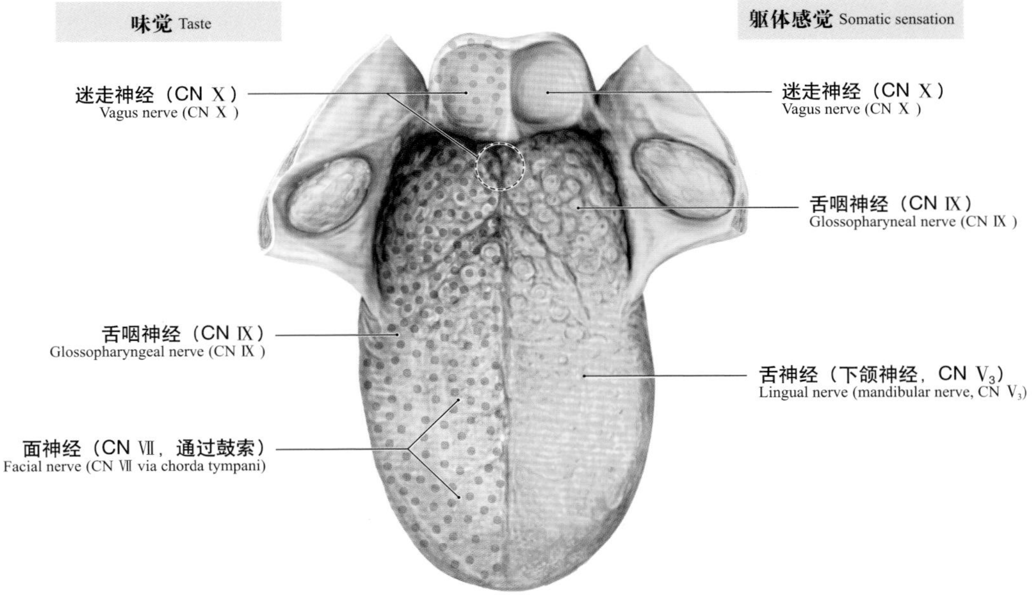
味觉 Taste
躯体感觉 Somatic sensation
迷走神经（CN Ⅹ）
Vagus nerve (CN Ⅹ)
迷走神经（CN Ⅹ）
Vagus nerve (CN Ⅹ)
舌咽神经（CN Ⅸ）
Glossopharyneal nerve (CN Ⅸ)
舌咽神经（CN Ⅸ）
Glossopharyngeal nerve (CN Ⅸ)
舌神经（下颌神经，CN V_3）
Lingual nerve (mandibular nerve, CN V_3)
面神经（CN Ⅶ，通过鼓索）
Facial nerve (CN Ⅶ via chorda tympani)

图 8–37　舌的神经支配

前面观。左侧：躯体感觉神经支配，右侧：味觉神经支配。

舌后 1/3 即舌背沟后部的感觉和味觉主要由舌咽神经（CN Ⅸ）支配，其余味觉由迷走神经（CN Ⅹ）发出的喉内神经支配。舌前 2/3 即舌背沟前部的感觉，包括触觉、痛觉、温度觉，由舌神经（CN V_3 分支）支配，味觉则由面神经（CN Ⅶ）的鼓索支通过并入舌神经（CN V_3）支配。因此，舌背沟前部感觉异常可用于判断面神经或三叉神经病变。

表 8–7　舌 的 血 供

血供	来源	分支	分布
舌动脉	颈外动脉	舌背动脉	舌背后 1/3 表面，舌腭弓，腭扁桃体，会厌，软腭
		舌下动脉	口底，舌下腺及周围黏膜和肌肉
		舌深动脉	舌腹表面
		终末支	舌背前 1/3 表面
颏下动脉	面动脉（源自颈外动脉）		与舌下动脉吻合，供应舌下腺及周围口底组织
扁桃体动脉	面动脉（源自颈外动脉）		舌根
咽升动脉	颈外动脉		舌根

表 8–8　舌的静脉回流

静脉	属支	引流区域	回流至
舌静脉	舌深静脉 舌背静脉	舌腹表面 舌背	颈内静脉
颏下静脉		与舌静脉吻合，协助舌部回流	面静脉

味觉传导通路

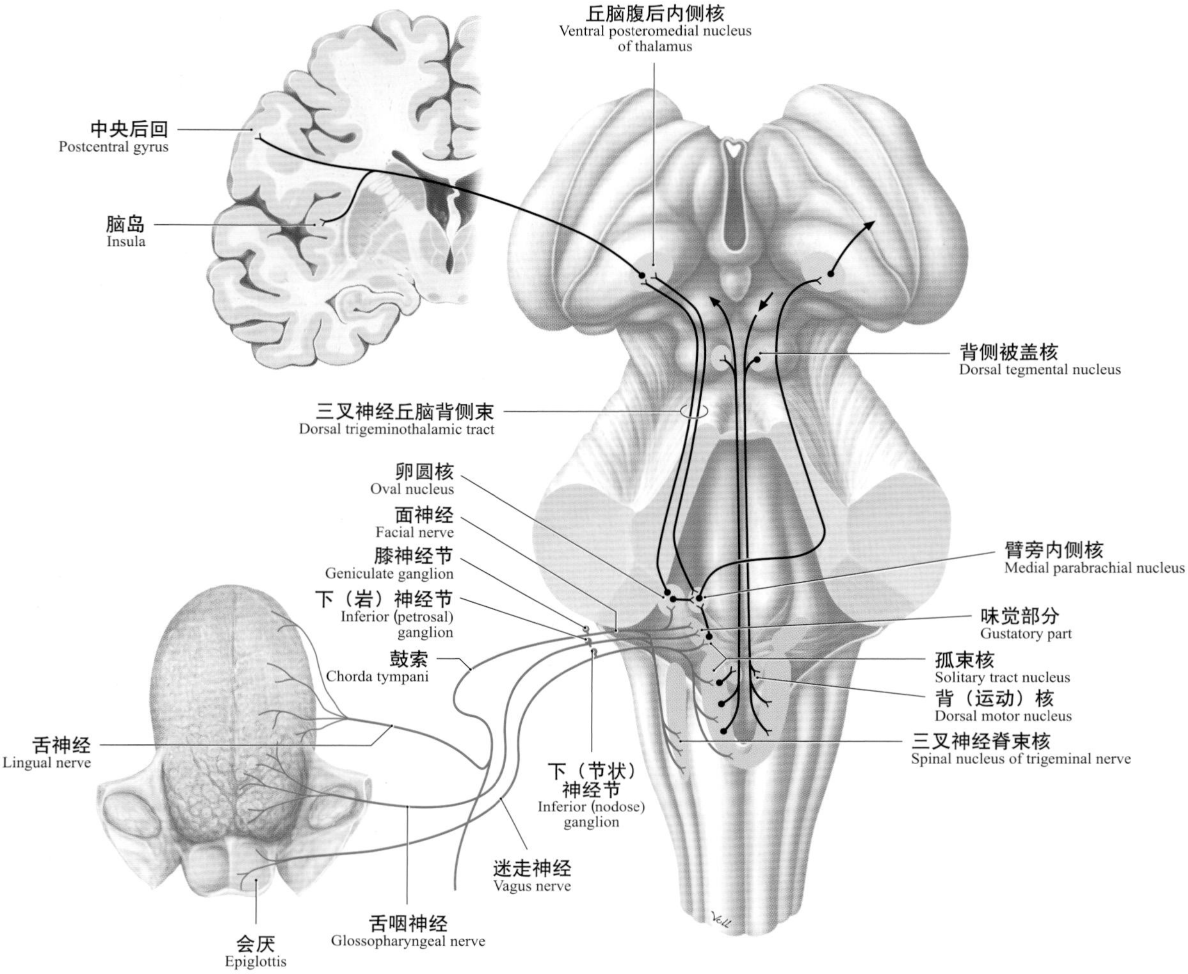

图 8–38 味觉传导通路

舌的味蕾是味觉感受器（图 8–39）。与其他感受器细胞不同的是，味蕾感受细胞是特殊的上皮细胞，是二级感觉细胞，没有轴突。当这些上皮细胞受到化学刺激时，细胞的基底部释放谷氨酸，刺激传入脑神经的周围突。不同的脑神经支配舌的不同区域，所以完全的味觉丧失非常少见。

- 舌前 2/3 由面神经（CN Ⅶ）支配，传入纤维首先通过舌神经（三叉神经分支），然后通过鼓索，传至面神经的膝神经节。
- 舌后 1/3 和轮廓乳头由舌咽神经（CN Ⅸ）支配。舌后 1/3 的一小块区域也由迷走神经（CN Ⅹ）支配。
- 会厌和界沟由迷走神经（CN Ⅹ）支配。

假单极神经节细胞的周围突（相当于假单极脊神经节细胞）止于味蕾，其中间部分作为一级味觉传入神经元，向孤束核的味觉部分传递信息。细胞体位于面神经的膝神经节、舌咽神经的下（岩）神经节和迷走神经的下（节状）神经节。二级神经元的轴突与孤束核的味觉部分形成突触后，止于臂旁内侧核，与三级神经元相连续。大多数三级神经元的轴突交叉至对侧，进入三叉神经丘脑背侧束，至对侧丘脑腹后内侧核，部分轴突在相同结构中不交叉。味觉传导通路的四级神经元位于丘脑，与位于中央后回和脑岛皮质的五级神经元相接。味觉传入通路的一级和二级神经元侧支分布于上泌涎核和下泌涎核。这些纤维的传入冲动引起进食时分泌唾液（唾液反射）。副交感神经节前纤维经 CN Ⅶ和 CN Ⅸ离开脑干（详见脑神经描述）。除了这条味觉传导通路以外，辛辣食物可刺激三叉神经纤维（未标出），由此感知味觉。嗅觉也是主观感知味觉的重要组成部分，嗅觉丧失的患者，会感到食物淡而无味。

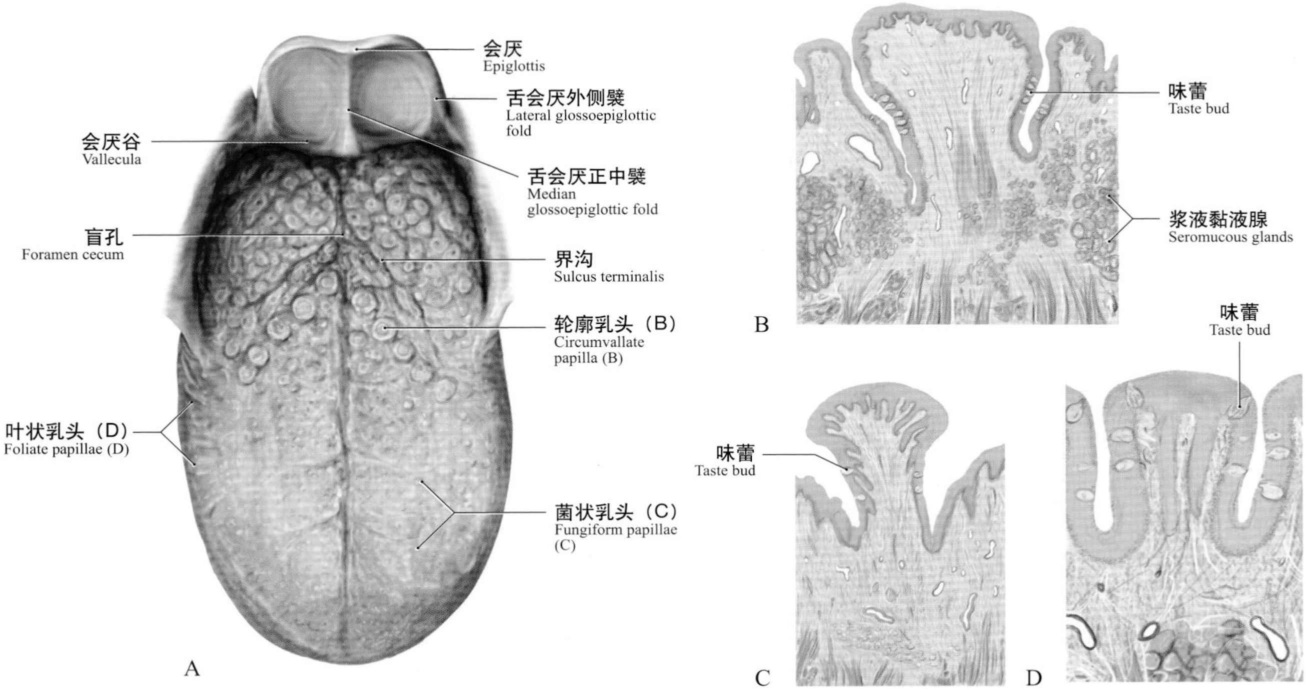

图 8–39　舌的味觉感受器组成

人舌约有 4 600 个味蕾，汇集了感知味觉的二级感觉细胞。味蕾嵌入在舌黏膜上皮，且分布于舌黏膜的表面扩展区即轮廓乳头（主要部位，**B**）、菌状乳头（**C**）、叶状乳头（**D**）内。另外，软腭和咽部黏膜也有一些孤立的味蕾。舌周围的浆液腺（Ebner 腺）与轮廓乳头联系紧密，不断地冲洗、清洁味蕾表面，以便感受新的味道。人类可以感知 5 种基本味觉：甜味、酸味、咸味、苦味，以及第 5 种味道即鲜味，由谷氨酸（味精）这类增味剂激活。

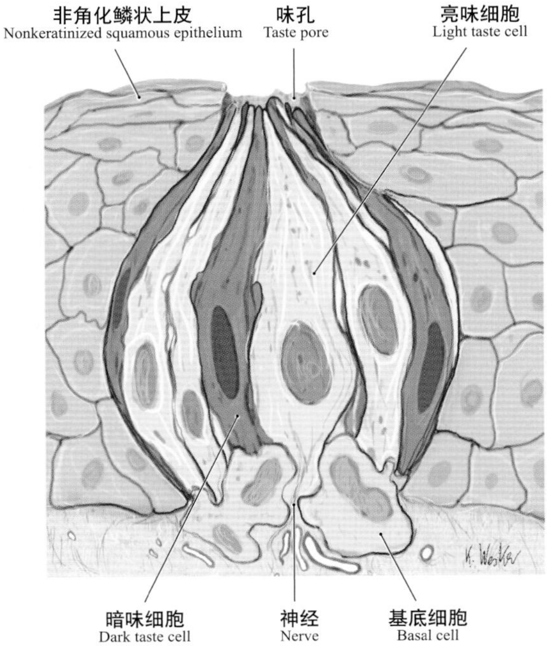

图 8–40　味蕾的显微结构

神经引导口腔黏膜内味蕾的形成。CN Ⅶ、CN Ⅸ、CN Ⅹ的轴突从基底部进入口腔黏膜，引起上皮分化为亮味细胞和暗味细胞（进化的上皮细胞）。2 种味细胞含有微绒毛结构，延伸至味孔。味觉细胞被氢离子和其他阳离子刺激而感受酸味和咸味，其他味道则由受体蛋白介导，与小分子味觉物质结合（详见生理学教科书）。小分子味觉物质与受体蛋白结合后，引起信号传导，导致谷氨酸释放，刺激 3 条脑神经的假单极神经元的周围突。味觉细胞的寿命约为 12 天，然后由味蕾基底部的细胞重新分化为新的味觉细胞。

注：舌部特定区域对特定味觉敏感这一老的观点已被证实是错误的。

口 底

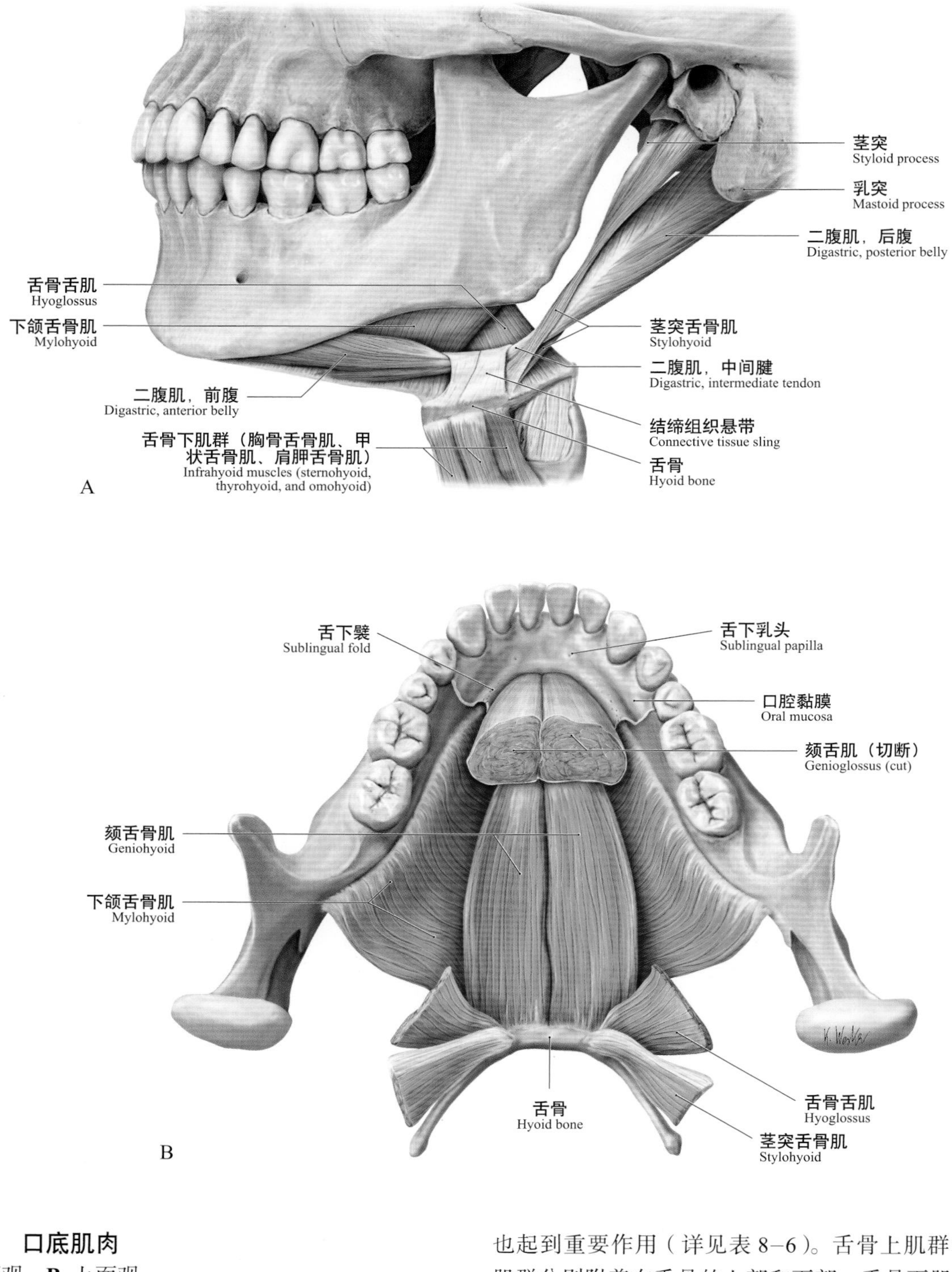
茎突
Styloid process
乳突
Mastoid process
二腹肌，后腹
Digastric, posterior belly
舌骨舌肌
Hyoglossus
下颌舌骨肌
Mylohyoid
茎突舌骨肌
Stylohyoid
二腹肌，中间腱
Digastric, intermediate tendon
二腹肌，前腹
Digastric, anterior belly
结缔组织悬带
Connective tissue sling
舌骨下肌群（胸骨舌骨肌、甲状舌骨肌、肩胛舌骨肌）
Infrahyoid muscles (sternohyoid, thyrohyoid, and omohyoid)
舌骨
Hyoid bone
A
舌下襞
Sublingual fold
舌下乳头
Sublingual papilla
口腔黏膜
Oral mucosa
颏舌肌（切断）
Genioglossus (cut)
颏舌骨肌
Geniohyoid
下颌舌骨肌
Mylohyoid
舌骨
Hyoid bone
舌骨舌肌
Hyoglossus
茎突舌骨肌
Stylohyoid
B

图 8–41 口底肌肉

A. 左侧面观。**B.** 上面观。

严格来说，口底仅由下颌舌骨肌和颏舌骨肌组成，但是其他的舌骨上肌群也有参与，舌骨上肌群在吞咽动作中也起到重要作用（详见表 8–6）。舌骨上肌群和舌骨下肌群分别附着在舌骨的上部和下部。舌骨下肌群在发音和吞咽动作时下降舌骨，这些肌肉在第 330、331 页详细讨论。

表 8–9 口底及周围肌肉

肌肉		起点	止点		神经支配	运动
下颌舌骨肌		下颌骨（下颌舌骨肌线）	舌骨（体部）	通过中间腱附着（下颌舌骨缝）	下颌舌骨肌神经（CN V_3）	拉紧及提升口底，前拉舌骨（吞咽时），辅助下颌骨张开和侧方移动（咀嚼时）
颏舌骨肌		下颌骨（颏下嵴）		直接附于舌骨	C_1 前支	前拉舌骨（吞咽时），辅助下颌骨张开
二腹肌 *	前腹	下颌骨（二腹肌窝）		通过中间腱，形成纤维环	下颌舌骨肌神经（CN V_3）	提升舌骨（吞咽时），辅助降下颌骨
	后腹	颞骨（乳突切迹，乳突内侧）			面神经（CN Ⅶ）	
茎突舌骨肌 *		颞骨（茎突）		通过肌腱裂隙	面神经（CN Ⅶ）	

注：* 并不是真正意义上的口底肌肉。

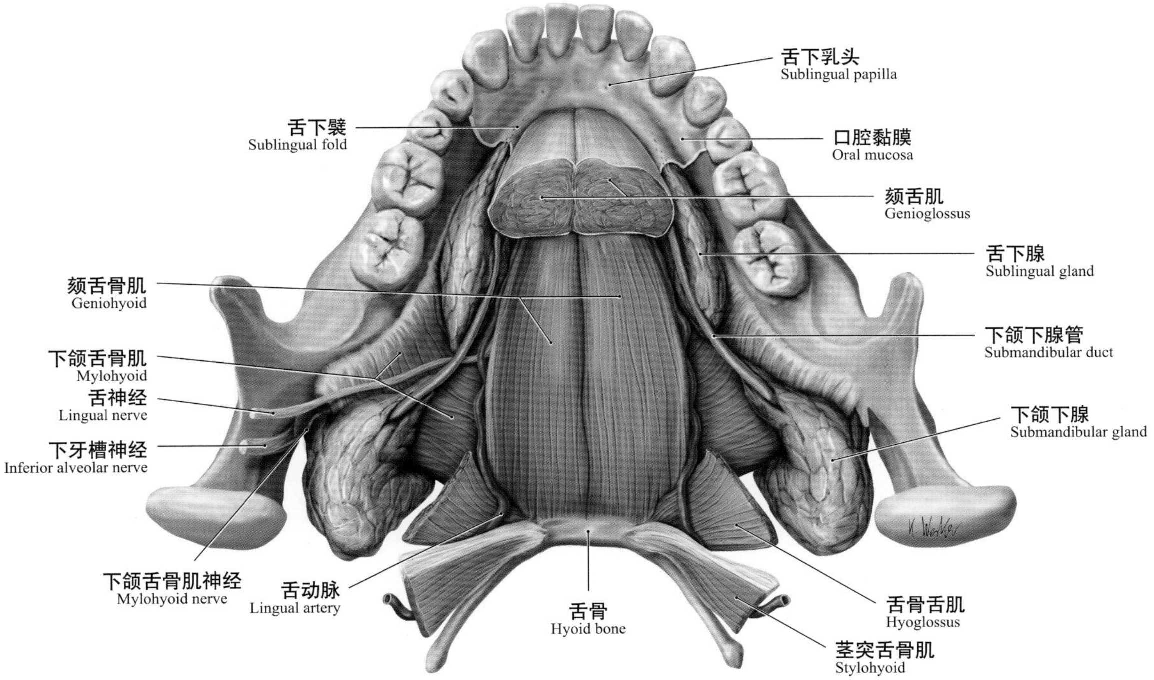

图 8–42 口底局部解剖

颏舌骨肌由舌下动脉和颏下动脉供血，舌下动脉为舌动脉的分支，颏下动脉为面动脉的分支。舌下动脉也提供舌腹表面和口底黏膜的血供。下颌舌骨肌由下牙槽动脉的下颌舌骨肌分支提供血供。静脉回流通过舌下静脉，汇入颈内静脉。感觉神经由舌神经（CN V_3）支配。淋巴回流通过颏下和下颌下淋巴结。

唾 液 腺

图 8–43 大唾液腺

A. 左侧面观。**B.** 上面观。

人体有 3 对大唾液腺：腮腺、下颌下腺和舌下腺。每天产生唾液 0.5 ～ 2.0 L，通过分泌管道排入口腔。唾液保持口腔黏膜湿润，还具有消化和保护功能，唾液中含有淀粉分解酶和细菌溶解酶。

腮腺：是最大的唾液腺，呈楔形，但有个体差异。面神经将腮腺分为浅叶和深叶，通过腮腺峡部相连。腮腺管（Stensen 管）从腮腺深叶发出，在咬肌浅面横过面部，穿过颊肌，开口于上颌第二磨牙相对应的颊部黏膜（图 8–1 C）。腮腺是纯浆液腺，分泌水性唾液。腮腺恶性肿瘤可直接或通过局部淋巴结间接侵犯周围组织（图 3–27），还可能通过血液全身扩散。

下颌下腺：为第 2 大唾液腺，位于口底，由下颌舌骨肌后缘包绕，下颌下腺管（Wharton 管）开口于下颌切牙后方的舌下乳头，是浆液－黏液混合性腺体，分泌水性和黏性唾液。

舌下腺：是 3 对唾液腺中最小的腺体，位于口底前部，口腔黏膜和下颌舌骨肌之间。舌下腺有很多小分泌管，开口于舌下皱襞或汇入下颌下腺管，是以分泌黏液为主的混合性腺体。

唾液腺是较易发生肿瘤的区域，大部分为发生在腮腺浅叶的良性肿瘤，即多形性腺瘤。肿瘤细胞可位于腮腺包膜外，所以治疗方法是手术切除腮腺浅叶及边缘组织。临床上如出现疼痛、生长迅速、与周围组织粘连和面神经受累等，应怀疑腮腺恶性肿瘤，例如黏液表皮样癌。下颌下腺、舌下腺和小唾液腺的肿瘤多为恶性。

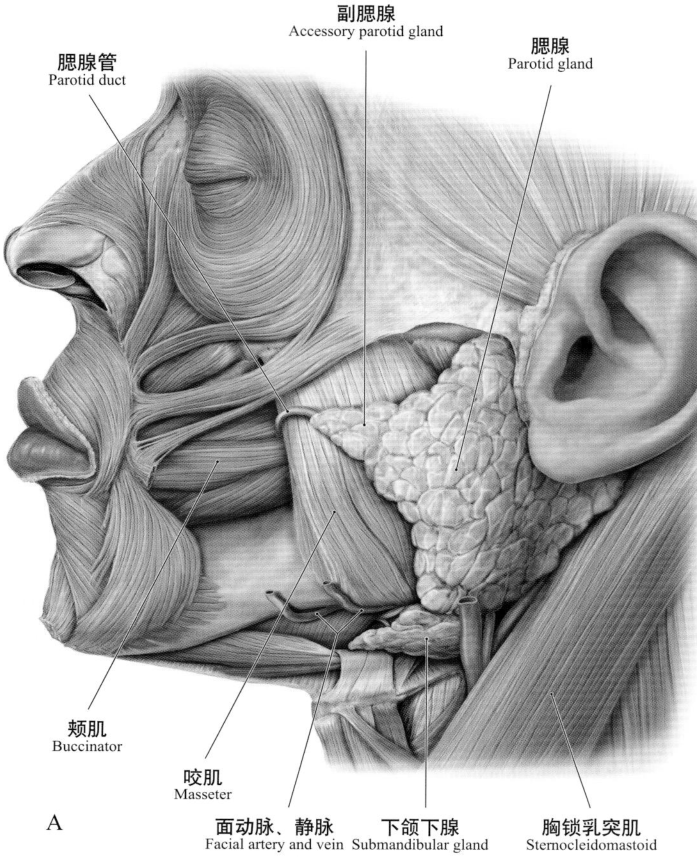
副腮腺
Accessory parotid gland
腮腺管
Parotid duct
腮腺
Parotid gland
颊肌
Buccinator
咬肌
Masseter
面动脉、静脉
Facial artery and vein
下颌下腺
Submandibular gland
胸锁乳突肌
Sternocleidomastoid
A

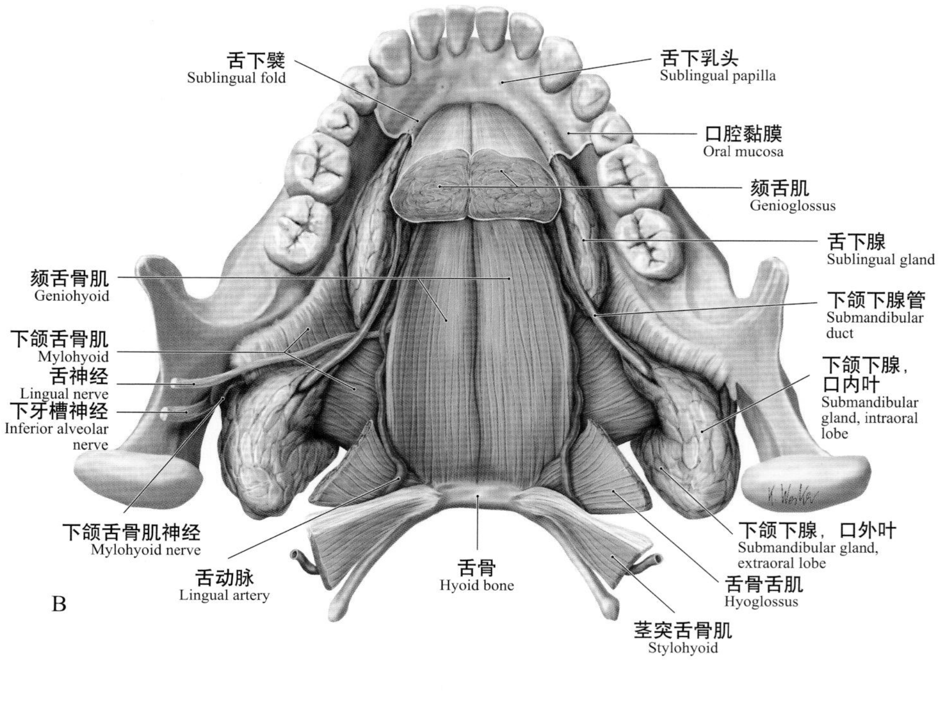
舌下襞
Sublingual fold
舌下乳头
Sublingual papilla
口腔黏膜
Oral mucosa
颏舌肌
Genioglossus
舌下腺
Sublingual gland
颏舌骨肌
Geniohyoid
下颌下腺管
Submandibular duct
下颌舌骨肌
Mylohyoid
舌神经
Lingual nerve
下牙槽神经
Inferior alveolar nerve
下颌下腺，口内叶
Submandibular gland, intraoral lobe
下颌舌骨肌神经
Mylohyoid nerve
下颌下腺，口外叶
Submandibular gland, extraoral lobe
舌动脉
Lingual artery
舌骨
Hyoid bone
舌骨舌肌
Hyoglossus
茎突舌骨肌
Stylohyoid
B

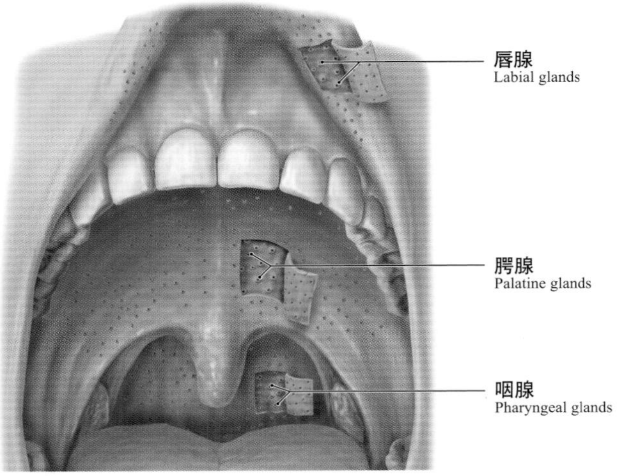
唇腺
Labial glands
腭腺
Palatine glands
咽腺
Pharyngeal glands

图 8–44　小唾液腺

除 3 对大唾液腺外，人体还有 700 ～ 1 000 个小唾液腺向口腔分泌唾液，占唾液总量的 5% ～ 8%。当大唾液腺失去分泌功能时，小唾液腺的分泌量足以保持口腔湿润。

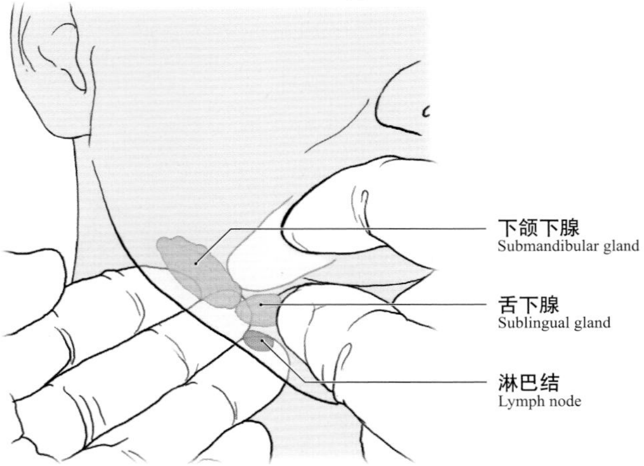
下颌下腺
Submandibular gland
舌下腺
Sublingual gland
淋巴结
Lymph node

图 8–45　双合诊检查唾液腺

下颌的 2 对大唾液腺：下颌下腺和舌下腺，以及附近的淋巴结位于口底可活动区域，需要通过有对抗力的双合诊才能触及。

表 8–10　唾 液 腺 概 况

腺体和导管	自主神经支配	血供
腮腺 • 腮腺管（Stensen 导管）	舌咽神经（CN Ⅸ） ——节前副交感神经纤维从延髓的下泌涎核发出，与岩下神经（源自 CN Ⅸ）伴行至耳神经节 ——节后副交感神经纤维从耳神经节发出，与耳颞神经（源自 CN V_3）伴行至腮腺	颈外动脉和颞浅动脉的腺支
下颌下腺 • 下颌下腺管（Wharton 导管）	面神经（CN Ⅶ） ——节前副交感神经纤维从脑桥的上泌涎核发出，在面神经管分为 2 条副交感神经分支：岩大神经和鼓索神经 • 岩大神经加入岩深神经（交感神经），形成翼管神经，至翼腭神经节 • 鼓索加入舌神经，至下颌下神经节 ——节后副交感神经纤维源于翼腭神经节，与 CN V_2 伴行，至鼻部、腭部、咽部和上唇腺体。其他的节后副交感神经纤维与 CN V_2 伴行，至泪腺神经（CN V_1），后达泪腺	面动脉的腺支
舌下腺 • 许多小导管开口于舌下皱襞或汇入下颌下腺管		舌下动脉的腺支
小唾液腺 • 小导管直接开口于口腔和咽部黏膜		

注：腮腺淋巴结汇入颈浅和颈深淋巴结，下颌下腺淋巴结汇入颈深淋巴结和下颌下淋巴结。

硬腭与软腭

腭部形成口腔的顶部和鼻腔的底部，分为骨性硬腭和肌性软腭。

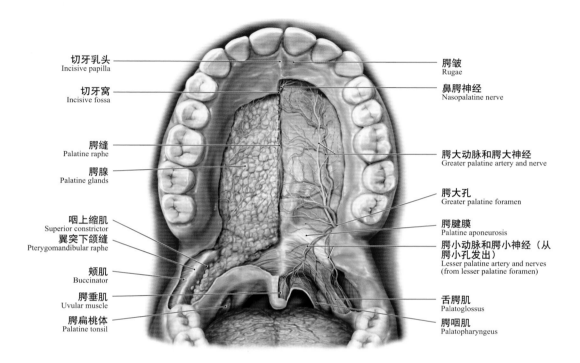

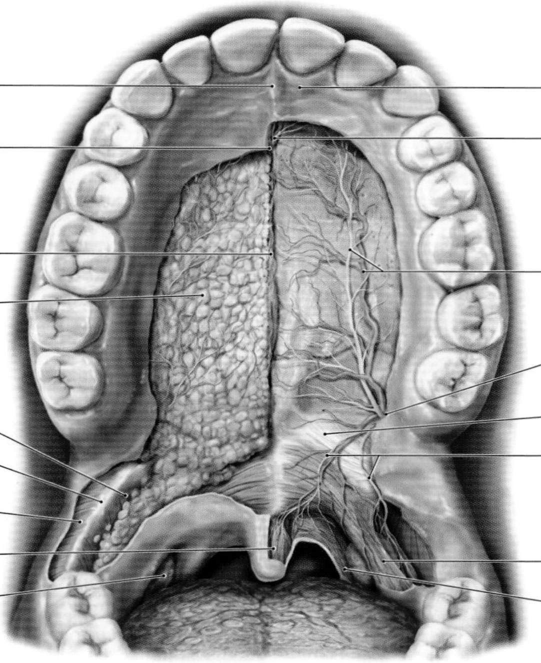
切牙乳头
Incisive papilla
切牙窝
Incisive fossa
腭缝
Palatine raphe
腭腺
Palatine glands
咽上缩肌
Superior constrictor
翼突下颌缝
Pterygomandibular raphe
颊肌
Buccinator
腭垂肌
Uvular muscle
腭扁桃体
Palatine tonsil
腭皱
Rugae
鼻腭神经
Nasopalatine nerve
腭大动脉和腭大神经
Greater palatine artery and nerve
腭大孔
Greater palatine foramen
腭腱膜
Palatine aponeurosis
腭小动脉和腭小神经（从腭小孔发出）
Lesser palatine artery and nerves (from lesser palatine foramen)
舌腭肌
Palatoglossus
腭咽肌
Palatopharyngeus

图 8–46 硬腭

前面观。硬腭由上颌骨的腭突和腭骨的水平板构成，被覆坚韧的咀嚼黏膜，在前部形成不规则的皱襞，称为腭皱襞，辅助引导食物至咽部。硬腭黏膜与骨膜紧密贴合，注射局部麻醉药时黏膜与骨膜可能会发生剥离，非常痛。硬腭的血供来源于腭大动脉，起源于上颌动脉。静脉回流入翼丛。硬腭的淋巴结最常汇入下颌下淋巴结或者直接汇入颈深上淋巴结。硬腭由三叉神经（CN V_2）上颌支的分支支配，腭前 1/3 由鼻腭神经支配，从切齿孔发出；腭后 2/3 由腭大神经支配，从腭大孔发出，与腭大动脉伴行（以及腭小神经和腭小动脉，支配和供应软腭）。

前面观还可见翼下颌皱襞，是由颊咽筋膜形成的韧带，向上连接翼钩，向下连接下颌舌骨肌线。颊肌向前附着于翼下颌皱襞，向后附着于咽上缩肌。翼下颌皱襞是下牙槽神经阻滞麻醉的重要标志点（见第 511 页）。

表 8–11 硬腭的血管神经结构

血供	静脉回流	神经支配	淋巴回流
腭大动脉 蝶腭动脉 *	翼丛	前 1/3：鼻腭神经（源自 CN V_2） 后 2/3：腭大神经（源自 CN V_2）	下颌下淋巴结 颈深上淋巴结 咽后淋巴结（较少）

注：* 提供构成鼻底部分的硬腭血供。

表 8–12 软 腭 肌 肉

肌肉	起点	止点	神经支配	运动
腭帆张肌	蝶骨（翼突的舟状窝）和脊柱内侧，与咽鼓（听）管前外侧膜性壁相连	通过肌腱附于腭腱膜和腭骨（水平板），肌腱由翼钩拉向内侧	翼内肌神经（CN V_3）	双侧：收缩软腭前部，使腭弓变平，分隔鼻咽和口咽，打开咽鼓管 单侧：使软腭偏向外侧
腭帆提肌	鞘突和颞骨岩部（通过肌腱，在颈动脉管前方），与咽鼓管下部相连	腭腱膜（2 块提肌合并形成肌悬带）	迷走神经（CN X），通过咽丛	双侧：拉软腭后部向上后，分隔鼻咽和口咽
腭垂肌（肌性腭垂）	腭骨（后鼻棘）及腭腱膜（上面）	腭垂黏膜		拉腭垂向后上，分隔鼻咽和口咽
舌腭肌（舌腭弓）	腭腱膜（口腔面）	舌背外侧或固有横肌		双侧：拉舌根向上，缩窄咽峡，分隔口咽和鼻咽

注：感觉神经：腭小神经（源自 CN V_2）。
血供：腭小动脉（源自上颌动脉）、腭升动脉（源自面动脉）、咽升动脉腭支（源自颈外动脉）。
静脉回流：腭大静脉和腭小静脉，汇入翼丛。
淋巴回流：下颌下淋巴结、咽后淋巴结。

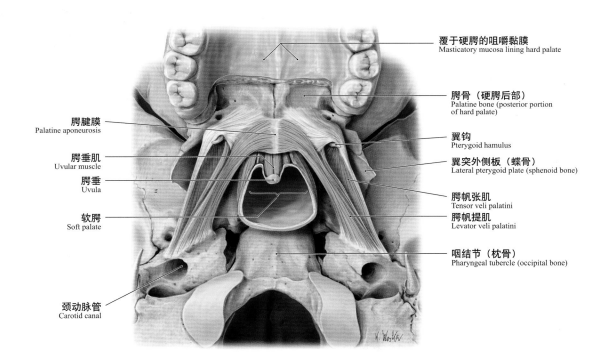

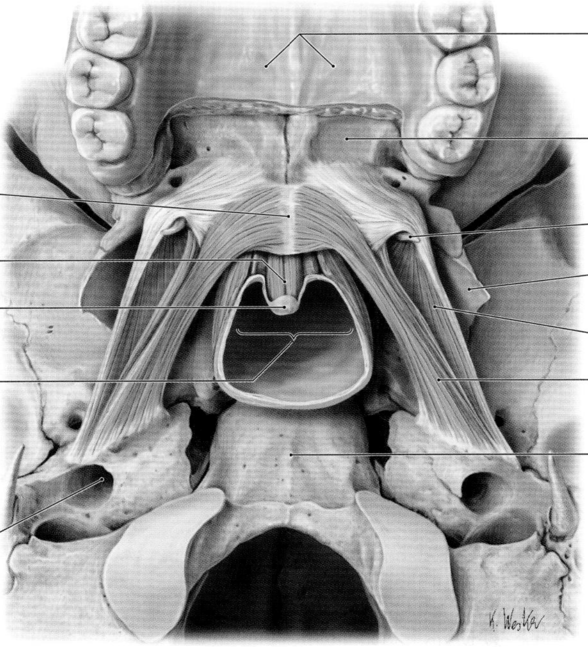

图 8–47 软腭和咽鼓管肌肉

下面观。软腭是位于口腔后方悬吊于硬腭的腱膜和肌肉组织区域，将口咽和鼻咽分隔，特别是在壁翼缩紧时。舌腭肌限制口腔与口咽交通，腭帆张肌对维持咽鼓管开放具有重要作用。

咽部：分区和结构

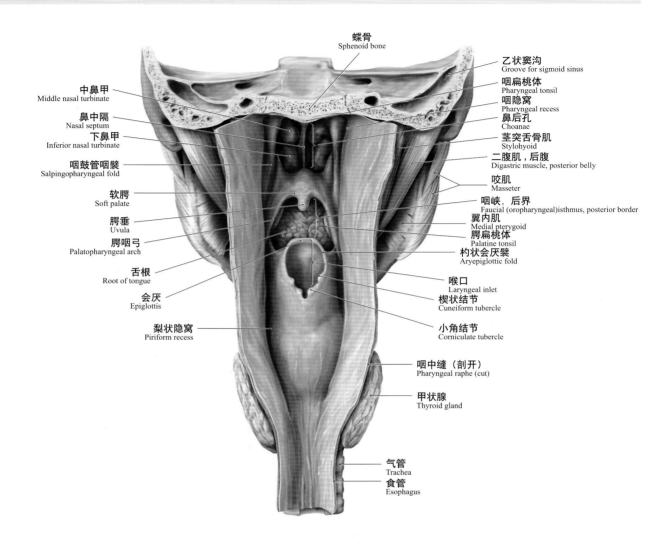

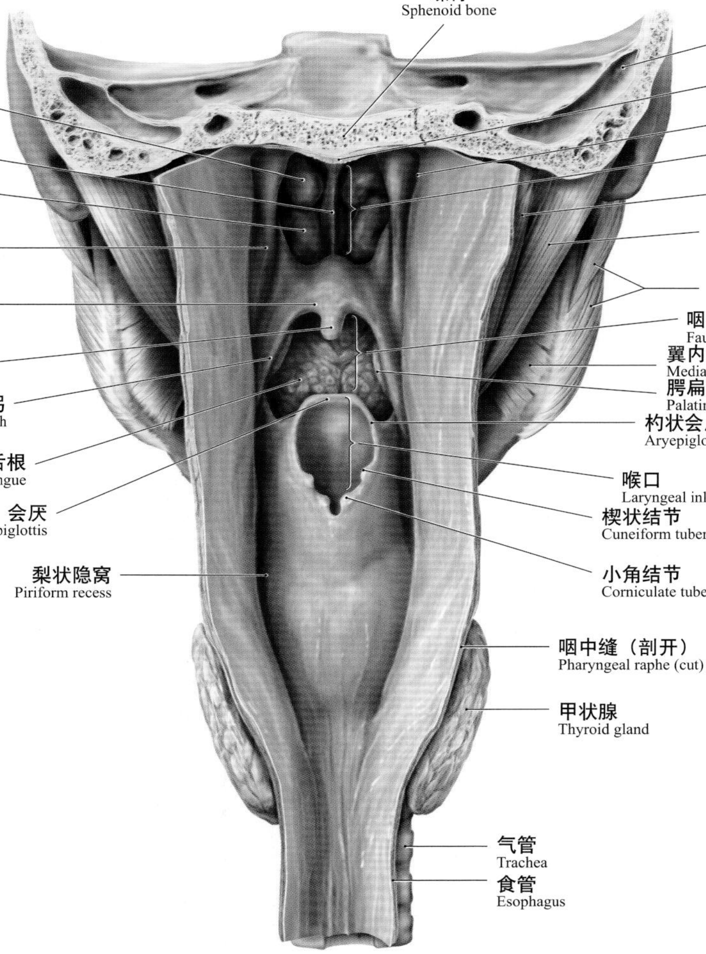

图 8–48　咽部黏膜和肌肉组织

后面观。**A.** 黏膜衬里。**B.** 内部肌肉组织。咽的肌性后壁沿中线（咽缝）剖开、外翻，以显示黏膜解剖。

表 8–13　咽部分区

分区	水平	描述	交通	
鼻咽	C_1	上部，在蝶骨和枕骨形成的顶与软腭之间	鼻腔	通过鼻后孔
			鼓室	通过咽鼓管
口咽	$C_{2\sim3}$	中部，在腭垂和会厌之间	口腔	通过咽峡（由腭舌弓形成）
咽喉	$C_{4\sim6}$	下部，在会厌和环状软骨下界之间	喉	通过喉口
			食管	通过环咽肌（咽括约肌）

肌性咽管的前份与 3 个腔相通，即鼻腔、口腔、喉，在相应的脊椎水平，3 个腔将咽部分为 3 部分。

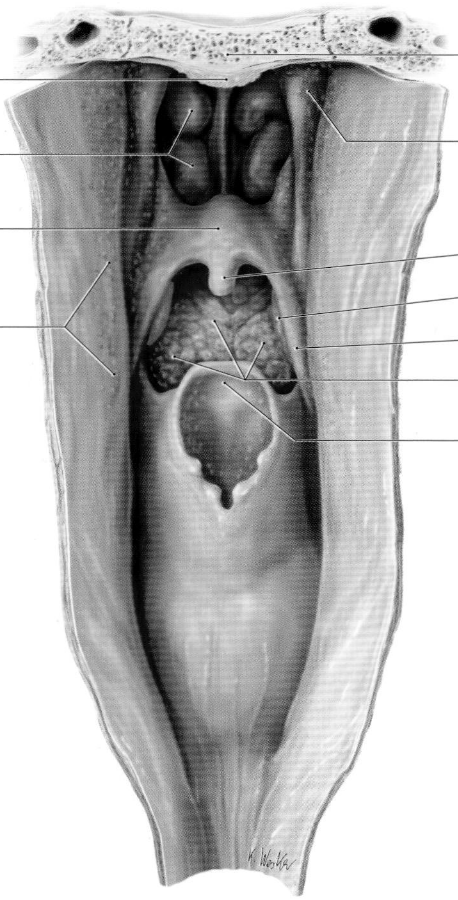
咽扁桃体
Pharyngeal tonsil
鼻甲
Nasal conchae
软腭
Soft palate
咽侧壁淋巴组织（咽鼓管咽襞）
Lymphatic tissue of lateral bands (salpingopharyngeal fold)
咽顶（蝶骨与枕骨）
Roof of pharynx (sphenoid and occipital bones)
咽鼓管扁桃体
Tubal tonsil
腭垂
Uvula
腭扁桃体
Palatine tonsil
腭咽弓
Palatopharyngeal arch
舌扁桃体（舌沟后部）
Lingual tonsil (postsulcal portion of tongue)
会厌
Epiglottis

图 8–49 Waldeyer 环

打开的咽腔后面观。Waldeyer 环由具有免疫功能的淋巴组织（扁桃体和淋巴滤泡）组成。扁桃体是口腔和鼻腔至咽腔通道周围的免疫哨兵。淋巴滤泡分布在所有的黏膜上皮内，但数量因部位不同而差异很大。Waldeyer 环包括下列结构：

- 咽顶不成对的咽扁桃体。
- 口咽部位于前柱与后柱（腭舌弓与腭咽弓）之间的腭扁桃体。
- 舌扁桃体，嵌于舌沟后份的淋巴结。
- 成对的咽鼓管扁桃体，可能为咽扁桃体的侧方延伸。
- 咽鼓管咽襞内成对的侧带淋巴组织。

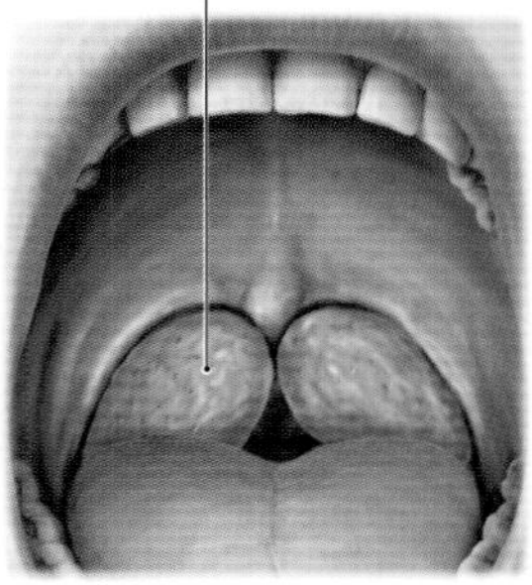
肿大的腭扁桃体
Enlarged palatine tonsil

A

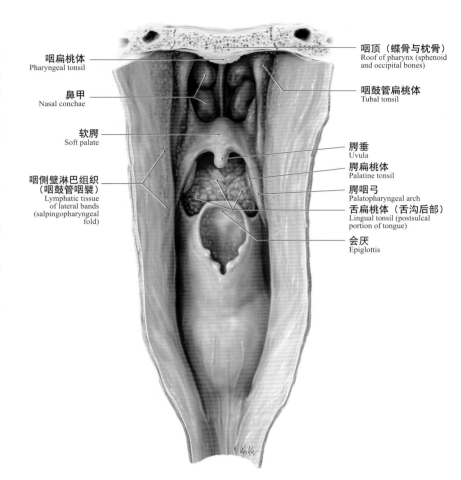

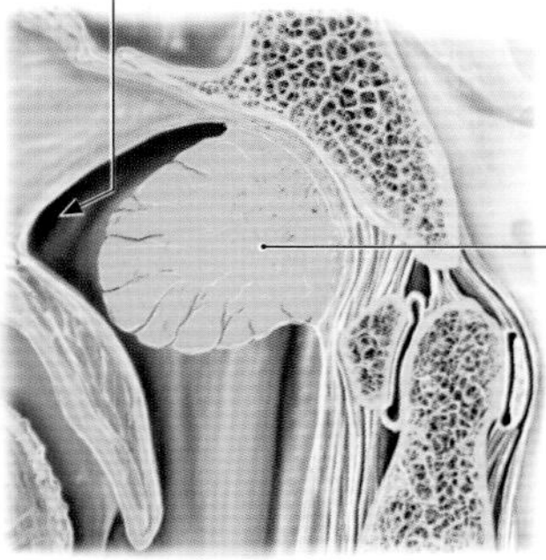
后鼻孔
Choana
肿大的咽扁桃体
Enlarged pharyngeal tonsil

B

图 8–50 异常肿大的咽及腭扁桃体

A. 口腔前面观。**B.** 咽顶矢状面观。

A. 重度肿大的腭扁桃体（由于病毒或细菌感染所致，如扁桃体炎）可能使口腔通道狭窄，导致吞咽困难。扁桃体切除术——手术切除扁桃体隐窝内的腭扁桃体及其筋膜，可能损伤位于咽侧壁的舌咽神经（CN Ⅸ），导致舌后 1/3 感觉及味觉丧失。

B. 咽扁桃体增大在学龄前儿童中十分常见。这个年龄段的慢性复发性鼻咽炎常激发局部淋巴组织免疫应答增强，形成“腺样体”或“息肉”。肿大的咽扁桃体可堵塞鼻后孔，鼻气管阻塞可导致儿童口呼吸。因为患者在休息时持续张口呼吸，1 名有经验的检查者可通过视诊快速判断腺样体的状态。

咽部肌肉（Ⅰ）

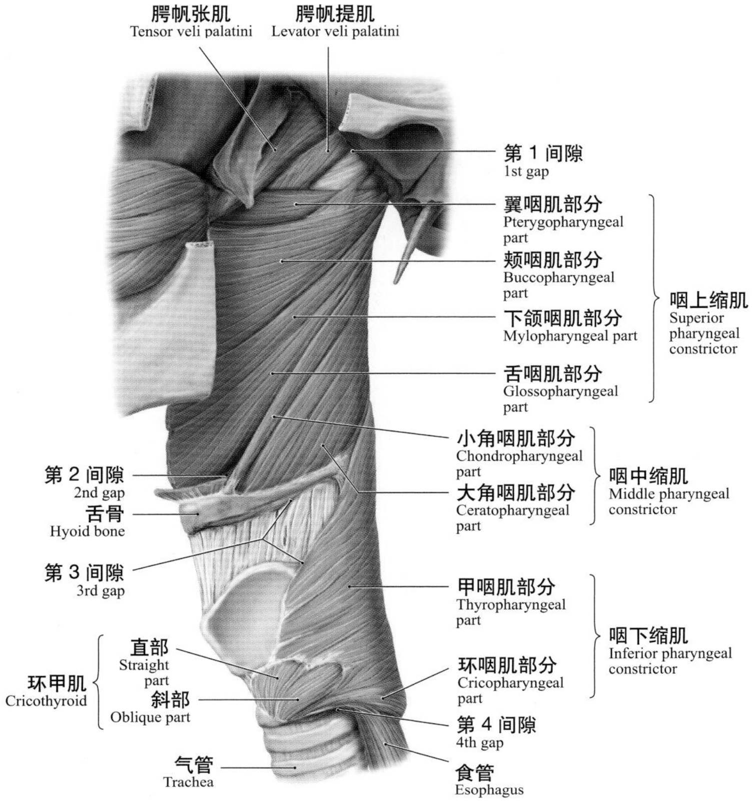
腭帆张肌
Tensor veli palatini
腭帆提肌
Levator veli palatini
第 1 间隙
1st gap
翼咽肌部分
Pterygopharyngeal part
颊咽肌部分
Buccopharyngeal part
下颌咽肌部分
Mylopharyngeal part
舌咽肌部分
Glossopharyngeal part
咽上缩肌
Superior pharyngeal constrictor
小角咽肌部分
Chondropharyngeal part
大角咽肌部分
Ceratopharyngeal part
咽中缩肌
Middle pharyngeal constrictor
第 2 间隙
2nd gap
舌骨
Hyoid bone
第 3 间隙
3rd gap
甲咽肌部分
Thyropharyngeal part
咽下缩肌
Inferior pharyngeal constrictor
环甲肌
Cricothyroid
直部
Straight part
斜部
Oblique part
环咽肌部分
Cricopharyngeal part
第 4 间隙
4th gap
气管
Trachea
食管
Esophagus

图 8–51 咽部括约肌

左侧面观。

表 8–14 咽部间隙

间隙	穿经结构
第 1 间隙	咽鼓管 腭帆提肌
第 2 间隙	茎突咽肌（附着于喉） 舌咽神经（CN Ⅸ）
第 3 间隙	喉内神经 咽上动脉、静脉
第 4 间隙	喉返神经 咽下动脉

表 8–15 咽 缩 肌

肌肉		起源	止点	神经支配	运动
咽上缩肌	翼咽肌	翼钩（偶尔起于翼突内侧板）	枕骨（颅底咽结节，通过咽中缝）	迷走神经（CN Ⅹ），通过咽丛	收缩咽上部
	颊咽肌	翼下颌缝			
	下颌咽肌	下颌舌骨肌线			
	舌咽肌	舌缘			
咽中缩肌	软骨咽肌	舌骨（小角）和茎突舌骨韧带			收缩咽中部
	大角咽肌	舌骨（大角）			
咽下缩肌	甲状咽肌	甲状软骨板和舌骨（下角）			
	环咽肌	环状软骨（外缘）		喉返神经（CN Ⅹ）和（或）喉外神经	收缩咽下部 咽喉与食管交界处的括约肌

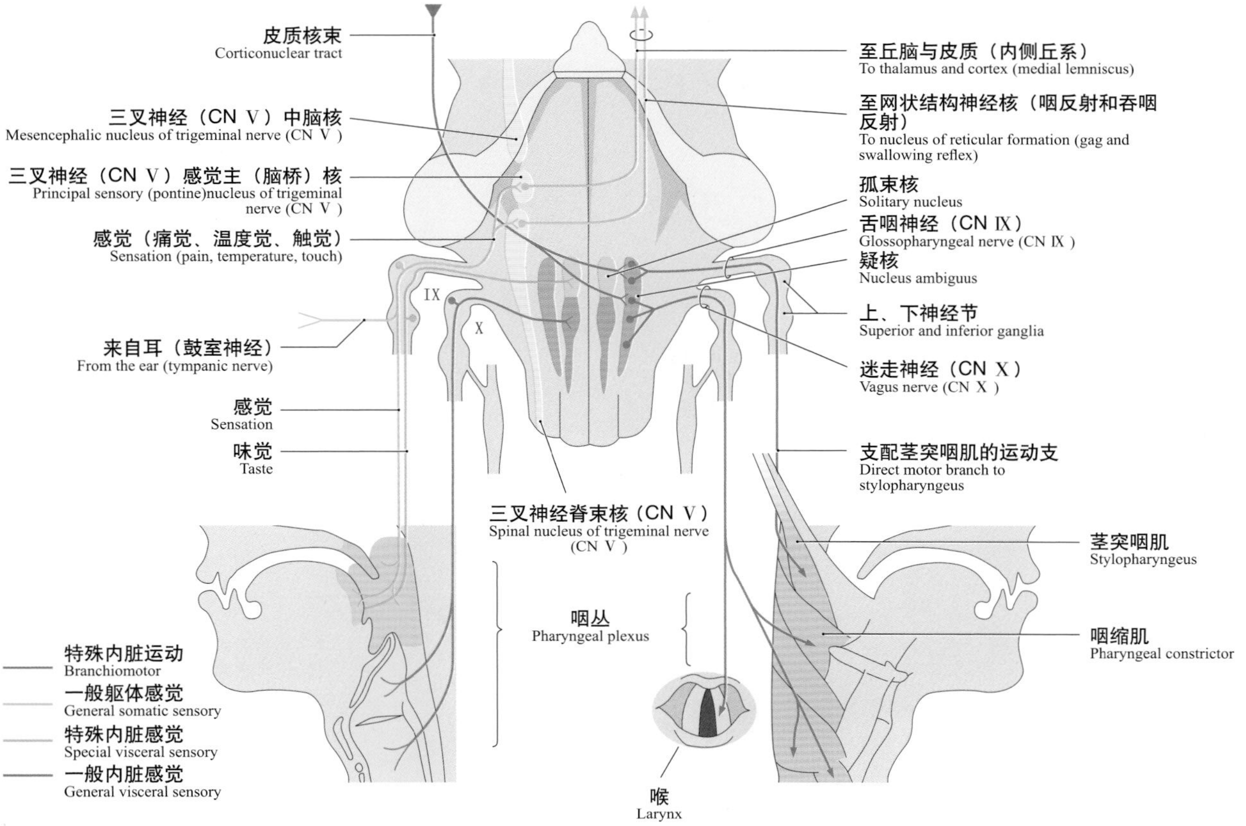

图 8–52 咽 丛

咽部通过咽丛接受感觉及运动神经支配，咽丛由舌咽神经（CN Ⅸ）及迷走神经（CN Ⅹ）组成，与来自颈上神经节的节后交感神经纤维伴行。注：只有迷走神经提供运动纤维（茎突咽肌由 CN Ⅸ直接支配）。

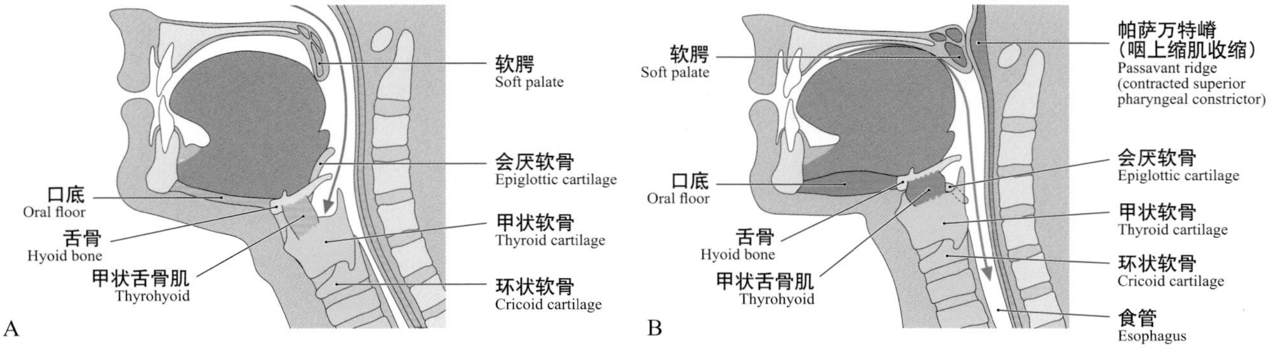

图 8–53 吞咽

喉是呼吸道的一部分，位于消化道入口处（**A**）。在吞咽过程中（**B**），气道需暂时封闭，以确保食物不会进入喉及气管（防止呛咳）。吞咽包括以下 3 个步骤：

口腔阶段（自主运动开始）：舌肌将食物团块运送至口咽峡部，触发峡部扩张，随后收缩。

咽腔阶段（气管反射性关闭）：咽纵肌上提喉。喉口被会厌遮盖。同时，软腭收缩、上提，紧贴咽后壁，封闭鼻咽部。

咽食管阶段（反射输送）：缩肌将食物团块输送至胃。

咽部肌肉（Ⅱ）

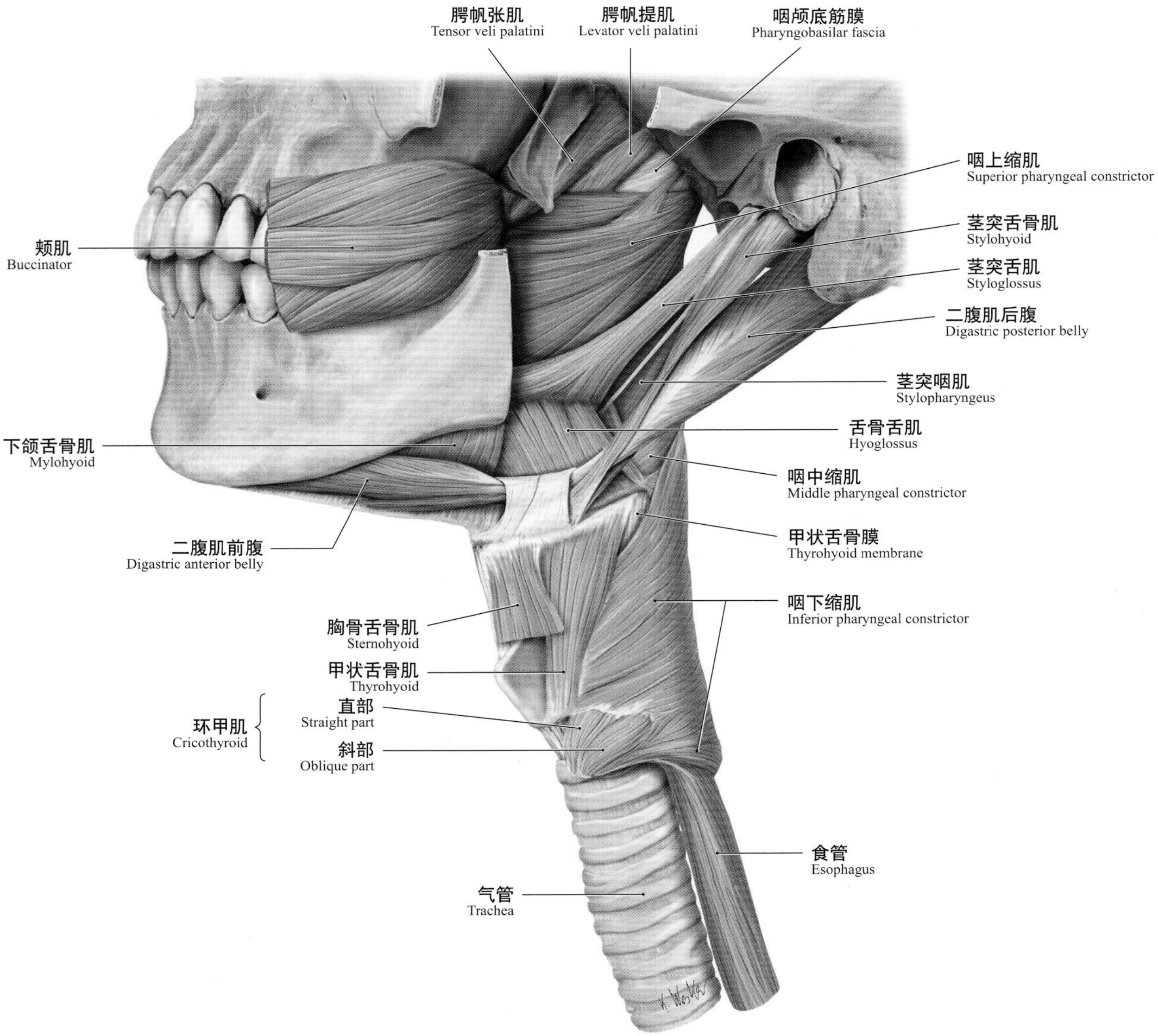
腭帆张肌
Tensor veli palatini
腭帆提肌
Levator veli palatini
咽颅底筋膜
Pharyngobasilar fascia
咽上缩肌
Superior pharyngeal constrictor
颊肌
Buccinator
茎突舌骨肌
Stylohyoid
茎突舌肌
Styloglossus
二腹肌后腹
Digastric posterior belly
茎突咽肌
Stylopharyngeus
舌骨舌肌
Hyoglossus
下颌舌骨肌
Mylohyoid
咽中缩肌
Middle pharyngeal constrictor
甲状舌骨膜
Thyrohyoid membrane
二腹肌前腹
Digastric anterior belly
咽下缩肌
Inferior pharyngeal constrictor
胸骨舌骨肌
Sternohyoid
甲状舌骨肌
Thyrohyoid
环甲肌
Cricothyroid
直部
Straight part
斜部
Oblique part
食管
Esophagus
气管
Trachea

图 8–54 咽部肌肉组织

左侧面观。

表 8-16　咽　提　肌

肌肉	起点	止点	神经支配	运动
腭咽肌（腭咽弓）	腭腱膜（上面）和硬腭后缘	甲状软骨（后缘）或咽侧壁	通过咽丛加入迷走神经（CN Ⅹ）	双侧：向前内侧提升咽
咽鼓管咽肌	软骨性咽鼓管（下面）	沿咽鼓管咽皱襞至腭咽肌		双侧：上提咽；可能开放咽鼓管
茎突咽肌	茎突（颅底内面）	咽侧壁，与咽缩肌、腭咽肌混合；甲状软骨（后缘）	舌咽神经（CN Ⅸ）	双侧：上提咽和喉

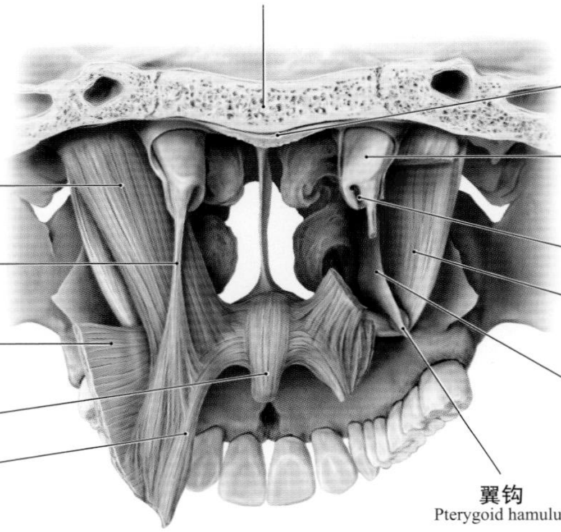
咽顶（蝶骨与枕骨）
Roof of pharynx (sphenoid and occipital bones)
咽扁桃体
Pharyngeal tonsil
咽鼓（听）管软骨部
Cartilaginous part of pharyngotympanic (auditory) tube
咽鼓管咽口
Pharyngeal orifice of pharyngotympanic tube
腭帆张肌
Tensor veli palatini
翼突内侧板（蝶骨）
Medial pterygoid plate (sphenoid bone)
翼钩
Pterygoid hamulus
腭帆提肌
Levator veli palatini
咽鼓管咽肌
Salpingopharyngeus
咽上缩肌
Superior pharyngeal constrictor
腭垂肌
Uvular Muscle
腭咽肌
Palatopharyngeus

图 8-55　软腭及咽部提肌
后面观。

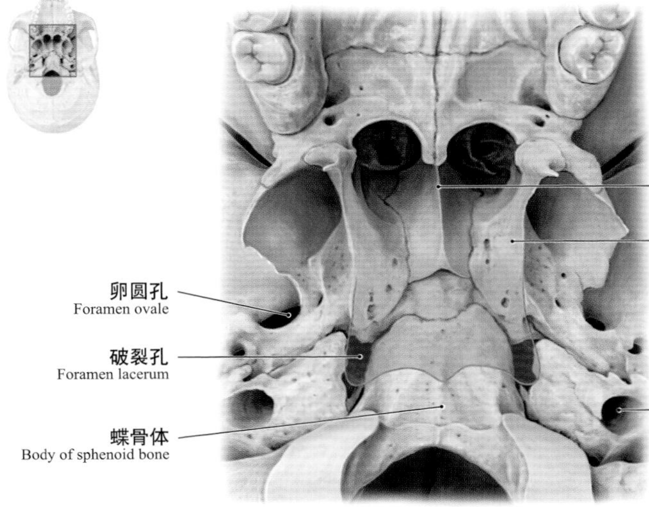
犁骨
Vomer
翼突内侧板
Medial pterygoid plate
卵圆孔
Foramen ovale
破裂孔
Foramen lacerum
颈动脉管
Carotid canal
蝶骨体
Body of sphenoid bone

图 8-56　颅底的咽颅底筋膜
下面观。咽部肌群通过厚层结缔组织——咽颅底筋膜（红色）起源于颅底。该筋膜确保鼻咽部始终开放。

咽部肌肉（Ⅲ）和神经支配

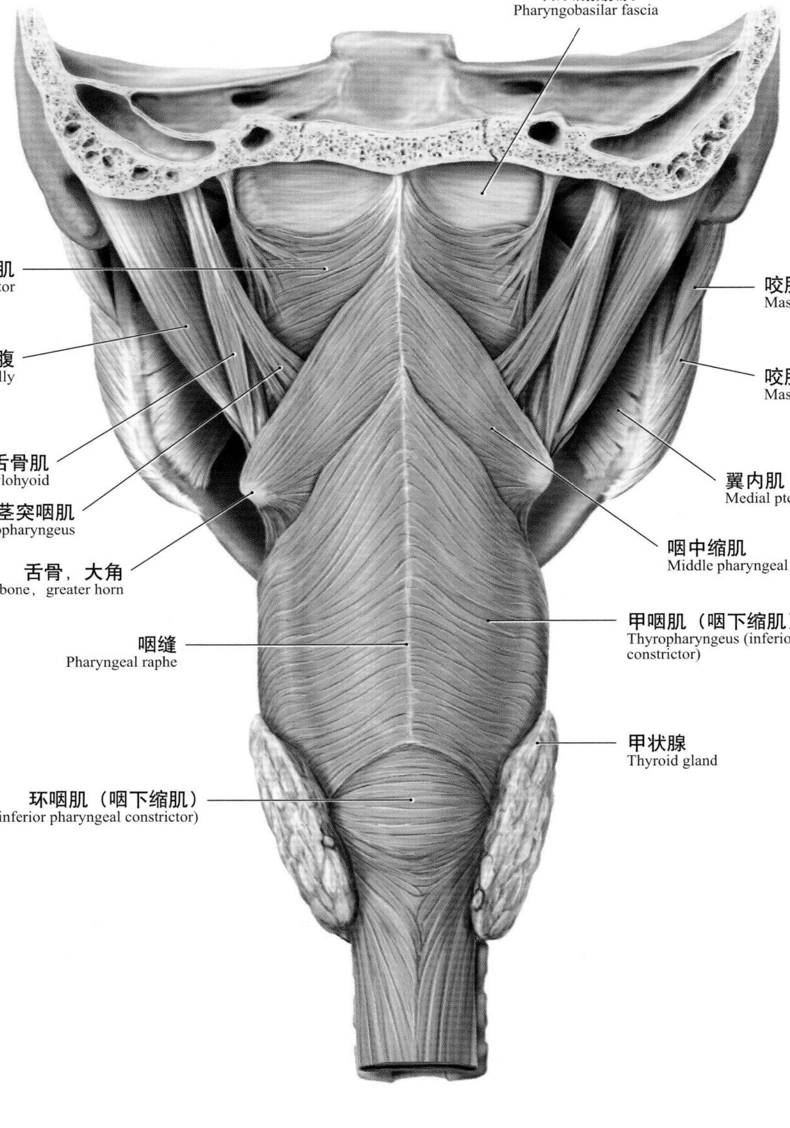
咽颅底筋膜
Pharyngobasilar fascia
咽上缩肌
Superior pharyngeal constrictor
二腹肌，后腹
Digastric, posterior belly
茎突舌骨肌
Stylohyoid
茎突咽肌
Stylopharyngeus
舌骨，大角
Hyoid bone，greater horn
咽缝
Pharyngeal raphe
环咽肌（咽下缩肌）
Cricopharyngeus (inferior pharyngeal constrictor)
咬肌，深层
Masseter, deep part
咬肌，浅层
Masseter, superficial part
翼内肌
Medial pterygoid
咽中缩肌
Middle pharyngeal constrictor
甲咽肌（咽下缩肌）
Thyropharyngeus (inferior pharyngeal constrictor)
甲状腺
Thyroid gland

图 8–57 咽部肌肉组织

A. 后面观。**B.** 内部肌群。

咽是一个肌性管道，由 3 对咽缩肌（表 8–15）和 3 对咽提肌构成（表 8–16）。

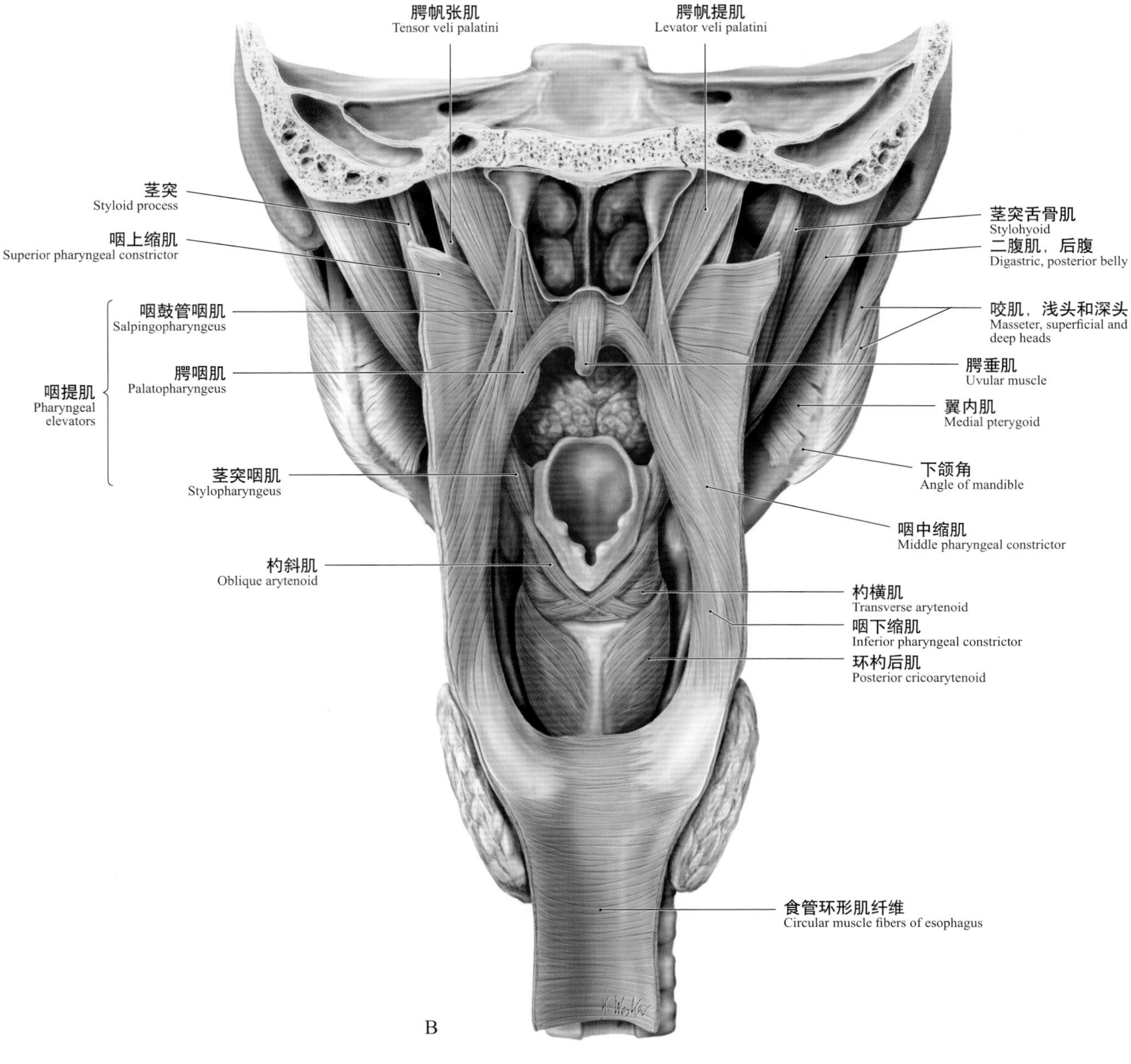
腭帆张肌
Tensor veli palatini
腭帆提肌
Levator veli palatini
茎突
Styloid process
咽上缩肌
Superior pharyngeal constrictor
咽鼓管咽肌
Salpingopharyngeus
腭咽肌
Palatopharyngeus
咽提肌
Pharyngeal elevators
茎突咽肌
Stylopharyngeus
杓斜肌
Oblique arytenoid
茎突舌骨肌
Stylohyoid
二腹肌，后腹
Digastric, posterior belly
咬肌，浅头和深头
Masseter, superficial and deep heads
腭垂肌
Uvular muscle
翼内肌
Medial pterygoid
下颌角
Angle of mandible
咽中缩肌
Middle pharyngeal constrictor
杓横肌
Transverse arytenoid
咽下缩肌
Inferior pharyngeal constrictor
环杓后肌
Posterior cricoarytenoid
食管环形肌纤维
Circular muscle fibers of esophagus
B

图 8–57　咽部肌肉组织（续）

咽神经血管局部解剖

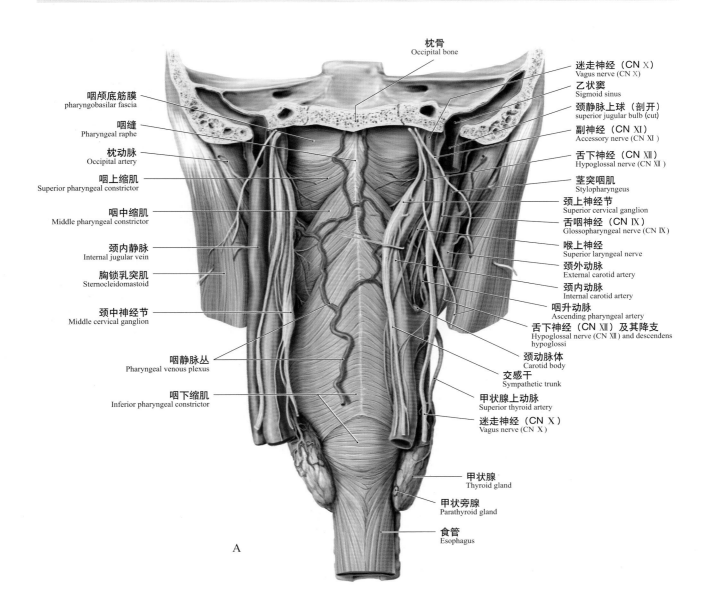

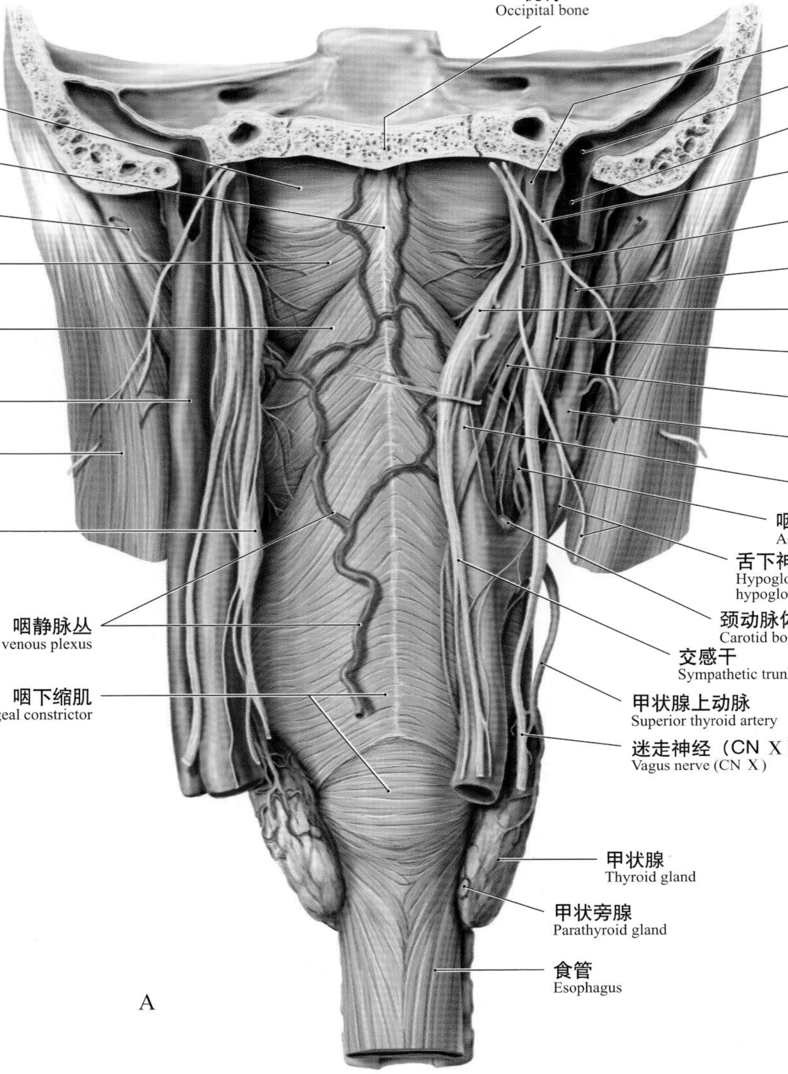
枕骨
Occipital bone
咽颅底筋膜
pharyngobasilar fascia
咽缝
Pharyngeal raphe
枕动脉
Occipital artery
咽上缩肌
Superior pharyngeal constrictor
咽中缩肌
Middle pharyngeal constrictor
颈内静脉
Internal jugular vein
胸锁乳突肌
Sternocleidomastoid
颈中神经节
Middle cervical ganglion
咽静脉丛
Pharyngeal venous plexus
咽下缩肌
Inferior pharyngeal constrictor
迷走神经（CN X）
Vagus nerve (CN X)
乙状窦
Sigmoid sinus
颈静脉上球（剖开）
superior jugular bulb (cut)
副神经（CN XI）
Accessory nerve (CN XI)
舌下神经（CN XII）
Hypoglossal nerve (CN XII)
茎突咽肌
Stylopharyngeus
颈上神经节
Superior cervical ganglion
舌咽神经（CN IX）
Glossopharyngeal nerve (CN IX)
喉上神经
Superior laryngeal nerve
颈外动脉
External carotid artery
颈内动脉
Internal carotid artery
咽升动脉
Ascending pharyngeal artery
舌下神经（CN XII）及其降支
Hypoglossal nerve (CN XII) and descendens hypoglossi
颈动脉体
Carotid body
交感干
Sympathetic trunk
甲状腺上动脉
Superior thyroid artery
迷走神经（CN X）
Vagus nerve (CN X)
甲状腺
Thyroid gland
甲状旁腺
Parathyroid gland
食管
Esophagus
A

图 8–58　咽神经血管局部解剖

A. 去除筋膜，后面观。**B.** 沿咽缝切开，后面观。

咽神经丛的运动纤维支配大部分咽部肌肉。但茎突咽肌例外，它由舌咽神经（CN Ⅸ）的运动支支配。环咽肌（咽下缩肌下头）通常由喉返神经和（或）喉外神经（偶为咽丛）支配。咽神经丛由运动和感觉纤维组成。舌咽神经（CN Ⅸ）和迷走神经（CN Ⅹ）都发出感觉纤维到咽神经丛，只有迷走神经发出运动纤维（某些纤维也可能起源于副神经，CN Ⅺ）到咽神经丛。不论起源如何，它们由迷走神经支配。咽神经丛也接受来自颈交感干的自主神经纤维。

颈外动脉的主要分支供应咽部组织。咽后壁的静脉血主要流入咽静脉丛，再回流至颈内静脉。

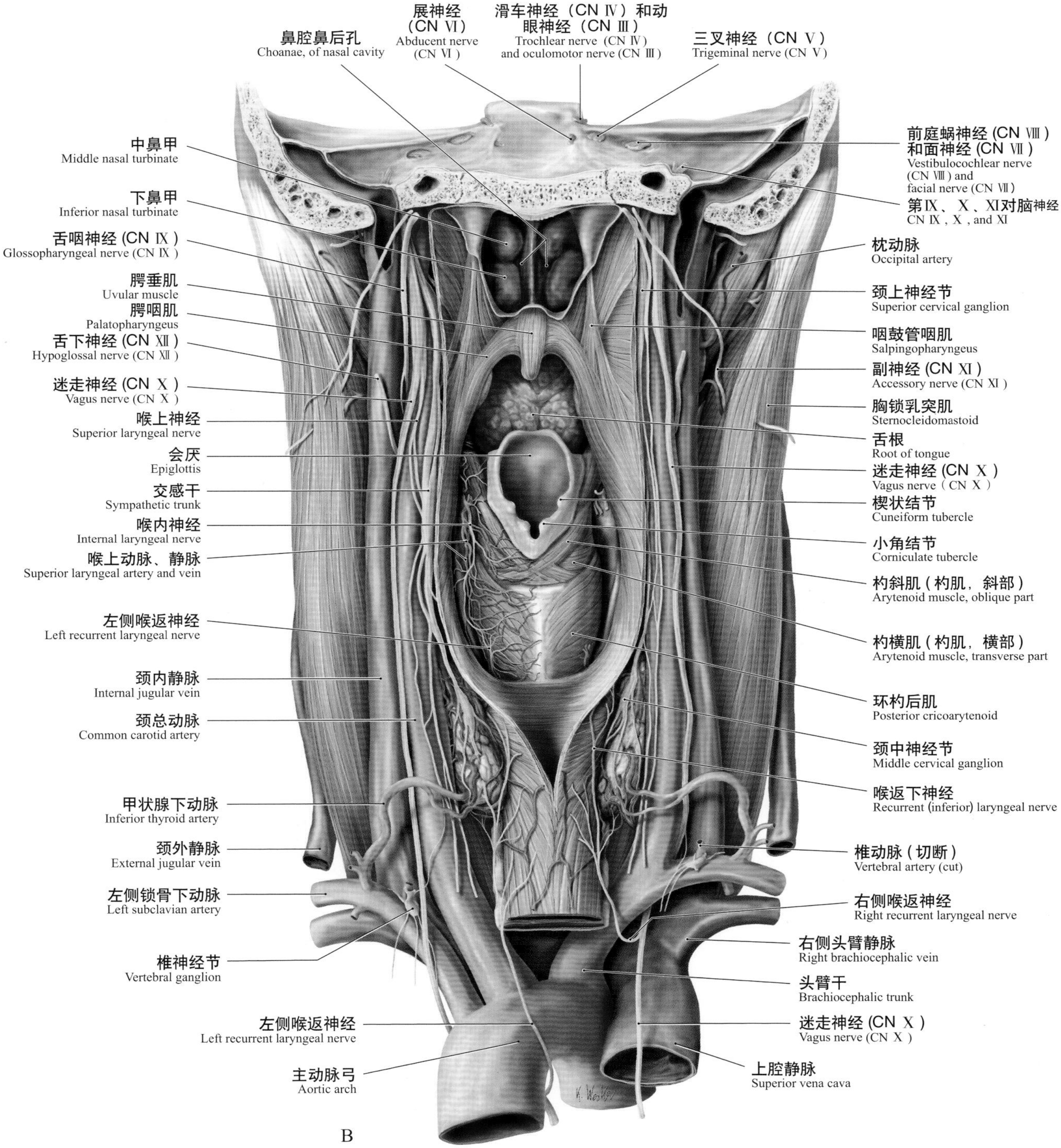

图 8-58 咽神经血管局部解剖（续）

头部潜在的组织间隙与牙源性感染的扩散途径

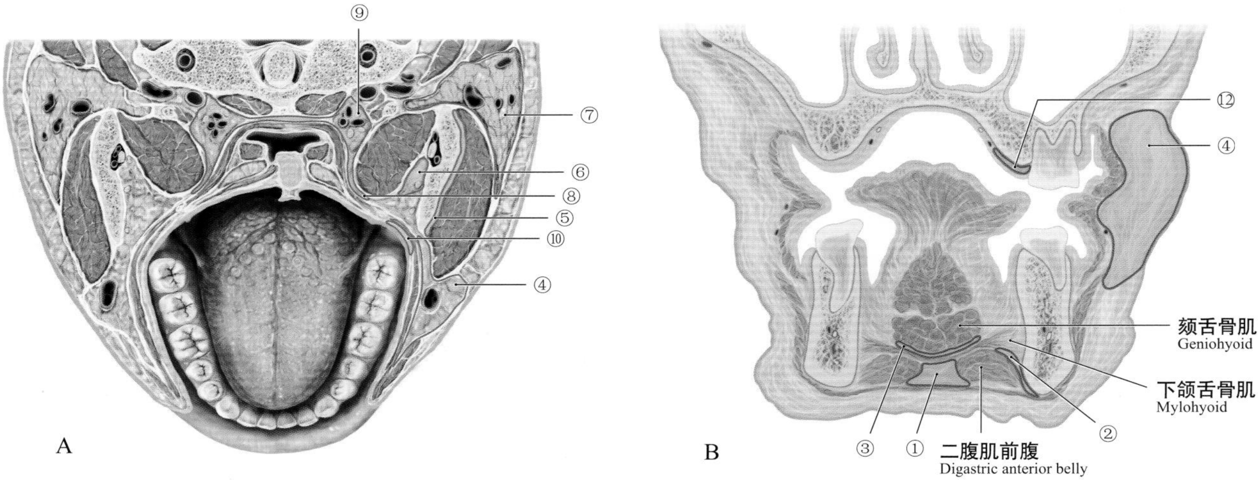

表 8–17 头部潜在的组织间隙

潜在的组织间隙	位置	交通
下颌骨周围		
①颏下间隙	下颌骨下缘以下，下颌舌骨肌下方，位于颈中线处（相当于颏下三角区）	两侧与下颌下间隙交通
②下颌下间隙	下颌骨下缘以下，下颌舌骨肌下方，以二腹肌前、后腹为边界	舌下、颏下、咽旁间隙
③舌下间隙	下颌舌骨肌之上，舌下	下颌下和咽旁间隙
④颊间隙	颊部，颊肌外侧	尖牙、咬肌下、咽旁间隙以及海绵窦
⑤咬肌间隙	下颌支外侧与咬肌之间	咽旁间隙
⑥翼下颌间隙	下颌支内侧与翼内肌之间	颊、颞下、腮腺、咬肌下、咽旁以及扁桃体周间隙
⑦腮腺间隙	下颌支后，腮腺内及周围	通过咽旁间隙至咽后间隙，可能扩散至纵隔
⑧咽旁间隙	咽侧，颈部舌骨上区	与咽后间隙相续
⑨咽后间隙	• 颊咽筋膜（前）和椎前筋膜之间（后） • 从颅底扩展至颈部舌骨下区的脏后间隙	咽旁、下颌下、舌下、咬肌下、扁桃体周间隙以及纵隔
⑩扁桃体周	在腭柱之间的腭扁桃体周围，以咽上缩肌内侧为界	下颌下、舌下间隙
上颌骨周围		
⑪尖牙间隙（眶下间隙）	提口角肌和提上唇肌之间	海绵窦
⑫腭间隙	硬腭黏膜与骨膜之间	无
⑬颞下间隙	在颞下窝内	翼下颌、颊间隙以及海绵窦（经翼丛）

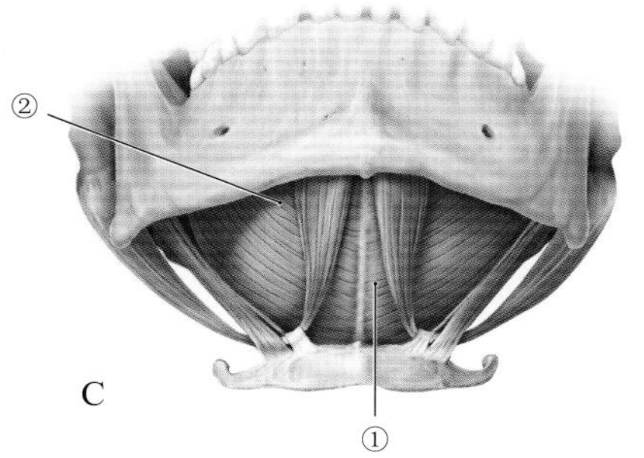

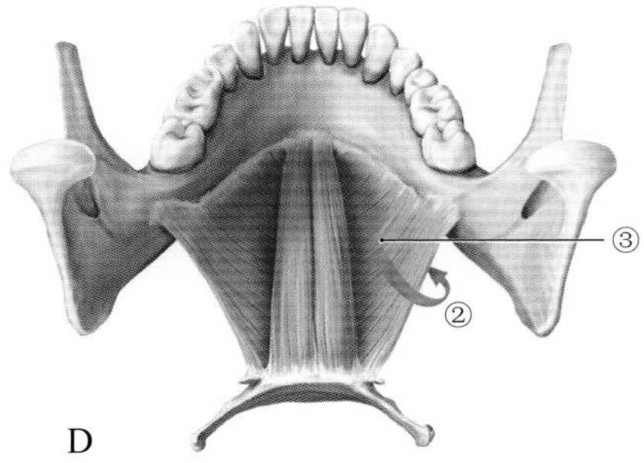

图 8–59 头部潜在的组织间隙

A. 下颌牙𬌗面的横断面，上面观。**B.** 口腔磨牙区冠状面。**C.** 口底下斜面观。**D.** 口底上面观。

头部潜在的组织间隙被感染的细菌产物入侵后会变成真正的腔隙，例如透明质酸酶，可以在这些间隙中分解结缔组织。这些间隙以骨、肌肉、筋膜为界，最初可限制感染扩散，但因其互相连通，可成为感染蔓延的通道。

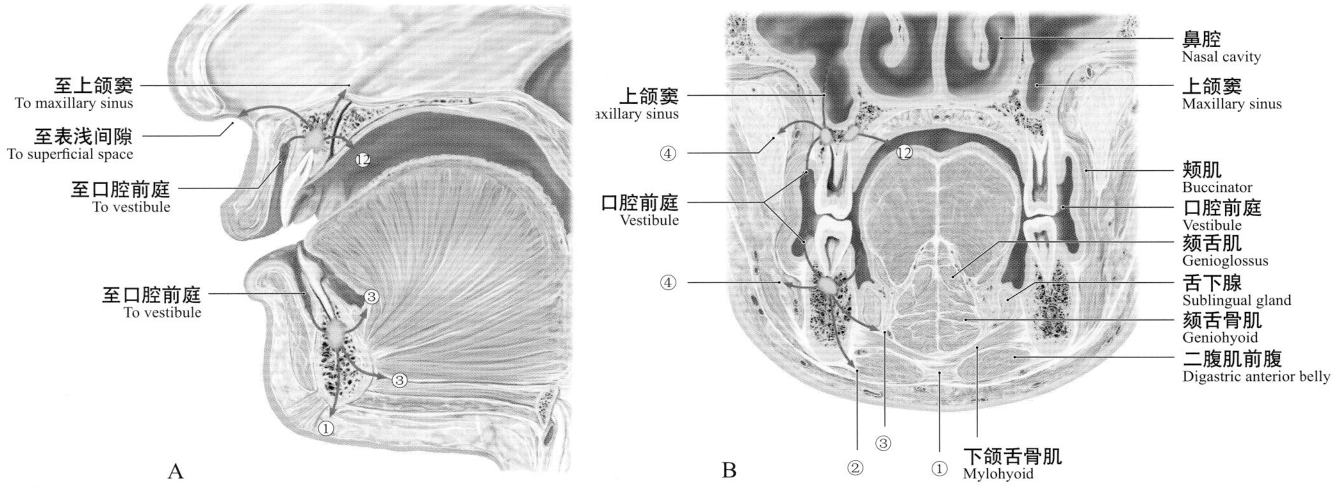

表 8–18　牙源性感染途径

感染源	感染途径	症状
下颌前牙	在下颌舌骨肌附着处下方至①颏下间隙	颏下肿胀
下颌磨牙	在下颌舌骨肌附着处下方至②下颌下间隙	下颌下区肿胀，造成吞咽困难、呼吸困难、口齿不清，颈部疼痛、肿胀、流口水、耳痛、精神不安（Ludwig 咽峡炎）
下颌前磨牙（磨牙）	在颏舌骨肌下方和下颌舌骨肌上方至③舌下间隙	口底肿胀，造成舌抬高、讲话困难以及吞咽困难
上、下颌前磨牙（磨牙）	上颌牙在颊肌的附着之上，下颌牙在颊肌的附着之下至④颊间隙	颊部广泛肿胀，波及上唇或眼
下颌第三磨牙	在后外侧下颌支外面与咬肌之间至⑤咬肌间隙 在后方下颌支内面与翼内肌间至⑥翼下颌间隙	疼痛，牙关紧闭 *，扁桃体肿胀 牙关紧闭 *，沿下颌骨内侧的口内肿胀
上、下颌磨牙	在后内侧至⑧咽旁间隙，然后至⑨咽后间隙	疼痛，牙关紧闭 *，软腭肿胀，腭垂偏移，吞咽困难，呼吸困难（呼吸道阻塞可危及生命）
上颌前牙（通常是尖牙）	在口角提肌起点上方至⑪尖牙间隙	沿鼻外缘肿胀，可蔓延至眶周，造成眼睑肿胀而无法睁眼
上颌前磨牙或磨牙	从腭根至⑫腭间隙	腭部轻度疼痛、肿胀
上颌磨牙	从后方至⑬颞下间隙	严重牙关紧闭 *，颞肌肿大，口内上颌结节区肿胀

注：* 牙关紧闭是咀嚼肌痉挛而致的开口困难。

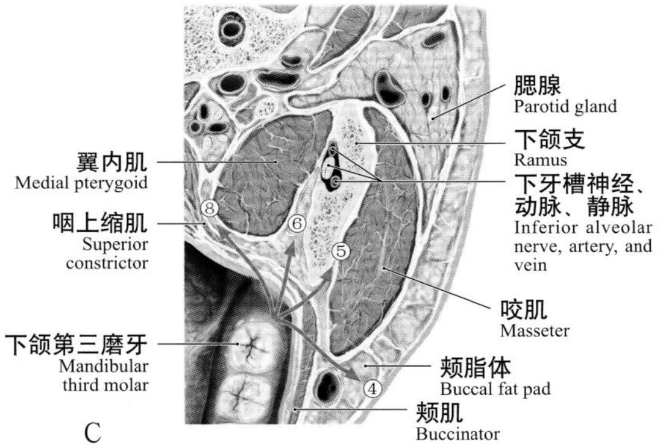

图 8–60　根尖脓肿传播的潜在途径

A. 经尖牙（前牙）的矢状面。**B.** 经磨牙（后牙）的冠状面。**C.** 第三磨牙后区横断面，上面观。

根尖感染可以蔓延至头颈部的许多区域，包括面部浅间隙、腭部、口腔前庭、上颌窦以及舌下间隙、下颌下间隙、颏下间隙。感染进入到舌下、下颌下间隙后，最终可通过与咽旁间隙的后交通而蔓延至纵隔。这些间隙又与咽后间隙、颈动脉鞘相交通。下颌第三磨牙感染可以蔓延至颊间隙、咬肌下间隙、翼腭间隙和咽旁间隙。

（郑苍尚　译）

眶 骨

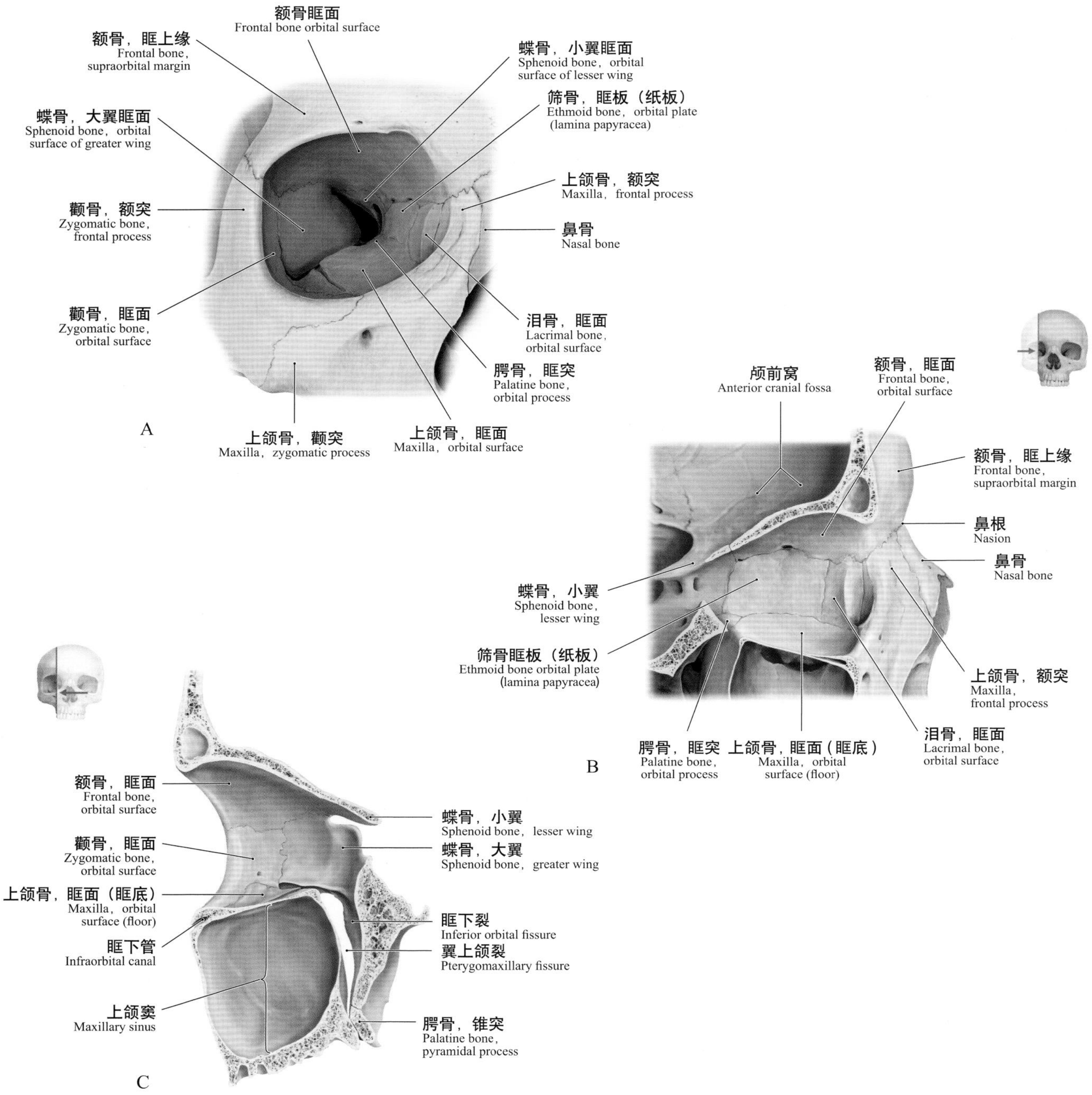

图 9–1 眶骨

右眶。**A**、**D.** 前面观。**B**、**E.** 侧面观，眶外侧壁已去除。**C**、**F.** 内面观，内侧壁已去除。

眼眶由额骨、颧骨、筛骨、蝶骨、泪骨、腭骨、上颌骨7块骨构成。眼眶的神经血管通过数个较大的孔隙与周围的组织结构相互联系（表 9–1），包括眶上裂、眶下裂、视神经管、前筛孔、后筛孔、眶下管以及鼻泪管，并且通过眶缘与面部的浅表组织相联系。在 E 图中，可以看到暴露的上颌窦。上颌窦裂孔处有上颌窦口，通向鼻腔，出口位于下鼻甲的上方。眶下裂位于翼上颌裂的后下方，是颞下窝和翼腭窝的分界。颞下窝在翼上颌裂的外侧面，翼腭窝在翼上颌裂的内侧面。

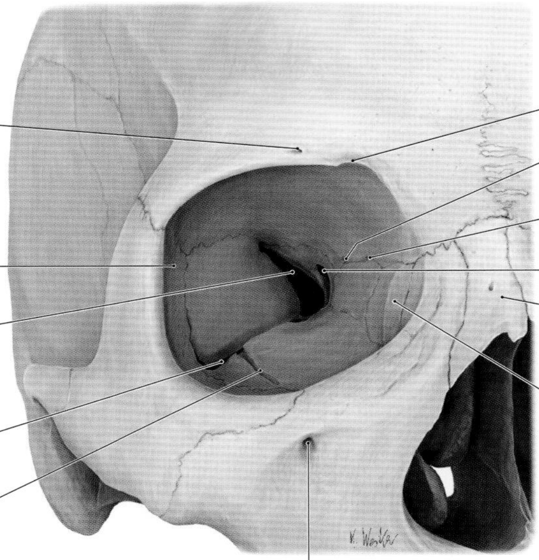

眶上孔
Supraorbital foramen
颧眶孔
Zygomaticoorbital foramen
眶上裂
Superior orbital fissure
眶下裂
Inferior orbital fissure
眶下沟
Infraorbital groove
眶下孔
Infraorbital foramen
额切迹
Frontal incisure
筛后孔
Posterior ethmoidal foramen
筛前孔
Anterior ethmoidal foramen
视神经管
Optic canal
鼻骨
Nasal bone
泪骨
Lacrimal bone
D

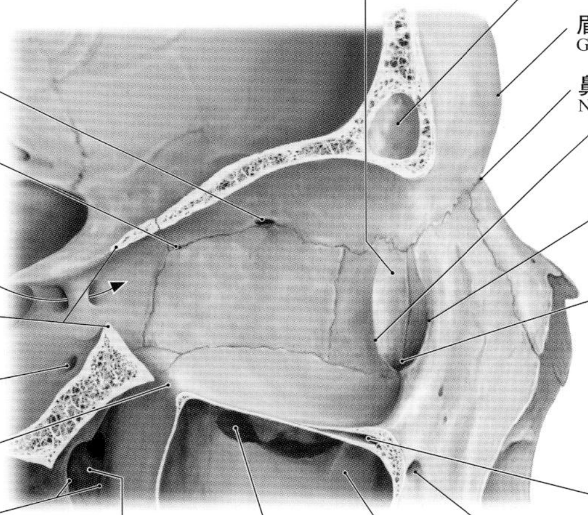

泪骨
Lacrimal bone
额窦
Frontal sinus
眉间
Glabella
鼻根
Nasion
泪后嵴（泪骨）
Posterior lacrimal crest (lacrimal bone)
泪前嵴（上颌骨）
Anterior lacrimal crest (maxilla)
泪囊窝（鼻泪管打开）
Fossa of lacrimal sac (with opening for nasolacrimal duct)
筛前孔
Anterior ethmoidal foramen
筛后孔
Posterior ethmoidal foramen
视神经管
Optic canal
眶上裂（打开）
Superior orbital fissure (opened)
圆孔
Foramen rotundum
眶下裂
Inferior orbital fissure
翼上颌裂
Pterygomaxillary fissure
眶下管
Infraorbital canal
翼腭窝
Pterygopalatine fossa
上颌窦口
Maxillary ostium
上颌窦
Maxillary sinus
眶下孔
Infraorbital foramen
E

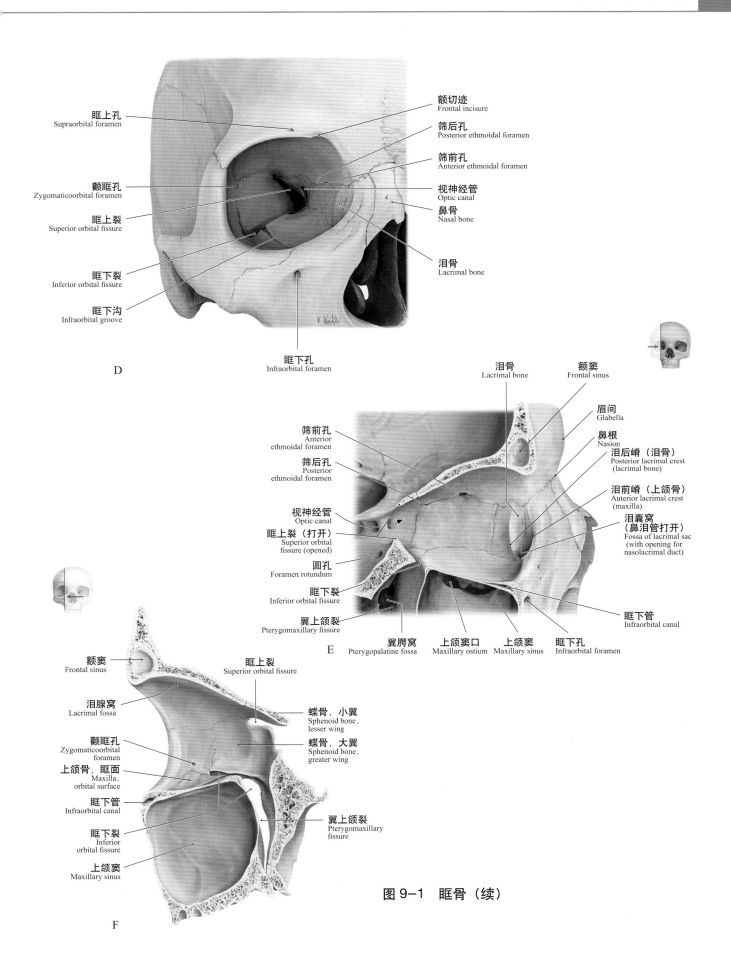

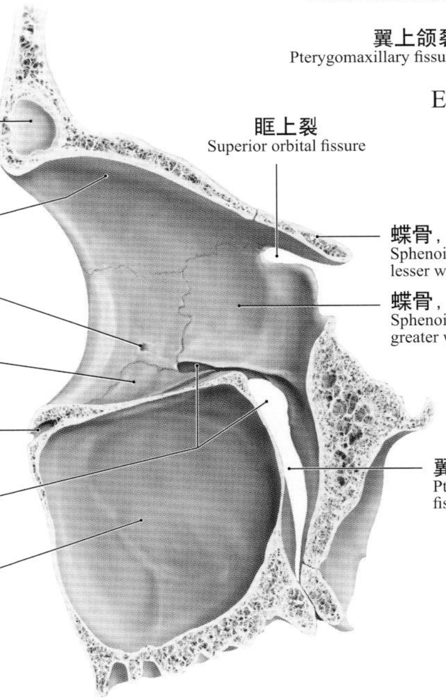

额窦
Frontal sinus
眶上裂
Superior orbital fissure
泪腺窝
Lacrimal fossa
蝶骨，小翼
Sphenoid bone, lesser wing
颧眶孔
Zygomaticoorbital foramen
蝶骨，大翼
Sphenoid bone, greater wing
上颌骨，眶面
Maxilla, orbital surface
眶下管
Infraorbital canal
翼上颌裂
Pterygomaxillary fissure
眶下裂
Inferior orbital fissure
上颌窦
Maxillary sinus
F

图 9–1 眶骨（续）

眶的交通

图 9–2 眶骨及周围腔隙

冠状面，前面观。眶骨还参与构成周围的腔隙。起源于眶内的疾病可能传播到周围腔隙，反之亦然。

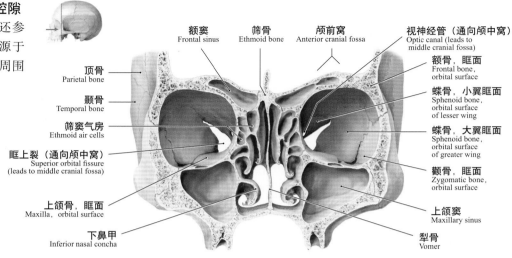

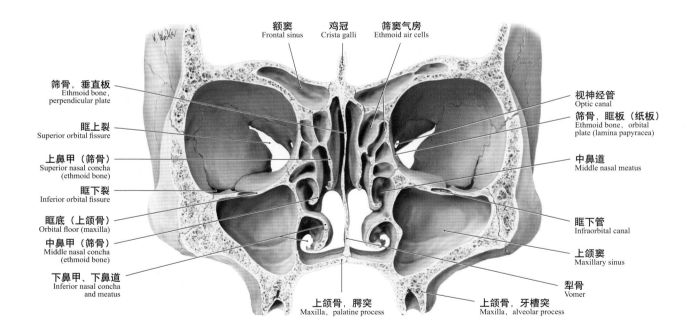

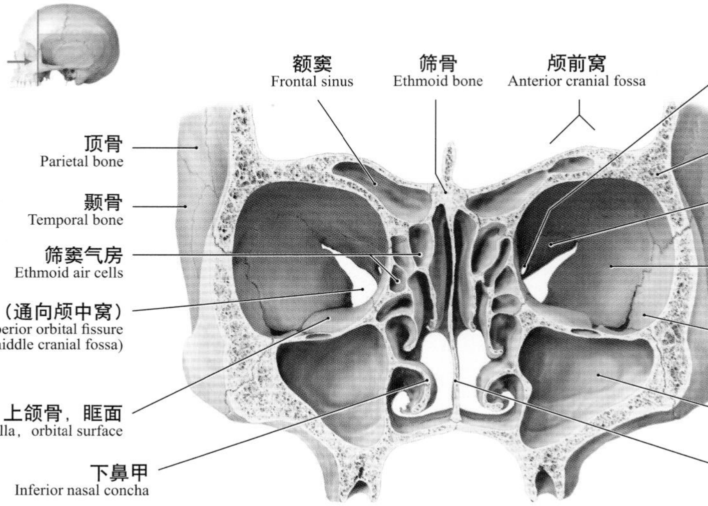

额窦
Frontal sinus
筛骨
Ethmoid bone
颅前窝
Anterior cranial fossa
视神经管（通向颅中窝）
Optic canal (leads to middle cranial fossa)
额骨，眶面
Frontal bone, orbital surface
蝶骨，小翼眶面
Sphenoid bone, orbital surface of lesser wing
蝶骨，大翼眶面
Sphenoid bone, orbital surface of greater wing
颧骨，眶面
Zygomatic bone, orbital surface
上颌窦
Maxillary sinus
犁骨
Vomer
顶骨
Parietal bone
颞骨
Temporal bone
筛窦气房
Ethmoid air cells
眶上裂（通向颅中窝）
Superior orbital fissure (leads to middle cranial fossa)
上颌骨，眶面
Maxilla, orbital surface
下鼻甲
Inferior nasal concha

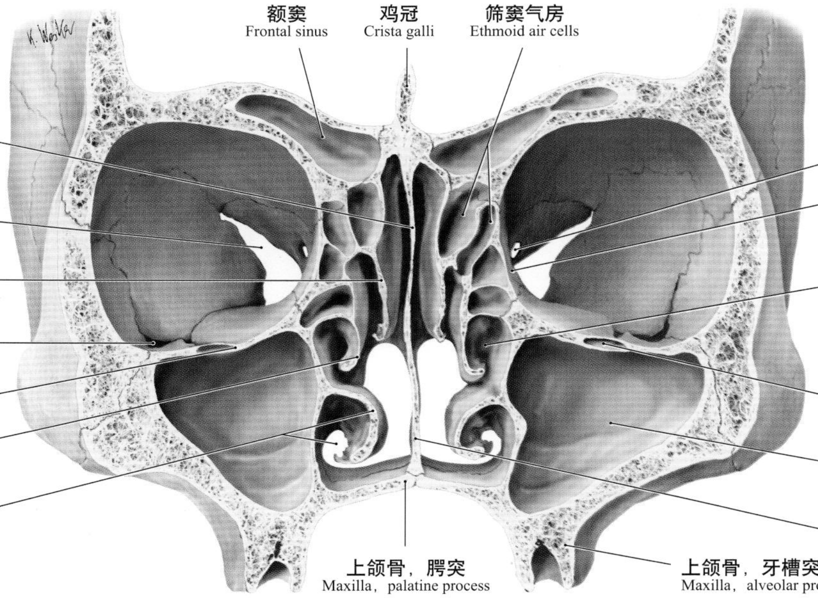

额窦
Frontal sinus
鸡冠
Crista galli
筛窦气房
Ethmoid air cells
筛骨，垂直板
Ethmoid bone, perpendicular plate
眶上裂
Superior orbital fissure
上鼻甲（筛骨）
Superior nasal concha (ethmoid bone)
眶下裂
Inferior orbital fissure
眶底（上颌骨）
Orbital floor (maxilla)
中鼻甲（筛骨）
Middle nasal concha (ethmoid bone)
下鼻甲、下鼻道
Inferior nasal concha and meatus
上颌骨，腭突
Maxilla, palatine process
上颌骨，牙槽突
Maxilla, alveolar process
视神经管
Optic canal
筛骨，眶板（纸板）
Ethmoid bone, orbital plate (lamina papyracea)
中鼻道
Middle nasal meatus
眶下管
Infraorbital canal
上颌窦
Maxillary sinus
犁骨
Vomer

图 9–3 眶及周围结构

贯穿整个眼眶的冠状面，前面观。将眶与筛窦气房分隔的眶壁（0.3 mm，纸板）以及将眶与上颌窦分隔的眶壁（0.5 mm，眶底）都很薄，因此这些部位容易骨折，并且为肿瘤侵袭和炎症扩散提供了通道。眶上裂与颅中窝相通，因此蝶窦、脑垂体、视交叉也与眶联系紧密，但本图未展示。

表 9–1 眶 的 交 通

相邻结构	位置关系	交通	穿经管、裂的神经、血管
额窦及筛窦前群	上方	无名小管	感觉丝
	内侧	筛前管	• 筛前动脉（起自眼动脉） • 筛前静脉（回流至眼上静脉） • 筛前神经（CN V_1）
蝶窦及筛窦后群	内侧	筛后管	• 筛后动脉（起自眼动脉） • 筛后静脉（回流至眼上静脉） • 筛后神经（CN V_1）
颅中窝	后方	眶上裂	• 支配眼外肌的脑神经（动眼神经、滑车神经、展神经） • 眼神经及其分支 ◦ 泪腺神经 ◦ 额神经 ◦ 鼻睫神经 • 眼上静脉 • 泪腺动脉脑膜支（与脑膜中动脉吻合）
	后方	视神经管	• 视神经（CN Ⅱ） • 眼动脉（起自大脑前动脉）
翼腭窝	后内下方	眶下裂 *	• 眶下动脉（起自上颌动脉） • 眶下静脉（回流至翼丛） • 眶下神经（CN V_2） • 颧神经（CN V_2） • 眼下静脉（变异，至海绵窦）
颞下窝	后外下方		
鼻腔	内下方	鼻泪管	鼻泪管
上颌窦	下方	无名小管	感觉丝
面部和颞窝	前方	颧面管	• 颧面神经（CN V_2） • 泪腺动脉吻合支（与面横动脉和颧面动脉吻合）
		颧颞管	• 颧颞神经（CN V_2） • 泪腺动脉吻合支（与深动脉吻合）
面部	前方	眶上孔（凹）	• 眶上神经，外侧支（CN V_2） • 眶上动脉（起自眼动脉） • 眶上静脉（至内眦静脉）
		额切迹	• 滑车上动脉（起自眼动脉） • 滑车上神经（CN V_1） • 眶上神经，内侧支（CN V_1）
		眶缘及内壁	• 滑车下神经（CN V_1） • 鼻背动脉（起自眼动脉） • 鼻背静脉（至内眦静脉）
		眶缘及侧壁	• 泪腺神经（CN V_1） • 泪腺动脉（起自眼动脉） • 泪腺静脉（至眼上静脉）

注：* 眶下动脉、静脉和神经沿眶底的眶下管前行，经眶下裂入眶。眶下裂与下方的翼上颌裂相连，是颞下窝和翼腭窝的分界线。颞下窝位于翼上颌裂的外侧，翼腭窝位于翼上颌裂的内侧。

眼外肌

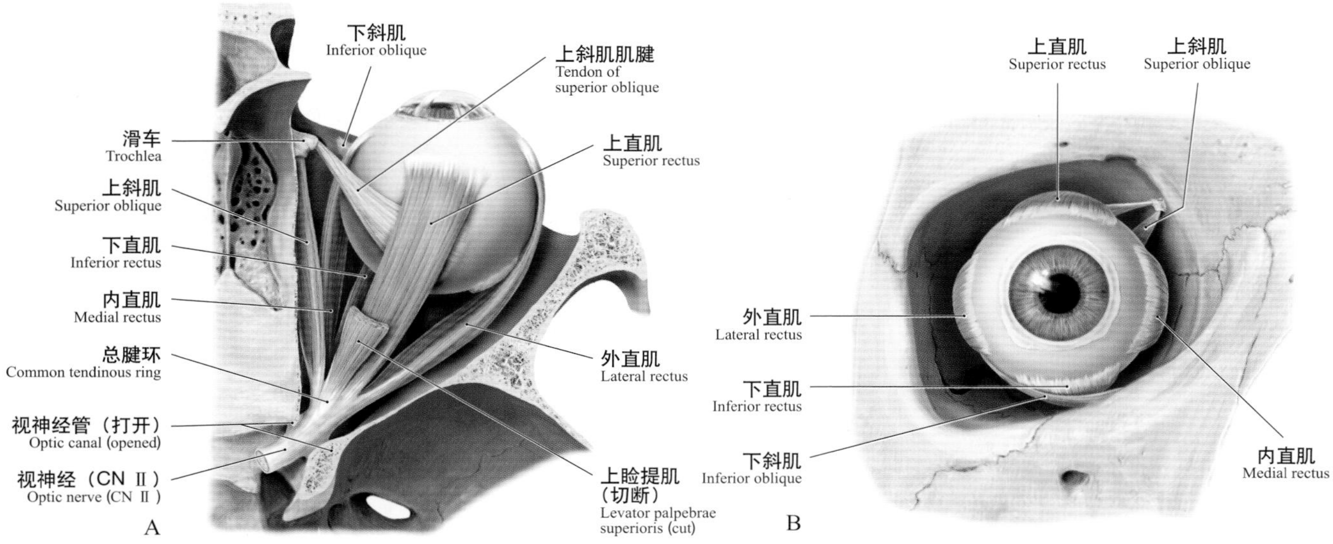

图 9–4 眼外肌群分布

右眼。**A.** 顶面观。**B.** 正面观。眼球在眶内的移动由 4 块直肌（上、下、内、外）和 2 块斜肌（上、下）完成。各直肌共同起自视神经管周围的总腱环，止于巩膜。上、下斜肌分别起自蝶骨体和上颌骨的眶内侧缘。上斜肌通过附于眶内侧壁前上方的纤维滑车后，转向后外，止于眼球上面。这些肌肉在调控眼球的定向运动中起着重要作用，大脑则负责处理两侧视网膜接收的影像，提供双眼的视觉感知。任何 1 种或多种眼外肌群功能障碍，均会引起眼球偏离正常位置，出现复视。其中，CN Ⅲ、CN Ⅳ和 CN Ⅵ外伤，或是多发性硬化、糖尿病影响神经功能是常见病因。

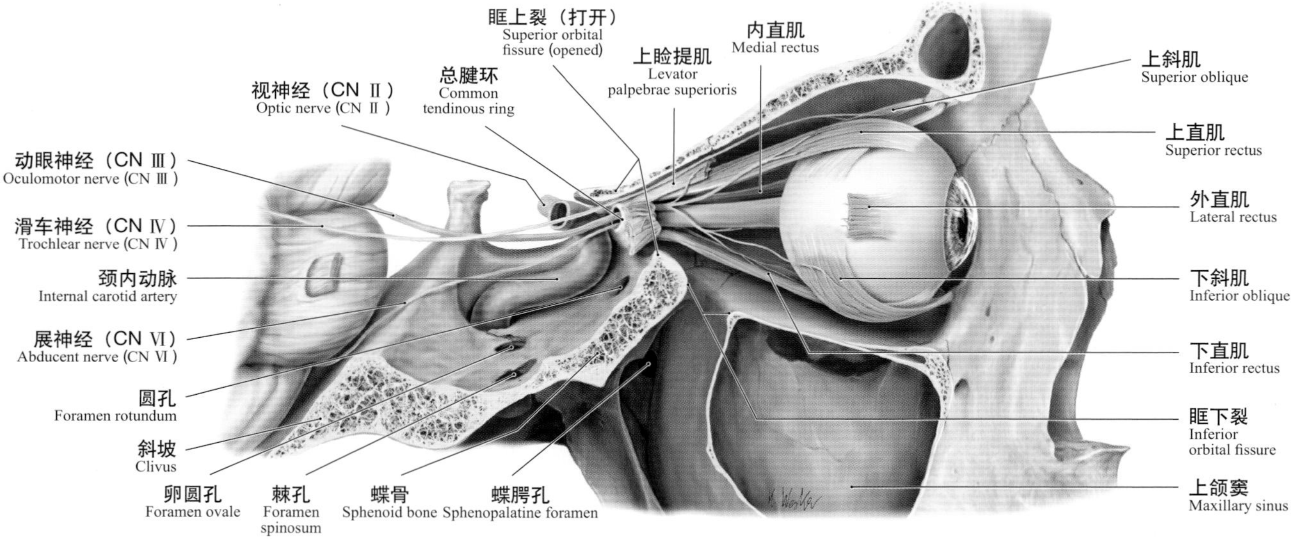

图 9–5 眼外肌群的神经分布

右眼，去除眶外侧壁的侧面观。眼外肌群由 CN Ⅲ、CN Ⅳ和 CN Ⅵ支配（表 9–2）。上睑提肌亦由 CN Ⅲ 支配。这些脑神经自脑干发出，横穿靠近颈内动脉的海绵窦，通过眶上裂进入眼眶，支配眼外肌群。视神经则是通过视神经管进入眼眶（图 9–1D）。

图 9–6　眼外肌群的作用

右眼，去除眶顶后的顶面观。主要作用（红色）、次要作用（蓝色）。

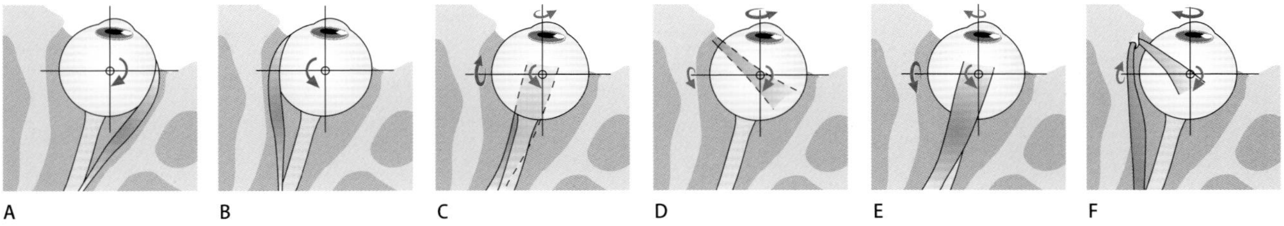

表 9–2　眼外肌群的作用及神经支配

肌肉	主要作用	次要作用	神经支配
A. 外直肌	外转	无	展神经
B. 内直肌	内转	无	
C. 下直肌	下转	内转、外旋	动眼神经，下支
D. 下斜肌	上外转	外旋	
E. 上直肌	上转	内转、内旋	动眼神经，上支
F. 上斜肌	下外转	内旋	滑车神经

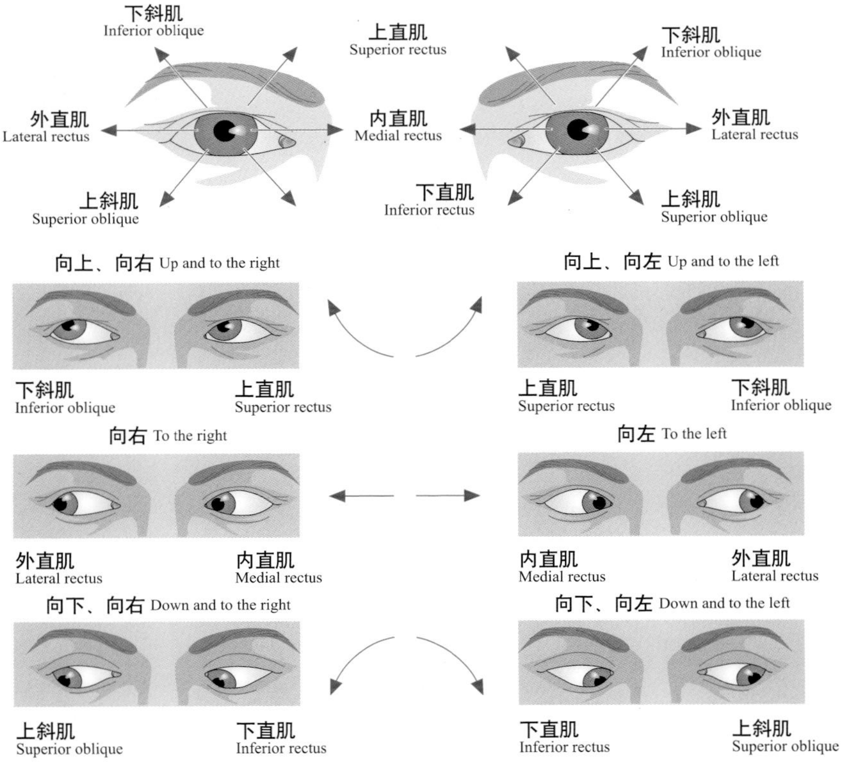

图 9–7　6 个主要的注视方向

临床上诊断眼球运动麻痹时，主要检测 6 个方向（如箭头所示）。眼球不同方向运动时，起主导作用的肌肉亦不同。例如，向右注视主要依靠右眼的外直肌和左眼的内直肌，分别由 CN Ⅵ 和 CN Ⅲ 支配。

任意 1 块眼外肌功能减弱或麻痹后，都会出现眼球移位（图 9–9）。

眼外肌的神经支配（CN Ⅲ、CN Ⅳ、CN Ⅵ）

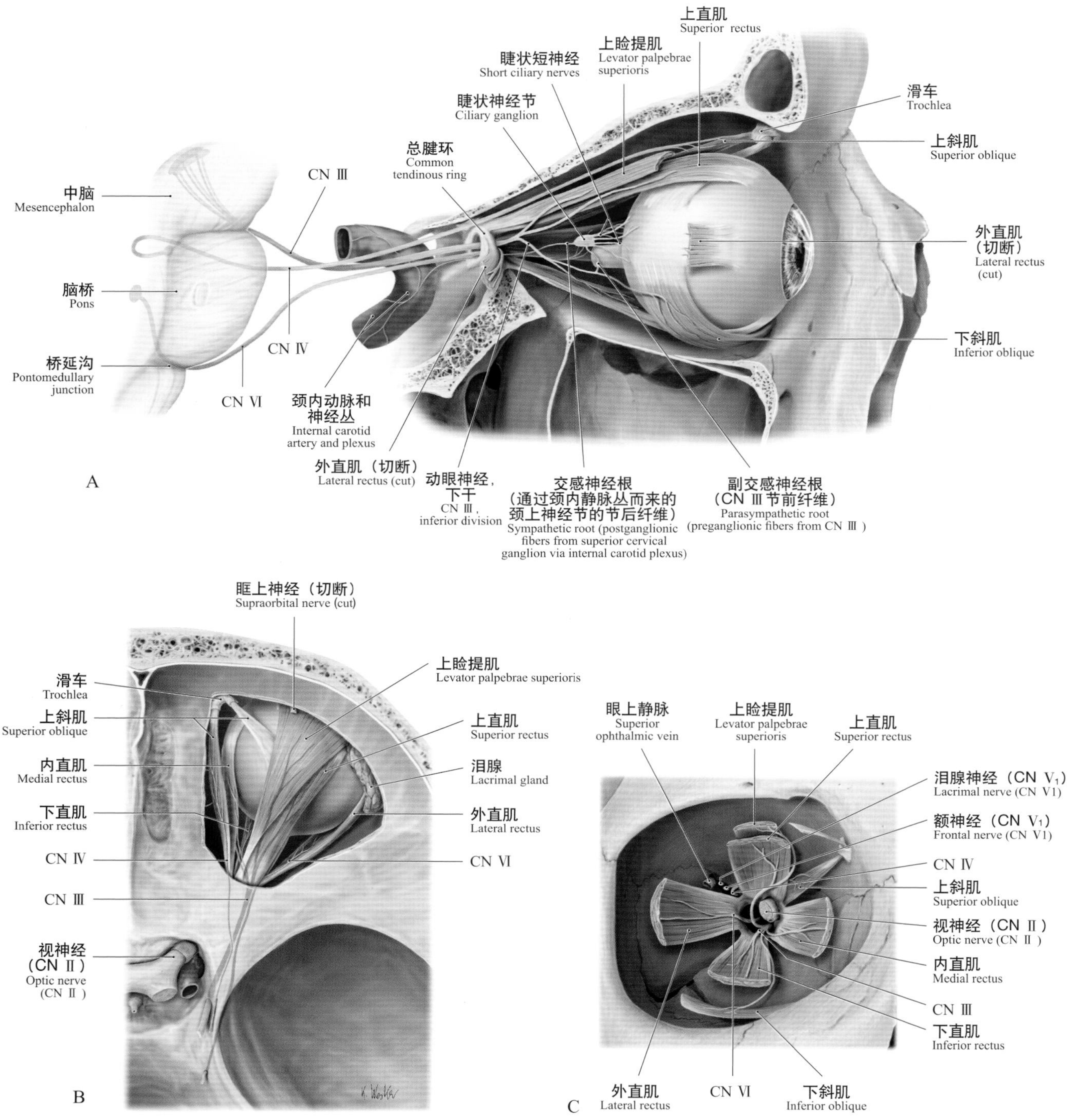

图 9–8 眼肌的神经支配

右眼。**A.** 颞侧壁去除后的侧面观。**B.** 眼眶打开后的顶面观。**C.** 前面观。CN Ⅲ、CN Ⅳ和 CN Ⅵ通过眶上裂进入眼眶，自侧方进入视神经管。CN Ⅲ、CN Ⅳ和 CN Ⅵ在视神经管外侧经眶上裂进入眼眶，CN Ⅳ然后行于总腱环外侧，CN Ⅲ和 CN Ⅵ穿过其中。这 3 对脑神经的躯体运动神经支配眼外肌。关于 CN Ⅲ、CN Ⅳ和 CN Ⅵ的详细描述，见第 4 章。其中，仅 CN Ⅲ（即动眼神经）包含躯体和内脏运动纤维，也是唯一支配多种眼内、外肌的神经。

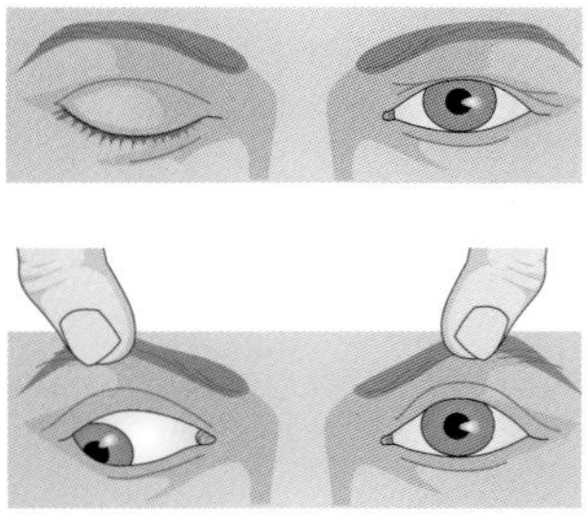
A
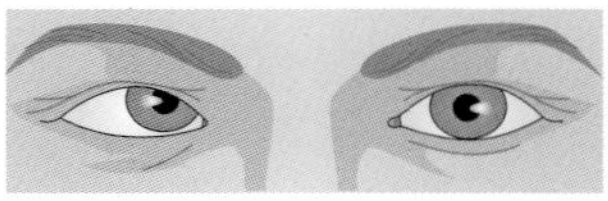
B
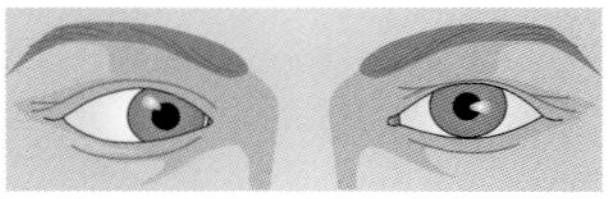
C

图 9–9　眼球运动麻痹

直视时右眼麻痹。**A.** 动眼神经完全麻痹。**B.** 滑车神经麻痹。**C.** 展神经麻痹。眼球运动麻痹的主要病因有脑神经核病变，或支配眼球的神经和肌肉异常。眼外肌受累时，可能出现眼球位置偏离和复视，因此，患者会通过调整头部姿势加以弥补。

A. 动眼神经（CN Ⅲ）完全麻痹：支配眼球运动的直肌、斜肌和上睑提肌均会受到影响（表 9–3）。若上、下、内直肌和下斜肌受累，眼球向下、向外转动。若瞳孔括约肌受累，会出现散瞳症。若睫状肌受累，近视力下降。若上睑提肌受累，上睑下垂；若上睑提肌（由 CN Ⅲ 支配）和上睑板肌（由交感神经支配）同时受累，则眼睑不能睁开。但不会观察到复视。

B. 滑车神经麻痹：若上斜肌受累，眼球略向上、向内转动，出现复视。

C. 展神经麻痹：若外直肌受累，眼球向内转动，出现复视。

表 9–3　支配眼外肌的脑神经

神经走行 *	纤维类型	神经核	功能	神经受损后的影响
动眼神经（CN Ⅲ）				
从中脑发出、前行	躯体运动纤维	动眼神经核	神经支配：上睑提肌；上、内、下直肌；下斜肌	动眼神经完全麻痹（眼外肌和眼内肌麻痹）： • 上睑下垂 • 向下、向外偏移 • 复视 • 散瞳症（瞳孔扩大） • 聚焦困难（睫状肌麻痹）
	内脏运动纤维	动眼神经副核（又称 Edinger-Westphal 核）	于睫状神经节交换神经元，支配瞳孔括约肌和睫状肌	
滑车神经（CN Ⅳ）				
从脑干后方、近中线处发出，绕过大脑脚前行	躯体运动纤维	滑车神经核	神经支配上斜肌	• 复视 • 眼球偏高、向内移位（下斜肌控制）
展神经（CN Ⅵ）				
沿硬脑膜外侧 **	躯体运动纤维	展神经核	神经支配外直肌	• 复视 • 向内斜视（因内直肌无对抗）

注：* 3 对脑神经都是通过眶上裂进入眼眶，动眼神经和滑车神经穿过眼外肌的总腱环。

** 展神经沿硬脑膜外侧前行，因此，其神经麻痹可能与脑膜炎和蛛网膜下腔出血有关。

眶内的血管、神经

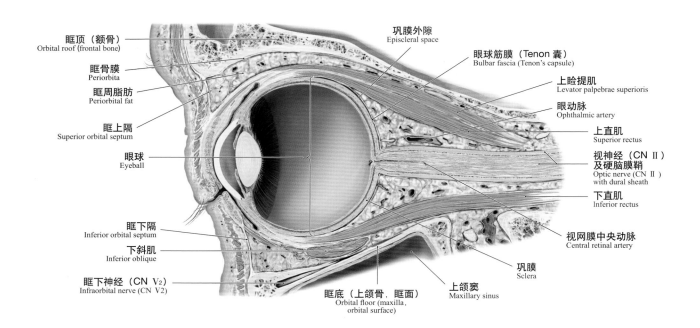

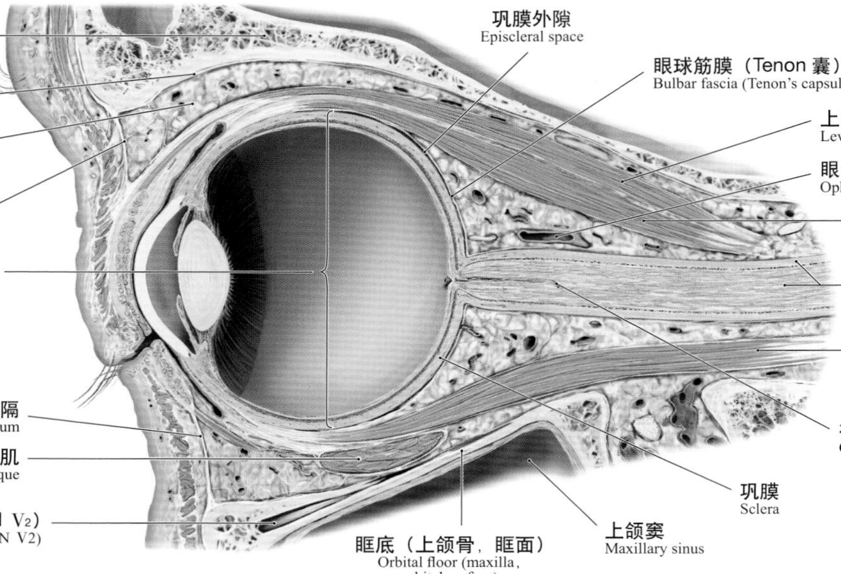
眶顶（额骨）
Orbital roof (frontal bone)
眶骨膜
Periorbita
眶周脂肪
Periorbital fat
眶上隔
Superior orbital septum
眼球
Eyeball
眶下隔
Inferior orbital septum
下斜肌
Inferior oblique
眶下神经（CN V2）
Infraorbital nerve (CN V2)
巩膜外隙
Episcleral space
眼球筋膜（Tenon 囊）
Bulbar fascia (Tenon's capsule)
上睑提肌
Levator palpebrae superioris
眼动脉
Ophthalmic artery
上直肌
Superior rectus
视神经（CN Ⅱ）
及硬脑膜鞘
Optic nerve (CN Ⅱ)
with dural sheath
下直肌
Inferior rectus
视网膜中央动脉
Central retinal artery
巩膜
Sclera
上颌窦
Maxillary sinus
眶底（上颌骨，眶面）
Orbital floor (maxilla, orbital surface)

图 9–10 眼眶上、中、下解剖结构

右眼矢状切面。眼眶内衬有眶骨膜及眶周脂肪填充，其前方以眶隔为界，靠近眼球处有活动的结缔组织鞘（眼球筋膜，Tenon 囊）相隔。眼球筋膜与巩膜间存在狭小的间隙，称为巩膜外隙。眶周脂肪内有眼球、视神经、泪腺、眼外肌以及相连的神经、血管。整体而言，眼眶可分为：上份（从眶顶至上睑提肌）、中份（从上直肌至视神经）和下份（从视神经至眶底）。

表 9–4 眶内的血管、神经

在眶内的位置	动脉和静脉	神经
上份	• 泪腺动脉（来自眼动脉） • 泪腺静脉（至眼上静脉） • 眶上动脉（眼动脉终末支） • 眶下静脉（与滑车上静脉构成内眦静脉）	• 泪腺神经（CN V_1） • 额神经（CN V_1）及其终末支 ◦ 眶上神经 ◦ 滑车上神经 • 滑车神经（CN Ⅳ）
中份	• 眼动脉（来自颈内动脉） ◦ 视网膜中央动脉 ◦ 睫状后动脉 • 眼上静脉（至海绵窦）	• 鼻睫神经（CN Ⅵ） • 展神经（CN Ⅵ） • 动眼神经（CN Ⅲ），上支和下支纤维到达睫状神经节 • 视神经（CN Ⅱ） • 睫状神经节及其根部 ◦ 副交感神经根（来自 CN Ⅲ的突触前自主神经纤维） ◦ 交感神经根（来自颈上神经节的突触后纤维） ◦ 感觉神经根 • 睫状短神经（出入睫状神经节的纤维）
下份	• 眶下动脉（上颌动脉终末支） • 眼下静脉［至海绵窦和（或）翼丛］	• 眶下神经（CN V_2） • 动眼神经（CN Ⅲ），下支

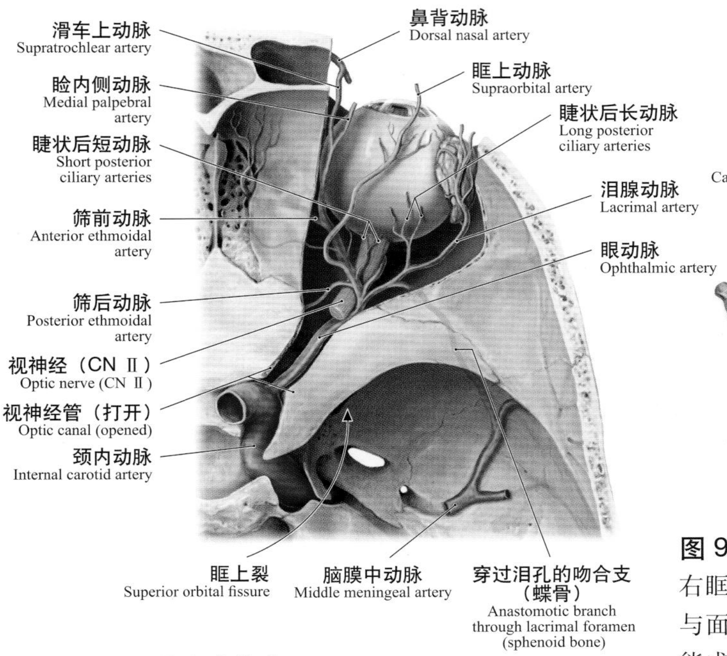
滑车上动脉
Supratrochlear artery
睑内侧动脉
Medial palpebral artery
睫状后短动脉
Short posterior ciliary arteries
筛前动脉
Anterior ethmoidal artery
筛后动脉
Posterior ethmoidal artery
视神经（CN Ⅱ）
Optic nerve (CN Ⅱ)
视神经管（打开）
Optic canal (opened)
颈内动脉
Internal carotid artery
鼻背动脉
Dorsal nasal artery
眶上动脉
Supraorbital artery
睫状后长动脉
Long posterior ciliary arteries
泪腺动脉
Lacrimal artery
眼动脉
Ophthalmic artery
眶上裂
Superior orbital fissure
脑膜中动脉
Middle meningeal artery
穿过泪孔的吻合支（蝶骨）
Anastomotic branch through lacrimal foramen (sphenoid bone)

图 9–11　眼动脉分支

以右眶上面观为例。视网膜中央动脉由眼动脉发出，沿视神经管内的视神经下方前行，在眼球后方约 1 cm 处穿入视神经管。出神经管后，眼动脉分支营养眶内结构（包括眼球）。

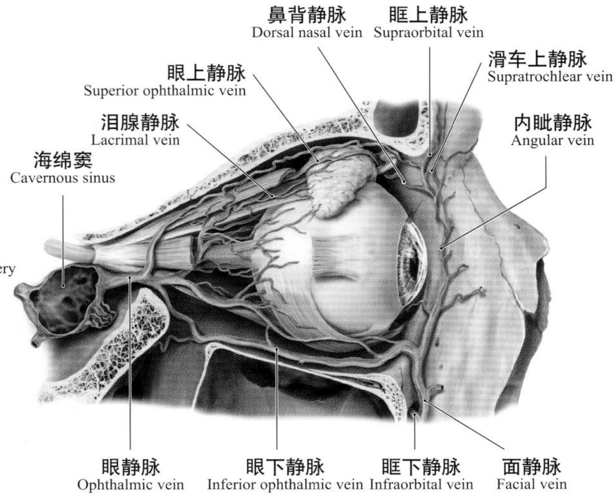
鼻背静脉
Dorsal nasal vein
眶上静脉
Supraorbital vein
滑车上静脉
Supratrochlear vein
眼上静脉
Superior ophthalmic vein
泪腺静脉
Lacrimal vein
内眦静脉
Angular vein
海绵窦
Cavernous sinus
眼静脉
Ophthalmic vein
眼下静脉
Inferior ophthalmic vein
眶下静脉
Infraorbital vein
面静脉
Facial vein

图 9–12　眶内静脉

右眶，去除眶外侧壁并打开上颌窦的侧面观。眶内静脉与面部的浅表及深部静脉，与海绵窦均形成交通支，可能成为病原体感染的扩散通道（图 3–23）。

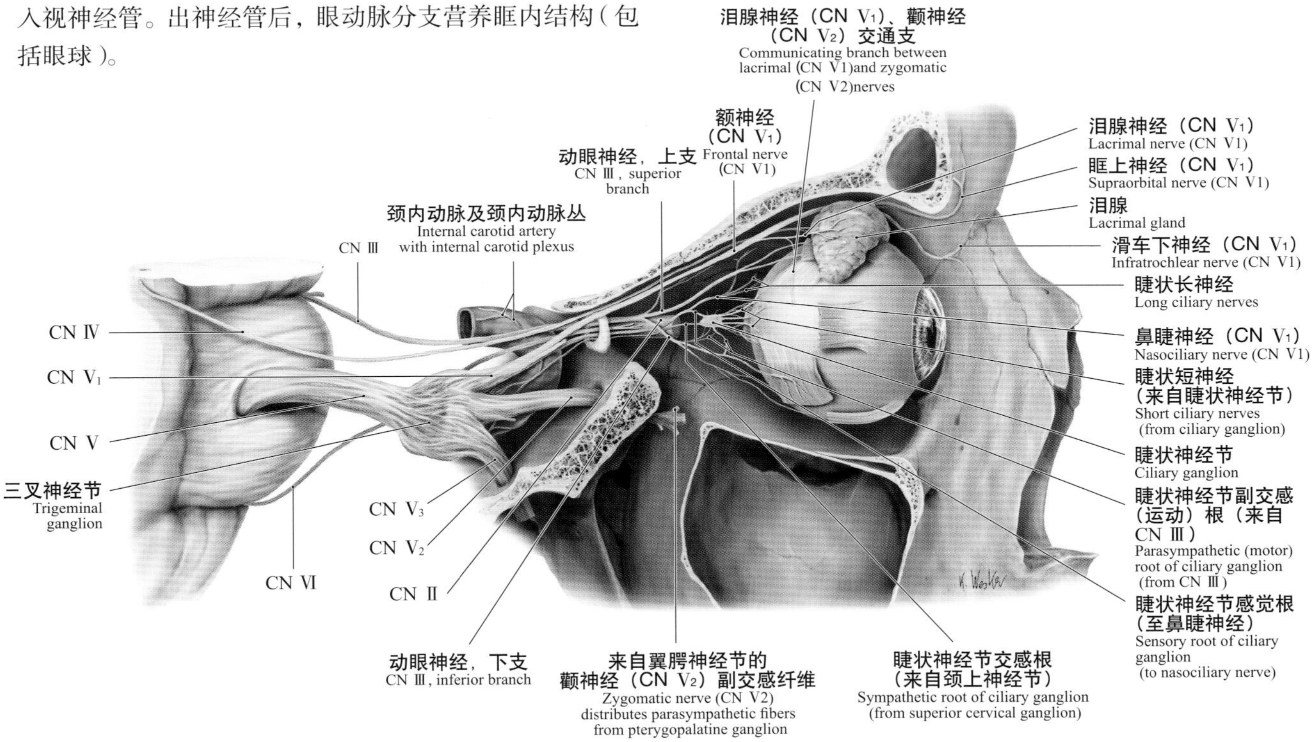
泪腺神经（CN V1）、颧神经（CN V2）交通支
Communicating branch between lacrimal (CN V1)and zygomatic (CN V2)nerves
额神经（CN V1）
Frontal nerve (CN V1)
动眼神经，上支
CN Ⅲ, superior branch
颈内动脉及颈内动脉丛
Internal carotid artery with internal carotid plexus
CN Ⅲ
CN Ⅳ
CN V1
CN V
三叉神经节
Trigeminal ganglion
CN Ⅵ
CN V3
CN V2
CN Ⅱ
泪腺神经（CN V1）
Lacrimal nerve (CN V1)
眶上神经（CN V1）
Supraorbital nerve (CN V1)
泪腺
Lacrimal gland
滑车下神经（CN V1）
Infratrochlear nerve (CN V1)
睫状长神经
Long ciliary nerves
鼻睫神经（CN V1）
Nasociliary nerve (CN V1)
睫状短神经（来自睫状神经节）
Short ciliary nerves (from ciliary ganglion)
睫状神经节
Ciliary ganglion
睫状神经节副交感（运动）根（来自 CN Ⅲ）
Parasympathetic (motor) root of ciliary ganglion (from CN Ⅲ)
睫状神经节感觉根（至鼻睫神经）
Sensory root of ciliary ganglion (to nasociliary nerve)
动眼神经，下支
CN Ⅲ, inferior branch
来自翼腭神经节的颧神经（CN V2）副交感纤维
Zygomatic nerve (CN V2) distributes parasympathetic fibers from pterygopalatine ganglion
睫状神经节交感根（来自颈上神经节）
Sympathetic root of ciliary ganglion (from superior cervical ganglion)

图 9–13　眶内神经分布

右眶侧面观。眼外肌群主要受 3 对脑神经支配：动眼神经、滑车神经和展神经。睫状神经节发出副交感纤维，通过睫状短神经支配眼内肌群。副交感纤维通过动眼神经下支进入神经节。交感纤维从颈上神经节发出，沿颈内动脉前行，进入眶上裂。在眼眶内，交感纤维沿鼻睫神经和（或）眼动脉前行，穿过睫状神经节（鼻睫神经也发出直接感觉支即睫状长神经，可能携带节后交感纤维）。感觉纤维从眼球穿过睫状神经节进入鼻睫神经。注：支配泪腺的副交感纤维由泪腺神经发出，通过颧颞神经的交通支与颧神经相连。颧神经与翼腭神经节（节前纤维来自 CN Ⅲ）的节后纤维一起分布至泪腺。

眶的局部解剖（Ⅰ）

图 9–14 经海绵窦入眶的脑神经

右侧颅前窝和颅中窝，上面观。海绵窦的侧壁和上壁已被打开。三叉神经已被轻微侧掀，眶根被截断，眶顶被打开。支配眼球肌运动的 3 对脑神经（动眼神经、滑车神经、展神经）全部经过海绵窦，在此与三叉神经的第 1、2 支以及颈内动脉紧密相邻。CN Ⅲ、CN Ⅳ通过海绵窦的侧壁，伴随三叉神经的眼支和上颌支走行；而展神经紧贴颈内动脉穿过海绵窦。因此，展神经更容易受到海绵窦血栓或海绵窦动脉体瘤等病变的牵连。

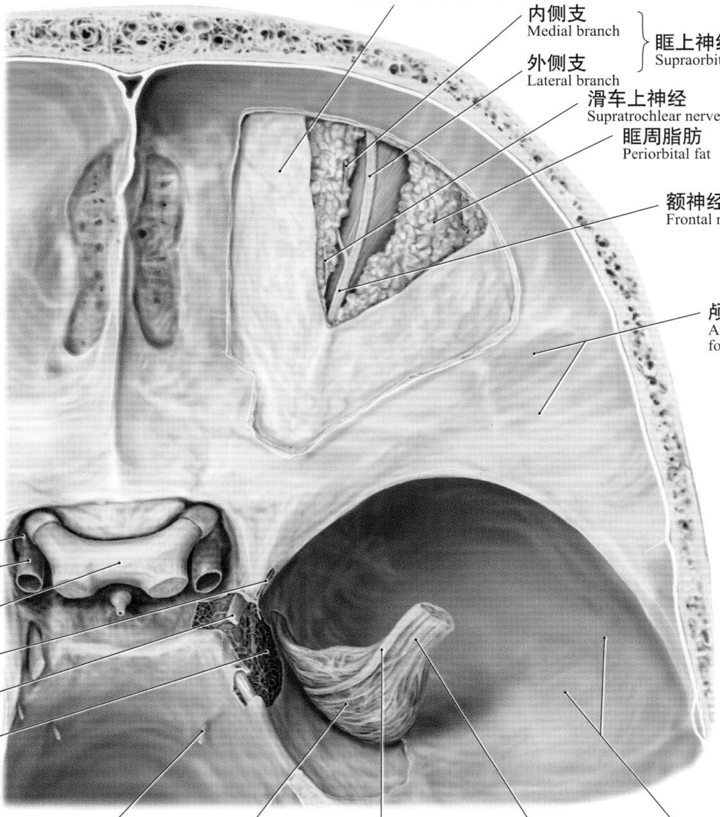

图 9–15 视神经管和眶上裂的神经血管结构

右眶前面观，大部分眶内容物已被去除。

视神经管：视神经（CN Ⅱ）和眼动脉。

眶上裂（总腱环的内面）：展神经（CN Ⅵ），鼻睫神经（CN Ⅴ），动眼神经（CN Ⅲ）。

眶上裂（总腱环的外面）：眼上、下静脉，额神经（CN V1）、泪腺神经（CN V1）、滑车神经（CN Ⅳ）。

眶下裂（内容物未展示）：颧神经及其分支，眶下动脉、静脉，眶下管内的神经。

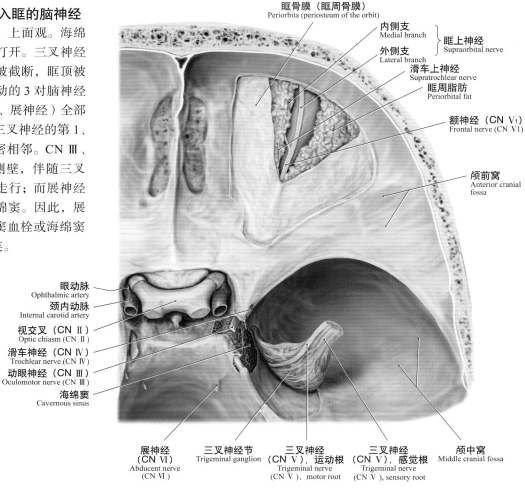

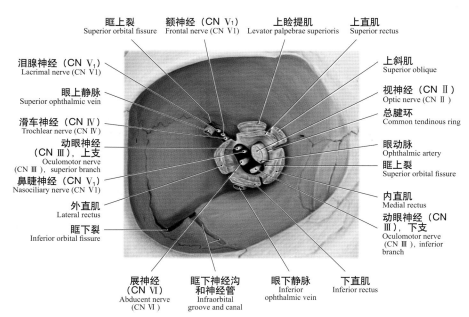

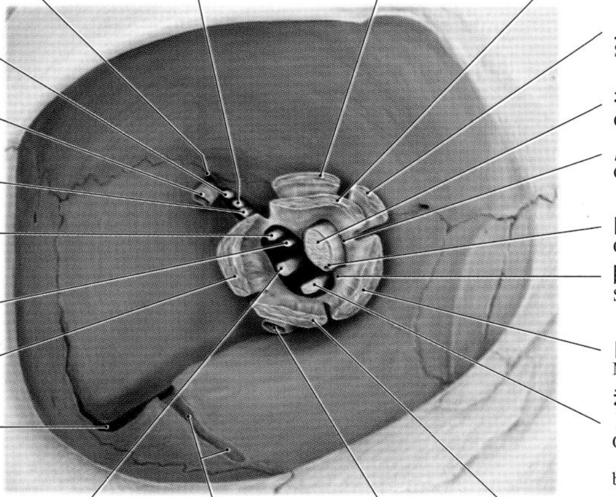

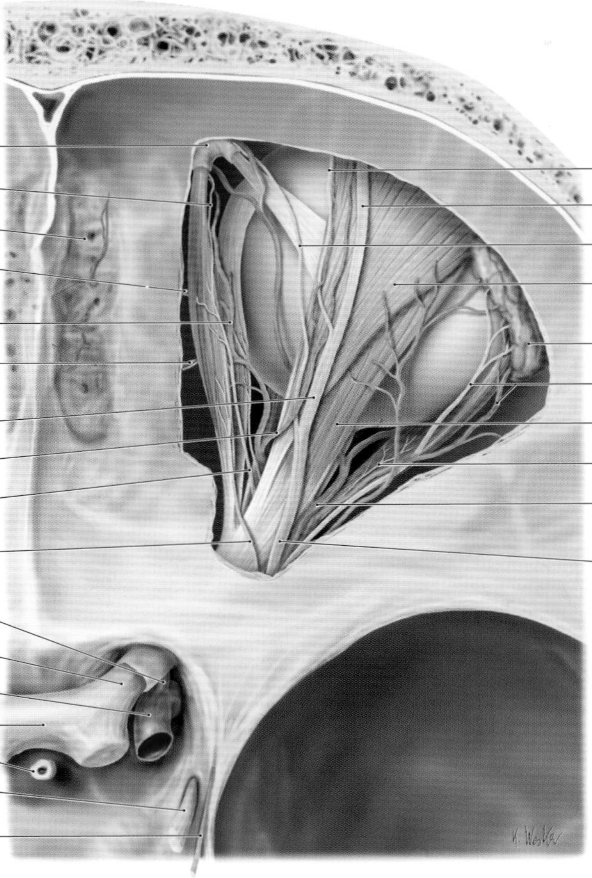
滑车
Trochlea
滑车下神经
Infratrochlear nerve
筛板
Cribriform plate
筛前动脉、神经
Anterior ethmoidal artery and nerve
滑车上动脉
Supratrochlear artery
筛后动脉、神经
Posterior ethmoidal artery and nerve
眶上神经
Supraorbital nerve
眶上动脉
Supraorbital artery
鼻睫神经（CN V_1）
Nasociliary nerve (CN V_1)
滑车神经（CN Ⅳ）
Trochlear nerve (CN Ⅳ)
眼动脉
Ophthalmic artery
视神经（CN Ⅱ）
Optic nerve (CN Ⅱ)
颈内动脉
Internal carotid artery
视交叉
Optic chiasm
漏斗管
Infundibulum
动眼神经（CN Ⅲ）
Oculomotor nerve (CN Ⅲ)
滑车神经（CN Ⅳ）
Trochlear nerve (CN Ⅳ)
内侧支
Medial branch
外侧支
Lateral branch
眶上神经
Supraorbital nerve
滑车上神经
Supratrochlear nerve
上睑提肌
Levator palpebrae superioris
泪腺
Lacrimal gland
泪腺动脉、神经（CN V_1）
Lacrimal artery and nerve (CN V_1)
上直肌
Superior rectus
展神经（CN Ⅵ）
Abducent nerve (CN Ⅵ)
眼上静脉
Superior ophthalmic vein
额神经（CN V_1）
Frontal nerve (CN V_1)

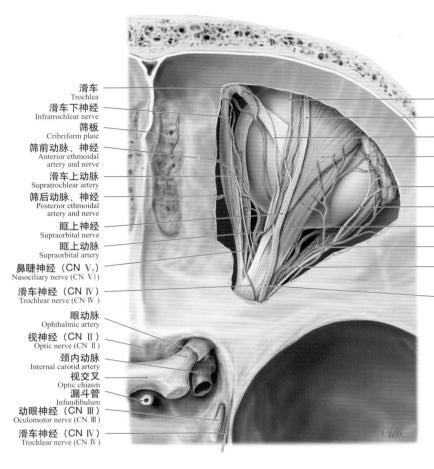

图 9–16　右眶表面形态：上方的内容物

上面观。眶的骨顶、眶骨膜、眶后脂肪已被去除。

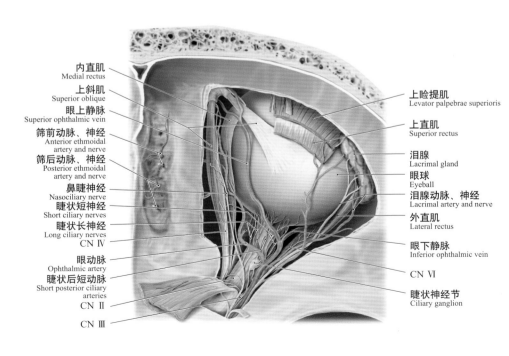

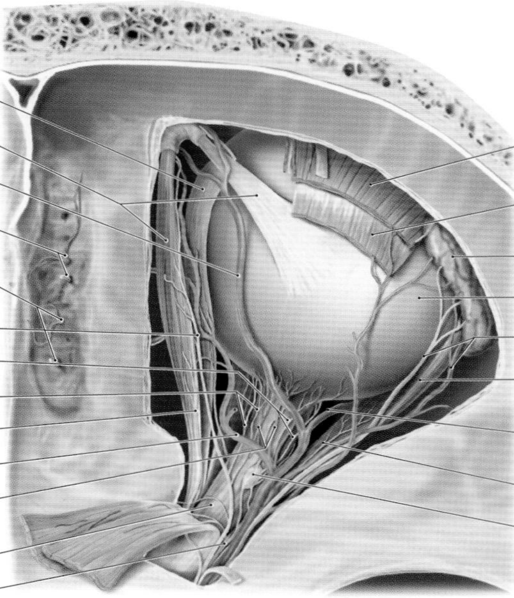
内直肌
Medial rectus
上斜肌
Superior oblique
眼上静脉
Superior ophthalmic vein
筛前动脉、神经
Anterior ethmoidal artery and nerve
筛后动脉、神经
Posterior ethmoidal artery and nerve
鼻睫神经
Nasociliary nerve
睫状短神经
Short ciliary nerves
睫状长神经
Long ciliary nerves
CN Ⅳ
眼动脉
Ophthalmic artery
睫状后短动脉
Short posterior ciliary arteries
CN Ⅱ
CN Ⅲ
上睑提肌
Levator palpebrae superioris
上直肌
Superior rectus
泪腺
Lacrimal gland
眼球
Eyeball
泪腺动脉、神经
Lacrimal artery and nerve
外直肌
Lateral rectus
眼下静脉
Inferior ophthalmic vein
CN Ⅵ
睫状神经节
Ciliary ganglion

图 9–17　右眶的表面形态：中间的内容物

上面观。上睑提肌和上直肌已被剥离并向后翻起。为了更好地显露视神经，脂肪组织已被去除。

注：睫状神经节直径约 2 mm，位于眼球后方约 2 cm 处视神经的侧方。睫状神经节发出副交感纤维，通过睫状短神经（包含感觉纤维和交感纤维）支配眼球和眼内肌（图 9–13）。

眶的局部解剖（Ⅱ）

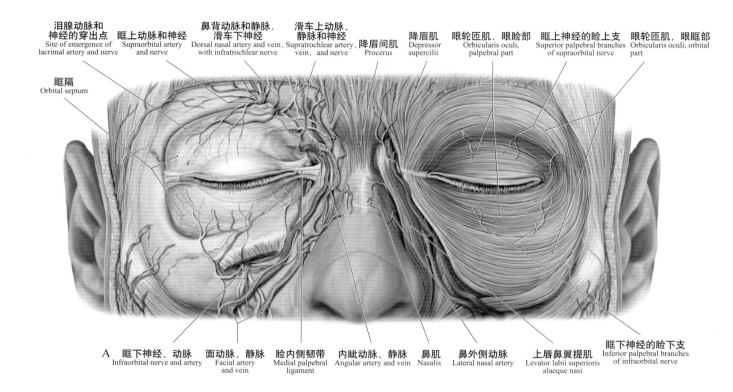

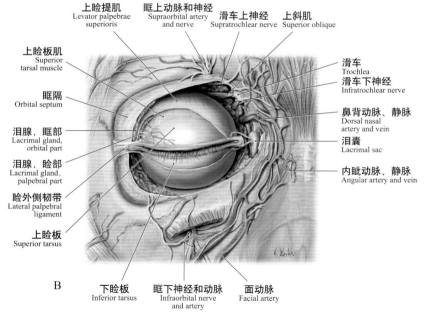

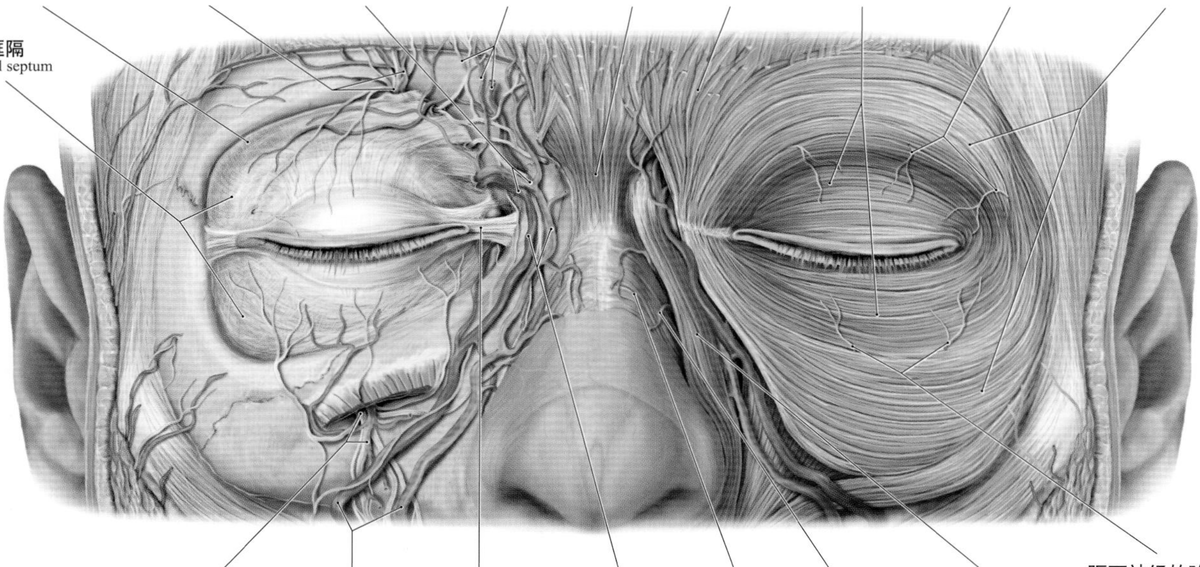
泪腺动脉和神经的穿出点
Site of emergence of lacrimal artery and nerve
眶上动脉和神经
Supraorbital artery and nerve
鼻背动脉和静脉，滑车下神经
Dorsal nasal artery and vein, with infratrochlear nerve
滑车上动脉、静脉和神经
Supratrochlear artery, vein, and nerve
降眉间肌
Procerus
降眉肌
Depressor supercilii
眼轮匝肌，眼睑部
Orbicularis oculi, palpebral part
眶上神经的睑上支
Superior palpebral branches of supraorbital nerve
眼轮匝肌，眼眶部
Orbicularis oculi, orbital part
眶隔
Orbital septum
A
眶下神经、动脉
Infraorbital nerve and artery
面动脉、静脉
Facial artery and vein
睑内侧韧带
Medial palpebral ligament
内眦动脉、静脉
Angular artery and vein
鼻肌
Nasalis
鼻外侧动脉
Lateral nasal artery
上唇鼻翼提肌
Levator labii superioris alaeque nasi
眶下神经的睑下支
Inferior palpebral branches of infraorbital nerve

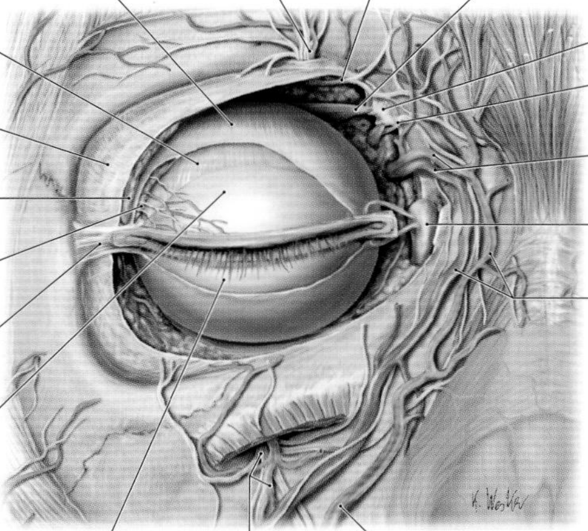
上睑提肌
Levator palpebrae superioris
眶上动脉和神经
Supraorbital artery and nerve
滑车上神经
Supratrochlear nerve
上斜肌
Superior oblique
上睑板肌
Superior tarsal muscle
眶隔
Orbital septum
泪腺，眶部
Lacrimal gland, orbital part
泪腺，睑部
Lacrimal gland, palpebral part
睑外侧韧带
Lateral palpebral ligament
上睑板
Superior tarsus
滑车
Trochlea
滑车下神经
Infratrochlear nerve
鼻背动脉、静脉
Dorsal nasal artery and vein
泪囊
Lacrimal sac
内眦动脉、静脉
Angular artery and vein
B
下睑板
Inferior tarsus
眶下神经和动脉
Infraorbital nerve and artery
面动脉
Facial artery

图 9–18 眼眶内浅表和深部的神经、血管

右眼正面观。**A.** 浅表结构（去除眼轮匝肌，显露右侧眶隔）。**B.** 深部结构（去除部分眶隔，显露眶前份结构）。

颈内动脉分支（眶上动脉）、颈外动脉分支（眶下动脉和面动脉）在此区域交汇。内眦静脉和眼上静脉的广泛吻合支，可能成为微生物进入海绵窦（海绵窦栓塞的危险、脑膜炎见第 70 页）的通道。因此，面部大范围感染的患者，有时需结扎该吻合支。

值得注意的是，眶上神经、眶下神经分别穿过眶上孔、眶下孔，可在该部位检查神经的感觉功能。

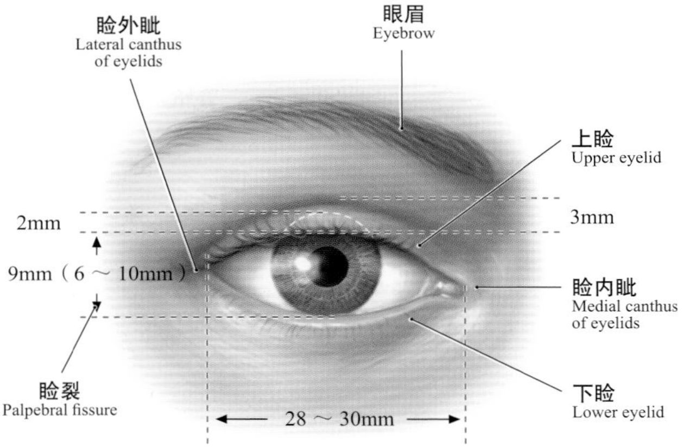

图 9–19 眼部的表面解剖标志

右眼的正面观。图中所示正常的睑裂宽度，很多疾病会导致这些数据发生改变。例如，周围性面瘫时，睑裂变宽；动眼神经麻痹导致上睑下垂时，睑裂变窄。

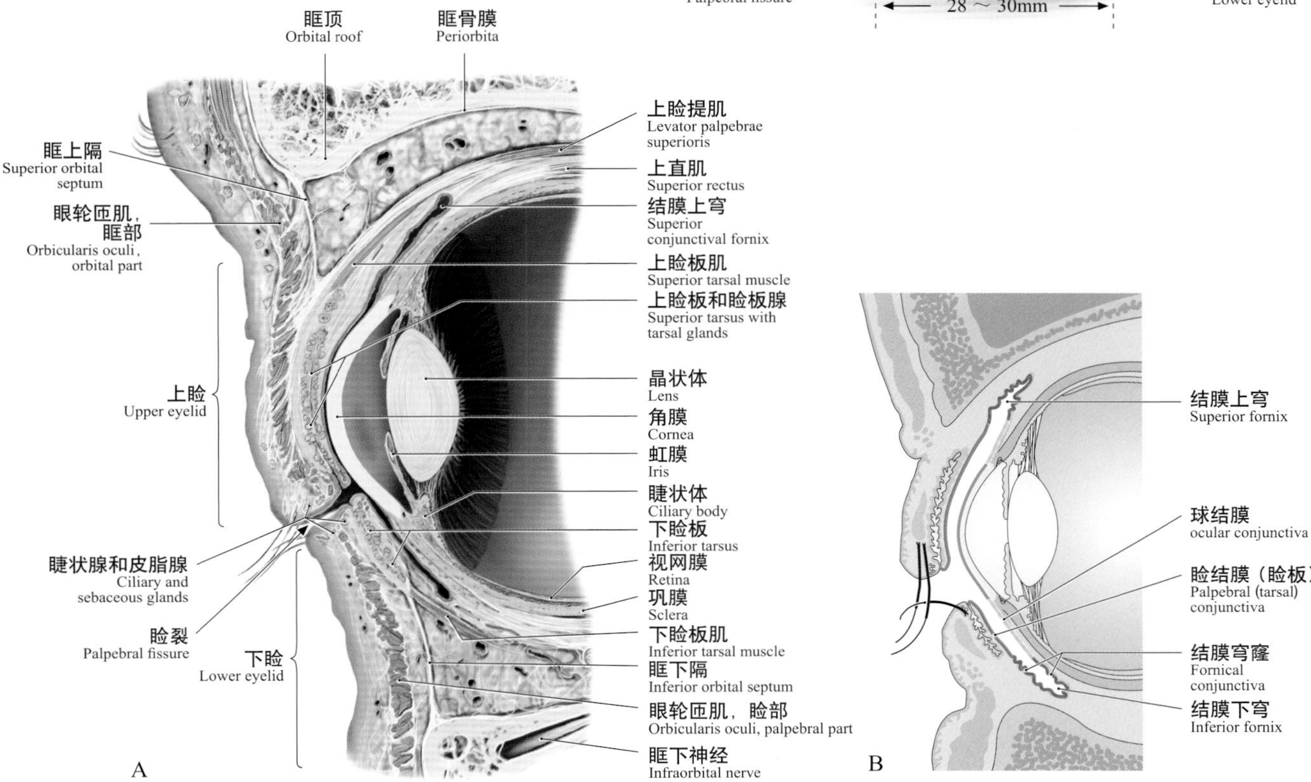

图 9–20 眼睑及结膜的解剖

A. 眶窝前份矢状切面观。**B.** 结膜的解剖结构。

眼睑由外、内 2 层结构组成：

- 外层包括眼睑皮肤、汗腺、睫状腺（进化的汗腺、Moll 腺）、皮脂腺（Zeis 腺）和 2 种横纹肌［眼轮匝肌、上睑提肌（仅上睑），分别由面神经、动眼神经支配］。
- 内层包括睑板（纤维组织板）、上睑板肌、下睑板肌（Müller 肌，由交感神经支配的平滑肌）、睑板腺和睑结膜。

通常每分钟眨眼 20 ~ 30 次，利用泪液和腺体分泌物防止眼睛变干。机械刺激（例如沙粒）会引起眨眼反射，以保护角膜和结膜。结膜是一层薄而光滑透明的薄膜、富含血管的黏膜，按所在部位分为 3 部分：睑结膜（绿色部分）、结膜穹窿（红色部分）和球结膜（黄色部分）。球结膜前端附着于角膜边缘，与之形成结膜囊，具有以下功能：促进眼球运动；使睑结膜和球结膜互相牵拉时无痛感（由泪液润滑）；抵抗病原体感染（淋巴细胞沿穹窿聚集）。

上、下结膜与眼球间分别形成上、下穹窿，方便滴注眼科用药。临床上常见结膜炎症时，血管扩张导致“红眼病”。相反，白细胞缺乏（贫血）时，结膜血管不明显。因此，结膜已成为临床常规检查项目。

泪　　器

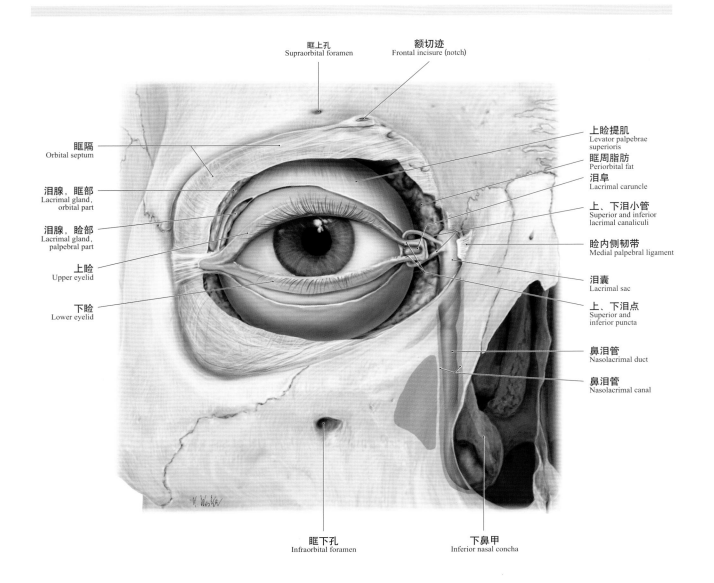

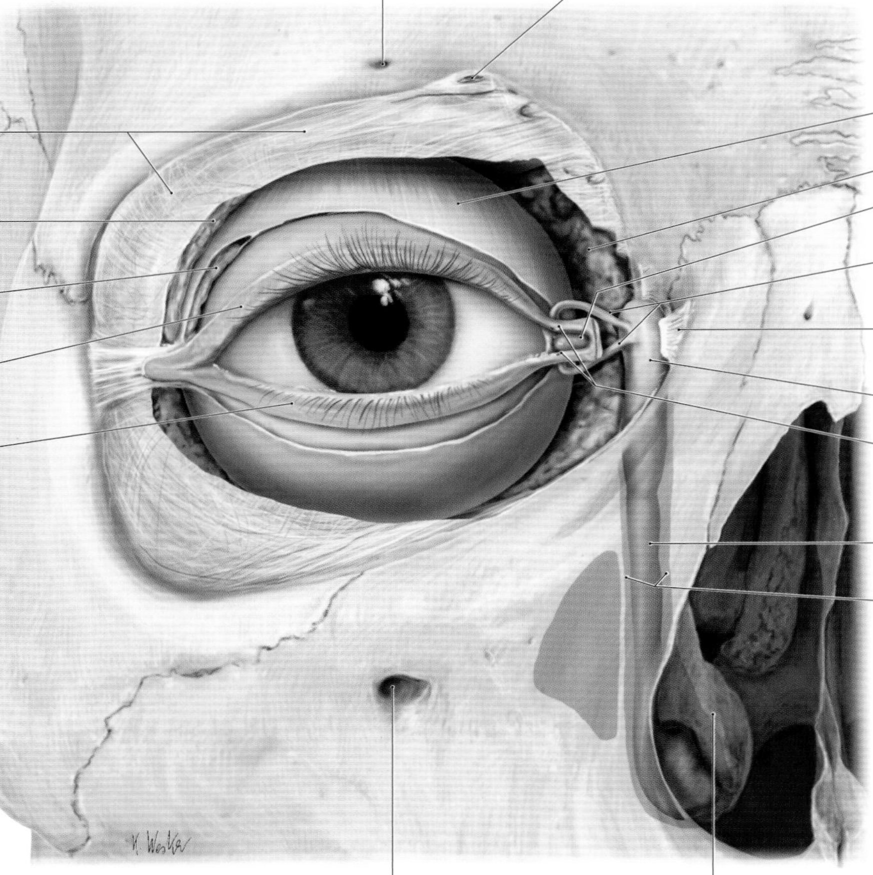
眶上孔
Supraorbital foramen
额切迹
Frontal incisure (notch)
眶隔
Orbital septum
泪腺，眶部
Lacrimal gland, orbital part
泪腺，睑部
Lacrimal gland, palpebral part
上睑
Upper eyelid
下睑
Lower eyelid
上睑提肌
Levator palpebrae superioris
眶周脂肪
Periorbital fat
泪阜
Lacrimal caruncle
上、下泪小管
Superior and inferior lacrimal canaliculi
睑内侧韧带
Medial palpebral ligament
泪囊
Lacrimal sac
上、下泪点
Superior and inferior puncta
鼻泪管
Nasolacrimal duct
鼻泪管
Nasolacrimal canal
眶下孔
Infraorbital foramen
下鼻甲
Inferior nasal concha

图 9–21　泪器

右眼前面观。眶隔已被部分去除，上睑提肌嵌入部分的肌腱被分离。泪腺如榛果大小，位于额骨泪腺窝中，是泪液的主要分泌器官。图中也呈现小的附属泪腺，又称为 Krause 或 Wolfring 腺体。泪腺正常情况下并不明显，分离上睑提肌的肌腱后，可见泪腺被上睑提肌的肌腱分割成眶部（占 2/3）和睑部（占 1/3）两部分。支配腺体分泌的交感神经起自颈上神经节，沿颈动脉的分支上行至泪腺。支配泪腺的副交感神经纤维沿泪腺神经的分支到达泪腺。泪腺神经（CN V_1）和颧神经（CN V_2）形成交通支，借此可以传导起自翼腭神经节的副交感纤维的信息。副交感节前纤维与起自面神经（CN Ⅶ）膝（图 4–90）的岩大神经一起汇入翼腭神经节。通过追踪泪液的流动，可以更好地认识泪器。泪液从眼眶的上外侧流向下内侧（图 9–23）。泪液从上、下泪小点进入上、下泪小管，然后进入泪囊。最后通过鼻泪管于下鼻甲下方的开口处排出。由于感冒时鼻涕可阻塞下鼻道鼻泪管的开口，因此眼流泪是感冒的特征之一。另外，Sjögren 综合征是一类可引发结膜干燥（泪液产生减少）和口干的自身免疫性疾病，眼部干燥是 Sjögren 综合征的表征之一。Sjögren 综合征患者伴有类风湿关节炎（50% 的患者）和狼疮。原因是淋巴细胞和浆细胞浸润外分泌腺，损伤腺体的分泌功能。泪液分泌减少会导致眼干、眼痒、眼部有砂砾感，唾液分泌减少会增加吞咽难度以及患龋的风险。类风湿关节炎导致关节疼痛、肿胀和僵直。

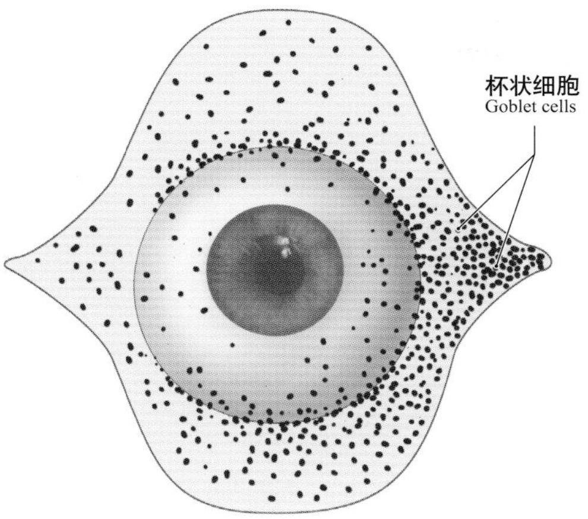

图 9–22　结膜中杯状细胞的分布

杯状细胞表面由上皮细胞覆盖，主要作用是分泌黏液。杯状细胞和泪腺分泌的黏液是泪液的主要成分。

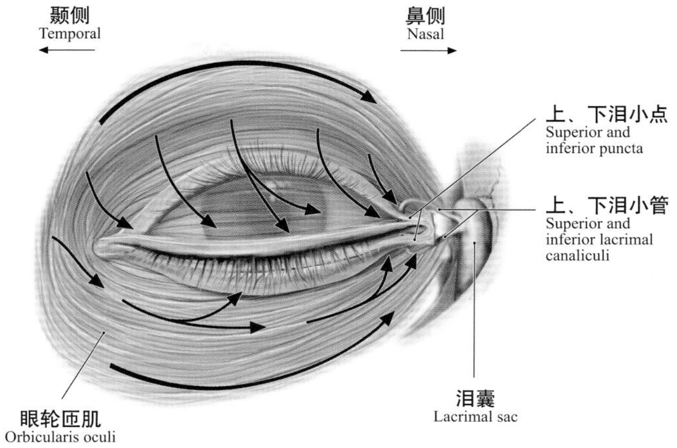

图 9–23　泪液流动的推进力

在眼睑闭合过程中，眼轮匝肌由颞面向鼻面收缩。肌纤维的持续收缩驱使泪液向泪道流动。值得注意的是，面神经麻痹可导致眼睑闭合障碍，引起眼干。

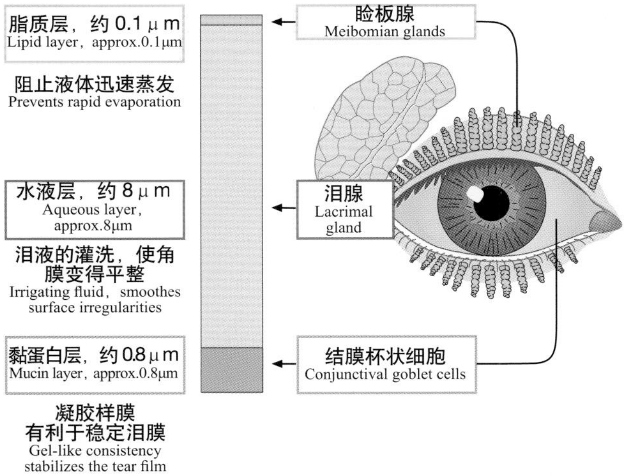

图 9–24　泪膜的结构

泪膜是由形态特点不同的多层组织构成的复杂液体系统。最外层为脂质层，由睑板腺细胞分泌而来，其作用是防止中间水液层的泪液蒸发。

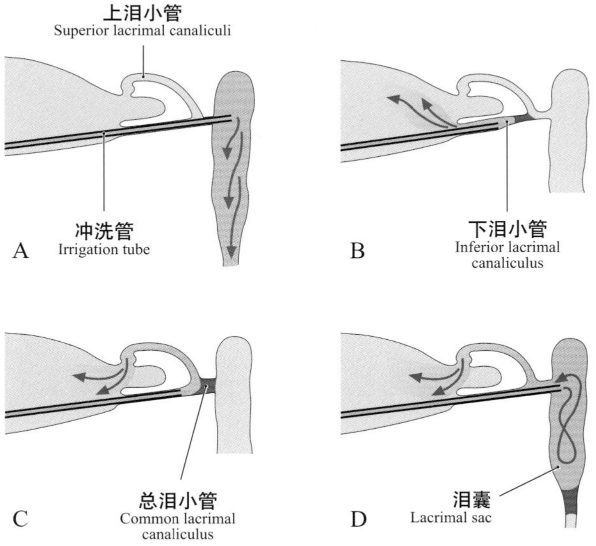

图 9–25　泪液阻塞示意图

泪液排泄系统的阻塞位置可以通过灌注特殊液体来定位。

A. 泪液排泄系统无阻塞。

B、C. 下泪小管或总泪小管狭窄。泪道狭窄造成泪液在狭窄位点后方反流。B 图中泪液通过下泪小管反流，C 图中泪液通过上泪小管反流。

D. 发生于泪囊以下部位的泪道狭窄。当泪囊存满泪液后，泪液反流至上泪小管，此时泪液往往呈脓性、明胶状。

眼 球

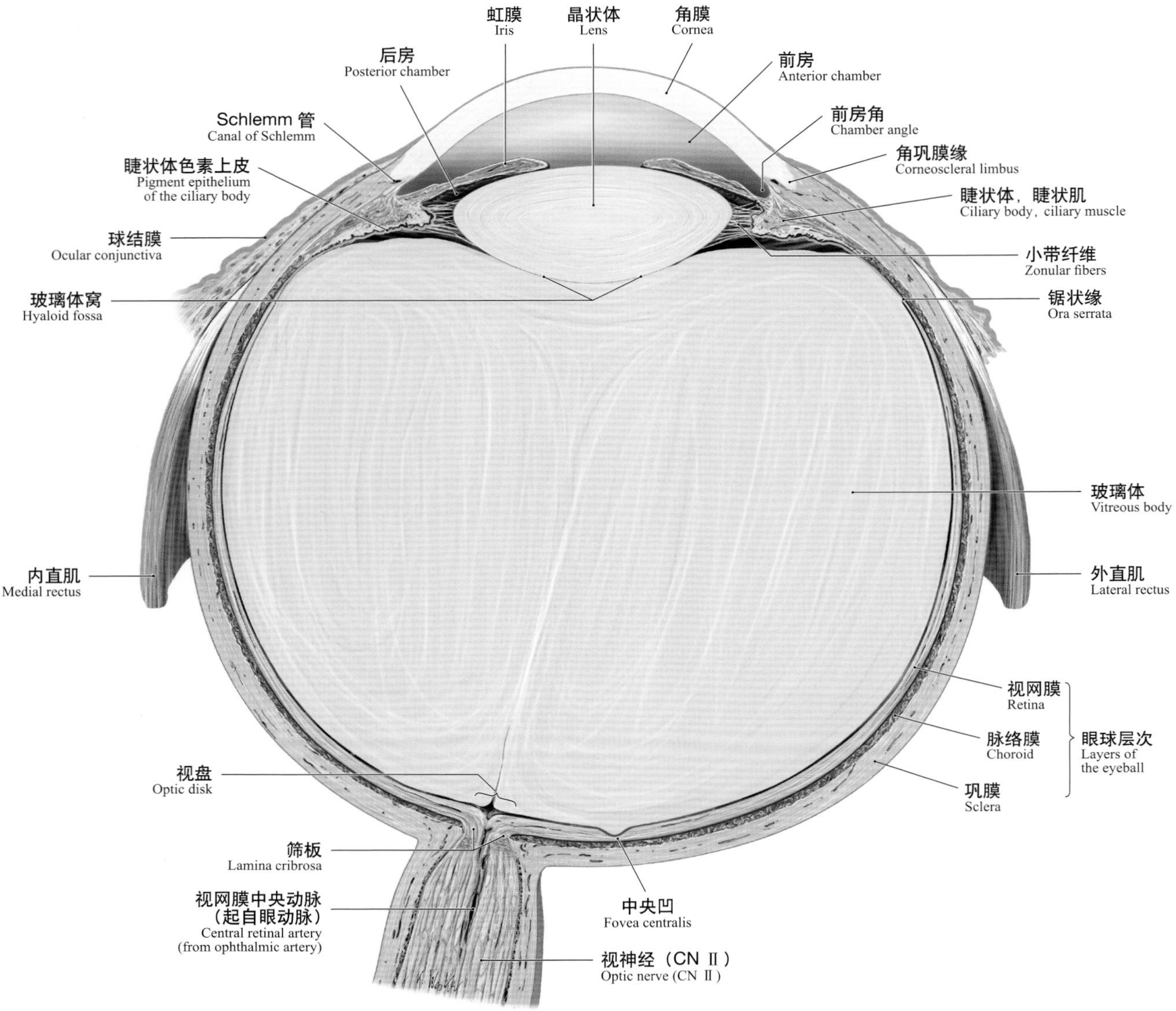
虹膜
Iris
晶状体
Lens
角膜
Cornea
后房
Posterior chamber
前房
Anterior chamber
Schlemm 管
Canal of Schlemm
前房角
Chamber angle
角巩膜缘
Corneoscleral limbus
睫状体色素上皮
Pigment epithelium of the ciliary body
睫状体，睫状肌
Ciliary body, ciliary muscle
球结膜
Ocular conjunctiva
小带纤维
Zonular fibers
玻璃体窝
Hyaloid fossa
锯状缘
Ora serrata
玻璃体
Vitreous body
内直肌
Medial rectus
外直肌
Lateral rectus
视网膜
Retina
脉络膜
Choroid
眼球层次
Layers of the eyeball
巩膜
Sclera
视盘
Optic disk
筛板
Lamina cribrosa
视网膜中央动脉（起自眼动脉）
Central retinal artery (from ophthalmic artery)
中央凹
Fovea centralis
视神经（CN Ⅱ）
Optic nerve (CN Ⅱ)

图 9–26 眼球

右眼横断面上面观。大部分眼球由包绕玻璃体的 3 个同心层构成：巩膜、脉络膜和视网膜。

眼球后部：巩膜是眼球后部最外层结构，附有全部眼外肌群的肌腱，为坚韧的结缔组织层。脉络膜位于中层，是机体血管最丰富的区域，可调节眼部的温度，并为视网膜外层组织供血。视网膜位于内层，由内层的感光细胞和外层的视网膜色素上皮组成。视神经轴突在视盘处穿过巩膜筛板。中央凹是位于视盘颞侧约 4 mm 处的一个黄色小凹陷，通常入射光聚焦于此，是视网膜中视觉最敏锐的区域。

眼球前部：该区域与后部的组织相连续。角膜是最外层的纤维组织，凸向前方，称为“眼睛的窗户”，与巩膜相连处，形成角巩膜缘。在前房角处，巩膜形成小梁网状结构，与 Schlemm 管相通。巩膜的深面是眼部的血管膜，又称色素层，由 3 部分组成：虹膜、睫状体和脉络膜。虹膜位于晶状体的前方，可保护眼免受过多的光线。睫状体与虹膜根部相连，其内含睫状肌，具有视觉调节功能。睫状体上皮层可产生房水，在锯状缘处与脉络膜相连。视网膜的最外层向前延续，构成睫状体的色素上皮和虹膜上皮。

眼部的穿通伤或钝挫伤导致眼球破裂时，可出现角膜和巩膜的全层缺损，应迅速手术修复，以免失明或眼部功能失常。

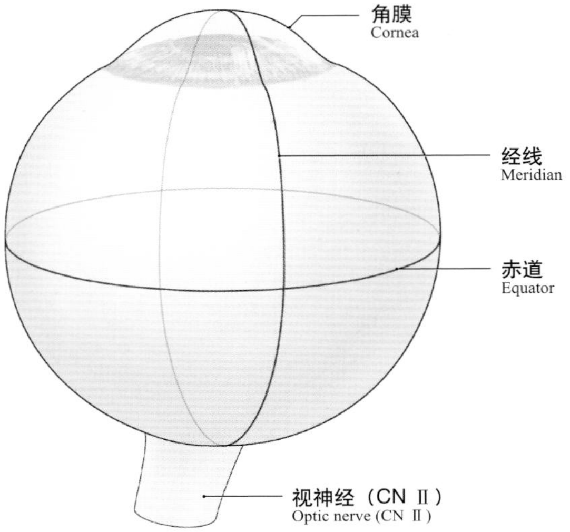

图 9–27　眼部的参考线和参考点

眼球的最大径处称为赤道，与赤道垂直的线称为经线。

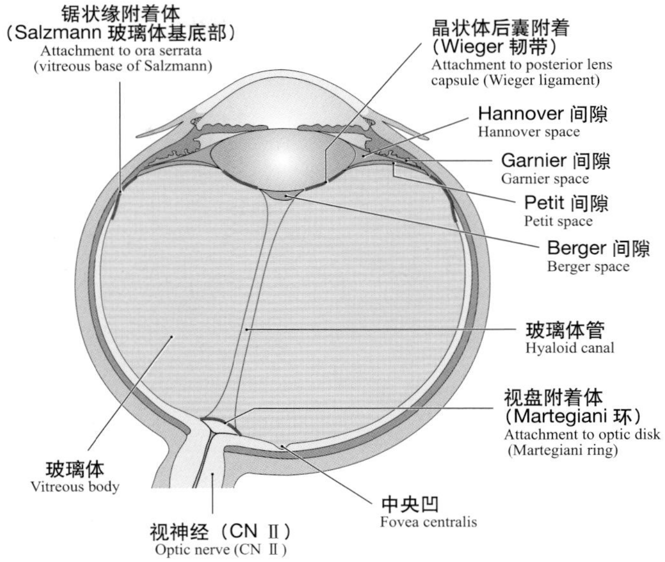

图 9–28　玻璃体（玻璃状液）

右眼横断面上面观。玻璃体与其他眼部结构附着的部位如红色所示，相邻的间隙如绿色所示。玻璃体使眼球更加稳固，防止视网膜脱离。玻璃体中缺乏神经和血管，其中 98% 是水分，2% 是透明质酸和胶原。玻璃体管是胚胎期的玻璃体动脉剩余遗迹。在治疗某些疾病时，常需手术去除玻璃体（玻璃体切割），并用生理盐水填充空腔。

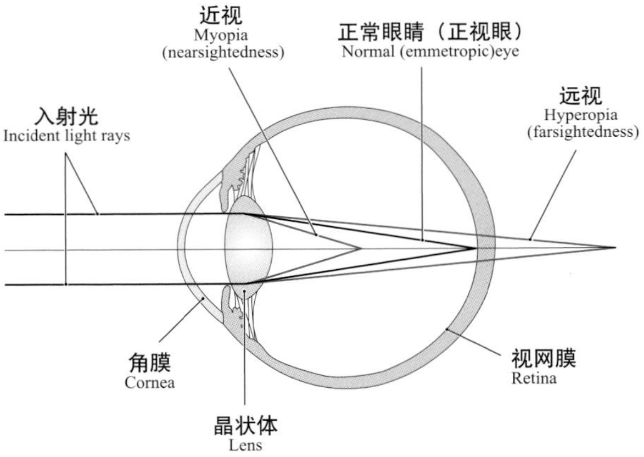

图 9–29　光折射

远处的平行光经角膜和晶状体折射的焦点投射到视网膜上。近视时，光线聚焦在视网膜前方。远视时，光线聚焦在视网膜后方。散光时，部分光线聚焦在视网膜前方或后方。

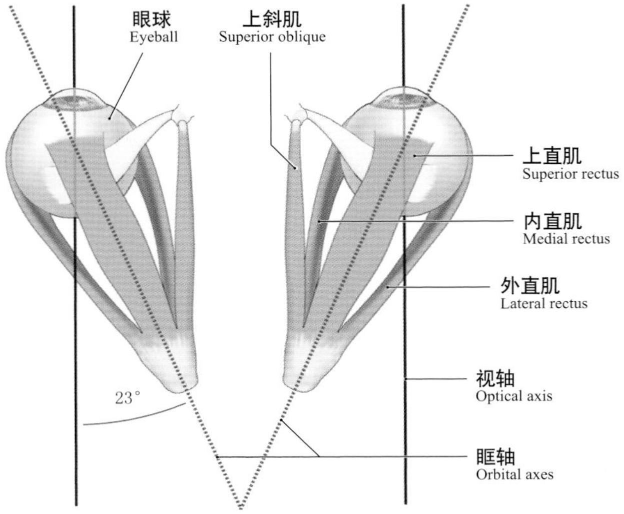

图 9–30　视轴和眶轴

双眼上面观可见内、外、上直肌和上斜肌。视轴与眶轴的角度为 23°。因此，中央凹（视觉最敏锐的区域）位于视盘盲点的外侧。

眼的血供

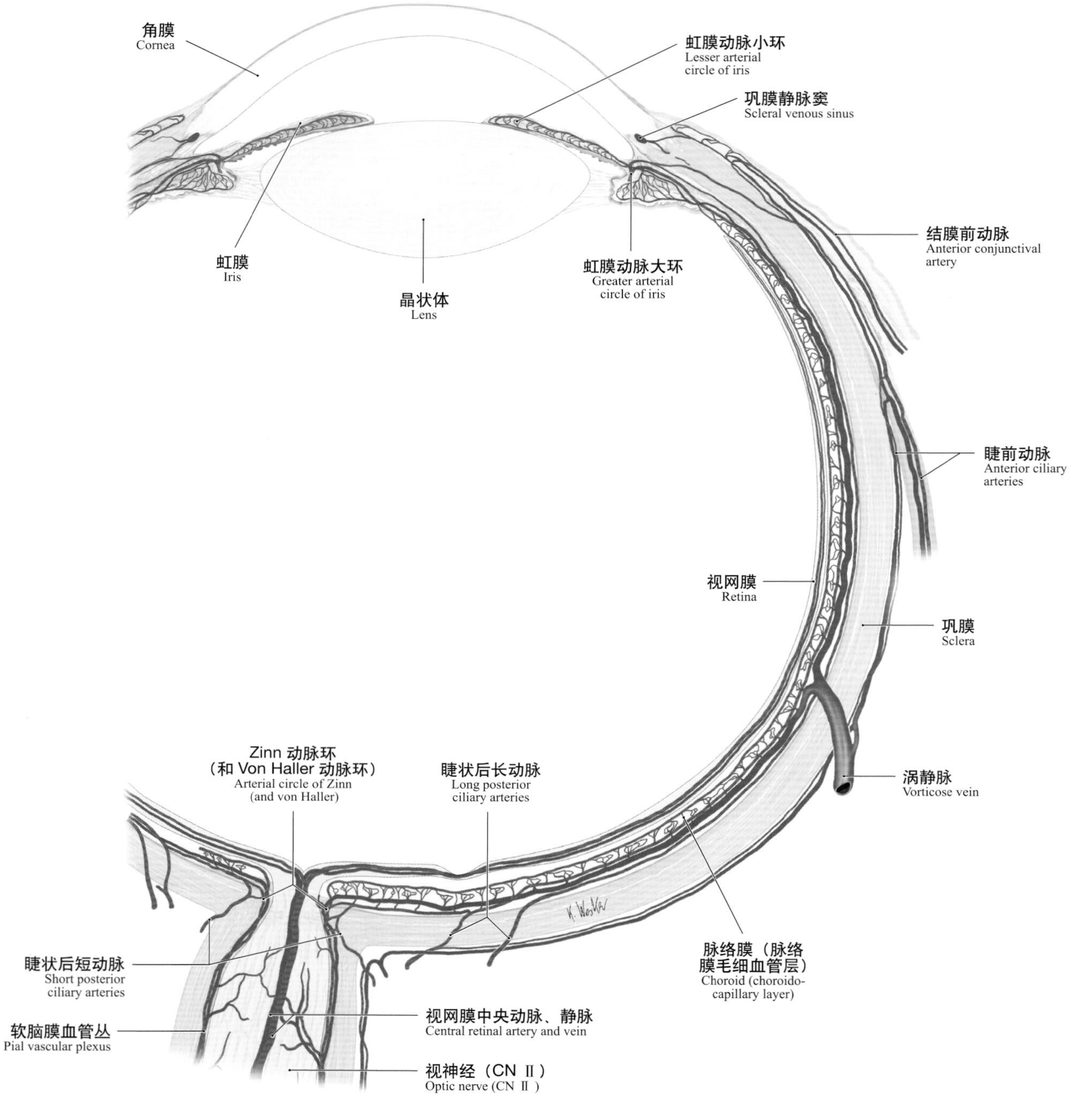

角膜
Cornea
虹膜动脉小环
Lesser arterial circle of iris
巩膜静脉窦
Scleral venous sinus
结膜前动脉
Anterior conjunctival artery
虹膜
Iris
晶状体
Lens
虹膜动脉大环
Greater arterial circle of iris
睫前动脉
Anterior ciliary arteries
视网膜
Retina
巩膜
Sclera
涡静脉
Vorticose vein
Zinn 动脉环
（和 Von Haller 动脉环）
Arterial circle of Zinn (and von Haller)
睫状后长动脉
Long posterior ciliary arteries
脉络膜（脉络膜毛细血管层）
Choroid (choroido-capillary layer)
睫状后短动脉
Short posterior ciliary arteries
软脑膜血管丛
Pial vascular plexus
视网膜中央动脉、静脉
Central retinal artery and vein
视神经（CN Ⅱ）
Optic nerve (CN Ⅱ)

图 9–31 眼部血供

右眼视神经水平横断面、上面观。眼球的动脉血供来自颈内动脉的眼动脉支。主要分支包括：供应视网膜的视网膜中央动脉；供应脉络膜的睫状后短动脉；供应睫状体和虹膜的睫状后长动脉，以及供应虹膜的虹膜动脉大环和小环（图 9–41）。睫前动脉由眼动脉发出的 4 条直肌的肌动脉而来，并与睫后血管网汇合。

眼球的静脉回流主要通过 4 ～ 8 条涡静脉完成，涡静脉在眼球赤道的后方穿过脉络膜，汇入眼上、眼下静脉。眼上静脉通过眶上裂与海绵窦相交通，眼下静脉通过眶下裂向后与翼丛以及海绵窦相交通。

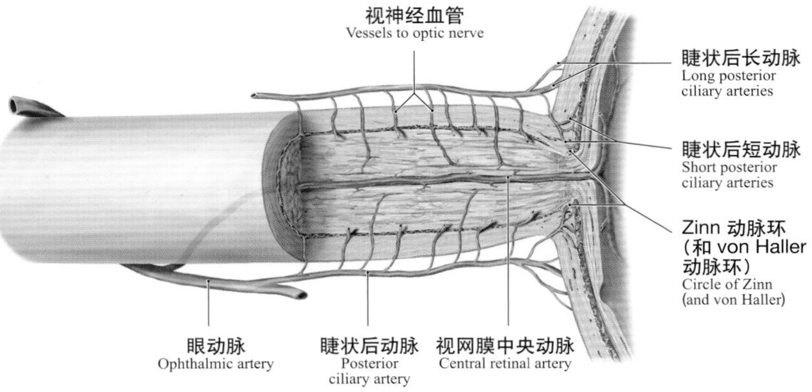
视神经血管
Vessels to optic nerve
睫状后长动脉
Long posterior ciliary arteries
睫状后短动脉
Short posterior ciliary arteries
Zinn 动脉环（和 von Haller 动脉环）
Circle of Zinn (and von Haller)
眼动脉
Ophthalmic artery
睫状后动脉
Posterior ciliary artery
视网膜中央动脉
Central retinal artery

图 9–32　视神经（CN Ⅱ）的动脉

侧面观。视网膜中央动脉是眼动脉的第 1 支，于眼球后下方约 1 cm 处进入视神经，沿视神经前行到达视网膜发出多条小分支。睫状后动脉也发出数条小分支，营养视神经。睫状后短动脉和视网膜中央动脉侧支间的吻合支形成动脉环（Zinn 和 von Haller 动脉环），营养视神经远端。

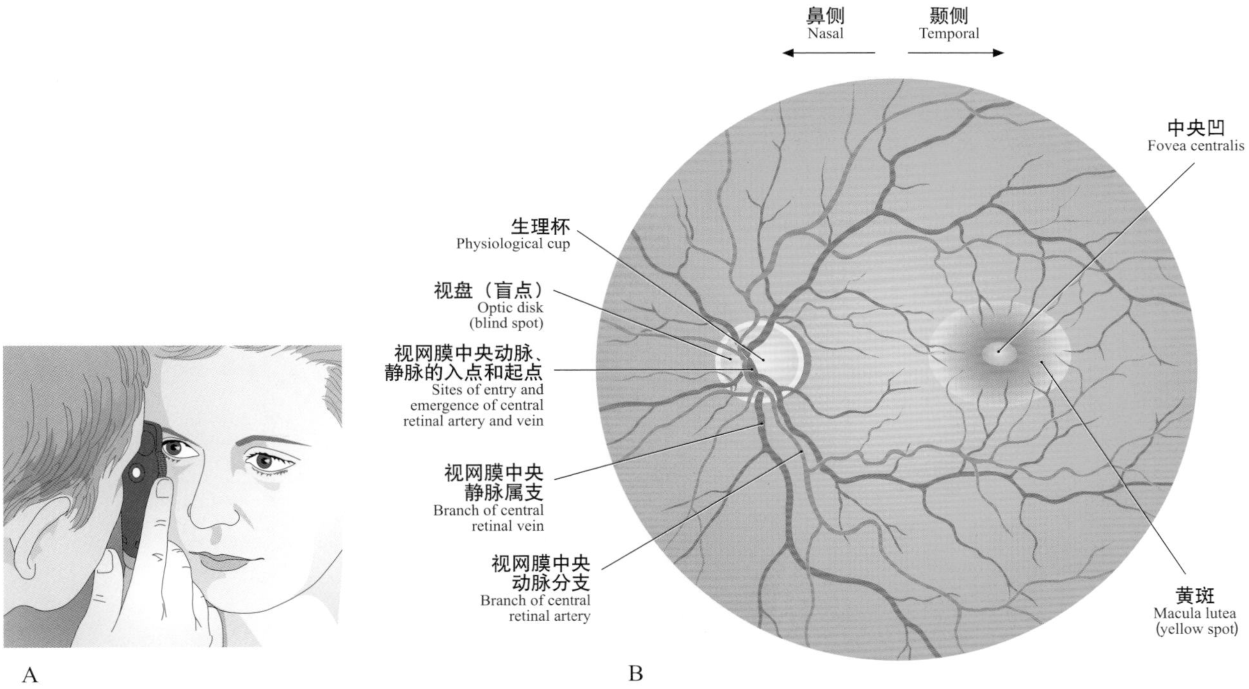
鼻侧
Nasal
颞侧
Temporal
中央凹
Fovea centralis
生理杯
Physiological cup
视盘（盲点）
Optic disk (blind spot)
视网膜中央动脉、静脉的入点和起点
Sites of entry and emergence of central retinal artery and vein
视网膜中央静脉属支
Branch of central retinal vein
视网膜中央动脉分支
Branch of central retinal artery
黄斑
Macula lutea (yellow spot)
A
B

图 9–33　眼底镜检

A. 检查方法。**B.** 眼底的正常形态。

眼底镜检时，以下结构可直接被放大约 16 倍观察：视网膜、血管（尤其是视网膜中央动脉）、视盘（视神经出眼球处）、黄斑和中央凹。

视网膜为透明结构，因此，眼底的颜色主要取决于色素上皮和视网膜的血管状况。浅色皮肤者，眼底一般为淡红色；深色皮肤者，眼底为棕色；视网膜异常脱离时，则为黄白色。视网膜中央动脉、静脉可通过颜色和管径鉴别：动脉呈亮红色，管径较静脉细，可用于早期发现糖尿病和高血压导致的血管改变（如血管狭窄、管壁增厚、微动脉瘤）。正常情况下，视盘边缘锐利，呈橘黄色，中央凹陷，称为生理杯。颅内压增高等病理条件下，视盘会发生类似视神经乳头水肿及视盘边缘不清等改变。正常黄斑位于视盘颞侧 3 ～ 4 mm 处，可见视网膜中央动脉的数条分支向其散射状分布，但未到达其中心——中央凹（其血供来自脉络膜）。随着年龄增长，黄色沉积物或玻璃膜疣形成，破坏视杆细胞和视锥细胞，导致黄斑变性，且症状呈隐匿性，逐渐加剧，累及单侧或双侧眼睛，表现为阅读或辨脸困难、中心视力模糊或丧失、颜色强度视觉变弱以及对黑暗环境适应能力下降。

眼：晶状体和角膜

图 9–34 晶状体和角膜的位置 角膜、晶状体和悬韧带的横断面。正常晶状体是清晰透明的组织，约 4 mm 厚，被悬韧带固定悬挂在玻璃体窝，依靠小带纤维（睫状小带）附着于睫状肌，通过睫状肌的收缩或松弛改变自身的形状和焦距。因此，晶状体是动态变化、具有调节能力的屈光间质。眼部的前房位于晶状体之前，后房位于虹膜和晶状体上皮之间。晶状体与玻璃体类似，主要由细长的上皮细胞构成，缺乏神经、血管分布。

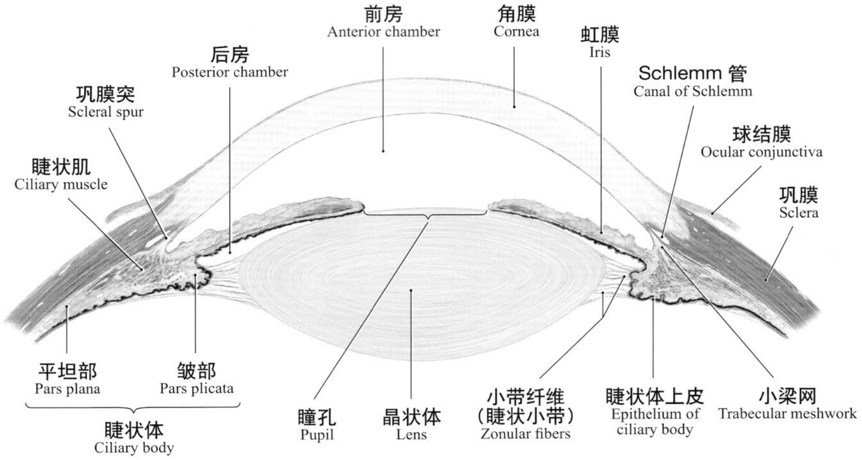
前房
Anterior chamber
角膜
Cornea
虹膜
Iris
后房
Posterior chamber
Schlemm 管
Canal of Schlemm
巩膜突
Scleral spur
球结膜
Ocular conjunctiva
睫状肌
Ciliary muscle
巩膜
Sclera
平坦部
Pars plana
皱部
Pars plicata
睫状体
Ciliary body
瞳孔
Pupil
晶状体
Lens
小带纤维
（睫状小带）
Zonular fibers
睫状体上皮
Epithelium of ciliary body
小梁网
Trabecular meshwork

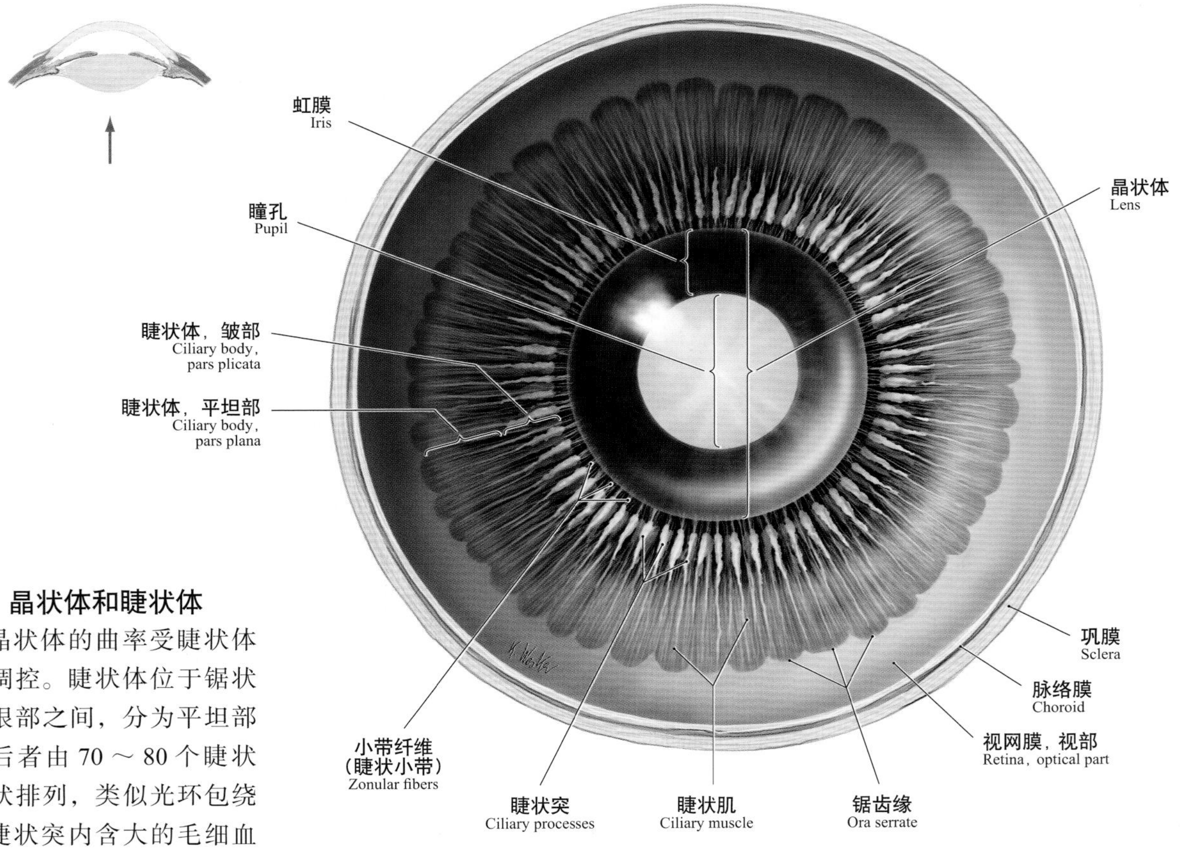
虹膜
Iris
瞳孔
Pupil
睫状体，皱部
Ciliary body, pars plicata
睫状体，平坦部
Ciliary body, pars plana
晶状体
Lens
巩膜
Sclera
脉络膜
Choroid
视网膜，视部
Retina, optical part
小带纤维
（睫状小带）
Zonular fibers
睫状突
Ciliary processes
睫状肌
Ciliary muscle
锯齿缘
Ora serrate

图 9–35 晶状体和睫状体 后面观。晶状体的曲率受睫状体的肌纤维调控。睫状体位于锯状缘和虹膜根部之间，分为平坦部和皱部。后者由 70 ～ 80 个睫状突呈放射状排列，类似光环包绕晶状体。睫状突内含大的毛细血管，上皮可分泌房水。小带纤维（睫状小带）从睫状突的基底层延伸至晶状体的赤道，其间富含晶状体的悬韧带，又称小带。睫状体内大部分是由经线纤维、放射纤维和环状纤维组成的平滑肌，即睫状肌，其主要从巩膜突（Schlemm 管稍下方的巩膜加强环）发出，附着于脉络膜的 Bruch 膜以及巩膜的内侧面。睫状肌收缩时，可向前拉伸脉络膜，使小带纤维松弛，此时晶状体自身的弹性使其凸度增加，便于看清近物，这就是视觉调节的基本原理。

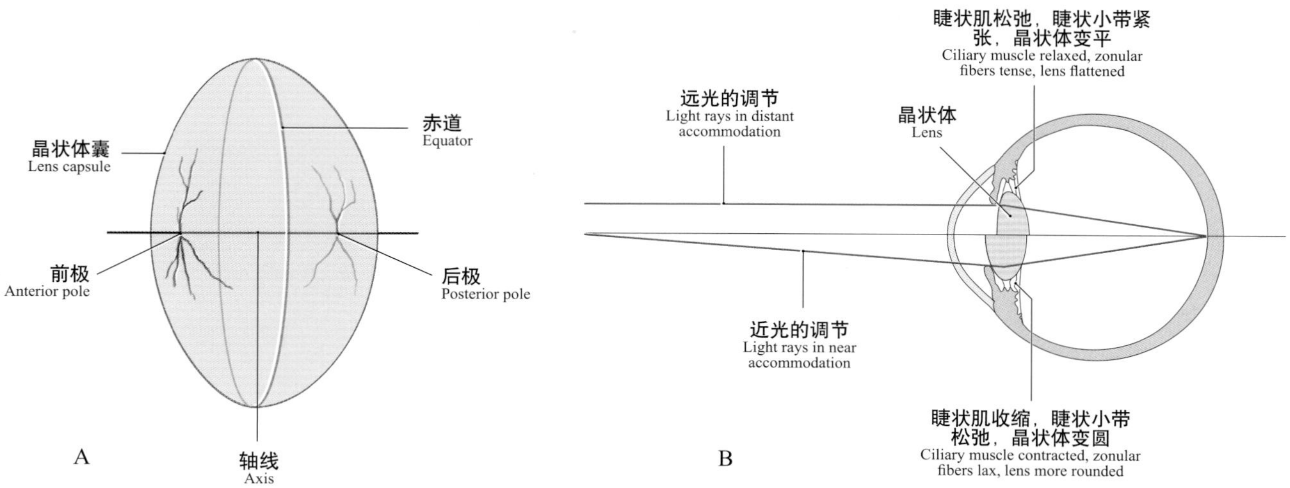

图 9–36　晶状体的参考线和动力学（斜面观）

A. 晶状体的主要参考线。晶状体有轴线横跨的前、后两极，以及赤道。晶状体呈双凸面，前曲率半径约 10 mm，后曲率半径约 16 mm。晶状体具有传递光线和屈光作用，根据其调节状态，折射力从 10 D 到 20 D 不等，而角膜的折射力可高达 43 D。

B. 晶状体的光折射和动力学（矢状面观）。

- 示意图上半部：眼睛远视野的精细调节。远处平行光射到眼球时，晶状体变平。
- 示意图下半部：眼睛近视野（5 m 以内）的适应性调节。看近物时，晶状体变得更圆。动眼神经的副交感神经支配睫状肌收缩，引起小带纤维松弛，晶状体依靠自身韧性而变得更圆。

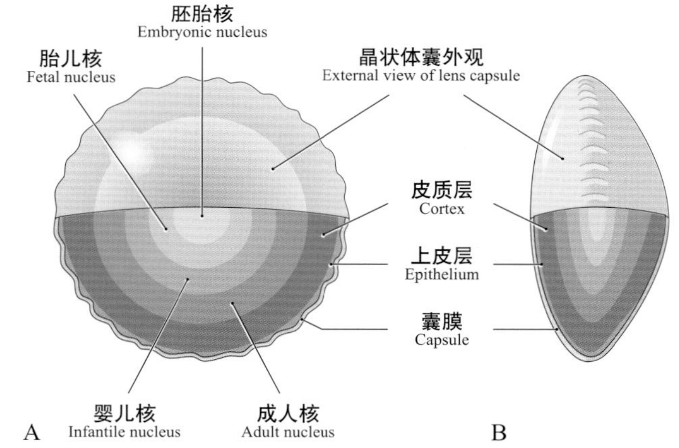

图 9–37　晶状体和断层区的生长

A. 前面观。**B.** 侧面观。

晶状体的生长贯穿始终，与其他上皮结构不同，最新的细胞位于晶状体表层，最老的细胞位于深层。上皮细胞不断增殖，到达囊膜，以致晶状体随着年龄增长，颜色不断加深。通过裂隙灯显微镜检查，可见晶状体的多层结构。胚胎核是细胞最致密的区域，位于晶状体的中心。随着其不断生长，被胎儿核包绕。出生后，逐渐出现婴儿核，在 30 岁左右，成人核开始形成。此外，上述结构也是白内障的形态学分级基础，即晶状体或囊膜的结构改变，出现浑浊，导致视物模糊，多数老年人是正常的，在 80 岁以上人群中的患病率约为 10%。

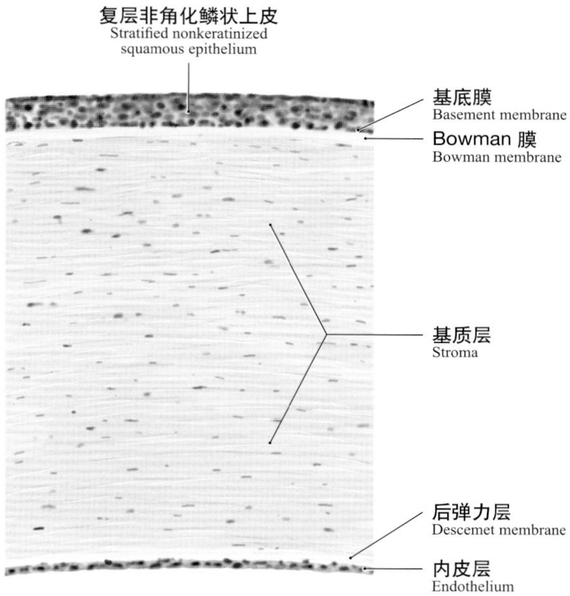

图 9–38　角膜的结构

角膜外层覆有复层非角化鳞状上皮，其基底层与前弹力层（又称 Bowman 膜）交界。基质层约占整个角膜厚度的 90%，与后弹力层交界，下方是单层角膜内皮细胞。然而，角膜没有血管，免疫反应的程度较其他组织低。因此，通常情况下，角膜移植手术可忽略宿主的免疫排斥反应。

眼：虹膜和眼房

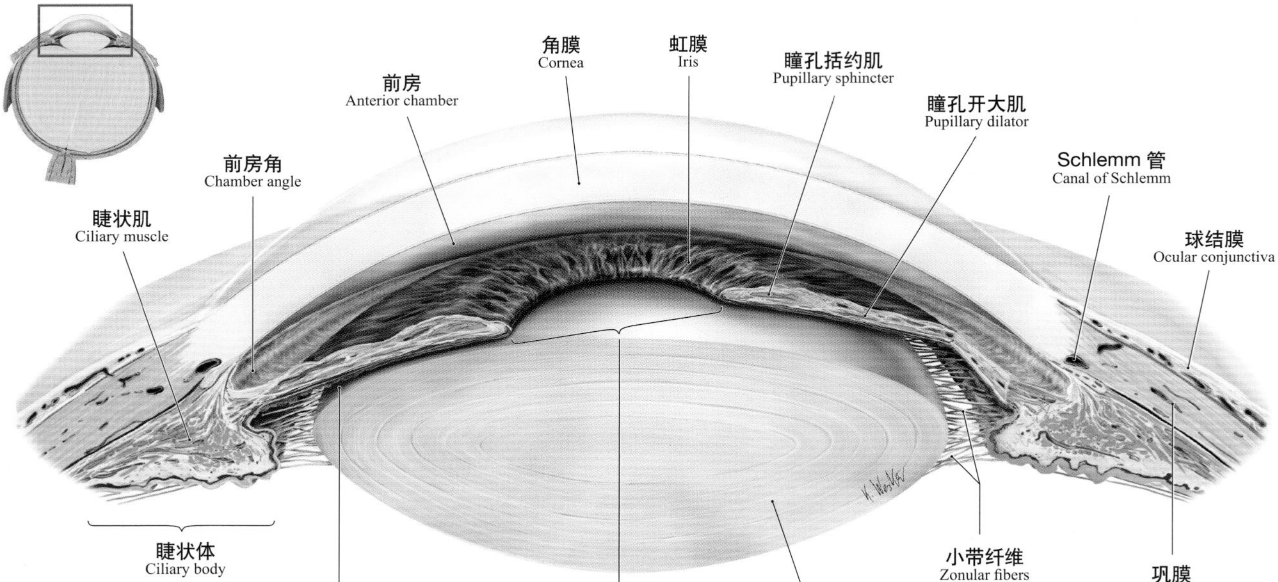
角膜
Cornea
虹膜
Iris
瞳孔括约肌
Pupillary sphincter
前房
Anterior chamber
瞳孔开大肌
Pupillary dilator
前房角
Chamber angle
Schlemm 管
Canal of Schlemm
睫状肌
Ciliary muscle
球结膜
Ocular conjunctiva
睫状体
Ciliary body
小带纤维
Zonular fibers
巩膜
Sclera
后房
Posterior chamber
瞳孔
Pupil
晶状体
Lens

图 9–39 虹膜和眼房

眼球矢状面前份的顶面观。脉络膜、晶状体及其周围的睫状体是色素层的一部分。虹膜的色素形成后，决定眼球的颜色。虹膜是一种光学隔膜，中间部分是瞳孔，位于晶状体前方。瞳孔直径 1 ～ 8 mm，瞳孔括约肌收缩时，可导致瞳孔缩小（受动眼神经和睫状神经节的副交感神经支配）；瞳孔扩大肌收缩时，可导致瞳孔放大（受颈上神经节的交感神经支配）。虹膜和晶状体将眼部前、后房分开，虹膜后方的后房后界为玻璃体，中央为晶状体，外界为睫状体；前房的前界为角膜，后界为虹膜和晶状体。

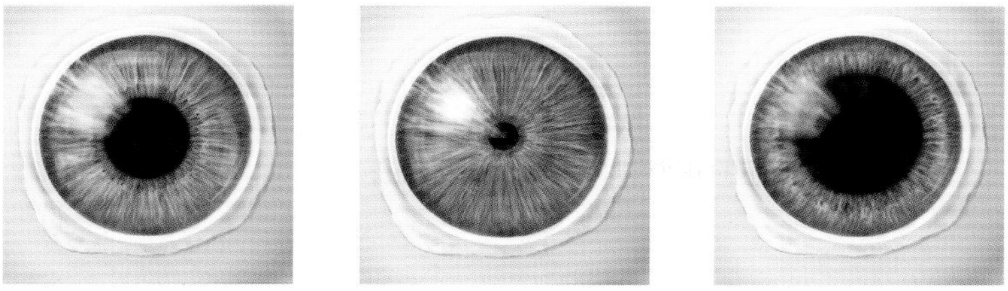

A B C

图 9–40 瞳孔大小

A. 正常大小。**B.** 最小时（瞳孔缩小）。**C.** 最大时（瞳孔放大）。

瞳孔的大小受瞳孔括约肌和瞳孔开大肌调节。瞳孔括约肌由副交感神经支配，作用是使瞳孔缩小；瞳孔扩大肌由交感神经支配，作用是使瞳孔开大。正常情况下，瞳孔呈圆形，直径约 3 ～ 5 mm。遇到入射光或其他刺激时，瞳孔大小会发生变化（1.5 ～ 8 mm），以优化视力。若左、右瞳孔直径相差 1 mm 以上，即称为瞳孔大小不等，部分轻微者属正常生理现象。瞳孔反射如会聚、对光反射等，详见第 273、274 页。

表 9–5 影响瞳孔大小的因素

瞳孔缩小（副交感神经）	瞳孔放大（交感神经）
光反应	暗反应
睡眠、疲乏时	疼痛、兴奋时
缩瞳剂 • 拟副交感神经药（如催泪瓦斯、VX 毒气和沙林、治疗阿尔茨海默病的药物如卡巴拉汀等） • 抗交感神经药（如降压药）	瞳孔放大剂 • 抗副交感神经药（如阿托品） • 拟交感神经药（如肾上腺素）
Horner 综合征（也会引起上睑下垂和睑裂缩小）	动眼神经麻痹
全身麻醉，吗啡	偏头痛，青光眼

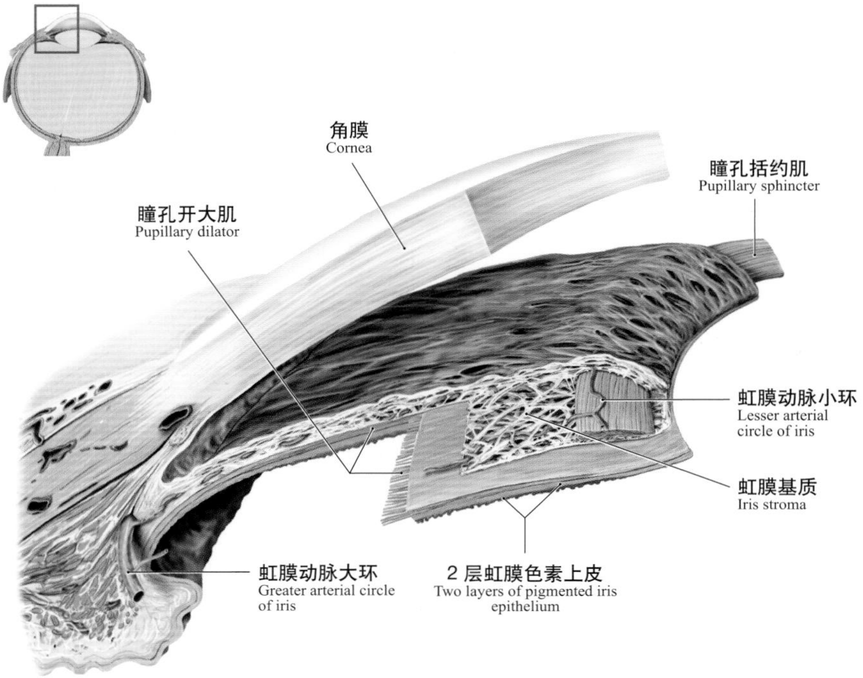

图 9–41　虹膜的结构

横断面和旁矢状面的顶面观。虹膜的基本结构框架是血管化的基质，其深面与两层虹膜色素上皮交界。疏松、富含胶原的虹膜基质内有内、外血管环，又称为虹膜大、小动脉环，通过小动脉吻合支互相联系。瞳孔括约肌是与瞳孔毗邻、位于基质内的环形肌；而放射状分布的瞳孔扩大肌由很多肌原纤维构成，位于虹膜上皮内。虹膜基质内分布有大量的黑色素细胞，色素充足时，基质前份的黑色素细胞使虹膜呈棕色或黑色，且基质和上皮的特点决定了眼球的颜色，其机制有待进一步探讨。

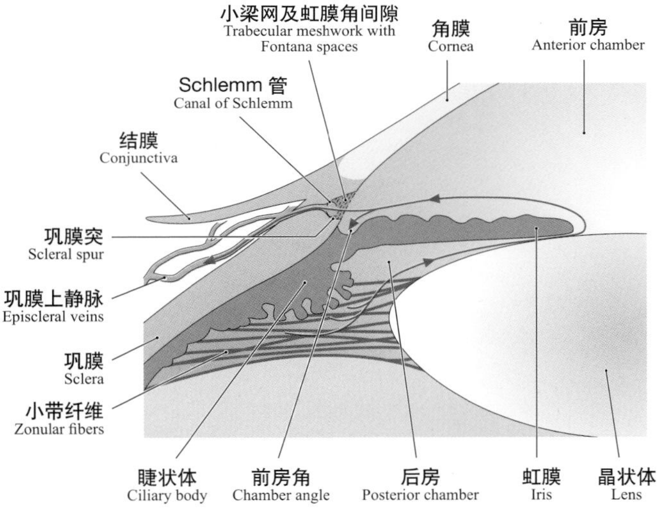

图 9–42　正常的房水循环途径

房水是决定眼内压的重要因素，每眼内约为 0.3 ml。房水由后房内的睫状突无色素上皮产生（每小时 0.15 ml 左右），通过瞳孔进入无色素上皮眼前房。房水渗入前房角的小梁网间隙，进入 Schlemm 管，汇入巩膜上静脉。依靠压力差（眼内压：15 mmHg，巩膜上静脉压：9 mmHg），房水流入房角，同时克服 2 个部位的生理性阻力（瞳孔阻力、小梁阻力）。

约 85% 的房水通过小梁网流入 Schlemm 管内，仅有 15% 的房水经过葡萄膜巩膜血管系统流入涡静脉。

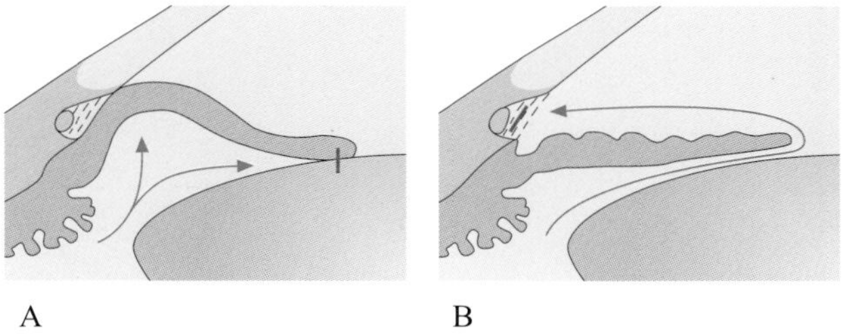

图 9–43　房水循环障碍与青光眼

眼部的正常功能基于正常的眼内压（成人约 15 mmHg），维持角膜表面的平滑曲率以及光感细胞与色素上皮的联系。房水循环障碍会引起眼内压增高，限制筛板处视神经的功能，导致失明。青光眼分为 2 型：

A. 急性青光眼（闭角型），是由于房水不能排至前房，部分虹膜推至前上方，眼内前房角阻塞。该型青光眼进展较快。

B. 慢性青光眼（开角型）。虽前房角开放，但小梁网排出途径受阻。约 90% 的青光眼患者属此型，40 岁以上人群较多。治疗方式包括拟副交感神经药（使睫状肌和瞳孔括约肌持续收缩）、前列腺素衍生物（改善房水引流）和 β 肾上腺素受体激动剂（减少房水生成）等。

眼：视网膜

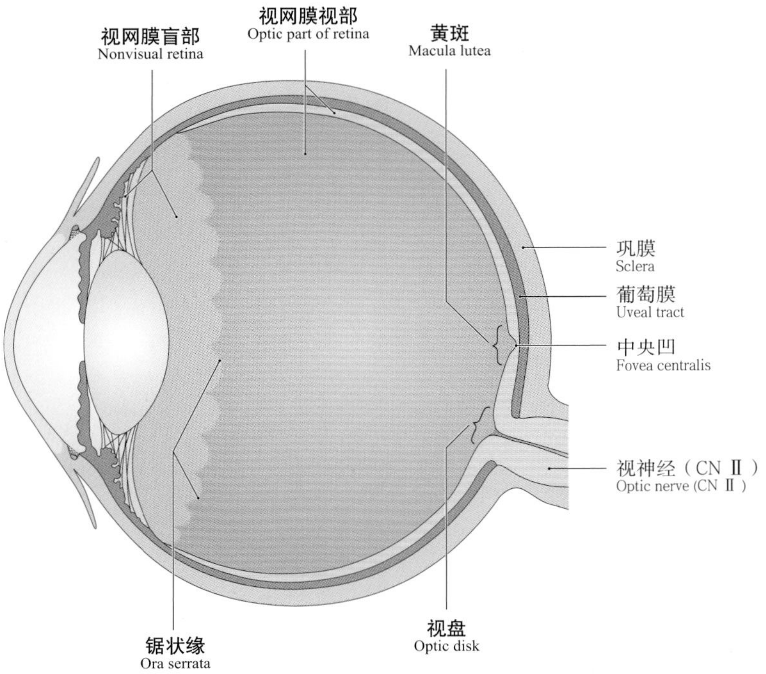

图 9–44 视网膜整体观

矢状面。视网膜是眼球的第 3 层，也是眼球的最内层。主要由后部感光光敏结构和向前突出的较小的非光敏结构组成，后者又称为非可视视网膜（视网膜盲部）。视网膜的光学结构（黄色）厚度变化较大，覆盖葡萄膜的色素层，并且承受眼内压。视网膜光学敏感部分和非光学敏感部分以锯状缘为界。黄斑的中心是中央凹，是视网膜感光最灵敏的部位，其也是视网膜最薄的部位，最厚的部位在筛板处视神经出眼球的起点。

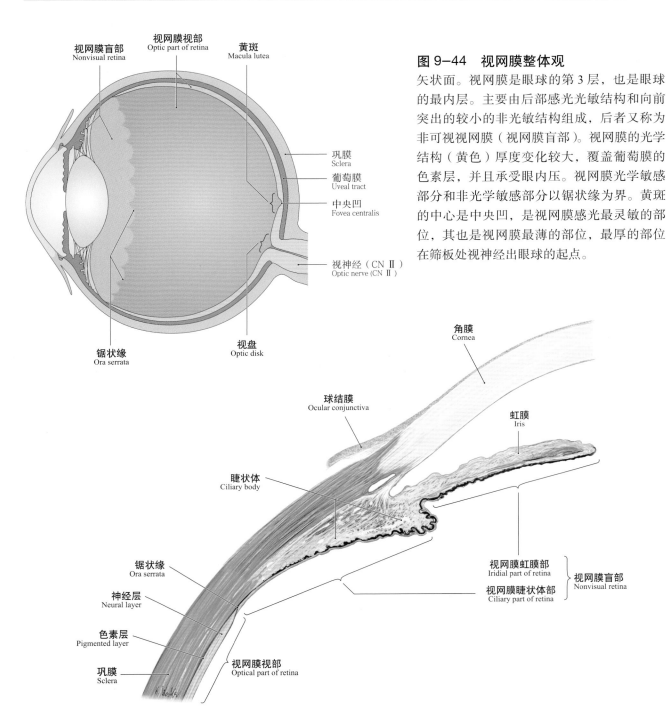

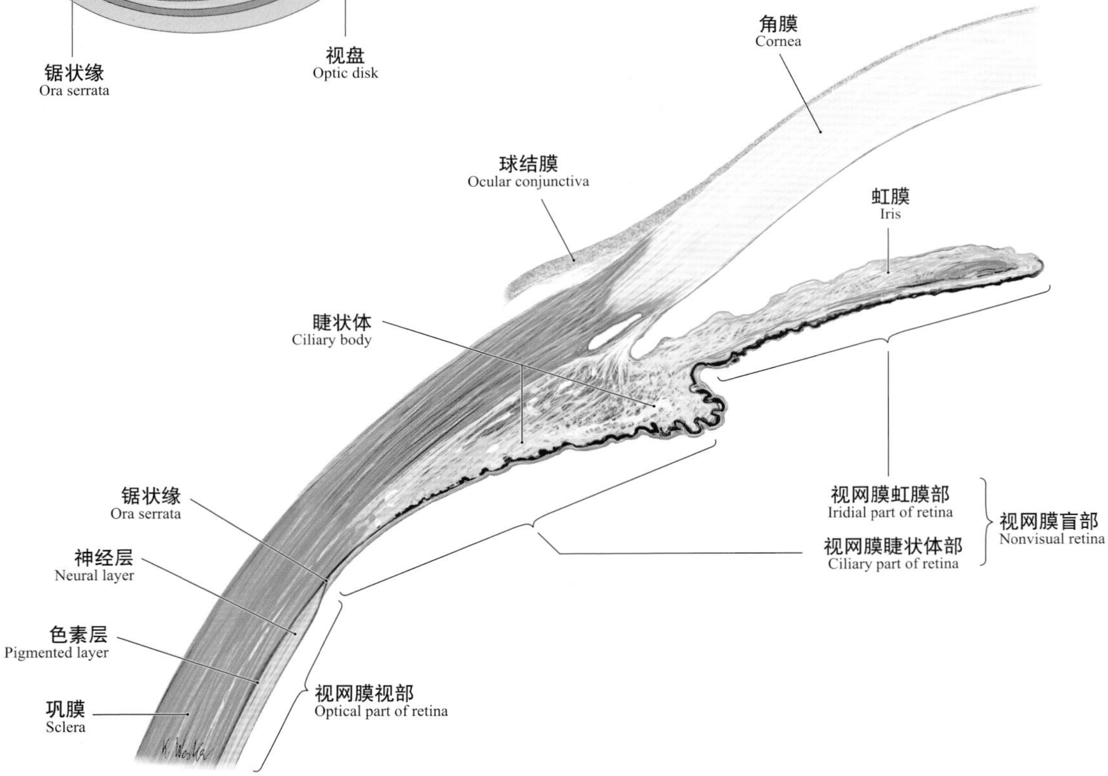

图 9–45 视网膜结构

横断面，上面观。虹膜后表面为双层色素上皮，邻近视网膜睫状体部。视网膜虹膜部由 2 层上皮（其中 1 层为色素上皮）构成，覆盖睫状体后面。视网膜的虹膜部和睫状体部共同构成视网膜盲部——对光不敏感的部分。视网膜盲部与视部的交界为锯状缘。从胚胎期视杯发育开始，视网膜光学部即由 2 层细胞构成。

- 外层紧贴巩膜，又称为色素层，由单层色素上皮细胞构成。
- 内层紧贴玻璃体，又称为神经层，是由感光细胞、中间神经元细胞、神经节细胞组成的复合层。

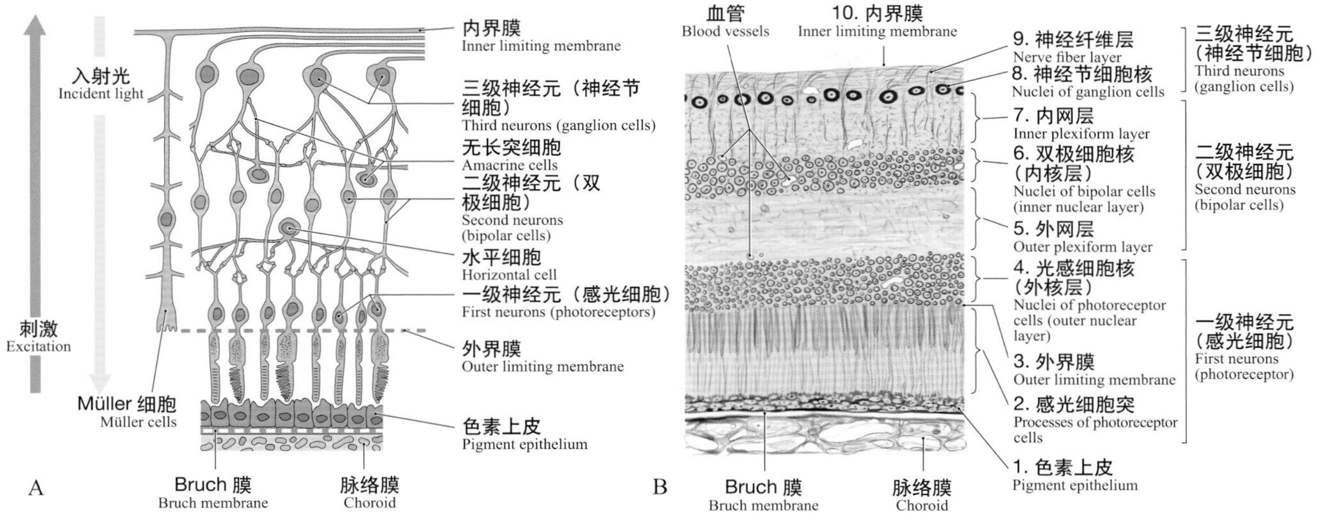

图 9–46 视网膜的结构

A. 视觉通路的视网膜神经元。**B.** 视网膜的解剖层次。

光线穿过视网膜后，被其外侧的感光细胞接收。感觉信息通过 3 种视网膜神经元传递到视神经盘。

- 一级神经元（粉红色部分）：即感光细胞，将光刺激转化成电化学信号。根据形状不同，感光细胞分为 2 型：视杆细胞、视锥细胞。视网膜中包含 1 亿～ 1.25 亿个视杆细胞，主要感受黄昏或夜晚的弱光，而视锥细胞仅有 600 万～ 700 万个，能辨识红、绿、蓝等不同颜色。一级神经元细胞突及细胞核形成 2 ～ 4 层结构（**B**）。
- 二级神经元（黄色部分）：即双极细胞，接收感光细胞的信号，传递至神经节细胞，形成 5 ～ 7 层结构。
- 三级神经元（绿色部分）：视网膜神经节细胞形成 8 ～ 10 层结构。每个眼球的视神经约有 100 万个视网膜神经节细胞轴突，其轴突在视盘聚合，形成视神经，并到达外侧膝状体和上丘。

支持细胞：Müller 细胞（蓝色部分），呈放射状横跨内、外界膜，构成支撑框架；水平细胞和无长突细胞（灰色部分）作为中间神经元，建立侧支交通。神经冲动被受体细胞转化后，在视网膜内进一步加工处理（信号会聚）。

色素上皮：视网膜的外层，附着于 Bruch 膜，富含弹性纤维和胶原纤维，介导脉络膜与感光细胞间的物质交换。注：感光细胞与色素上皮间存在联系，但并非彼此附着，且视网膜存在脱落风险（如不治疗，可导致失明）。

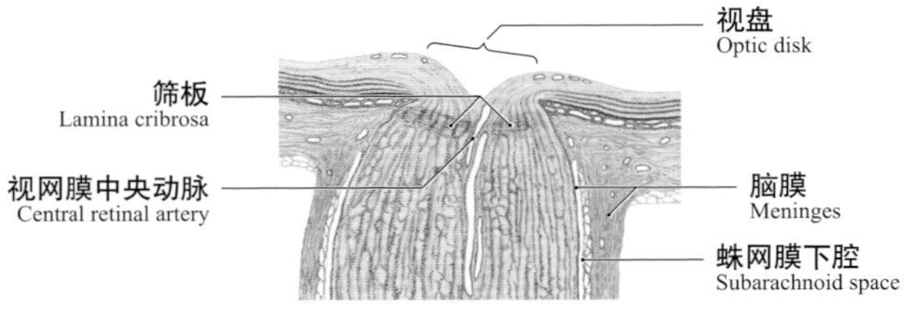

图 9–47 视盘（“盲点”）和筛板

三级神经元（视网膜神经节细胞）的无髓轴突于眼球后极汇合，形成视神经，通过筛板穿出视网膜。视盘内缺乏感光细胞，是生理盲点。视神经内的少突胶质细胞构成有髓轴突。视神经连于间脑，覆有硬脑膜、蛛网膜和软脑膜，富含脑脊液的蛛网膜下腔将其包绕，并与蛛网膜下腔和脊髓密切联系。

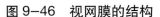

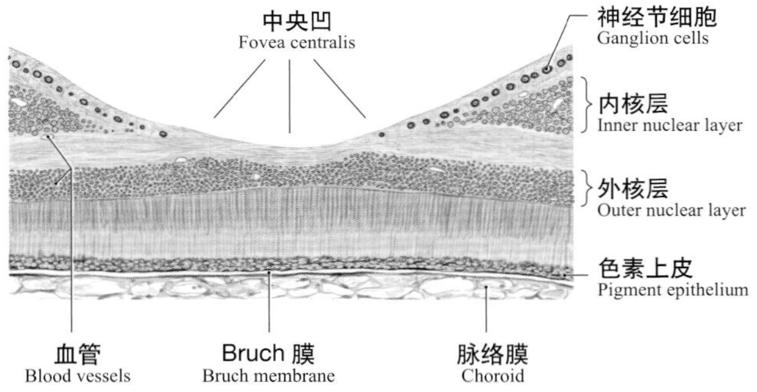

图 9–48 视网膜黄斑和中央凹

黄斑位于视盘颞侧，其中心是直径约 1.5 mm 的漏斗状凹陷，即中央凹。视网膜内层向凹陷边缘堆积，感光细胞（只有视锥细胞，没有视杆细胞）直接暴露于入射光，且血管绕过凹陷，减少光线的散射。因此，中央凹是视觉灵敏度最高的部位。

视觉系统（Ⅰ）：概述与膝状体部分

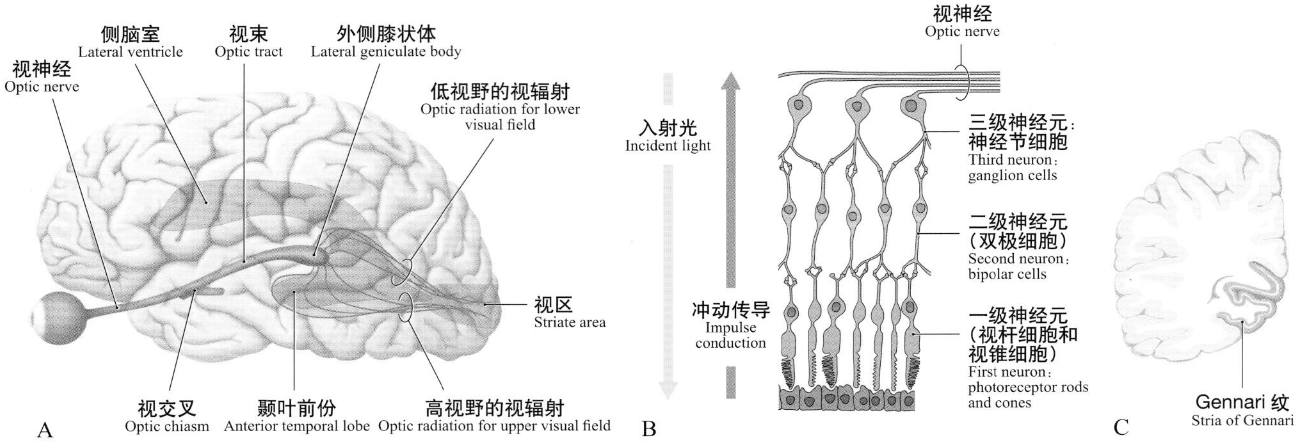
侧脑室
Lateral ventricle
视束
Optic tract
外侧膝状体
Lateral geniculate body
视神经
Optic nerve
低视野的视辐射
Optic radiation for lower visual field
视区
Striate area
视交叉
Optic chiasm
颞叶前份
Anterior temporal lobe
高视野的视辐射
Optic radiation for upper visual field
A
视神经
Optic nerve
入射光
Incident light
三级神经元：神经节细胞
Third neuron：ganglion cells
二级神经元（双极细胞）
Second neuron：bipolar cells
冲动传导
Impulse conduction
一级神经元（视杆细胞和视锥细胞）
First neuron：photoreceptor rods and cones
B
Gennari 纹
Stria of Gennari
C

图 9–49　视觉通路概述

左侧面观。视觉通路起于眼部，前方向间脑延伸，后方至枕极，几乎环绕整个脑纵轴。其主要交通点有以下几个。

视网膜：即视觉通路的前 3 个神经元（**B**）。

- **一级神经元**：视杆细胞和视锥细胞，位于视网膜深层，与入射光方向相反（“视网膜倒置”）。
- **二级神经元**：双极细胞。
- **三级神经元**：神经节细胞，其轴突汇合形成视神经。

视神经（CN Ⅱ）、**视交叉和视束**：部分属于中枢神经系统，由脑膜包绕。视神经并非真正意义上的神经，而是束，其位于间脑底部下方，形成视交叉后，分为 2 条视束，各自又分为内、外侧根。

外侧膝状体：90% 的三级神经元（= 90% 的视神经纤维）轴突止于外侧膝状体，投射到视皮质（详述见下），这是视觉通路的膝状体部分。主要与有意识的视觉感知相关，并由视束的外侧根传达。视觉通路上剩余 10% 的三级神经元轴突不止于外侧膝状体部分，这是视觉通路的非膝状体部分（内侧根，图 9–54），其信号不能被有意识地感知。

视辐射和视皮质（视区）：视辐射起于外侧膝状体，形成带环，包绕侧脑室的下、后角，止于枕叶内侧的视觉皮质（= Brodmann 17 区）。视皮质大体观是灰色大脑皮质内突起的白质条纹（Gennari 条纹，**C**），与大脑表层平行走行（见插图），灰质为亮红色部分。

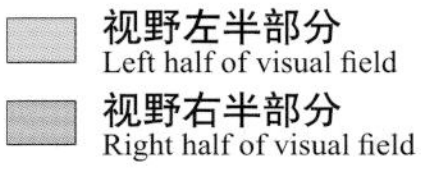
视野左半部分
Left half of visual field
视野右半部分
Right half of visual field

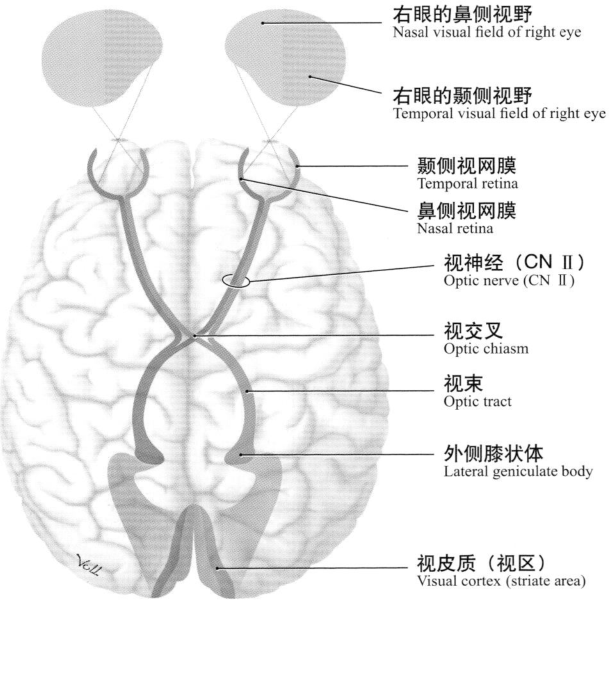
右眼的鼻侧视野
Nasal visual field of right eye
右眼的颞侧视野
Temporal visual field of right eye
颞侧视网膜
Temporal retina
鼻侧视网膜
Nasal retina
视神经（CN Ⅱ）
Optic nerve (CN Ⅱ)
视交叉
Optic chiasm
视束
Optic tract
外侧膝状体
Lateral geniculate body
视皮质（视区）
Visual cortex (striate area)

图 9–50　不同视野在对侧视皮质的表现

上面观。鼻侧视野的光线投射于视网膜的颞半部分，颞侧视野的光线投射于视网膜的鼻半部分。因此，视野的左半部分投射于右侧枕极的视皮质，视野的右半部分投射于左侧枕极的视皮质。图中每个视野分成两半部分。注：轴突纤维从视网膜的鼻半部分，经视交叉到达对侧，伴颞半部分未交叉的纤维走行。

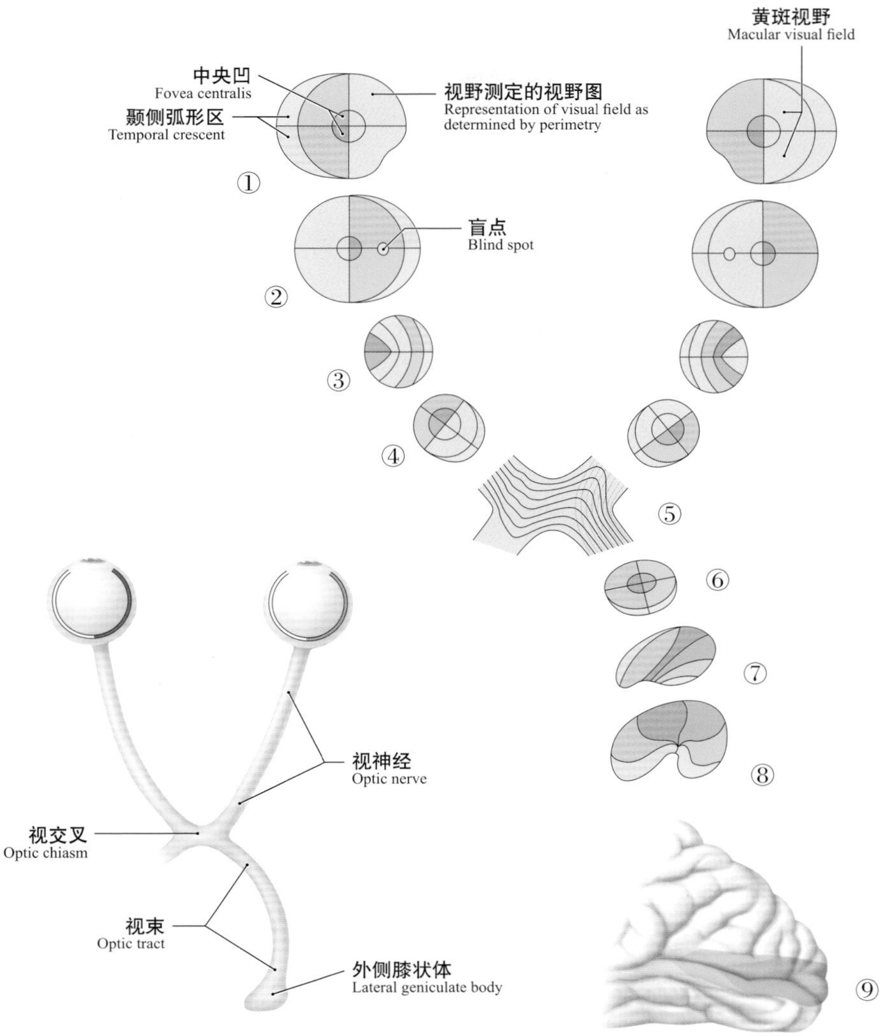

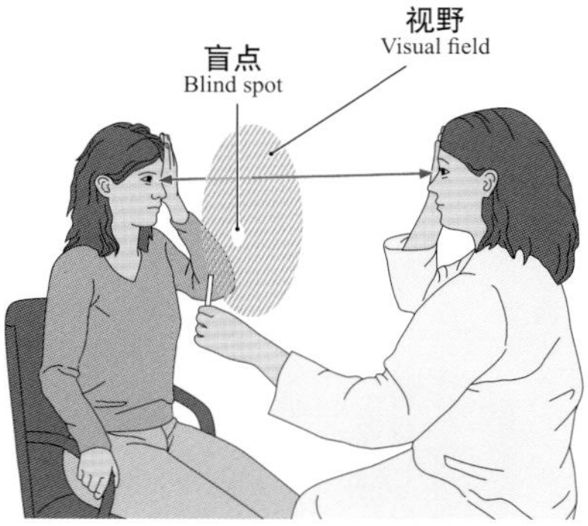

图 9–52　非正式的视野检查——对照试验

视野试验是检测视觉通路病变的必要手段（图 9–53）。对照试验是常用的检查之一。检查时，检查者（视野完整）与患者面对面相坐，盖住 1 只眼睛，互相注视对方睁开的眼睛，建立相同的视觉轴线。检查者将示指从视野的外缘向中心移动，直至患者可以看到。通过该试验，检查者可初步了解患者是否存在视野缺损及大概位置，进而通过视野测量，精确定位和评价缺损程度。测量以光点代替检查者的手指，检查结果以类似图 9–53 中的小图表呈现。

图 9–51　视觉通路的膝状体部分

视野可分为 4 个象限：颞上、鼻上、鼻下和颞下。鼻侧下视野较小，在鼻部有交叉，其信息传递至视皮质。注：此处只显示左半视野（蓝色，与图 9–50 相比）。

① **视觉半野**：每个视觉半野可分为 3 区（彩色阴影表示）。

- **中央凹**：视野的中心区域，最小、最暗，也是视网膜上视觉灵敏度最高的区域。其受体密度高，相应地，有大量轴突从受体穿过其中心，在视皮质中占据较大的区域。
- **黄斑视野**：视觉半野最大的区域，存在盲点。
- **颞侧弧形斑**：视野的颞侧、单眼部分，相当于视网膜的边缘部分，受体较少，轴突也较少，其在视皮质所占的区域很小。

② **视网膜投影**：所有到达视网膜的光线必须穿过狭窄的瞳孔（类似于相机的光圈）。因此，投射到视网膜上的影像，其上、下和鼻侧、颞侧方向与实际相反。

③④ **视神经**：视神经远端部分，发自黄斑视野的纤维最初位于外侧（③），后逐渐向视神经中心移动（④）。

⑤ **视交叉**：穿过视神经交叉后，来自视网膜的鼻侧纤维越过中线到达对侧。

⑥ **视束的起始**：来自左侧视野的神经冲动止于右侧视皮质。

⑦ **视束的末端**：进入外侧膝状体前，纤维汇聚成楔状。

⑧ **外侧膝状体**：来自黄斑的纤维约占楔形物的 50%，传递至四级神经元后，投射于枕极（＝视皮质）的后端。

⑨ **视皮质**：视网膜轴突数量与视皮质的轴突数量呈点对点（视网膜区域定位）关系（例如视野的中心部分是视觉皮质中最大的区域，因为有大量的轴突聚集于中央凹）。视野的中下份投射于距状沟之上枕极的大片区域，视野的中上份投射于距状沟之下的皮质。

视觉系统（Ⅱ）：病变与非膝状体部分

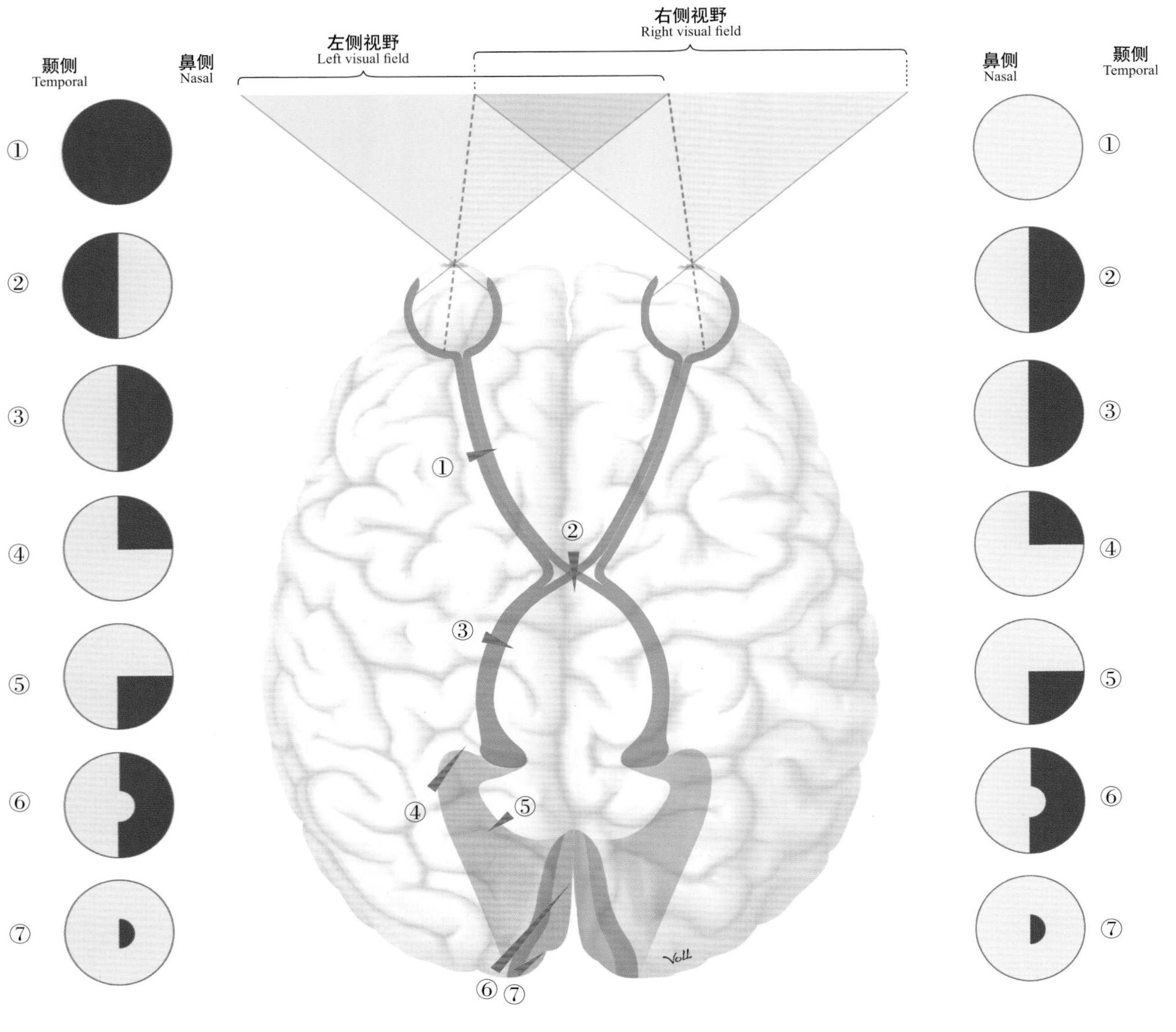

图 9–53 视野缺陷和视觉通路病变

圆形图代表左眼和右眼存在感知视觉障碍的区域（阴影区域）。这些视野缺损由视觉通路特定部位病变所致，如左侧视觉通路的红色楔形所示，且病变部位不同，视野缺损的特点亦不同。若病变超过视交叉，则会累及双眼。

①**单侧视神经病变**：受累眼失明。

②**视交叉病变**：两眼双颞侧半视野偏盲，因仅视网膜鼻侧的纤维（代表颞侧视野）穿过视交叉。

③**单侧视束病变**：两眼对侧半视野同向偏盲。病变破坏同侧视网膜颞侧纤维和对侧视网膜鼻侧纤维，出现双眼相同视觉半球缺陷。

④**单侧颞叶前区视辐射病变**：对侧外上象限盲（“天上掉馅饼”缺陷）。颞叶前区的病变仅影响侧脑室下角的纤维（图 9–49），这些纤维仅反映视野的上半部分（本例为鼻侧部分）。

⑤**单侧顶叶视辐射病变**：对侧外下象限盲。这些纤维反映视野的下半部分，通向顶叶侧脑室上方。

⑥**枕叶病变**：两眼对侧半视野同向偏盲。病变对上、下视野的视辐射均有影响。由于视辐射进入视皮质前呈扇形分布，中央凹未累及。病变通常是颅内出血所致，出血大小与视野缺损的程度相关。

⑦**枕极病变（限于皮质区）**：同侧中心偏盲。黄斑的纤维投射到枕极皮质区。

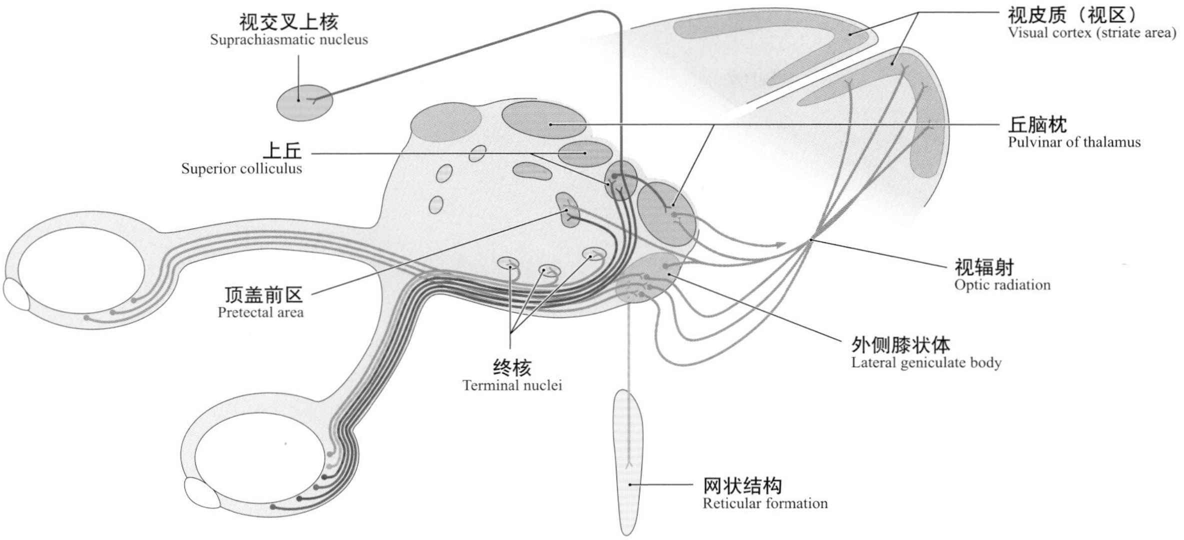

视交叉上核
Suprachiasmatic nucleus
视皮质（视区）
Visual cortex (striate area)
丘脑枕
Pulvinar of thalamus
上丘
Superior colliculus
顶盖前区
Pretectal area
视辐射
Optic radiation
外侧膝状体
Lateral geniculate body
终核
Terminal nuclei
网状结构
Reticular formation

图 9–54 视觉通路的非膝状体部分

约 10% 的视神经轴突不是止于外侧膝状体的神经元，而是沿着视束的内根延伸，形成视觉通路的非膝状体部分。这些纤维传达的信息不可被感知，但在视觉相关的无意识调节和视觉反射（例如瞳孔对光反射的传入纤维）中扮演重要角色。视觉通路非膝状体部分的轴突止于以下区域：

- 上丘部分，传输动力学信息，在追踪运动物时，眼球和头部的无意识运动与之密切相关（视网膜背盖视觉反射）。
- 顶盖前区部分，传输瞳孔反应和调节反射（视网膜前盖视觉系统）。在人类中进一步细分为特殊神经核的工作尚未完成，故使用“区”这一名词。
- 下丘脑的视交叉上核部分，影响昼夜节律。
- 中脑盖的丘脑核（视束）部分和前庭核部分，传输视动性眼球震颤（追踪快速移动物体时眼球的生理运动）的传入纤维，又称为辅助视觉系统。
- 丘脑枕部分，形成视觉相关皮质，与眼动功能相关（神经元位于上丘）。
- 网状结构的小细胞（网状）核部分，在觉醒过程中发挥重要作用。

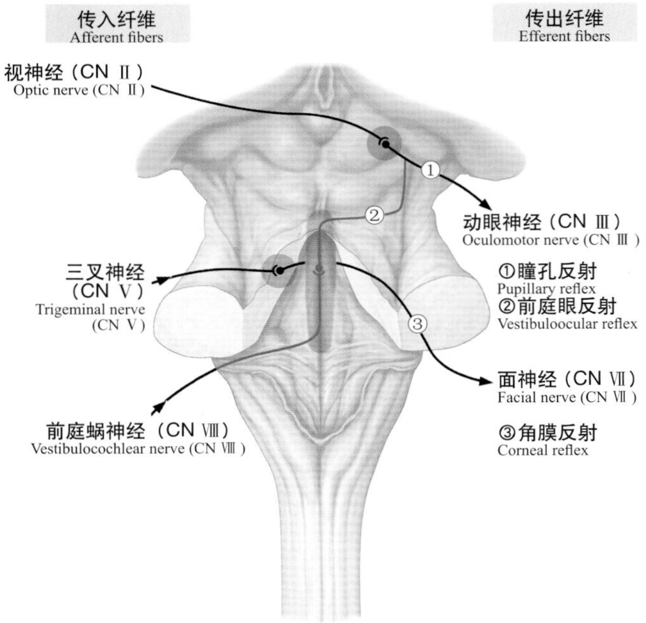

传入纤维
Afferent fibers
传出纤维
Efferent fibers
视神经（CN Ⅱ）
Optic nerve (CN Ⅱ)
动眼神经（CN Ⅲ）
Oculomotor nerve (CN Ⅲ)
三叉神经
（CN Ⅴ）
Trigeminal nerve
(CN Ⅴ)
①瞳孔反射
Pupillary reflex
②前庭眼反射
Vestibuloocular reflex
面神经（CN Ⅶ）
Facial nerve (CN Ⅶ)
前庭蜗神经（CN Ⅷ）
Vestibulocochlear nerve (CN Ⅷ)
③角膜反射
Corneal reflex

图 9–55 脑干反射

昏迷患者的脑干反射检查具有重要意义，脑干反射丧失可认为脑死亡。脑干反射主要包括以下 3 种：①瞳孔反射。依赖于视觉通路的非膝状体部分（图 9–57）。瞳孔反射的传入纤维来源于间脑的延伸部——视神经，传出纤维来源于脑干的动眼神经副核。瞳孔反射丧失表示间脑或中脑发生病变。②前庭眼反射。将外耳道内灌以冷水时，正常机体会出现眼球朝对侧震颤性运动（传入纤维为前庭蜗神经，传出纤维为动眼神经）。前庭眼反射是临床检查脑干功能最可靠的指征，若昏迷患者前庭眼反射缺失，说明生命体征不佳。③角膜反射。此反射并非视觉通路介导。用消毒细棉签毛轻触角膜可诱发反射，其传入纤维是三叉神经，传出纤维是面神经，传递中枢位于脑干的脑桥。角膜反射丧失主要与三叉神经感觉缺失、面神经衰弱或麻痹以及脑干疾病密切相关。

视觉系统（Ⅲ）：反射

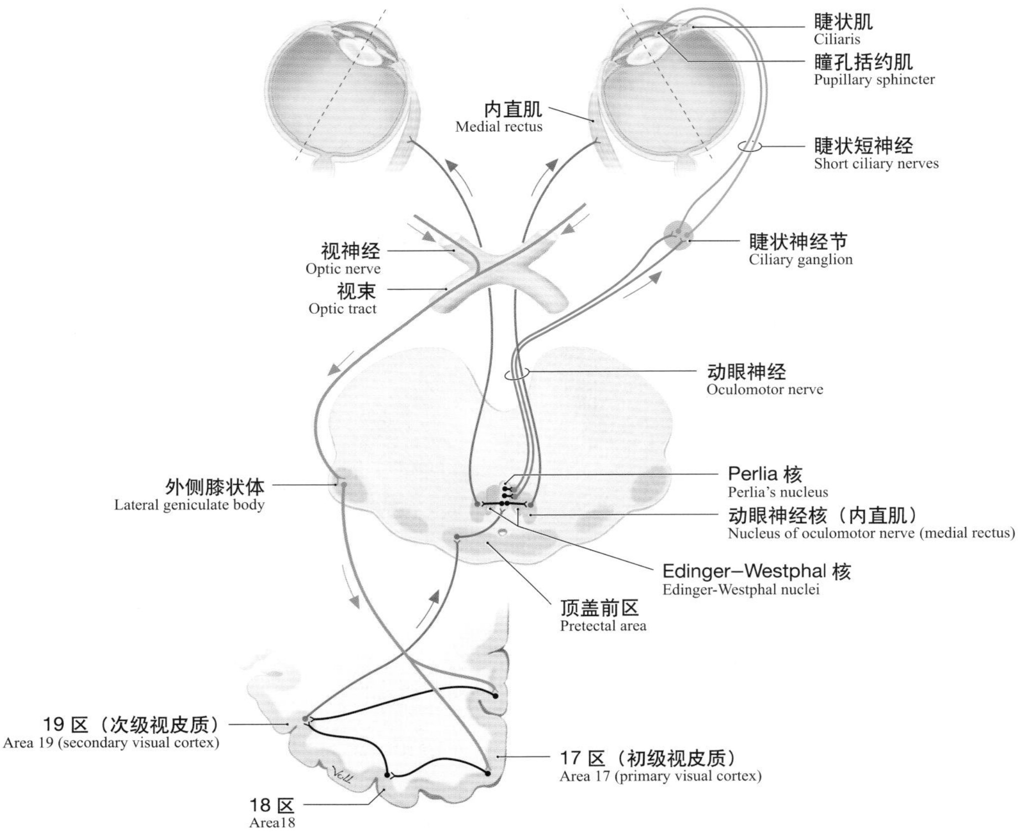

睫状肌
Ciliaris
瞳孔括约肌
Pupillary sphincter
内直肌
Medial rectus
睫状短神经
Short ciliary nerves
视神经
Optic nerve
视束
Optic tract
睫状神经节
Ciliary ganglion
动眼神经
Oculomotor nerve
外侧膝状体
Lateral geniculate body
Perlia 核
Perlia's nucleus
动眼神经核（内直肌）
Nucleus of oculomotor nerve (medial rectus)
Edinger–Westphal 核
Edinger-Westphal nuclei
顶盖前区
Pretectal area
19 区（次级视皮质）
Area 19 (secondary visual cortex)
17 区（初级视皮质）
Area 17 (primary visual cortex)
18 区
Area18

图 9–56 会聚与调节的方式

当眼与物体之间的距离缩短时，为了形成清晰的三维图像，成像系统有 3 种调节方式（前 2 种同时发生）。

- **会聚（红色）**：眼球的视轴相互靠近。双侧内直肌收缩，导致眼轴向内侧靠拢，以此保证近处物体的成像位于视网膜中央。
- **调节**：晶状体调节焦距。晶状体的曲率增加，保证物体的成像位于视网膜，并且清晰。睫状肌收缩，缓解晶状体纤维的压力。此外，晶状体内在的压力使其本身呈现为更加圆润的形态（注：晶状体因附着在睫状肌上的晶状体纤维的收缩而被拉平）。
- **瞳孔收缩**：瞳孔括约肌收缩引起瞳孔缩小，增加视敏度。

会聚和调节作用可以是有意识的（如将视线落在某个近处的物体上）或者是无意识的（如将视线落在逐渐接近的汽车上）。

视觉传导通路：可分为以下 3 部分：

- **膝状体视觉通路（紫色）**：一级神经元的轴突（感光细胞）和二级神经元（双极细胞）将感觉信息传递到三级神经元（视网膜神经节细胞），三级神经元轴突构成视神经（CN Ⅱ）到达外侧膝状体。在外侧膝状体中，三级神经元与四级神经元形成突触，四级神经元的轴突延伸到初级视皮质（17 区）。
- **视皮质至脑神经核**：中间神经元连接初级（17 区）和高级（19 区）视皮质。突触传导（红色）将 19 区和顶盖前区相连，最终与位于 2 个动眼神经副核（绿色）之间的 Perlia（珍珠）核相连。
- **脑神经**：在珍珠核中，支配会聚的神经与支配调节以及瞳孔收缩的神经相分离。
  - **会聚**：神经元中转神经冲动，支配动眼神经躯体运动核，躯体运动核的轴突经由动眼神经（CN Ⅲ）直接支配内直肌。
  - **调节和瞳孔收缩**：神经元中转神经冲动，支配动眼神经副核，动眼神经副核的副交感神经节前纤维到达睫状神经节。在睫状神经节换元后，节后纤维或支配睫状肌（调节作用），或通过睫状短神经支配瞳孔括约肌（瞳孔收缩）。

注：三期梅毒患者瞳孔括约肌光反应消失，而调节（睫状肌）和会聚（内直肌）得以保留。这种现象称为阿·罗瞳孔（Argyll Robertson）。说明：尽管解剖学还未完全弄清支配睫状肌和瞳孔括约肌的神经是如何走行的，但是两者的走行方式是不同的。

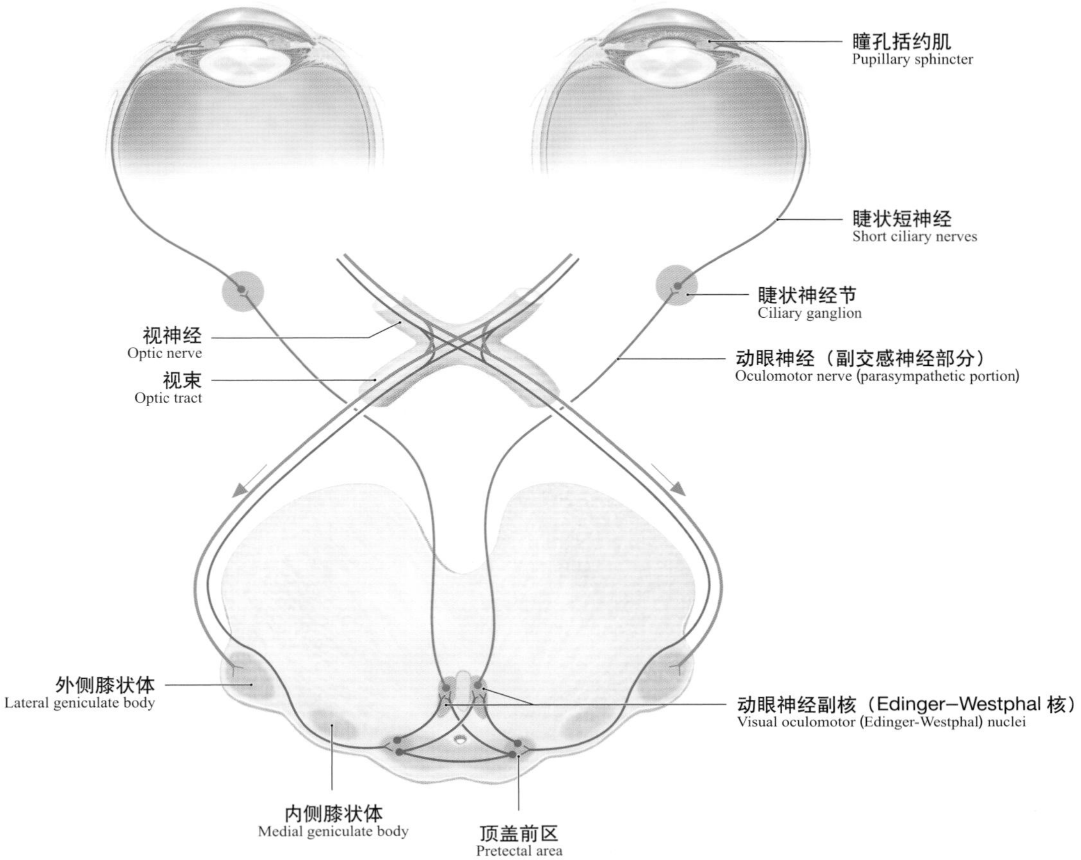
瞳孔括约肌
Pupillary sphincter
睫状短神经
Short ciliary nerves
睫状神经节
Ciliary ganglion
视神经
Optic nerve
视束
Optic tract
动眼神经（副交感神经部分）
Oculomotor nerve (parasympathetic portion)
外侧膝状体
Lateral geniculate body
动眼神经副核（Edinger–Westphal 核）
Visual oculomotor (Edinger-Westphal) nuclei
内侧膝状体
Medial geniculate body
顶盖前区
Pretectal area

图 9–57　瞳孔对光反射

瞳孔对光反射可使眼睛适应不同亮度的光线。进入眼睛的光线较多（例如头灯的光束）时，瞳孔缩小，以保护视网膜的感光细胞；光线较弱时，瞳孔扩大。该反射通路主要依靠视觉通路的非膝状体部分，并非有意识的行为。瞳孔反射由以下部分组成：①传入神经：一级（视网膜感光细胞）神经元和二级（双极细胞）神经元将感觉信息传递至三级（视网膜神经节）神经元，组合形成视神经（CN Ⅱ）。绝大多数三级神经元（紫色）的突触位于外侧膝状体（视觉通路的膝状体部分），负责与视束（视觉通路的非膝状体部分）内侧根的顶盖前区形成对光反射（蓝色）突触，而顶盖前区的四级神经元将信息传至副交感神经（Edinger-Westphal）核。注：因一侧动眼神经管理双侧动眼神经副核，故存在间接对光反射，即一侧瞳孔缩小，另一侧也缩小。②传出神经：来自 Edinger-Westphal 核的五级神经元（副交感神经的节前神经元）的突触位于睫状神经节，六级神经元（副交感神经的节后神经元）通过睫状短神经支配瞳孔括约肌。

对光反射消失：由于来自顶盖前区的四级神经元到达双侧 Edinger-Westphal 核，应存在间接对光反射（一侧瞳孔收缩引起对侧收缩）。因此，必须测定直接和间接对光反射。

- **直接对光反射：**患者意识清楚时，先盖住双眼，之后睁开 1 只眼，等待一段时间后，光线射入的瞳孔会缩小。
- **间接对光反射：**检查者将手放于患者的鼻梁处，盖住 1 只眼，同时用手电筒照射另 1 只眼，检测对侧瞳孔是否缩小。

瞳孔对光反射通路的所有环节均会发生病变，直接和间接对光反射可用于辨别病变部位。

- **单侧视神经病变：**受累侧眼睛失明。若患者失去意识或配合度差，瞳孔对光反射的传入神经缺失，对光反射可用于诊断病变：受累侧，无直接和间接对光反射；未受累侧：直接和间接对光反射均有。由于视神经并不介导该反射的传出神经，有功能的传入神经可绕过受损的传入神经。
- **动眼神经副核或睫状神经节病变：**瞳孔对光反射的传入神经缺失。受累侧：直接和间接对光反射丧失；未受累侧：直接对光反射尚存，无间接对光反射。
- **视辐射或视皮质**（视觉通路的膝状体部分）**病变：**瞳孔对光反射（两侧直接和间接对光反射）正常。

视觉系统（Ⅳ）：眼球的协调运动

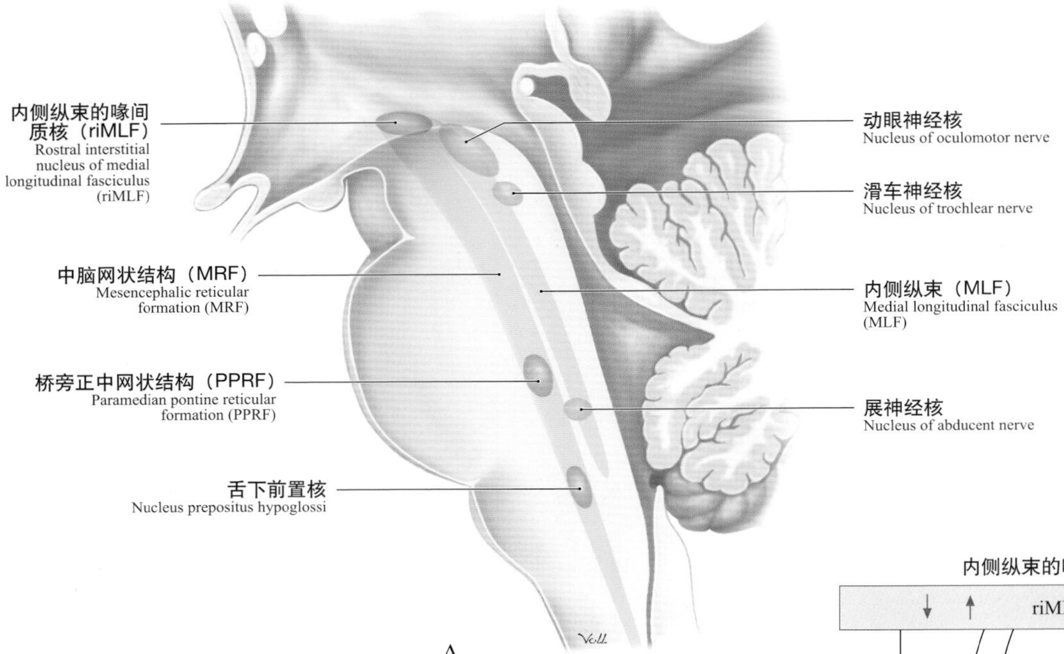

A

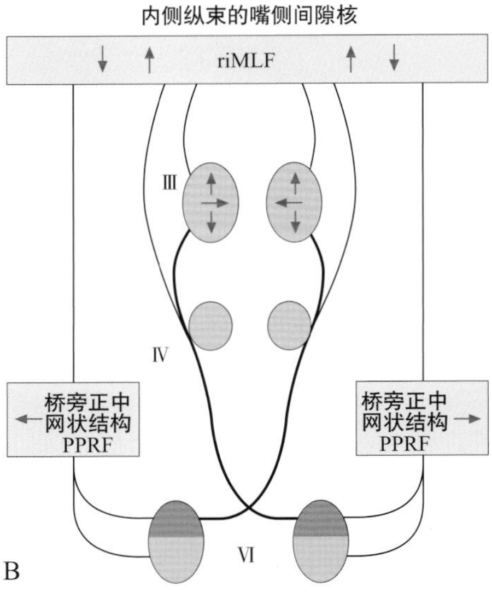

B

图 9–58　动眼神经核及其与脑干的联系

A. 正中矢状面，左侧面观。**B.** 环路图，示眼球运动的核上组织结构。

眼外肌接受动眼神经（CN Ⅲ）、滑车神经（CN Ⅳ）、展神经（CN Ⅵ）的支配。眼外肌的协调运动使得眼球注视点发生转变，并且保证视轴能够向着目标物体快速转换。这些快速、精确、“弹道”似的眼球运动被称为扫视。该运动过程是程序化的，一旦启动便不可终止，持续到该扫视过程结束。CN Ⅲ、CN Ⅳ、CN Ⅵ神经核参与此扫视过程，内侧纵束也参与这 3 对脑神经的协调过程。因为这些复杂的过程需要所有眼外肌以及相关神经的参与，神经核的活动必须保持在核上水平协调一致。例如，注视右侧需要 4 个协调的动作：收缩右侧外直肌（CN Ⅵ神经核兴奋）；舒张右侧内直肌（CN Ⅲ神经核抑制）；舒张左侧外直肌（CN Ⅵ神经核抑制）；收缩左侧内直肌（CN Ⅲ神经核兴奋）。

两眼球的共轭动作由位于中脑网状结构（绿色）的运动前区核（紫色）负责协调。眼球的水平凝视运动由脑桥旁正中网状结构的核区编程，而眼球的垂直凝视运动在内侧纵束的嘴侧间隙核编程。水平和垂直凝视都需要建立双侧 CN Ⅲ、CN Ⅳ、CN Ⅵ神经核的联系。维持眼球新位置的兴奋信号来自舌下前置核。

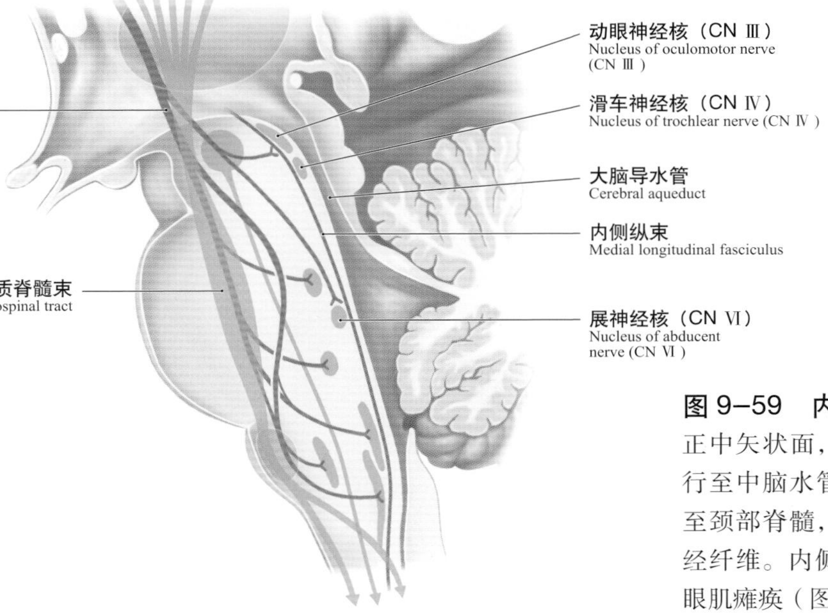

动眼神经核（CN Ⅲ）
Nucleus of oculomotor nerve (CN Ⅲ)
皮质核束纤维
Corticonuclear fibers
滑车神经核（CN Ⅳ）
Nucleus of trochlear nerve (CN Ⅳ)
大脑导水管
Cerebral aqueduct
内侧纵束
Medial longitudinal fasciculus
皮质脊髓束
Corticospinal tract
展神经核（CN Ⅵ）
Nucleus of abducent nerve (CN Ⅵ)

图 9–59 内侧纵束在脑干中的走行

正中矢状面，左侧面观。内侧纵束向前行至中脑水管的两侧，继续从中脑向下至颈部脊髓，传输协调两眼球运动的神经纤维。内侧纵束的病变可导致核间性眼肌瘫痪（图 9–60）。

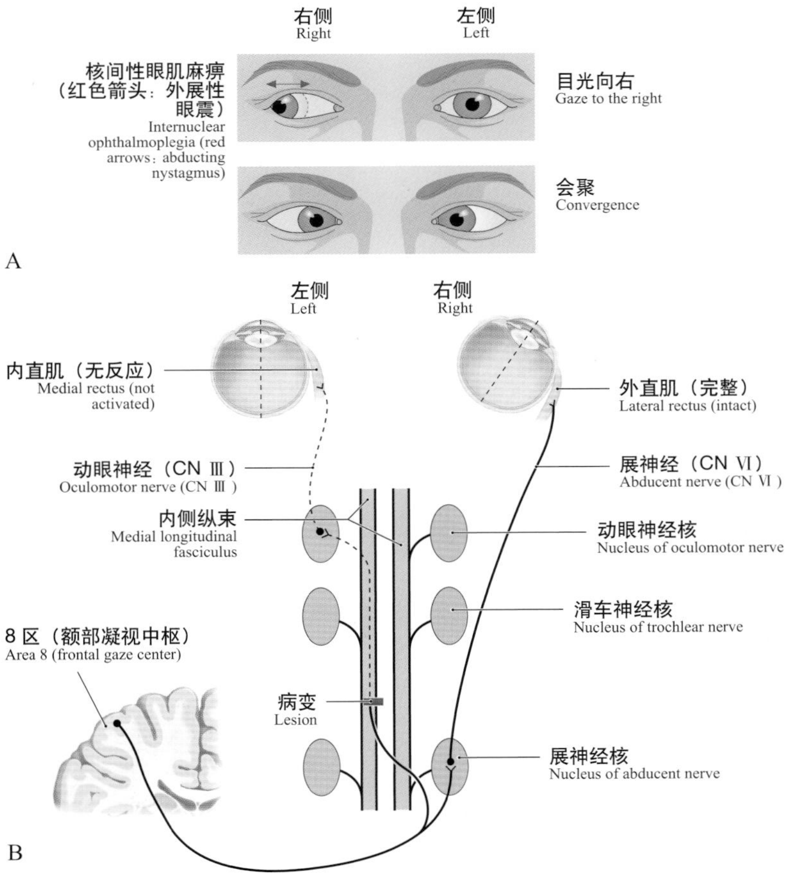

右侧
Right
左侧
Left
核间性眼肌麻痹（红色箭头：外展性眼震）
Internuclear ophthalmoplegia (red arrows: abducting nystagmus)
目光向右
Gaze to the right
会聚
Convergence
A
左侧
Left
右侧
Right
内直肌（无反应）
Medial rectus (not activated)
外直肌（完整）
Lateral rectus (intact)
动眼神经（CN Ⅲ）
Oculomotor nerve (CN Ⅲ)
展神经（CN Ⅵ）
Abducent nerve (CN Ⅵ)
内侧纵束
Medial longitudinal fasciculus
动眼神经核
Nucleus of oculomotor nerve
滑车神经核
Nucleus of trochlear nerve
8 区（额部凝视中枢）
Area 8 (frontal gaze center)
病变
Lesion
展神经核
Nucleus of abducent nerve
B

图 9–60 核间性眼肌麻痹

A. 前面观。**B.** 上面观。

内侧纵束与动眼神经核相连，还将双侧动眼神经核相连。当此“信息高速公路”受损时，会发生核间性眼肌麻痹。该种类型的疾病最常发生于展神经核和动眼神经核之间，可以是单侧或者是双侧。常见病因是多发性硬化和血流量减少。此类病变以两眼球协调运动消失为特征。如图所示：左侧内侧纵束发生病变，当向右侧注视时，左侧内直肌不再兴奋。病变侧眼球不能向内移动（内直肌功能消失），然而对侧眼球产生外展性眼球颤动（外直肌受展神经支配并且完整无损）。舒张性运动（如辐辏反射）并未受损。这是由于支配其兴奋的神经核没有边缘性或者核性损伤，而且此类运动不受内侧纵束的调节。

眶X线片

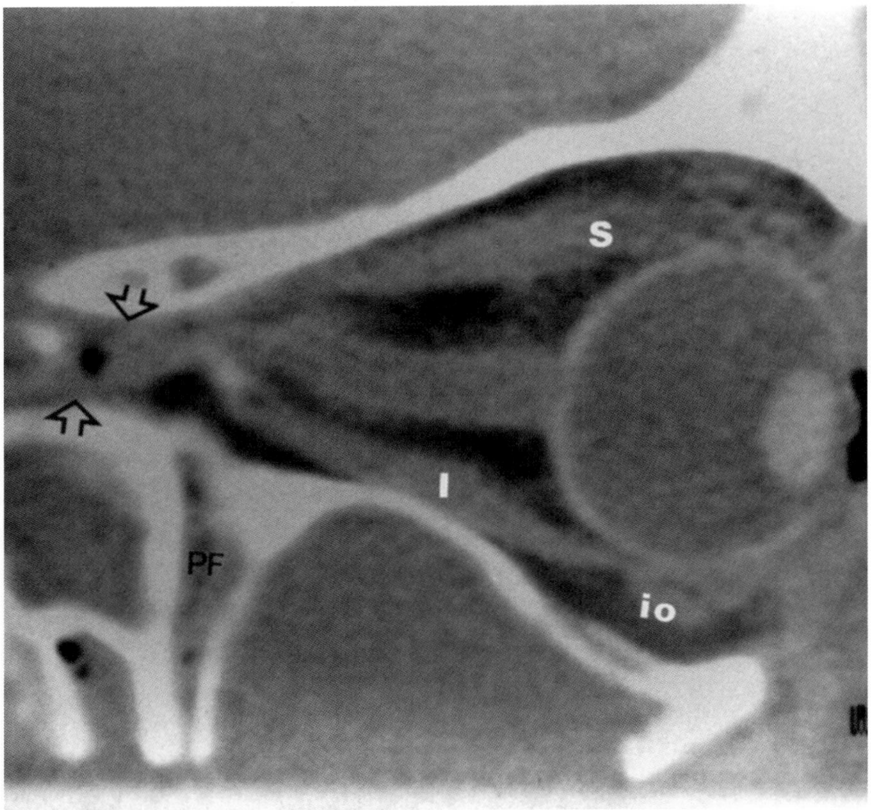

图 9–61 眶CT解剖
尸体头部旁矢状面CT扫描显示眼球，视神经，上直肌(S)、下直肌(I)、下斜肌(IO)；Zinn总腱（睫状小带，箭头）和翼上颌裂(PF)。眶骨膜，即所谓的眶骨膜，作为眶筋膜衬于骨性眶壁，相对松散地附着于骨性眶内。骨膜与硬脑膜和视神经管的视神经鞘相连。正常情况下，骨膜和邻近的软组织无法区分。骨膜与面部骨骼的骨膜以及眶上裂处的硬脑膜骨膜层相连续。注意眶骨膜与翼腭窝和翼上颌裂(PF)的骨膜相续。CT扫描片由Zonneveld FW博士提供。经许可引自Mafee MF, et al. Orbital space-occupying lesions: role of CT and MRI: an analysis of 145 cases. Radiol Clin North Am 1987;25:529。

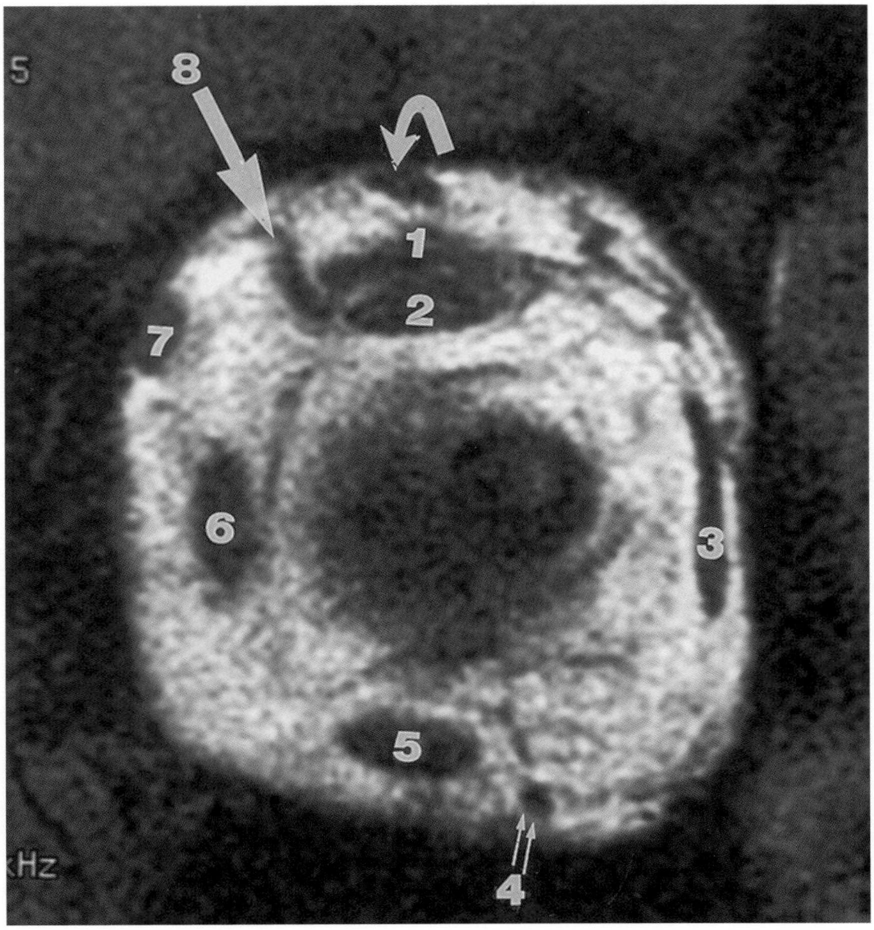

图 9–62

冠状 T1W MR 扫描，以 3 英寸表面线圈拍摄（450/28，TR/TE，FOV：8 × 8、256 × 256，3 mm 层厚，0.0 间距），显示提上睑肌（1）、上直肌（2）、外直肌（3）、眼下静脉（4）、下直肌（5）、内直肌（6）、上斜肌（7）、上眼静脉（8）和额神经（弯箭头）。注意眶脂肪垫内的大量结缔组织隔膜，外观似脂肪网。如图所示，结缔组织隔膜位于眶脂体中心，以及眶壁、肌肉和部分眼球之间。

（王竟楠 赵吉宏 译）

概述和外耳（Ⅰ）

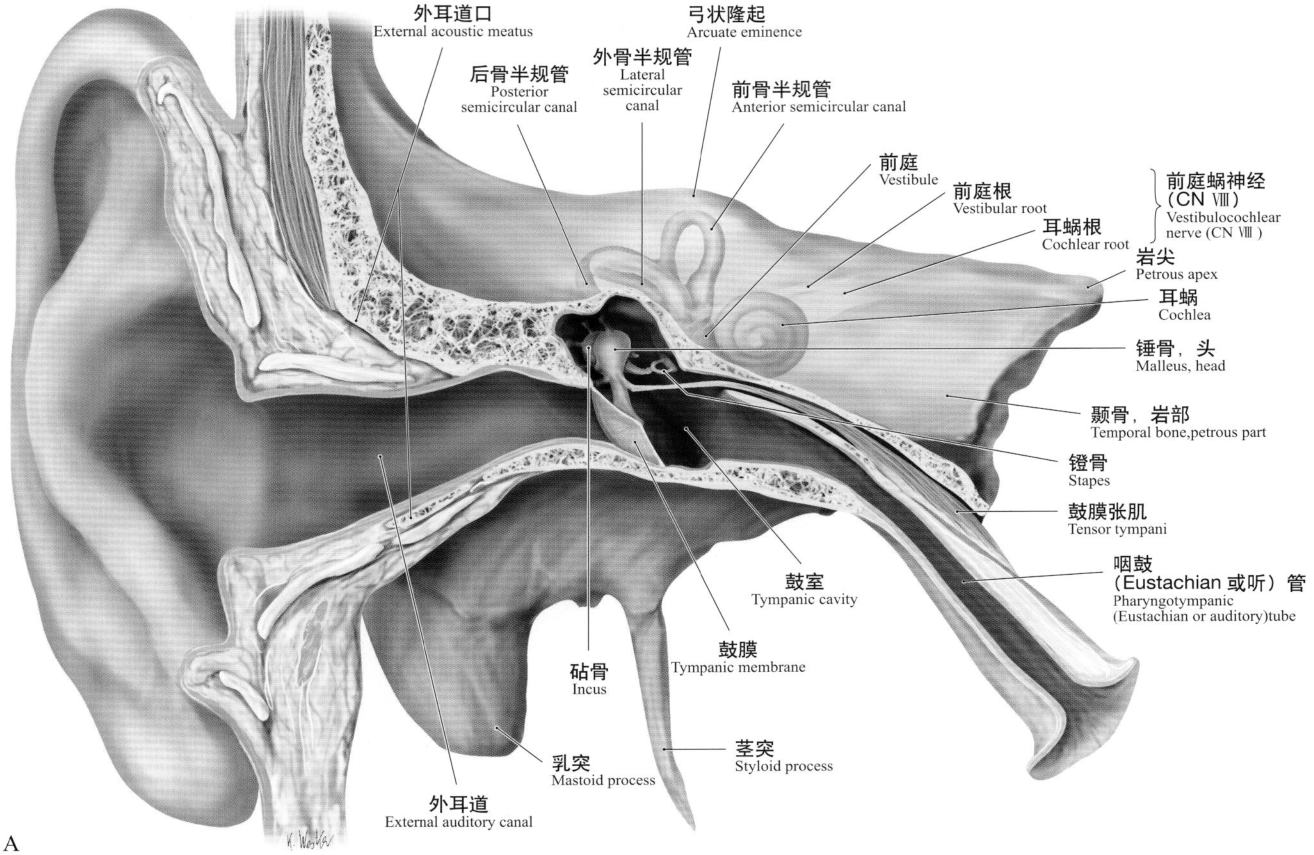

外耳道口
External acoustic meatus
弓状隆起
Arcuate eminence
外骨半规管
Lateral semicircular canal
后骨半规管
Posterior semicircular canal
前骨半规管
Anterior semicircular canal
前庭
Vestibule
前庭根
Vestibular root
前庭蜗神经（CN Ⅷ）
Vestibulocochlear nerve (CN Ⅷ)
耳蜗根
Cochlear root
岩尖
Petrous apex
耳蜗
Cochlea
锤骨，头
Malleus, head
颞骨，岩部
Temporal bone,petrous part
镫骨
Stapes
鼓膜张肌
Tensor tympani
咽鼓（Eustachian 或听）管
Pharyngotympanic (Eustachian or auditory)tube
鼓室
Tympanic cavity
鼓膜
Tympanic membrane
砧骨
Incus
茎突
Styloid process
乳突
Mastoid process
外耳道
External auditory canal

A

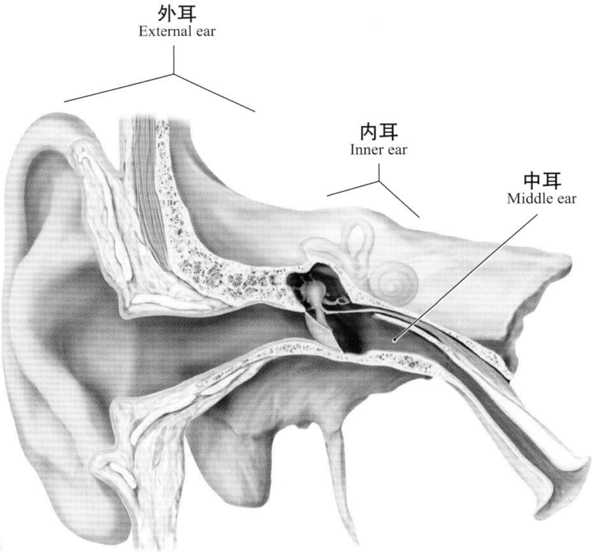

外耳
External ear
内耳
Inner ear
中耳
Middle ear

B

图 10–1 听觉器官和前庭器官

A. 右耳冠状面，前面观。**B.** 听觉器官：外耳（黄色部分），中耳（蓝色部分），内耳（绿色部分）。

听觉器官和前庭器官位于颞骨岩部深处。听觉器官由外耳、中耳和内耳构成。声波被耳郭收集，然后穿过外耳道到鼓膜（中耳的外侧分界线）。声波使鼓膜振动，然后这些机械振动由中耳的听骨链传递到卵圆窗，之后传递到内耳。听骨链引起覆盖在卵圆窗上的鼓膜振动，然后这些振动引起内耳中液柱的振动，激活接收细胞。声波在内耳转化为机械脉冲，内耳是真正的听力器官。另一方面，外耳和中耳组成了声音传导装置。平衡器官是前庭器官，同样位于内耳。前庭器官包括半规管——感知角加速度（头旋转的运动）和球囊、椭圆囊——感知直线加速度。前庭器官的疾病可导致头昏（眩晕）。

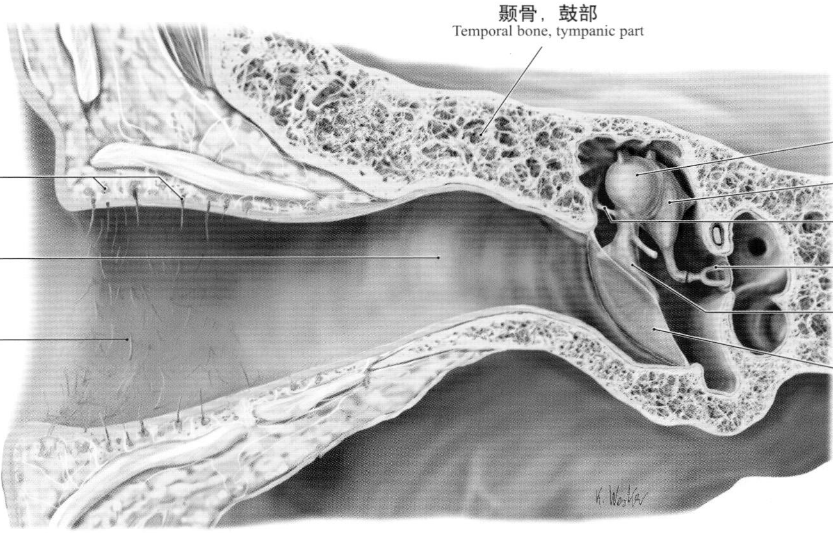
颞骨，鼓部
Temporal bone, tympanic part
皮脂腺和耵聍腺
Sebaceous and cerumen glands
外耳道骨部
Bony part of external auditory canal
外耳道软骨部
Cartilaginous part of external auditory canal
锤骨
Malleus
砧骨
Incus
锤骨外侧韧带
Lateral ligament of malleus
镫骨
Stapes
锤骨柄
Handle (manubrium)
鼓膜
Tympanic membrane

图 10–2 外耳道、鼓膜和鼓室

冠状面，右耳，前面观。鼓膜将外耳道和中耳的鼓室分隔开来。外耳道呈 S 形道，长约 3 cm，直径约 0.6 cm。外耳道的外 1/3 是软骨，内 2/3 为骨性结构，骨壁由颞骨的鼓部构成。尤其在软骨部分的角质层鳞状上皮细胞层内，有很多皮脂腺和耵聍腺。耵聍腺产生湿性分泌物，与皮脂和脱落的上皮细胞一起，组成防御性屏障（即耵聍，又称为“耳蜡”），可以筛选掉异物以及保持上皮组织不干燥。如果耵聍吸收水分（如游泳过后），可阻塞耳道（耵聍栓塞），导致暂时性部分听觉丧失。

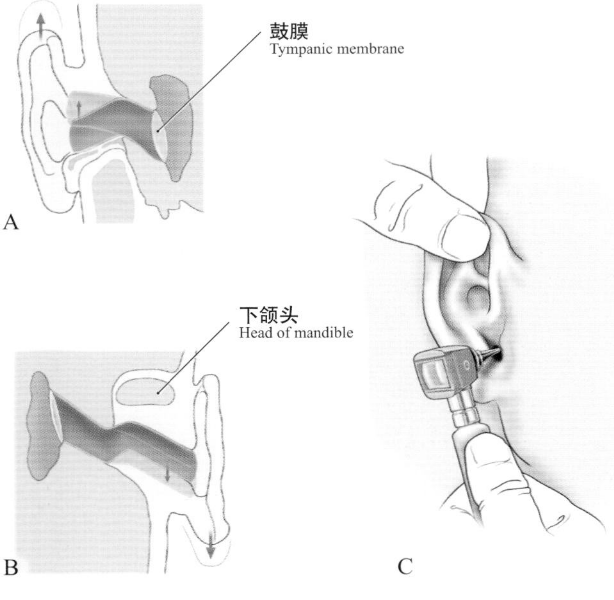
鼓膜
Tympanic membrane
A
下颌头
Head of mandible
B
C

图 10–3 外耳道的弯曲

右耳，前面观（**A**）和横断面观（**B**）。

外耳道软骨大部分是弯曲的。当用耳镜检查鼓膜时，需向后上方拉耳郭，使外耳道软骨部分变直，才能使耳镜的内镜伸入（**C**）。

注：外耳道软骨前壁接近颞下颌关节（TMJ）。检查者用手指插入外耳道外侧，就可以触诊到颞下颌关节中髁突的动度。

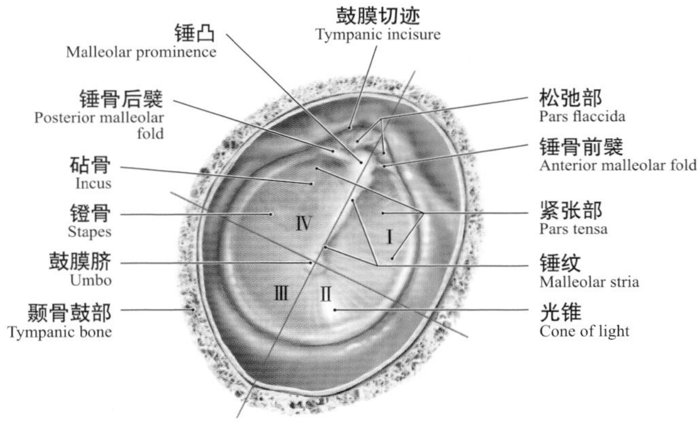
锤凸
Malleolar prominence
鼓膜切迹
Tympanic incisure
锤骨后襞
Posterior malleolar fold
砧骨
Incus
镫骨
Stapes
鼓膜脐
Umbo
颞骨鼓部
Tympanic bone
松弛部
Pars flaccida
锤骨前襞
Anterior malleolar fold
紧张部
Pars tensa
锤纹
Malleolar stria
光锥
Cone of light
Ⅰ
Ⅱ
Ⅲ
Ⅳ

图 10–4 鼓膜

右侧鼓膜，侧面观。正常的鼓膜呈珍珠灰色，卵圆形，平均表面积约 75 mm^2。由松弛部分和面积更大一些的紧张部分构成：松弛部又称为“Shrapnell 鼓膜”；紧张部在其中心向内拉紧，构成鼓膜脐。鼓膜脐是锤骨柄尖端的下部标志，锤骨柄完全附着在鼓膜上。在紧张部可见浅色的条纹（即锤纹）。鼓膜被分成 4 个区域，按顺时针方向依次为：前上（Ⅰ）、前下（Ⅱ）、后下（Ⅲ）和后上（Ⅳ）。4 个象限的界线是锤纹和 1 条与之在鼓膜脐垂直交叉的线。鼓膜的象限具有重要的临床意义，可被用作描述损害的位置。正常的鼓膜可以在前下象限看到 1 条三角形的反射光，此“光锥”的位置有助于评估鼓膜的紧张程度。

外耳（Ⅱ）：耳郭

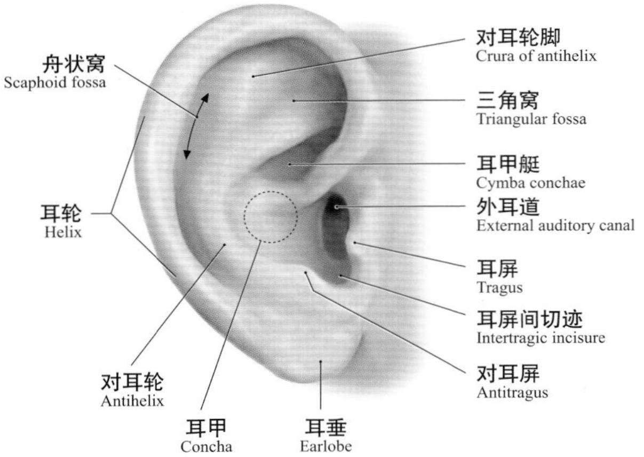

图 10–5　右耳郭

耳郭由软骨组成（即为耳郭软骨），形成一个漏斗状声波震荡接收器。

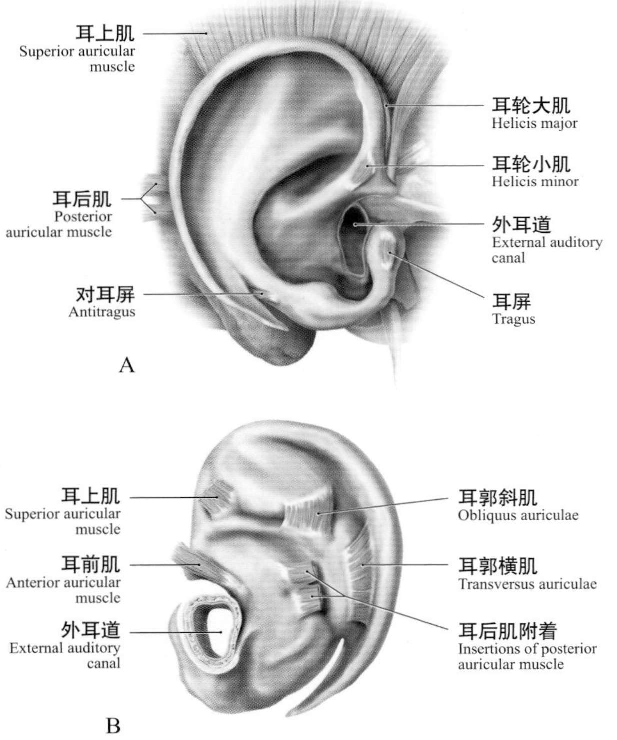

图 10–6　耳郭的软骨和肌肉

A. 外表面的侧面观。**B.** 右耳后表面的内面观。

耳郭皮肤（在此图中被移除）紧密覆盖于耳郭可伸缩的软骨上（淡蓝色部分）。耳部的肌肉属于面部表情肌，与这组肌肉的其他肌肉一样由面神经（CN Ⅶ）支配。哺乳动物，尤其是人类，耳郭肌肉退化，没有重要的作用。

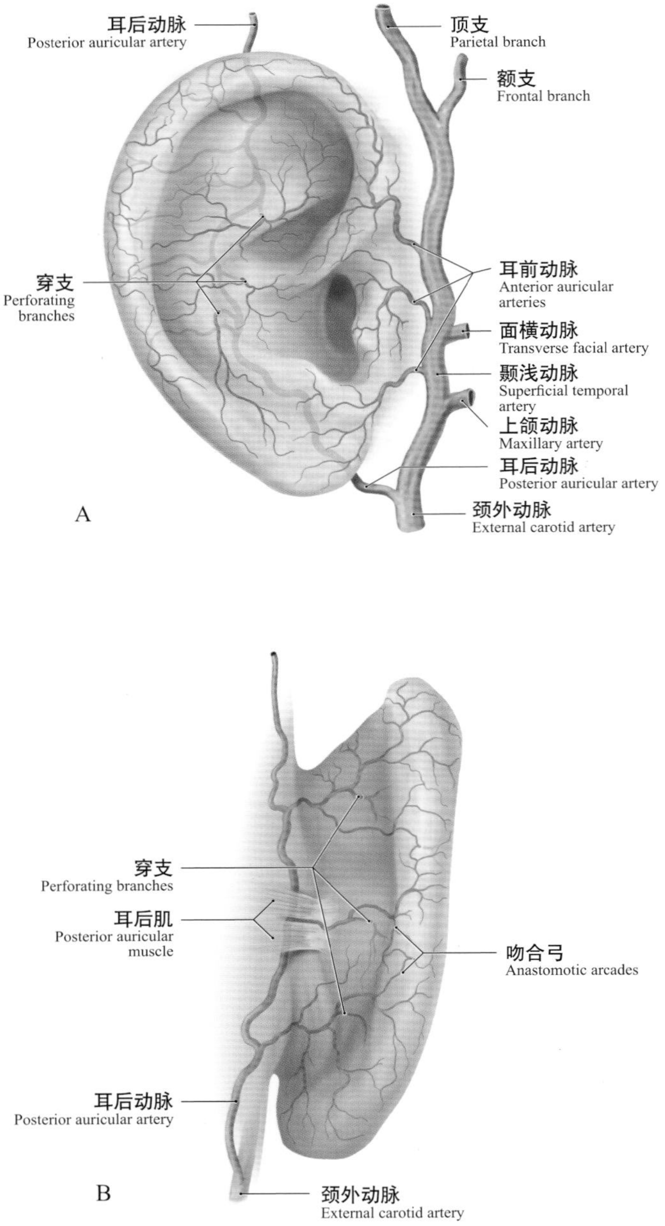

图 10–7　耳郭的动脉血供

右耳耳郭侧面观（**A**）和后面观（**B**）。

耳郭前份的近中和内面由耳郭前动脉供血，系颞浅动脉分支。其他部分血供为耳后动脉的分支，耳后动脉为颈外动脉分支。这些血管广泛吻合，所以外耳手术损伤耳郭血供的可能性小。耳郭丰富的血流有益于温度恒定：血管膨胀有助于通过皮肤散热。因缺乏单独的脂肪组织，耳郭容易被冻伤，而外耳道外 1/3 冻伤十分常见。耳郭动脉有相伴行的静脉，回流到颞浅静脉。

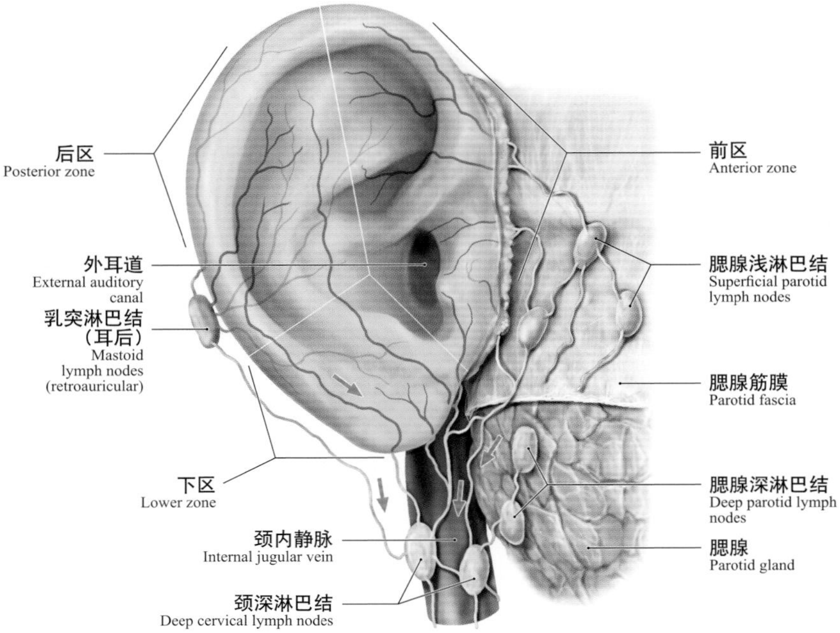
后区
Posterior zone
外耳道
External auditory canal
乳突淋巴结（耳后）
Mastoid lymph nodes (retroauricular)
下区
Lower zone
颈内静脉
Internal jugular vein
颈深淋巴结
Deep cervical lymph nodes
前区
Anterior zone
腮腺浅淋巴结
Superficial parotid lymph nodes
腮腺筋膜
Parotid fascia
腮腺深淋巴结
Deep parotid lymph nodes
腮腺
Parotid gland

图 10–8　耳郭和外耳道：淋巴引流

右耳，斜侧面观。耳的淋巴引流分向 3 个区域，最终沿颈内静脉直接或间接引流至颈深淋巴结。下区直接引流至颈深淋巴结。前区先引流至腮腺淋巴结，后区先引流至乳突淋巴结。

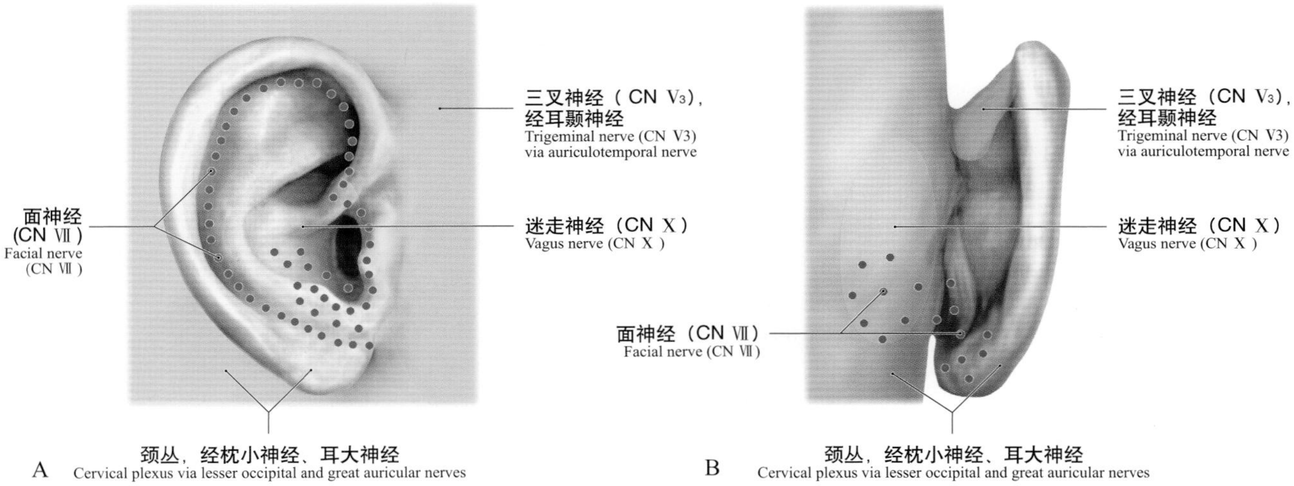
三叉神经（CN V3），经耳颞神经
Trigeminal nerve (CN V3) via auriculotemporal nerve
面神经（CN Ⅶ）
Facial nerve (CN Ⅶ)
迷走神经（CN Ⅹ）
Vagus nerve (CN Ⅹ)
颈丛，经枕小神经、耳大神经
A
Cervical plexus via lesser occipital and great auricular nerves
三叉神经（CN V3），经耳颞神经
Trigeminal nerve (CN V3) via auriculotemporal nerve
迷走神经（CN Ⅹ）
Vagus nerve (CN Ⅹ)
面神经（CN Ⅶ）
Facial nerve (CN Ⅶ)
颈丛，经枕小神经、耳大神经
B
Cervical plexus via lesser occipital and great auricular nerves

图 10–9　耳郭的感觉神经分布

右耳，侧面观（**A**）和后面观（**B**）。耳郭区域有复杂的神经支配，因为发育时，它位于脑神经（咽弓神经）和颈丛分支交界的部位。3 对脑神经构成耳郭的神经支配：三叉神经（CN V_3）、面神经（CN Ⅶ）、迷走神经（CN Ⅹ）。

颈丛的两支也参与其中：枕小神经（C_2）、耳大神经（C_3）。

注：因为迷走神经参与外耳道的神经支配（耳支），耳道的机械清理（插入耳镜或是冲洗耳道）可能会引起咳嗽和恶心。迷走神经的耳支穿过乳突小管及位于乳突和颞骨鼓部（乳突切迹，见第 33 页）之间的空隙，到达外耳和外耳道。

中耳（Ⅰ）：鼓室与咽鼓管

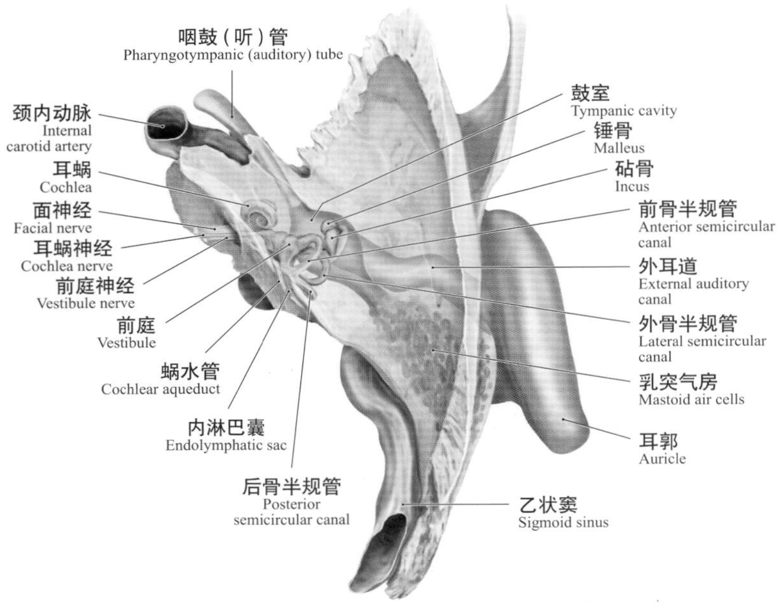
咽鼓（听）管
Pharyngotympanic (auditory) tube
颈内动脉
Internal carotid artery
耳蜗
Cochlea
面神经
Facial nerve
耳蜗神经
Cochlea nerve
前庭神经
Vestibule nerve
前庭
Vestibule
蜗水管
Cochlear aqueduct
内淋巴囊
Endolymphatic sac
后骨半规管
Posterior semicircular canal
乙状窦
Sigmoid sinus
鼓室
Tympanic cavity
锤骨
Malleus
砧骨
Incus
前骨半规管
Anterior semicircular canal
外耳道
External auditory canal
外骨半规管
Lateral semicircular canal
乳突气房
Mastoid air cells
耳郭
Auricle

图 10–10 中耳和相关结构

右侧颞骨岩部，上面观。

中耳（淡蓝色部分）位于颞骨岩部，介于外耳（黄色部分）和内耳（绿色部分）之间。中耳鼓室包括听骨链，其中可见锤骨（锤状）和砧骨（砧状）。鼓室先通过咽鼓（听）管与鼻咽相通，之后与乳突气房相通。感染可通过这条途径从鼻咽扩散至乳突气房。

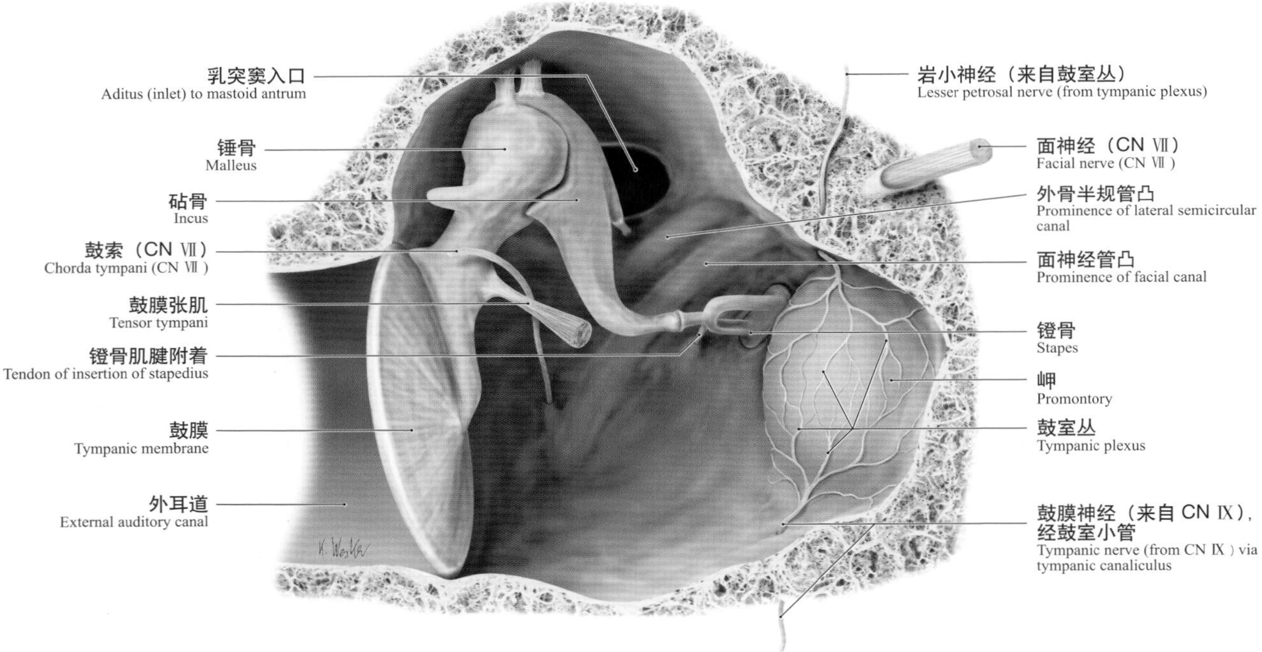
乳突窦入口
Aditus (inlet) to mastoid antrum
锤骨
Malleus
砧骨
Incus
鼓索（CN Ⅶ）
Chorda tympani (CN Ⅶ)
鼓膜张肌
Tensor tympani
镫骨肌腱附着
Tendon of insertion of stapedius
鼓膜
Tympanic membrane
外耳道
External auditory canal
岩小神经（来自鼓室丛）
Lesser petrosal nerve (from tympanic plexus)
面神经（CN Ⅶ）
Facial nerve (CN Ⅶ)
外骨半规管凸
Prominence of lateral semicircular canal
面神经管凸
Prominence of facial canal
镫骨
Stapes
岬
Promontory
鼓室丛
Tympanic plexus
鼓膜神经（来自 CN Ⅸ），经鼓室小管
Tympanic nerve (from CN Ⅸ) via tympanic canaliculus

图 10–11 鼓室的骨壁

冠状面前面观，已移除前壁。鼓室是一稍倾斜的空间，由 6 个壁围成。

- **外侧壁（又称鼓膜壁）**：与外耳的界限；大部分由鼓膜构成。
- **内侧壁（又称迷路壁）**：与内耳的界限；大部分由隆突构成，或是骨性隆起，覆盖耳蜗底。
- **下壁（又称颈静脉壁）**：构成鼓室的底，接近颈静脉球。
- **后壁（又称乳突壁）**：接近乳突气房，通过乳突窦入口与气房相通。
- **上壁（又称鼓室盖）**：构成鼓室的顶。
- **前壁（又称颈动脉壁）**（在此已移除）：包括与咽鼓（听）管相通的开口，邻近颈动脉。

鼓膜的侧面由 3 条神经支配：CN V_3（耳颞神经）、CN Ⅶ（耳后神经，途径不确定）和 CN Ⅹ（耳支）。鼓膜中间部分的神经支配为 CN Ⅸ（鼓膜支）。

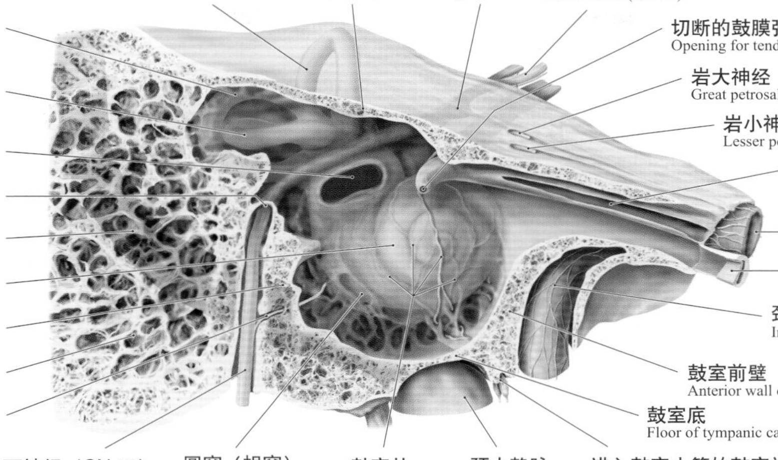
鼓室顶（鼓室盖）
Roof of tympanic cavity (tegmen tympani)
前骨半规管
Anterior semicircular canal
膝神经节
Geniculate ganglion
面神经（CN Ⅶ）
Facial nerve (CN Ⅶ)
后骨半规管
Posterior semicircular canal
切断的鼓膜张肌肌腱
Opening for tendon of tensor tympani
外骨半规管
Lateral semicircular canal
岩大神经
Great petrosal nerve
卵圆窗（前庭窗）
Oval window (fenestra vestibuli)
岩小神经
Lesser petrosal nerve
面神经管
Facial nerve canal
鼓膜张肌的半管
Semicanal of tensor tympani
乙状窦
Sigmoid sinus
颈内动脉
Internal carotid artery
岬
Promontory
咽鼓（听）管
Pharyngotympanic (auditory) tube
鼓室后壁
Posterior wall of tympanic cavity
颈内动脉及动脉丛
Internal carotid artery with internal carotid plexus
乳突气房
Mastoid air cells
鼓室前壁
Anterior wall of tympanic cavity
鼓索
Chorda tympani
鼓室底
Floor of tympanic cavity
面神经（CN Ⅶ）
Facial nerve (CN Ⅶ)
圆窗（蜗窗）
Round window (fenestra cochleae)
鼓室丛
Tympanic plexus
颈内静脉
Internal jugular vein
进入鼓室小管的鼓室神经（CN Ⅸ）
Tympanic nerve (CN Ⅸ) entering tympanic canaliculus

图 10–12　颞骨岩部神经

斜矢状切面，示鼓室的中壁（图 10–11）。鼓室神经是 CN Ⅸ通过颈静脉孔时发出的分支，然后通过鼓室小管传递感觉神经和副交感神经节前神经纤维到鼓室。鼓室丛发出的纤维提供感觉神经，支配鼓室（包括鼓膜的内侧面）、乳突气房和部分咽鼓管。注：鼓膜的外侧表面接受 CN V_3、CN Ⅶ、CN Ⅹ分支的感觉神经支配（图 10–11）。

鼓室丛发出鼓室神经的副交感神经节前神经，如岩小神经，这些纤维入耳神经节；副交感神经节后纤维与耳颞神经（CN V_3 分支）共同支配腮腺。

在面神经管中，面神经（CN Ⅶ）发出一系列分支：岩大神经、镫骨肌神经、鼓索和耳支。岩大神经和鼓索与味觉神经纤维和副交感神经节前神经纤维同行。岩大神经与岩深神经（节后交感神经）共同构成翼管的神经（即翼管神经）。副交感神经节前神经纤维经翼管神经入翼腭神经节。副交感神经节后神经纤维随后由上颌神经分出，分布到泪腺、腭腺、上唇腺及鼻旁窦和鼻腔黏膜。鼓索的副交感神经节前神经纤维入下颌下腺神经节，副交感神经节后神经纤维分别入下颌下腺和舌下腺。

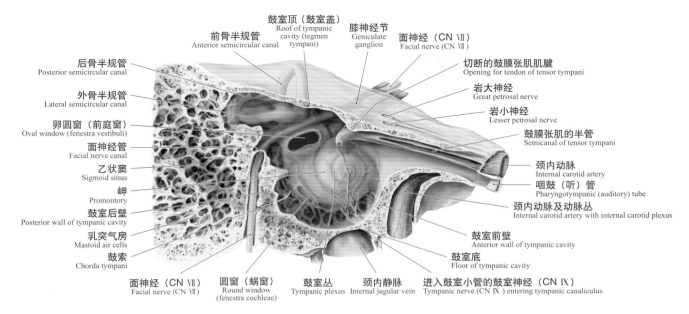

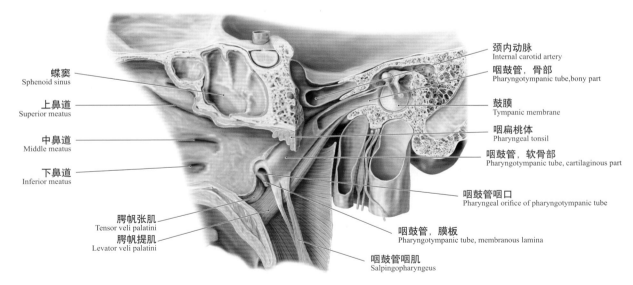

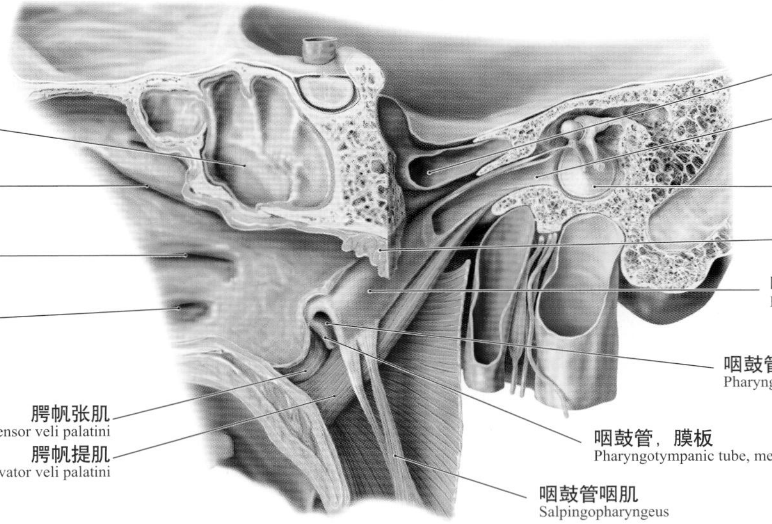
蝶窦
Sphenoid sinus
颈内动脉
Internal carotid artery
咽鼓管，骨部
Pharyngotympanic tube,bony part
上鼻道
Superior meatus
鼓膜
Tympanic membrane
中鼻道
Middle meatus
咽扁桃体
Pharyngeal tonsil
咽鼓管，软骨部
Pharyngotympanic tube, cartilaginous part
下鼻道
Inferior meatus
咽鼓管咽口
Pharyngeal orifice of pharyngotympanic tube
腭帆张肌
Tensor veli palatini
腭帆提肌
Levator veli palatini
咽鼓管，膜板
Pharyngotympanic tube, membranous lamina
咽鼓管咽肌
Salpingopharyngeus

图 10–13　咽鼓（Eustachian 或听）管

右侧鼻腔内面观。咽鼓管为中耳与鼻咽之间的开放管道。管道中的空气调节鼓膜两侧的空气压力平衡。该平衡对维持正常鼓膜的动度十分重要，而鼓膜的动度是正常听力所必需的。1/3 的管道是骨性的（位于岩骨上）。软骨的 2/3 部分延续到鼻咽，伸展形成连接膜部的钩。腭帆张肌的纤维起源于膜板；当收缩软腭时（吞咽时），这些纤维使咽鼓管开放。咽鼓管也可被咽鼓管咽肌和腭帆提肌开放。咽鼓管内衬呼吸道上皮细胞纤毛，纤毛运动方向朝向咽部，能防止微生物进入中耳。

中耳（Ⅱ）：听骨与鼓室

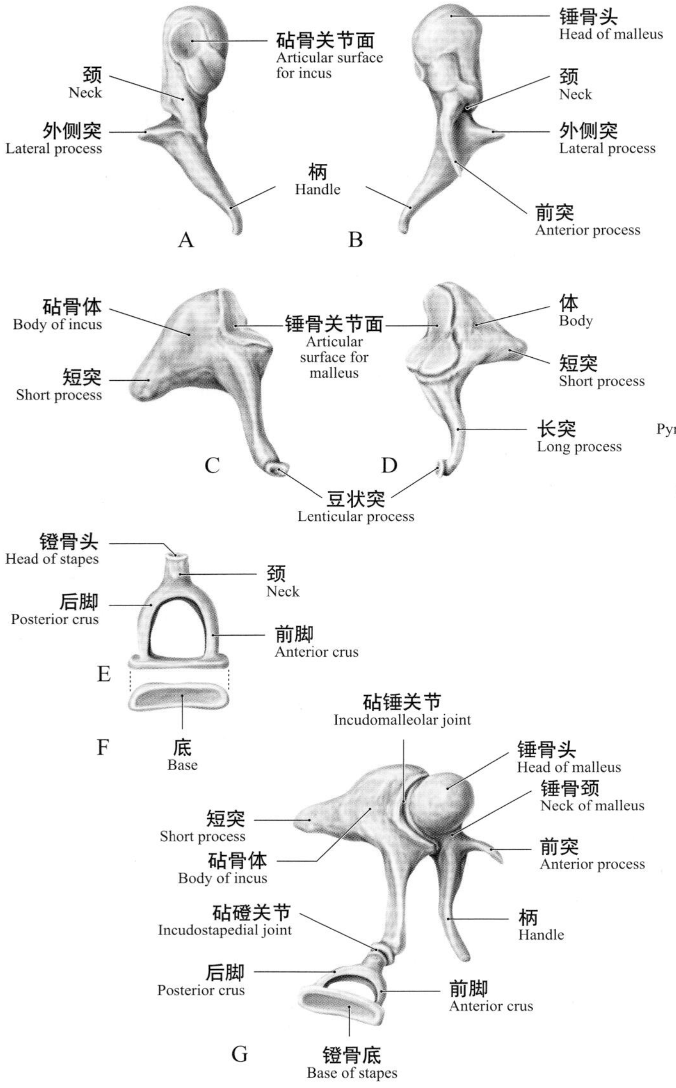
砧骨关节面
Articular surface for incus
颈
Neck
外侧突
Lateral process
柄
Handle
A
锤骨头
Head of malleus
颈
Neck
外侧突
Lateral process
前突
Anterior process
B
砧骨体
Body of incus
短突
Short process
锤骨关节面
Articular surface for malleus
C
体
Body
短突
Short process
长突
Long process
D
豆状突
Lenticular process
镫骨头
Head of stapes
颈
Neck
后脚
Posterior crus
前脚
Anterior crus
E
F
底
Base
砧锤关节
Incudomalleolar joint
锤骨头
Head of malleus
锤骨颈
Neck of malleus
短突
Short process
砧骨体
Body of incus
前突
Anterior process
砧镫关节
Incudostapedial joint
柄
Handle
后脚
Posterior crus
前脚
Anterior crus
G
镫骨底
Base of stapes

图 10–14　听骨链

左耳听骨链。中耳的听骨链（G）是位于鼓膜和卵圆窗之间以关节相连接的结构。听骨链由 3 块小骨头组成：

- 锤骨（“锤形”）: **A.** 后面观。**B.** 前面观。
- 砧骨（“砧形”）: **C.** 内面观。**D.** 前侧面观。
- 镫骨（“马镫形”）: **E.** 上面观。**F.** 内面观。

注：位于锤骨和砧骨之间的分泌滑液关节（即锤砧关节）以及位于砧骨和镫骨之间的分泌滑液关节（即砧镫关节）构成。

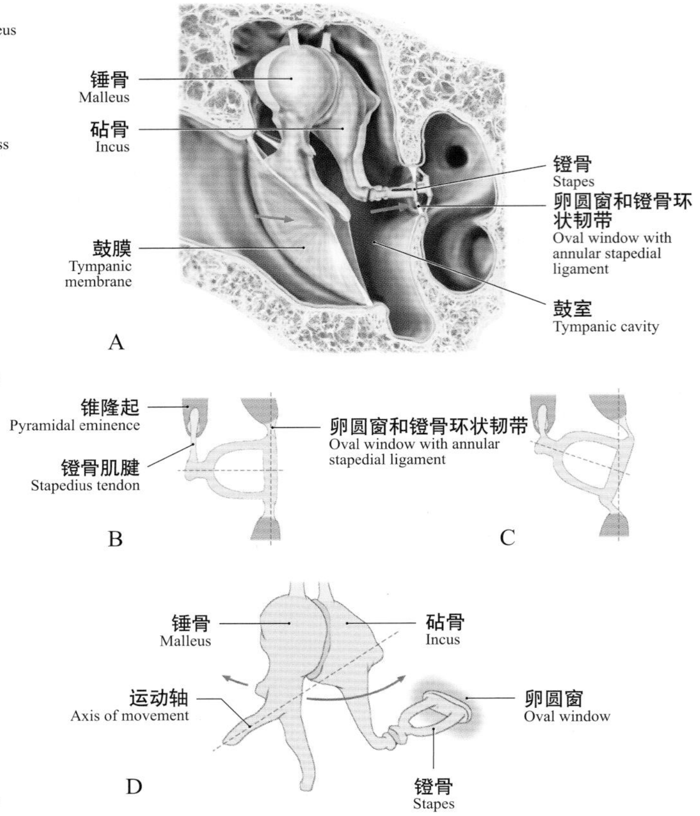
锤骨
Malleus
砧骨
Incus
镫骨
Stapes
卵圆窗和镫骨环状韧带
Oval window with annular stapedial ligament
鼓膜
Tympanic membrane
鼓室
Tympanic cavity
A
锥隆起
Pyramidal eminence
镫骨肌腱
Stapedius tendon
卵圆窗和镫骨环状韧带
Oval window with annular stapedial ligament
B
C
锤骨
Malleus
砧骨
Incus
运动轴
Axis of movement
卵圆窗
Oval window
D
镫骨
Stapes

图 10–15　听骨链的功能

前面观。

A. 声波（空气中的周期性压力波动）使鼓膜振动。听骨链将鼓膜的振动（后为声波）传递给卵圆窗，卵圆窗通过水介质（即外淋巴）。声波传递受损可导致传导性耳聋。即使声波在空气中所遇阻力较小，但当其到达内耳的液体界面时，会遇到相当大的阻抗。因此，声波必须被放大（与阻抗相匹配）。鼓膜和卵圆窗之间的表面差增压 17 倍，借助听骨链杠杆作用的机械机制增压 1.3 倍。因此，在从鼓膜传递到听骨链的过程中，增压效率为 22 倍。如果听骨链未能将鼓膜与镫骨底之间的声压增大，就会患传导性耳聋，丧失大约 22 dB 量级的听力。

B、C. 声波撞击在鼓膜上使听骨链产生振动，引起镫骨的倾斜转动（图 B 为正常位置，图 C 为倾斜位置），镫骨底紧靠卵圆窗（镫骨膜）上的运动在内耳的液柱中产生对应波。

D. 听骨链的运动实质上是摇摆运动（虚线代表运动轴，箭头表示运动方向），2 块肌肉影响听骨链的运动：镫骨肌和鼓膜张肌（图 10–16）。

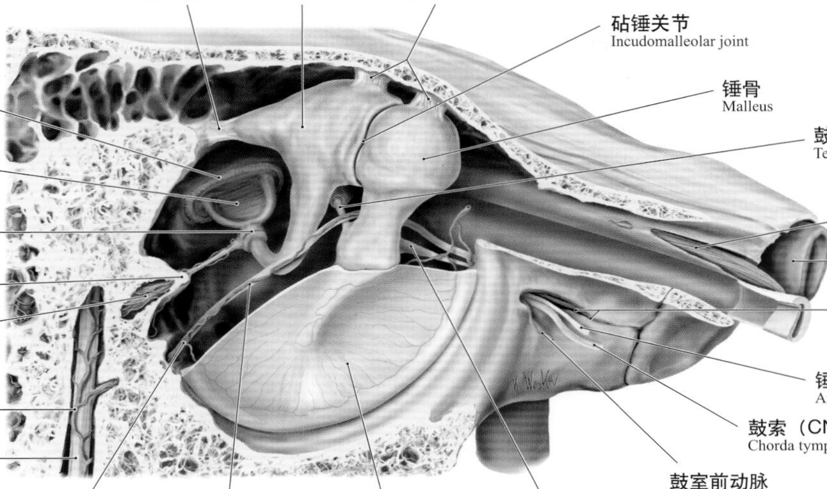
砧骨后韧带
Posterior ligament of incus
砧骨
Incus
砧骨上韧带和锤骨上韧带
Superior ligament of incus and superior ligament of malleus
砧锤关节
Incudomalleolar joint
锤骨
Malleus
鼓膜张肌肌腱
Tendon of tensor tympani
鼓膜张肌
Tensor tympani
颈内动脉
Internal carotid artery
岩鼓裂
Petrotympanic fissure
锤骨前韧带
Anterior ligament of malleus
鼓索（CN Ⅶ）
Chorda tympani (CN Ⅶ)
鼓室前动脉
Anterior tympanic artery
锤骨前突
Anterior process of malleus
鼓膜，侧面
Tympanic membrane,lateral surface
鼓索（CN Ⅶ）
Chorda tympani (CN Ⅶ)
鼓室后动脉
Posterior tympanic artery
面神经
Facial nerve
茎乳动脉
Stylomastoid artery
镫骨肌和镫骨肌神经（CN Ⅶ）
Stapedius with nerve to the stapedius (CN Ⅶ)
锥隆起
Pyramidal eminence
砧镫关节
Incudostapedial joint
镫骨足板
Stapedial footplate
镫骨环状韧带
Annular stapedial ligament

图 10–16　鼓室中的听骨链

右耳侧面观。关节及其稳定韧带与中耳的 2 块肌肉于图中示，即镫骨肌和鼓膜张肌。镫骨肌（受面神经的镫骨肌神经支配）附着于镫骨。当其收缩时，声音传导张力增加，抑制声音传播到内耳。此滤过作用被认为在高音频率时十分重要（高通滤波器）。当声音通过放置于外耳道中的探头传递到中耳时，镫骨肌的运动即可被测到（镫骨肌反射，见第 293 页，通过测量声阻抗变化，如声波放大）。鼓膜张肌收缩（受三叉神经下颌支配，通过翼内肌神经）使鼓膜张力增加，从而减少声波的传递，2 块肌肉都对强的听觉刺激产生反射性收缩。注：鼓索（来自 CN Ⅶ）穿过中耳，无骨质覆盖（所以该神经在耳科手术中易受损）。

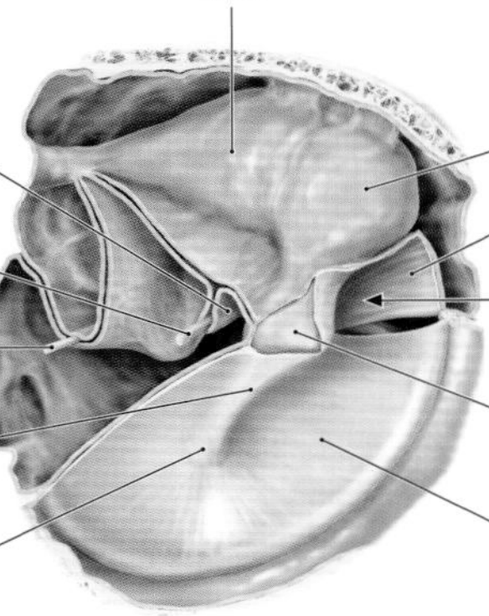
砧骨
Incus
锤骨上襞
Superior malleolar fold
鼓索
Chorda tympani
镫骨肌肌腱
Stapedius tendon
锤纹
Malleolar stria
鼓膜脐
Umbo
锤骨
Malleus
锤骨外侧韧带
Lateral ligament of malleus
鼓膜上隐窝
Superior recess of tympanic membrane
锤凸
Malleolar prominence
鼓膜
Tympanic membrane

图 10–17　鼓室的黏膜层

后侧面观，部分鼓膜已被移除。鼓室及其包含的结构（听骨链、肌腱、神经）被覆黏膜。上皮大多数由单层鳞状细胞构成，部分含纤毛柱状和杯状细胞。由于鼓室通过咽鼓管直接与呼吸道（鼻咽）相通，鼓室也可视为一特殊的鼻旁窦。如其他的窦腔一样，鼓室易被感染（中耳炎），引起耳痛、听力下降、耳内出现脓性分泌物和平衡障碍。

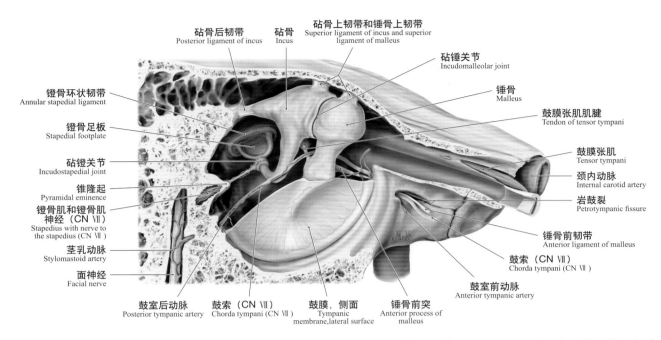

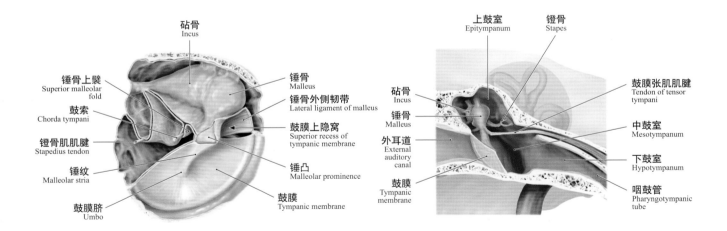

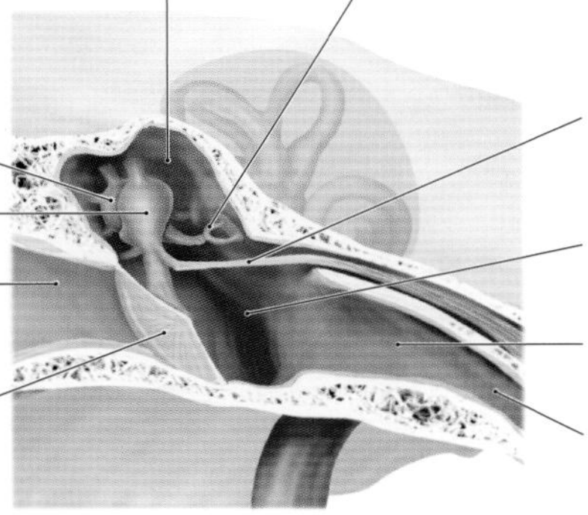
上鼓室
Epitympanum
镫骨
Stapes
砧骨
Incus
锤骨
Malleus
外耳道
External auditory canal
鼓膜
Tympanic membrane
鼓膜张肌肌腱
Tendon of tensor tympani
中鼓室
Mesotympanum
下鼓室
Hypotympanum
咽鼓管
Pharyngotympanic tube

图 10–18　鼓室的重要临床层次

鼓室分为 3 部分，与鼓膜相关：

- 上鼓室（鼓室上隐窝，鼓室上的隐窝），在膜的上方。
- 中鼓室，位于鼓膜内侧。
- 下鼓室（鼓室下隐窝），位于鼓膜下内侧。

上鼓室与乳突气房相通，下鼓室与咽鼓管相通。

内耳（Ⅰ）：概述与神经分布（CN Ⅷ）

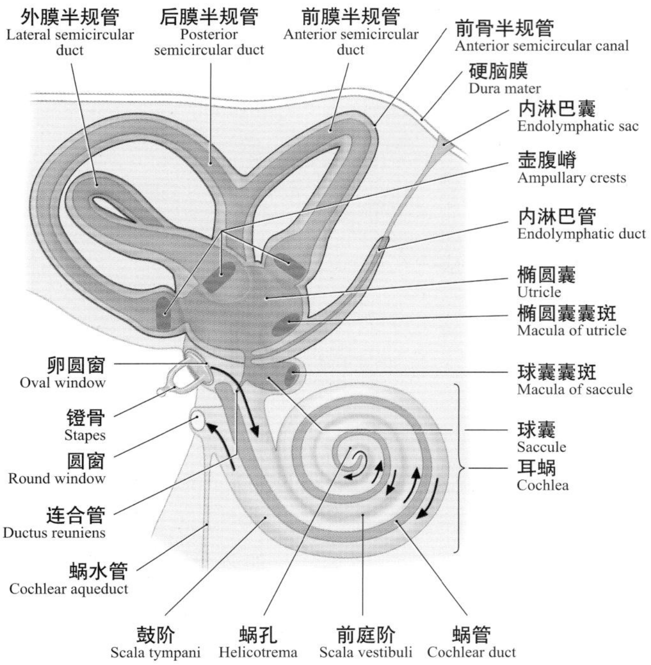
外膜半规管
Lateral semicircular duct
后膜半规管
Posterior semicircular duct
前膜半规管
Anterior semicircular duct
前骨半规管
Anterior semicircular canal
硬脑膜
Dura mater
内淋巴囊
Endolymphatic sac
壶腹嵴
Ampullary crests
内淋巴管
Endolymphatic duct
椭圆囊
Utricle
椭圆囊囊斑
Macula of utricle
卵圆窗
Oval window
球囊囊斑
Macula of saccule
镫骨
Stapes
球囊
Saccule
圆窗
Round window
耳蜗
Cochlea
连合管
Ductus reuniens
蜗水管
Cochlear aqueduct
鼓阶
Scala tympani
蜗孔
Helicotrema
前庭阶
Scala vestibuli
蜗管
Cochlear duct

图 10–19 内耳

嵌入颞骨岩部的内耳由一膜迷路构成，膜迷路借连接纤维束松散地固定于相似形状的骨迷路中。

膜迷路（蓝色部分）：膜迷路内充满内淋巴液。内淋巴隙（蓝色部分）通过内淋巴管与内淋巴囊相通，后者为位于岩骨后面的硬膜外袋。注：耳及前庭的内淋巴腔通过连合管相连。**骨迷路（棕色部分）**：骨迷路与膜迷路之间充满外淋巴液。外淋巴隙（棕色部分）通过蜗水管（外淋巴管），与蛛网膜下腔相连，蜗水管最终在内耳道下方止于颞骨岩部后表面。

内耳包括听觉器官（听力）和前庭器官（平衡）。**听觉器官**（见第 290、291 页）：听觉器官（Corti 器）的感觉上皮位于耳蜗。耳蜗由蜗管和骨性耳蜗迷路构成。耳蜗或耳蜗神经（与前庭神经一起构成 CN Ⅷ）损伤会导致感音性神经性耳聋。**前庭器官**（见第 294、295 页）：前庭器官的感觉上皮位于球囊、椭圆囊和 3 个膜半规管。球囊和椭圆囊在骨前庭内，膜半规管包绕于骨半规管内。

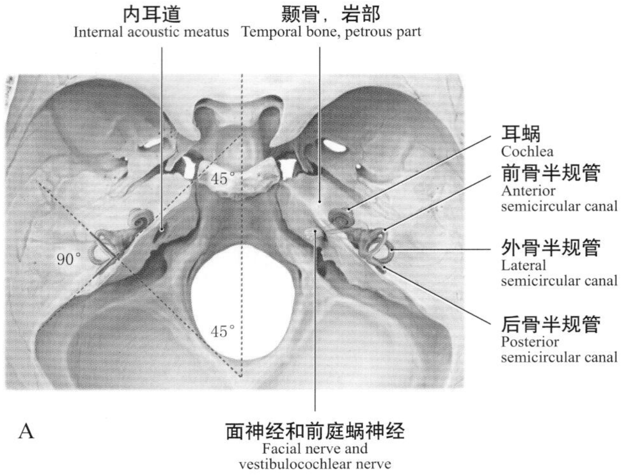
内耳道
Internal acoustic meatus
颞骨，岩部
Temporal bone, petrous part
45°
90°
45°
耳蜗
Cochlea
前骨半规管
Anterior semicircular canal
外骨半规管
Lateral semicircular canal
后骨半规管
Posterior semicircular canal
面神经和前庭蜗神经
Facial nerve and vestibulocochlear nerve

A

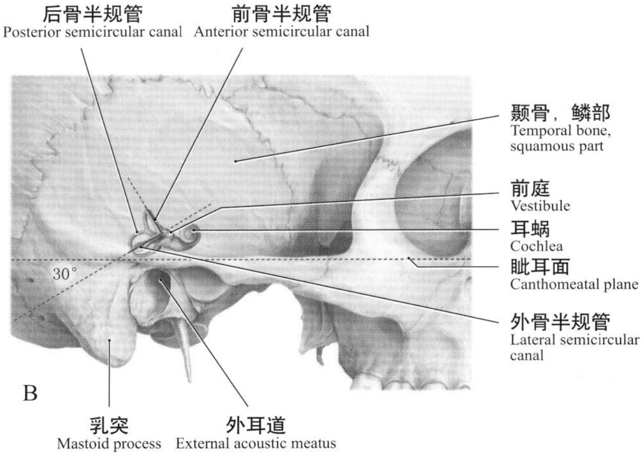
后骨半规管
Posterior semicircular canal
前骨半规管
Anterior semicircular canal
颞骨，鳞部
Temporal bone, squamous part
前庭
Vestibule
耳蜗
Cochlea
眦耳面
Canthomeatal plane
30°
外骨半规管
Lateral semicircular canal
乳突
Mastoid process
外耳道
External acoustic meatus

B

图 10–20 内耳在颅骨上的投影

A. 颞骨岩部的上面观。**B.** 颞骨鳞部的右侧面观。

蜗顶是垂直向前和向外——而不是直觉中向上的，骨半规管与身体的基准面（冠向、轴向、矢状向）约呈 45° 角，知道这种排列方式在岩骨的薄层 CT 平扫中十分重要。注：骨半规管的位置在前庭器官的热功能试验中具有临床意义。外（水平）骨半规管呈 30° 方向向前、向上。如果仰卧者的头抬高 30°，水平骨半规管则呈垂直排列。由于热液体会自动上升，向耳道中灌入 44℃温水或 30℃冷水（相对于正常体温），可以在半规管的淋巴液中产生热气流，引起前庭性眼球震颤（抽搐性眼动，前庭眼球反射），有助于诊断。因为头的运动会刺激双侧前庭器官，热量测试是唯一一种分开测试每个前庭器官的方法（对不明原因眩晕的诊断很重要）。

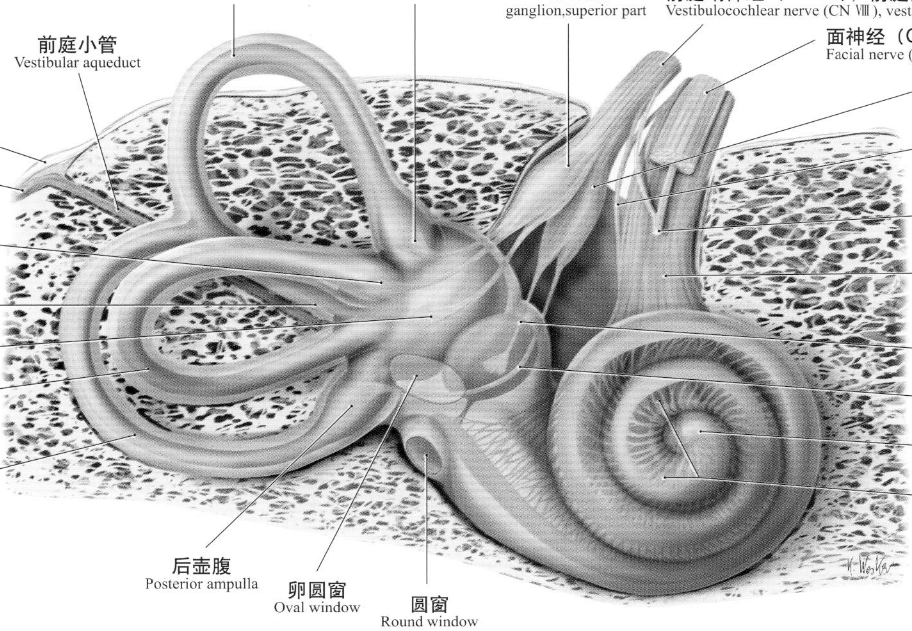

前膜半规管
Anterior semicircular duct
前壶腹神经
Anterior ampullary nerve
前庭神经节，上部
Vestibular ganglion,superior part
前庭蜗神经（CN Ⅷ），前庭部
Vestibulocochlear nerve (CN Ⅷ), vestibular part
面神经（CN Ⅶ）
Facial nerve (CN Ⅶ)
前庭神经节，下部
Vestibular ganglion,inferior part
耳蜗交通支
Cochlear communicating branch
面神经中间神经（CN Ⅶ）
Nervus intermedius (CN Ⅶ)
前庭蜗神经（CN Ⅷ），耳蜗部
Vestibulocochlear nerve (CN Ⅷ), cochlear part
球囊神经
Saccular nerve
后壶腹神经
Posterior ampullary nerve
蜗轴
Modiolus
蜗旋神经节
Spiral ganglion of cochlea
前庭小管
Vestibular aqueduct
硬脑膜
Dura mater
内淋巴囊
Endolymphatic sac
外壶腹神经
Lateral ampullary nerve
总脚
Common crus
椭圆囊神经
Utricular nerve
外膜半规管
Lateral semicircular duct
后膜半规管
Posterior semicircular duct
后壶腹
Posterior ampulla
卵圆窗
Oval window
圆窗
Round window

图 10–21 膜迷路的神经支配

右耳前面观。前庭及听觉膜迷路的传入冲动通过树突分别传递到前庭和螺旋神经的细胞体。前庭和螺旋神经的中枢突分别形成前庭蜗神经（CN Ⅷ）的前庭和耳蜗部分（见第 140、141 页关于 CN Ⅷ的详细论述）。CN Ⅷ通过内耳道和脑桥小脑角传递传入冲动到脑干。**前庭神经节**：在前庭神经节的上部，传出神经元的细胞体（双极神经节细胞）接受从前半规管、外半规管和球囊传入的冲动；下部细胞体接受从后半规管及椭圆囊传入的冲动。**螺旋神经节**：位于耳蜗中心（蜗轴），双极神经节细胞的细胞体通过树突在螺旋神经节接受来自听觉器官的传入冲动。

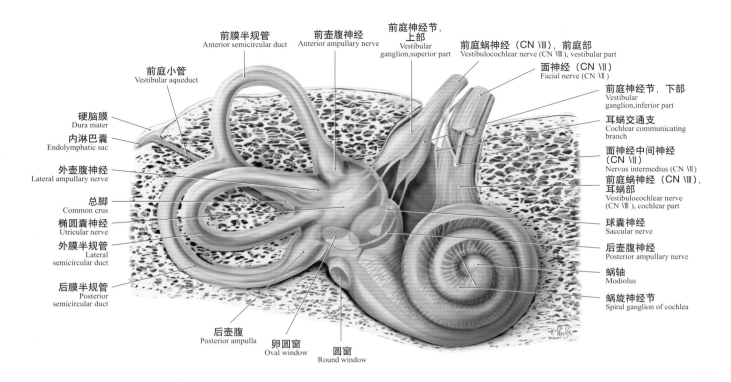

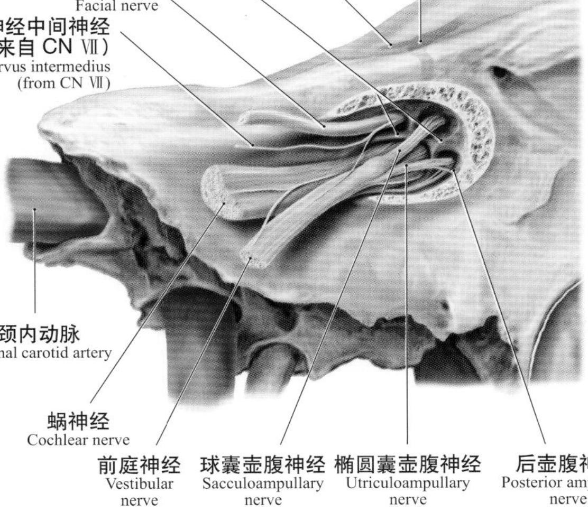

岩大神经
Greater petrosal nerve
膝神经节
Geniculate ganglion
横嵴
Transverse crest
面神经
Facial nerve
面神经中间神经（来自 CN Ⅶ）
Nervus intermedius (from CN Ⅶ)
颈内动脉
Internal carotid artery
蜗神经
Cochlear nerve
前庭神经
Vestibular nerve
球囊壶腹神经
Sacculoampullary nerve
椭圆囊壶腹神经
Utriculoampullary nerve
后壶腹神经
Posterior ampullary nerve
来自前庭神经
from vestibular nerve

图 10–22 右侧内耳道的脑神经

内耳道底后斜面观。长约 1 cm 的内耳道起始于岩骨后壁的内耳道口，包括：

- 前庭蜗神经（CN Ⅷ）与其耳蜗前庭部。
- 面神经（CN Ⅶ）与其副交感神经和味觉神经纤维（中间神经）。
- 迷路动脉与迷路静脉（未显示）。

前庭蜗神经和面神经在骨管内距离很近，前庭蜗神经肿瘤（听神经瘤）压迫面神经，可导致面神经周围性麻痹。听神经瘤是良性肿瘤，来自前庭纤维施万细胞，所以更准确应被称为前庭施万瘤。肿瘤多从内耳道起始。随肿瘤变大，可能累及脑桥小脑角（见第 140 页）。一侧内耳功能障碍与听力急性丧失（突然感音性神经性听力丧失），常与耳鸣一起（耳中鸣响），反映了典型的潜在血管障碍（迷路动脉血管痉挛，导致血流减少）。

中耳与内耳的动脉、静脉

外耳与中耳的血供主要是颈外动脉分支（注：颈鼓室动脉由颈内动脉发出）。内耳血供为迷路动脉，迷路动脉为基底动脉的分支。耳的静脉引流至颞浅静脉（通过耳静脉），然而外耳的静脉引流至颈外静脉、上颌静脉和翼丛。鼓室的静脉引流至翼丛和岩上窦；内耳引流至迷路静脉，迷路静脉最后全部引流至颞骨岩窦或横窦。

表 10–1 耳 的 动 脉

动脉	来源	分布
颈鼓室动脉	颈内动脉	咽鼓（听）管和鼓室前壁
茎乳动脉	耳后动脉或枕动脉	鼓室，乳突气房和乳突窦，镫骨肌，镫骨
鼓室下动脉	咽升动脉	鼓室中壁，隆突
耳深动脉	上颌动脉	鼓膜外表面
鼓室后动脉	茎乳动脉	鼓索，鼓膜，锤骨
鼓室上动脉	脑膜中动脉	鼓膜张肌，鼓室顶，镫骨
鼓室前动脉	上颌动脉	鼓膜，乳突窦，锤骨，砧骨
咽鼓管动脉	咽升动脉	咽鼓管和前鼓室
鼓膜支	翼管动脉	鼓室和咽鼓管
岩（浅）动脉	脑膜中动脉	面神经管中的面神经和鼓室
迷路动脉	基底动脉或通过其小脑前下支	耳蜗和前庭系统

注：供应鼓室及其内容物的动脉在中耳构成丰富的动脉吻合网。中耳的静脉主要引流到位于颞下窝的翼丛或硬脑膜静脉窦。

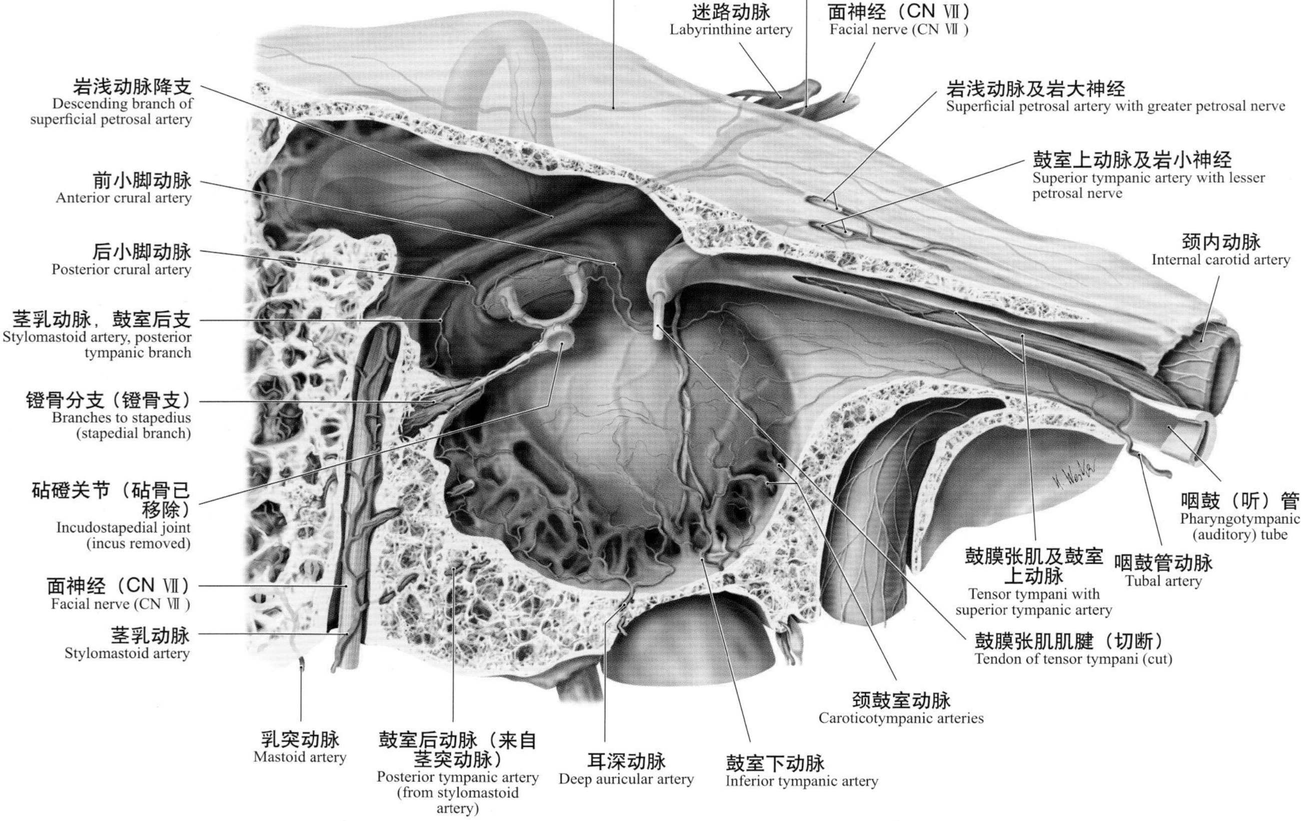
弓下动脉
Subarcuate artery
岩浅动脉升支
Ascending branch of superficial petrosal artery
迷路动脉
Labyrinthine artery
面神经（CN Ⅶ）
Facial nerve (CN Ⅶ)
岩浅动脉及岩大神经
Superficial petrosal artery with greater petrosal nerve
鼓室上动脉及岩小神经
Superior tympanic artery with lesser petrosal nerve
颈内动脉
Internal carotid artery
咽鼓（听）管
Pharyngotympanic (auditory) tube
咽鼓管动脉
Tubal artery
鼓膜张肌及鼓室上动脉
Tensor tympani with superior tympanic artery
鼓膜张肌肌腱（切断）
Tendon of tensor tympani (cut)
颈鼓室动脉
Caroticotympanic arteries
鼓室下动脉
Inferior tympanic artery
耳深动脉
Deep auricular artery
鼓室后动脉（来自茎突动脉）
Posterior tympanic artery (from stylomastoid artery)
乳突动脉
Mastoid artery
茎乳动脉
Stylomastoid artery
面神经（CN Ⅶ）
Facial nerve (CN Ⅶ)
砧镫关节（砧骨已移除）
Incudostapedial joint (incus removed)
镫骨分支（镫骨支）
Branches to stapedius (stapedial branch)
茎乳动脉，鼓室后支
Stylomastoid artery, posterior tympanic branch
后小脚动脉
Posterior crural artery
前小脚动脉
Anterior crural artery
岩浅动脉降支
Descending branch of superficial petrosal artery

图 10–23 鼓室和乳突气房的动脉

右侧岩骨前面观。锤骨、砧骨、鼓索和鼓室前动脉已被移除（图 10–24）。

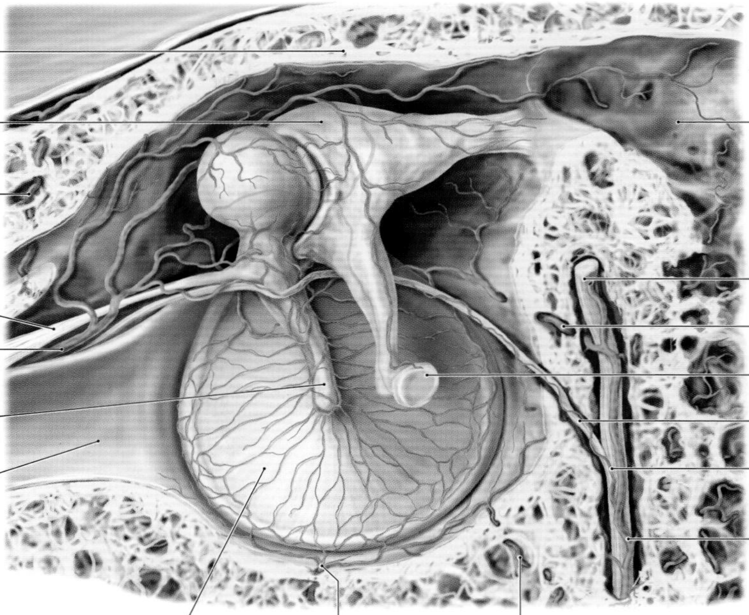

图 10–24　听骨链和鼓膜的动脉

右鼓膜内面观（排列方向见图 10–13）。本区域血供大多来自鼓室前动脉。随着鼓膜的炎症，动脉或许会膨胀，所以动脉在鼓膜上的快速流动可被察觉，如图所示。

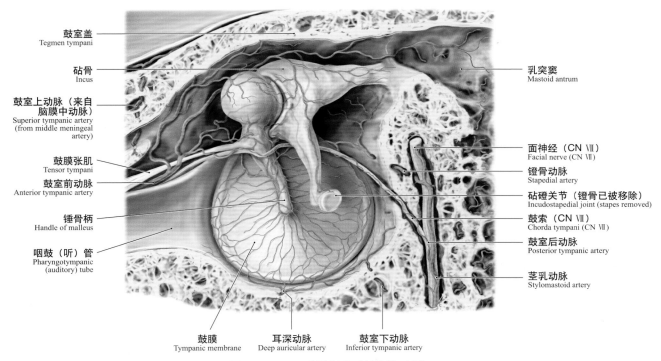

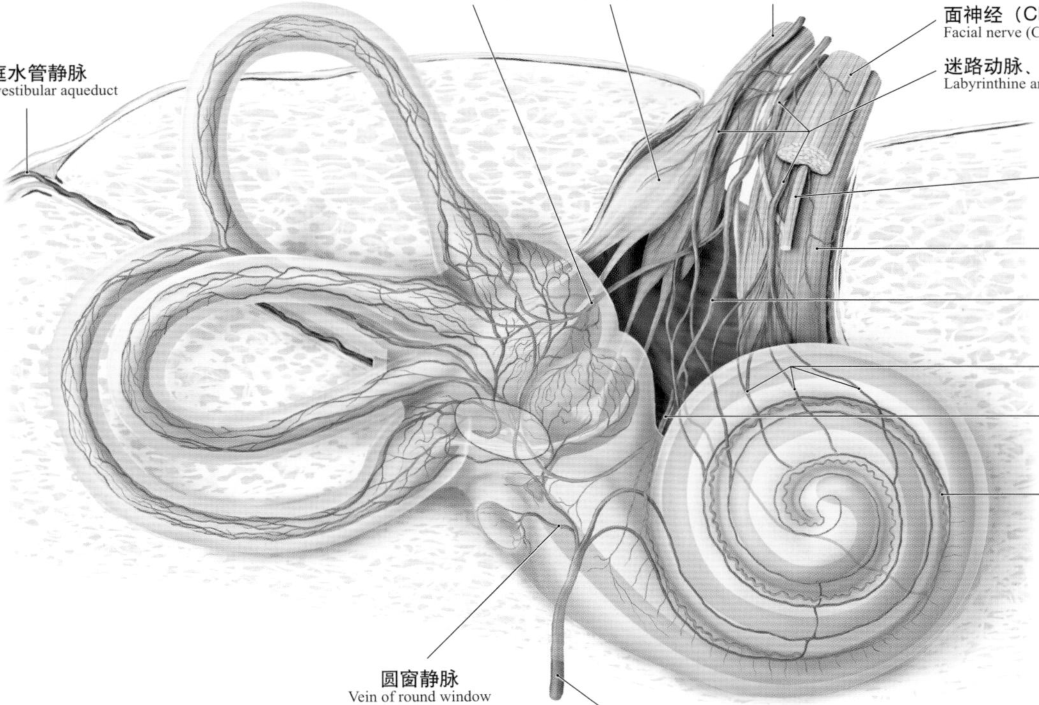

图 10–25　内耳的动脉、静脉

右侧前面观。迷路的血供来自迷路动脉（内耳部分），迷路动脉大多是基底动脉直接发出的分支，也可由小脑前下动脉发出。静脉引流至迷路静脉，最后至岩下窦或横窦。

内耳（Ⅱ）：听觉器官

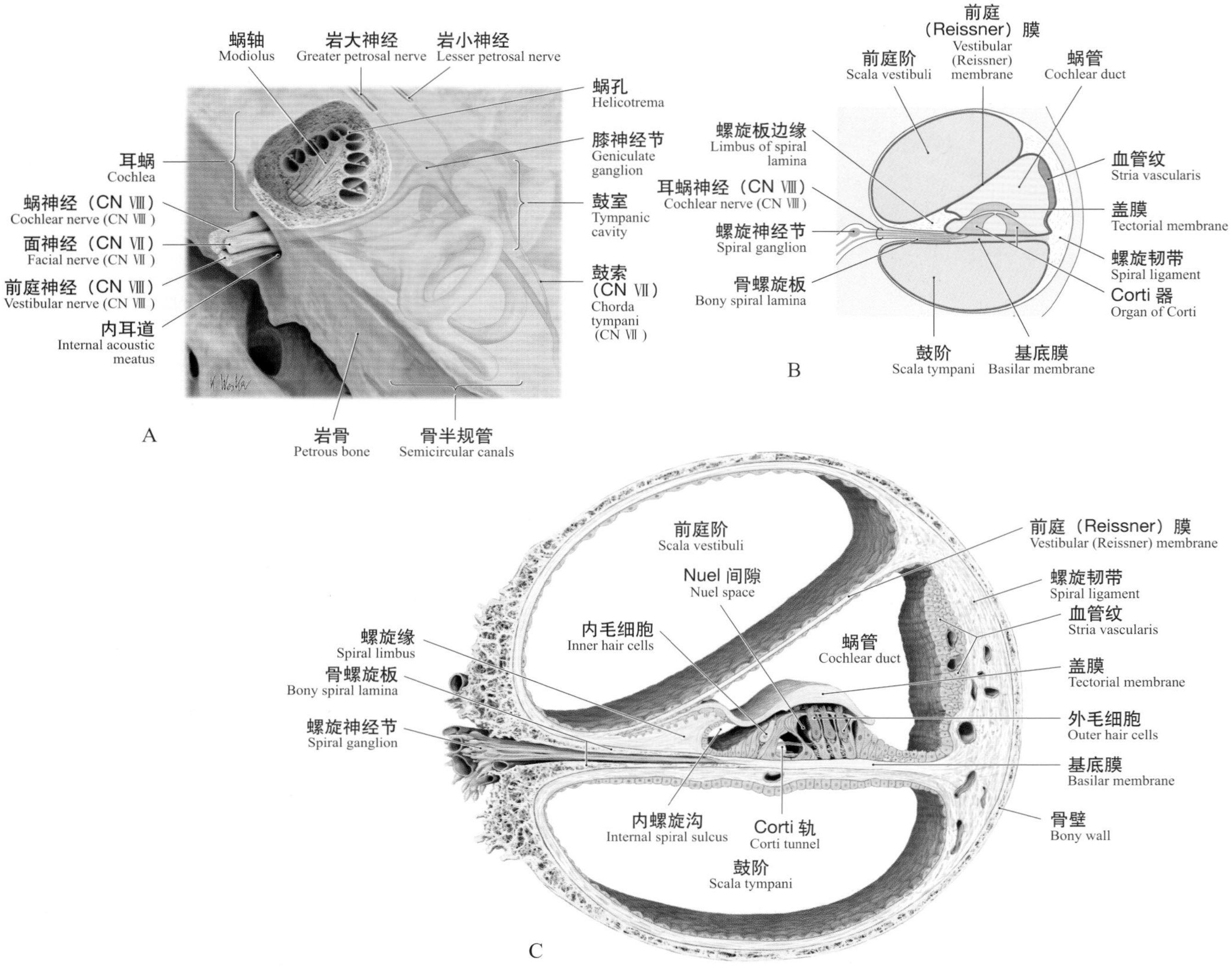

图 10–26　耳蜗的位置和结构

A. 颞骨岩部内耳蜗的横断面。**B.** 蜗螺旋管的 3 个分区。**C**. 蜗螺旋管与感觉器官。

成人耳蜗的骨管道（螺旋管道）长 30 ～ 35 mm，绕着蜗轴旋转两周半，蜗轴内有骨化腔隙，包含螺旋神经节（传入神经元的核周体）。耳蜗的底与内耳道直接相通（**A**）。通过耳蜗的横断面显示 3 个膜性分区，分布在 3 层（**B**）。上区和下区，即前庭阶和鼓阶，每区都包含外淋巴液；中间区即膜蜗管（中阶），包含内淋巴液。外淋巴隙经蜗孔在顶点汇合，内淋巴隙在顶点形成盲端。蜗管横断面呈三角形，前庭（Reissner）膜分隔蜗管与前庭阶，基底膜分隔蜗管与鼓阶。基底膜表面有蜗轴（螺旋板）的骨性突起，自耳蜗底至尖部逐渐加宽。基底膜的狭窄区域接收高频率（上至 20 000 Hz），然而宽的区域（即音质分布组织）接收低频率（下至 200 Hz）。因此，基底膜和骨性螺旋板形成蜗管的底，位于真正的听力器官——Corti 器的上方。此器官由一系列感觉细胞和支持细胞构成，被无细胞的凝胶状组织瓣——盖膜所覆盖。感觉细胞（内毛细胞和外毛细胞）是 Corti 器的接收器（**C**）。这些细胞约有 50 ～ 100 根静纤毛，在顶点表面与传出神经和传入神经的末端一同嵌入基底层。它们能将机械能转化为电化学电势。放大耳蜗螺旋横断面（**C**）同样显示了血管纹，为一层血管化上皮，其中含内淋巴液。此内淋巴液充满膜迷路（在此为蜗管，也是迷路的一部分）。基底膜上的 Corti 器将听力传导波的能量转化为电脉冲，后者由耳蜗神经传递到大脑。信号传递的主细胞是内毛细胞。基底膜传递听力声波给内毛细胞，后者将声波转化成脉冲，由耳蜗神经节接收和传递。

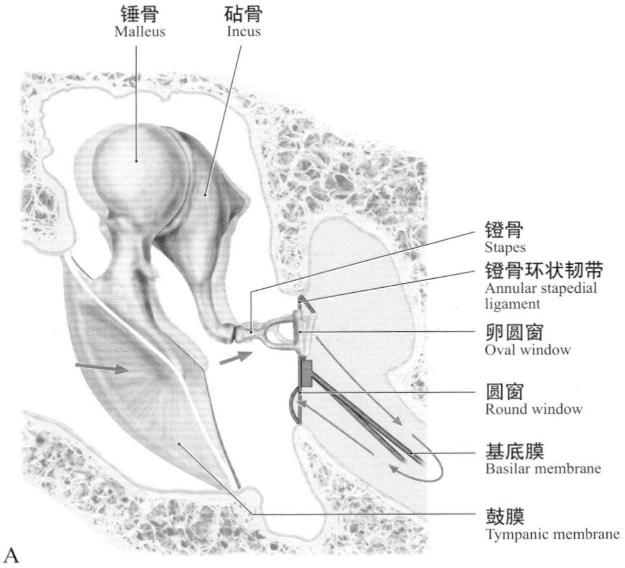

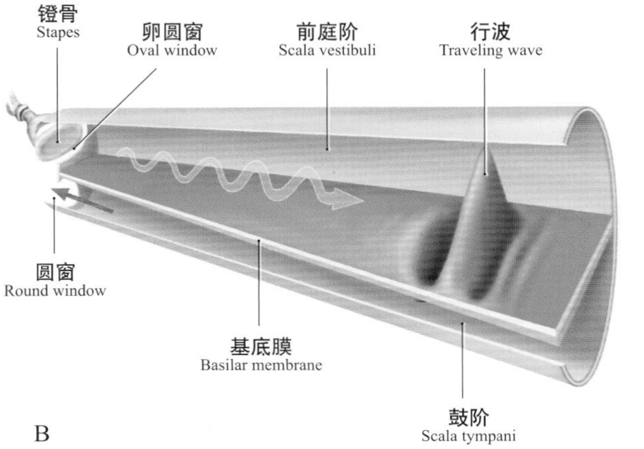

图 10–27　听觉的声传导

A. 中耳至内耳的传导：空气中的声波使鼓膜偏转，后者的振动由听骨链传导至卵圆窗。声压引起卵圆窗膜振动，后者的运动通过外淋巴液传递到内耳基底膜（**B**）。圆窗平衡内、中耳间的压力。

B. 耳蜗中行波的形成：声波由前庭阶向蜗轴的传递（即“行波”）始于卵圆窗。作为声频的功能，传递波的振幅逐渐增加，在相应区域到达最大值（在图中放大示意）。正是在这些部位，Corti 器的受体被激活，信号传导发生。掌握 Corti 器（听力的真正器官）的结构，才能理解这一过程，详见图 10–28。

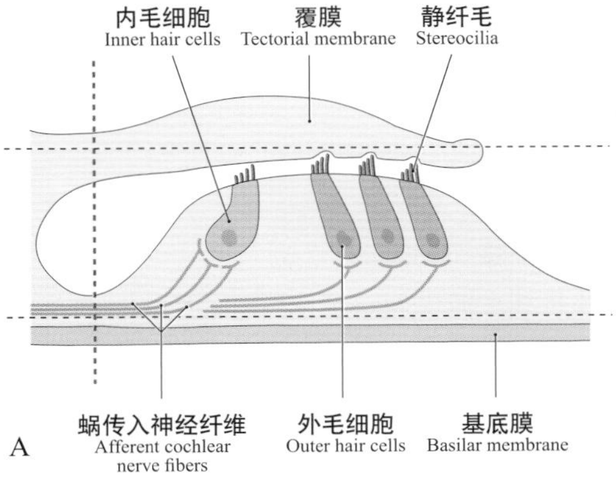

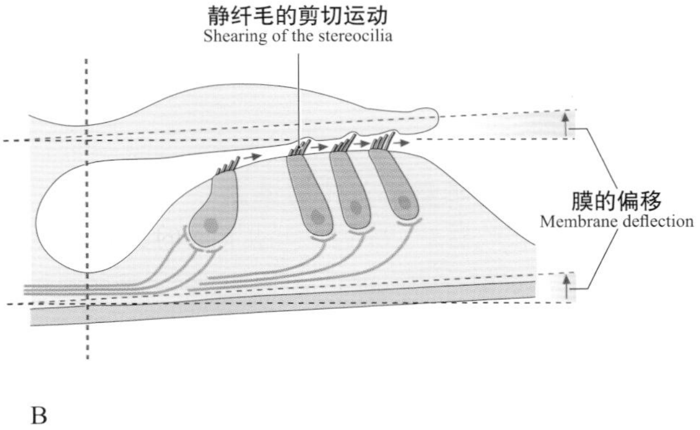

图 10–28　静息时的 Corti 器（A）和行波使 Corti 器偏移（B）

行波由卵圆窗的振动产生。行波在每个相应频率区造成基底膜以及覆膜最大的位移，两膜之间产生剪切运动。这些剪切运动引起外毛细胞上的静纤毛弯曲。外毛细胞长度改变，由此增大了行波的局部振幅。此外，内耳细胞静纤毛的弯曲刺激基极释放谷氨酸盐。谷氨酸盐的释放，引起传入神经纤维产生兴奋电位，传递到大脑。

听觉传导通路

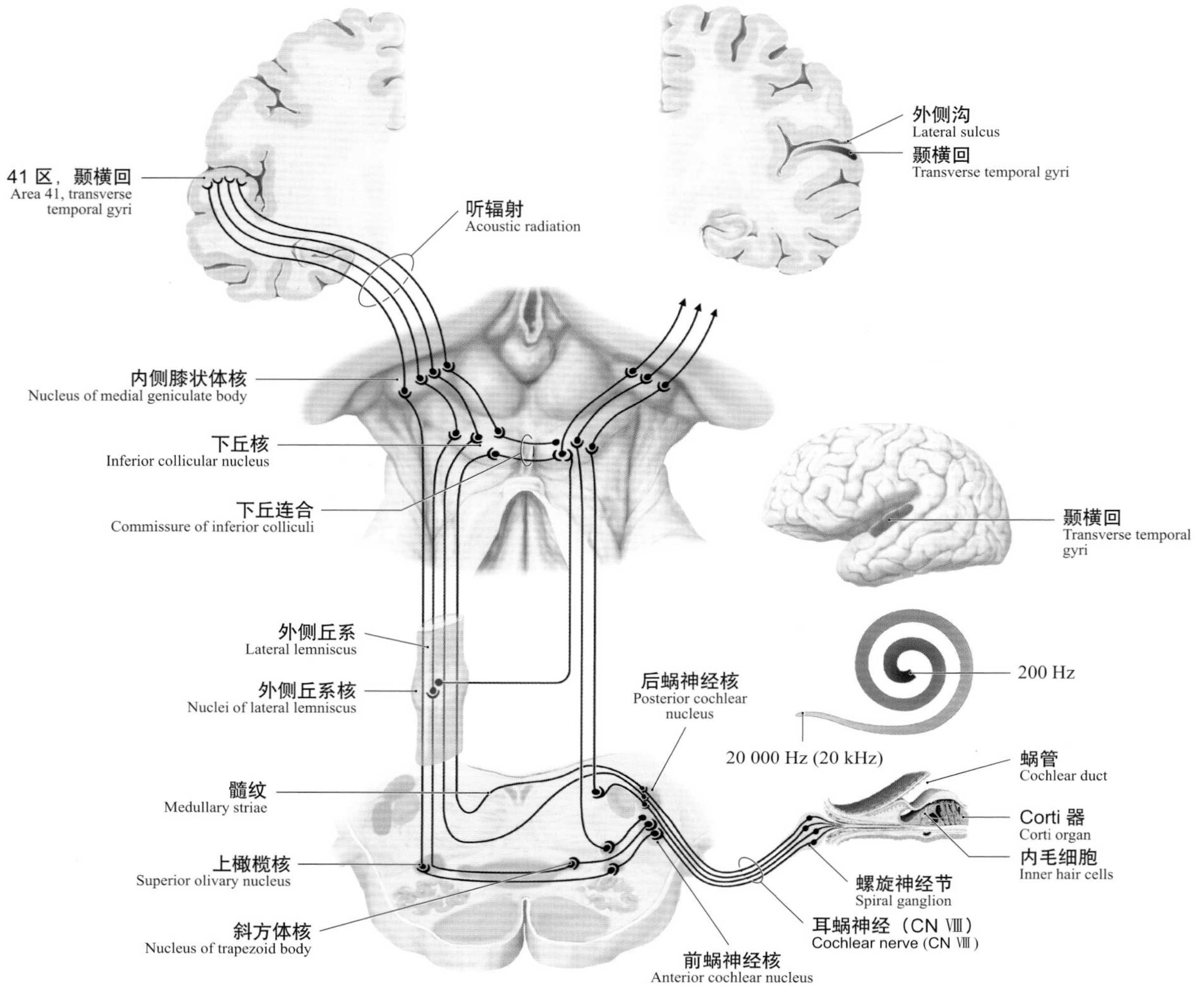

图 10–29　左耳的听觉传入传导通路

听觉传导通路的接收器是 Corti 器中的内毛细胞。因其缺少神经突触，所以被称为二级感觉细胞。位于基底膜的蜗管布满静纤毛，行波作用于覆膜产生的剪切力引起静纤毛弯曲（图 10–28），静纤毛的弯曲运动刺激诱发信号串联。螺旋神经节的双极神经元接受刺激，随后通过轴突传递脉冲，轴突聚集形成耳蜗神经，汇入前蜗神经核和后蜗神经核。在这些神经核中交换神经元，信号传递到听传导通路的二级神经元。耳蜗神经传出的信号随后通过 4 ～ 6 个神经核传导至初级听皮质，初级听皮质接收听力信号（与视皮质相似）。初级听皮质位于颞横回（Heschl 回，Brodmann 41 区）。听传导通路因此涉及以下重要结构：

- Corti 器的内毛细胞。
- 螺旋神经节。
- 蜗神经的前核和后核。
- 斜方体核和上橄榄核。
- 外侧丘系核。
- 下丘神经核。
- 内侧膝状体核。
- 颞叶中的初级听皮质（颞横回，Heschl 回，Brodmann 41 区）。

耳蜗的单独部分与听皮质的特定区域和中继站连接，构成听传导通路的音质分布组织。其与视觉通路相似，即上橄榄核处理双耳传来的声信号（立体声听觉）。在之后的听力传导通路中，两侧听力传导通路之间均有相互连接（为显示清楚，未在图中显示）。人工耳蜗有时可代替某些停止功能的耳蜗。

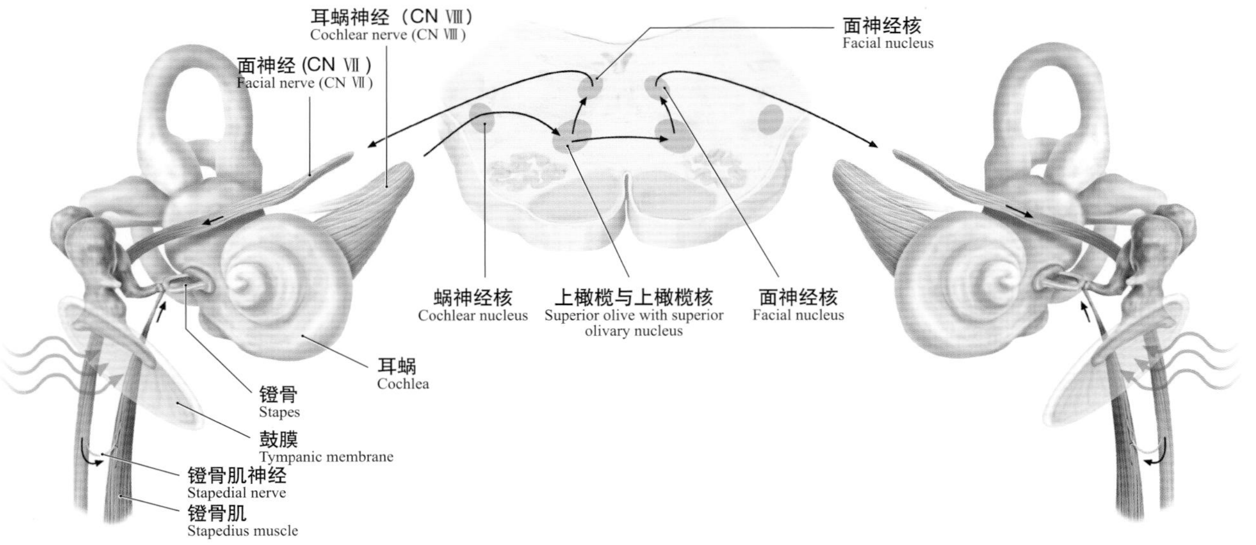

图 10–30　镫骨肌反射

当声频信号的音量达到一定阈值时，诱发镫骨肌的反射性收缩，即镫骨肌反射。镫骨肌反射可用于检测听力，而无需患者配合（为"客观的"听力测试）。该听力测试是插入一个声探头到耳道中，对耳膜发出测试性噪声。当噪声音量达到一定的阈值时即诱发镫骨肌反射，然后鼓膜绷紧，测量并记录鼓膜的电阻变化。镫骨肌反射的传入支在耳蜗神经中。信号由上橄榄核传递到面神经核的各个面。镫骨肌反射的传出支为面神经的内脏运动纤维。

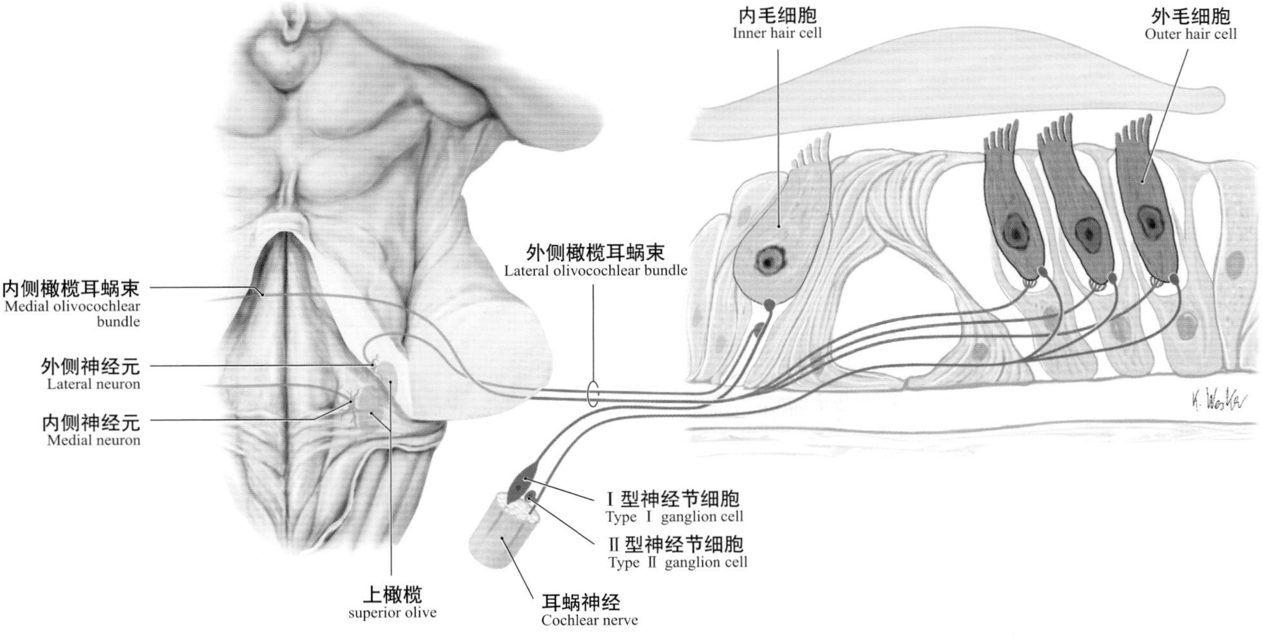

图 10–31　从橄榄到 Corti 器的传出神经

Corti 器（蓝色部分）发出的传入神经（感觉神经）构成前庭蜗神经。还有传出神经纤维、运动纤维（红色），通过内耳的 Corti 器，预处理声音（耳蜗放大器）有防噪声功能。上橄榄核的外侧或内侧神经元发出传出神经，伸向耳蜗（外侧或内侧橄榄耳蜗束）。外侧神经元的神经纤维平行通过内毛细胞的树突，而内侧神经元的神经纤维穿至对侧，止于外毛细胞基底，影响外毛细胞的运动。外毛细胞在刺激下可放大传递的声波，此过程增加内毛细胞（真正的接收细胞）的敏感度。耳声发射测试（OAE）记录橄榄传出细胞的活跃程度，可用于新生儿听力异常的筛选。

内耳（Ⅲ）：前庭器官

图 10–32 前庭器官的结构

前庭器官是平衡器官，由膜性的半规管、椭圆囊和球囊及其囊斑部构成，膜半规管在其扩大部分（壶腹）包含感觉性隆起（壶腹嵴）。在膜半规管中的感觉器官对角加速做出反应；呈垂直和水平方向的黄斑部对水平直线加速（椭圆斑）、垂直直线加速（球囊斑）和重力做出反应。

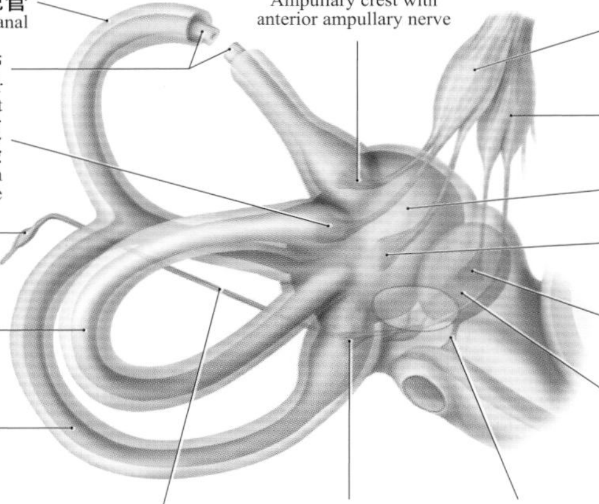
前骨半规管
Anterior semicircular canal
前膜半规管
Anterior semicircular duct
壶腹嵴和外壶腹神经
Ampullary crest with lateral ampullary nerve
内淋巴囊
Endolymphatic sac
外膜半规管
Lateral semicircular duct
后膜半规管
Posterior semicircular duct
内淋巴管
Endolymphatic duct
壶腹嵴和后壶腹神经
Ampullary crest with posterior ampullary nerve
连合管
Ductus reuniens
壶腹嵴和前壶腹神经
Ampullary crest with anterior ampullary nerve
前庭神经节，上部
Vestibular ganglion, superior part
前庭神经节，下部
Vestibular ganglion, inferior part
椭圆囊
Utricle
椭圆囊斑与椭圆囊神经
Utricular macula with utricular nerve
球囊斑与球囊神经
Saccular macula with saccular nerve
球囊
Saccule

图 10–33 壶腹和壶腹嵴的结构

半规管壶腹的横切面。每个半规管都在其末端有一球状扩大（壶腹），内有突起组织（壶腹嵴），壶腹嵴上有感觉上皮。壶腹嵴向上为一连接到壶腹顶的凝胶状吸盘。壶腹嵴的每一个感觉细胞（约 7 000 个）在其顶杆上有 1 根动纤毛和约 80 根较短的静纤毛，静纤毛插入凝胶状吸盘。当在某一特定的半规管平面转头时，半规管的内淋巴液的惯性滞后造成吸盘偏转，偏转使静纤毛弯曲。纤毛转导的方向决定感觉细胞去极化（激化态）或超极化（抑制态）。

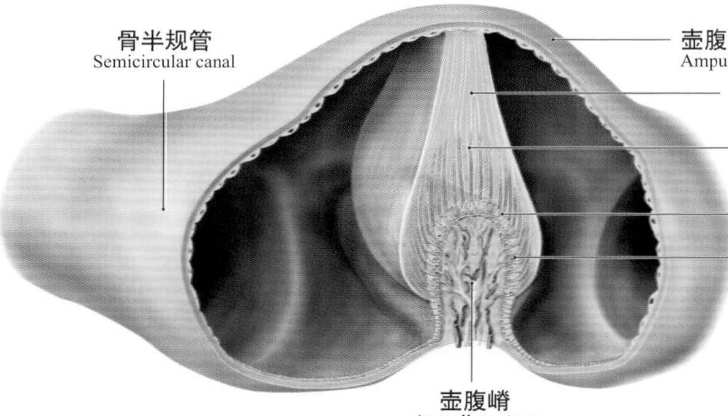
骨半规管
Semicircular canal
壶腹
Ampulla
壶腹帽
Cupula
感觉细胞纤毛
Cilia of sensory cells
支持细胞
Supporting cell
感觉细胞
Sensory cell
壶腹嵴
Ampullary crest

图 10–34 椭圆囊斑和球囊斑的结构

囊斑是在椭圆囊斑和球囊斑上皮层的增厚的椭圆形区域，平均直径 2 mm，包含排列其中的感觉细胞和支持细胞。与壶腹嵴上的感觉细胞一样，囊斑上的感觉细胞有插入耳石膜的特殊静纤毛。耳石膜与壶腹一样，由一胶质层组成，但有碳酸钙结晶或耳石位于其表面。因耳石比重大，在线性加速度运动作用下，这些结晶与凝胶状物质产生的剪切力牵引毛细胞纤毛，引起纤毛的剪切运动。纤毛的运动方向决定感觉细胞去极化或超极化。有 2 种明确分类的前庭毛细胞（Ⅰ型和Ⅱ型），Ⅰ型细胞（浅红色）为高脚杯型。

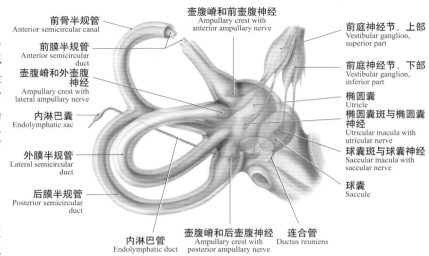

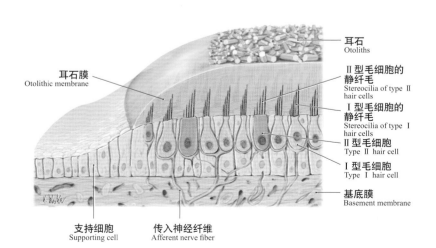

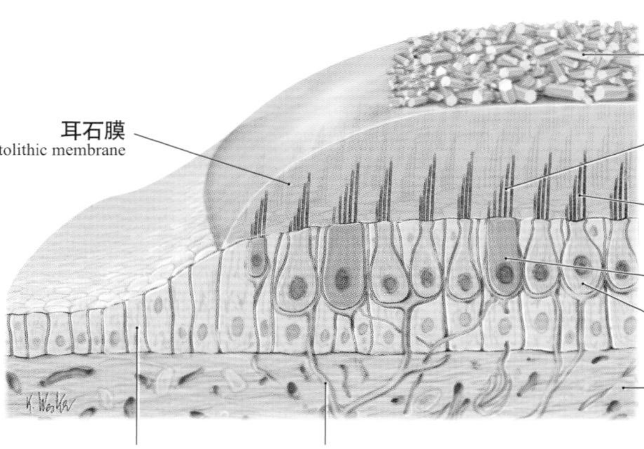
耳石
Otoliths
耳石膜
Otolithic membrane
Ⅱ型毛细胞的静纤毛
Stereocilia of type Ⅱ hair cells
Ⅰ型毛细胞的静纤毛
Stereocilia of type Ⅰ hair cells
Ⅱ型毛细胞
Type Ⅱ hair cell
Ⅰ型毛细胞
Type Ⅰ hair cell
基底膜
Basement membrane
支持细胞
Supporting cell
传入神经纤维
Afferent nerve fiber

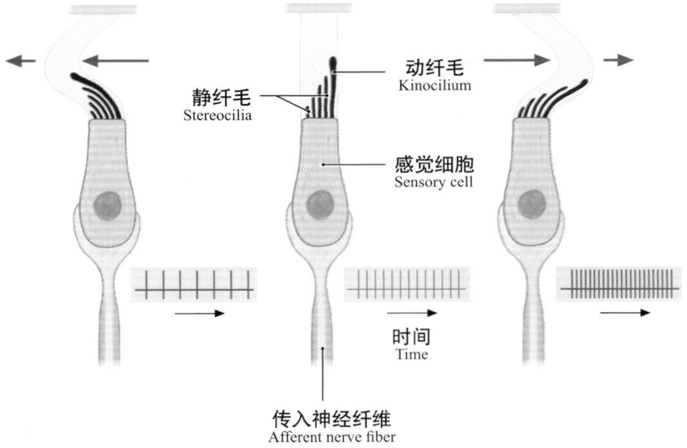

图 10–35 前庭感觉细胞的刺激传导

在囊斑和壶腹嵴上的每个感觉细胞顶面含有 1 根长动纤毛和约 80 根逐渐增长的静纤毛，排列成一管状器官。此排列导致感觉细胞的极性分化。纤毛在休息时是直的。当静纤毛向动纤毛方向弯曲时，感觉细胞去极化，动作电位的频率（冲动的放电率）升高（图中右侧）。当静纤毛背离动纤毛方向弯曲时，感觉细胞超极化，放电率下降（图中左侧）。该过程控制感觉细胞的底极释放谷氨酸盐的启动，因此控制着传入神经纤维的激活（去极化刺激谷氨酸盐释放，超极化则抑制其释放）。通过这一途径，大脑接收关于运动的量级、方向及位置改变的信息。

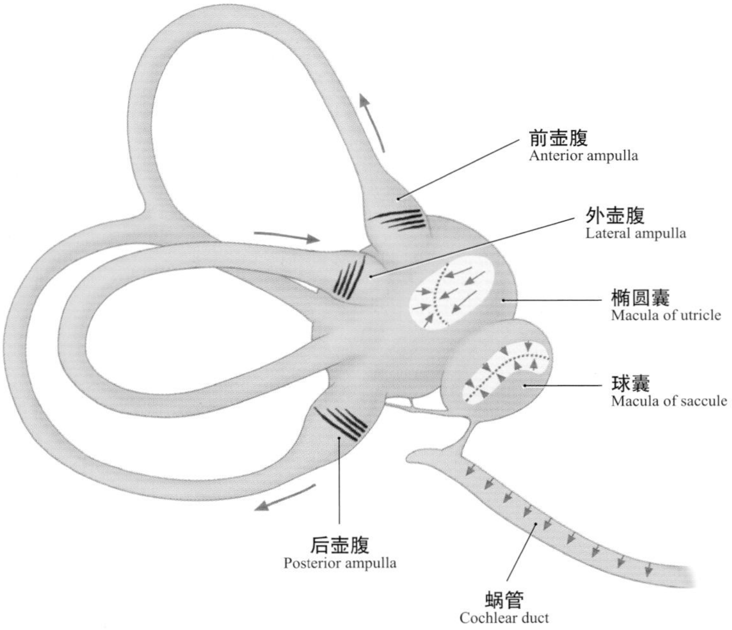

图 10–36 前庭器官（壶腹嵴和椭圆囊斑）中静纤毛的特殊排列方向

感觉细胞在刺激下，静纤毛向着或背离动纤毛方向的偏转是最初的换能，纤毛的空间方向需特殊化，空间中的每个位置和头部的每一运动都可刺激或抑制特定的接收器。如图示，纤毛的排列方式保证处于空间中每个方向都可使纤毛最充分地与接收区域相联系。箭头表明纤毛的极性（每个箭头指出动纤毛的方向）。

注：感觉细胞在椭圆球囊和球囊的感觉部分呈相反的、相对的排列。

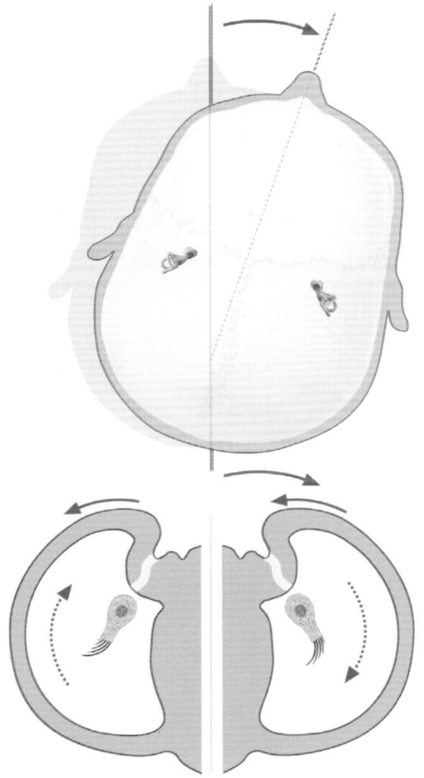

图 10–37 头转动时的两侧半规管

当头转向右侧时（红色箭头方向），内淋巴液因惯性流向左侧（蓝色实箭头，将头作为参照点）。因静纤毛的排列方式，左、右半规管以相反方式被刺激。在右侧，静纤毛向动纤毛方向偏转（虚箭头，放电率上升）。在左侧，静纤毛背离动纤毛方向偏转（虚箭头，放电率下降）。此排列可提高对刺激的敏感度，增加了两侧的刺激差值。换言之，一侧放电率下降，另一侧放电率上升，其差值提高了运动刺激的百分比。

前 庭 通 路

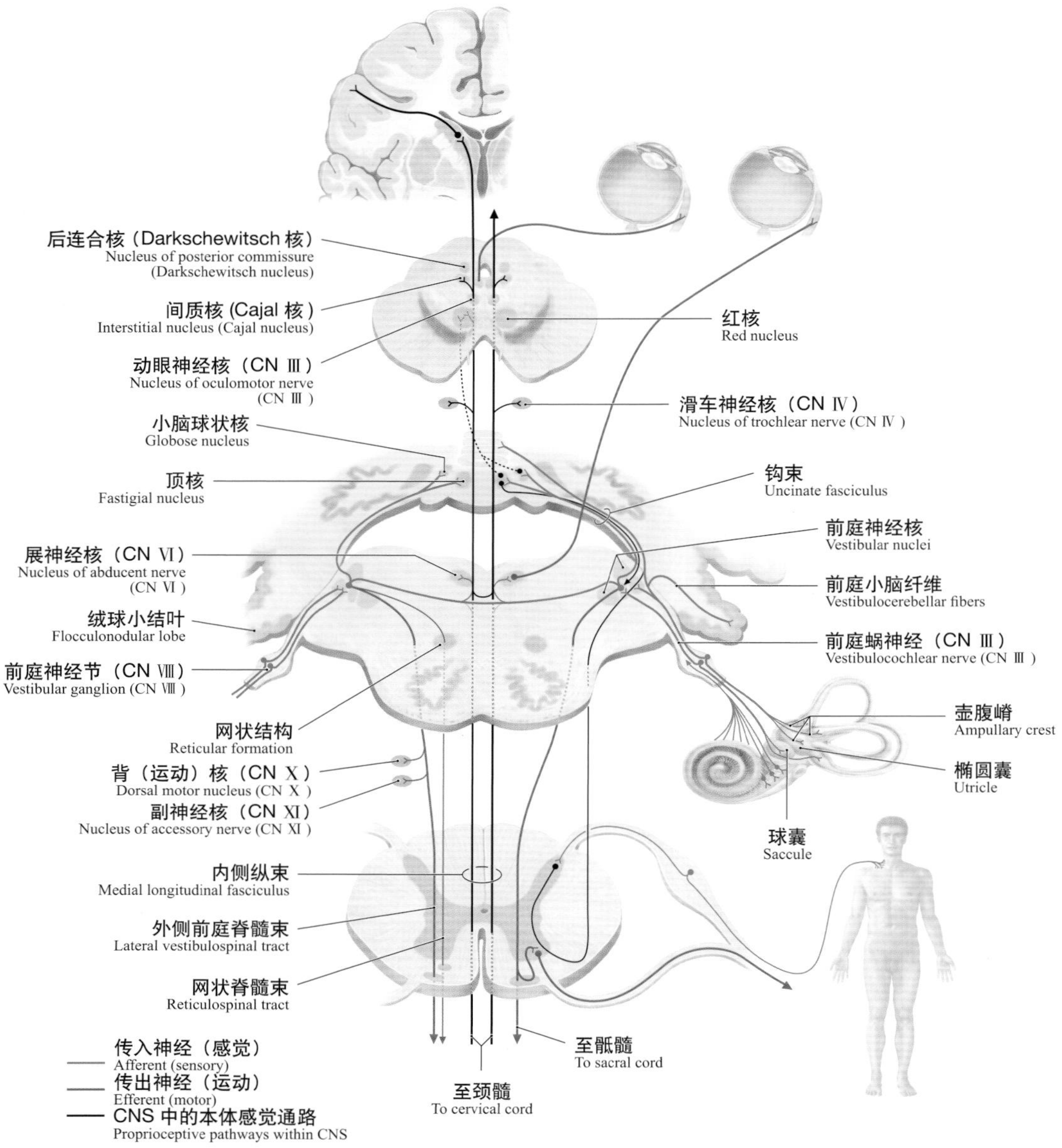
后连合核（Darkschewitsch 核）
Nucleus of posterior commissure (Darkschewitsch nucleus)
间质核 (Cajal 核)
Interstitial nucleus (Cajal nucleus)
动眼神经核（CN Ⅲ）
Nucleus of oculomotor nerve (CN Ⅲ)
小脑球状核
Globose nucleus
顶核
Fastigial nucleus
展神经核（CN Ⅵ）
Nucleus of abducent nerve (CN Ⅵ)
绒球小结叶
Flocculonodular lobe
前庭神经节（CN Ⅷ）
Vestibular ganglion (CN Ⅷ)
网状结构
Reticular formation
背（运动）核（CN Ⅹ）
Dorsal motor nucleus (CN Ⅹ)
副神经核（CN Ⅺ）
Nucleus of accessory nerve (CN Ⅺ)
内侧纵束
Medial longitudinal fasciculus
外侧前庭脊髓束
Lateral vestibulospinal tract
网状脊髓束
Reticulospinal tract
红核
Red nucleus
滑车神经核（CN Ⅳ）
Nucleus of trochlear nerve (CN Ⅳ)
钩束
Uncinate fasciculus
前庭神经核
Vestibular nuclei
前庭小脑纤维
Vestibulocerebellar fibers
前庭蜗神经（CN Ⅲ）
Vestibulocochlear nerve (CN Ⅲ)
壶腹嵴
Ampullary crest
椭圆囊
Utricle
球囊
Saccule
至骶髓
To sacral cord
至颈髓
To cervical cord
传入神经（感觉）
Afferent (sensory)
传出神经（运动）
Efferent (motor)
CNS 中的本体感觉通路
Proprioceptive pathways within CNS

图 10–38　前庭神经中枢（CN Ⅷ）

人类的平衡管理由 3 个系统构成：

- 迷路系统
- 本体感觉系统
- 视觉系统

前庭系统的外围感觉器位于膜迷路，后者构成椭圆囊和球囊以及 3 个半规管的壶腹。椭圆囊和球囊的囊斑感受线性加速度，膜半规管中的壶腹嵴感受角加速度（旋转）。与内耳中的毛细胞一样，前庭系统的接收器也是二级感觉细胞。二级感觉细胞的底被双极神经元的树突包围。其核周体位于前庭神经节，这些神经元发出的轴突构成前庭神经，加入 4 个前庭神经核。前庭神经核不仅接受前庭器官神经的投射，也接受感觉神经传入投射（图 10–39）。前庭神经核形成前庭核复合体（不仅是一个传入平衡冲动信号的中继站）（图 10–40），其输出纤维到达 3 个目标：

- 通过前庭脊髓束到脊髓前角的运动神经元。这些运动神经元帮助维持姿势平衡，主要通过增加抗重力肌肉的力量。
- 通过前庭小脑纤维到达小脑的绒球小结叶（古小脑）。
- 通过内侧纵束的升部到达同侧及对侧动眼神经。

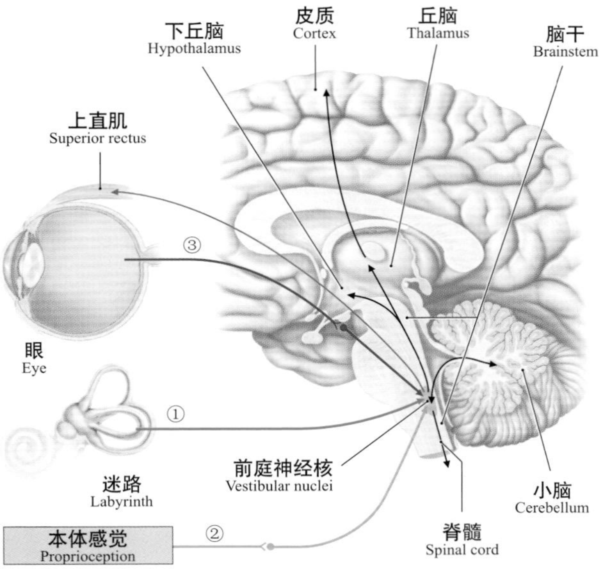

图 10–39　前庭核在保持平衡中的作用

前庭神经核接受以下传入神经：①前庭系统。②本体感觉系统（位置感觉、肌肉和关节）。③视觉系统的传入神经。之后发出传出神经纤维到控制运动的神经核，后者对平衡很重要。这些神经核的位置分别在：

- 脊髓（运动支持）
- 小脑（运动功能的精密控制）
- 脑干（动眼神经核，具动眼功能）

前庭神经核的传出神经同时也分配到以下区域：

- 丘脑和皮质（感知空间）
- 下丘脑（自主调节：眩晕引起的呕吐）

注：前庭系统的急性失常表现为旋转式眩晕（即真性眩晕）。

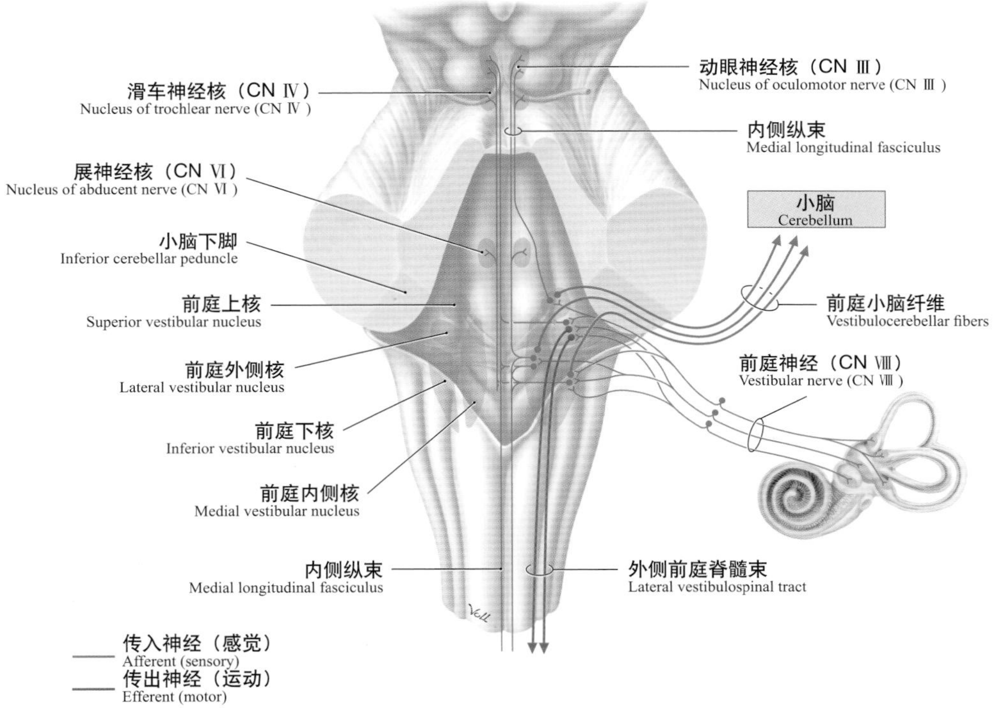

图 10–40　前庭核：前庭核复合体和前庭神经中枢

前庭核复合体分为 4 个前庭核：

- 前庭上核（Bechterew）
- 前庭外侧核（Deiters）
- 前庭内侧核（Schwalbe）
- 前庭下核（Roller）

前庭系统的分域组构（定向分布）：

- 球囊斑的传入神经进入前庭下核和前庭外侧核。
- 椭圆囊斑的传入神经进入前庭下核的中部、前庭内侧核的外侧部和前庭外侧核。
- 骨半规管的壶腹嵴的传入神经进入前庭上核、前庭下核的上部和前庭外侧核。

前庭外侧核的传出神经穿过外侧前庭脊髓束、前庭脊髓束伸展到脊髓的骶部，其轴突进入运动神经元。其功能涉及保持身体直立，主要是通过增加抗重力肌肉的肌肉张力。3 个神经核发出前庭小脑神经纤维，在小脑控制下，调节肌张力；4 个前庭神经核分出至同侧和对侧的轴突，经内侧纵束到达支配眼外肌的 3 个运动神经核（动眼神经核、滑车神经核、展神经核）。

耳X线片

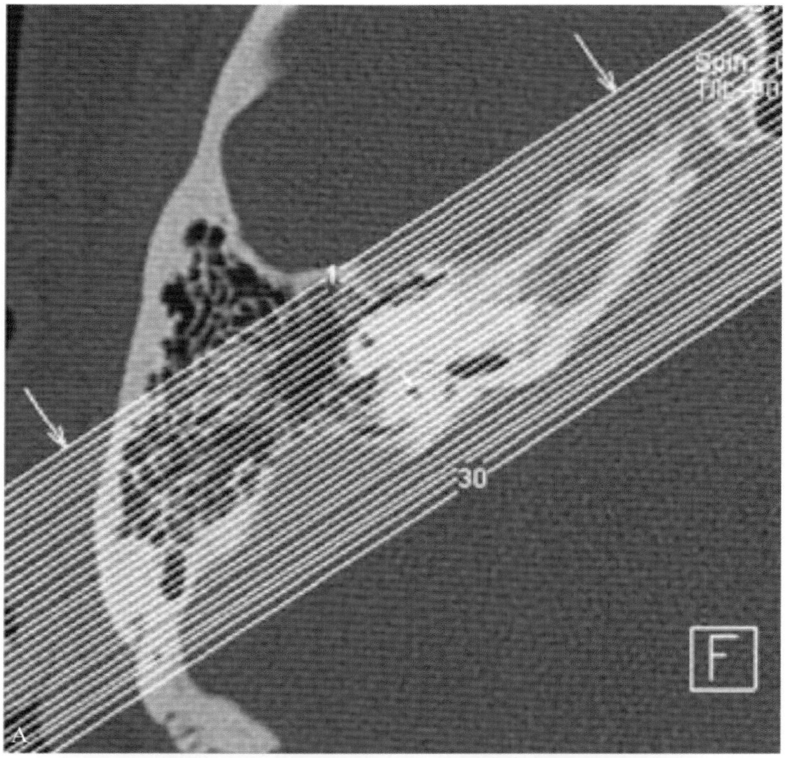

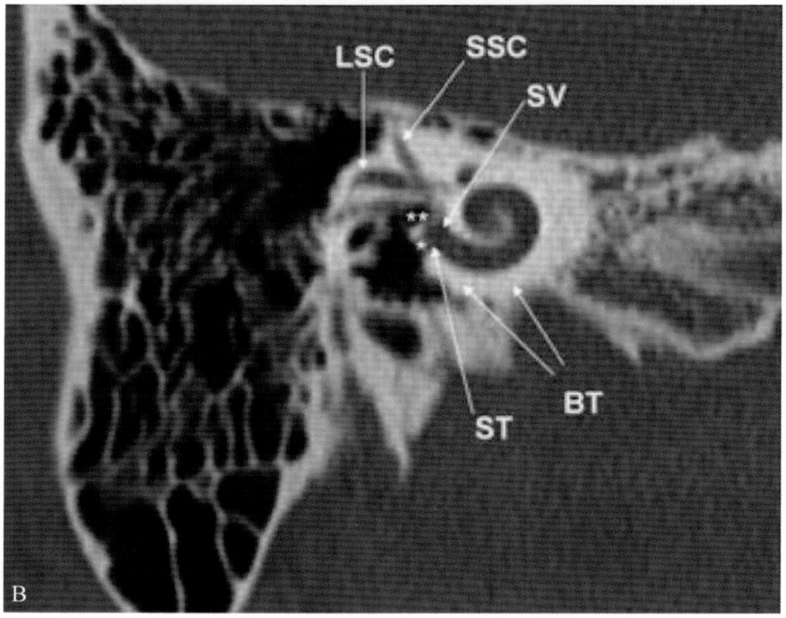

图10–41 Stenver计算机断层影像

A. 为Stenver断面投影。**B.** Stenver的图像。

显示了椭圆窗口（**）至耳蜗前庭阶（SV）圆窗口（*）至蜗管基底（ST），这是耳蜗（BT）非常有意义的影像。在评估人工耳蜗的术后外观是很有用的图像，这是通过圆窗口或相邻的耳蜗造口术插入到鼓阶。LSC，外侧半规管；SSC，上半规管。

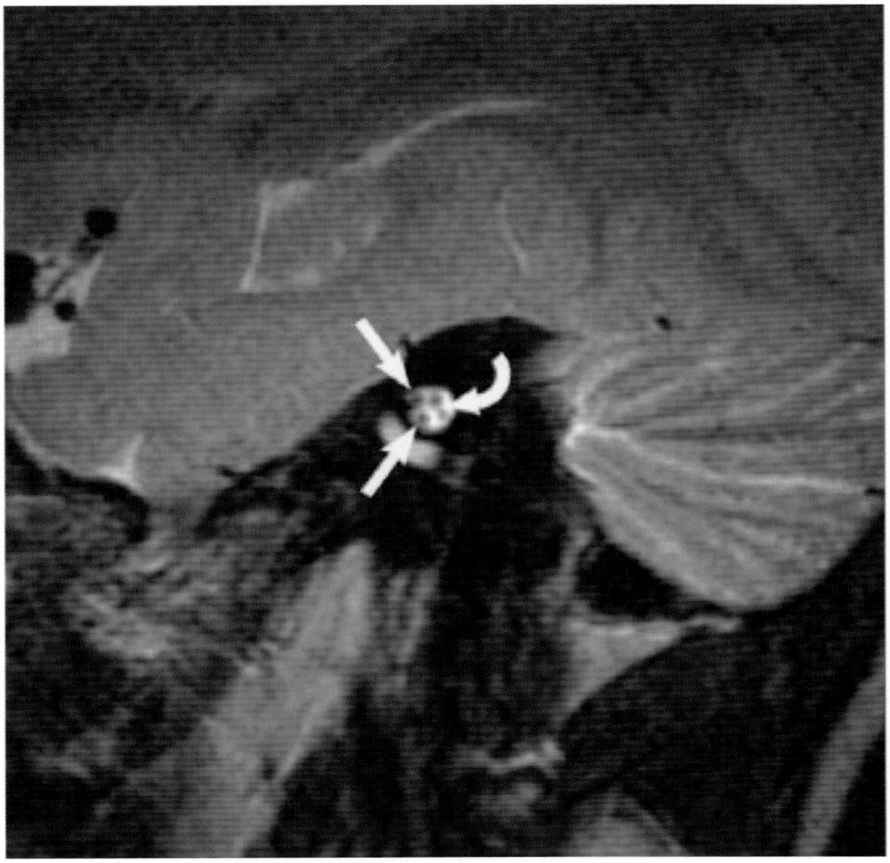

图 10–42　内耳道的神经排列（IAC）
磁共振 T2 加权影像显示（IAC）内耳道底部的神经排列：面神经位于上方和上后方，蜗神经在前下方，前庭神经位具后方（弯曲箭头）。

（王竟楠　赵吉宏　译）

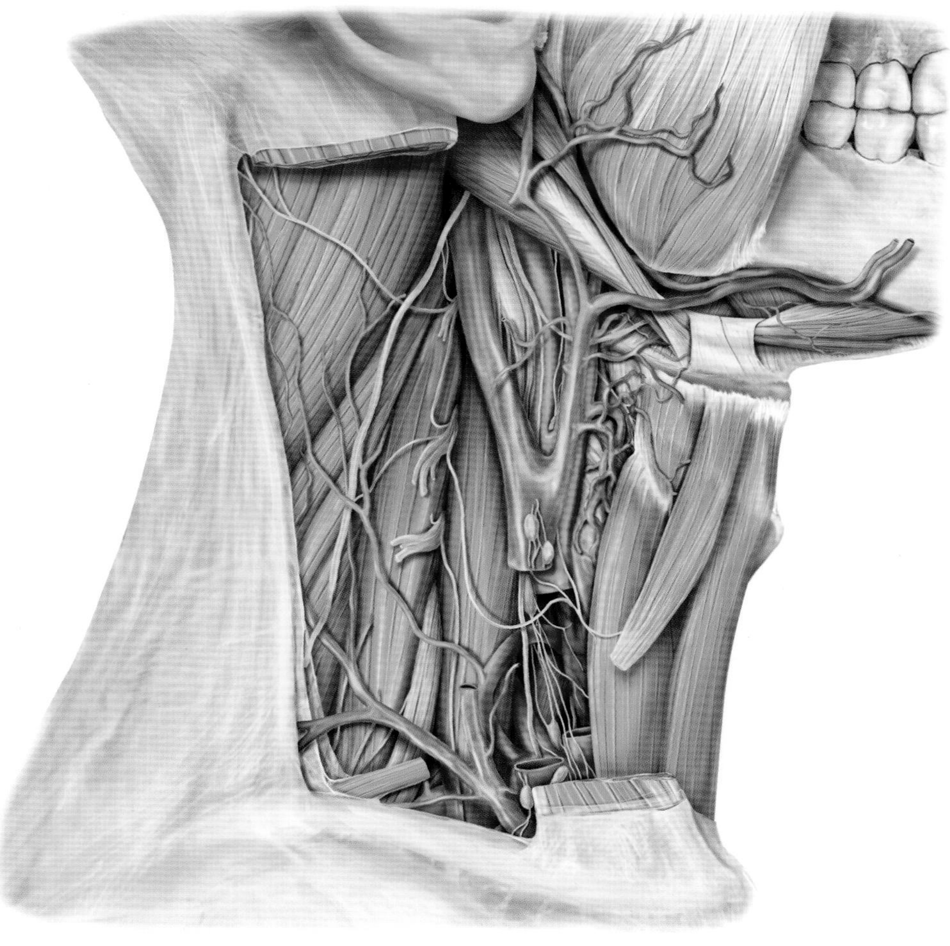

第 3 篇　颈部

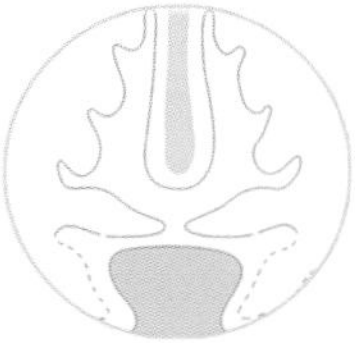

脊柱与椎骨

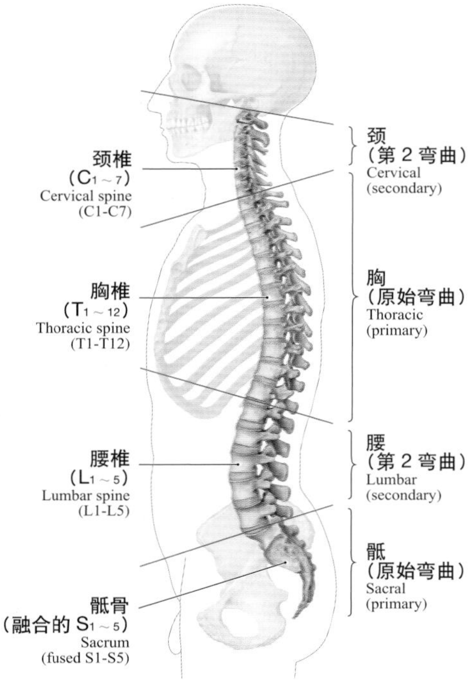
颈椎
（C1～7）
Cervical spine
(C1-C7)
胸椎
（T1～12）
Thoracic spine
(T1-T12)
腰椎
（L1～5）
Lumbar spine
(L1-L5)
骶骨
（融合的 S1～5）
Sacrum
(fused S1-S5)
颈
（第 2 弯曲）
Cervical
(secondary)
胸
（原始弯曲）
Thoracic
(primary)
腰
（第 2 弯曲）
Lumbar
(secondary)
骶
（原始弯曲）
Sacral
(primary)

图 11–1　脊柱弯曲

左侧面观。脊柱分为 4 区：颈椎、胸椎、腰椎和骶椎。在胎儿期，所有 4 区都表现为前凹弯曲。这种前凹的弯曲被称为脊椎的原发性弯曲。在发育过程中，脊椎的颈部以及腰部区域逐渐形成前凸的弯曲，这些改变被称为续发性弯曲。颈椎的续发性弯曲随着婴儿开始抬头而逐渐形成。腰椎的续发性弯曲是婴儿站立和行走能力的结果。

脊柱后突症是胸椎原始弯曲过度发展的病理状态（驼背、圆背）。脊柱前弯症是第 2 弯曲过度发展的病理状态。脊柱前弯可发生于脊柱的颈部或者腰部（凹背）。而脊柱侧凸则与原发性弯曲及续发性弯曲发育异常不同，是脊柱非正常的侧方偏离。

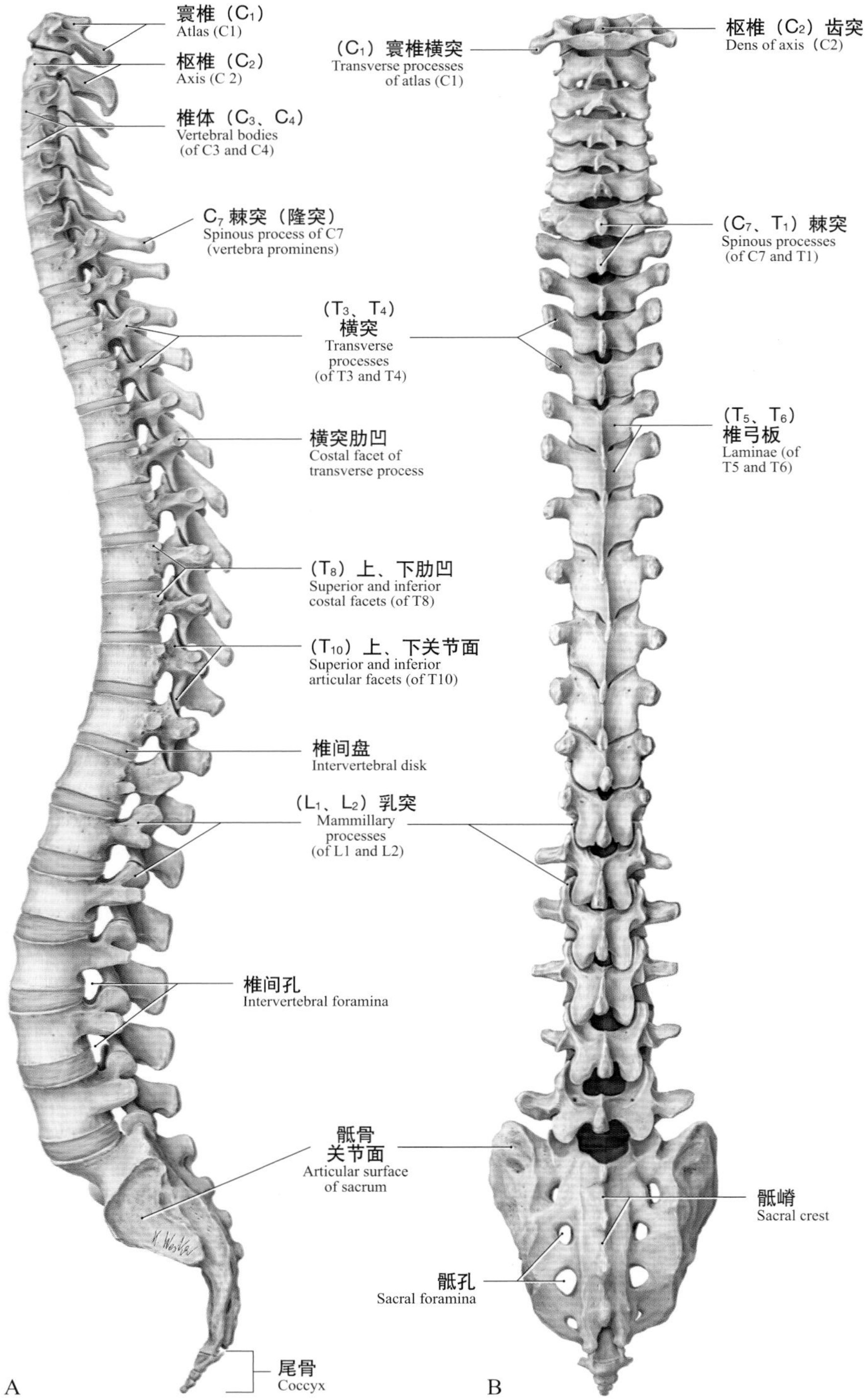
寰椎（C1）
Atlas (C1)
枢椎（C2）
Axis (C 2)
椎体（C3、C4）
Vertebral bodies
(of C3 and C4)
C7 棘突（隆突）
Spinous process of C7
(vertebra prominens)
（T3、T4）
横突
Transverse
processes
(of T3 and T4)
横突肋凹
Costal facet of
transverse process
（T8）上、下肋凹
Superior and inferior
costal facets (of T8)
（T10）上、下关节面
Superior and inferior
articular facets (of T10)
椎间盘
Intervertebral disk
（L1、L2）乳突
Mammillary
processes
(of L1 and L2)
椎间孔
Intervertebral foramina
骶骨
关节面
Articular surface
of sacrum
尾骨
Coccyx
A
枢椎（C2）齿突
Dens of axis（C2）
（C1）寰椎横突
Transverse processes
of atlas (C1)
（C7、T1）棘突
Spinous processes
(of C7 and T1)
（T5、T6）
椎弓板
Laminae (of
T5 and T6)
骶嵴
Sacral crest
骶孔
Sacral foramina
B

图 11–2　脊柱

A. 左侧面观。**B.** 后面观。

脊柱分为 4 区：颈、胸、腰和骶。每一椎骨都包含 1 个椎体和 1 个椎弓（神经弓）。椎体（以及椎体间的椎间盘）构成脊柱的重力负荷部分，而椎弓（神经弓）则包裹椎管，保护脊髓。

图 11–3　椎骨结构

示意图，左斜侧后上面观。每一椎骨都由承载重力的椎体以及包裹椎孔的椎弓构成。椎弓分为椎弓根与椎弓板。椎骨上有供肌肉附着的横突和棘突。椎骨关节位于其上、下关节突的关节面上。胸椎在肋骨面上与肋骨形成关节。

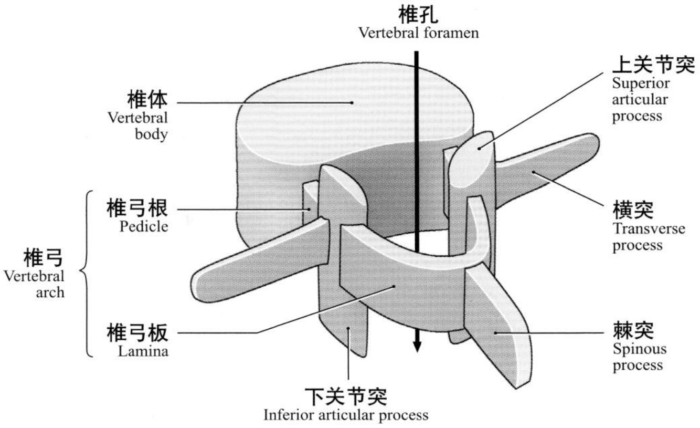

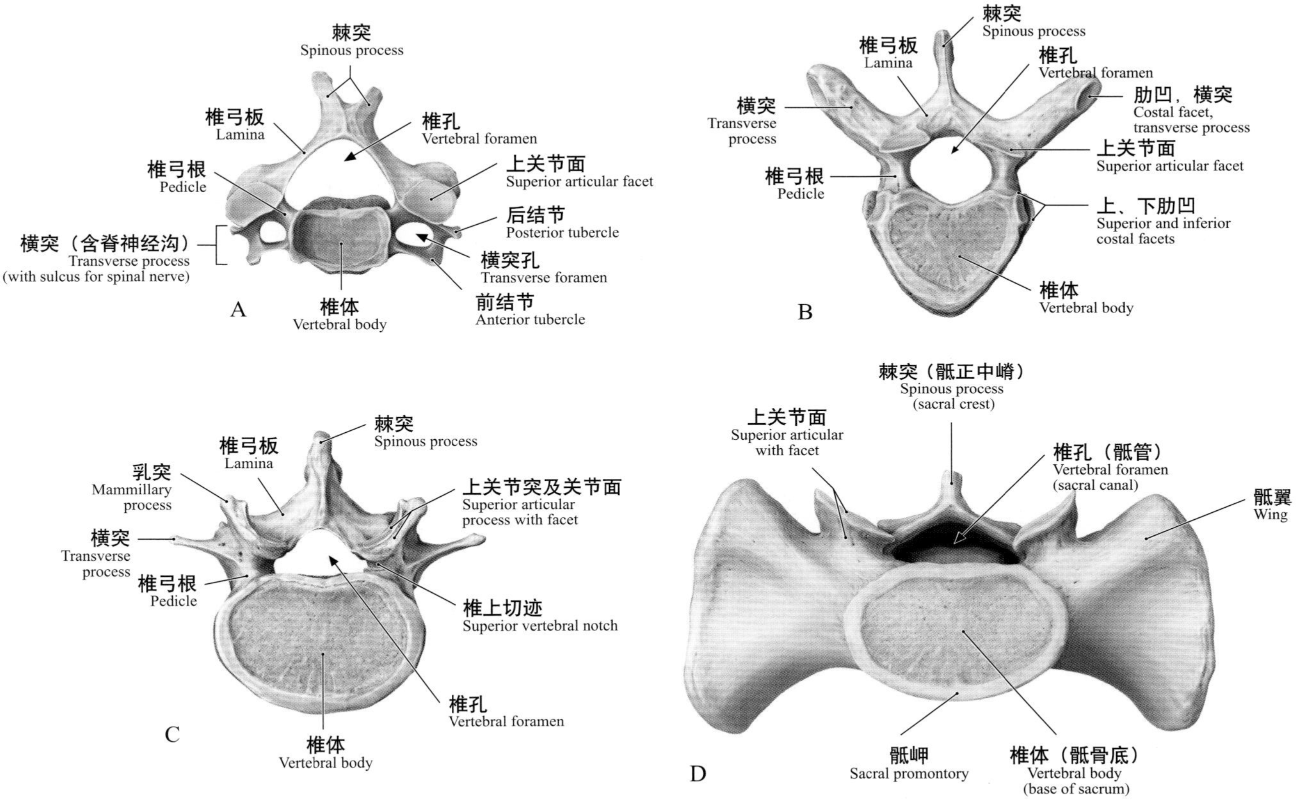

图 11–4　典 型 椎 骨

上面观。**A.** 颈椎（C_4）。**B.** 胸椎（T_6）。**C.** 腰椎（L_4）。**D.** 骶骨。从颈部到骶部，椎体由小逐渐增大。

表 11–1　椎骨的结构特点

椎骨	椎体	椎孔	横突	棘突
$C_{3\sim7}$	小（肾形）	大（三角形）	横突孔	$C_{3\sim5}$：短 C_7：长 $C_{3\sim6}$：分叉
$T_{1\sim12}$	中等（心形），有肋凹	小（圆形）	肋凹	长
$L_{1\sim5}$	大（肾形）	中等（三角形）	乳突	短而扁平
骶骨（融合的 $S_{1\sim5}$）	大到小（从基底部到尖端）	骶管（三角形）	融合（形成骶翼）	短（骶正中嵴）

每一椎骨都由椎体以及包裹椎孔的椎弓所构成。椎骨类型通过其横突很容易区分。骶椎的结构与其他椎骨相似。

颈 椎

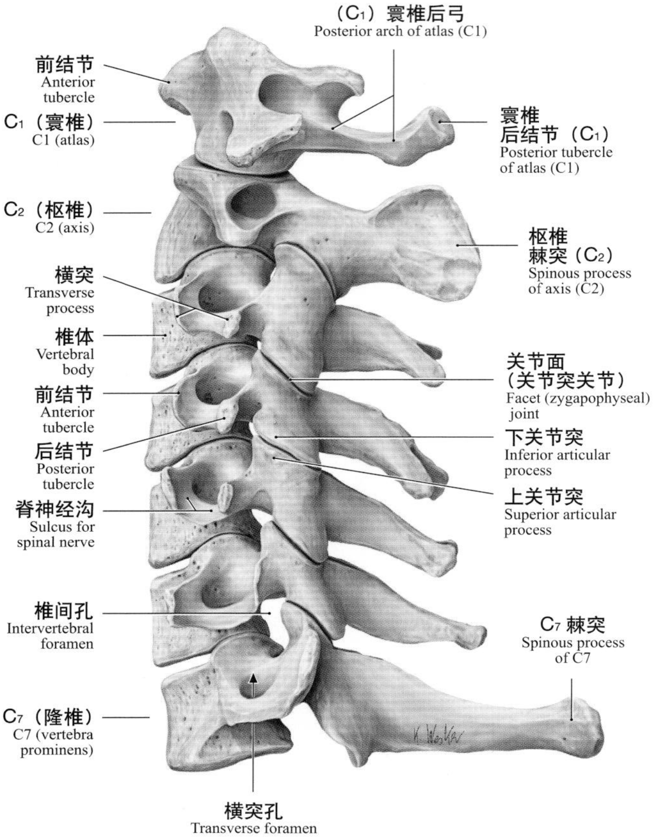

图 11–5 颈椎 ($C_{1\sim7}$)

左侧面观。颈椎由 7 块椎骨组成，C_1 和 C_2 非典型，将分开讨论。

典型的颈椎 (**$C_{3\sim7}$**)：典型的颈椎有着相对小的、肾形的椎体。上、下关节突扁平，关节面较平，且与水平方向约呈 45° 角。椎弓包裹着 1 个大的、呈三角形的椎孔。脊神经通过相邻椎骨的椎弓根所形成的椎间孔，从椎管中穿出。颈椎横突形成沟槽，容纳从中穿行的脊神经（脊神经沟）。横突还分为前部以及包含横突孔的后部。横突孔内有椎动脉走行，上升至颅底。$C_{3\sim6}$ 的棘突短且分叉。C_7 的棘突最长且更厚，是第 1 个可透过皮肤被触及的棘突。

寰椎与枢椎 (**C_1、C_2**)：寰椎和枢椎因为承担头部重量，方便头部向各个方向转动，故与其他颈椎相比有其特殊性。枢椎椎体有一个垂直的突起（齿突），寰椎围绕其转动。寰椎没有椎体，它由前、后 2 个弓组成，允许头部在水平方向转动。

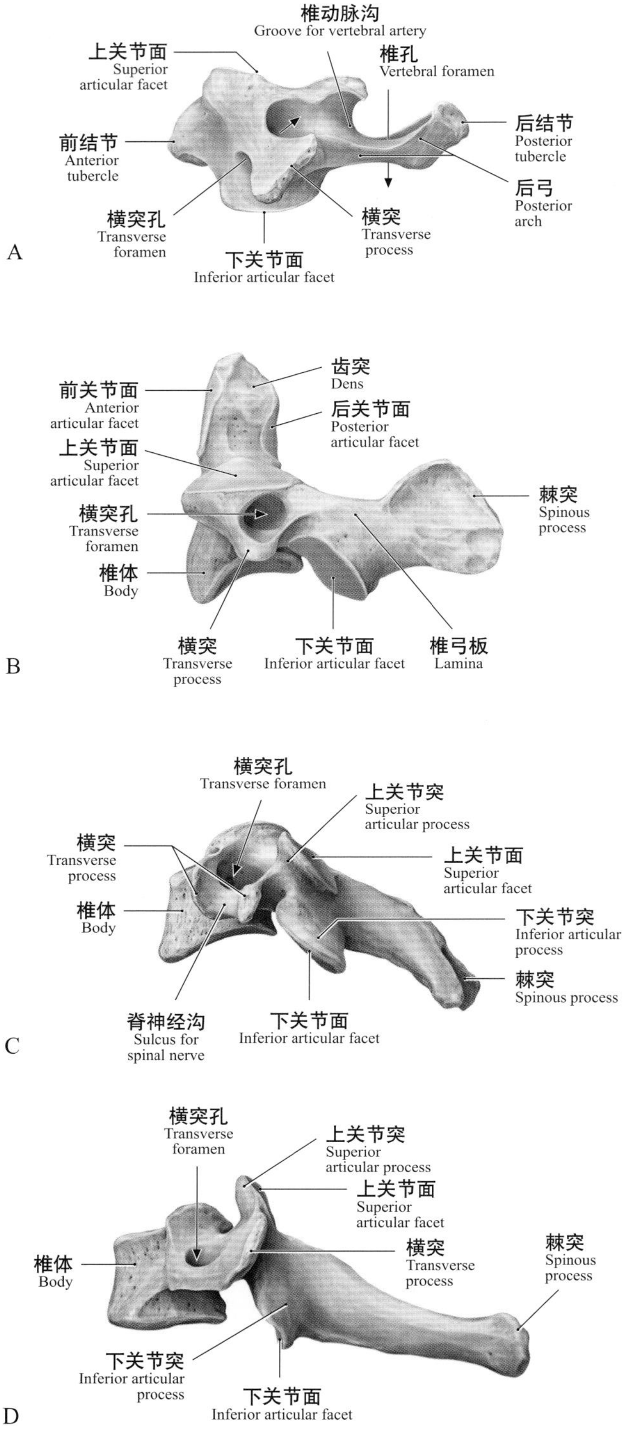

图 11–6 颈椎左侧面观

A. 寰椎（C_1）。**B.** 枢椎（C_2）。**C.** 典型颈椎（C_4）。**D.** 隆椎（C_7）。

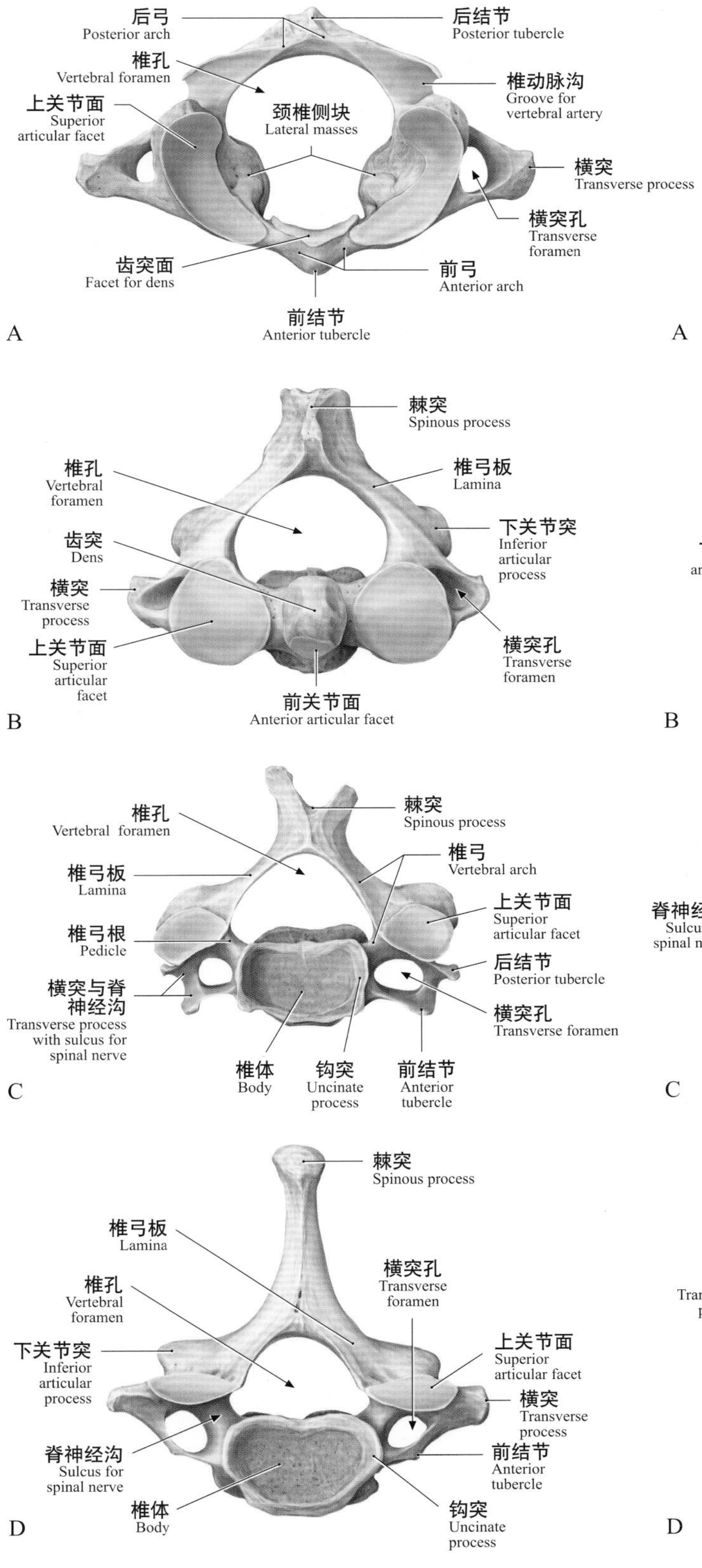

图 11–7　颈椎上面观

A. 寰椎（C_1）。**B.** 枢椎（C_2）。**C.** 典型颈椎（C_4）。**D.** 隆椎（C_7）。

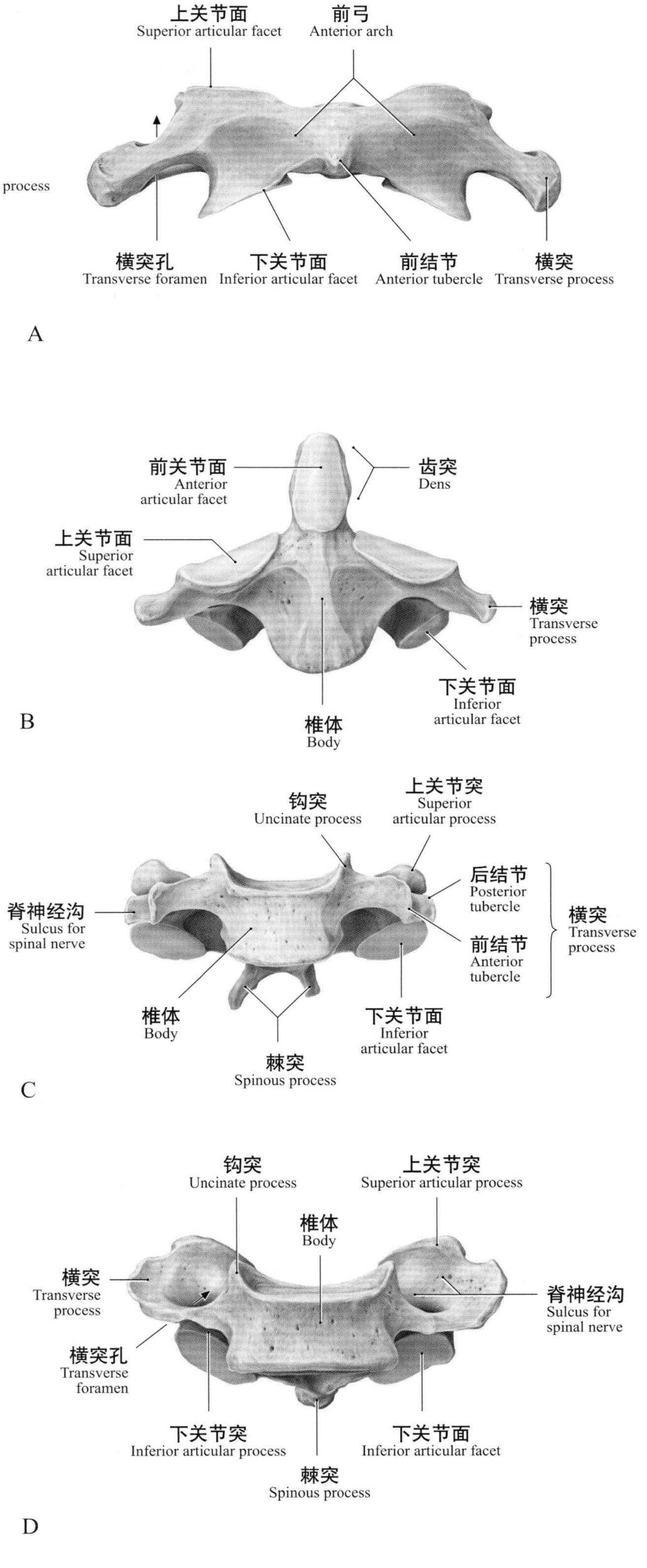

图 11–8　颈椎前面观

A. 寰椎（C_1）。**B.** 枢椎（C_2）。**C.** 典型颈椎（C_4）。**D.** 隆椎（C_7）。

颈椎关节

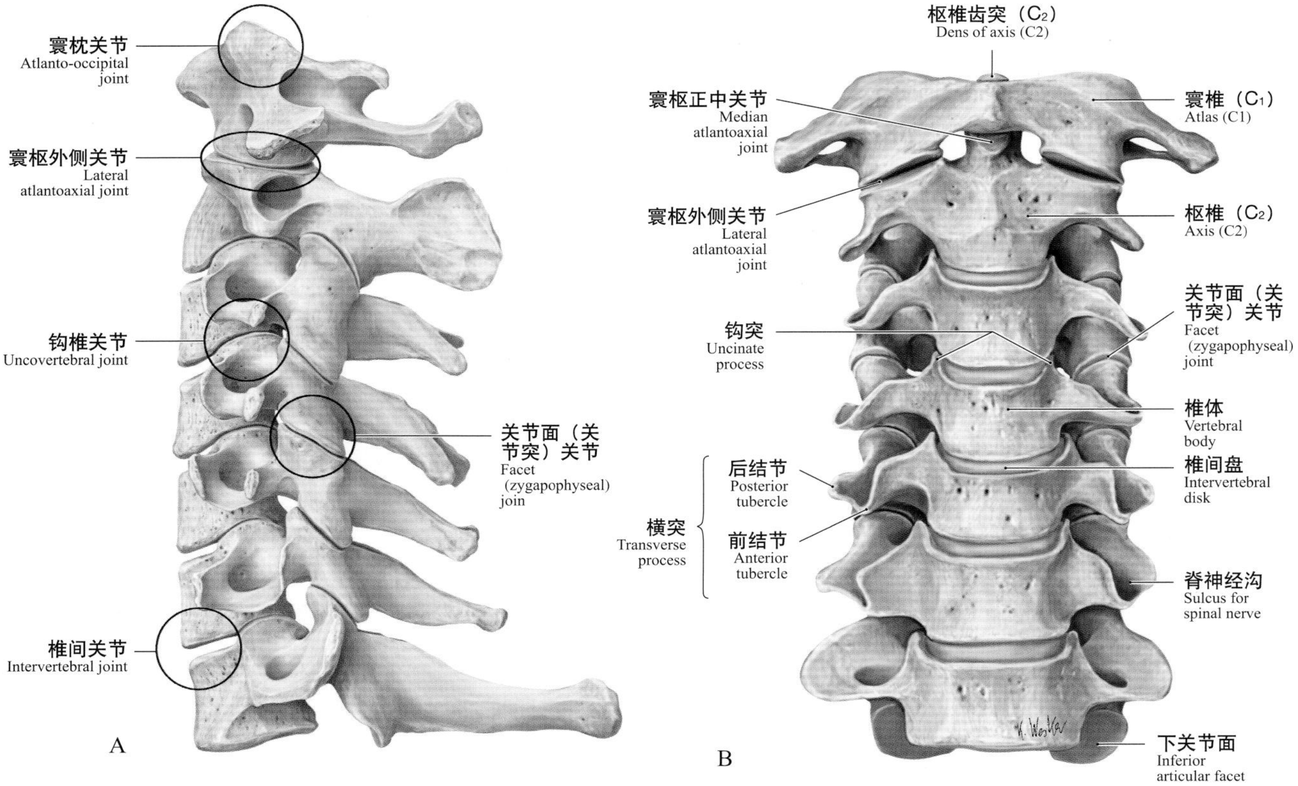
寰枕关节
Atlanto-occipital joint
寰枢外侧关节
Lateral atlantoaxial joint
钩椎关节
Uncovertebral joint
关节面（关节突）关节
Facet (zygapophyseal) join
椎间关节
Intervertebral joint
A
枢椎齿突（C2）
Dens of axis (C2)
寰枢正中关节
Median atlantoaxial joint
寰椎（C1）
Atlas (C1)
寰枢外侧关节
Lateral atlantoaxial joint
枢椎（C2）
Axis (C2)
关节面（关节突）关节
Facet (zygapophyseal) joint
钩突
Uncinate process
椎体
Vertebral body
后结节
Posterior tubercle
横突
Transverse process
前结节
Anterior tubercle
椎间盘
Intervertebral disk
脊神经沟
Sulcus for spinal nerve
下关节面
Inferior articular facet
B

图 11–9 颈椎关节

A. 左侧面观。**B.** 前面观。**C.** 颈椎 X 线片，左侧面观。

颈椎有 5 种类型的关节。其中 2 种（椎间关节和关节突关节）为所有脊柱关节共有，而另外 3 种为颈椎独有。

脊椎关节：相邻的 2 个椎骨在 2 个位置——椎体及关节突处形成关节。相邻椎骨的椎体间以近乎水平的椎间关节（椎间盘）相互连接。相邻椎骨的关节突以关节突关节相互连接。颈椎的椎间关节向前下方轻度倾斜，而关节突关节则向后下方倾斜（与水平面大致呈 45°）。

颈椎关节：有 2 种关节是颈椎独有的。

- **钩椎关节：**颈椎体外侧缘向上的突起形成钩突。钩突可与上位椎体的下外侧缘连接，形成钩椎关节。
- **颅椎关节**（寰枕关节和寰枢关节）：寰椎（C_1）与枢椎（C_2）负责承担头部的重量并且协助头部各个方向的转动，故其之间的关节较为特别，由颅椎关节构成（图 11–10）。

颈椎松弛导致其更容易受到过度伸展的损伤，如颈椎过度屈伸损伤，为头部过度及猛烈的后仰运动，导致枢椎齿突断裂或脊椎滑脱（椎骨相对于其下方相邻椎骨的前移或后移）。患者预后取决于脊椎损伤的严重程度。

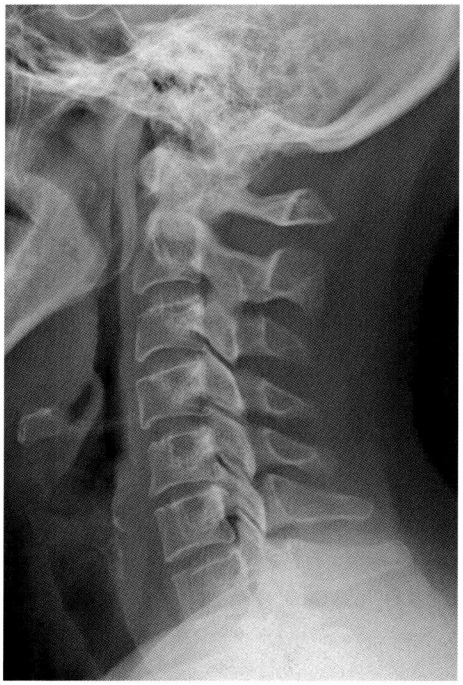

C

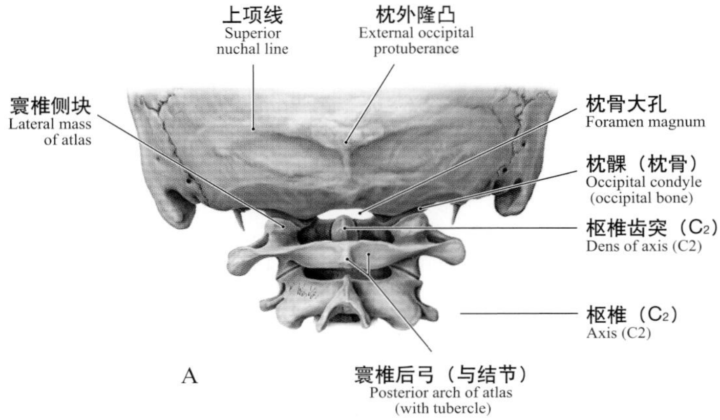

图 11–10　颅椎关节

A. 后面观。**B.** 左侧斜后上观。

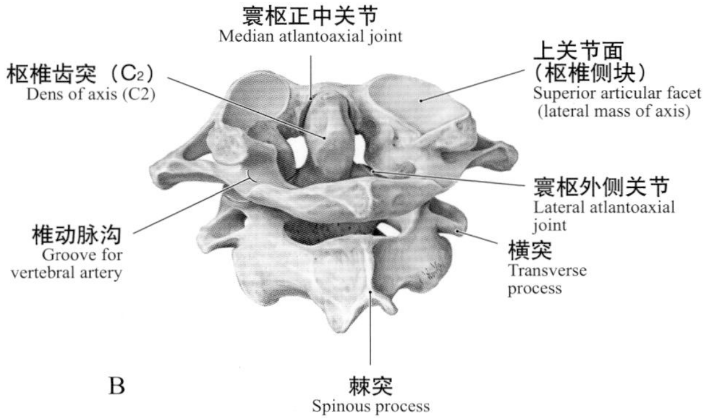

颅椎关节共有 5 个。成对的寰枕关节由寰椎（C_1）上关节凹和凸出的枕髁组成，这个关节使得头部可在矢状面上前后摆动。寰枢关节（2 个外侧及 1 个正中）使得寰椎可以在水平面上围绕齿突旋转。两侧的寰枢外侧关节由寰椎下关节凹和枢椎上关节突构成，单个的寰枢正中关节由寰椎的齿突凹和枢椎的齿突组成。注：虽然只有寰枕关节是颅部与脊柱的直接相关关节，但一般而言，寰枢关节也可以归类为颅椎关节。

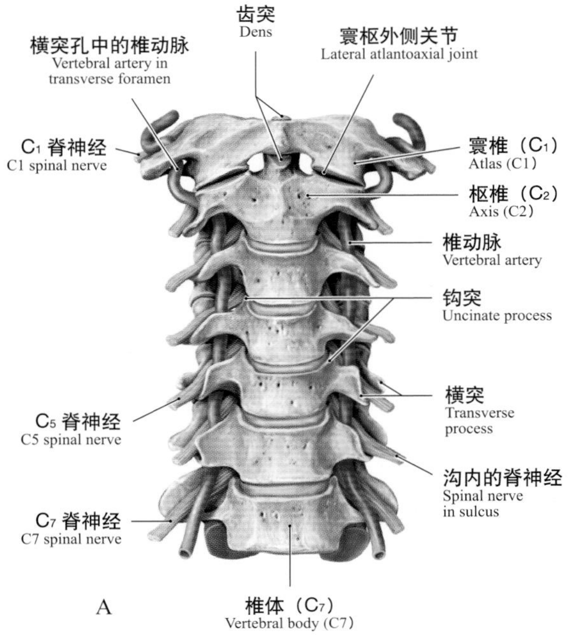

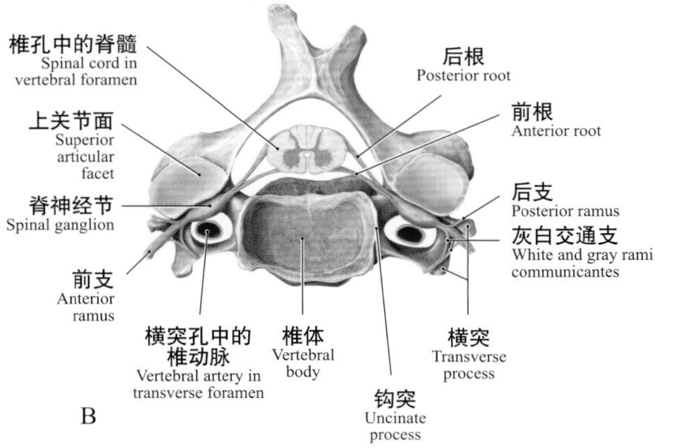

图 11–11　颈椎的神经血管

A. 前面观。**B.** 上面观。

颈椎横突在连接神经血管的结构中至关重要。脊神经由椎管内的脊髓发出，从相邻椎体间、椎弓根构成的椎间孔间离开椎管。颈椎横突包含脊神经通过的脊神经沟。横突也包含横突孔，由锁骨下动脉发出的椎动脉通过该孔，并穿过枕骨大孔进入颅内。脊椎损伤可能压迫该处的脊神经及椎动脉。

脊柱韧带

图 11–12 脊椎韧带

脊椎韧带将各个椎体连接在一起，支持脊椎承受高强度机械负荷和剪应力。这些韧带可分为椎体韧带及椎弓韧带。

A. 脊椎韧带。T_{11} ～ L_3 的左侧面观和 T_{12} 的正中矢状面观。

B. 椎体韧带（前纵韧带、后纵韧带、椎间盘），示意图。

C. 黄韧带，示意图。

D. 棘间韧带和黄韧带，示意图。

E. 脊柱韧带，示意图。

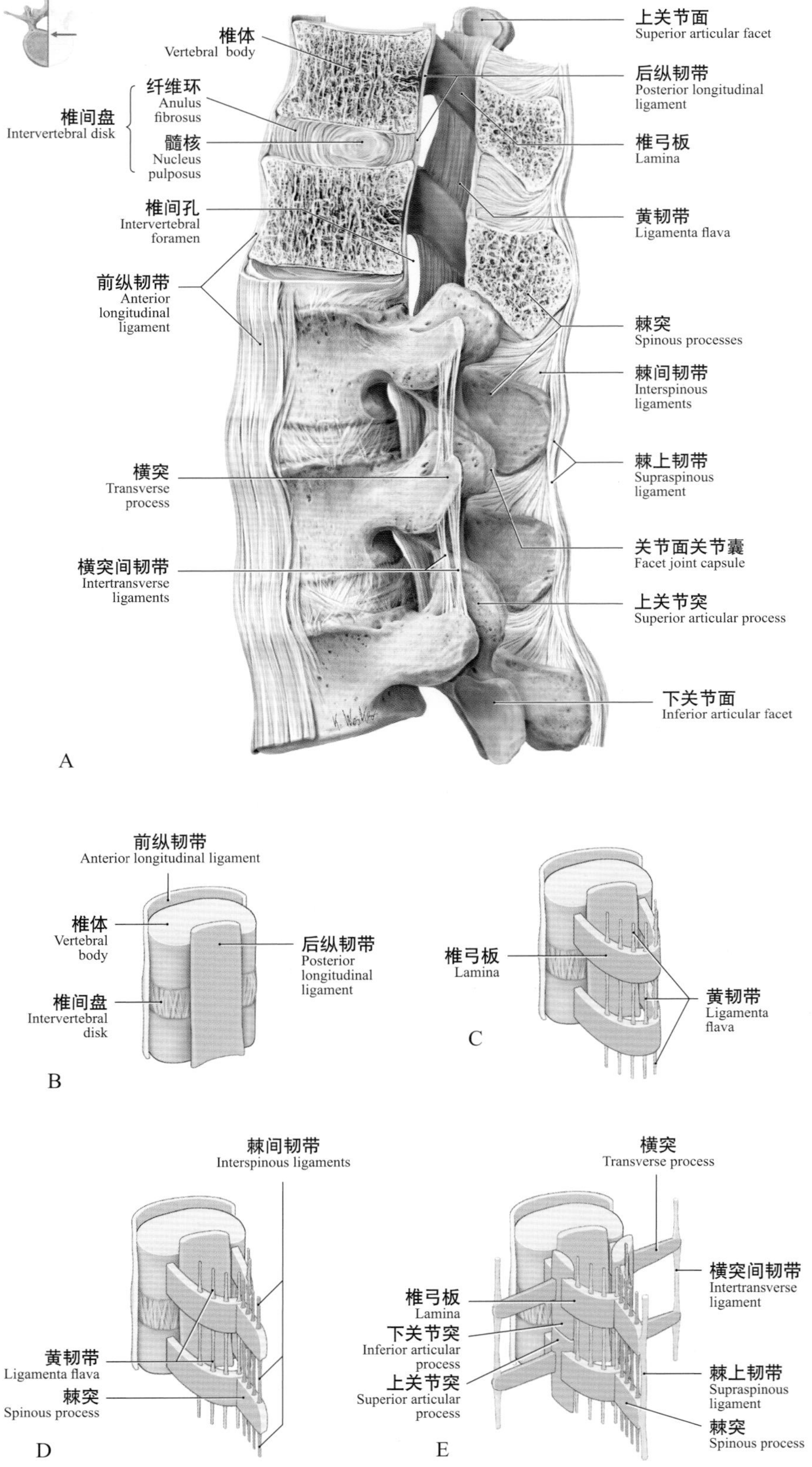

表 11–2 脊椎韧带

椎体韧带
前纵韧带（沿椎体前面）
后纵韧带（沿椎体后面，即椎管前表面）
椎间盘（位于相邻的椎体之间，纤维环限制其旋转，髓核缓冲压力）
椎弓（神经弓）韧带
黄韧带（位于椎弓板间）
棘间韧带（位于棘突之间）
棘上韧带（沿棘突后缘。在颈椎部，棘上韧带变宽，称为项韧带）
横突间韧带（位于横突之间）
关节面关节囊（内含相邻 2 个脊椎的上、下关节突）

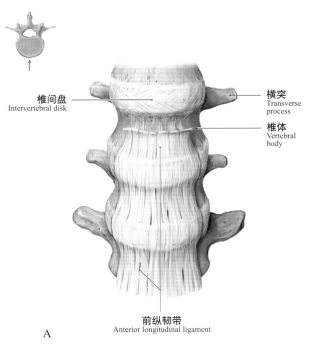

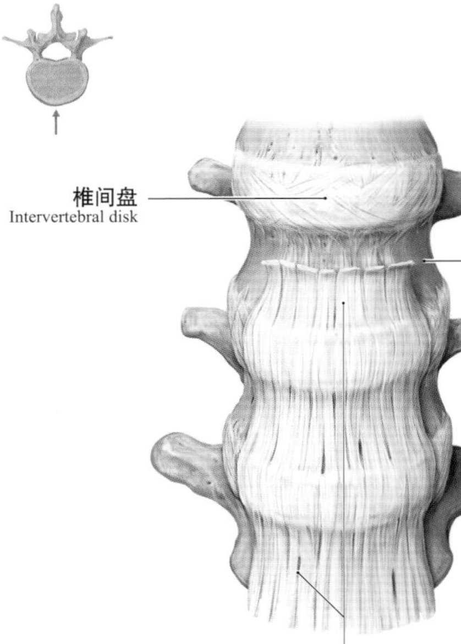
椎间盘
Intervertebral disk
横突
Transverse process
椎体
Vertebral body
前纵韧带
Anterior longitudinal ligament
A

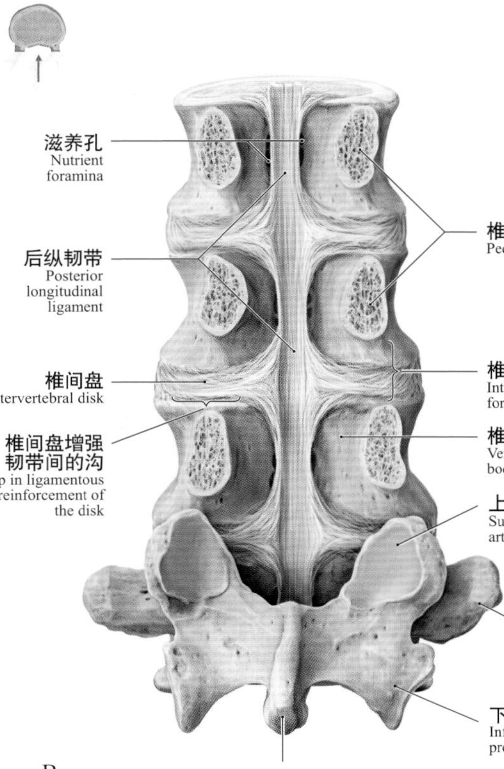
滋养孔
Nutrient foramina
后纵韧带
Posterior longitudinal ligament
椎间盘
Intervertebral disk
椎间盘增强韧带间的沟
Gap in ligamentous reinforcement of the disk
椎弓根
Pedicle
椎间孔
Intervertebral foramen
椎体
Vertebral body
上关节面
Superior articular facet
肋突
Costal process
下关节突
Inferior articular process
棘突
Spinous process
B

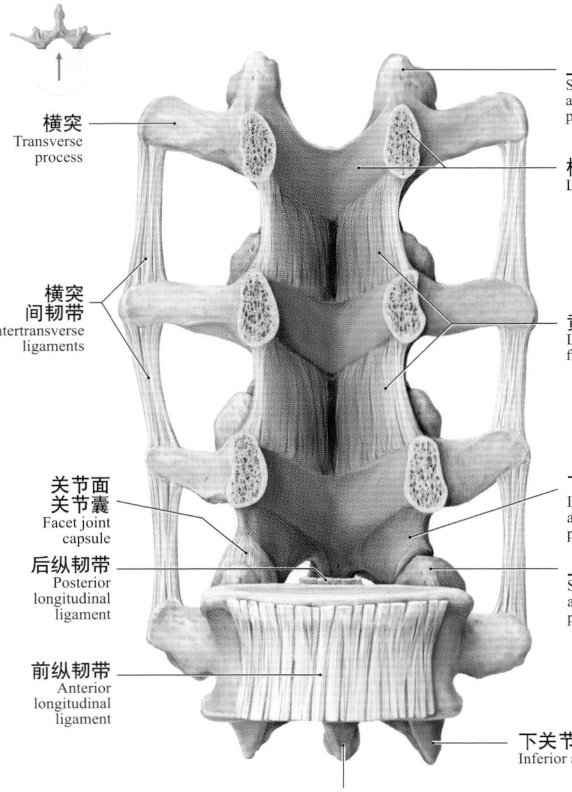
横突
Transverse process
横突间韧带
Intertransverse ligaments
关节面关节囊
Facet joint capsule
后纵韧带
Posterior longitudinal ligament
前纵韧带
Anterior longitudinal ligament
上关节突
Superior articular process
椎弓板
Lamina
黄韧带
Ligamenta flava
下关节突
Inferior articular process
上关节突
Superior articular process
下关节面
Inferior articular facet
棘突
Spinous process
C

图 11–13　脊柱的各组韧带

前、后纵韧带及黄韧带保证了正常的脊椎弯曲度。

A. 前纵韧带，前面观。前纵韧带是 1 条很宽的韧带，在椎体前方由颅底向下走行至骶骨。其较厚的胶原纤维将相邻的椎体连接在一起（与椎体紧密结合而与椎间盘结合疏松）。其表面纤维跨越多个椎骨。

B. 后纵韧带，后面观，椎管已开窗（去除椎弓后）。后纵韧带较薄，由枕骨斜坡向下沿着椎体的后缘走行，进入骶管。韧带在椎间盘水平变宽（由锥形的侧支韧带连接至椎间盘），在椎体处又变窄（连接于椎体的前、后缘）。

C. 黄韧带及横突间韧带，前面观，椎管已开窗（去除椎体后）。黄韧带是 1 条厚而有力的韧带，连接相邻的椎弓板且加固了椎间孔后方的椎管壁。该韧带主要由黄色的弹性纤维组成，当脊椎直立时，黄韧带拉紧，保证脊椎位于矢状面。黄韧带同时也限制脊椎的过度前屈。注：横突的尖部由棘间韧带相连，限制了脊椎体之间的相互摇摆。

颈椎韧带

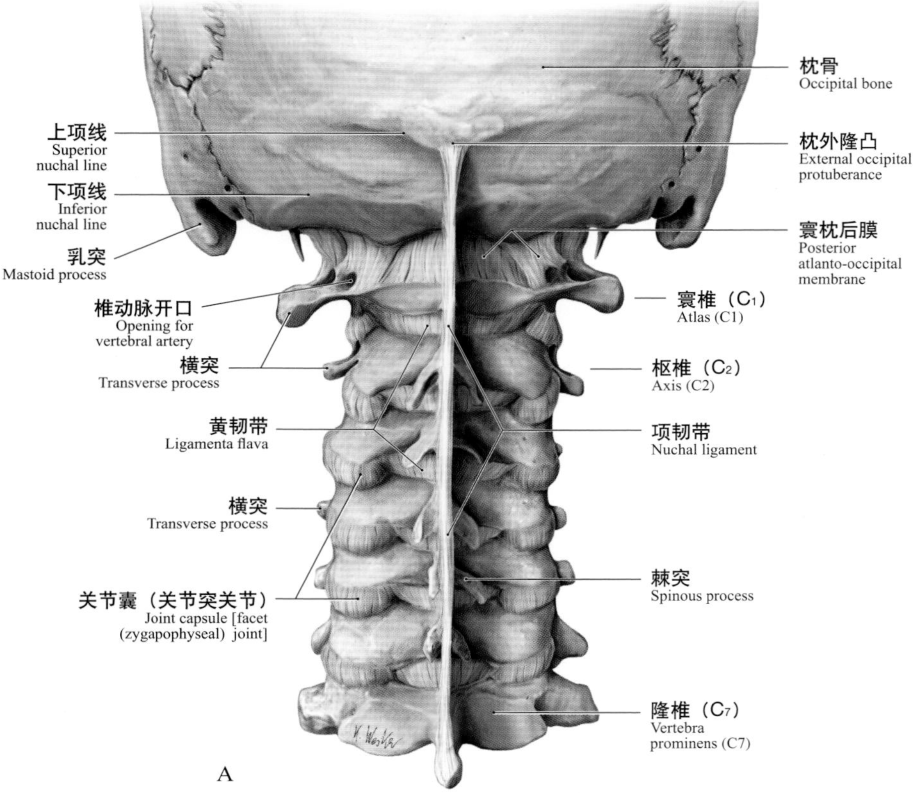

枕骨
Occipital bone
上项线
Superior nuchal line
枕外隆凸
External occipital protuberance
下项线
Inferior nuchal line
寰枕后膜
Posterior atlanto-occipital membrane
乳突
Mastoid process
椎动脉开口
Opening for vertebral artery
寰椎（C1）
Atlas (C1)
横突
Transverse process
枢椎（C2）
Axis (C2)
黄韧带
Ligamenta flava
项韧带
Nuchal ligament
横突
Transverse process
棘突
Spinous process
关节囊（关节突关节）
Joint capsule [facet (zygapophyseal) joint]
隆椎（C7）
Vertebra prominens (C7)
A

图 11–14 颈椎韧带

A. 后面观。

B. 前面观，去除前颅底后。

C. 正中矢状面左侧面观。项韧带是增宽的部分，由隆椎（C_7）向上延伸至枕外隆凸。

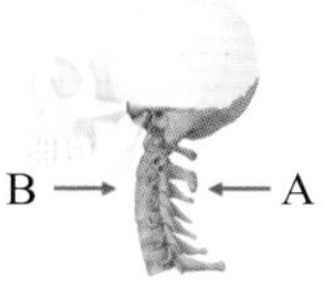

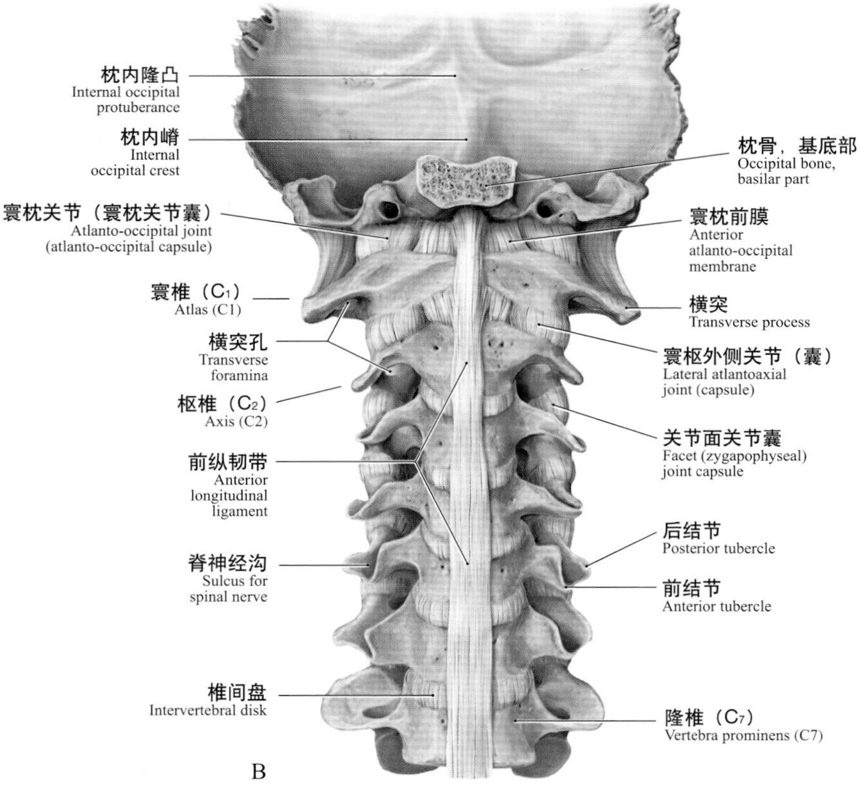

枕内隆凸
Internal occipital protuberance
枕内嵴
Internal occipital crest
枕骨，基底部
Occipital bone, basilar part
寰枕关节（寰枕关节囊）
Atlanto-occipital joint (atlanto-occipital capsule)
寰枕前膜
Anterior atlanto-occipital membrane
寰椎（C1）
Atlas (C1)
横突
Transverse process
横突孔
Transverse foramina
寰枢外侧关节（囊）
Lateral atlantoaxial joint (capsule)
枢椎（C2）
Axis (C2)
关节面关节囊
Facet (zygapophyseal) joint capsule
前纵韧带
Anterior longitudinal ligament
后结节
Posterior tubercle
脊神经沟
Sulcus for spinal nerve
前结节
Anterior tubercle
椎间盘
Intervertebral disk
隆椎（C7）
Vertebra prominens (C7)
B

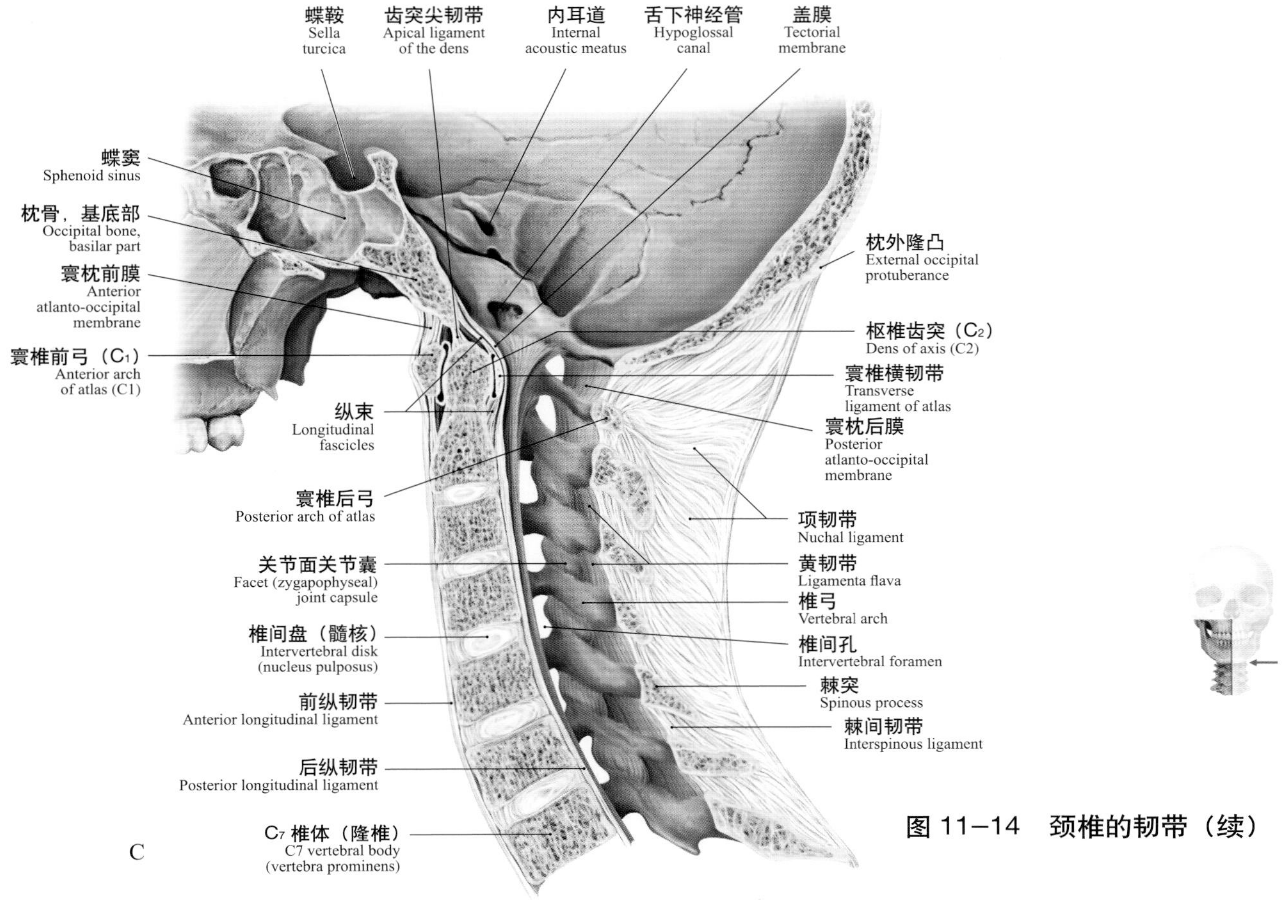
蝶鞍
Sella turcica
齿突尖韧带
Apical ligament of the dens
内耳道
Internal acoustic meatus
舌下神经管
Hypoglossal canal
盖膜
Tectorial membrane
蝶窦
Sphenoid sinus
枕骨，基底部
Occipital bone, basilar part
寰枕前膜
Anterior atlanto-occipital membrane
寰椎前弓（C1）
Anterior arch of atlas (C1)
纵束
Longitudinal fascicles
寰椎后弓
Posterior arch of atlas
关节面关节囊
Facet (zygapophyseal) joint capsule
椎间盘（髓核）
Intervertebral disk (nucleus pulposus)
前纵韧带
Anterior longitudinal ligament
后纵韧带
Posterior longitudinal ligament
C7 椎体（隆椎）
C7 vertebral body (vertebra prominens)
枕外隆凸
External occipital protuberance
枢椎齿突（C2）
Dens of axis (C2)
寰椎横韧带
Transverse ligament of atlas
寰枕后膜
Posterior atlanto-occipital membrane
项韧带
Nuchal ligament
黄韧带
Ligamenta flava
椎弓
Vertebral arch
椎间孔
Intervertebral foramen
棘突
Spinous process
棘间韧带
Interspinous ligament
C

图 11–14　颈椎的韧带（续）

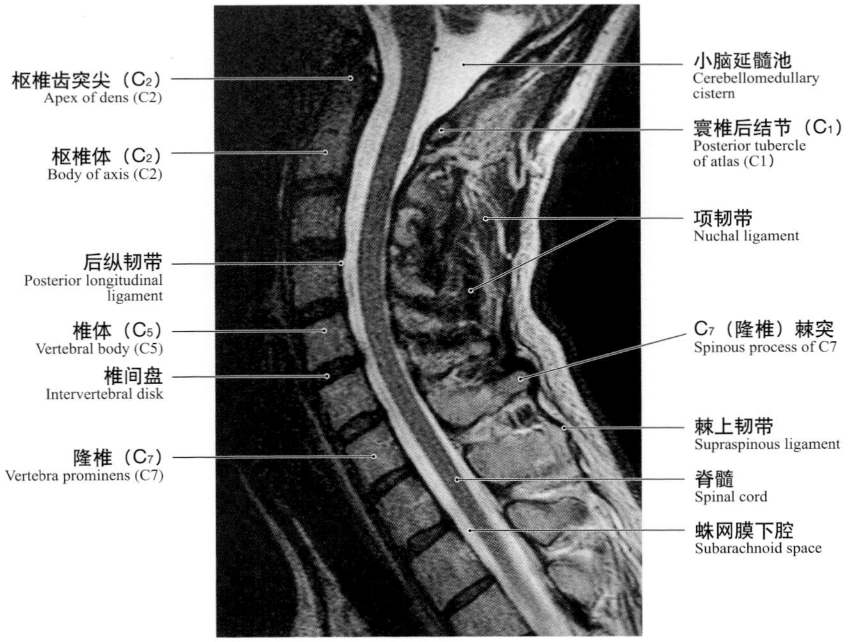
枢椎齿突尖（C2）
Apex of dens (C2)
枢椎体（C2）
Body of axis (C2)
后纵韧带
Posterior longitudinal ligament
椎体（C5）
Vertebral body (C5)
椎间盘
Intervertebral disk
隆椎（C7）
Vertebra prominens (C7)
小脑延髓池
Cerebellomedullary cistern
寰椎后结节（C1）
Posterior tubercle of atlas (C1)
项韧带
Nuchal ligament
C7（隆椎）棘突
Spinous process of C7
棘上韧带
Supraspinous ligament
脊髓
Spinal cord
蛛网膜下腔
Subarachnoid space

图 11–15　颈椎的磁共振影像

左侧正中矢状面观，T2 加强 TSE 序列（引自 Vahlensieck M, Reiser M. MRT des Bewegungsapparates. 2nd ed. Stuttgart: Thieme，2001. ）。

颅椎关节韧带

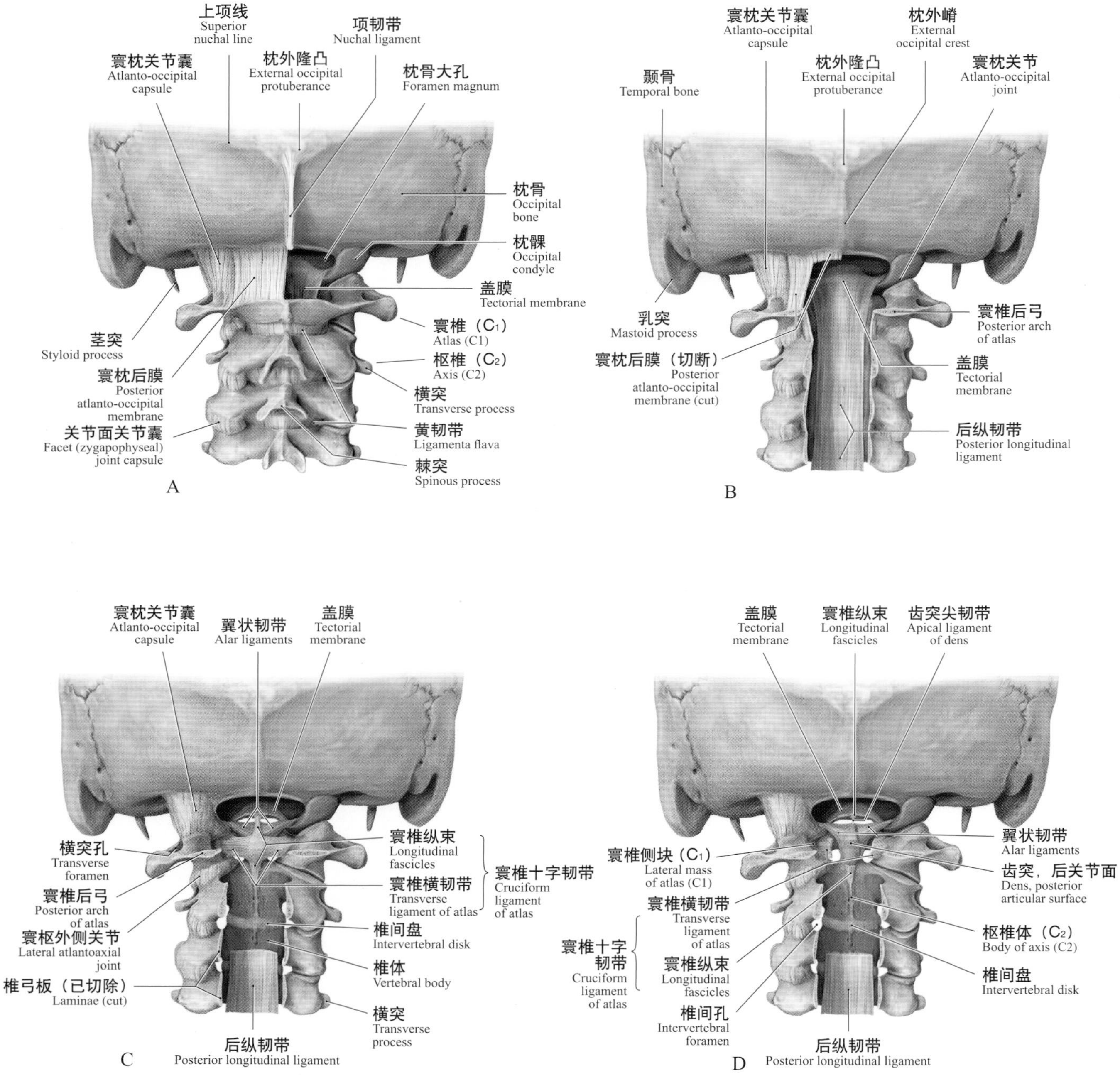

图 11–16 颅椎关节及颈椎韧带

颅骨和上段颈椎，后面观。

A. 寰枕后膜由寰椎后弓延伸至枕骨大孔环后部，右侧后膜已去除。

B. 在开放椎管及去除脊髓后，可见由后纵韧带延伸、变宽而来的盖膜，形成了颅椎关节椎管的前壁结构。

C. 盖膜去除后，可见寰椎十字韧带。寰椎横韧带形成十字韧带中厚而水平的部分，而寰椎纵束则形成较薄而纵行的部分。

D. 寰椎横韧带及纵筋膜部分去除后，可见成对的翼状韧带，其由齿突外侧面延伸至同侧枕髁的内侧面，单个的齿突尖韧带从齿突尖部连接至枕骨大孔前部。

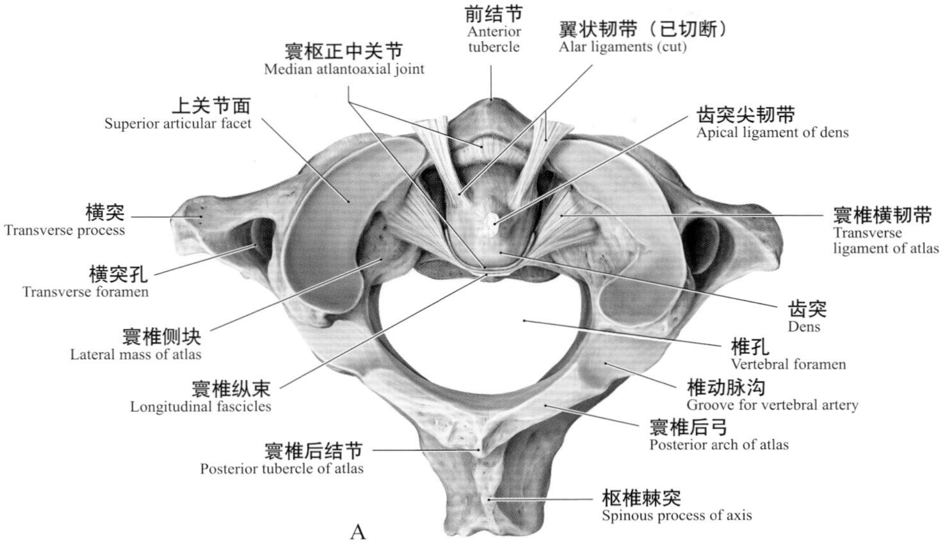

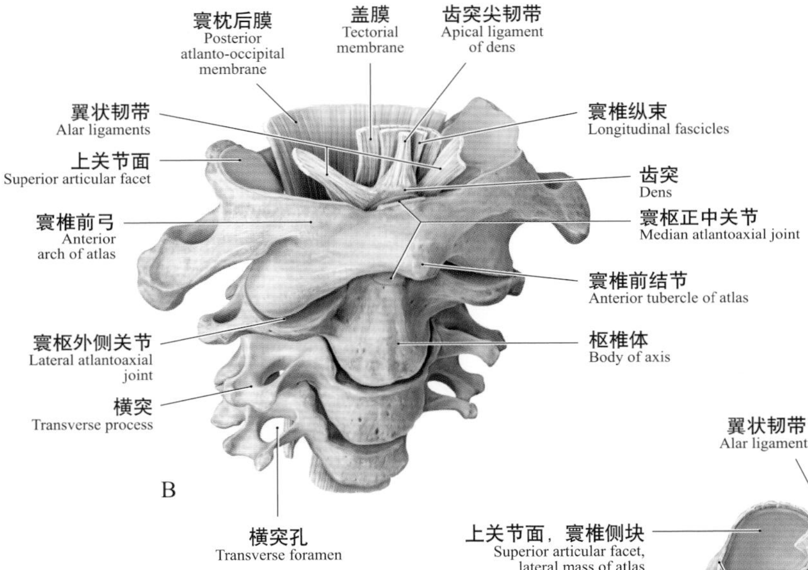

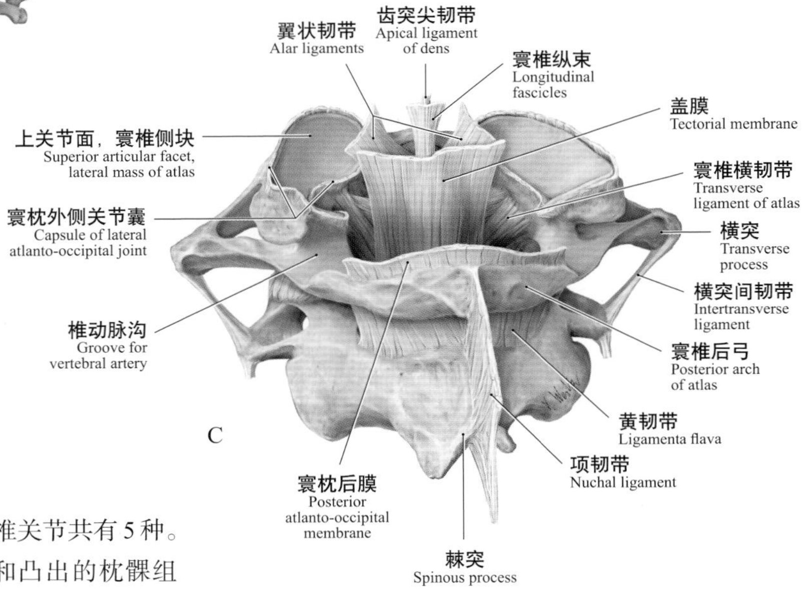

图 11–17　颅椎关节韧带

A. 寰椎（C_1）和枢椎（C_2）上面观。

B. $C_{1\sim4}$ 前上面观。

C. 寰椎（C_1）和枢椎（C_2）后上面观。颅椎关节共有 5 种。成对的寰枕关节由寰椎上的关节凹和凸出的枕髁组成，该关节由寰枕关节囊和寰枕后膜（相当于黄韧带）包绕固定。成对的寰枢外侧关节和单个的寰枕正中关节允许寰椎围绕齿突在水平面上旋转，寰枢关节由双侧的翼状韧带、齿突尖韧带及寰椎十字韧带（横韧带和纵束）包绕固定。

颈部肌肉：概览

图 11–18 胸锁乳突肌与斜方肌

A. 胸锁乳突肌右侧面观。**B.** 斜方肌后面观。

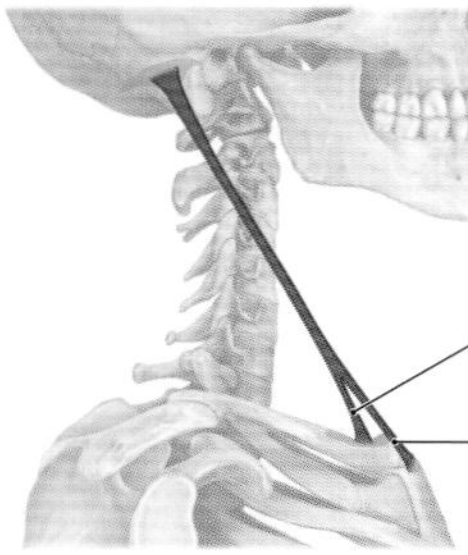
锁骨头
Clavicular head
胸骨头
Sternal head

A

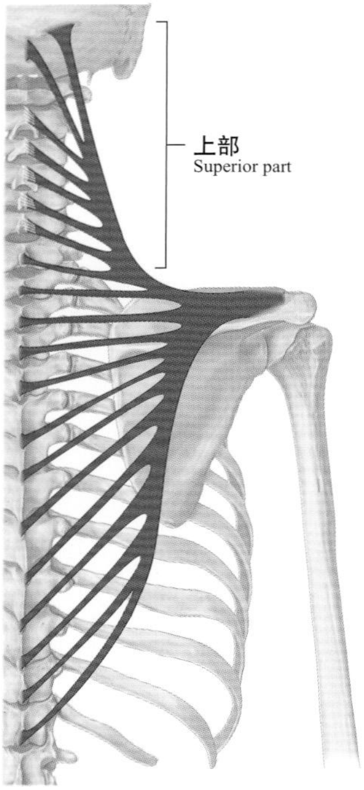
上部
Superior part
中部
Middle part
下部
Inferior part

B

表 11–3 颈 部 肌 肉

颈部肌肉位于头颅、脊柱和上肢之间。因此它们能以基于位置和功能的多种方式进行分类。在接下来的章节中，颈部肌肉分组如下：
颈浅肌群
指位于颈深筋膜深层外面的肌群，由脊神经前支支配
颈后肌群（背固有肌）
指止于颈椎的肌肉，由脊神经后支支配 • 背部固有肌（包括项肌） 　◦ 短项肌、颅脊肌
颈前肌群
止于颈椎前部的肌肉，由脊神经前支支配 • 椎前肌群 • 椎侧肌群（斜角肌）
未附着于颈椎的颈部肌肉 • 舌骨上肌群 • 舌骨下肌群

图 11–19 颈浅肌群

A. 左侧面观。**B.** 胸锁乳突肌和斜方肌的前面观。不同于颈部其他肌肉，颈浅肌群位于颈深筋膜椎前层的浅面，由脊神经前支支配。

颈阔肌：颈阔肌与所有面部表情肌一样，并不是包被于自身的筋膜鞘中，而是直接与皮肤相连（部分直接附着在皮肤内）（注：它由支配所有面部表情肌的神经，即面神经支配）。颈阔肌的大小高度变异，其纤维可从面下部至胸上部。

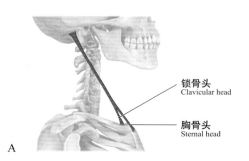

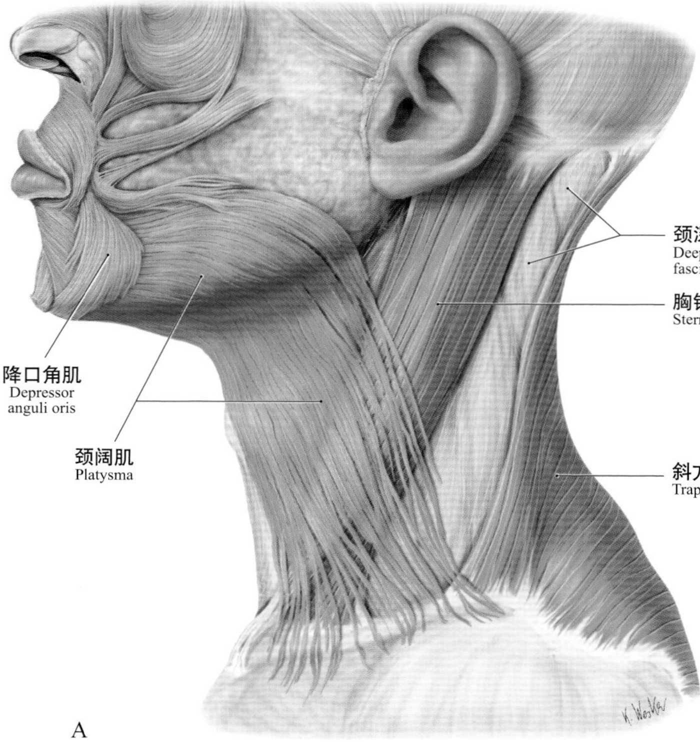
颈深筋膜
Deep cervical fascia
胸锁乳突肌
Sternocleidomastoid
降口角肌
Depressor anguli oris
颈阔肌
Platysma
斜方肌
Trapezius

A

表 11–4　颈 浅 肌 群

肌肉	起点	止点	神经支配	功能
颈阔肌	下颌骨（下缘）；面下部皮肤及口角	颈下部及胸上部和外侧皮肤	面神经（CN Ⅶ），颈支	下拉面下部及口周皮肤，产生皱纹；紧张颈部皮肤；辅助下颌骨受力下降
胸锁乳突肌	枕骨（上项线）；颞骨（乳突）	胸骨头：胸骨（柄） 锁骨头：锁骨（内侧 1/3）	副神经（CN Ⅸ），脊髓部	单侧：使颏部向上、外运动（使头斜向同侧，转向对侧） 双侧：头部后仰；头部固定时辅助呼吸
斜方肌，上部 *	枕骨；$C_{1\sim7}$（棘突）	锁骨（外 1/3）		将肩胛骨斜向上拉；使关节向下旋转
小菱形肌（图 11–20）	项韧带（下部），$C_7 \sim T_1$（棘突）	肩胛骨内（椎）缘，与肩胛棘交点上方	C_4、C_5 前支（来自 C_5 的纤维发自肩胛背神经）	肩胛骨运动（如后拉、旋转）
肩胛提肌（图 11–20）	$C_{1\sim4}$（横突后结节）	肩胛骨（上角内面）	$C_{3\sim5}$ 前支（来自 C_5 的纤维发自肩胛背神经）	肩胛骨运动（如上提、后拉、旋转）
上后锯肌（图 11–22）	项韧带（下部），$C_7 \sim T_3$（棘突）	第 2 ～ 5 肋	胸脊神经前支（肋间神经）	推测为呼吸辅助肌；辅助提肋

注：* 中部和下部颞浅肌未在此表中描述。

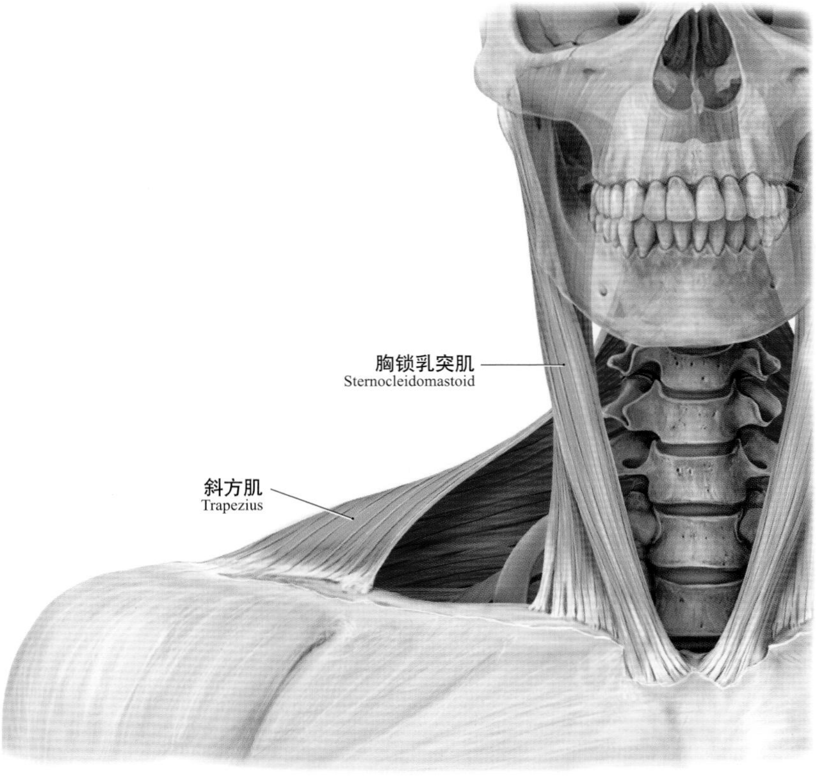
胸锁乳突肌
Sternocleidomastoid
斜方肌
Trapezius

B

图 11–19　颈浅肌群（续）

胸锁乳突肌和斜方肌：斜方肌位于颈深筋膜浅层与椎前筋膜之间，颈浅层筋膜分层包被胸锁乳突肌和斜方肌。

先天性斜颈是由胸锁乳突肌变短引起头歪向同侧而颏部朝向对侧上方的一种状态。这种肌肉的变短被认为是出生时创伤引起肌肉内出血和肿胀，然后瘢痕组织随之形成的结果，后者使肌肉在颈部生长过程中不能变长，通常与髋关节发育不良相关。婴儿期出现的症状包括头颏姿势异常、颈运动范围受限和由于只用一侧睡觉而导致患侧头面部扁平。

颈部与背部肌肉（Ⅰ）

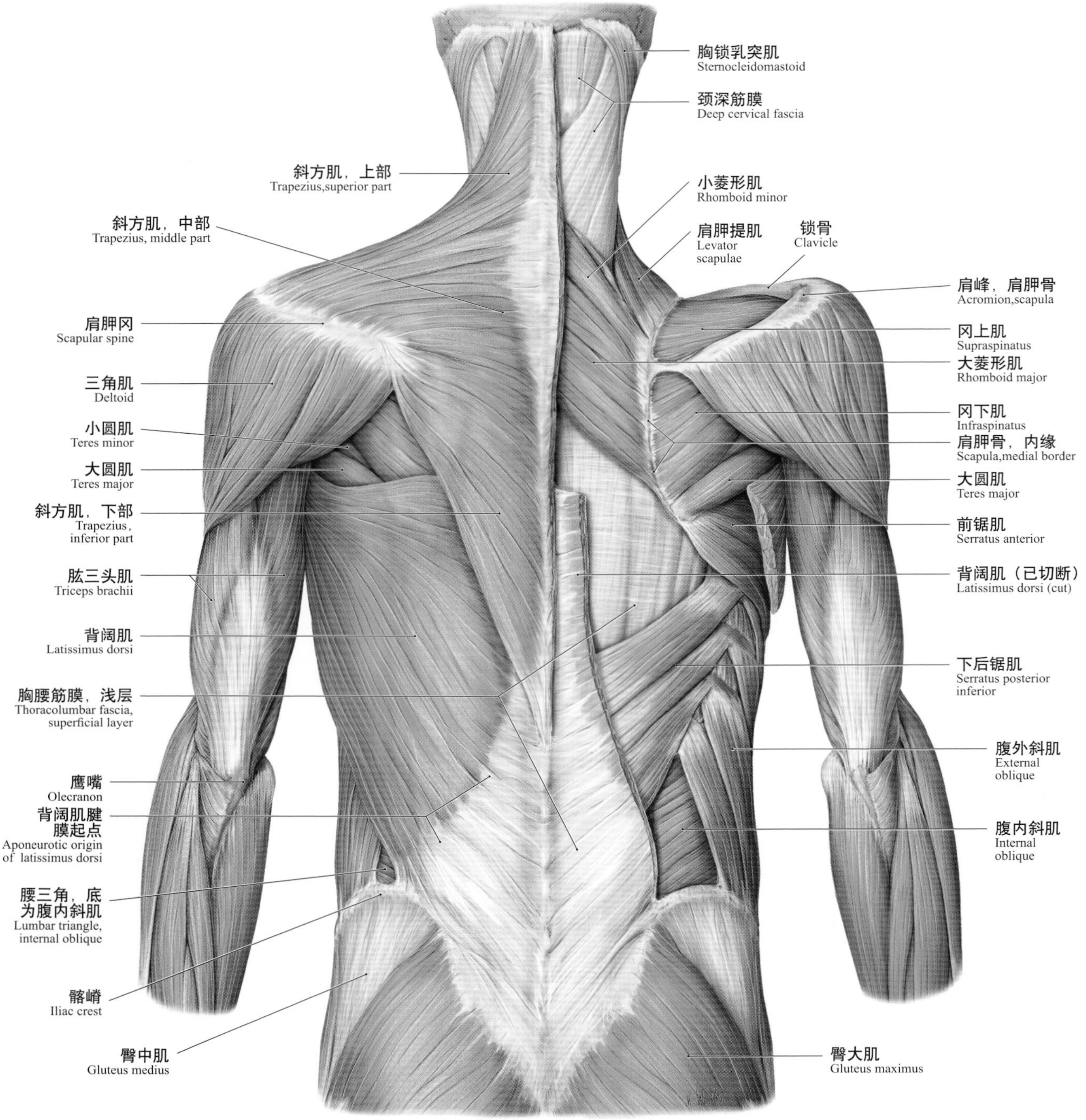
胸锁乳突肌
Sternocleidomastoid
颈深筋膜
Deep cervical fascia
斜方肌，上部
Trapezius,superior part
小菱形肌
Rhomboid minor
斜方肌，中部
Trapezius, middle part
肩胛提肌
Levator scapulae
锁骨
Clavicle
肩峰，肩胛骨
Acromion,scapula
肩胛冈
Scapular spine
冈上肌
Supraspinatus
大菱形肌
Rhomboid major
三角肌
Deltoid
冈下肌
Infraspinatus
小圆肌
Teres minor
肩胛骨，内缘
Scapula,medial border
大圆肌
Teres major
大圆肌
Teres major
斜方肌，下部
Trapezius, inferior part
前锯肌
Serratus anterior
肱三头肌
Triceps brachii
背阔肌（已切断）
Latissimus dorsi (cut)
背阔肌
Latissimus dorsi
下后锯肌
Serratus posterior inferior
胸腰筋膜，浅层
Thoracolumbar fascia, superficial layer
腹外斜肌
External oblique
鹰嘴
Olecranon
背阔肌腱膜起点
Aponeurotic origin of latissimus dorsi
腹内斜肌
Internal oblique
腰三角，底为腹内斜肌
Lumbar triangle, internal oblique
髂嵴
Iliac crest
臀中肌
Gluteus medius
臀大肌
Gluteus maximus

图 11–20 颈部及背部肌肉

后面观，右侧斜方肌与背阔肌已被切除。背外肌群位于胸腰筋膜及颈深筋膜浅层，它们是迁移到背部的上肢肌肉（源于肢芽）。背内肌群位于胸腰筋膜与颈深筋膜之间，源于轴上肌。由于胚胎来源不同，背内肌群由脊神经后支支配，而背外肌群由前支支配。注：斜方肌与胸锁乳突肌由副神经（CN Ⅺ）支配。

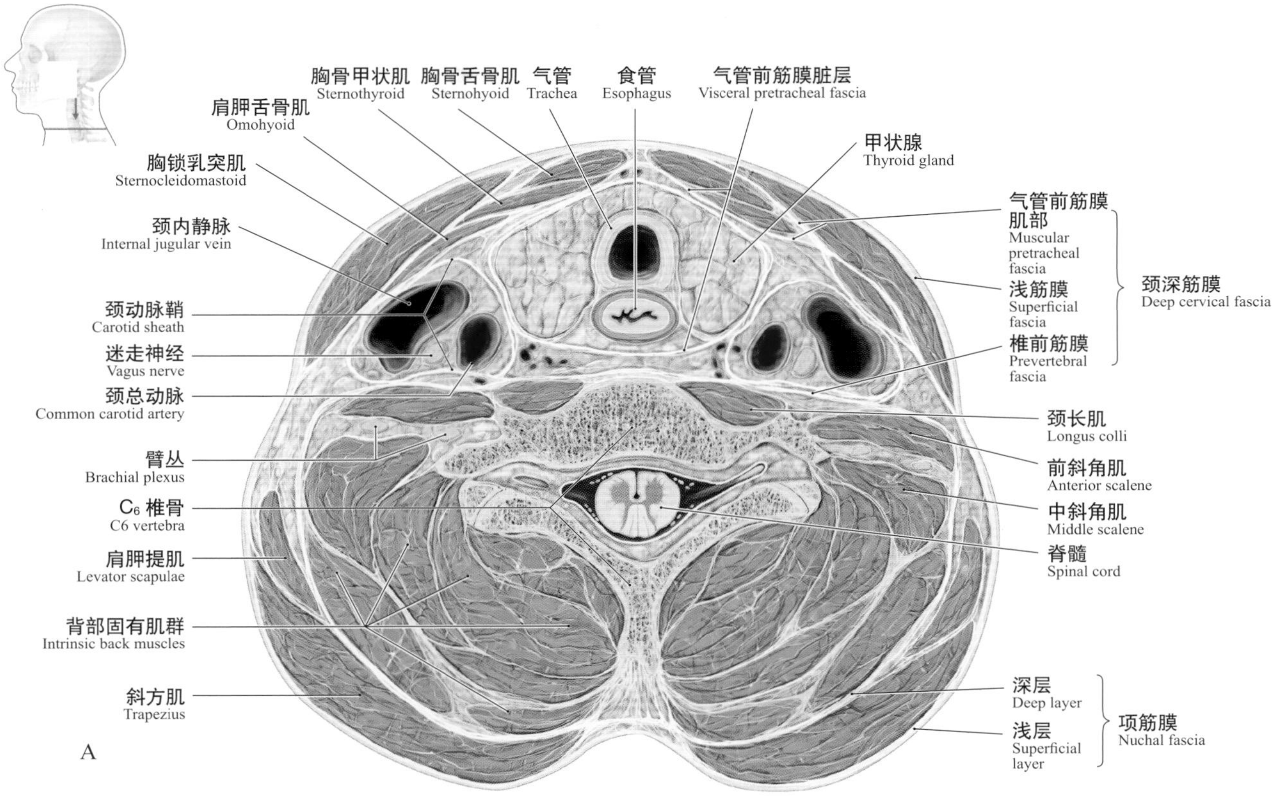

胸骨甲状肌 Sternothyroid
胸骨舌骨肌 Sternohyoid
气管 Trachea
食管 Esophagus
气管前筋膜脏层 Visceral pretracheal fascia
肩胛舌骨肌 Omohyoid
甲状腺 Thyroid gland
胸锁乳突肌 Sternocleidomastoid
气管前筋膜肌部 Muscular pretracheal fascia
颈内静脉 Internal jugular vein
浅筋膜 Superficial fascia
颈深筋膜 Deep cervical fascia
颈动脉鞘 Carotid sheath
迷走神经 Vagus nerve
椎前筋膜 Prevertebral fascia
颈总动脉 Common carotid artery
颈长肌 Longus colli
臂丛 Brachial plexus
前斜角肌 Anterior scalene
C6 椎骨 C6 vertebra
中斜角肌 Middle scalene
脊髓 Spinal cord
肩胛提肌 Levator scapulae
背部固有肌群 Intrinsic back muscles
斜方肌 Trapezius
深层 Deep layer
浅层 Superficial layer
项筋膜 Nuchal fascia
A

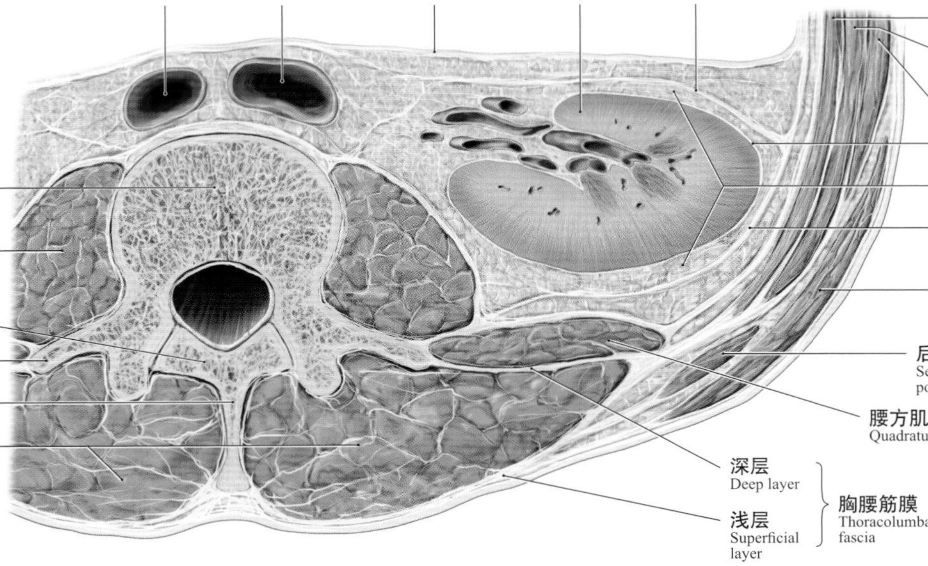

腹主动脉 Abdominal aorta
下腔静脉 Inferior vena cava
壁腹膜，腹横筋膜 Parietal peritoneum, transversalis fascia
肾 Kidney
肾筋膜，前层 Renal fascia, anterior layer
腹横肌 Transverse abdominis
腹内斜肌 Internal oblique
腹外斜肌 External oblique
纤维囊 Fibrous capsule
L3 椎骨 L3 vertebra
肾周脂肪 Perirenal fat
腰大肌 Psoas major
肾筋膜，后层 Renal fascia, posterior layer
背阔肌 Latissimus dorsi
椎弓 Vertebral arch
横突 Transverse process
后下锯肌 Serratus posterior inferior
棘突 Spinous process
腰方肌 Quadratus lumborum
背部固有肌群（背阔肌）Intrinsic back muscles (latissimus dorsi)
深层 Deep layer
浅层 Superficial layer
胸腰筋膜 Thoracolumbar fascia
B

图 11–21　筋膜平面

横切面，上面观。

A. 颈部 C_6 水平横切面。

B. 躯干后壁 L_3 平面（马尾已从椎管中取出）。

颈背部肌肉由深筋膜各层分开。最外层，即颈深筋膜浅层包被除颈阔肌（位于颈浅筋膜，勿与颈深筋膜浅层混淆）外的所有肌肉。颈深筋膜位于颈前部，向后与颈后部的项韧带连续。项韧带浅层向下与胸腰筋膜浅层连续。颈部及背部固有肌群位于项韧带深层，后者向前与椎前筋膜连续，向下与胸腰筋膜连续。颈前部肌肉与结构包被于独立的筋膜鞘内（如椎前筋膜脏层、椎前筋膜肌层、颈动脉鞘）。

颈部与背部肌肉（Ⅱ）

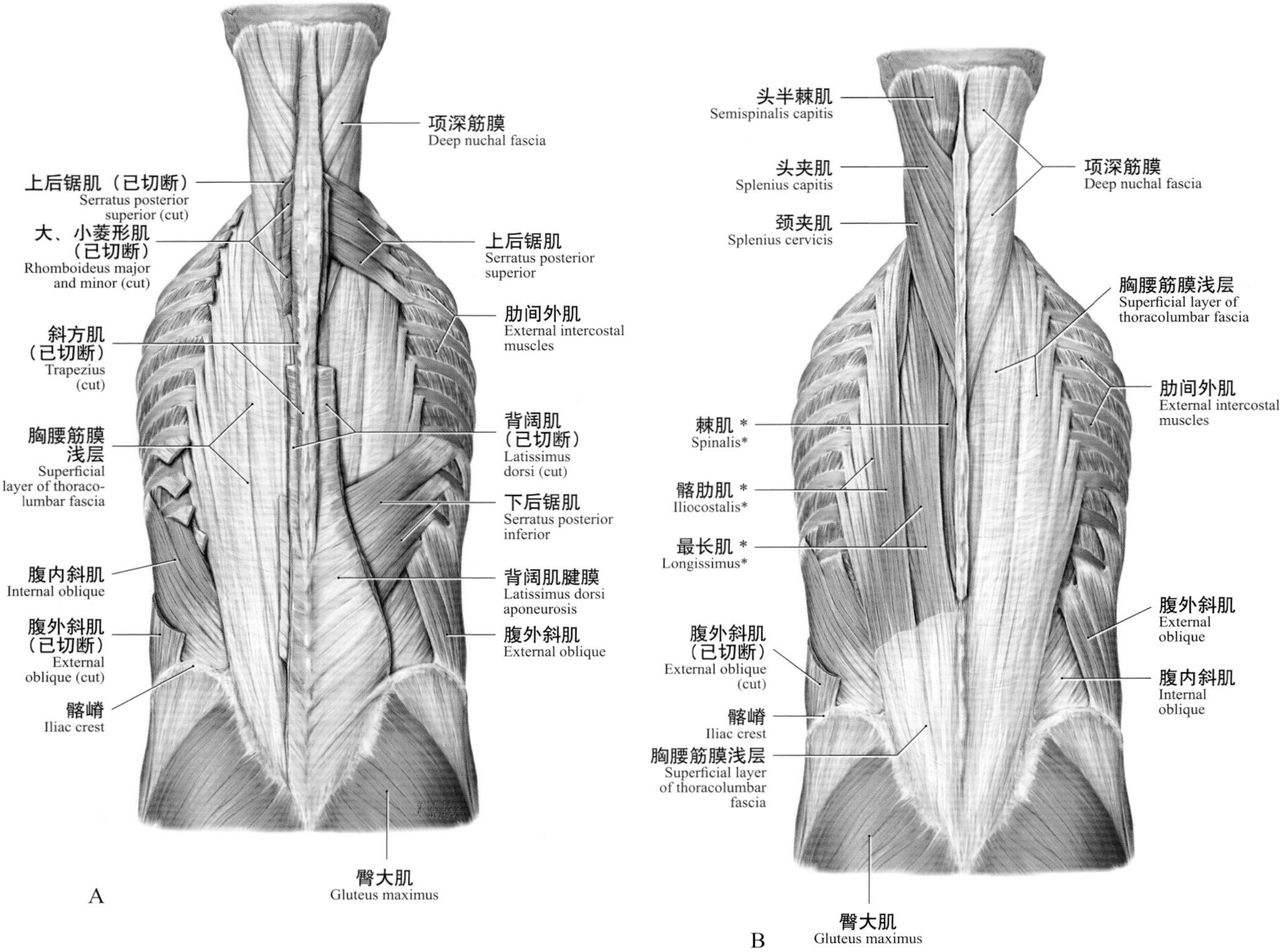

图 11–22 背部内、外肌群

后面观。这里诸多切面展示了背内（固有）肌群与周围背外肌群间和躯干肌肉之间的区别。背内肌群位于项深筋膜内，后者向下与胸腰筋膜浅层连续。背内肌群起源于轴上肌，因此由脊神经后支支配。躯干肌肉起源于轴下肌，因此由脊神经前支支配。此处可见的躯干肌包括腹肌（腹内斜肌和腹外斜肌），以及胸部肌肉（肋间外肌）。

A. 被切除的组织：背外肌群（右侧后锯肌和背阔肌腱膜起点除外）。

B. 被切除的组织：所有背外肌群以及部分覆盖的筋膜（项深筋膜和胸腰筋膜浅层）。

注：* 棘肌、髂肋肌和最长肌统称为竖脊肌。

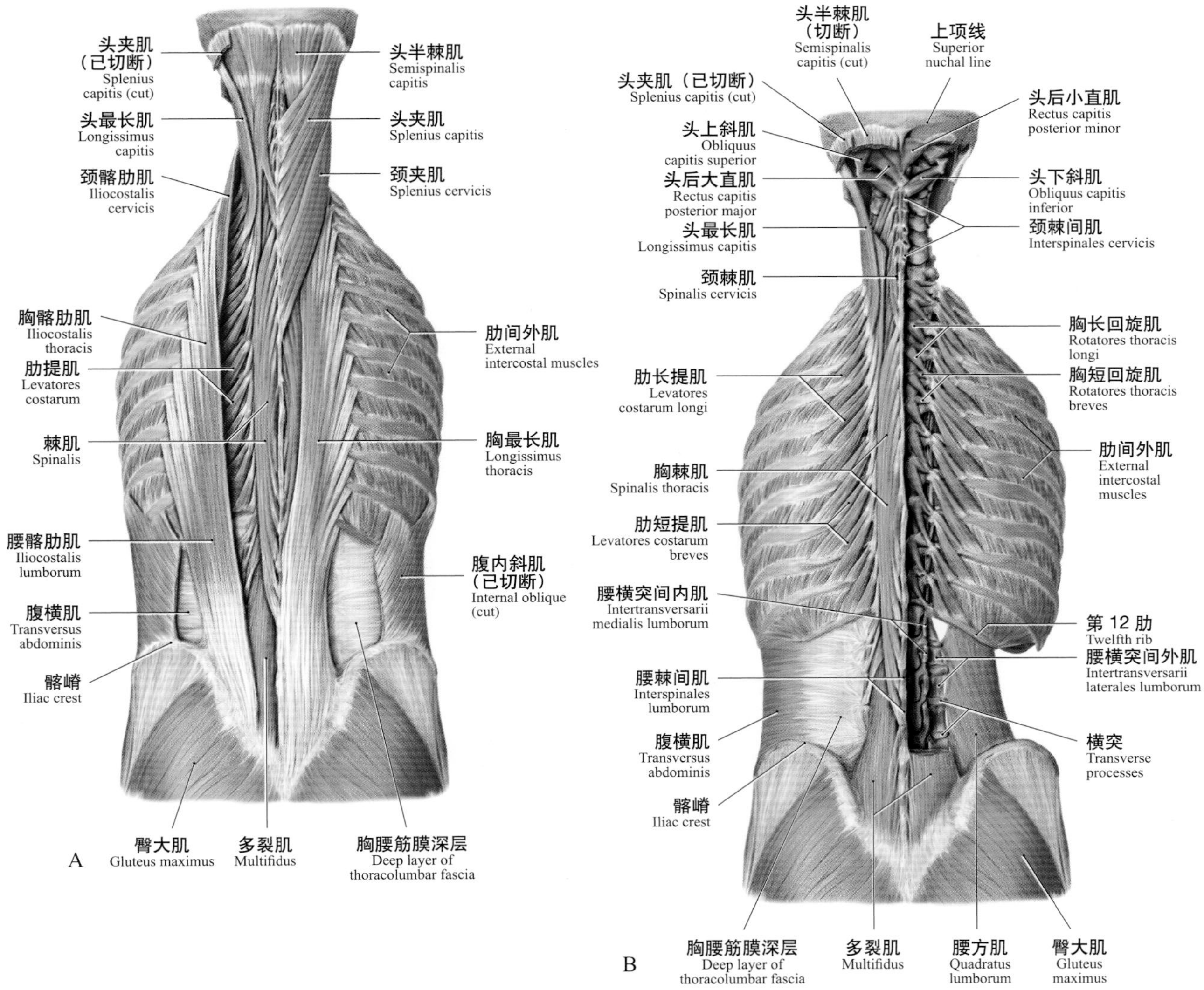

图 11–23　背内（固有）肌群

后面观。这些切除的结构揭示了背内（固有）肌群的层次。髂肋肌、最长肌、棘肌共同组成竖脊肌，它们位于胸腰筋膜浅层深面并覆盖其他背内肌群。

A. 左侧切除的结构：最长肌（颈部除外），头、颈夹肌。右侧切除的结构：髂肋肌。注意胸腰筋膜深层，腹内斜肌与腹横肌起源于此。

B. 左侧切除的结构：髂肋肌、最长肌、腹内斜肌。右侧切除的结构：竖脊肌、多裂肌、腹横肌、头夹肌以及头半棘肌。

颈后部肌肉

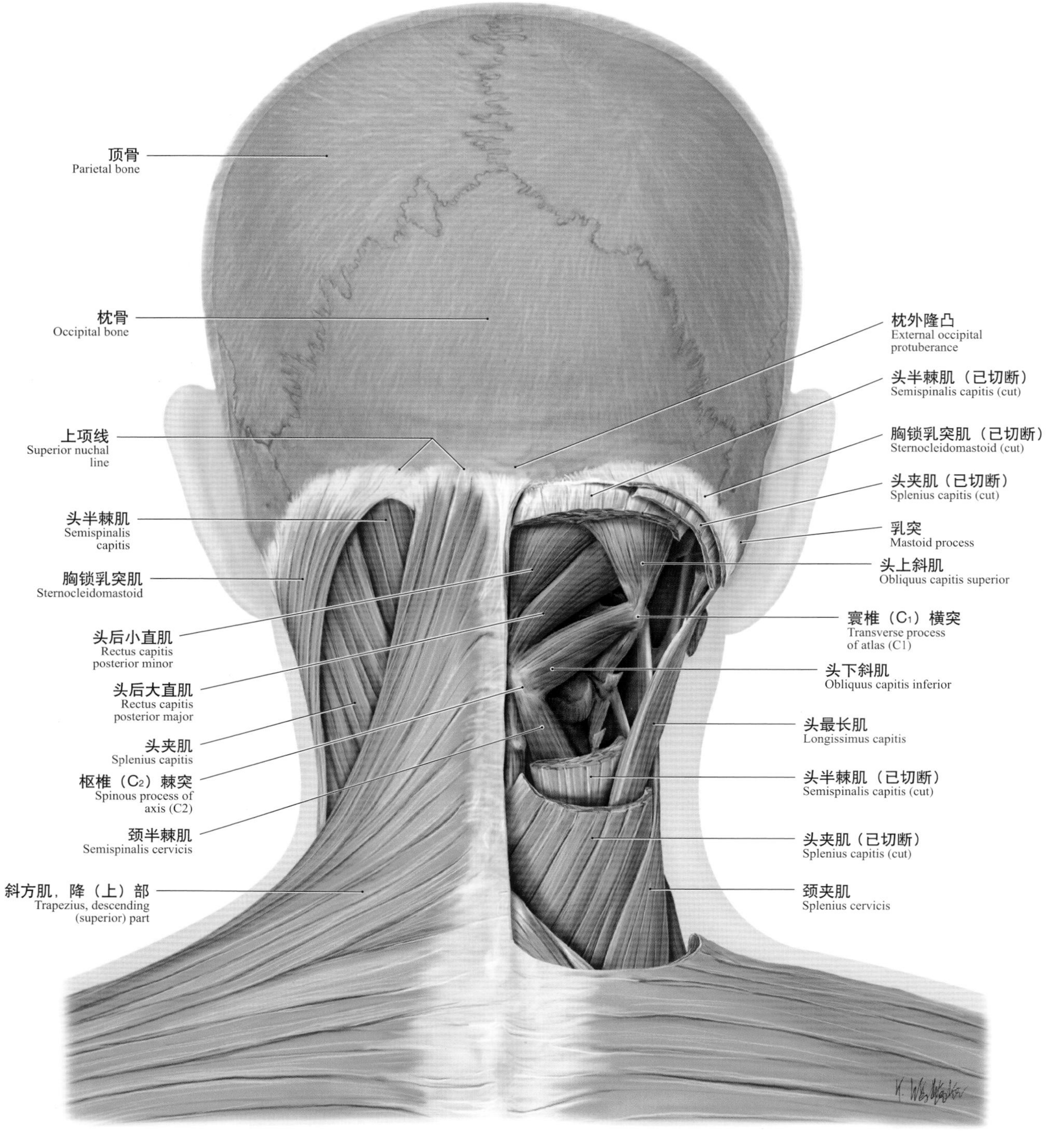
顶骨
Parietal bone
枕骨
Occipital bone
上项线
Superior nuchal line
头半棘肌
Semispinalis capitis
胸锁乳突肌
Sternocleidomastoid
头后小直肌
Rectus capitis posterior minor
头后大直肌
Rectus capitis posterior major
头夹肌
Splenius capitis
枢椎（C2）棘突
Spinous process of axis (C2)
颈半棘肌
Semispinalis cervicis
斜方肌，降（上）部
Trapezius, descending (superior) part
枕外隆凸
External occipital protuberance
头半棘肌（已切断）
Semispinalis capitis (cut)
胸锁乳突肌（已切断）
Sternocleidomastoid (cut)
头夹肌（已切断）
Splenius capitis (cut)
乳突
Mastoid process
头上斜肌
Obliquus capitis superior
寰椎（C1）横突
Transverse process of atlas (C1)
头下斜肌
Obliquus capitis inferior
头最长肌
Longissimus capitis
头半棘肌（已切断）
Semispinalis capitis (cut)
头夹肌（已切断）
Splenius capitis (cut)
颈夹肌
Splenius cervicis

图 11–24 项部肌肉

项区后面观。因为颈部位于躯干、头及上肢之间，此区肌肉可根据胚胎来源、功能以及位置进行分组。位于颈后部的肌肉（背外肌群和背内肌群）通常被称作项肌。项肌又进一步分为短项肌，即由颈脊神经后支支配的背内肌群。基于位置，项肌又被称作枕下肌群。椎前肌群和椎后肌群共同运动颅椎间各关节。

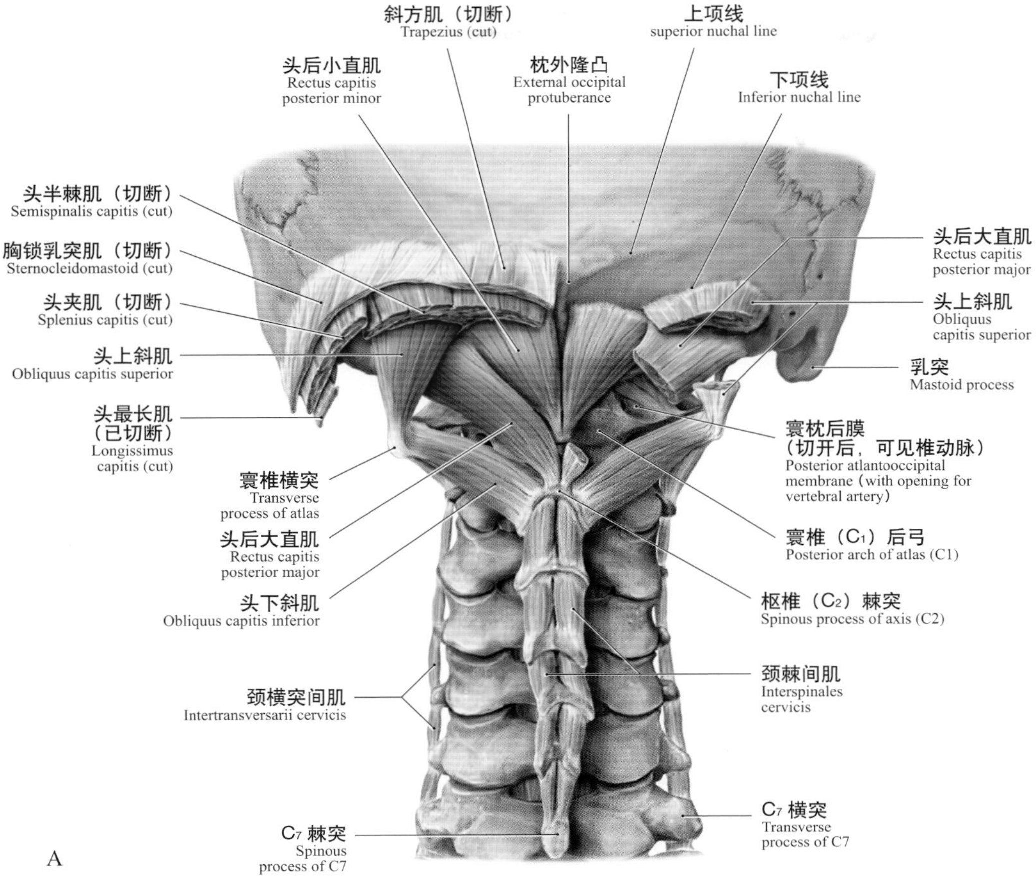

斜方肌（切断）
Trapezius (cut)
上项线
superior nuchal line
头后小直肌
Rectus capitis posterior minor
枕外隆凸
External occipital protuberance
下项线
Inferior nuchal line
头半棘肌（切断）
Semispinalis capitis (cut)
胸锁乳突肌（切断）
Sternocleidomastoid (cut)
头夹肌（切断）
Splenius capitis (cut)
头上斜肌
Obliquus capitis superior
头最长肌（已切断）
Longissimus capitis (cut)
寰椎横突
Transverse process of atlas
头后大直肌
Rectus capitis posterior major
头下斜肌
Obliquus capitis inferior
颈横突间肌
Intertransversarii cervicis
C7 棘突
Spinous process of C7
头后大直肌
Rectus capitis posterior major
头上斜肌
Obliquus capitis superior
乳突
Mastoid process
寰枕后膜（切开后，可见椎动脉）
Posterior atlantooccipital membrane (with opening for vertebral artery)
寰椎（C1）后弓
Posterior arch of atlas (C1)
枢椎（C2）棘突
Spinous process of axis (C2)
颈棘间肌
Interspinales cervicis
C7 横突
Transverse process of C7
A

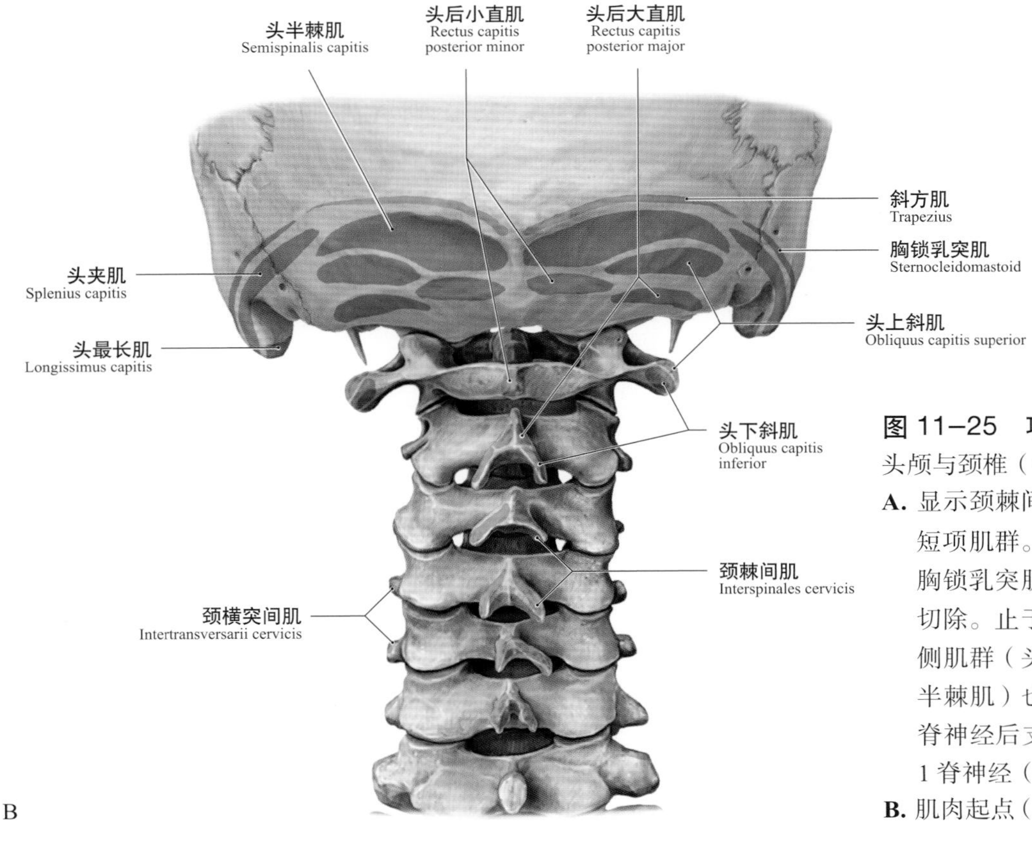

头半棘肌
Semispinalis capitis
头后小直肌
Rectus capitis posterior minor
头后大直肌
Rectus capitis posterior major
斜方肌
Trapezius
胸锁乳突肌
Sternocleidomastoid
头夹肌
Splenius capitis
头最长肌
Longissimus capitis
头上斜肌
Obliquus capitis superior
头下斜肌
Obliquus capitis inferior
颈棘间肌
Interspinales cervicis
颈横突间肌
Intertransversarii cervicis
B

图 11–25　项部肌肉附着点

头颅与颈椎（$C_{1\sim7}$）后面观。

A. 显示颈棘间肌和颈横突间肌间的短项肌群。浅层肌肉（斜方肌和胸锁乳突肌，由 CN Ⅺ支配）已切除。止于颅骨的背（固有）内侧肌群（头夹肌、头最长肌和头半棘肌）也已切除。背内肌群由脊神经后支支配。短项肌群由第 1 脊神经（枕下神经）后支支配。

B. 肌肉起点（红色）与止点（蓝色）。

背部固有肌（Ⅰ）：竖脊肌与棘间肌

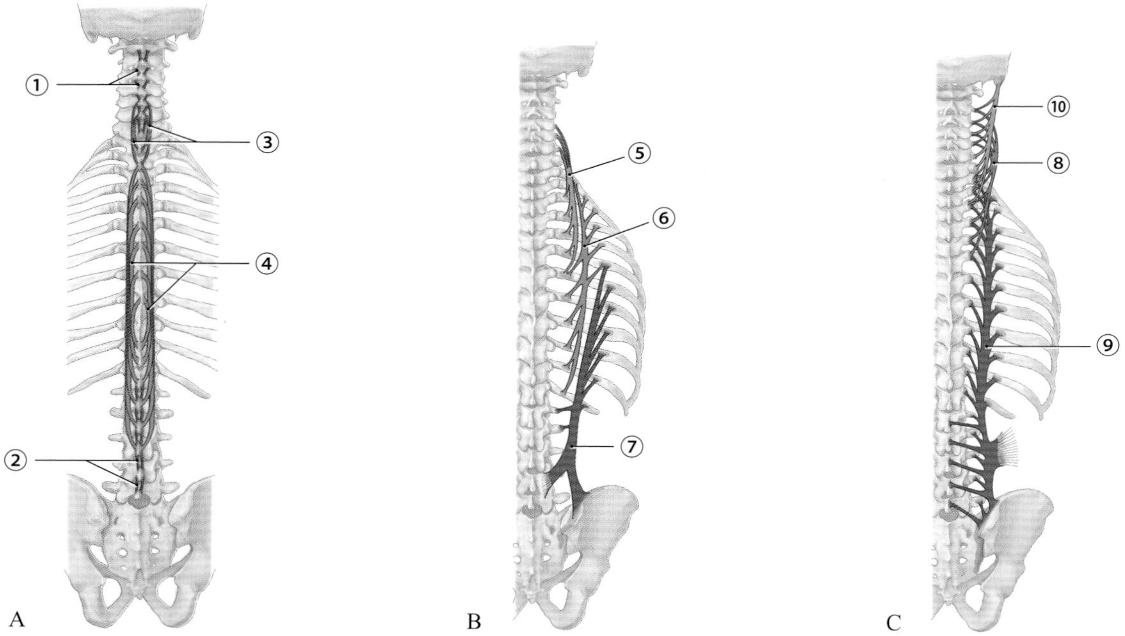

图 11–26 棘间肌和竖脊肌

示意图，后面观。

A. 棘间肌与脊肌。**B.** 髂肋肌。**C.** 最长肌。

表 11–5 竖脊肌与棘间肌

肌 肉		起 点	止 点	功 能
棘间肌	①颈棘间肌	$C_{1\sim7}$（相邻脊椎的棘突间）		伸展颈椎
	②棘间肌	$L_{1\sim5}$（相邻脊椎的棘突间）		伸展腰椎
脊肌 *	③颈脊肌	$C_5\sim T_2$（棘突）	$C_{2\sim5}$（棘突）	双侧：伸展脊椎 单侧：屈向同侧
	④胸脊肌	$T_{10}\sim L_3$（棘突外侧面）	$T_{2\sim8}$（棘突外侧面）	
髂肋肌 *	⑤颈髂肋肌	第 3 ～ 7 肋	$C_{4\sim6}$（横突）	
	⑥胸髂肋肌	第 7 ～ 12 肋	第 1 ～ 6 肋	
	⑦腰髂肋肌	骶骨；髂嵴；胸腰筋膜浅层	第 6 ～ 12 肋；胸腰筋膜深层；腰椎上部（肋突）	
最长肌 *	⑧颈最长肌	$T_{1\sim6}$（横突）	$C_{2\sim5}$（横突）	
	⑨胸最长肌	骶骨；髂嵴；$L_{1\sim5}$（棘突）；胸椎下部（横突）	第 2 ～ 12 肋；$T_{1\sim12}$（横突）；$L_{1\sim5}$（肋突）	
	⑩头最长肌	$T_{1\sim3}$（横突）；$C_{4\sim7}$（横突和关节突）	颞骨（乳突）	双侧：伸展头部 单侧：使头向同侧屈曲旋转

注：* 脊肌、髂肋肌和最长肌合称为竖脊肌。髂肋肌与最长肌伸展整个脊柱，而脊肌只伸展颈椎和胸椎。

与所有背内肌群一样，这些肌肉由脊神经后支支配。竖脊肌和棘间肌由后支外侧支支配，最长肌由 $C_1\sim L_5$ 支配，髂肋肌由 $C_8\sim L_1$ 支配。

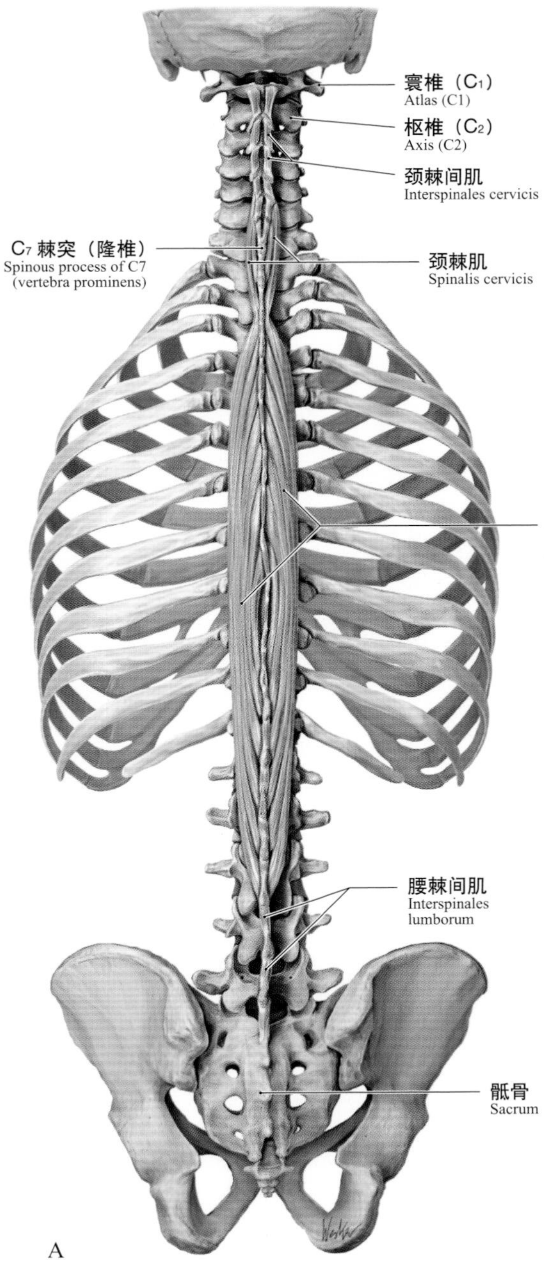
寰椎（C1）
Atlas (C1)
枢椎（C2）
Axis (C2)
颈棘间肌
Interspinales cervicis
C7 棘突（隆椎）
Spinous process of C7
(vertebra prominens)
颈棘肌
Spinalis cervicis
胸棘肌
Spinalis thoracis
腰棘间肌
Interspinales lumborum
骶骨
Sacrum
A

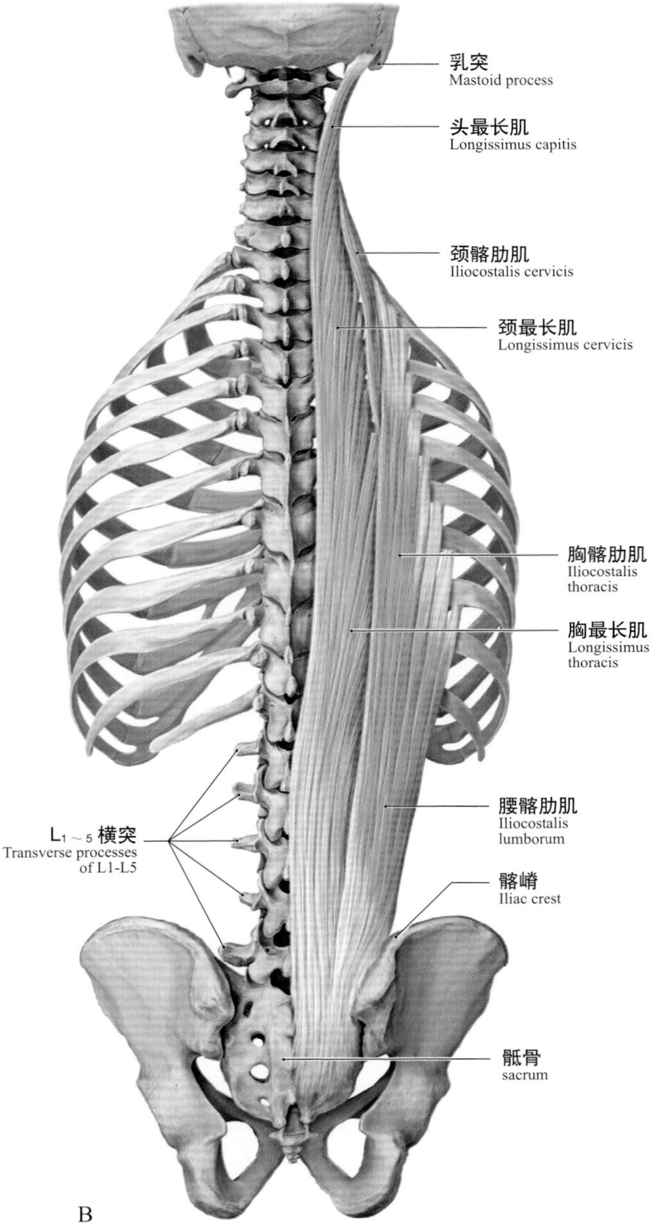
乳突
Mastoid process
头最长肌
Longissimus capitis
颈髂肋肌
Iliocostalis cervicis
颈最长肌
Longissimus cervicis
胸髂肋肌
Iliocostalis thoracis
胸最长肌
Longissimus thoracis
腰髂肋肌
Iliocostalis lumborum
髂嵴
Iliac crest
L1～5 横突
Transverse processes of L1-L5
骶骨
sacrum
B

图 11–27　棘间肌与竖脊肌

棘肌、髂肋肌和最长肌合称为竖脊肌。

A. 棘间肌和棘肌。**B.** 髂肋肌和最长肌。

背部固有肌（Ⅱ）

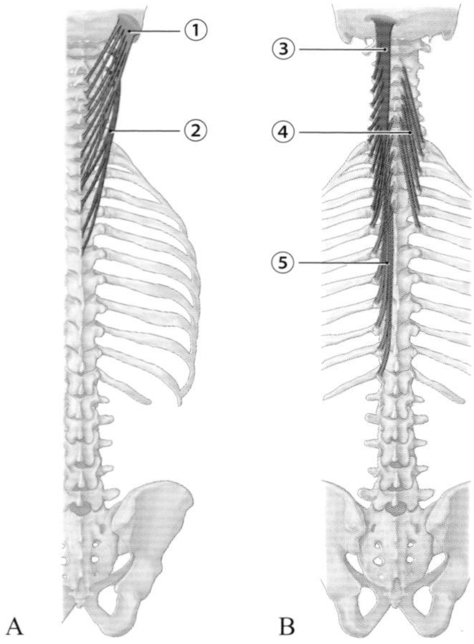

图 11–28 夹肌与半棘肌
示意图，后面观。**A.** 夹肌。**B.** 半棘肌。

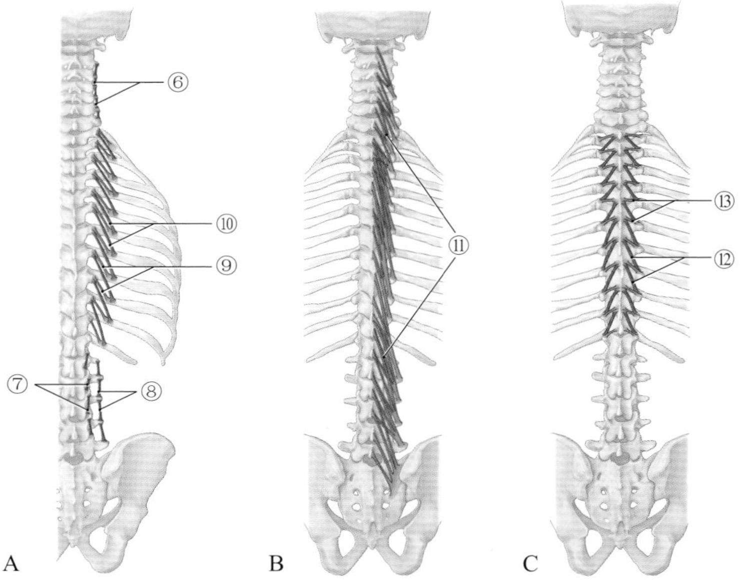

图 11–29 横突间肌、提肋肌、多裂肌与回旋肌
示意图，后面观。**A.** 横突间肌和提肋肌。**B.** 多裂肌。**C.** 回旋肌。

表 11–6 夹肌、半棘肌、横突间肌、提肋肌、多裂肌与回旋肌

肌 肉		起 点	止 点	功 能
夹肌	①夹肌	C_7～T_3（棘突）	枕骨（上项线外侧）；颞骨（乳突）	双侧：伸展颈椎和头部 单侧：使头向同侧屈曲旋转
	②颈夹肌	$T_{3\sim6}$（棘突）	$C_{1\sim2}$（横突）	
半棘肌	③头半棘肌	C_3～T_6（横突）	枕骨（上项线与下项线之间）	双侧：伸展颈椎、胸椎和头部（稳定颅椎间各关节） 单侧：使头、颈、胸弯向同侧，转向对侧
	④颈半棘肌	$T_{1\sim6}$（横突）	$C_{2\sim7}$（棘突）	
	⑤胸半棘肌	$T_{6\sim12}$（横突）	C_6～T_4（棘突）	
横突间肌	颈前横突间肌	$C_{2\sim7}$（相邻椎骨前结节间）		双侧：稳定和伸展颈椎和腰椎 单侧：使颈椎和腰椎弯向同侧
	⑥颈后横突间肌	$C_{2\sim7}$（相邻椎骨后结节间）		
	⑦腰内横突间肌	$L_{1\sim5}$（相邻椎骨乳突间）		
	⑧腰外横突间肌	$L_{1\sim5}$（相邻椎骨肋突间）		
提肋肌	⑨短提肋肌	C_7～T_{11}（横突）	对应下 1 条肋的肋角	双侧：伸展胸椎 单侧：使胸椎弯向同侧，转向对侧
	⑩长提肋肌		对应下 2 条肋的肋角	
⑪多裂肌		C_4～T_4（横突和关节突）、$L_{1\sim5}$（乳突）、髂骨和骶骨向内上附着于上 2～4 个脊椎的棘突		双侧：伸展脊椎 单侧：使脊椎向同侧屈曲，向对侧旋转
回旋肌	⑫短旋肌	$T_{1\sim12}$（横突与上 1 个脊椎的棘突）		双侧：伸展胸椎 单侧：使脊椎屈向同侧，转向对侧
	⑬长旋肌	$T_{1\sim12}$（横突与上 2 个脊椎的棘突）		

所有背内肌群由脊神经后支支配，横突间肌除外，后者由脊神经前支支配。夹肌由 $C_{1\sim6}$ 脊神经支配。

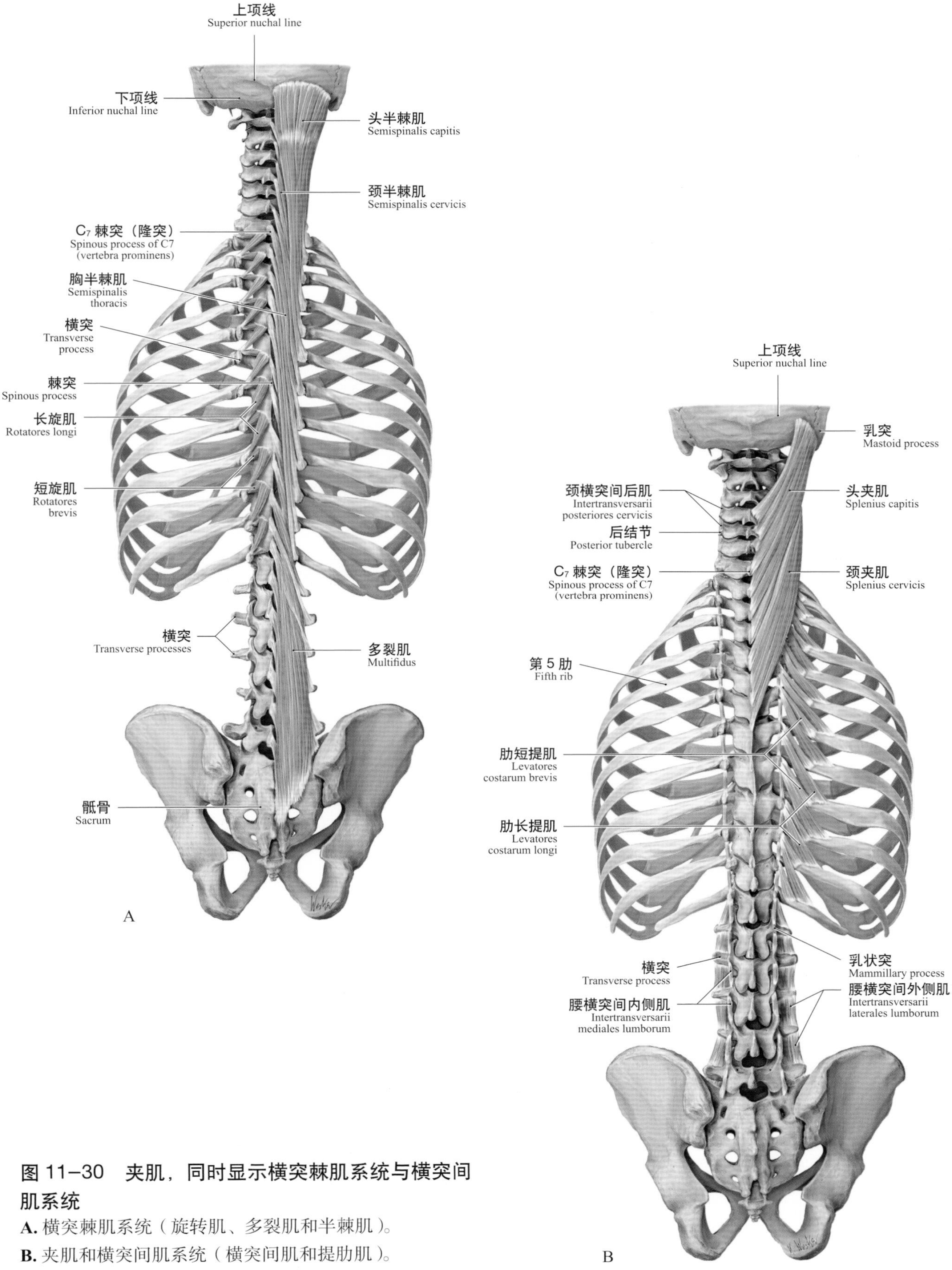

图 11–30　夹肌，同时显示横突棘肌系统与横突间肌系统

A. 横突棘肌系统（旋转肌、多裂肌和半棘肌）。

B. 夹肌和横突间肌系统（横突间肌和提肋肌）。

背部固有肌（Ⅲ）：项部短肌群与颅椎关节周围肌

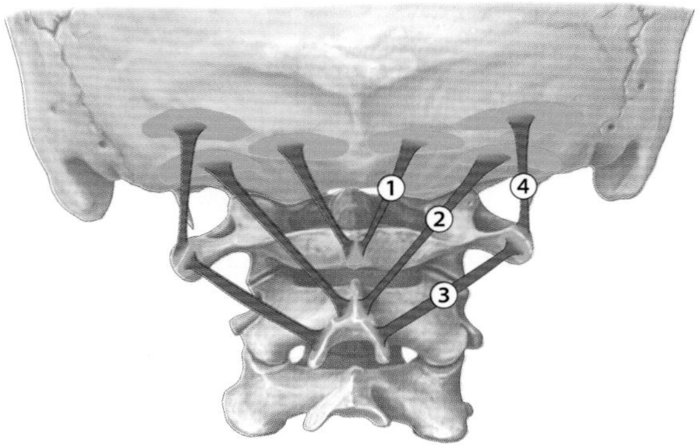

图 11–31 项部短肌与颅椎关节周围肌
示意图，后面观。项部短肌与颅椎关节周围肌是背部固有肌肉，由第 1 脊神经（枕骨下神经）后支支配。这些肌肉的作用是伸展寰枕关节和旋转寰枢关节。

表 11–7 项部短肌群

肌肉名称		起始	止点	神经支配	作用
头后直肌	①头后小直肌	C_1 后结节	枕骨下项线（内 1/3）	第 1 脊神经（枕骨下神经）后支	双侧：抬头 单侧：转头向同侧
	②头后大直肌	C_2 棘突	枕骨下项线（中 1/3）		
头斜肌	③头下斜肌	C_2 棘突	C_1（横突）		双侧：抬头 单侧：使头向同侧倾斜，转头向对侧
	④头上斜肌	C_1 横突	头后大直肌止点之上或枕骨下项线（中 1/3）		

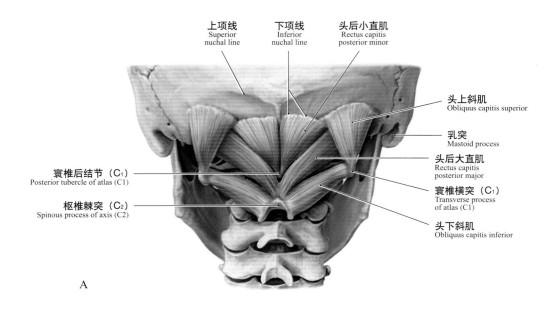

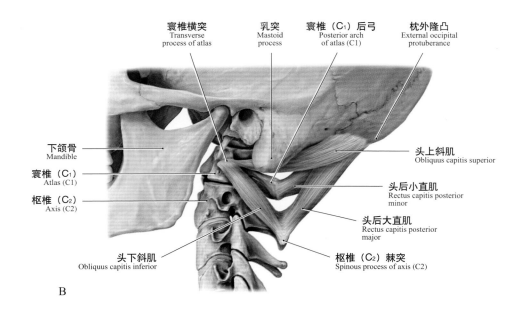

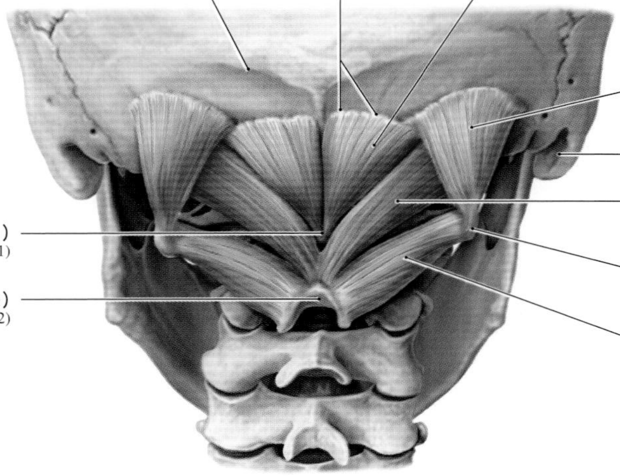

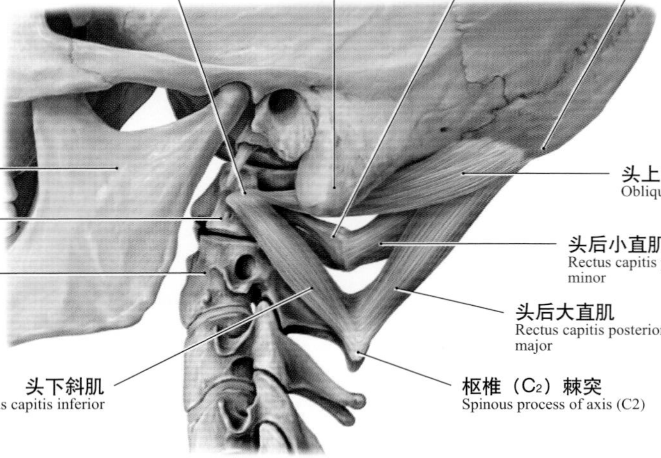

图 11-32 枕骨下肌

A. 后面观。**B.** 左侧面观。

枕骨下肌群共同作用于颅椎关节。包括头后大直肌、头后小直肌、头下斜肌、头上斜肌。第 1 脊神经后支支配枕骨下肌群所包括的 4 对肌肉。注：枕骨下三角由头后大直肌和头上、下斜肌围成。

椎骨前肌和斜角肌

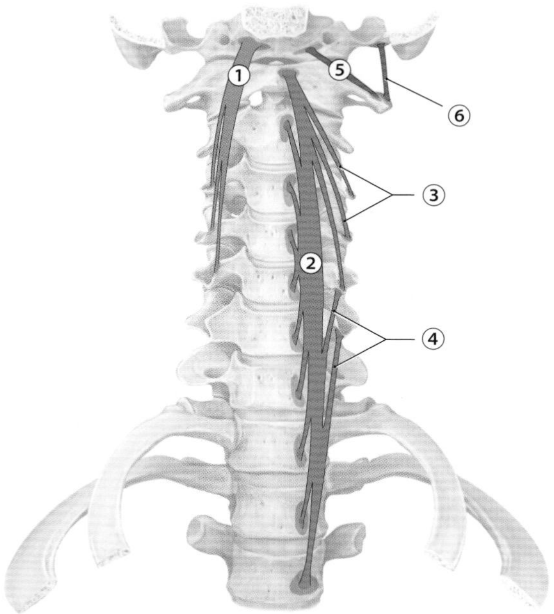

图 11–33 椎骨前肌
示意图，前面观。

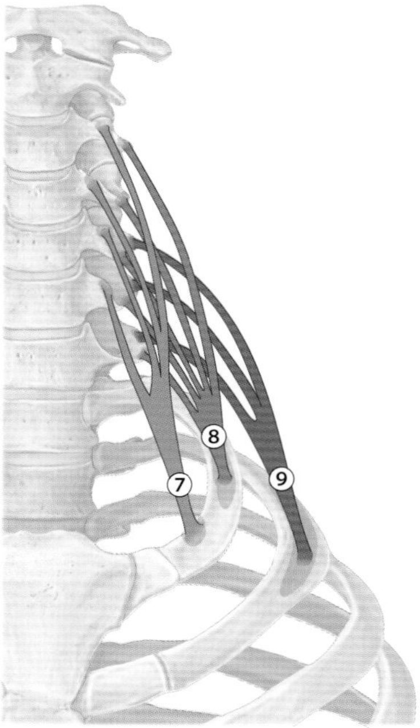

图 11–34 斜角肌
示意图，前面观。

表 11–8 椎骨前肌和斜角肌

肌肉名称		起点	止点	神经支配	作用
①头长肌		$C_{3\sim6}$ 前结节	枕骨基底部	颈丛，$C_{1\sim3}$ 分支	双侧：低头 单侧：使头向同侧倾斜并向同侧轻微旋转
颈长肌	②直部（颈部）	C_5 ～ T_3 椎体前面	$C_{2\sim4}$ 椎体前面	$C_{2\sim6}$ 脊神经前支	双侧：屈曲颈椎 单侧：使颈椎向同侧倾斜并向同侧轻微旋转
	③上斜部	$C_{3\sim5}$ 前结节	C_1 前结节		
	④下斜部	$T_{1\sim3}$ 椎体前面	$C_{5\sim6}$ 前结节		
头直肌	⑤头前直肌	C_1 侧块	枕骨基底部	C_1 脊神经前支（枕骨下神经）	双侧：屈曲寰枕关节 单侧：外屈寰枕关节
	⑥头侧直肌	C_1 横突	枕骨基底部，枕髁外侧		
斜角肌	⑦前斜角肌	$C_{3\sim6}$ 前结节	第 1 肋前斜角肌结节	颈脊神经前支	肋骨活动时：上提肋骨（吸气过程中） 肋骨固定时：肌肉单侧收缩使颈椎向同侧弯曲；双侧肌肉收缩时屈曲颈椎
	⑧中斜角肌	C_1 和 C_2 横突；$C_{3\sim7}$ 后结节	第 1 肋锁骨下动脉沟后面		
	⑨后斜角肌	$C_{5\sim7}$ 后结节	第 2 肋外表面		

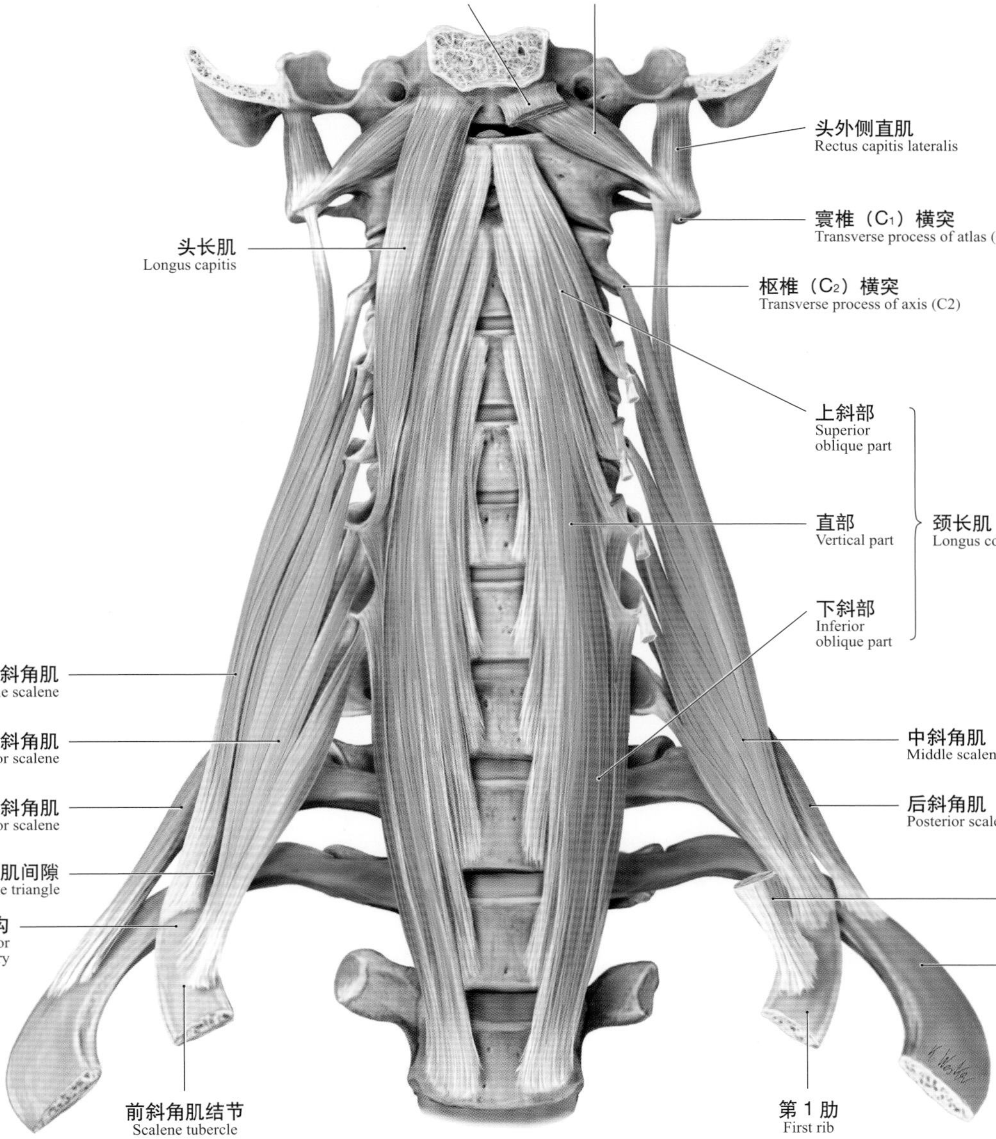
头长肌（切断）
Longus capitis (cut)
头前直肌
Rectus capitis anterior
头外侧直肌
Rectus capitis lateralis
寰椎（C1）横突
Transverse process of atlas (C1)
头长肌
Longus capitis
枢椎（C2）横突
Transverse process of axis (C2)
上斜部
Superior oblique part
直部
Vertical part
颈长肌
Longus colli
下斜部
Inferior oblique part
中斜角肌
Middle scalene
前斜角肌
Anterior scalene
后斜角肌
Posterior scalene
斜角肌间隙
Interscalene triangle
锁骨下动脉沟
Groove for subclavian artery
中斜角肌
Middle scalene
后斜角肌
Posterior scalene
前斜角肌（切断）
Anterior scalene (cut)
第 2 肋
Second rib
前斜角肌结节
Scalene tubercle
第 1 肋
First rib

图 11–35　椎骨前肌和斜角肌

前面观。左侧被移除的组织：头长肌和前斜角肌。椎骨前肌包括颈长肌、头长肌、头外侧直肌、头前直肌。前斜角肌、中斜角肌和后斜角肌为椎旁肌。椎骨前肌和椎旁肌由颈脊神经前支支配。

舌骨上肌和舌骨下肌

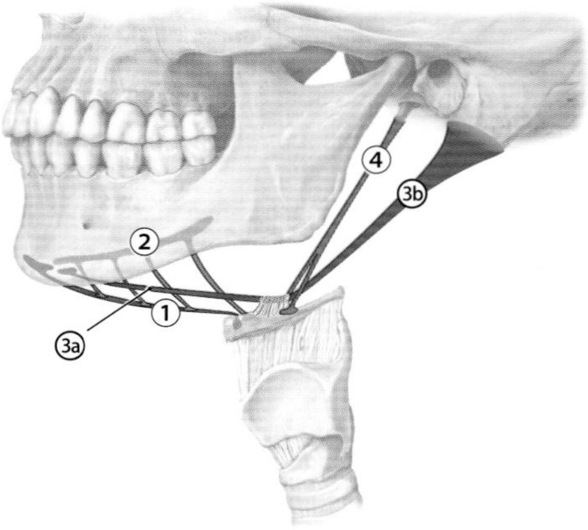

图 11–36 舌骨上肌群

示意图，左侧面观。

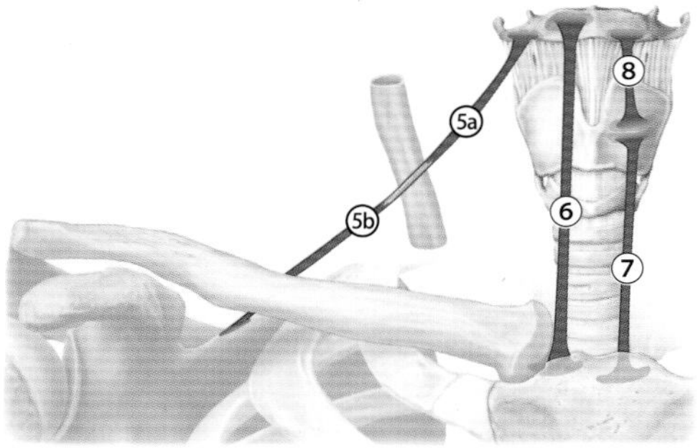

图 11–37 舌骨下肌群

示意图，前面观。

表 11–9 舌骨上肌群和舌骨下肌群

肌肉名称	起点	止点	神经支配	作用
舌骨上肌群				
①颏舌骨肌	下颌骨（颏棘下部）	舌骨	通过舌下神经（CN Ⅻ）** 的 C_1 神经前支	拉舌骨向前（吞咽过程中）；协助开口
②下颌舌骨肌	下颌骨（下颌舌骨肌线）	舌骨（通过与对侧同名肌肉在中线处汇合成中间腱，止于下颌舌骨肌缝）	下颌舌骨肌神经（来自 CN V_3）	抬高、紧张口底；拉舌骨向前（吞咽过程中）；协助开口及下颌骨侧方运动（咀嚼过程中）
③a二腹肌前腹	下颌骨（二腹肌窝）	舌骨（通过由结缔组织包裹的中间腱附着于舌骨）	面神经（CN Ⅶ）	上提舌骨（咀嚼过程中）；协助开口
③b二腹肌后腹	颞骨（乳突切迹，乳突内侧）			
④茎突舌骨肌	颞骨（茎突）	舌骨（通过分层的肌腱附着于舌骨）		
舌骨下肌群				
⑤a肩胛舌骨肌，上腹	肩胛舌骨肌中间腱	舌骨	颈襻（$C_{1\sim3}$ 神经发出神经纤维组成）	下降（固定）舌骨；发音和吞咽终末期下拉舌骨和喉 *
⑤b肩胛舌骨肌，下腹	肩胛骨（上缘，肩胛上切迹内侧）	肩胛舌骨肌中间腱		
⑥胸骨舌骨肌	胸骨柄和胸锁关节（后面）	舌骨		
⑦胸骨甲状肌	胸骨柄后面	甲状软骨（斜线）	颈襻 C_2、C_3 神经部分纤维	
⑧甲状舌骨肌	甲状软骨（斜线）	舌骨	C_1 神经前支纤维加入到舌下神经（CN Ⅻ）	下降和固定舌骨；在吞咽过程中上提喉

注：* 下颌舌骨肌还可以（通过中间腱）拉紧颈筋膜。中间腱附着于锁骨，将下颌舌骨肌牵拉成更明显的三角形形状。

**C_1 神经前支纤维加入到舌下神经，并与之同行，发出分支到所支配的肌肉。

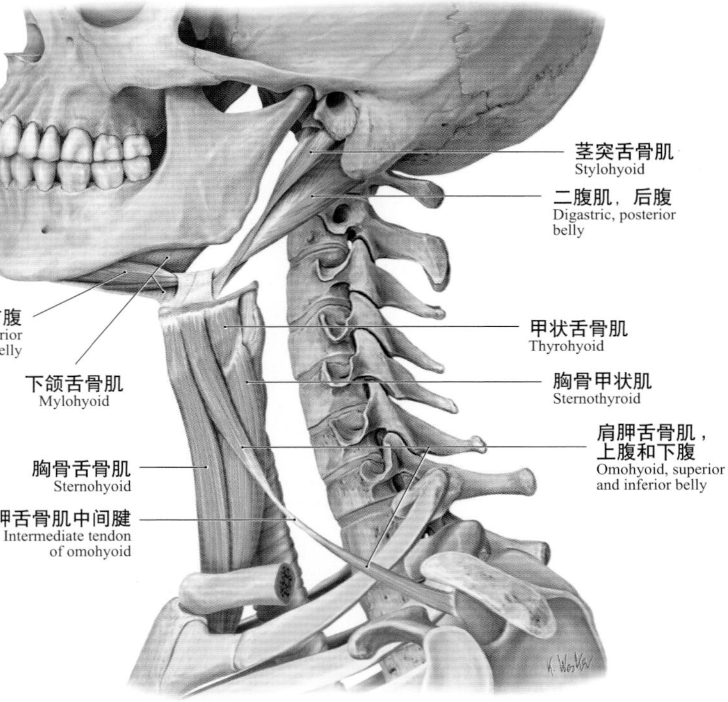
茎突舌骨肌
Stylohyoid
二腹肌，后腹
Digastric, posterior belly
二腹肌，前腹
Digastric, anterior belly
甲状舌骨肌
Thyrohyoid
下颌舌骨肌
Mylohyoid
胸骨甲状肌
Sternothyroid
肩胛舌骨肌，上腹和下腹
Omohyoid, superior and inferior belly
胸骨舌骨肌
Sternohyoid
肩胛舌骨肌中间腱
Intermediate tendon of omohyoid
A

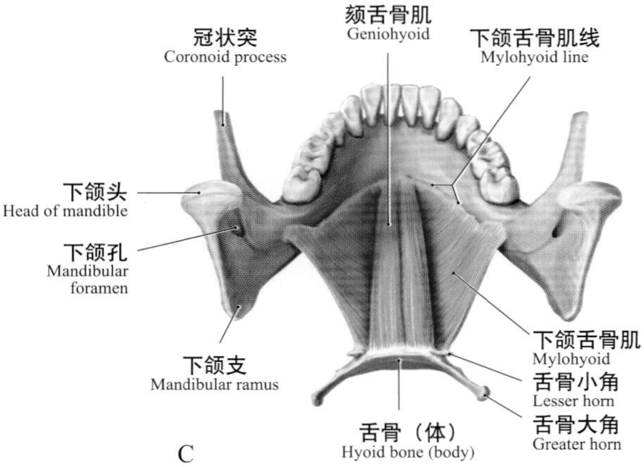
颏舌骨肌
Geniohyoid
冠状突
Coronoid process
下颌舌骨肌线
Mylohyoid line
下颌头
Head of mandible
下颌孔
Mandibular foramen
下颌舌骨肌
Mylohyoid
下颌支
Mandibular ramus
舌骨小角
Lesser horn
舌骨（体）
Hyoid bone (body)
舌骨大角
Greater horn
C

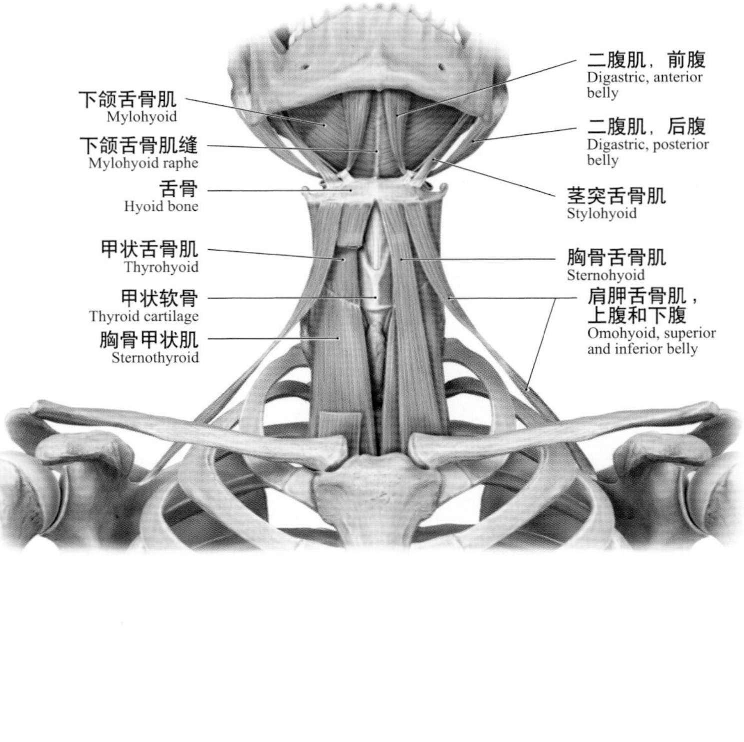
二腹肌，前腹
Digastric, anterior belly
下颌舌骨肌
Mylohyoid
二腹肌，后腹
Digastric, posterior belly
下颌舌骨肌缝
Mylohyoid raphe
舌骨
Hyoid bone
茎突舌骨肌
Stylohyoid
甲状舌骨肌
Thyrohyoid
胸骨舌骨肌
Sternohyoid
甲状软骨
Thyroid cartilage
肩胛舌骨肌，上腹和下腹
Omohyoid, superior and inferior belly
胸骨甲状肌
Sternothyroid
B

图 11–38　舌骨上肌群和舌骨下肌群

A. 左侧面观。**B.** 前面观。**C.** 后上面观。下颌舌骨肌和二腹肌前腹起源于第 1 鳃弓，故由三叉神经支配（CN Ⅴ）。下颌舌骨肌神经在三叉神经的大部分纤维进入下颌孔成为下牙槽神经之前发出。茎突舌骨肌和二腹肌后腹起源于第 2 鳃弓，故由面神经（CN Ⅶ）支配。舌骨上肌群和舌骨下肌群其余的肌肉由颈脊神经前支支配。C_1 神经前支发出纤维，与舌下神经（CN Ⅻ）并行进入颏舌骨肌和甲状舌骨肌。$C_{1\sim3}$ 神经前支发出纤维共同组成颈襻，发出分支支配肩胛舌骨肌、胸骨舌骨肌和胸骨甲状肌。

颈部骨和肌肉X线片

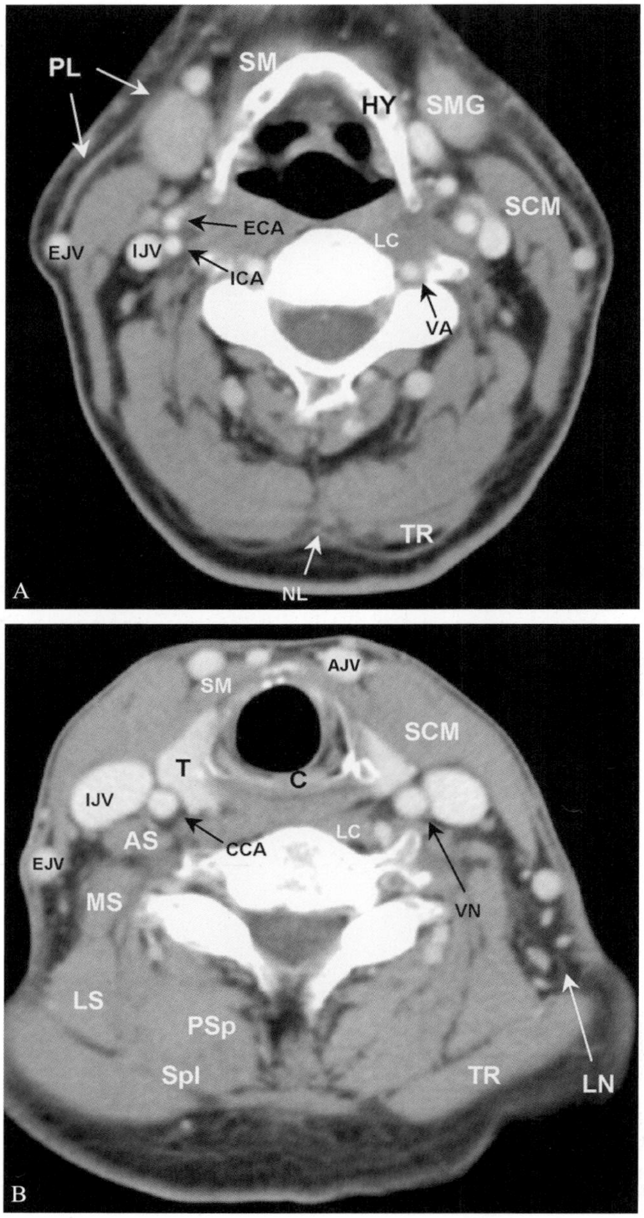

图 11–39 颈部骨和肌肉X线片

舌骨水平的颈部CT横断面解剖结构（**A**），环状软骨环水平（**B**），甲状腺水平（**C**），锁骨水平（**D**）。

AJV，颈前静脉；AS，前斜角肌；BPI，臂丛；C，环状软骨；CCA，颈总动脉；CL，锁骨；ECA，颈外动脉；EJV，颈外静脉；ES，食管；HY，舌骨；ICA，颈内动脉；IJV，颈内静脉；ITA，甲状腺下动脉；LC，颈长肌；LN，正常淋巴结；LS，肩胛提肌；NL，项韧带；MS，中斜角肌；PhrN，膈神经；PL，颈阔肌；PS，后斜角肌；PSp，椎旁肌；RLN，喉返神经；SCA，锁骨下动脉；SCLV，锁骨下静脉；SCM，胸锁乳突肌；SM，带状肌；SMG，下颌下腺；Spl，头夹肌；T，甲状腺；Th1，第1胸椎；TR，斜方肌；VA，椎动脉；VN，迷走神经（引自Becker M. Anatomy. In: Valvassori G, Mafee M, Becker M, ed. Imaging of the Head and Neck. 2nd edition. Stuttgart: Thieme, 2004）。

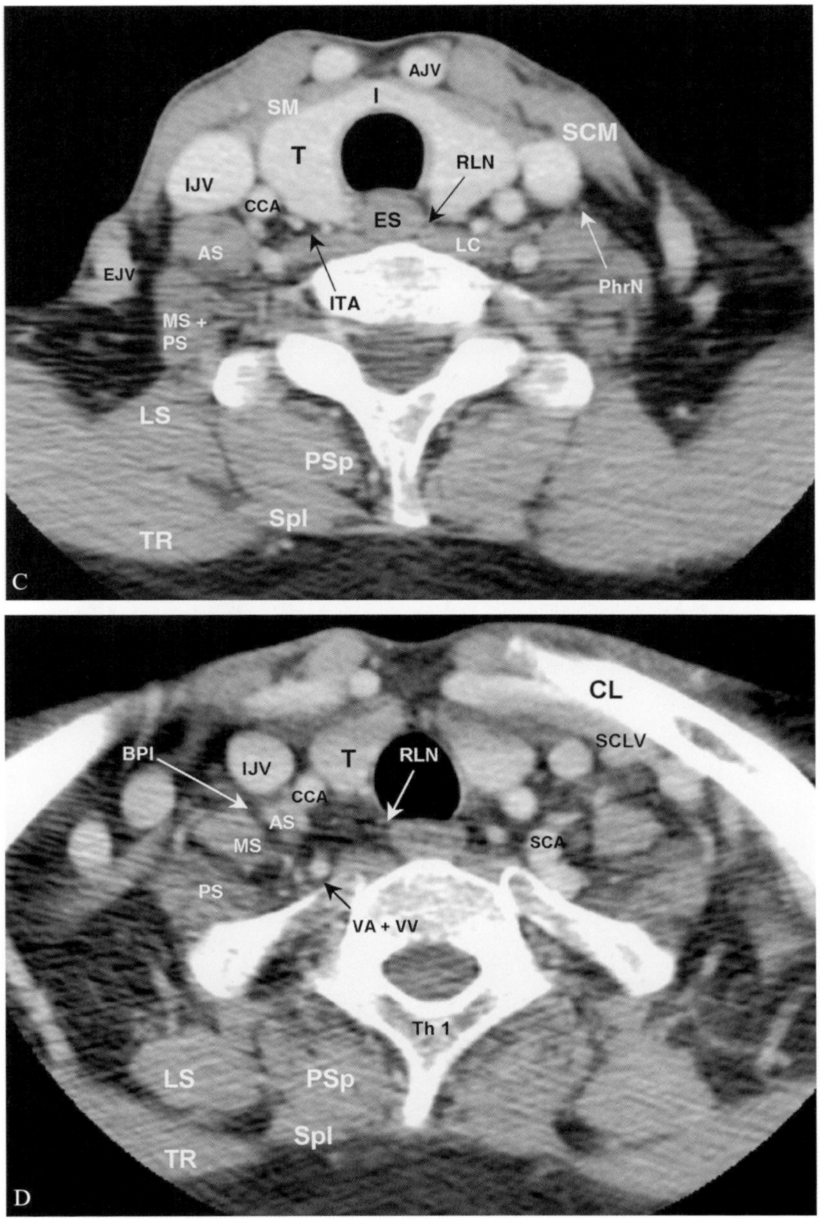
AJV
I
SM
T
SCM
RLN
IJV
CCA
ES
LC
AS
EJV
ITA
PhrN
MS +
PS
LS
PSp
Spl
TR
C
CL
SCLV
BPI
IJV
T
RLN
CCA
AS
MS
SCA
PS
VA + VV
Th 1
LS
PSp
Spl
TR
D

图 11–39（续）

（廖贵清　译）

颈部动脉与静脉

图 12–1 颈部动脉

左侧面观。颈部的动脉血运来源于颈外动脉和锁骨下动脉分支（颈内动脉在颈部无分支）。颈总动脉被包裹在筋膜鞘（颈动脉鞘）中，与颈内静脉、迷走神经伴行。椎动脉向上穿行 $C_{6\sim1}$ 的横突孔。由于动脉斑块形成造成动脉壁硬化，颈内动脉常发生动脉粥样硬化。这些斑块可造成动脉狭窄、血栓形成、血管栓塞，最终可造成失明、暂时性缺血发作或卒中。

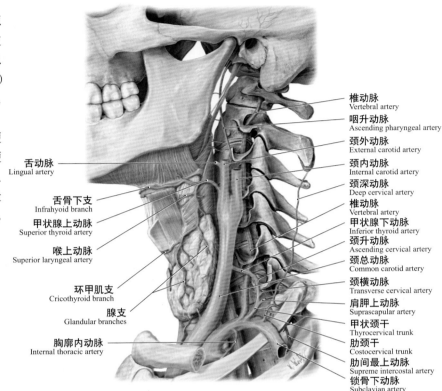

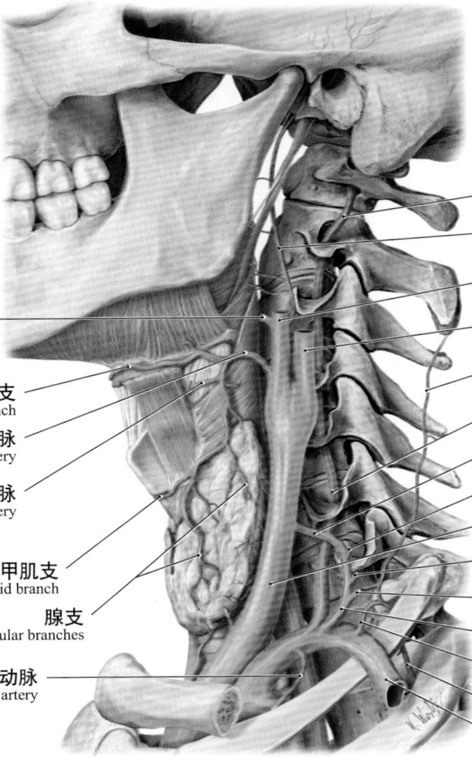

椎动脉
Vertebral artery
咽升动脉
Ascending pharyngeal artery
颈外动脉
External carotid artery
颈内动脉
Internal carotid artery
颈深动脉
Deep cervical artery
椎动脉
Vertebral artery
甲状腺下动脉
Inferior thyroid artery
颈升动脉
Ascending cervical artery
颈总动脉
Common carotid artery
颈横动脉
Transverse cervical artery
肩胛上动脉
Suprascapular artery
甲状颈干
Thyrocervical trunk
肋颈干
Costocervical trunk
肋间最上动脉
Supreme intercostal artery
锁骨下动脉
Subclavian artery
舌动脉
Lingual artery
舌骨下支
Infrahyoid branch
甲状腺上动脉
Superior thyroid artery
喉上动脉
Superior laryngeal artery
环甲肌支
Cricothyroid branch
腺支
Glandular branches
胸廓内动脉
Internal thoracic artery

表 12–1 颈 部 动 脉

动 脉	分 支	二级分支 *
颈外动脉	甲状腺上动脉	喉上动脉，环甲肌支，舌骨下动脉，胸锁乳突肌支
	咽升动脉	咽动脉，腭动脉，椎前动脉，鼓室下动脉，脑膜动脉
	舌动脉	舌骨上动脉，舌背动脉，舌深动脉，舌下动脉
	面动脉	腭升动脉，扁桃体动脉，腺动脉，颏下动脉
	枕动脉	胸锁乳突肌支，降支，乳突动脉，腭动脉，脑膜动脉
	耳后动脉	茎乳动脉和耳动脉
	颞浅动脉	面部分支（见第 162 页）
	上颌动脉	颞下窝分支，详见第 180 页
锁骨下动脉	椎动脉	脊椎动脉和肌动脉
	甲状颈干	甲状腺下动脉（包括喉下动脉，气管动脉，食管动脉，颈升动脉），肩胛上动脉，颈横动脉（深支和浅支）
	胸廓内动脉	（胸腔分支）
	肩胛降（背）动脉	（如存在，供应颈横动脉深支的供血区域）
	肋颈干	颈深动脉，肋间最上动脉

注：* 仅列出起源于颈部的分支。

头颈部动脉的完整描述详见第 3 章。

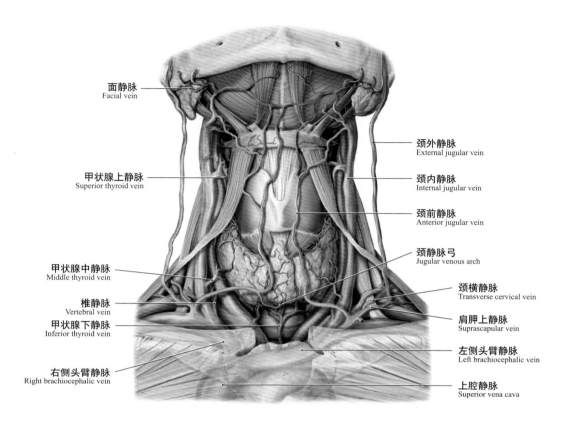

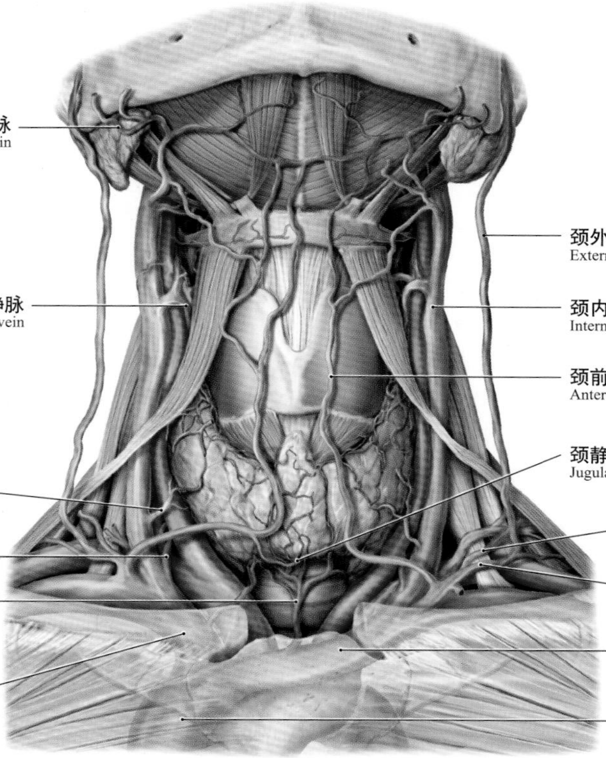
面静脉
Facial vein
颈外静脉
External jugular vein
甲状腺上静脉
Superior thyroid vein
颈内静脉
Internal jugular vein
颈前静脉
Anterior jugular vein
颈静脉弓
Jugular venous arch
甲状腺中静脉
Middle thyroid vein
颈横静脉
Transverse cervical vein
椎静脉
Vertebral vein
肩胛上静脉
Suprascapular vein
甲状腺下静脉
Inferior thyroid vein
左侧头臂静脉
Left brachiocephalic vein
右侧头臂静脉
Right brachiocephalic vein
上腔静脉
Superior vena cava

图 12–2　颈部静脉

前面观。头颈部静脉通过右侧和左侧头臂静脉汇入上腔静脉，粗大的颈内静脉与锁骨下静脉汇合，构成两侧的头臂静脉。颈内静脉位于颈动脉鞘内，收纳颈前和颅内血液；锁骨下静脉通过位于颈浅筋膜内的颈外静脉和颈前静脉收纳颈部血液。注：甲状腺静脉丛和椎静脉通常直接汇入头臂静脉。

表 12–2　颈 部 静 脉

静　脉	属　支	二级属支
左、右头臂静脉 *	颈内静脉	乙状窦静脉，岩下窦静脉，咽静脉，枕静脉，面总静脉，舌静脉，甲状腺上、中静脉
	锁骨下静脉	颈外静脉（包括颈外后静脉，颈前静脉，颈横静脉和肩胛上静脉）**
	椎静脉	内、外椎静脉丛，颈升（椎前）和颈深静脉
	甲状腺下静脉	甲状腺静脉丛

注：* 头臂静脉由汇入其中的 2 条属支——颈内静脉和锁骨下静脉组成。上述仅列举了颈部属支。

** 颈外静脉的属支有时也可直接注入锁骨下静脉。

头颈部静脉的完整描述详见第 3 章。

颈 丛

颈部神经分布包括颈部脊神经和3条脑神经：舌咽神经、迷走神经和副神经。舌咽神经和迷走神经分布于咽部和喉部，副神经支配斜方肌和胸锁乳突肌。脑神经的走行和分布详见第4章。

图 12–3 颈丛

$C_{1\sim4}$ 神经前支从椎间孔处穿出，位于前斜角肌和后斜角肌之间；在向前走行形成颈丛之前发出分支，支配斜角肌和头前直肌。

运动神经： C_1 神经的运动纤维合并进入舌下神经，部分神经纤维随舌下神经分布于甲状舌骨肌和颏舌骨肌。剩余部分则从舌下神经中分离出来，形成颈襻上根。颈襻下根由 C_2 神经和 C_3 神经的运动神经纤维组成，发出分支，支配肩胛舌骨肌、胸骨甲状肌和胸骨舌骨肌。起于 C_4 神经的大部分运动神经纤维下行形成膈神经，支配膈肌运动。

感觉纤维： $C_{2\sim4}$ 的感觉纤维起源于颈丛，属于周围神经（注：C_1 的感觉纤维到达脑膜）。周围感觉神经源于Erb点，分布于颈部前外侧皮肤。

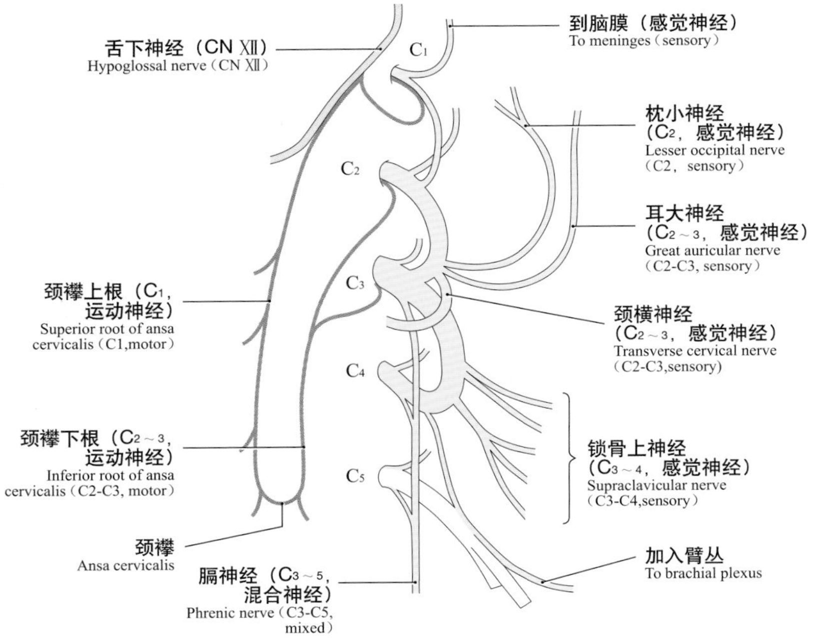
舌下神经（CN Ⅻ）
Hypoglossal nerve（CN Ⅻ）
C1
到脑膜（感觉神经）
To meninges（sensory）
枕小神经（C2，感觉神经）
Lesser occipital nerve（C2, sensory）
C2
耳大神经（C2～3，感觉神经）
Great auricular nerve（C2-C3, sensory）
C3
颈襻上根（C1，运动神经）
Superior root of ansa cervicalis（C1,motor）
颈横神经（C2～3，感觉神经）
Transverse cervical nerve（C2-C3,sensory）
C4
颈襻下根（C2～3，运动神经）
Inferior root of ansa cervicalis（C2-C3, motor）
锁骨上神经（C3～4，感觉神经）
Supraclavicular nerve（C3-C4,sensory）
C5
颈襻
Ansa cervicalis
膈神经（C3～5，混合神经）
Phrenic nerve（C3-C5, mixed）
加入臂丛
To brachial plexus

表 12–3 颈 丛 分 支

神经	感觉支	感觉功能	运动支	运动功能
C_1	–	–	形成颈襻（颈丛运动支）和 C_1 神经的运动支	颈襻支配舌骨下肌群（除甲状舌骨肌外）C_1 神经支配甲状舌骨肌和颏舌骨肌，与舌下神经伴行
C_2	枕小神经	形成颈丛感觉分支，分布于颈部前面和侧面		
$C_{2\sim3}$	枕大神经 颈横神经			
$C_{3\sim4}$	锁骨上神经		汇入膈神经 *	支配膈和心包膜 *

注：*$C_{3\sim5}$ 的前根形成膈神经。

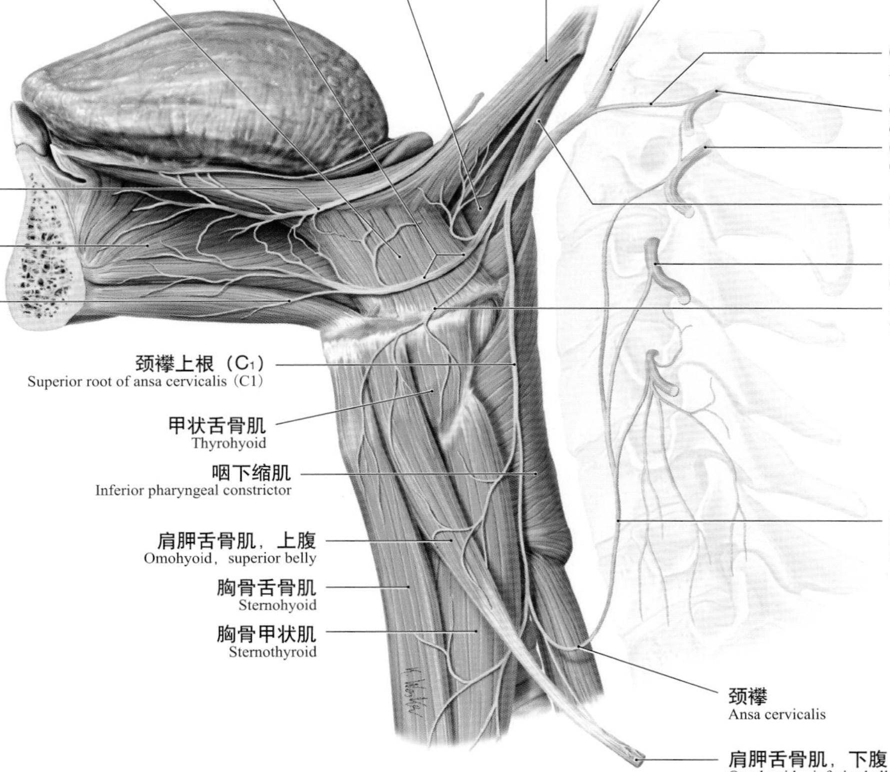
舌骨舌肌
Hyoglossus
舌下神经弓
Arc of hypoglossal nerve
茎突舌骨肌
Stylohyoid
茎突舌肌
Styloglossus
舌下神经 (CN Ⅻ)
Hypoglossal nerve (CN Ⅻ)
C1 神经前支
Anterior ramus of C1
C1 神经
C1
C2 神经
C2
茎突咽肌
Stylopharyngeus
C3 神经
C3
甲状舌骨肌支（C1）
Thyrohyoid branch (C1)
舌神经（CN V3）
Lingual nerve (CN V3)
颏舌肌
Genioglossus
颏舌骨肌支（C1）
Geniohyoid branch (C1)
颈襻上根（C1）
Superior root of ansa cervicalis (C1)
甲状舌骨肌
Thyrohyoid
咽下缩肌
Inferior pharyngeal constrictor
颈襻下根（C2～3）
Inferior root of ansa cervicalis (C2-C3)
肩胛舌骨肌，上腹
Omohyoid, superior belly
胸骨舌骨肌
Sternohyoid
胸骨甲状肌
Sternothyroid
颈襻
Ansa cervicalis
肩胛舌骨肌，下腹
Omohyoid, inferior belly

图 12-4　颈丛的运动神经

左侧面观。

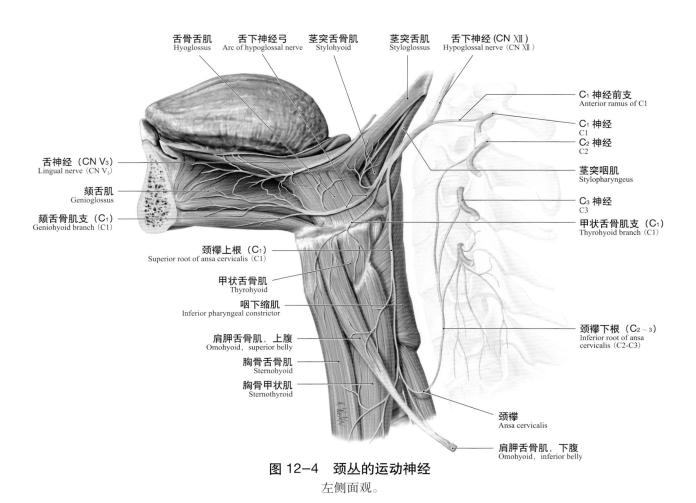

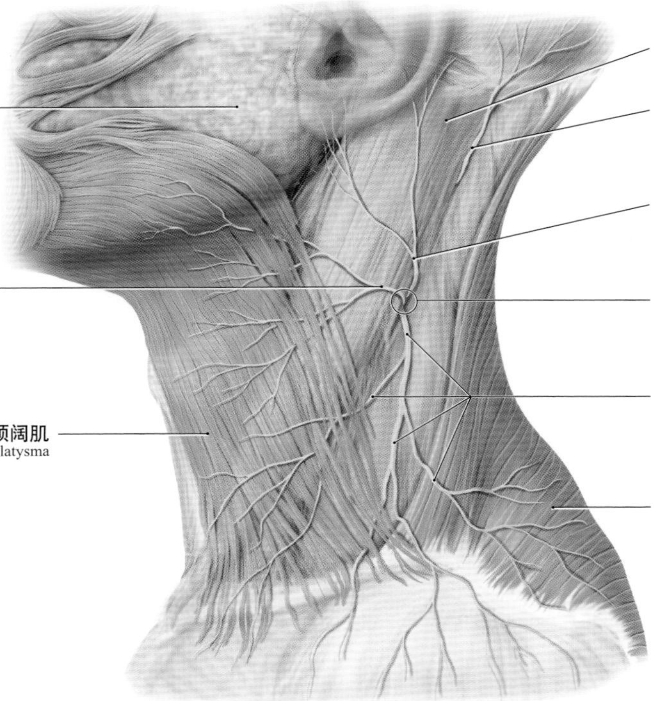
胸锁乳突肌
Sternocleidomastoid
腮腺（位于腮腺鞘内）
Parotid gland (within capsule)
枕小神经（C2）
Lesser occipital nerve (C2)
耳大神经（C2～3）
Great auricular nerve (C2-C3)
颈横神经（C2～3）
Transverse cervical nerve (C2-C3)
Erb 点
Erb's point
锁骨上神经（C3～4）
Supraclavicular nerves (C3-C4)
颈阔肌
Platysma
斜方肌
Trapezius

图 12-5　颈丛的感觉神经

左侧面观。

颈部分区（颈三角）

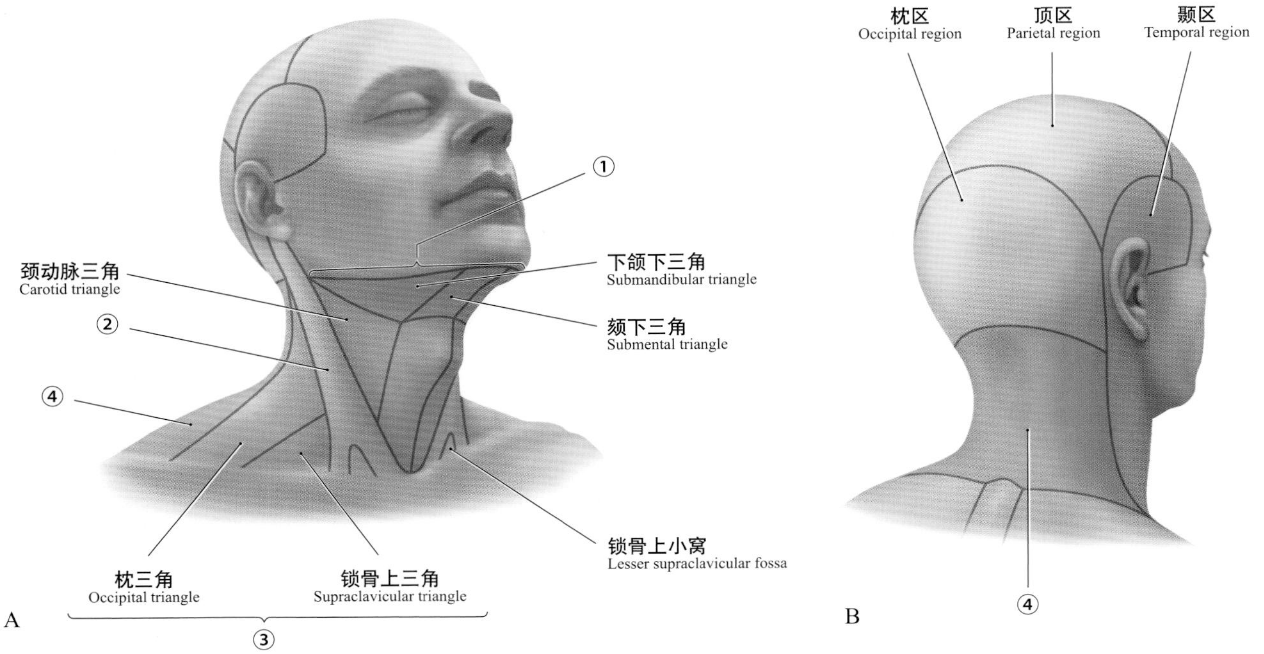

图 12–6 颈 部 分 区

A. 右侧斜面观。**B.** 左侧后斜面观。

为方便描述，前外侧颈部以胸锁乳突肌为界，分为颈前三角和颈后三角。颈后区称为项区。

表 12–4 颈 部 分 区

区 域	划 分
①颈前区（颈前三角）：以中线、下颌骨和胸锁乳突肌为界	下颌下（二腹肌）三角：由下颌骨，二腹肌前、后腹围成 颈动脉三角：由胸锁乳突肌、肩胛舌骨肌上腹、二腹肌后腹围成 肌三角：由胸锁乳突肌、肩胛舌骨肌上腹、胸骨舌骨肌围成 颏下三角：由二腹肌前腹、舌骨、下颌骨围成
②胸锁乳突肌区：胸锁乳突肌覆盖的区域	
③颈侧区（颈后三角）：以胸锁乳突肌、斜方肌、锁骨为界	锁骨上（肩锁或锁骨下）三角：由肩胛舌骨肌下腹、锁骨、胸锁乳突肌围成
	枕三角：由肩胛舌骨肌下腹、斜方肌、胸锁乳突肌围成
④颈后区（项区）：斜方肌覆盖的区域，上界为斜方肌的上项线附着，下界为 C_7 隆突平面	

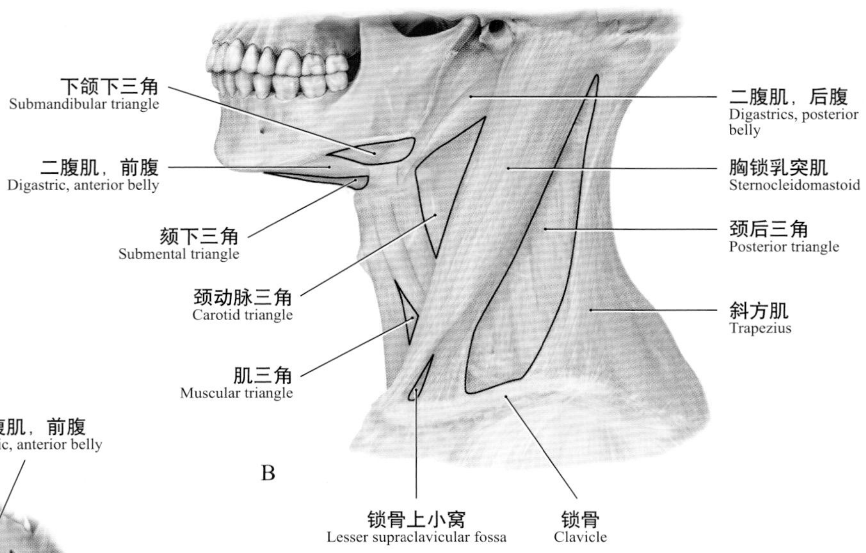
下颌下三角
Submandibular triangle
二腹肌，前腹
Digastric, anterior belly
颏下三角
Submental triangle
颈动脉三角
Carotid triangle
肌三角
Muscular triangle
二腹肌，后腹
Digastrics, posterior belly
胸锁乳突肌
Sternocleidomastoid
颈后三角
Posterior triangle
斜方肌
Trapezius
B
锁骨上小窝
Lesser supraclavicular fossa
锁骨
Clavicle

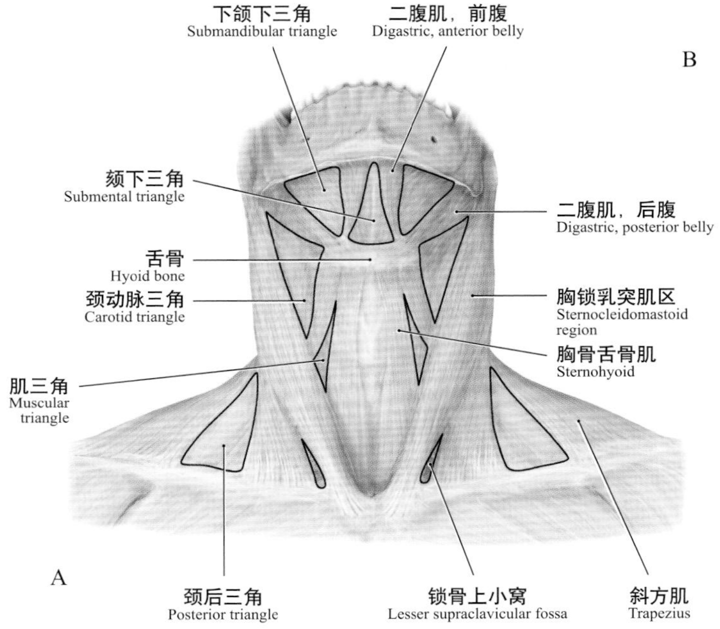
下颌下三角
Submandibular triangle
二腹肌，前腹
Digastric, anterior belly
颏下三角
Submental triangle
二腹肌，后腹
Digastric, posterior belly
舌骨
Hyoid bone
颈动脉三角
Carotid triangle
胸锁乳突肌区
Sternocleidomastoid region
胸骨舌骨肌
Sternohyoid
肌三角
Muscular triangle
A
颈后三角
Posterior triangle
锁骨上小窝
Lesser supraclavicular fossa
斜方肌
Trapezius

图 12–7　颈部肌肉解剖

A. 头部微抬时前面观。**B.** 左侧面观。

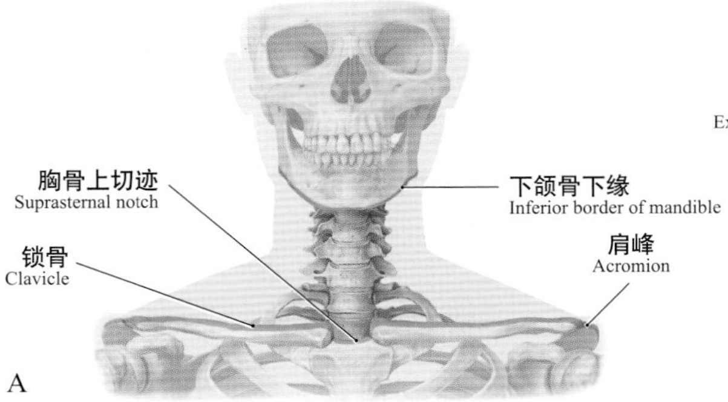
胸骨上切迹
Suprasternal notch
下颌骨下缘
Inferior border of mandible
锁骨
Clavicle
肩峰
Acromion
A

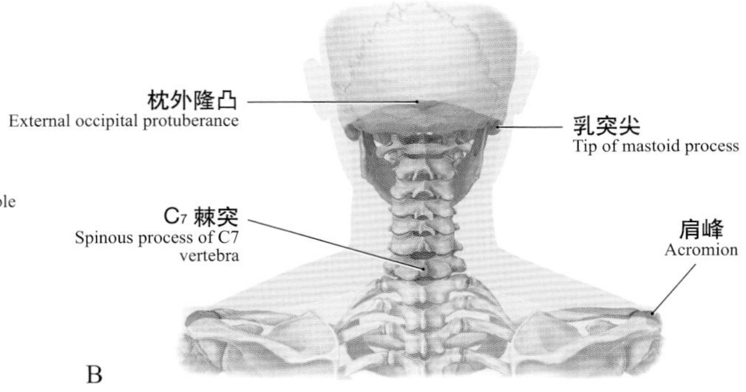
枕外隆凸
External occipital protuberance
乳突尖
Tip of mastoid process
C7 棘突
Spinous process of C7 vertebra
肩峰
Acromion
B

图 12–8　颈 部 骨 突 起

A. 前面观。**B.** 后面观。

若干显著结构界定了颈部的边界。颈部的上界为下颌骨下缘、乳突尖和枕外隆凸的连线。下界为胸骨上切迹、锁骨、肩峰和 C_7 棘突的连线。

颈 筋 膜

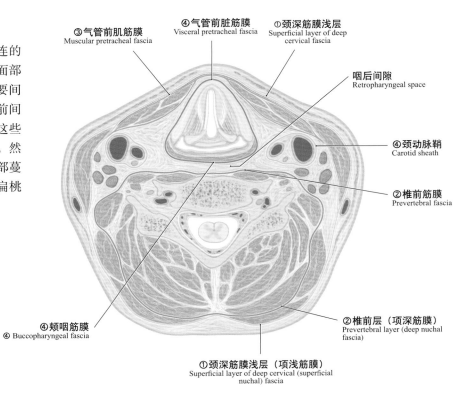

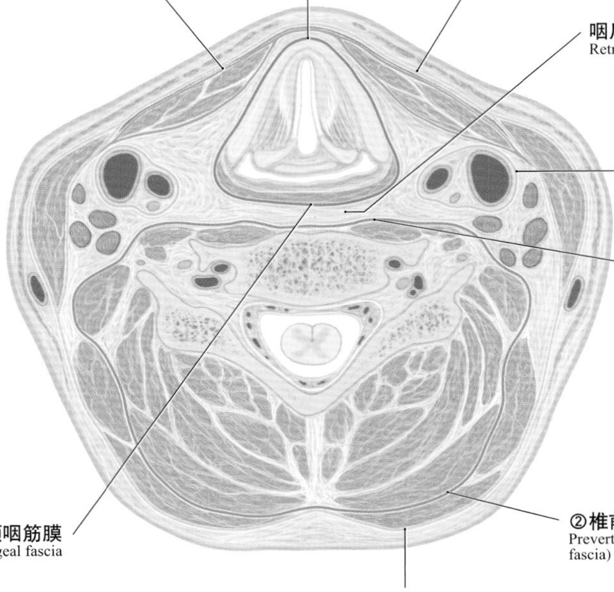
③气管前肌筋膜
Muscular pretracheal fascia
④气管前脏筋膜
Visceral pretracheal fascia
①颈深筋膜浅层
Superficial layer of deep cervical fascia
咽后间隙
Retropharyngeal space
④颈动脉鞘
Carotid sheath
②椎前筋膜
Prevertebral fascia
②椎前层（项深筋膜）
Prevertebral layer (deep nuchal fascia)
①颈深筋膜浅层（项浅筋膜）
Superficial layer of deep cervical (superficial nuchal) fascia
④颊咽筋膜
④ Buccopharyngeal fascia

图 12–9 颈筋膜

颈部结构被多层颈筋膜包绕，相连的各组织将颈部进行划分。面区被面部之间的间隙分隔。颈部有 4 个主要间隙：气管前间隙、咽后间隙、椎前间隙和颈动脉间隙。正常情况下，这些区域并不明显（筋膜相对平坦）。然而这些间隙会为炎症提供自头颈部蔓延至纵隔的途径（例如颞下窝的扁桃体感染）。

表 12–5 颈部筋膜和面部间隙

筋膜层次	分布	内容物
颈浅筋膜（未显示）	位于皮肤深层的皮下组织，前外侧含颈阔肌	颈阔肌
①颈深筋膜浅层（黄色）= 颈深筋膜 + 项浅筋膜	包含整个颈部，后方与项部韧带相连	分 2 层包绕斜方肌和胸锁乳突肌
②颈深筋膜椎前层（紫色）= 椎前筋膜 + 项深筋膜	上起颅底，下续上纵隔，与前纵韧带融合，沿锁骨下动脉及臂丛向下，与腋鞘相续 • 椎前筋膜分成前（翼状）、后（“危险间隙”位于筋膜层之间）2 层	背固有肌和椎前肌
气管前筋膜（绿色）	③肌肉部（浅绿色）	舌骨下肌群
	④脏器部（深绿色）：附着于环状软骨，向后与颊咽筋膜相续，向下至上纵隔，最终与纤维心包膜融合	甲状腺，气管，食管，咽
颈动脉鞘（蓝色）。来自椎前筋膜深层和气管前层	由疏松蜂窝组织构成，从颅底（颈动脉管外口）延伸至主动脉弓	颈总动脉，颈内动脉，颈内静脉，迷走神经；另外，舌咽神经、副神经、舌下神经跨过颈动脉鞘的浅面

尽管面部层次一般来说是连续的，但多数面部层次由于其邻近组织的不同，在颈部的不同区域有不同的名称。

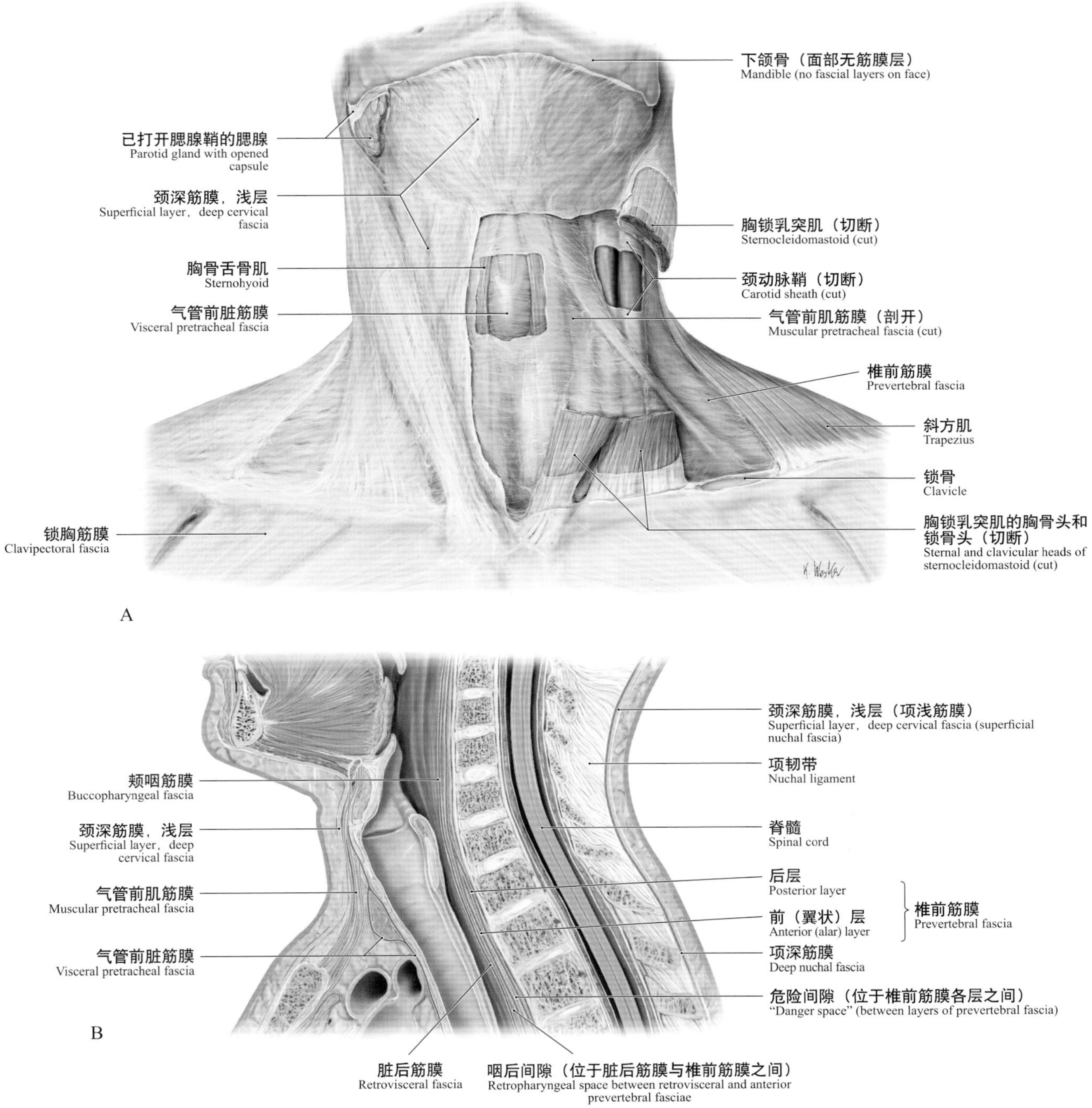

下颌骨（面部无筋膜层）
Mandible (no fascial layers on face)
已打开腮腺鞘的腮腺
Parotid gland with opened capsule
颈深筋膜，浅层
Superficial layer, deep cervical fascia
胸骨舌骨肌
Sternohyoid
气管前脏筋膜
Visceral pretracheal fascia
胸锁乳突肌（切断）
Sternocleidomastoid (cut)
颈动脉鞘（切断）
Carotid sheath (cut)
气管前肌筋膜（剖开）
Muscular pretracheal fascia (cut)
椎前筋膜
Prevertebral fascia
斜方肌
Trapezius
锁骨
Clavicle
锁胸筋膜
Clavipectoral fascia
胸锁乳突肌的胸骨头和锁骨头（切断）
Sternal and clavicular heads of sternocleidomastoid (cut)
A
颈深筋膜，浅层（项浅筋膜）
Superficial layer, deep cervical fascia (superficial nuchal fascia)
项韧带
Nuchal ligament
颊咽筋膜
Buccopharyngeal fascia
颈深筋膜，浅层
Superficial layer, deep cervical fascia
脊髓
Spinal cord
后层
Posterior layer
气管前肌筋膜
Muscular pretracheal fascia
前（翼状）层
Anterior (alar) layer
椎前筋膜
Prevertebral fascia
气管前脏筋膜
Visceral pretracheal fascia
项深筋膜
Deep nuchal fascia
危险间隙（位于椎前筋膜各层之间）
"Danger space" (between layers of prevertebral fascia)
B
脏后筋膜
Retrovisceral fascia
咽后间隙（位于脏后筋膜与椎前筋膜之间）
Retropharyngeal space between retrovisceral and anterior prevertebral fasciae

图 12–10 颈部的筋膜关系

A. 皮肤、颈浅筋膜、颈阔肌去除后前面观。**B.** 左侧正中矢状面观。

颈浅筋膜（未标出）位于皮肤深面，包含颈部皮肤（颈阔肌）；颈深筋膜浅层包含颈部其他结构。颈深筋膜附着于下颌骨下缘，向下与胸锁筋膜（前方）、项浅筋膜和胸腰筋膜相延续（后方）。颈深筋膜浅层分 2 层包绕腮腺，形成腮腺鞘（**A**，腮腺肿胀引起的疼痛归因于腮腺鞘的限制）。颈深筋膜浅层分 2 层包绕胸锁乳突肌和斜方肌。在颈前区，气管前层位于颈深筋膜浅层的深面，分为肌肉部和脏器部，共同包绕颈前区结构，包括咽、气管和食管。气管前筋膜位于食管后方的部分称为脏后筋膜，是颊咽筋膜的向下延伸（**B**），咽后间隙将其与椎前筋膜隔开。在喉口下方，椎前筋膜被“危险间隙”（从咽部到纵隔的炎症传播的潜在路径）分为前、后 2 层。颈椎结核性骨髓炎时，咽后脓肿可在“危险间隙”沿椎前筋膜形成。椎前层向后与项深筋膜相延续。注：侧方的颈动脉鞘（**A**）在正中矢状位不能显示。

颈 前 区

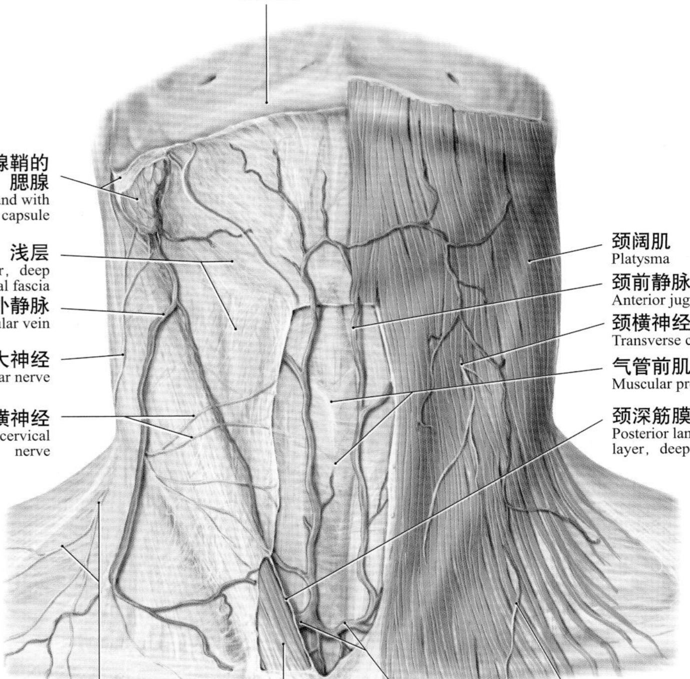

图 12–11 颈前区

前面观。左侧颈部：去除颈浅筋膜，暴露颈阔肌。右侧颈部：去除颈阔肌，暴露颈深筋膜。颈深筋膜浅层位于皮肤、颈阔肌（受面神经颈支支配）深面，附着于下颌骨下缘，向下与胸锁筋膜相连。颈深筋膜浅层分2层包绕腮腺，形成腮腺鞘。腮腺的炎症（流行性腮腺炎）引起此区域面部显著肿胀和畸形（“仓鼠颊”伴显著肿胀的耳垂）。颈深筋膜浅层分2层包绕胸锁乳突肌。中线处的浅层已被切除，以暴露包绕舌骨下肌群的气管前筋膜。

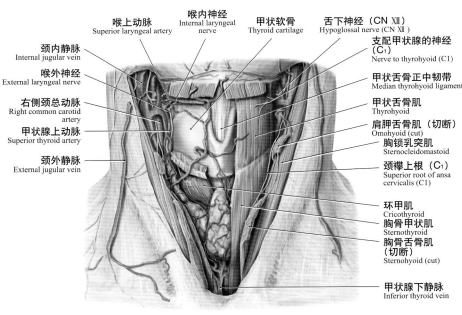

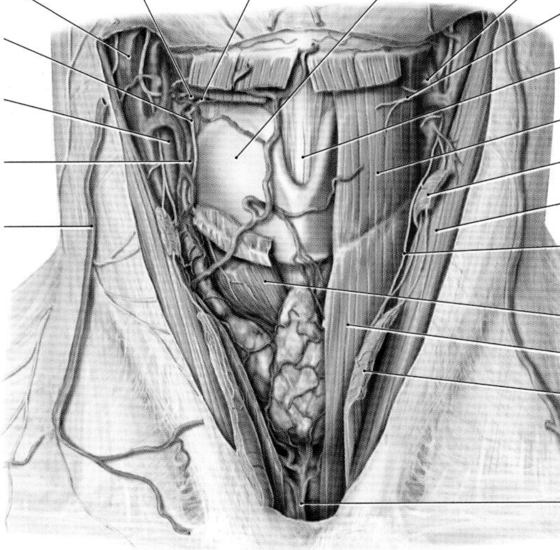

图 12–12 颈前三角

前面观。去除气管前筋膜，暴露颈前三角，以下颌骨和胸锁乳突肌前缘为界，舌骨下肌群被气管前筋膜（已被去除）包绕。气管前脏筋膜（已被去除）包绕甲状腺和喉。颈前三角包含喉和甲状腺的神经血管结构，包括颈外动脉第1分支（甲状腺上动脉）。喉内神经和喉外神经（来自迷走神经喉上支）可见。C_1神经运动神经纤维与舌下神经伴行至甲状腺和颏舌骨肌（未显示）。部分C_1神经运动神经纤维离开舌下神经，形成颈襻上根。下根由C_2、C_3神经的运动神经纤维组成。颈襻支配肩胛舌骨肌、胸骨舌骨肌和胸骨甲状肌。

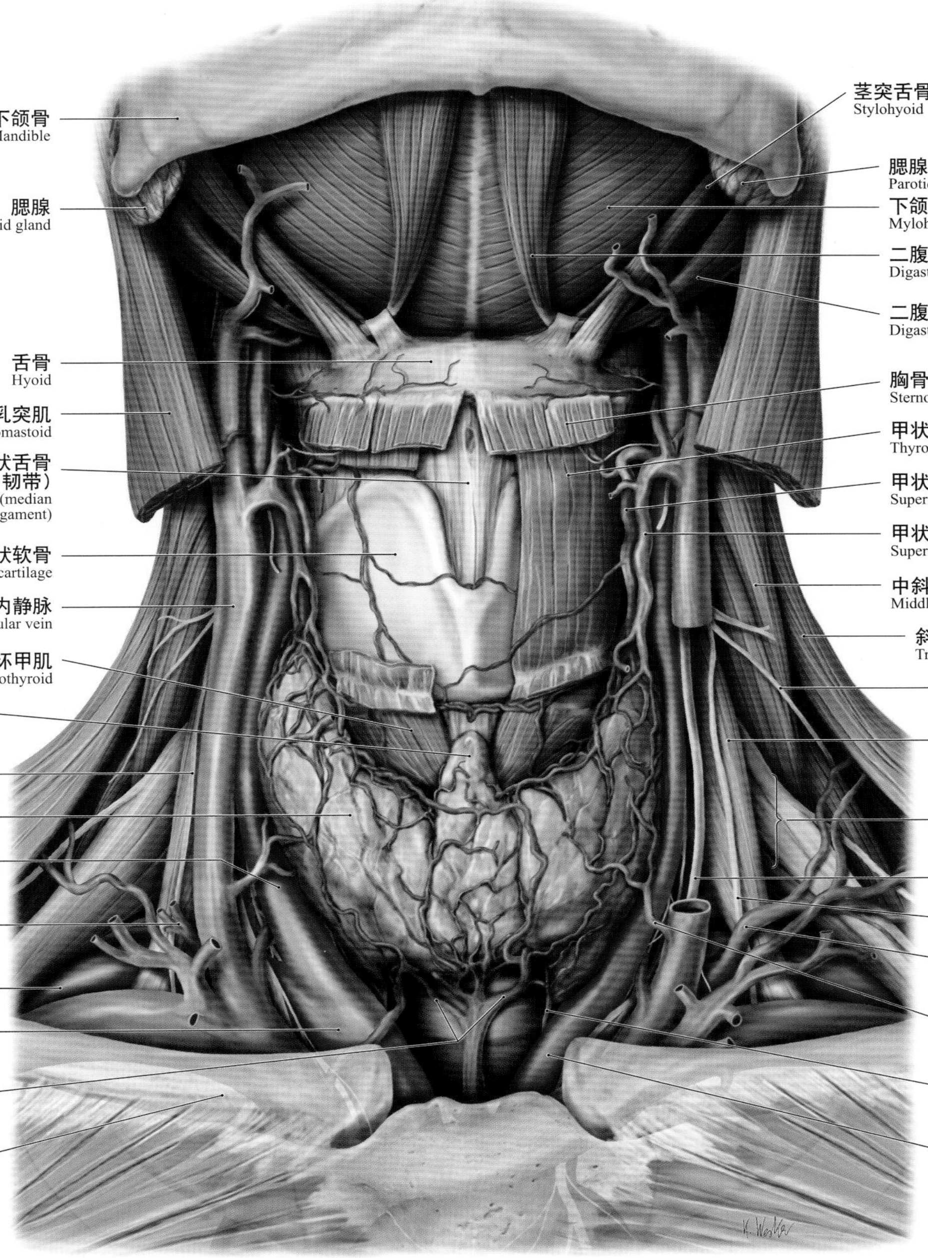
下颌骨
Mandible
腮腺
Parotid gland
舌骨
Hyoid
胸锁乳突肌
Sternocleidomastoid
甲状舌骨膜（甲状舌骨正中韧带）
Thyrohyoid membrane (median thyrohyoid ligament)
甲状软骨
Thyroid cartilage
颈内静脉
Internal jugular vein
环甲肌
Cricothyroid
锥状叶
Pyramidal lobe
膈神经
Phrenic nerve
甲状腺
Thyroid gland
右侧颈总动脉
Right common carotid artery
甲状颈干
Thyrocervical trunk
锁骨下动脉
Subclavian artery
头臂干
Brachiocephalic trunk
甲状腺下静脉
Inferior thyroid veins
锁骨
Clavicle
茎突舌骨肌
Stylohyoid
腮腺
Parotid gland
下颌舌骨肌
Mylohyoid
二腹肌，前腹
Digastric, anterior belly
二腹肌，后腹
Digastric, posterior belly
胸骨舌骨肌
Sternohyoid
甲状舌骨肌
Thyrohyoid
甲状腺上动脉
Superior thyroid artery
甲状腺上静脉
Superior thyroid vein
中斜角肌
Middle scalene
斜方肌
Trapezius
副神经
Accessory nerve
前斜角肌
Anterior scalene
臂丛
Brachial plexus
迷走神经
Vagus nerve
膈神经
Phrenic nerve
颈横动脉
Transverse cervical artery
甲状腺中静脉
Middle thyroid vein
左侧喉返神经
Left recurrent laryngeal nerve
左侧颈总动脉
Left common carotid artery

图 12–13 颈根部（胸廓入口）

前面观。颈根部有许多结构，包括颈总动脉、锁骨下静脉、颈内静脉、甲状腺下动脉、迷走神经、膈神经和喉返神经。甲状腺肿胀可使甲状腺下极肿大，易在胸廓入口处压迫神经血管结构。

颈 根 部

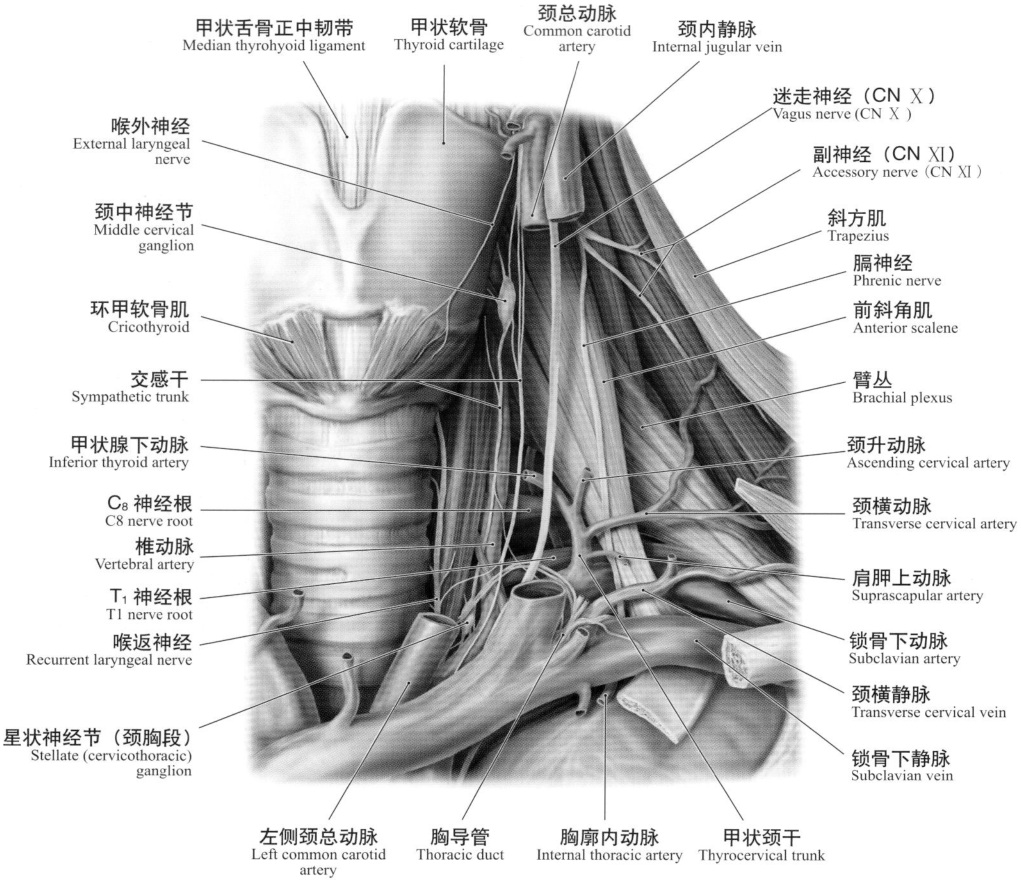
甲状舌骨正中韧带
Median thyrohyoid ligament
甲状软骨
Thyroid cartilage
颈总动脉
Common carotid artery
颈内静脉
Internal jugular vein
迷走神经（CN Ⅹ）
Vagus nerve (CN Ⅹ)
副神经（CN Ⅺ）
Accessory nerve（CN Ⅺ）
斜方肌
Trapezius
膈神经
Phrenic nerve
前斜角肌
Anterior scalene
臂丛
Brachial plexus
颈升动脉
Ascending cervical artery
颈横动脉
Transverse cervical artery
肩胛上动脉
Suprascapular artery
锁骨下动脉
Subclavian artery
颈横静脉
Transverse cervical vein
锁骨下静脉
Subclavian vein
喉外神经
External laryngeal nerve
颈中神经节
Middle cervical ganglion
环甲软骨肌
Cricothyroid
交感干
Sympathetic trunk
甲状腺下动脉
Inferior thyroid artery
C8 神经根
C8 nerve root
椎动脉
Vertebral artery
T1 神经根
T1 nerve root
喉返神经
Recurrent laryngeal nerve
星状神经节（颈胸段）
Stellate (cervicothoracic) ganglion
左侧颈总动脉
Left common carotid artery
胸导管
Thoracic duct
胸廓内动脉
Internal thoracic artery
甲状颈干
Thyrocervical trunk

图 12–14 颈根部

左侧颈部前面观。去除锁骨（近胸骨段）、第1肋骨、胸骨柄和甲状腺。切除左侧颈总动脉，暴露交感神经节和左侧喉返神经（来自迷走神经）绕过主动脉弓的上升段。臂丛位于前斜角肌和中斜角肌之间的斜角肌间隙内，与锁骨下动脉和锁骨下静脉伴行进入腋窝。膈神经在前斜角肌浅面下行进入纵隔，支配膈肌运动。胸导管注入左侧颈静脉角，收纳除右上1/4躯体（引流至右淋巴导管）以外的全身淋巴液。前斜角肌可作为颈根部各结构的标志点：膈神经和锁骨下静脉位于前斜角肌的前方，而臂丛和锁骨下动脉位于其后方。

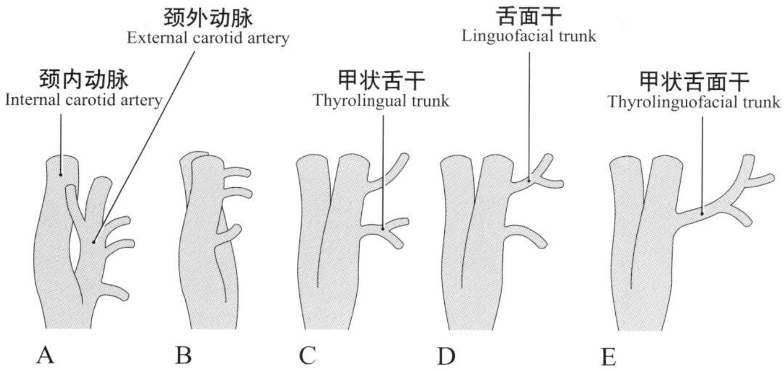
颈外动脉
External carotid artery
颈内动脉
Internal carotid artery
甲状舌干
Thyrolingual trunk
舌面干
Linguofacial trunk
甲状舌面干
Thyrolinguofacial trunk
A
B
C
D
E

图 12–15 颈动脉变异（改自 Faller 和 Poisel-Golth）

A. 49% 的颈内动脉由颈总动脉舌侧分出。**B.** 9% 的颈内动脉位于颈外动脉前内侧或其他中间部位。**C.** 4% 的颈外动脉发出甲状舌干。**D.** 23% 的颈外动脉发出舌面干。**E.** 0.6% 的颈外动脉发出甲状舌面干。

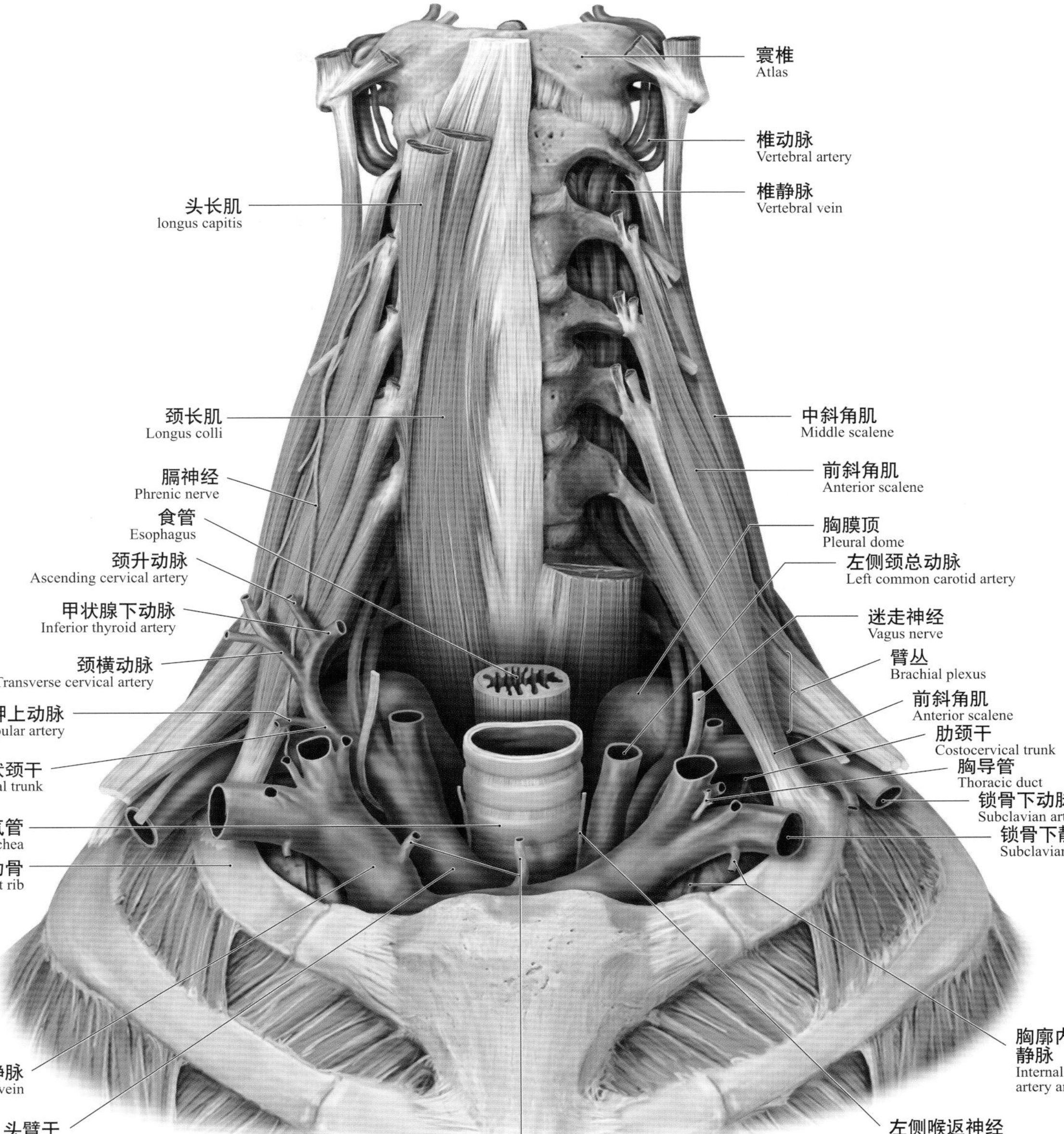
寰椎
Atlas
椎动脉
Vertebral artery
椎静脉
Vertebral vein
头长肌
longus capitis
颈长肌
Longus colli
中斜角肌
Middle scalene
膈神经
Phrenic nerve
前斜角肌
Anterior scalene
食管
Esophagus
胸膜顶
Pleural dome
颈升动脉
Ascending cervical artery
左侧颈总动脉
Left common carotid artery
甲状腺下动脉
Inferior thyroid artery
迷走神经
Vagus nerve
颈横动脉
Transverse cervical artery
臂丛
Brachial plexus
肩胛上动脉
Suprascapular artery
前斜角肌
Anterior scalene
肋颈干
Costocervical trunk
甲状颈干
Thyrocervical trunk
胸导管
Thoracic duct
锁骨下动脉
Subclavian artery
气管
Trachea
锁骨下静脉
Subclavian vein
第 1 肋骨
1st rib
胸廓内动脉、静脉
Internal thoracic artery and vein
头臂静脉
Brachiocephalic vein
头臂干
Brachiocephalic trunk
左侧喉返神经
Left recurrent laryngeal nerve
甲状腺下静脉
Inferior thyroid veins

图 12–16　颈部最深层前面观

喉、甲状腺、气管和食管已被去除，显露椎前肌肉和脊柱。两侧大血管（包括颈总动脉和颈内静脉）已被去除，因而左侧可见深部的椎动脉。右侧椎动脉为椎前肌覆盖。椎动脉从 C_6 向上穿行颈椎横突孔，沿着寰椎弓入颅，供应脑和脊髓。途中还可见颈丛和膈神经，后者向下经前斜角肌浅面进入胸腔。膈神经然后越过肺根前方，经纵隔胸膜与纤维心包之间下行至膈肌。膈神经支配膈肌运动，同时收纳来自膈胸膜和纵隔膜的感觉信号。途中还可见两侧主动脉干及其分支。

- 在右侧，甲状颈干可见以下结构：
  - 甲状腺下动脉
  - 颈横动脉及其表浅和深部分支
  - 肩胛上动脉
  - 颈升动脉
- 在左侧，肋颈干被显示。图 12–1 显示其分支：颈深动脉和肋间最上动脉。
  - 臂丛和锁骨下动脉自前斜角肌和中斜角肌间隙穿出；锁骨下静脉越过前斜角肌前方；胸导管从左侧颈内静脉和锁骨下静脉交角处注入，引流全身3/4的淋巴液。

颈 侧 区

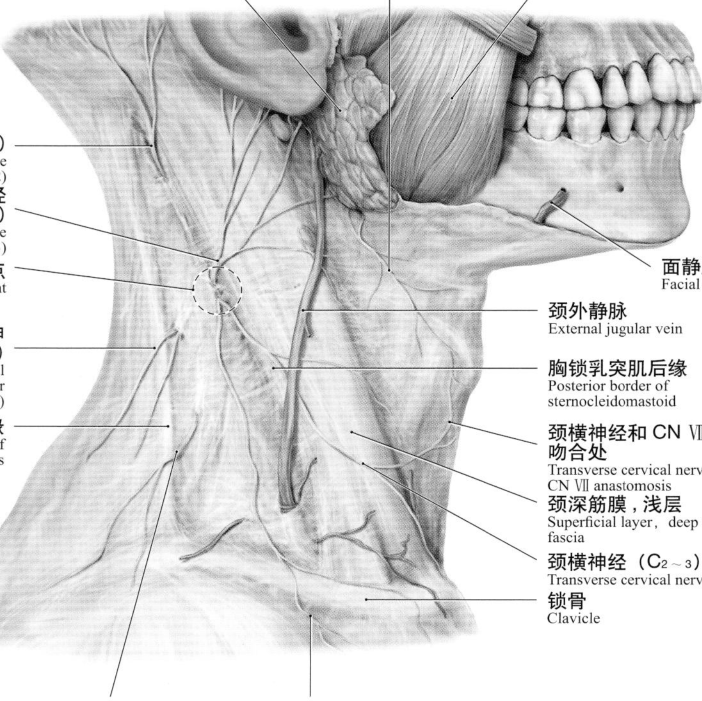

图 12–17 颈侧区

右侧面观。去除颈浅筋膜、颈阔肌以及腮腺鞘（颈深筋膜浅层）。颈深筋膜浅层包绕颈阔肌以外所有的颈部结构。颈深筋膜浅层分 2 层包绕腮腺，形成腮腺鞘。腮腺鞘已被打开，以显露面神经颈支。颈支支配颈阔肌。颈部前外侧感觉神经（枕小神经、耳大神经、颈横神经和锁骨上神经）起自颈丛，由 $C_{1\sim4}$ 前支组成。颈丛在 Erb 点或靠近 Erb 点处穿过颈筋膜封套层，在胸锁乳突肌后缘中点处下行。注：颈横神经（感觉神经）在颈外静脉深面走行，并与面神经颈支（运动神经）吻合。

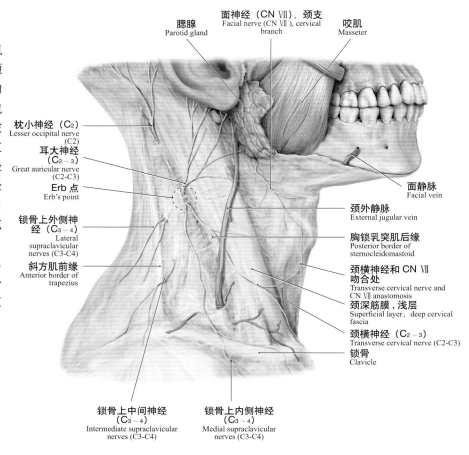

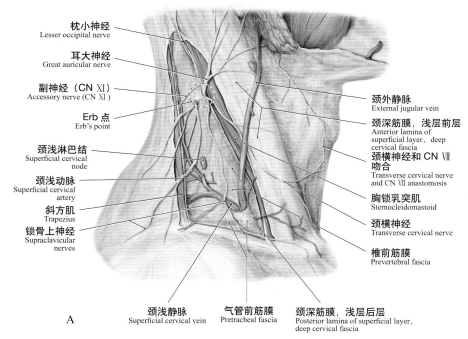

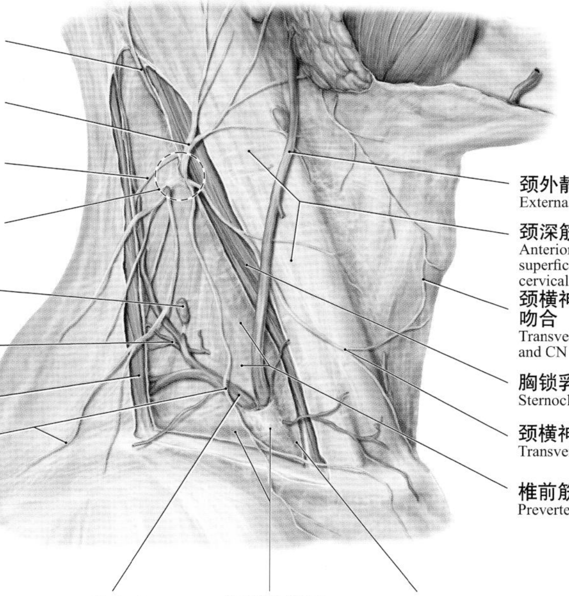

图 12–18 颈后三角

右侧面观。**A.** 去除颈深筋膜浅层。**B.** 去除气管前筋膜。**C.** 去除椎前筋膜。

颈深筋膜浅层分为前、后 2 层包被胸锁乳突肌和斜方肌，两者都由副神经支配（注意颈淋巴清扫时容易损伤副神经）。去除胸锁乳突肌和斜方肌之间的浅筋膜，可显露颈后三角（下界为锁骨），同时可显露包绕颈部固有肌和深部肌肉的椎前筋膜。椎前筋膜和气管前筋膜融合，包绕肩胛舌骨肌（**B**）。去除椎前筋膜可暴露膈神经（**C**），膈神经起自颈丛并向下走行，支配膈肌运动。可见臂丛于前斜角肌和中斜角肌之间穿出（**C**）。

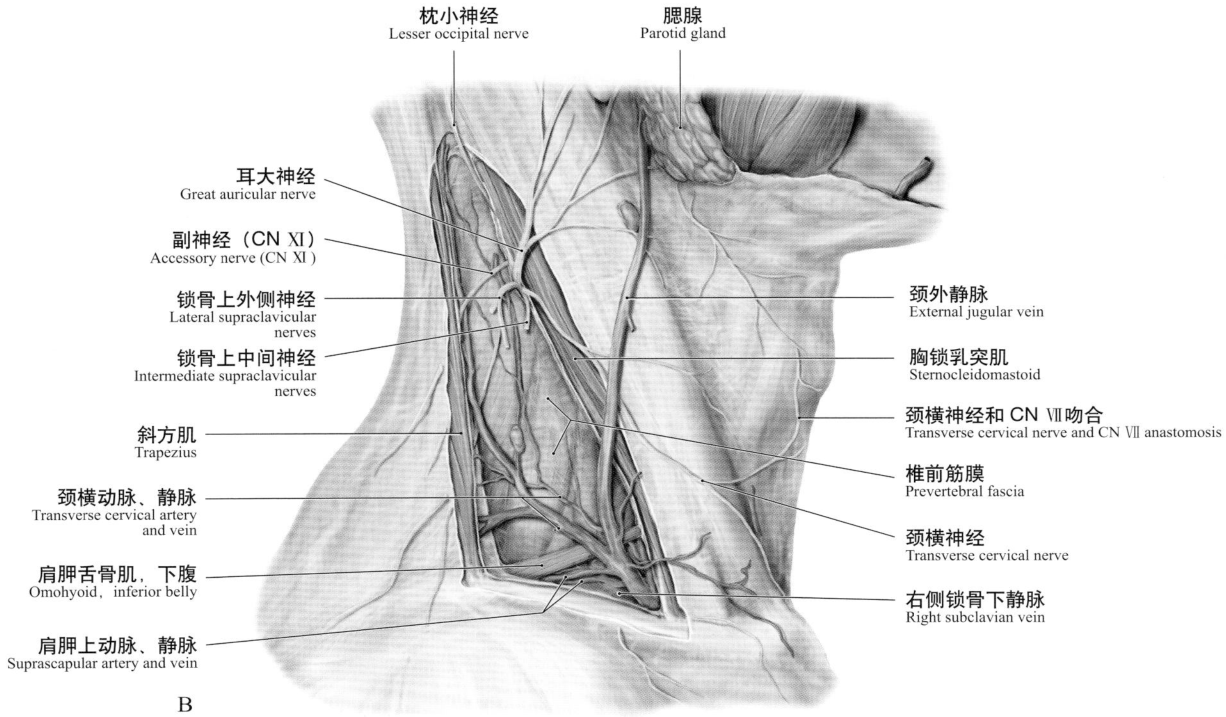
枕小神经
Lesser occipital nerve
腮腺
Parotid gland
耳大神经
Great auricular nerve
副神经（CN Ⅺ）
Accessory nerve (CN Ⅺ)
锁骨上外侧神经
Lateral supraclavicular nerves
锁骨上中间神经
Intermediate supraclavicular nerves
斜方肌
Trapezius
颈横动脉、静脉
Transverse cervical artery and vein
肩胛舌骨肌，下腹
Omohyoid，inferior belly
肩胛上动脉、静脉
Suprascapular artery and vein
颈外静脉
External jugular vein
胸锁乳突肌
Sternocleidomastoid
颈横神经和 CN Ⅶ吻合
Transverse cervical nerve and CN Ⅶ anastomosis
椎前筋膜
Prevertebral fascia
颈横神经
Transverse cervical nerve
右侧锁骨下静脉
Right subclavian vein

B

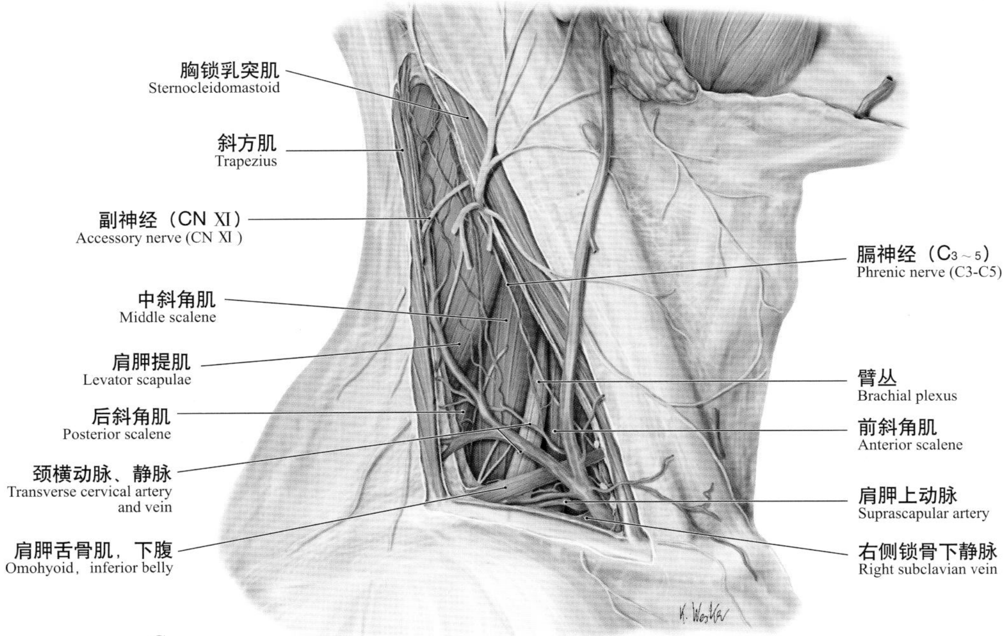
胸锁乳突肌
Sternocleidomastoid
斜方肌
Trapezius
副神经（CN Ⅺ）
Accessory nerve (CN Ⅺ)
中斜角肌
Middle scalene
肩胛提肌
Levator scapulae
后斜角肌
Posterior scalene
颈横动脉、静脉
Transverse cervical artery and vein
肩胛舌骨肌，下腹
Omohyoid，inferior belly
膈神经（C3～5）
Phrenic nerve (C3-C5)
臂丛
Brachial plexus
前斜角肌
Anterior scalene
肩胛上动脉
Suprascapular artery
右侧锁骨下静脉
Right subclavian vein

C

图 12–18　颈后三角（续）

颈深外侧区

图 12–19 颈动脉三角

右侧面观。颈深筋膜浅层已被去除，以显露颈动脉三角（颈前三角的一部分），其由胸锁乳突肌、肩胛舌骨肌上腹和二腹肌后腹围成。椎前筋膜和气管前筋膜也已被去除，以显露颈动脉三角内容物，其中包括颈内动脉、颈外动脉及分支和颈内静脉。交感神经干沿主要血管和迷走神经间走行。C_1 神经运动神经沿舌下神经走行，支配甲状舌骨肌和颏舌骨肌。部分 C_1 神经的运动神经纤维形成颈襻上根（颈襻下根由 C_2、C_3 神经纤维组成）。颈襻支配肩胛舌骨肌、胸骨舌骨肌和胸骨甲状肌。

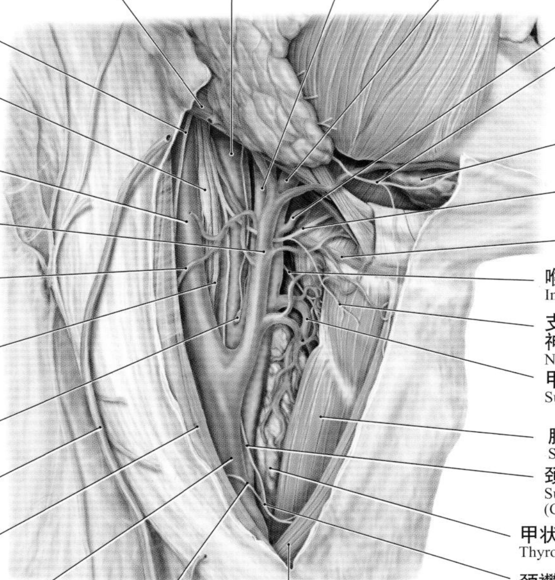

二腹肌，后腹
Digastric，posterior belly
颈内动脉
Internal carotid artery
颈外动脉
External carotid artery
面动脉
Facial artery
舌动脉
Lingual artery
面神经（CN Ⅶ），下颌缘支
Facial nerve (CN Ⅶ), mandibular branch
下颌下腺
Submandibular gland
舌下神经（CN Ⅻ）
Hypoglossal nerve (CN Ⅻ)
舌骨
Hyoid bone
喉内神经
Internal laryngeal nerve
支配甲状舌骨肌的神经（C1）
Nerve to thyrohyoid (C1)
甲状腺上动脉
Superior thyroid artery
胸骨甲状肌
Sternothyroid
颈襻上根（C1）
Superior root of ansa cervicalis (C1)
甲状腺
Thyroid gland
颈襻（C1～3）
Ansa cervicalis (C1-C3)
副神经（CN Ⅺ）
Accessory nerve (CN Ⅺ)
颈上神经节
Superior cervical ganglion
颈内静脉
Internal jugular vein
面总静脉
Common facial vein
胸锁乳突肌动脉
Sternocleidomastoid artery
迷走神经（CN Ⅹ）
Vagus nerve (CN Ⅹ)
颈动脉体
Carotid body
颈外静脉
External jugular vein
胸锁乳突肌
Sternocleidomastoid
颈内静脉
Internal jugular vein
颈襻下根（C2～3）
Inferior root of ansa cervicalis (C2-C3)
肩胛舌骨肌
Omohyoid

图 12–20 血流受阻与颈部静脉

当临床因素（如慢性肺部疾病、纵隔肿瘤或感染）阻碍右心血液回流时，血液停滞在上腔静脉，随后引起在颈外静脉的血液积聚（**A**），导致颈外静脉明显扩张（有时会发生在更小的血管中）（**B**）。

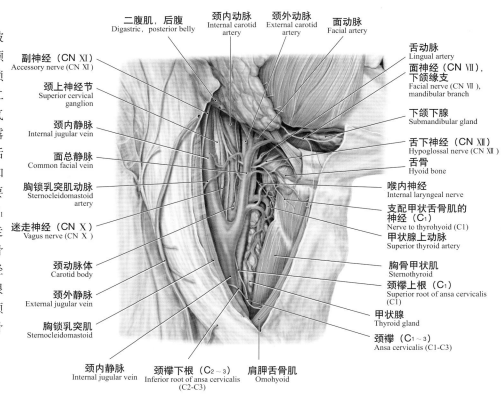

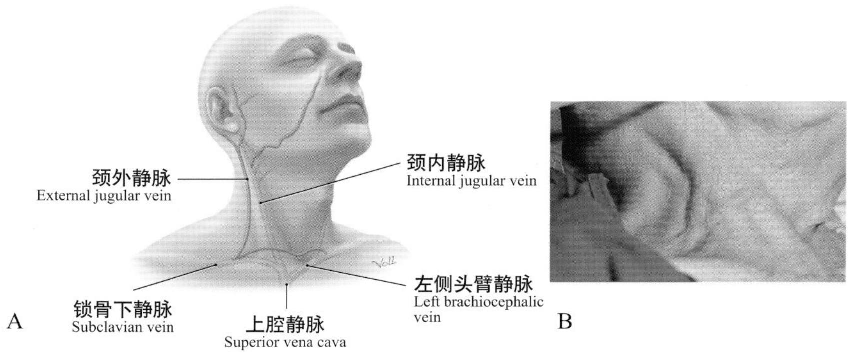

颈外静脉
External jugular vein
颈内静脉
Internal jugular vein
锁骨下静脉
Subclavian vein
上腔静脉
Superior vena cava
左侧头臂静脉
Left brachiocephalic vein
A
B

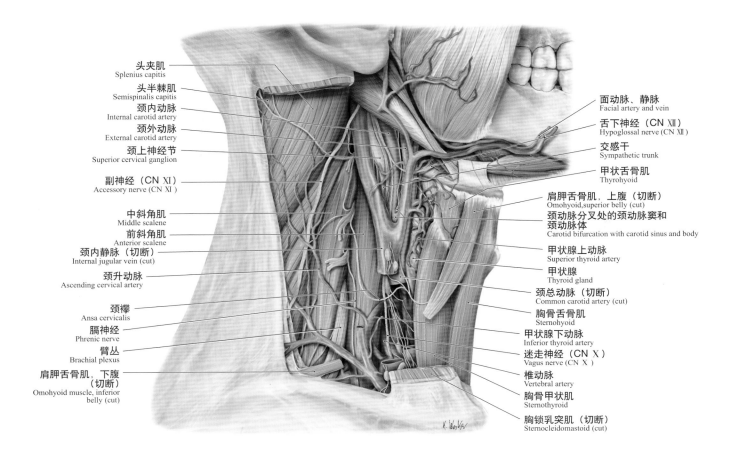

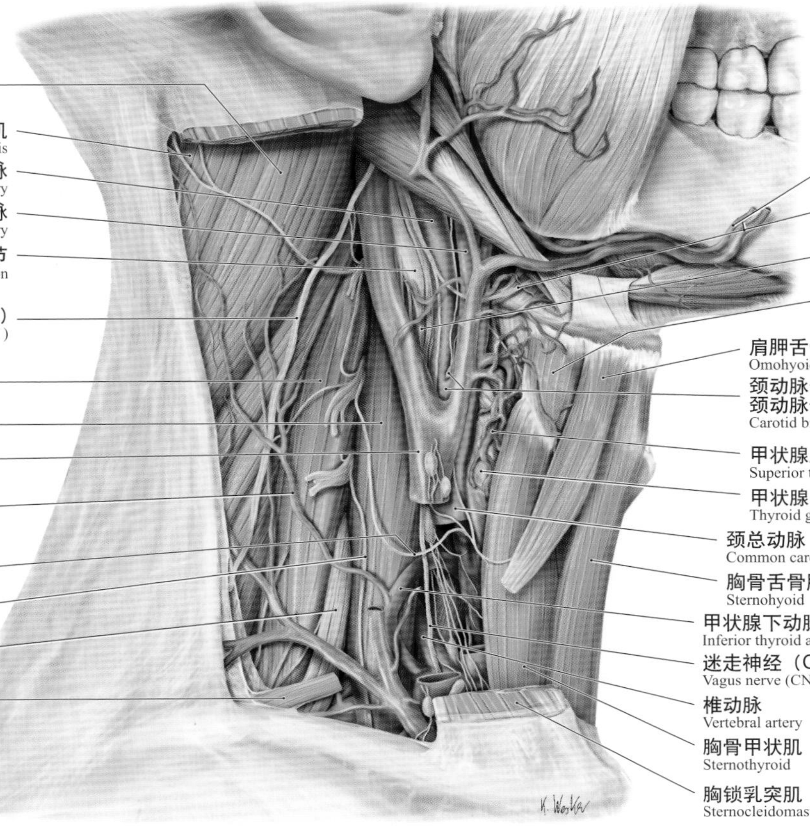
头夹肌
Splenius capitis
头半棘肌
Semispinalis capitis
颈内动脉
Internal carotid artery
颈外动脉
External carotid artery
颈上神经节
Superior cervical ganglion
副神经（CN XI）
Accessory nerve (CN XI)
中斜角肌
Middle scalene
前斜角肌
Anterior scalene
颈内静脉（切断）
Internal jugular vein (cut)
颈升动脉
Ascending cervical artery
颈襻
Ansa cervicalis
膈神经
Phrenic nerve
臂丛
Brachial plexus
肩胛舌骨肌，下腹（切断）
Omohyoid muscle, inferior belly (cut)
面动脉、静脉
Facial artery and vein
舌下神经（CN XII）
Hypoglossal nerve (CN XII)
交感干
Sympathetic trunk
甲状舌骨肌
Thyrohyoid
肩胛舌骨肌，上腹（切断）
Omohyoid,superior belly (cut)
颈动脉分叉处的颈动脉窦和颈动脉体
Carotid bifurcation with carotid sinus and body
甲状腺上动脉
Superior thyroid artery
甲状腺
Thyroid gland
颈总动脉（切断）
Common carotid artery (cut)
胸骨舌骨肌
Sternohyoid
甲状腺下动脉
Inferior thyroid artery
迷走神经（CN X）
Vagus nerve (CN X)
椎动脉
Vertebral artery
胸骨甲状肌
Sternothyroid
胸锁乳突肌（切断）
Sternocleidomastoid (cut)

图 12–21　颈侧深区

右侧面观。胸锁乳突肌区、颈动脉三角、颈后三角和颈前三角的部分结构已被切除。颈动脉鞘、颈筋膜和肩胛舌骨肌已被切除，以显露颈部重要的神经血管结构：

- 颈总动脉、颈内动脉和颈外动脉
- 甲状腺上、下动脉
- 颈内静脉
- 沿颈内静脉排列的颈深淋巴结
- 交感神经干，包括神经节
- 迷走神经
- 副神经
- 舌下神经
- 臂丛
- 膈神经

按揉颈动脉窦，可通过压力感受器反射性引起心率减慢。颈动脉窦中压力感受器的持续刺激可增加颈动脉窦神经（舌咽神经分支，CN Ⅸ）释放动作电位的频率。神经冲动被传递至延髓中的血管舒缩中枢，可降低交感神经信号的传出，通过迷走神经增加副交感神经信号传出到心脏和血管中，导致心率减慢，心脏收缩力降低，心脏射血量下降，引起血管扩张。这项非侵入性技术已被用于治疗室上性心动过速（SVT）。

膈神经（$C_{3\sim5}$ 神经）起源于颈丛和臂丛，其肌肉标志是前斜角肌，在颈部膈神经沿前斜角肌下行。斜角肌间隙（三角）位于前斜角肌、中斜角肌和第 1 肋骨之间，臂丛和锁骨下动脉横穿此间隙。锁骨下静脉在前斜角肌的前方越过。

交感神经链破坏，如由于肺尖部肿瘤（肺上沟瘤）、甲状腺静脉扩张或创伤，可导致面部交感神经传递破坏，称为 Horner 综合征，表现为患侧瞳孔缩小、眼球内陷、上睑下垂和无汗症。

颈 后 区

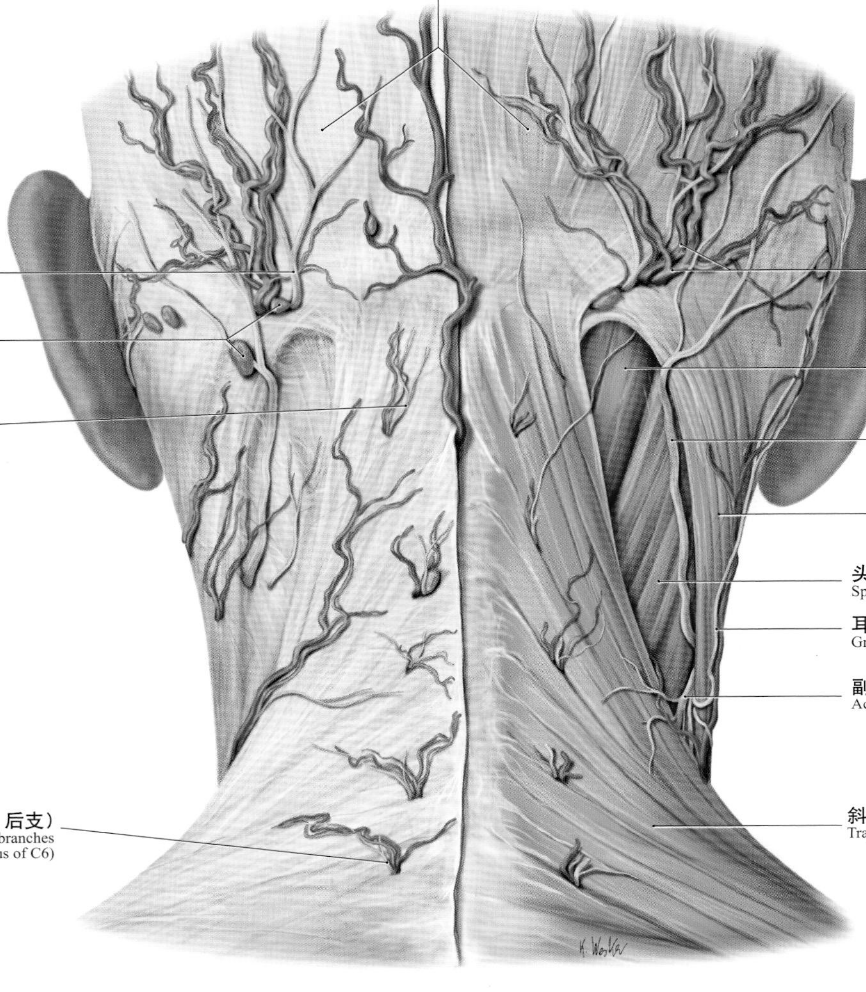
枕区
Occipital region
枕大神经（C2 后支）
Greater occipital nerve
（posterior ramus of C2）
枕部淋巴结
Occipital lymph nodes
第 3 枕神经（C3 后支）
Third occipital nerve (posterior ramus of C3)
后皮支（C6 后支）
Posterior cutaneous branches (posterior ramus of C6)
枕动脉、静脉
Occipital artery and vein
头半棘肌
Semispinalis capitis
枕小神经（C2）
Lesser occipital nerve（C2）
胸锁乳突肌
Sternocleidomastoid
头夹肌
Splenius capitis
耳大神经（C2～3）
Greater auricular nerve (C2-C3)
副神经（CN Ⅺ）
Accessory nerve (CN Ⅺ)
斜方肌
Trapezius

图 12–22 颈后（项）区

后面观。左侧：项浅筋膜浅层。右侧：所有筋膜已被去除（颈浅筋膜、颈深筋膜浅层和椎前筋膜）。

颈后区上界为上项线（斜方肌、胸锁乳突肌到枕骨连线），下界为 C_7（隆椎）棘突。颈后区与颈部其他区域一样，完全由项浅筋膜包绕（左侧）。颈深筋膜浅层包绕斜方肌并分为 2 层包绕胸锁乳突肌。胸锁乳突肌和斜方肌都由副神经（CN Ⅺ）支配。颈深筋膜（椎前筋膜的后部延续）位于斜方肌和胸锁乳突肌深面，并包绕背部背部深层肌肉（此处指头半棘肌和头夹肌）。背部深层肌肉运动和感觉受脊神经后支的支配（图 12–25）。耳大神经和枕小神经在图中可见。耳大神经和枕小神经是来自颈丛（由 $C_{1\sim4}$ 神经前支组成）的感觉神经。枕区的主要动脉为枕动脉，枕动脉为颈外动脉在后方的一个分支。

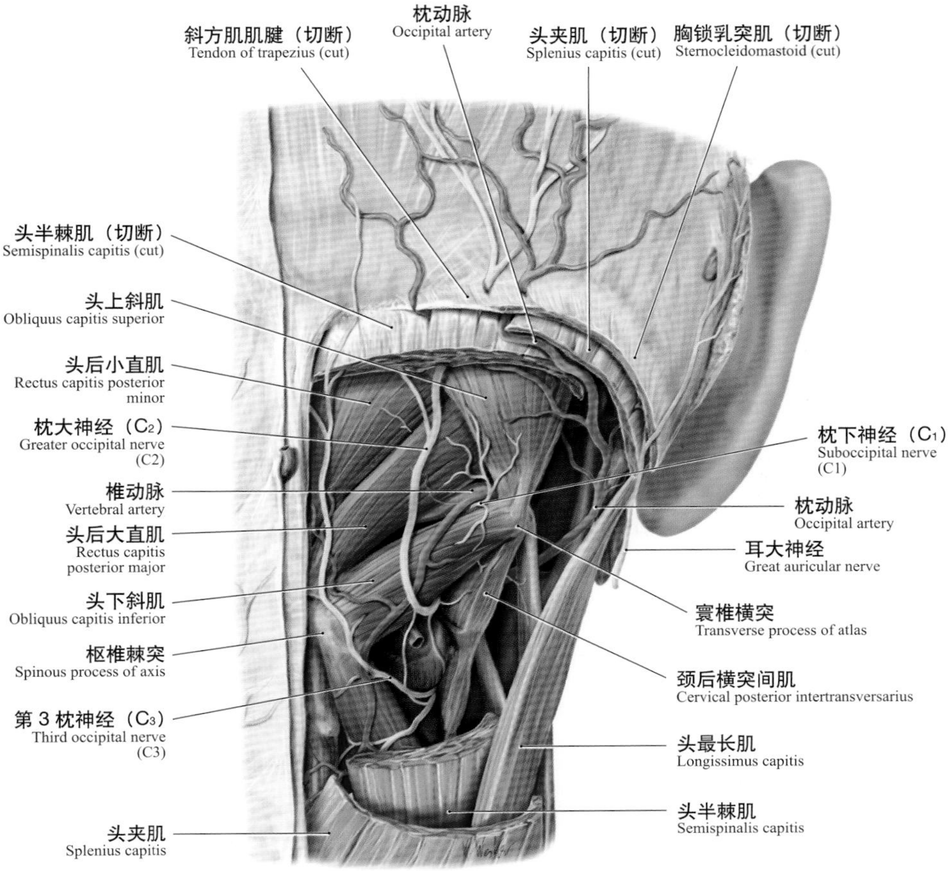

枕动脉
Occipital artery
斜方肌肌腱（切断）
Tendon of trapezius (cut)
头夹肌（切断）
Splenius capitis (cut)
胸锁乳突肌（切断）
Sternocleidomastoid (cut)
头半棘肌（切断）
Semispinalis capitis (cut)
头上斜肌
Obliquus capitis superior
头后小直肌
Rectus capitis posterior minor
枕大神经（C2）
Greater occipital nerve (C2)
椎动脉
Vertebral artery
头后大直肌
Rectus capitis posterior major
头下斜肌
Obliquus capitis inferior
枢椎棘突
Spinous process of axis
第 3 枕神经（C3）
Third occipital nerve (C3)
头夹肌
Splenius capitis
枕下神经（C1）
Suboccipital nerve (C1)
枕动脉
Occipital artery
耳大神经
Great auricular nerve
寰椎横突
Transverse process of atlas
颈后横突间肌
Cervical posterior intertransversarius
头最长肌
Longissimus capitis
头半棘肌
Semispinalis capitis

图 12–23　枕下三角

右侧后面观。枕下三角是位于斜方肌、头夹肌以及头半棘肌深面的肌三角，其上连接头后大直肌，外界为头上斜肌，下界为头下斜肌。椎动脉出寰椎横突孔进入枕下三角深面。椎动脉穿过寰枕关节膜进入枕下三角前发出分支，分布于周围短的项部肌肉。两侧椎动脉在颅内合并形成基底动脉，是脑部血运的主要来源。

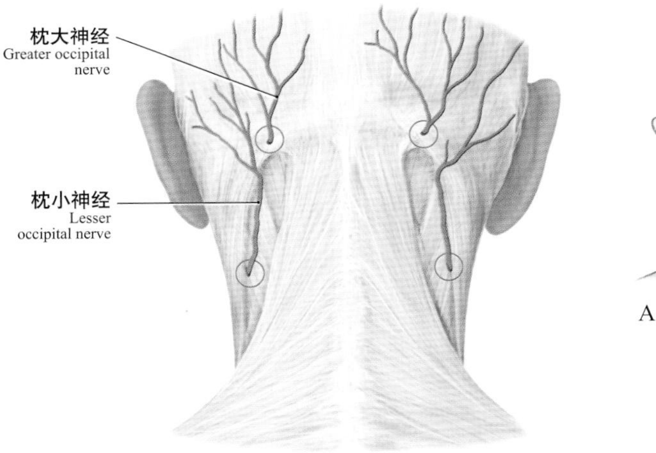

枕大神经
Greater occipital nerve
枕小神经
Lesser occipital nerve

图 12–24　枕区神经分布

后面观。枕小神经和枕大神经从筋膜进入皮下结缔组织的部位具有重要的临床意义，因为在某些特定疾病（如脑膜炎）中，此区域对触诊敏感。检查者用拇指轻轻按压圈出的部位，以检查这些神经感觉的敏感程度。如果触压这些位点疼痛（而非触压这些位点周围），临床医师应怀疑脑膜炎的可能。

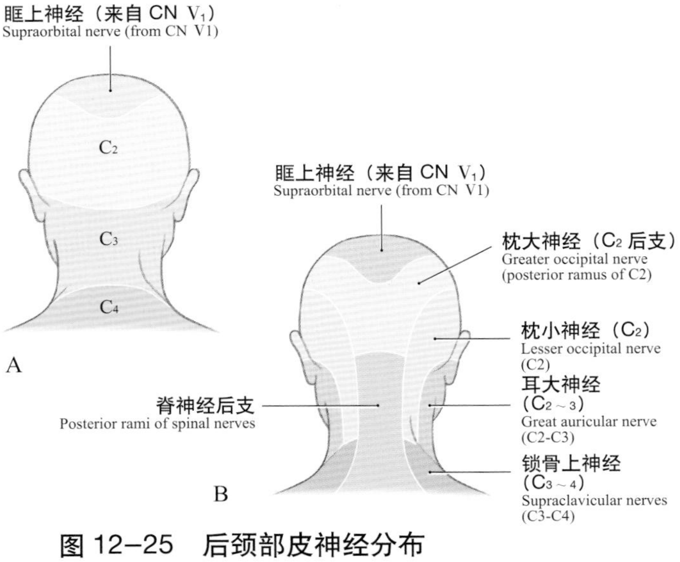

眶上神经（来自 CN V1）
Supraorbital nerve (from CN V1)
C2
C3
C4
A
眶上神经（来自 CN V1）
Supraorbital nerve (from CN V1)
枕大神经（C2 后支）
Greater occipital nerve (posterior ramus of C2)
枕小神经（C2）
Lesser occipital nerve (C2)
耳大神经（C2～3）
Great auricular nerve (C2-C3)
脊神经后支
Posterior rami of spinal nerves
锁骨上神经（C3～4）
Supraclavicular nerves (C3-C4)
B

图 12–25　后颈部皮神经分布

后面观。**A.** 节段性神经分布（皮区）。**B.** 周围皮神经。枕部和项部的大部分节段性神经支配来源于 C_2、C_3 神经。作为特殊的皮神经，枕大神经是 C_2 神经后支的分支；枕小神经、耳大神经和锁骨上神经是颈丛（由 $C_{1\sim4}$ 神经的前支组成）的分支。

咽旁间隙（Ⅰ）

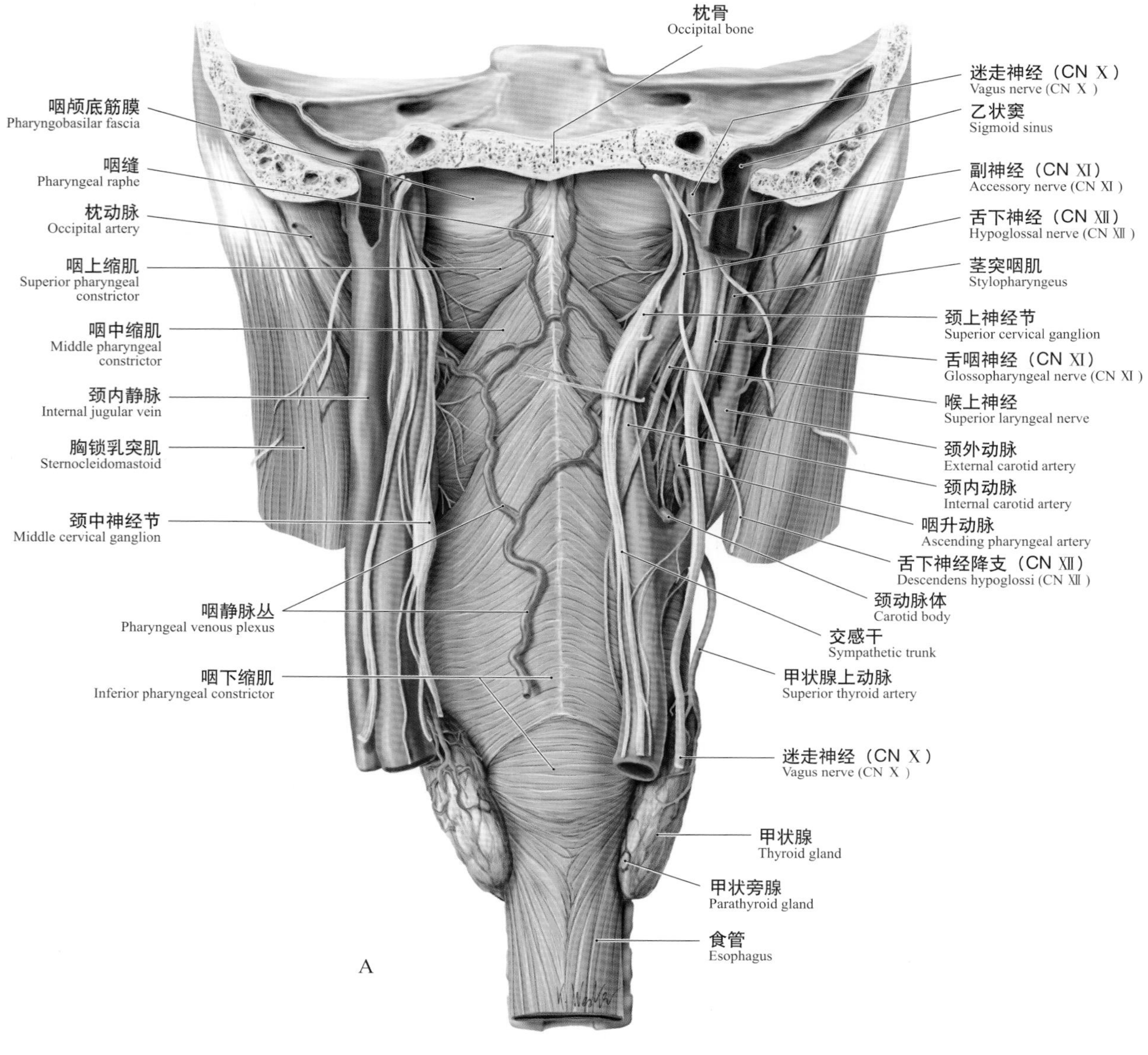
枕骨
Occipital bone
咽颅底筋膜
Pharyngobasilar fascia
咽缝
Pharyngeal raphe
枕动脉
Occipital artery
咽上缩肌
Superior pharyngeal constrictor
咽中缩肌
Middle pharyngeal constrictor
颈内静脉
Internal jugular vein
胸锁乳突肌
Sternocleidomastoid
颈中神经节
Middle cervical ganglion
咽静脉丛
Pharyngeal venous plexus
咽下缩肌
Inferior pharyngeal constrictor
迷走神经（CN Ⅹ）
Vagus nerve (CN Ⅹ)
乙状窦
Sigmoid sinus
副神经（CN Ⅺ）
Accessory nerve (CN Ⅺ)
舌下神经（CN Ⅻ）
Hypoglossal nerve (CN Ⅻ)
茎突咽肌
Stylopharyngeus
颈上神经节
Superior cervical ganglion
舌咽神经（CN Ⅺ）
Glossopharyngeal nerve (CN Ⅺ)
喉上神经
Superior laryngeal nerve
颈外动脉
External carotid artery
颈内动脉
Internal carotid artery
咽升动脉
Ascending pharyngeal artery
舌下神经降支（CN Ⅻ）
Descendens hypoglossi (CN Ⅻ)
颈动脉体
Carotid body
交感干
Sympathetic trunk
甲状腺上动脉
Superior thyroid artery
迷走神经（CN Ⅹ）
Vagus nerve (CN Ⅹ)
甲状腺
Thyroid gland
甲状旁腺
Parathyroid gland
食管
Esophagus
A

图 12–26 咽 旁 间 隙

后面观。**A.** 去除筋膜层。**B.** 咽部沿咽缝打开。

颈总动脉、颈内动脉与颈内静脉、迷走神经一起在颈动脉鞘内走行。

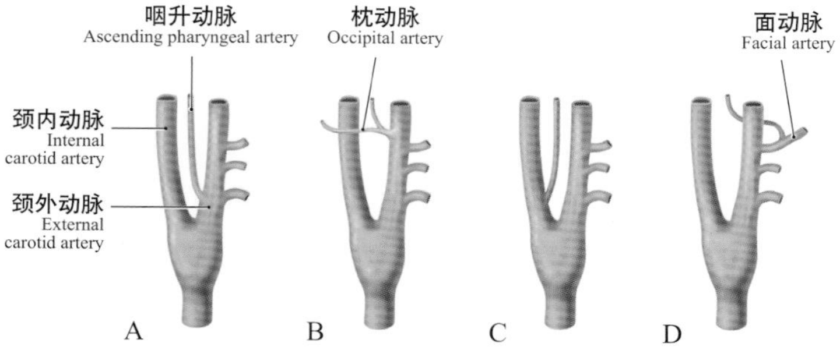
咽升动脉
Ascending pharyngeal artery
枕动脉
Occipital artery
面动脉
Facial artery
颈内动脉
Internal carotid artery
颈外动脉
External carotid artery
A
B
C
D

图 12–27 咽升动脉的变异（改自 Tillmann, Lippert 和 Pabst）

左侧面观。咽中上部的主要供血动脉是咽升动脉。70% 的咽升动脉（**A**）起源于颈外动脉的后下方，近 20% 的咽升动脉起源于枕动脉（**B**），8% 的咽升动脉起源于颈内动脉或颈动脉分叉（**C**），2% 的咽升动脉起源于面动脉（**D**）。

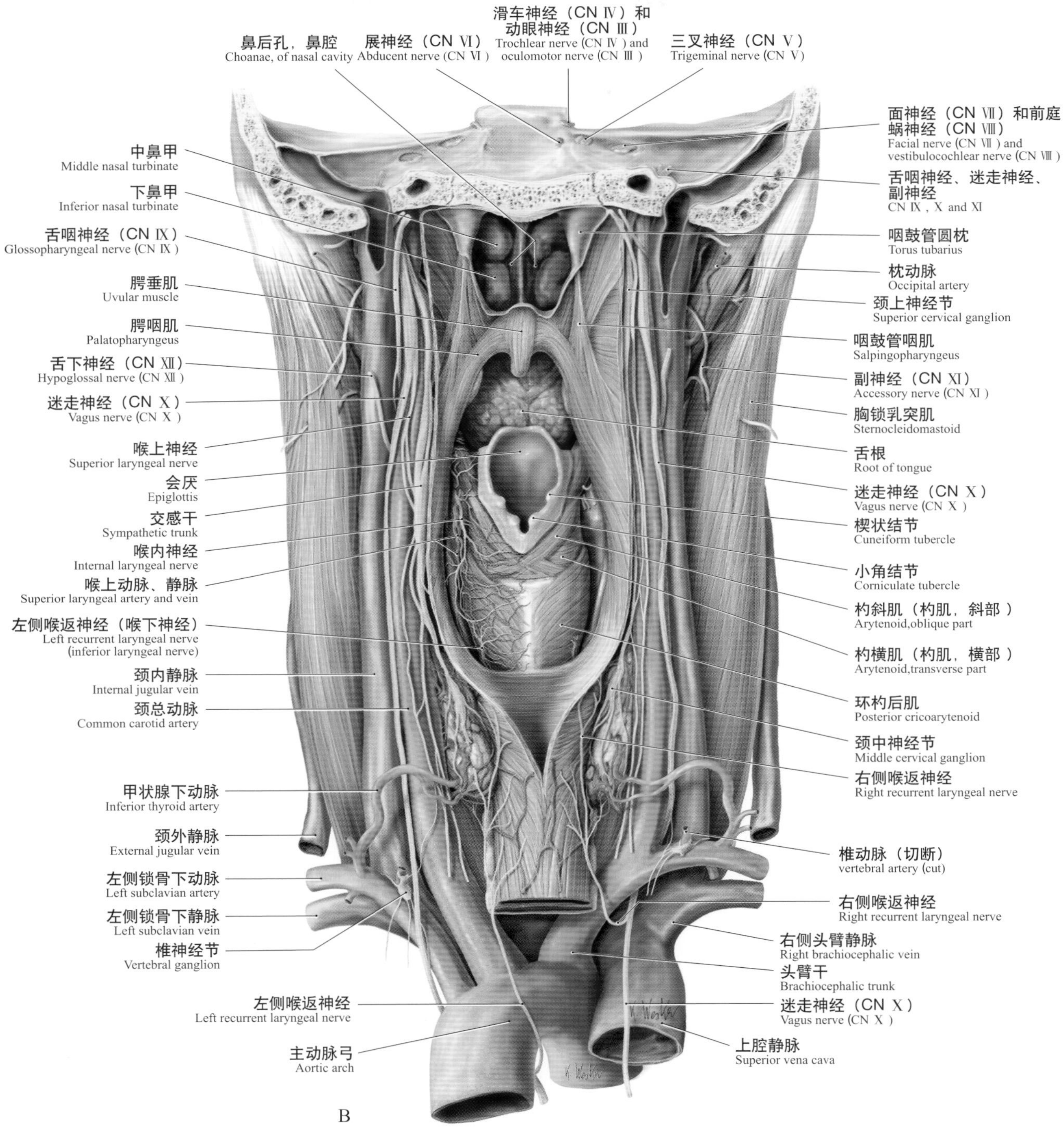

鼻后孔，鼻腔
Choanae, of nasal cavity
展神经（CN Ⅵ）
Abducent nerve (CN Ⅵ)
滑车神经（CN Ⅳ）和动眼神经（CN Ⅲ）
Trochlear nerve (CN Ⅳ) and oculomotor nerve (CN Ⅲ)
三叉神经（CN Ⅴ）
Trigeminal nerve (CN Ⅴ)
中鼻甲
Middle nasal turbinate
下鼻甲
Inferior nasal turbinate
舌咽神经（CN Ⅸ）
Glossopharyngeal nerve (CN Ⅸ)
腭垂肌
Uvular muscle
腭咽肌
Palatopharyngeus
舌下神经（CN Ⅻ）
Hypoglossal nerve (CN Ⅻ)
迷走神经（CN Ⅹ）
Vagus nerve (CN Ⅹ)
喉上神经
Superior laryngeal nerve
会厌
Epiglottis
交感干
Sympathetic trunk
喉内神经
Internal laryngeal nerve
喉上动脉、静脉
Superior laryngeal artery and vein
左侧喉返神经（喉下神经）
Left recurrent laryngeal nerve (inferior laryngeal nerve)
颈内静脉
Internal jugular vein
颈总动脉
Common carotid artery
甲状腺下动脉
Inferior thyroid artery
颈外静脉
External jugular vein
左侧锁骨下动脉
Left subclavian artery
左侧锁骨下静脉
Left subclavian vein
椎神经节
Vertebral ganglion
左侧喉返神经
Left recurrent laryngeal nerve
主动脉弓
Aortic arch
面神经（CN Ⅶ）和前庭蜗神经（CN Ⅷ）
Facial nerve (CN Ⅶ) and vestibulocochlear nerve (CN Ⅷ)
舌咽神经、迷走神经、副神经
CN Ⅸ, Ⅹ and Ⅺ
咽鼓管圆枕
Torus tubarius
枕动脉
Occipital artery
颈上神经节
Superior cervical ganglion
咽鼓管咽肌
Salpingopharyngeus
副神经（CN Ⅺ）
Accessory nerve (CN Ⅺ)
胸锁乳突肌
Sternocleidomastoid
舌根
Root of tongue
迷走神经（CN Ⅹ）
Vagus nerve (CN Ⅹ)
楔状结节
Cuneiform tubercle
小角结节
Corniculate tubercle
杓斜肌（杓肌，斜部）
Arytenoid,oblique part
杓横肌（杓肌，横部）
Arytenoid,transverse part
环杓后肌
Posterior cricoarytenoid
颈中神经节
Middle cervical ganglion
右侧喉返神经
Right recurrent laryngeal nerve
椎动脉（切断）
vertebral artery (cut)
右侧喉返神经
Right recurrent laryngeal nerve
右侧头臂静脉
Right brachiocephalic vein
头臂干
Brachiocephalic trunk
迷走神经（CN Ⅹ）
Vagus nerve (CN Ⅹ)
上腔静脉
Superior vena cava
B

图 12–26　咽旁间隙（续）

咽旁间隙（Ⅱ）

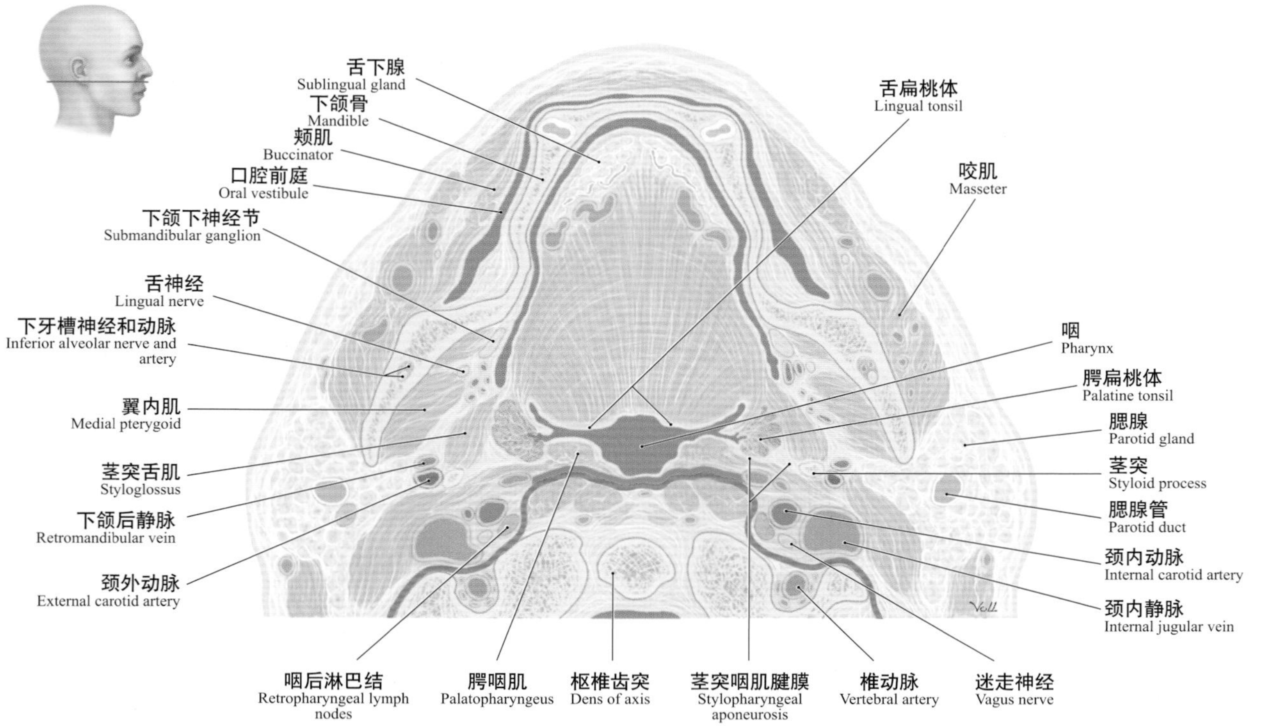

图 12–28 颈部间隙

横断面上面观。咽、喉、甲状腺被气管前筋膜包被。气管前筋膜的后部与咽部直接相连，称为口咽筋膜。咽部周围的面部间隙（咽周间隙）被分为咽后间隙和咽旁间隙。咽后间隙（绿色）位于椎前筋膜（红色）前（翼状）层与颊咽筋膜、气管前筋膜后份之间。咽旁间隙被茎突咽肌腱膜分为前、后两部分。前份（黄色）位于颈部气管前筋膜内（此部分穿过口腔），后份（橘色）位于颈动脉鞘内。

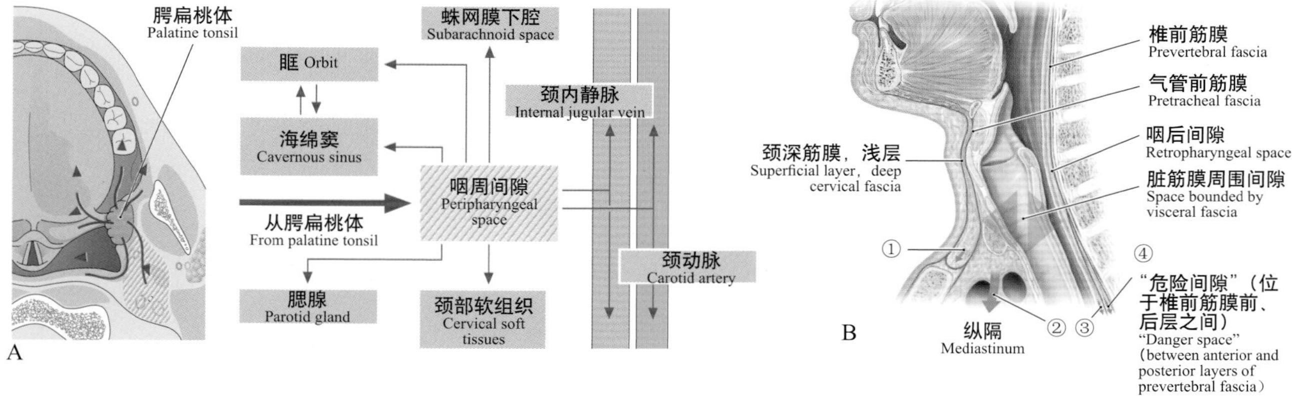

图 12–29 咽旁间隙在感染播散中的作用（改自 Becker, Naumann 和 Pfaltz）

来自口腔和鼻腔的细菌和感染（如扁桃体炎、口腔感染）可能会侵入咽旁间隙，从咽旁间隙可向不同方向扩散（**A**）。感染侵入颈内静脉，可引起菌血症和败血症。感染侵入蛛网膜下腔，有导致脑膜炎的风险。炎症还可向下扩散至纵隔［重力性（坠积性）脓肿］，引起纵隔炎（**B**）。炎症还可向前蔓延，进入颈深筋膜浅层和气管前筋膜之间的间隙①或气管前间隙②。炎症还可向后蔓延至咽前筋膜和椎前筋膜之间的咽后间隙。③炎症蔓延至颊咽前筋膜与椎前筋膜的后层之间，感染侵入“危险区”。④感染蔓延至椎前筋膜的前、后层之间，可以直接进入纵隔胸膜。

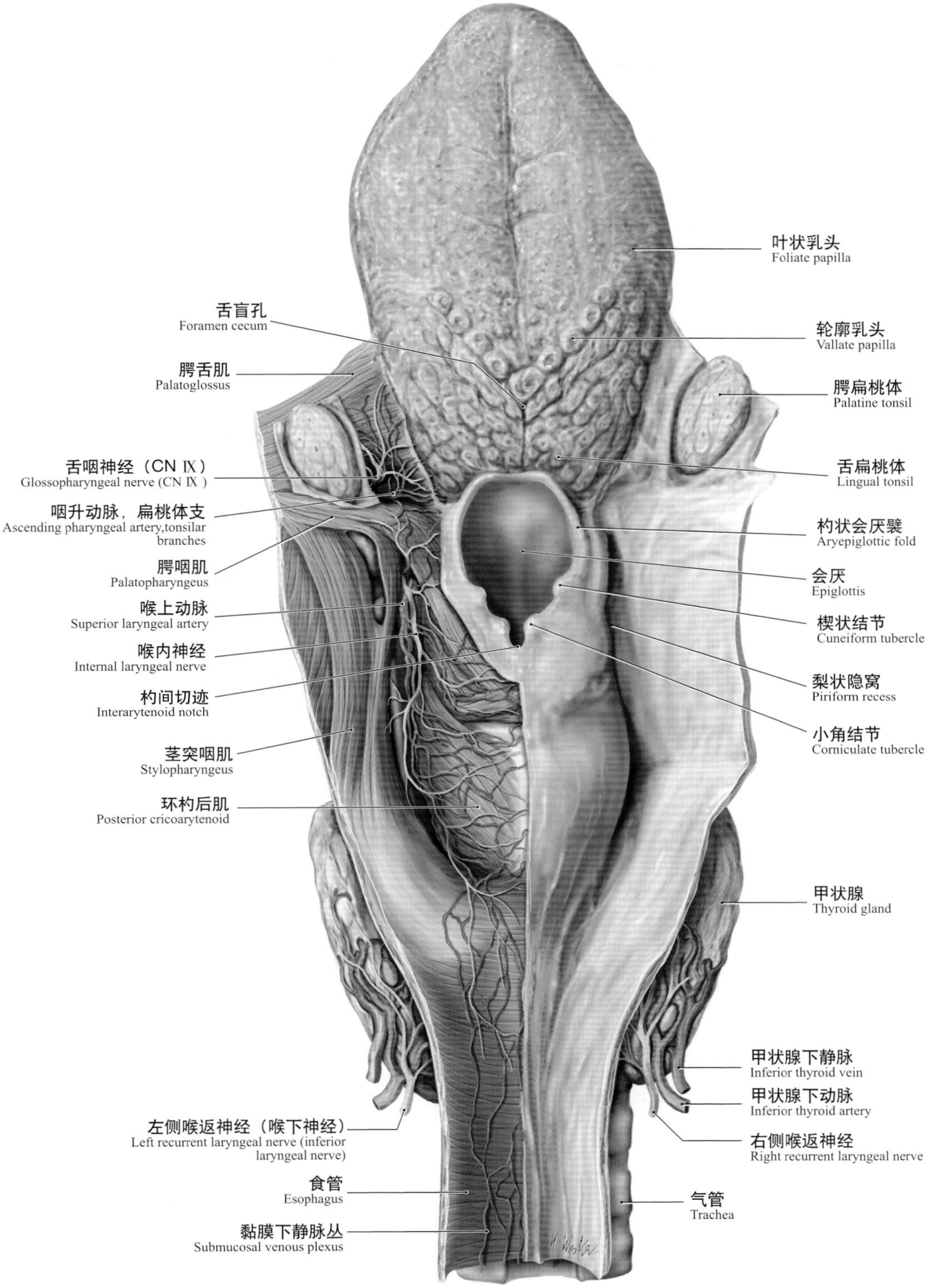
叶状乳头
Foliate papilla
舌盲孔
Foramen cecum
轮廓乳头
Vallate papilla
腭舌肌
Palatoglossus
腭扁桃体
Palatine tonsil
舌咽神经（CN Ⅸ）
Glossopharyngeal nerve (CN Ⅸ)
舌扁桃体
Lingual tonsil
咽升动脉，扁桃体支
Ascending pharyngeal artery,tonsilar branches
杓状会厌襞
Aryepiglottic fold
腭咽肌
Palatopharyngeus
会厌
Epiglottis
喉上动脉
Superior laryngeal artery
楔状结节
Cuneiform tubercle
喉内神经
Internal laryngeal nerve
梨状隐窝
Piriform recess
杓间切迹
Interarytenoid notch
小角结节
Corniculate tubercle
茎突咽肌
Stylopharyngeus
环杓后肌
Posterior cricoarytenoid
甲状腺
Thyroid gland
甲状腺下静脉
Inferior thyroid vein
甲状腺下动脉
Inferior thyroid artery
左侧喉返神经（喉下神经）
Left recurrent laryngeal nerve (inferior laryngeal nerve)
右侧喉返神经
Right recurrent laryngeal nerve
食管
Esophagus
气管
Trachea
黏膜下静脉丛
Submucosal venous plexus

图 12–30　咽周间隙的神经血管结构

舌、喉、食管、甲状腺的整体后面观。检时会将此部分切除，来对颈部进行病理评估。

局部解剖图清晰地展示了咽部肌肉之间的神经血管结构。注意腭扁桃体的血供及其邻近的神经血管束，扁桃体切除时，有损伤出血的风险。

颈部神经血管形态放射照片

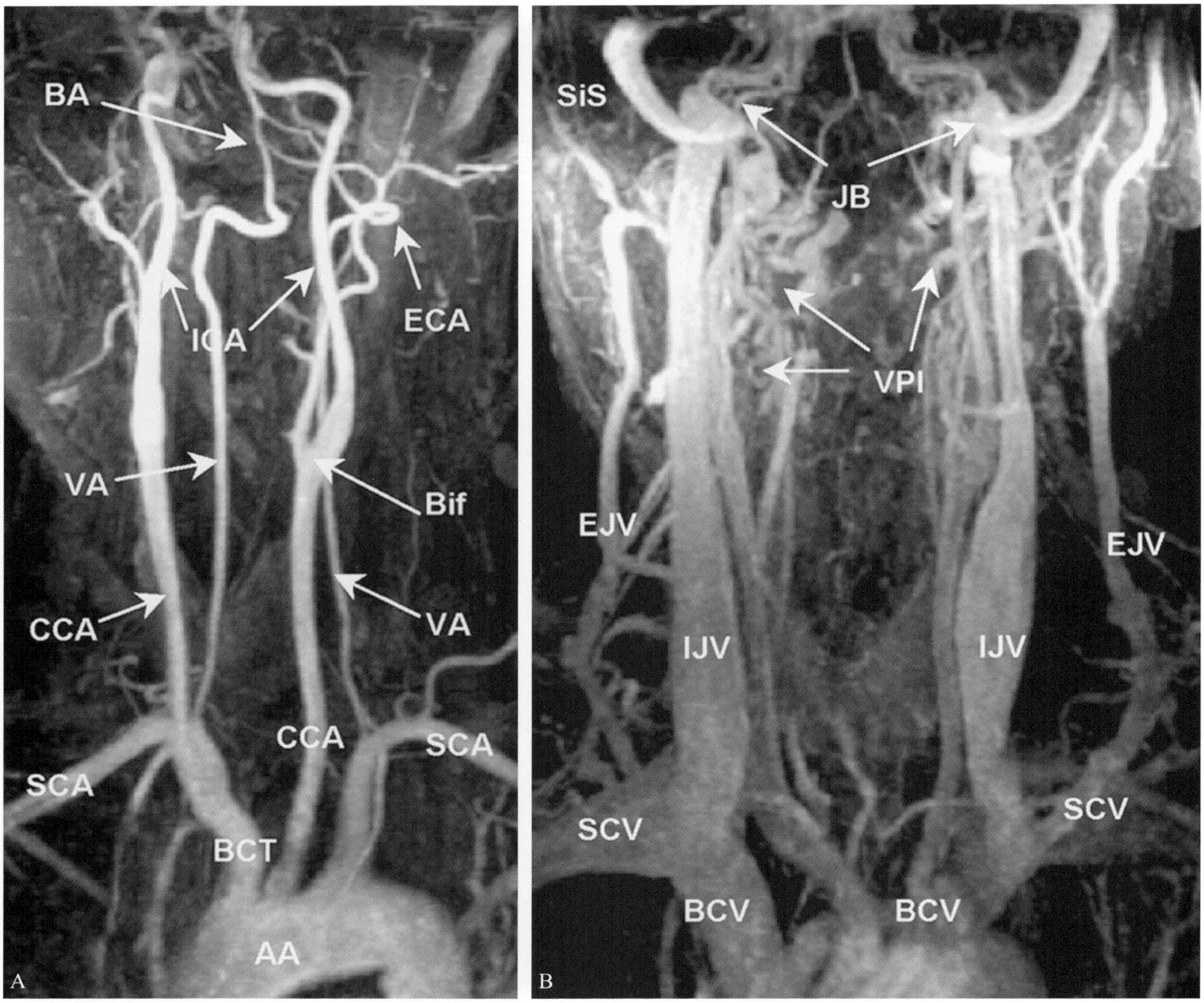

图 12–31 颈部血管解剖

A. 磁共振血管成像，冠状投影。

B. 磁共振静脉造影 冠状投影。

C. 通过注射造影剂后获得的 CT 容积数据集进行 3D 重建。AA，主动脉弓；BA，基底动脉；BCT，头臂干；BCV，头臂静脉；Bif，颈动脉分叉；CCA，颈总动脉；CI，锁骨；ECA，颈外动脉；EJV，颈外静脉；Hy，舌骨；ICA，颈内动脉；JB，颈静脉球；M，胸骨柄；OV，枕静脉；S，肩胛骨；SCA，锁骨下动脉；SCV，锁骨下静脉；SiS，乙状窦；Thy，甲状软骨（骨化部分）；VA，椎动脉；VPI，椎静脉丛（引自 Becker M. Antomy. In: Valvassori G, Mafee M, Becker M, ed. Imaging of the Head and Neck. 2nd editio. Stuttgart: Thieme; 2004）。

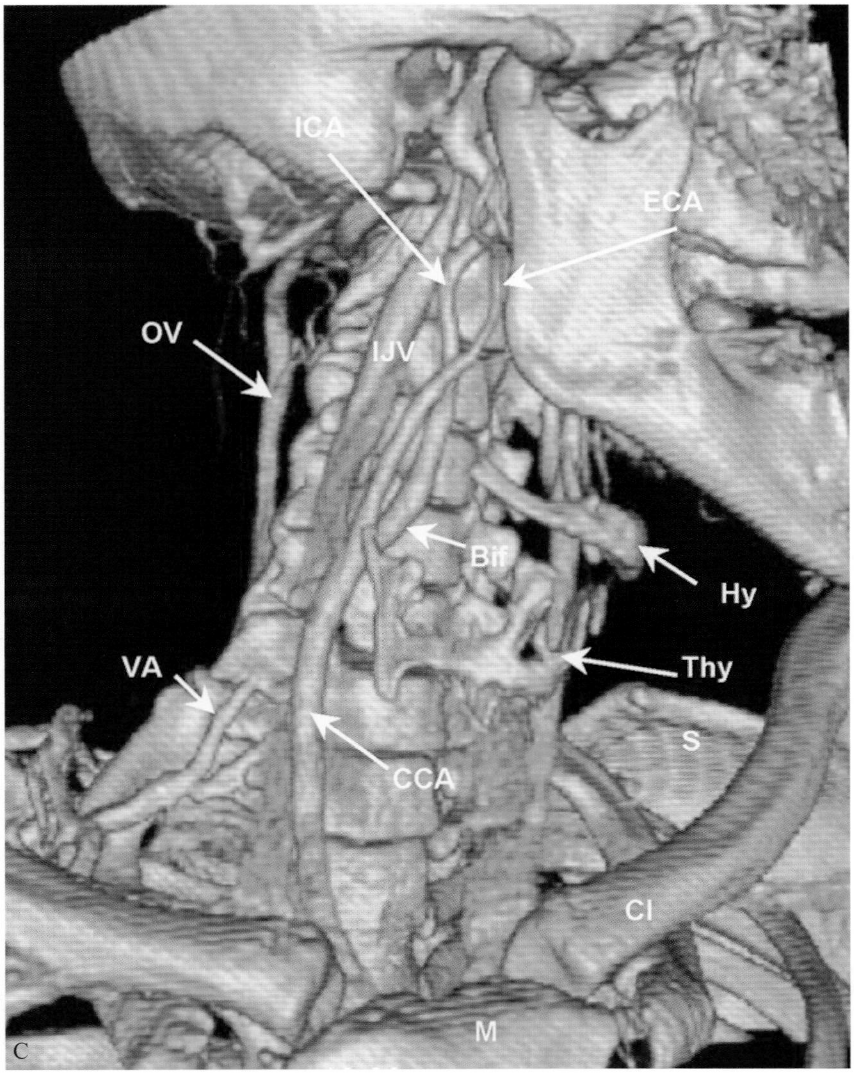

图 12–31（续）

（吴海威　郑家伟　译）

喉

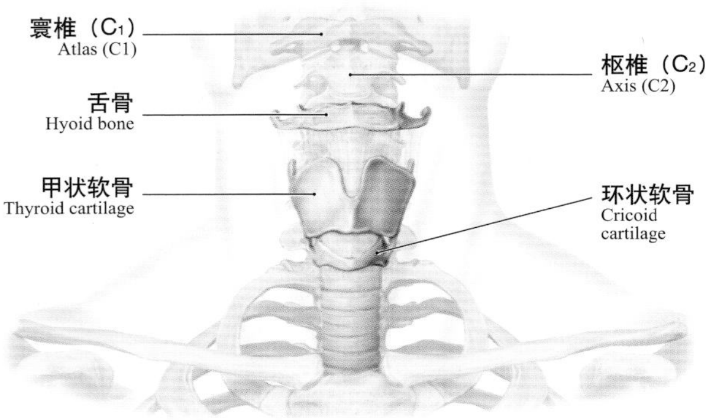

图 13–1 喉的解剖位置

前面观。颈部的骨性结构所对应的颈椎平面（下面为成年男性直立时的对应位置）：

- 舌骨：C_3
- 甲状软骨（上缘）：C_4
- 喉气管连接处：$C_{6\sim7}$

成年女性及儿童的喉部相应结构比男性高出 1/2 椎体的高度。成年男性的甲状软骨明显突出，形成喉结。

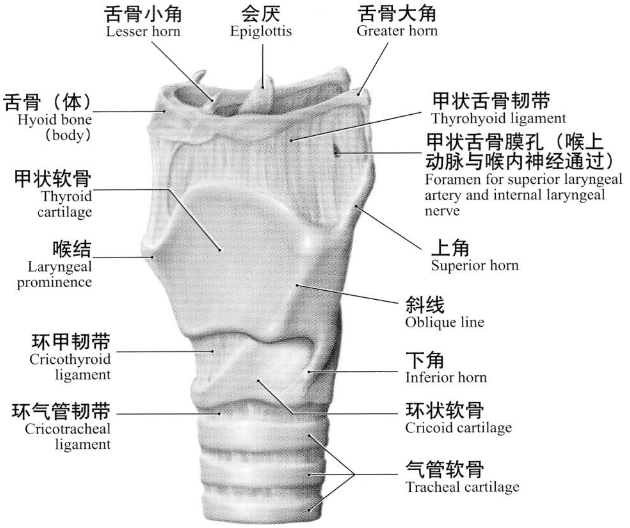

图 13–2 喉：总览

喉左前外斜面观。喉由 5 块软骨组成：2 块外软骨（甲状软骨和环状软骨），3 块内软骨（会厌软骨、杓状软骨及小角软骨）。弹性韧带将各软骨相连接，同时将软骨连接至舌骨及气管，保证了喉部可以进行吞咽动作。甲状软骨、环状软骨和杓状软骨属于透明软骨，会厌软骨和小角软骨属于弹性纤维软骨。

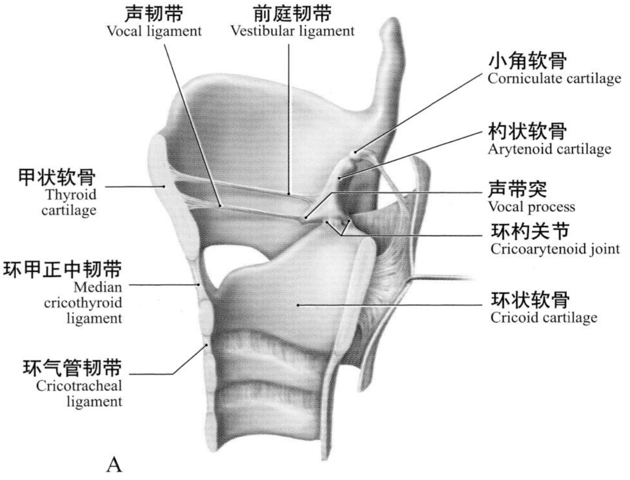

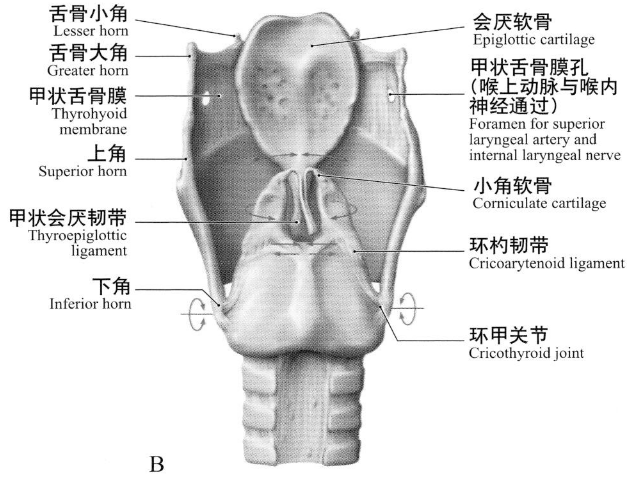

图 13–3 喉的软骨和韧带

A. 矢状面的左内侧面观。**B.** 后面观（箭头表示各种关节的移动）。

较大的甲状软骨包绕着其他大部分软骨。甲状软骨在其下方与环状软骨形成 1 对环甲关节，使其相对于环状软骨做倾斜移动。发声时，杓状软骨随之移动：其底部可以凭借环杓关节，环状软骨进行旋转和运动。

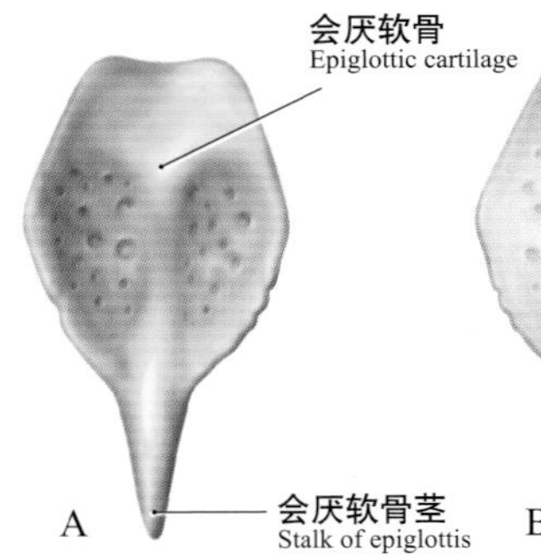

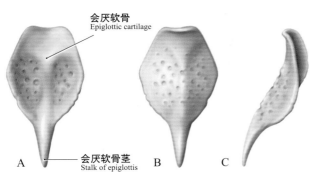

图 13–4　会厌软骨

A. 喉面观（后下面）。**B.** 舌面观（前上面）。**C.** 左侧面观。

具有弹性的会厌软骨控制喉内物质的进入。呼吸时，会厌软骨向后上移动，允许气体进入喉和气管。吞咽时，喉向上方的舌骨平面提升，会厌处于一个更加水平的位置，避免食物误吸进入气管。

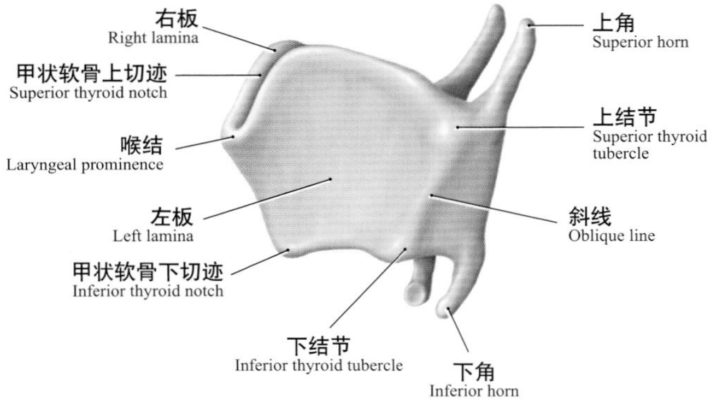

图 13–5　甲状软骨

左侧斜面观。甲状软骨由 2 块四边形的透明软骨骨板在前面中线汇合而成。结合处的上份为喉结。骨板后份末端分别向上和向下延长，形成上、下角，为部分韧带提供附着。

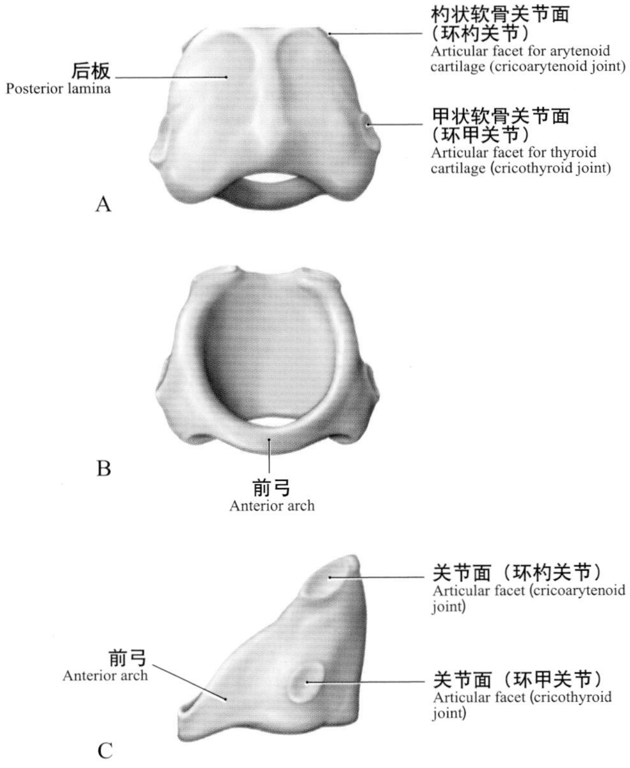

图 13–6　环状软骨

A. 后面观。**B.** 前面观。**C.** 左侧面观。

环状软骨是一类似环形的透明软骨。其下方借助环气管韧带与第 1 气管环相连。环形的骨板向后延伸，形成骨板。骨板的上、下分别有与杓状软骨相连的环杓关节面以及与甲状软骨相连的环甲关节面。

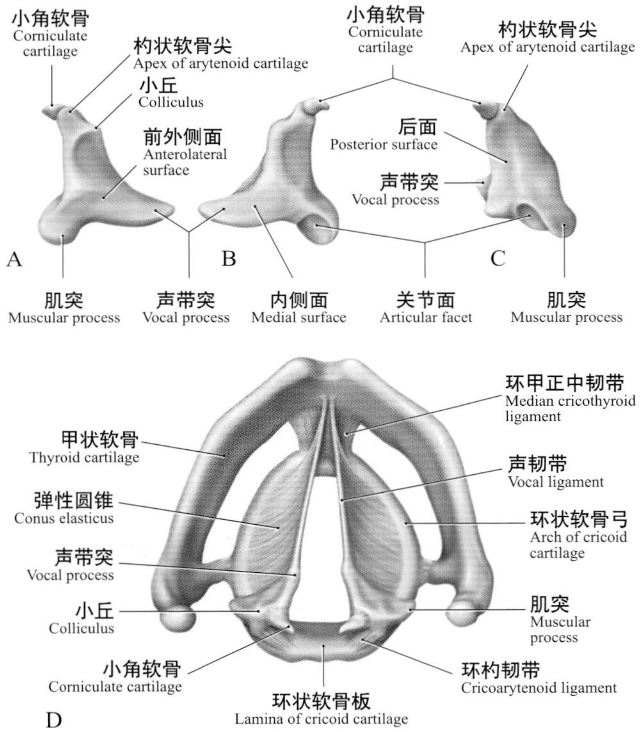

图 13–7　杓状软骨和小角软骨

右侧软骨。**A.** 右侧面观。**B.** 左侧面观（内面观）。**C.** 后面观。**D.** 上面观。

发声时，杓状软骨改变声带的位置。这个金字塔形的透明软骨有 3 个面（前外侧面、内侧面、后面）、1 个尖、1 个底。底部有声带突和肌突。尖端和小角软骨形成关节。小角软骨由弹性纤维软骨构成。

喉 肌

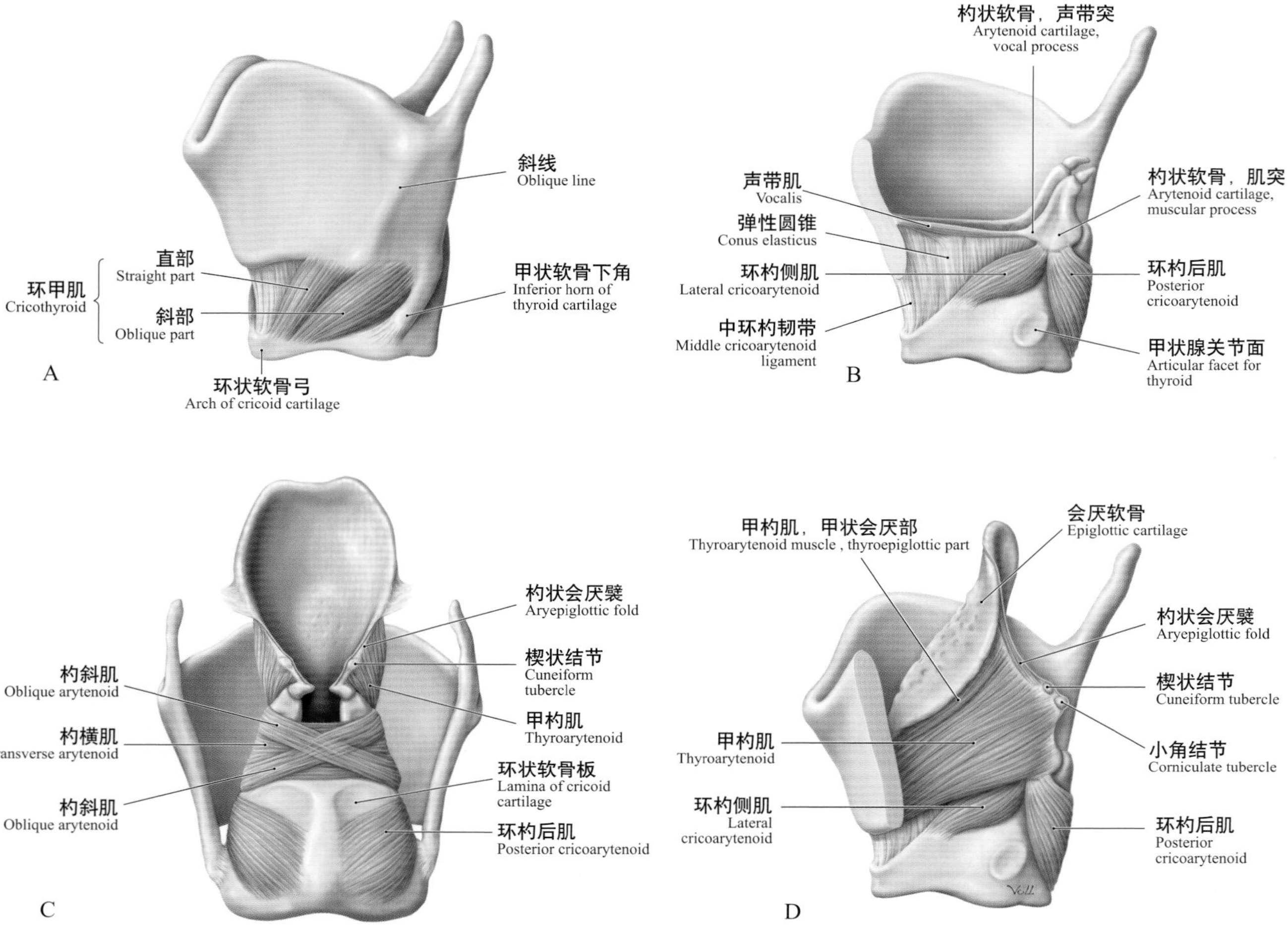

表 13–1 喉 肌

肌肉	神经支配	运动	声襞	声门裂
环杓后肌	喉返神经 **	杓状软骨外旋，稍偏向一侧	外展	打开
环杓侧肌 *	喉返神经 **	杓状软骨内旋	内收	关闭
杓横肌	喉返神经 **	杓状软骨聚拢	内收	关闭
甲杓肌	喉返神经 **	杓状软骨内旋	放松	关闭
声带肌 ***	喉返神经 **	调节声襞张力	放松	无
环甲肌	喉上神经喉外支	将环状软骨向外倾斜，作用于声门肌，增加声襞张力	拉长	无

注：* 因为环杓侧肌能产生声音，所以被称为发声肌。

** 单侧喉返神经功能丧失（例如左侧肺门支气管癌淋巴结转移），造成同侧环杓后肌麻痹。这种情况完全阻止了声襞的外展，导致声音嘶哑。双侧神经功能丧失（例如甲状腺手术）将导致窒息。

*** 声带肌肉来源于甲杓肌的下份纤维，这些纤维连接杓状软骨和声韧带。

喉部肌肉的运动带动喉软骨的移动，改变声襞的张力及位置。大量的肌肉附着使得喉部可以整体移动（舌骨上、下肌群，咽缩肌，茎突咽肌等）。

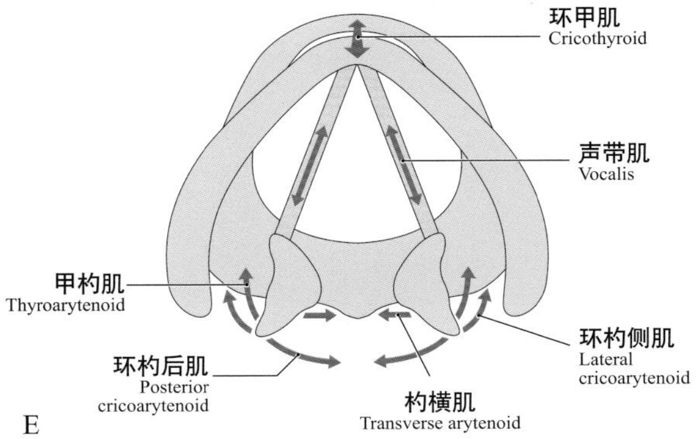

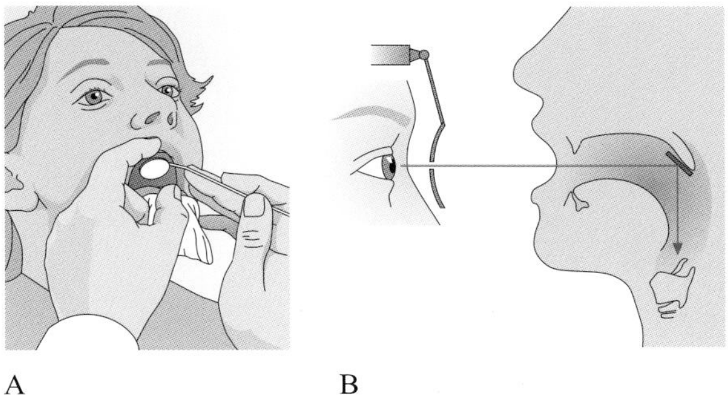

图 13–8 喉肌

A. 喉外肌的左侧斜面观。**B.** 喉内肌的左侧斜面观（左侧甲状软骨板和会厌被切除）。**C.** 后面观。**D.** 左侧面观。**E.** 运动时（箭头示运动方向）。

图 13–9 间接喉镜检查

A. 检查者视野下的喉镜检查。喉无法直接检查，但可以借助小的镜子来检查。检查者一手压住患者舌体，另一只手将喉镜（或内镜）伸入。

B. 视线路径：喉镜应置于腭垂前，将检查者头镜的光反射入喉内。检查者所见的图像见图 13–10。

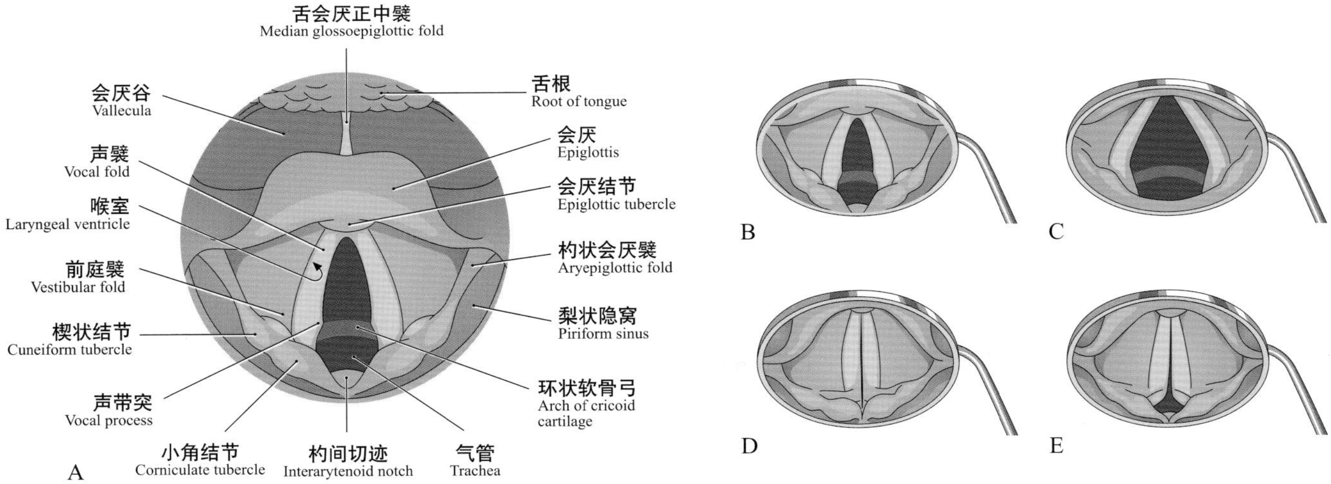

图 13–10 间接喉镜技术与声襞位置

A. 喉镜图像。**B.** 正常呼吸。**C.** 急促呼吸。**D.** 发音位（声襞完全内收）。**E.** 轻声说话（声襞轻微外展）。

间接喉镜反映的喉部镜像中，声襞位于镜像的右部，而舌根、会厌谷、会厌等结构位于镜像的上部。声襞看起来像边缘光滑的条带。声襞的分层、非角化鳞状上皮内没有血管及黏膜下层，所以较周围拥有丰富血管的黏膜明亮得多。通过患者交替地吸气和发“hee”音，声门能够在关闭（呼吸）和开放（发音）位时被评估。临床医师可以借此判断声门的解剖病理变化（例如发红、水肿、溃疡）以及功能变化（例如声襞位置改变）。

喉的神经与血管

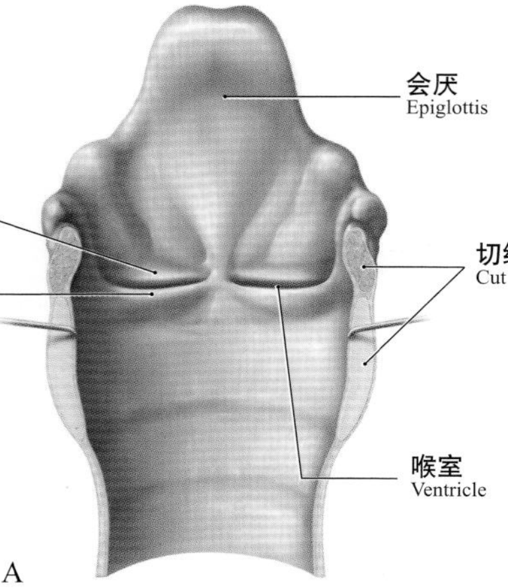

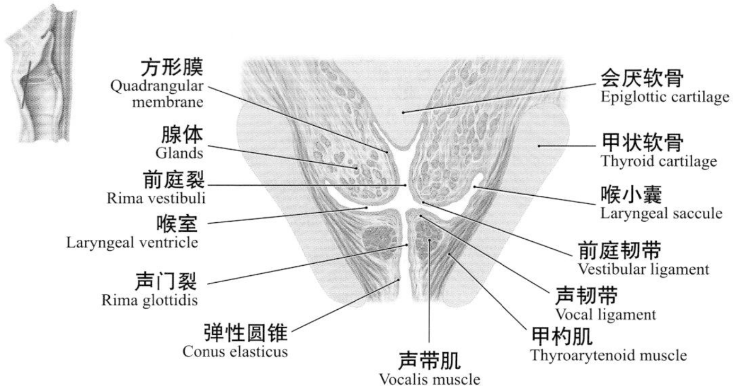

图 13–12 前庭襞及声襞

组织冠状断面。喉前庭襞和声襞的韧带结构上层覆盖黏膜。声襞（声带）包括声韧带和声带肌。在声襞之间的裂隙称为声门裂。前庭襞位于声襞上方，包括前庭韧带，方形膜游离的下端。前庭襞之间为前庭裂，比声门裂更宽。注：喉部入口的疏松结缔组织可以明显水肿（例如蚊虫叮咬、炎症过程），堵塞前庭裂。这种喉水肿（经常被误称为声门水肿）临床上表现为呼吸困难，有窒息的风险。

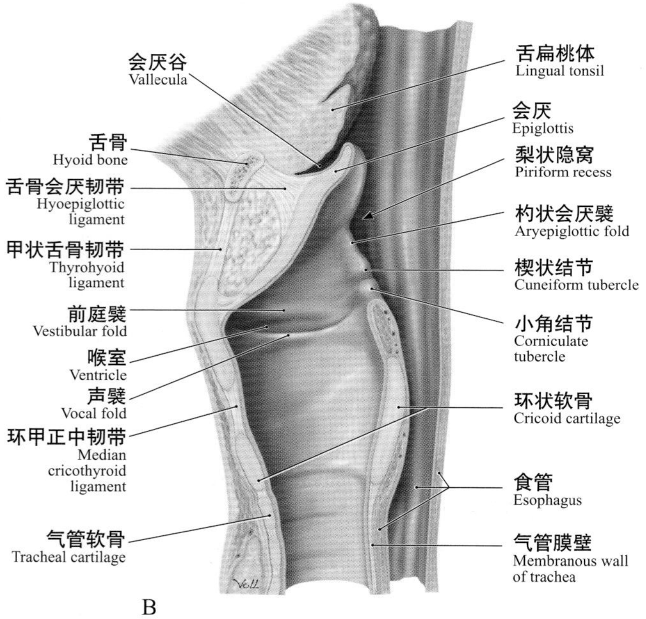

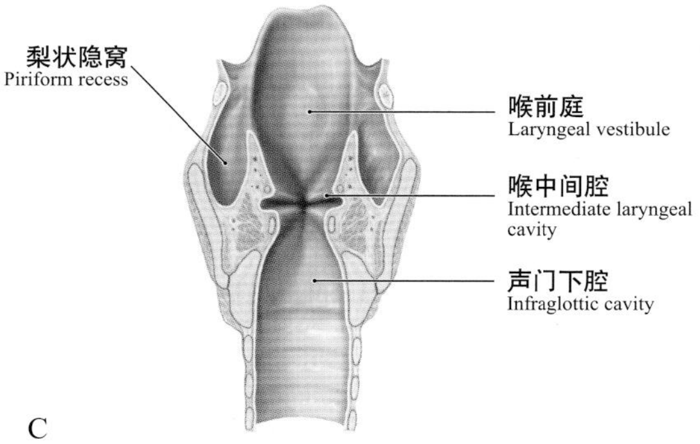

图 13–11 喉的黏膜

A. 咽部和食管沿中线切开并展开的后面观。**B.** 正中矢状面的左侧面观。**C.** 喉的后面观。

喉位于喉咽的前部。气体进入由会厌以及杓状会厌襞组成的喉。杓状会厌襞外侧是梨形的黏膜隐窝（梨状隐窝），是使食物通过喉部，穿过喉咽，抵达食管的通道。喉的内面衬以黏膜，黏膜与其黏膜下组织疏松的连接（声襞除外）。喉腔进一步被前庭襞和声襞分开（表 13–2）。

表 13–2 喉腔分区

分区	界限
Ⅰ喉前庭（声门上区）	喉入口到前庭襞
Ⅱ喉中间腔（声门区）	前庭襞穿过喉室（黏膜横向外翻）到声襞
Ⅲ声门下腔（声门下区）	声襞到环状软骨下缘

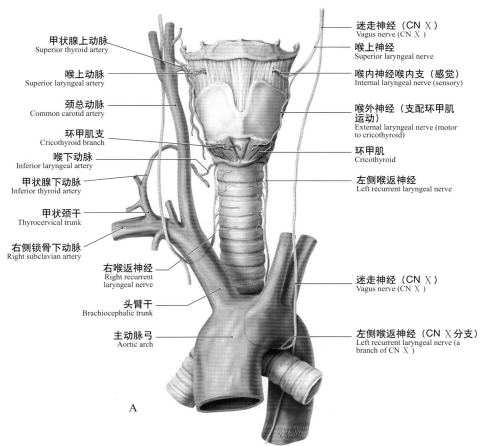

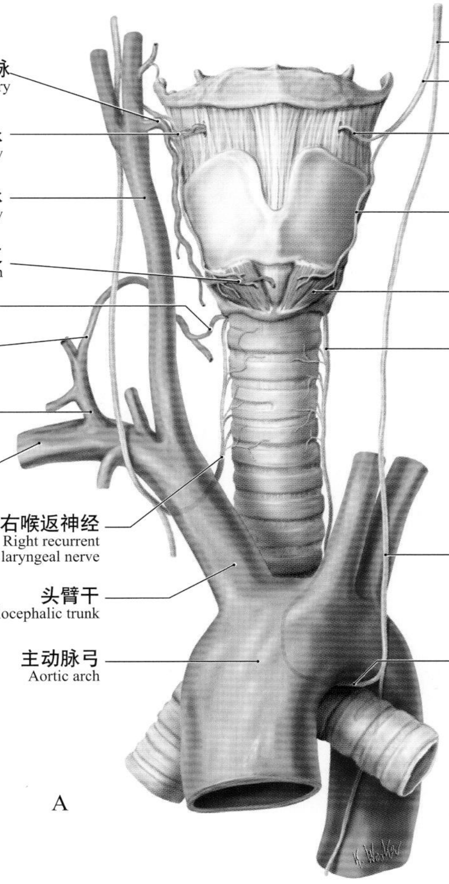
甲状腺上动脉
Superior thyroid artery
喉上动脉
Superior laryngeal artery
颈总动脉
Common carotid artery
环甲肌支
Cricothyroid branch
喉下动脉
Inferior laryngeal artery
甲状腺下动脉
Inferior thyroid artery
甲状颈干
Thyrocervical trunk
右侧锁骨下动脉
Right subclavian artery
右喉返神经
Right recurrent laryngeal nerve
头臂干
Brachiocephalic trunk
主动脉弓
Aortic arch
迷走神经（CN Ⅹ）
Vagus nerve (CN Ⅹ)
喉上神经
Superior laryngeal nerve
喉内神经喉内支（感觉）
Internal laryngeal nerve (sensory)
喉外神经（支配环甲肌运动）
External laryngeal nerve (motor to cricothyroid)
环甲肌
Cricothyroid
左侧喉返神经
Left recurrent laryngeal nerve
迷走神经（CN Ⅹ）
Vagus nerve (CN Ⅹ)
左侧喉返神经（CN Ⅹ分支）
Left recurrent laryngeal nerve (a branch of CN Ⅹ)
A

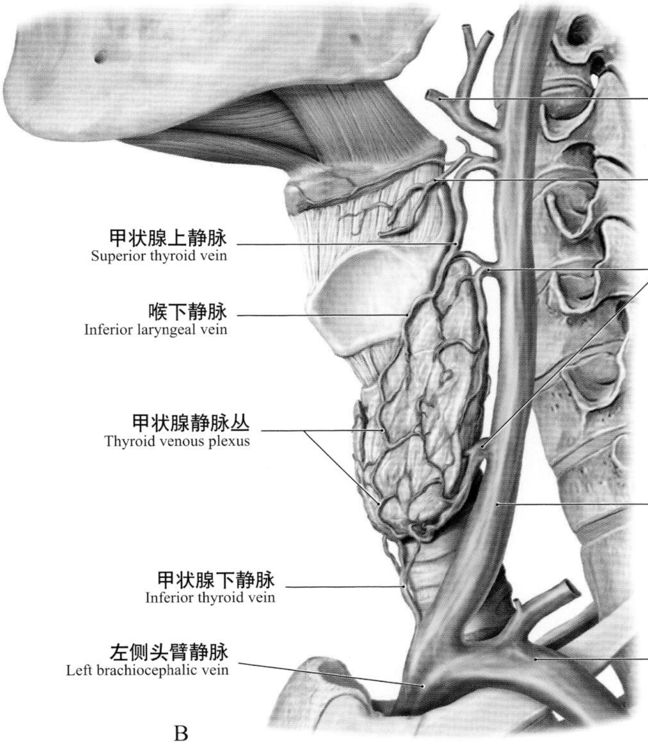
面静脉
Facial vein
喉上静脉
Superior laryngeal vein
甲状腺上静脉
Superior thyroid vein
甲状腺中静脉
Middle thyroid veins
喉下静脉
Inferior laryngeal vein
甲状腺静脉丛
Thyroid venous plexus
颈内静脉
Internal jugular vein
甲状腺下静脉
Inferior thyroid vein
左侧头臂静脉
Left brachiocephalic vein
锁骨下静脉
Subclavian vein
B

图 13–13 喉的血管和神经

A. 动脉和神经，前面观。**B.** 静脉，左侧面观。

动脉：喉的血供主要来自喉上动脉和喉下动脉。喉上动脉发自甲状腺上动脉（颈外动脉分支），喉下动脉发自甲状腺下动脉（甲状颈干分支）。

神经：喉由喉上神经和喉返神经支配（迷走神经分支）。喉上神经分为喉内支（喉内神经感觉神经）和喉外支（喉外神经运动神经），喉外支支配环甲肌。其余喉内诸肌的运动由喉返神经支配。喉返神经由喉下方的迷走神经发出，继而上升。注：左侧喉返神经绕过主动脉弓上行，而右侧喉返神经则绕过右侧锁骨下动脉上行。左侧主动脉弓的动脉瘤可以导致左侧喉返神经麻痹，出现声嘶（见第 353 页）。

静脉：喉的血液回流至喉上静脉和喉下静脉。喉上静脉汇入颈内静脉（通过甲状腺上静脉）；喉下静脉汇入头臂静脉（通过甲状腺静脉丛至甲状腺下静脉）。

喉的神经分布

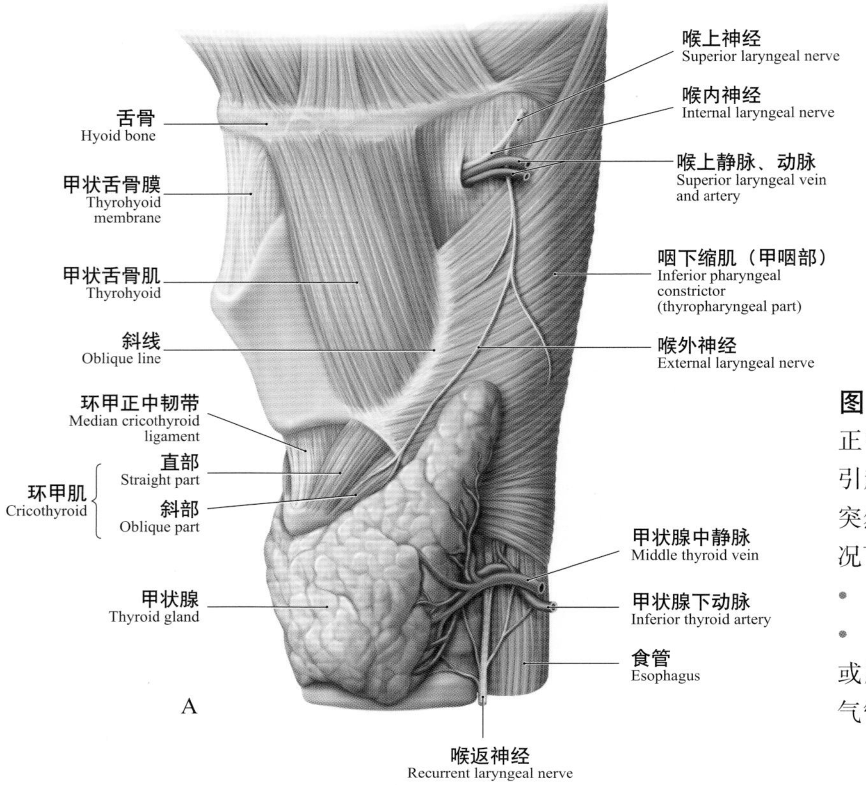
喉上神经
Superior laryngeal nerve
喉内神经
Internal laryngeal nerve
喉上静脉、动脉
Superior laryngeal vein and artery
咽下缩肌（甲咽部）
Inferior pharyngeal constrictor (thyropharyngeal part)
喉外神经
External laryngeal nerve
舌骨
Hyoid bone
甲状舌骨膜
Thyrohyoid membrane
甲状舌骨肌
Thyrohyoid
斜线
Oblique line
环甲正中韧带
Median cricothyroid ligament
环甲肌
Cricothyroid
直部
Straight part
斜部
Oblique part
甲状腺
Thyroid gland
甲状腺中静脉
Middle thyroid vein
甲状腺下动脉
Inferior thyroid artery
食管
Esophagus
A
喉返神经
Recurrent laryngeal nerve

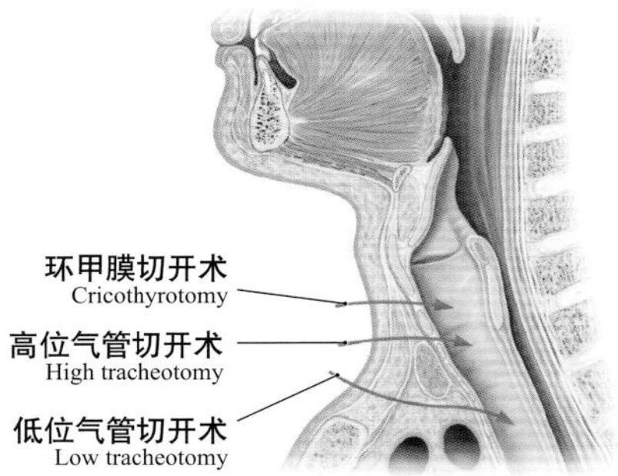
环甲膜切开术
Cricothyrotomy
高位气管切开术
High tracheotomy
低位气管切开术
Low tracheotomy

图 13–15 进入喉和气管的通道

正中矢状面，左侧面观。当喉部急性水肿引起梗阻时（例如发生过敏反应时），有突然窒息的风险，以下入路可以在紧急情况下开放气管。

- 环甲正中韧带切开（环甲膜切开术）。
- 在环状软骨稍下方（高位气管切开术）或胸骨上切迹（低位气管切开术）切开气管。

图 13–14 喉的神经分布

左侧面观。**A.** 浅层解剖。**B.** 深层解剖（同时去除环甲肌、左侧甲状软骨板以及咽部黏膜）。

血管神经结构从后方进入喉部。喉的运动和感觉神经来自迷走神经（CN X）。

感觉神经分布：喉的上部（声门上区）感觉由喉上神经喉内支支配，声门下区的感觉由喉返神经支配。

运动神经支配：环甲肌的运动由喉上神经喉外支支配，其他喉内诸肌的运动由喉返神经（喉外神经）支配。

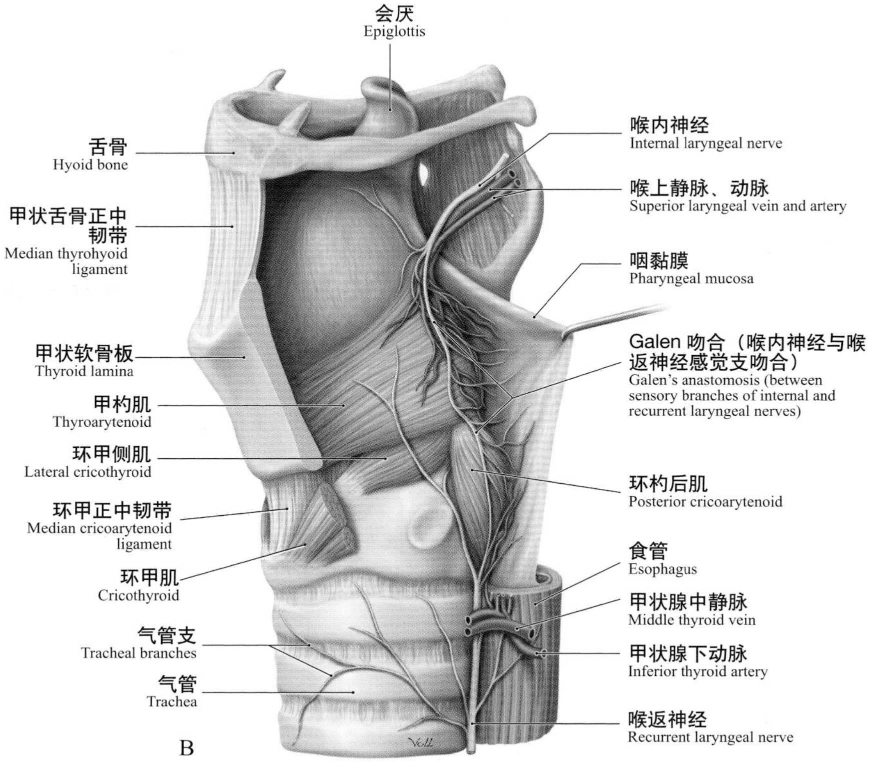
会厌
Epiglottis
舌骨
Hyoid bone
甲状舌骨正中韧带
Median thyrohyoid ligament
甲状软骨板
Thyroid lamina
甲杓肌
Thyroarytenoid
环甲侧肌
Lateral cricothyroid
环甲正中韧带
Median cricoarytenoid ligament
环甲肌
Cricothyroid
气管支
Tracheal branches
气管
Trachea
喉内神经
Internal laryngeal nerve
喉上静脉、动脉
Superior laryngeal vein and artery
咽黏膜
Pharyngeal mucosa
Galen 吻合（喉内神经与喉返神经感觉支吻合）
Galen's anastomosis (between sensory branches of internal and recurrent laryngeal nerves)
环杓后肌
Posterior cricoarytenoid
食管
Esophagus
甲状腺中静脉
Middle thyroid vein
甲状腺下动脉
Inferior thyroid artery
喉返神经
Recurrent laryngeal nerve
B

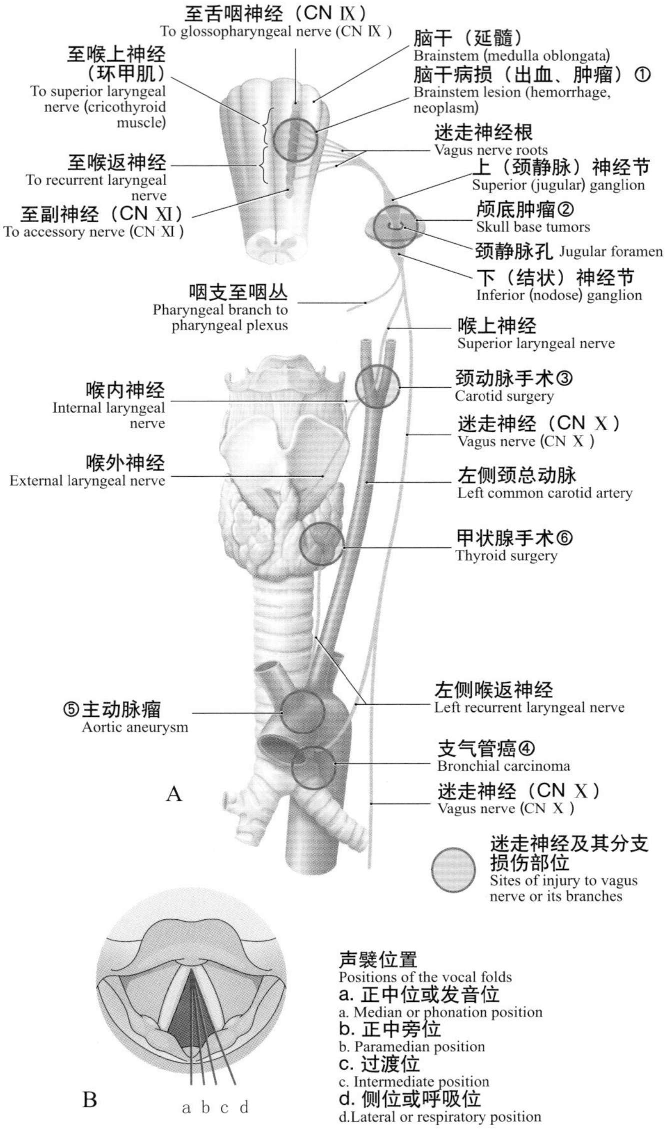

图 13–16 迷走神经损伤

迷走神经发出运动神经，支配咽部和喉部的肌肉运动。发出躯体感觉神经，支配喉部的本体感觉。迷走神经同样将副交感神经运动纤维以及内脏感觉纤维传递至胸部和腹部脏器 。

运动神经：疑核是下运动神经元的细胞体，其运动神经纤维位于 CN Ⅸ、CN Ⅹ和 CN Ⅺ中。迷走神经核位于脑干疑核中间区域（疑核的颅部通过舌咽神经发出轴突，尾部通过副神经发出轴突）。来自疑核中部的纤维作为神经根与 CN Ⅹ结合，穿过颈静脉孔。运动神经纤维通过迷走神经咽支分布于咽丛，并通过喉上神经分支分布于环甲肌。其他运动神经纤维如喉返神经离开迷走神经后，沿气管上行到达喉。

感觉神经：本体感觉神经总干通过迷走神经从喉黏膜至三叉神经脊束核。这些初级感觉神经元的胞体位于下神经节。注：上神经节包含内脏神经元的细胞胞体。

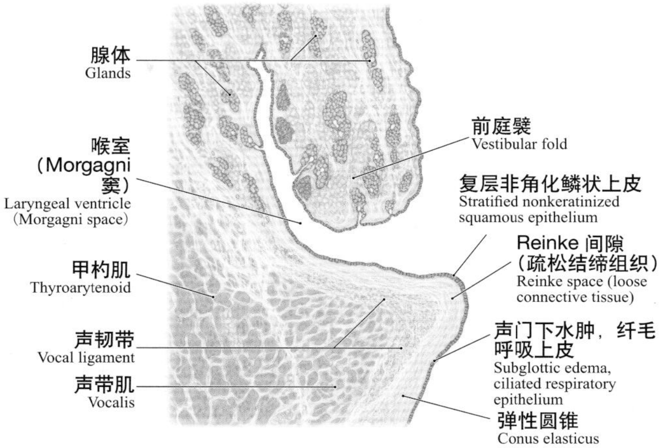

图 13–17 声襞

组织学冠状面示意图，后面观。声襞承受较大的机械应力，被非角化鳞状上皮覆盖，不同于相邻的被纤毛呼吸上皮覆盖的声门下区域。声襞和声门下区黏膜下衬以疏松结缔组织。声门下黏膜的慢性刺激（例如吸烟）会导致声门下区慢性水肿，声音变粗。声襞黏膜退化会导致声带变厚、弹性降低及发生鳞状细胞癌。

表 13–3 迷走神经损伤

神经损伤的高度及对声襞位置的影响		感觉丧失
①中央病损（脑干或更高处） 例如，由肿瘤和出血引起。痉挛性麻痹（如果疑核被累及）、弛缓性麻痹以及肌肉萎缩（如果运动神经元或轴突被破坏）	b，c	无
②颅底病损 * 例如，鼻咽部肿瘤。所有患侧喉内、外肌迟缓性麻痹，声门无法关闭，导致声嘶	b，c	同侧完全丧失
③喉上神经损伤 * 例如，颈动脉手术导致的损伤。环甲肌张力减退，导致轻微声嘶且发音较小，高频率时尤为明显	d	声襞以上
④，⑤，⑥ 喉返神经损伤 ** 例如，支气管癌④、主动脉瘤⑤，或甲状腺手术⑥，患侧所有喉内肌瘫痪，导致轻微声嘶，音调控制减弱，快速嗓音疲劳，但不会导致呼吸困难	a，b	声襞以下

注：* 其他运动障碍包括软腭下垂以及腭垂向患侧移位，咽反射和咳嗽反射消失，吞咽困难，以及由咽峡关闭障碍导致的鼻音过重。感觉障碍包括喉异物感。

** 双侧喉返神经切断会导致明显的吸气声尖锐（高音调噪声表明梗阻）以及呼吸困难，需行紧急气管切开。

喉部神经损伤（图 13–16 A）会导致感觉丧失或运动瘫痪，影响声襞位置（图 13–16 B）。

气管插管

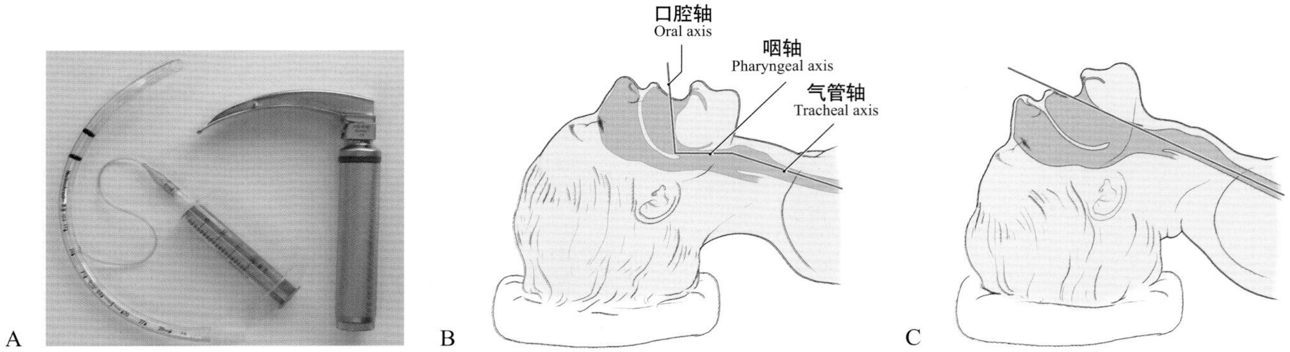
口腔轴
Oral axis
咽轴
Pharyngeal axis
气管轴
Tracheal axis
A
B
C

图 13–18 气管插管的器械以及头部位置的摆放

A. 带有气囊的气管导管（左侧）以及带有把手和弧形压舌板的喉镜（右侧）。**B**、**C.** 分别是不佳和理想的用于气管插管的头部位置摆放。

气管内插管，即将导管插入患者气管，是保持气管有效通气的最安全方法。按照进入途径不同，共有 4 种方法进行插管：

- 经口气管插管 = 通过口腔（金标准）。
- 经鼻气管插管 = 通过鼻腔（如果经口插管困难）。
- 经气管插管 = 通过气管切口（用于长时间通气）。
- 环甲膜切开术（仅用于即将窒息的紧急情况下）。

气管插管需要喉镜以及气管导管（**A**）。气管导管有不同尺寸（10 ～ 22 cm）和直径（2.5 ～ 8 mm）。它有 1 个环形的横档，近端有连接器，与出气口连接，远端为 1 个斜面。气管导管上的充气气囊保证气管被密封（图 13–20）。如进行经口插管，口、咽、气管的轴需在 1 条直线上（被称为“吸气位”，**C**）。这样就使得喉腔可以在直视下操作（图 13–19），同时缩短了年轻成人牙和会厌之间的距离（13 ～ 16 cm）。

注：在怀疑患者有脊椎损伤时，仅摆放头部的位置而不固定颈椎属于禁忌。

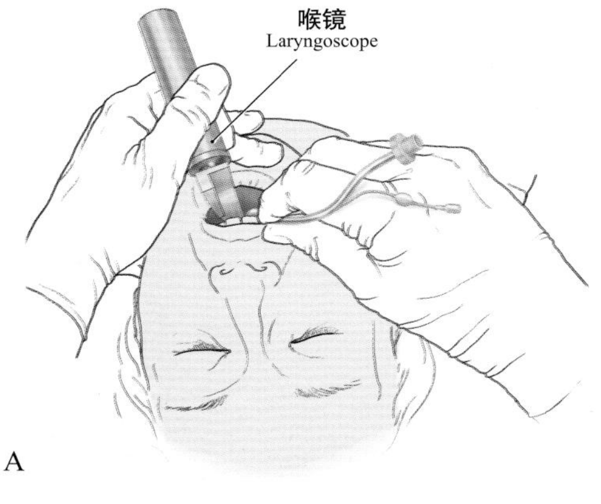

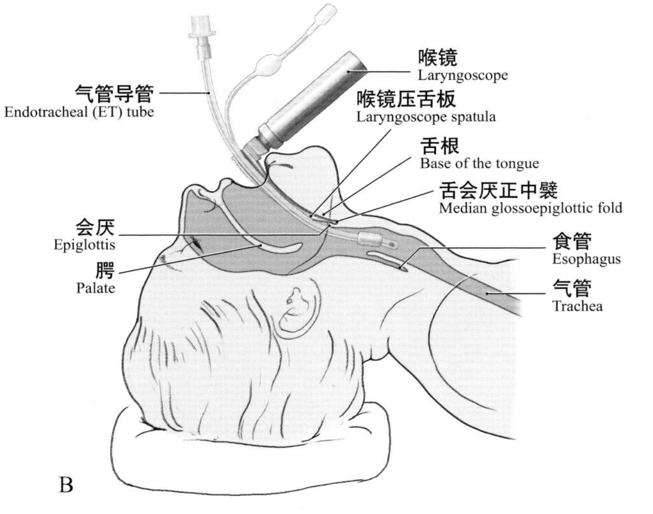
喉镜
Laryngoscope
气管导管
Endotracheal (ET) tube
喉镜压舌板
Laryngoscope spatula
舌根
Base of the tongue
舌会厌正中襞
Median glossoepiglottic fold
会厌
Epiglottis
食管
Esophagus
腭
Palate
气管
Trachea
B

图 13–19 喉镜以及气管导管（ET 导管）的位置

A. 从医师的视角观察喉镜的握持和摆放。**B.** 气管导管的放置。

进行气管插管时，医师需站在患者头侧，用喉镜的压舌板深入患者口内。接着需用压舌板向左下压患者舌体，将喉的视野暴露清晰。

在直视下，压舌板尖部向深部进入，直至会厌谷。注：如果压舌板进入太深，尖端达会厌后方，定向会变得困难。

然后，将压舌板推向口底方向（注意不能以上颌前牙做支点），这样可以很好地上提会厌和口底，使医师获得一个畅通无阻的喉通道视野（图 13–20 A）。接着，医师将气管导管穿过声门，到达气管（图 13–20 B）。在喉镜下插管，可确保导管进入的是气管而不是食管。

注：气管导管是以厘米作为刻度为医师做插管标记。在成人中，上颌中切牙到气管中央的距离为 22 cm，新生儿为 11 cm。如果大于这一插管深度，说明插管过深并进入右侧主支气管。

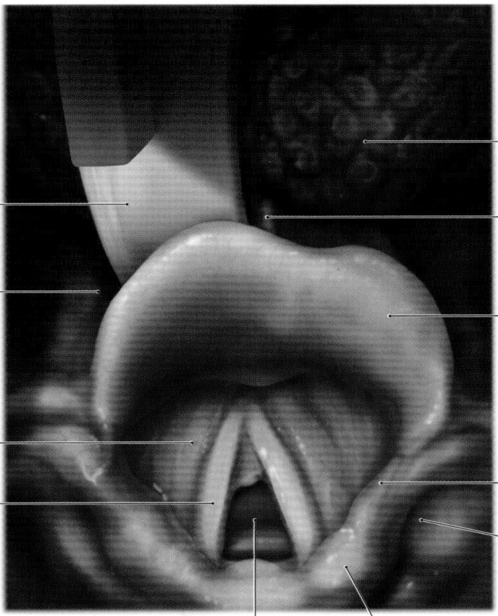

舌根
Base of tongue
喉镜压舌板
Laryngoscope spatula
舌会厌正中襞
Median glossoepiglottic fold
会厌谷
Vallecula
会厌
Epiglottis
前庭襞
Vestibular folds
杓状会厌襞
Aryepiglottic fold
声襞
Vocal folds
梨状隐窝
Piriform sinus
A
气管
Trachea
小角结节
Corniculate tubercle

图 13–20 喉入口以及插管后气管导管的位置

A. 喉镜下的喉、会厌以及舌会厌正中襞。**B.** 气囊充气时，气管导管的右侧正中矢状面观。气囊充气后，气管各方向被封闭，避免了通气时气体渗漏以及异物、黏液吸入或胃酸反流。医师通过观察患者胸腔起伏是否对称，同时听诊双肺呼吸音是否一致以及胃部是否有呼吸音，可判断气管导管是否插入正确位置。其他判断气管导管位置是否正常的标准还包括气管导管内气体蒸发和凝聚，以及呼气末 CO_2 含量测试。如对气管导管位置存在疑问，应该拔除。

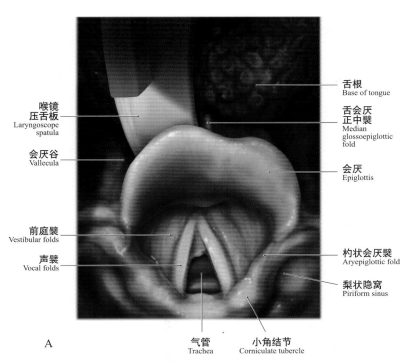

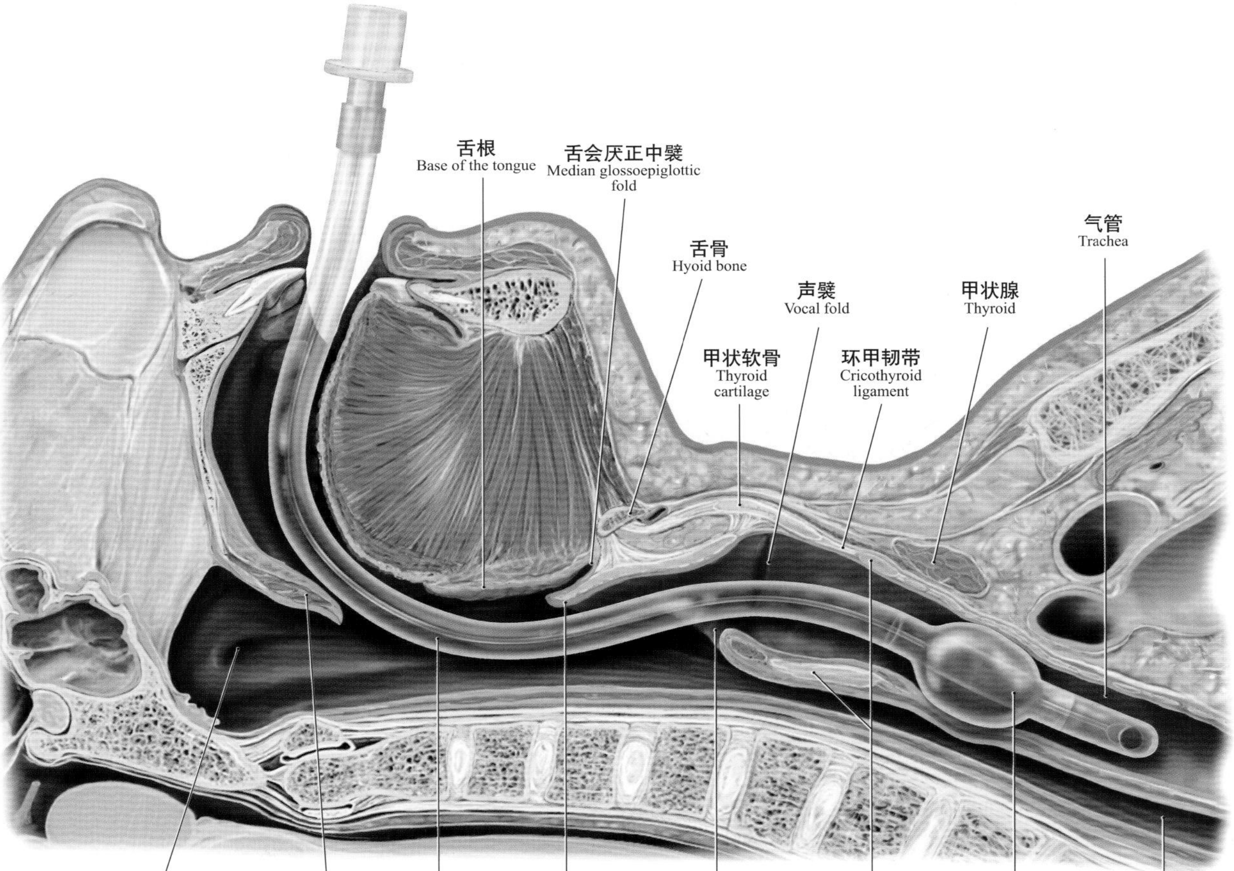

舌根
Base of the tongue
舌会厌正中襞
Median glossoepiglottic fold
舌骨
Hyoid bone
气管
Trachea
声襞
Vocal fold
甲状腺
Thyroid
甲状软骨
Thyroid cartilage
环甲韧带
Cricothyroid ligament
B
咽鼓管咽口
Pharyngeal orifice of pharyngotympanic tube
软腭
Soft palate
气管导管
ET tube
会厌
Epiglottis
杓状会厌襞
Aryepiglottic fold
环状软骨
Cricoid cartilage
充气球囊
inflated cuff
食管
Esophagus

甲状腺与甲状旁腺

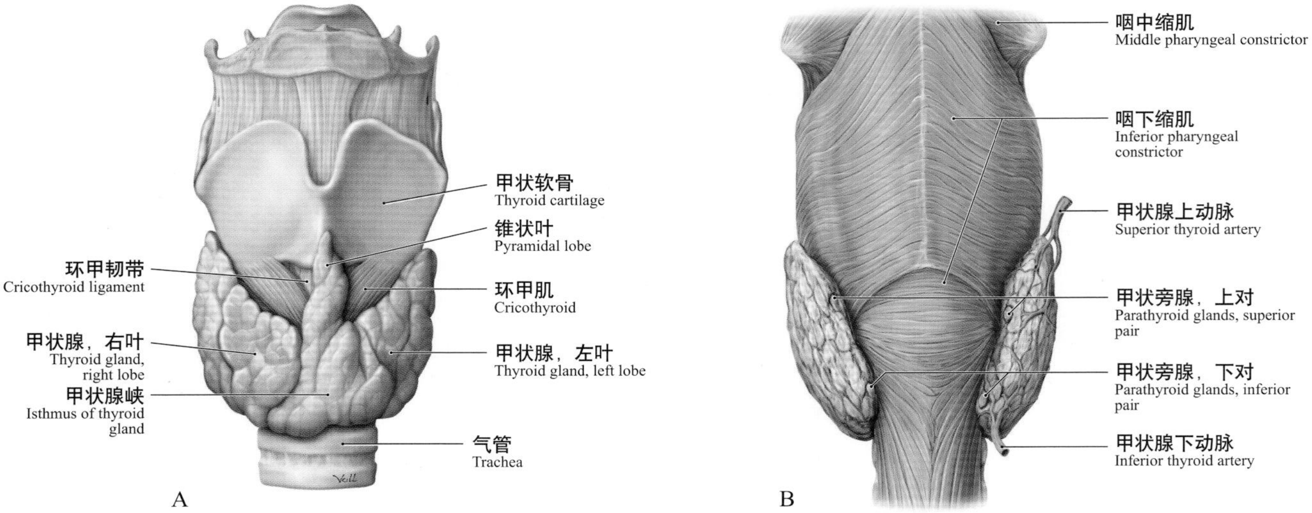

图 13–21 甲状腺和甲状旁腺

A. 前面观。**B.** 后面观。

甲状腺由位于两侧的腺叶和中间的峡部组成，有时在峡部存在锥状叶。其尖端指向甲状腺的胚胎来源处，即舌根处（有时存在甲状舌管，连接锥状叶和舌盲孔）。甲状旁腺（一般 4 个）的部位和数目变异较大。注：因为甲状旁腺经常被甲状腺鞘包绕，所以在甲状腺手术时，甲状旁腺有一定风险被切除，导致血钙水平降低，以致发生抽搐（肌肉抽搐和痉挛）。喉肌和呼吸肌抽搐可导致呼吸困难（呼吸短促），如不及时处理可能致命。

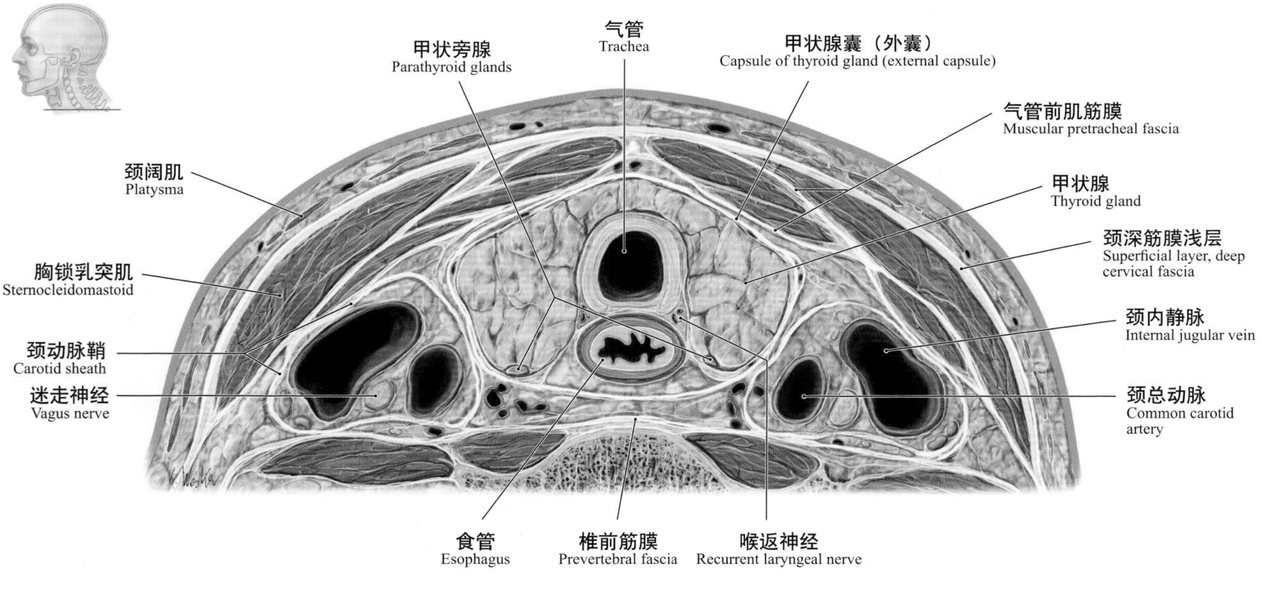

图 13–22 甲状腺的解剖

T_1 水平的横断面，上面观。甲状腺包绕部分气管，后外侧毗邻颈动脉鞘。当甲状腺病理性增大时（例如碘缺乏性甲状腺肿），会逐渐压迫并缩窄气管，导致呼吸困难。甲状腺由内、外 2 层纤维包膜包裹。纤薄的内层（内层包膜，此处未显示）直接覆盖在甲状腺表面，和其表面颗粒状的实质相融合。血管化的纤维由内层包膜向腺体实质延伸，将其分成小叶。内层包膜被坚固的外层包膜包裹，外层包膜属于颈深筋膜气管前筋膜的一部分。这层包膜覆盖甲状腺和甲状旁腺，也被称为“外科包膜”，因为必须被打开作为手术入路。内、外层包膜之间有一潜在的间隙，被甲状旁腺占据，并有血管分支通过。

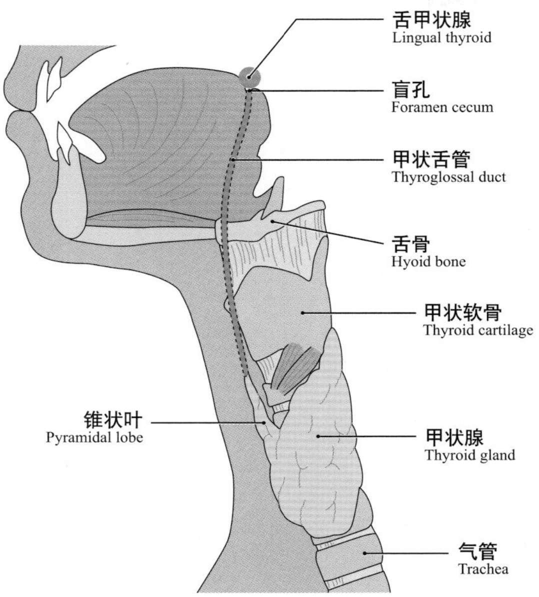
舌甲状腺
Lingual thyroid
盲孔
Foramen cecum
甲状舌管
Thyroglossal duct
舌骨
Hyoid bone
甲状软骨
Thyroid cartilage
锥状叶
Pyramidal lobe
甲状腺
Thyroid gland
气管
Trachea

图 13–23　异位甲状腺

左侧面观。异位甲状腺比较少见，是指全部甲状腺或部分甲状腺组织在正常位置即颈部甲状软骨下方之外。口腔医师可能会遇到异位甲状腺位于舌盲孔（组织胚胎来源于甲状腺）后方的舌背中线上的情况，表现为质硬的团块，颜色可从淡粉红色到鲜红色，外形可能规则，也可能不规则。以上被称为舌甲状腺，占异位甲状腺的 90% 左右。舌甲状腺的症状可能包括咳嗽、疼痛、吞咽困难、发音困难和呼吸困难（呼吸急促）。治疗方法包括应用甲状腺素抑制促甲状腺素（TSH）的分泌，从而减小肿物。如果症状严重，尤其是严重影响气管时，可考虑手术切除。

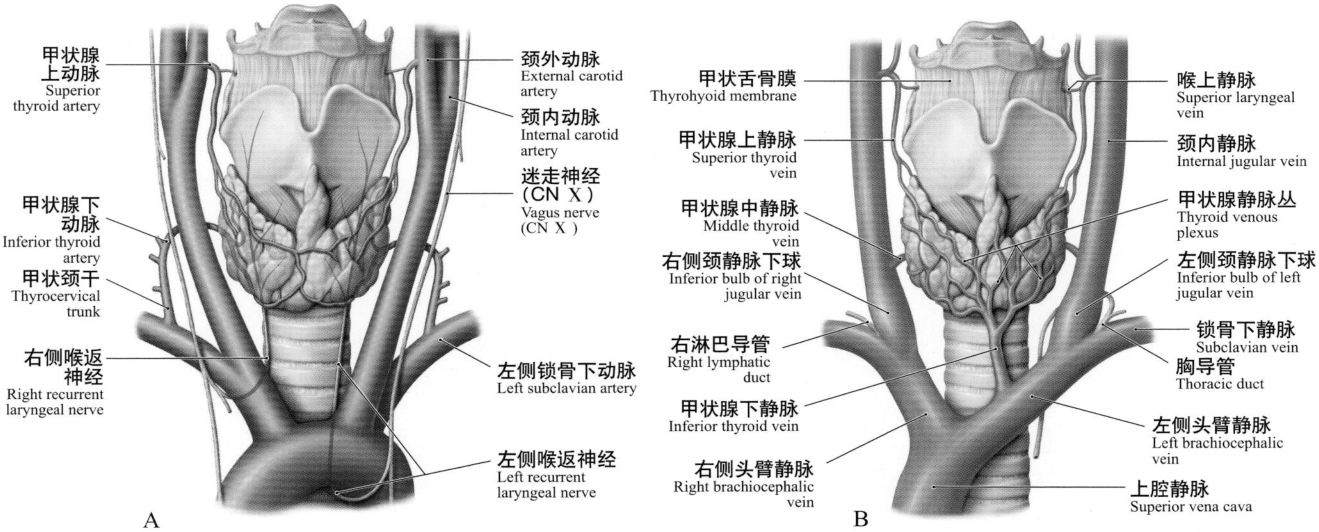
甲状腺上动脉
Superior thyroid artery
颈外动脉
External carotid artery
颈内动脉
Internal carotid artery
迷走神经（CN Ⅹ）
Vagus nerve (CN Ⅹ)
甲状腺下动脉
Inferior thyroid artery
甲状颈干
Thyrocervical trunk
右侧喉返神经
Right recurrent laryngeal nerve
左侧锁骨下动脉
Left subclavian artery
左侧喉返神经
Left recurrent laryngeal nerve
A
甲状舌骨膜
Thyrohyoid membrane
甲状腺上静脉
Superior thyroid vein
甲状腺中静脉
Middle thyroid vein
右侧颈静脉下球
Inferior bulb of right jugular vein
右淋巴导管
Right lymphatic duct
甲状腺下静脉
Inferior thyroid vein
右侧头臂静脉
Right brachiocephalic vein
喉上静脉
Superior laryngeal vein
颈内静脉
Internal jugular vein
甲状腺静脉丛
Thyroid venous plexus
左侧颈静脉下球
Inferior bulb of left jugular vein
锁骨下静脉
Subclavian vein
胸导管
Thoracic duct
左侧头臂静脉
Left brachiocephalic vein
上腔静脉
Superior vena cava
B

图 13–24　甲状腺的血供和神经分布

A. 动脉血供：甲状腺的血供大部分来自甲状腺上动脉和甲状腺下动脉。甲状腺上动脉为颈外动脉的分支，向前下走行，为甲状腺供血。甲状腺下方的血供来自甲状腺下动脉，起自甲状颈干。当行甲状腺切除术时，甲状腺双侧所有的动脉均应结扎。此外，少数情况下还存在一小分支即甲状腺最下动脉，起自头臂干或右侧颈总动脉，支配甲状腺下方的血供。它可能是行颈部中线手术（例如气管切开术）时潜在的出血原因。

注：甲状腺手术可能损伤腺体后方的喉返神经。因为喉返神经支配重要的喉部肌肉，所以单侧神经损伤导致术后声嘶，双侧损伤会造成呼吸困难。因此，在甲状腺手术前，耳鼻喉科医师应该确认喉部肌肉支配神经的功能状况以及排除先前存在的神经损伤。

B. 静脉回流：甲状腺的血液依靠丰富的甲状腺静脉丛向前下方回流，通常情况下经甲状腺下静脉汇入左侧头臂静脉。甲状腺的血液也通过甲状腺上、中静脉汇入颈内静脉。

喉的影像

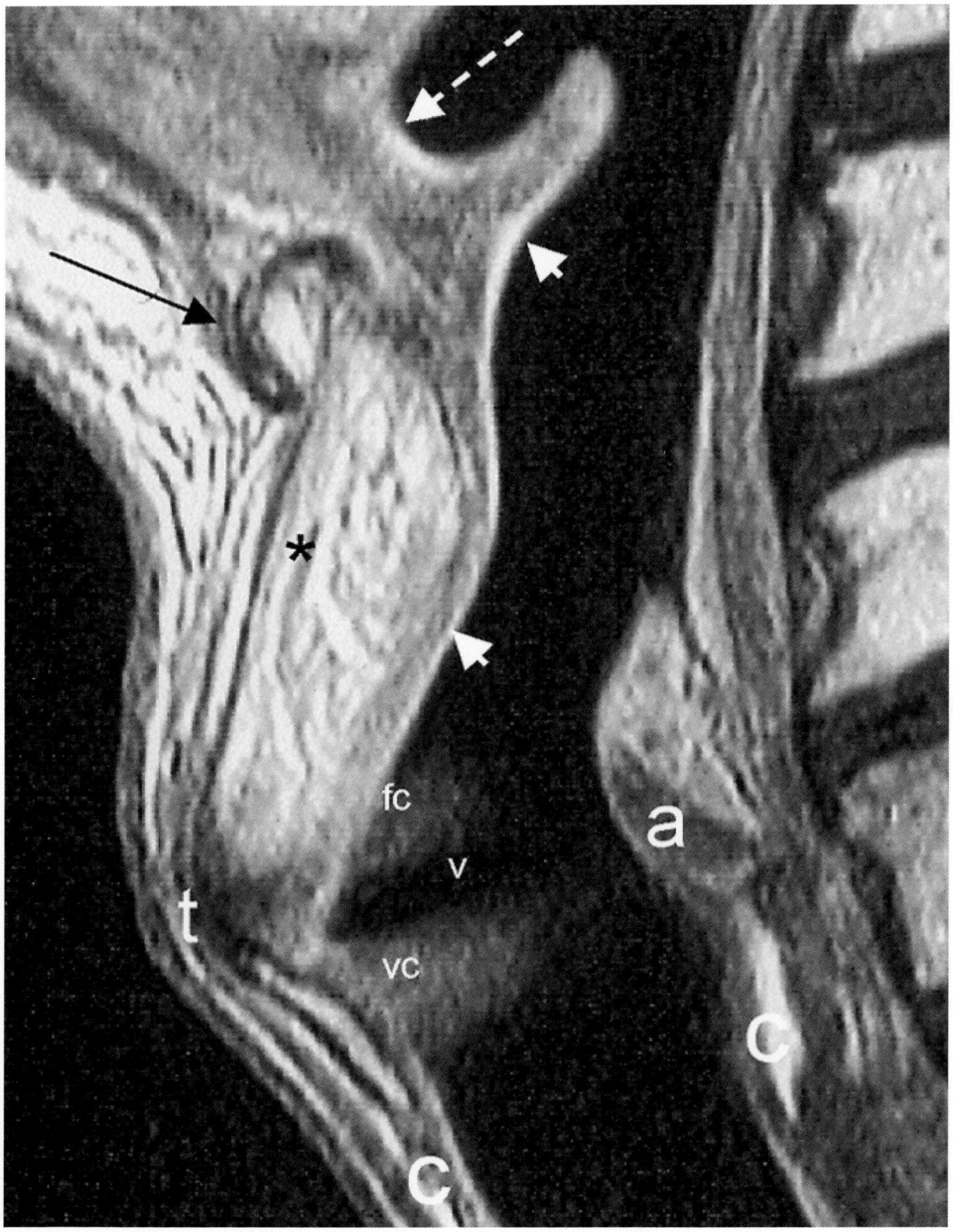

图 13–25 会厌前间隙的解剖

喉部正常组织的 MRI（T1 增强）的矢状面观。星号，会厌前间隙；短箭头，会厌；长实线箭头，舌骨；t，甲状软骨；c，环状软骨；a，杓状软骨；thm，甲状舌骨膜；hepl，舌会厌韧带；v，喉室；fc，假声带；vc，真声带；虚线箭头，会厌谷（引自：Becker M. Normal Anatomy. In: Valvassori G, Mafee M, Becker M, ed. Imaging of the Head and Neck. 2nd edition. Stuttgart: Thieme; 2004）。

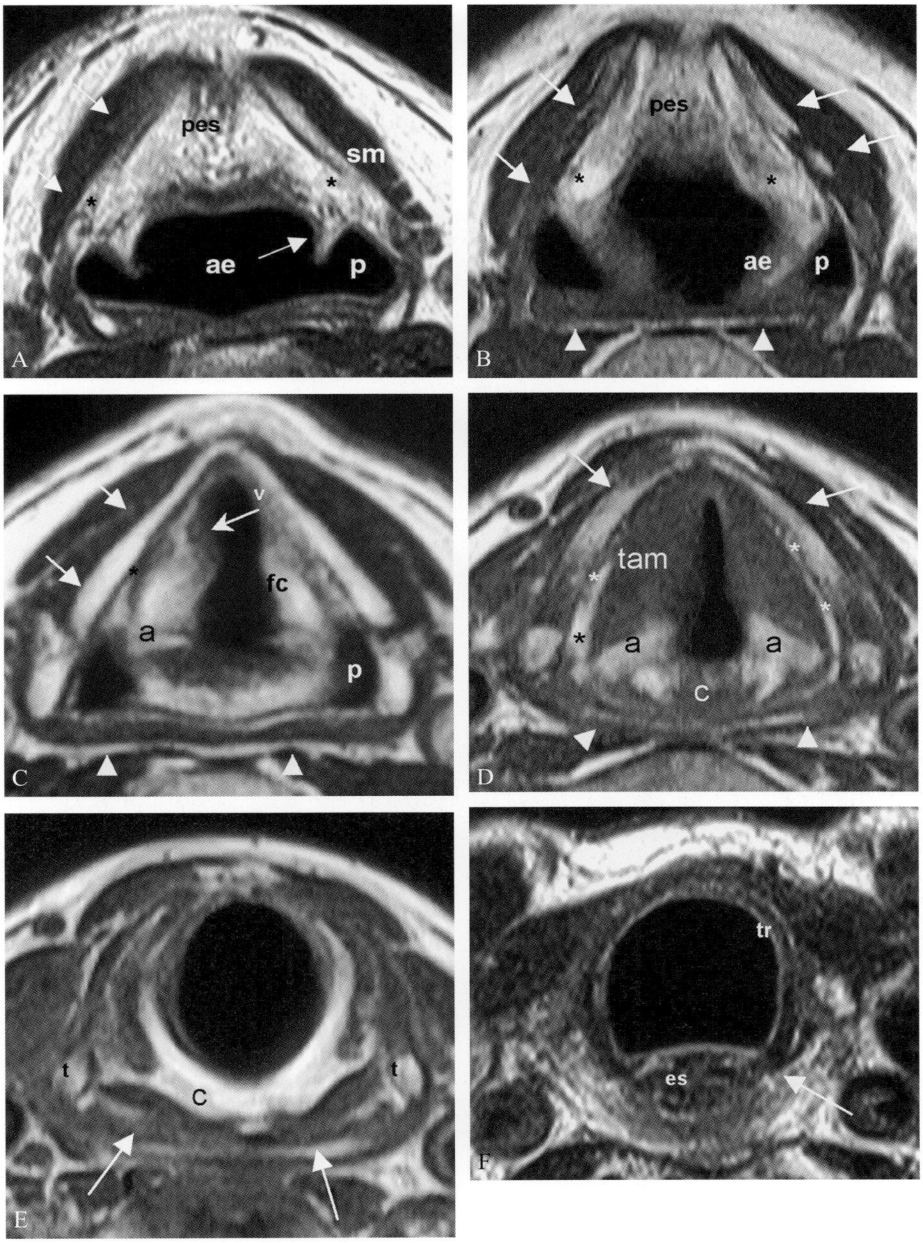

图 13–26　下咽和喉正常组织的 MRI（T1 平扫）的轴向位观。

A ～ C. 声门上水平。Pes，会厌前间隙；asterisks，声门旁间隙；ae，杓会厌襞；fc，假声带；v，喉室；p，梨状窦；箭头，甲状软骨；a，杓状软骨；三角形，咽缩肌；sm，带状肌。

D. 声门水平。Asterisks，声门旁间隙；tam，甲杓肌；箭头，甲状软骨；a，杓状软骨；c，环状软骨；三角形，咽缩肌。

E. 声门下水平。C，环状软骨；箭头，食管入口；t，甲状软骨下角。

F. 颈段气管水平。Es，颈段食管；箭头，气管食管沟。

（引自 Becker M. Normal Anatomy. In: Valvassori G, Mafee M, Becker M, ed. Imaging of the Head and Neck. 2nd edition. Stuttgart: Thieme; 2004）。

（梁新华　生苏睿　译）

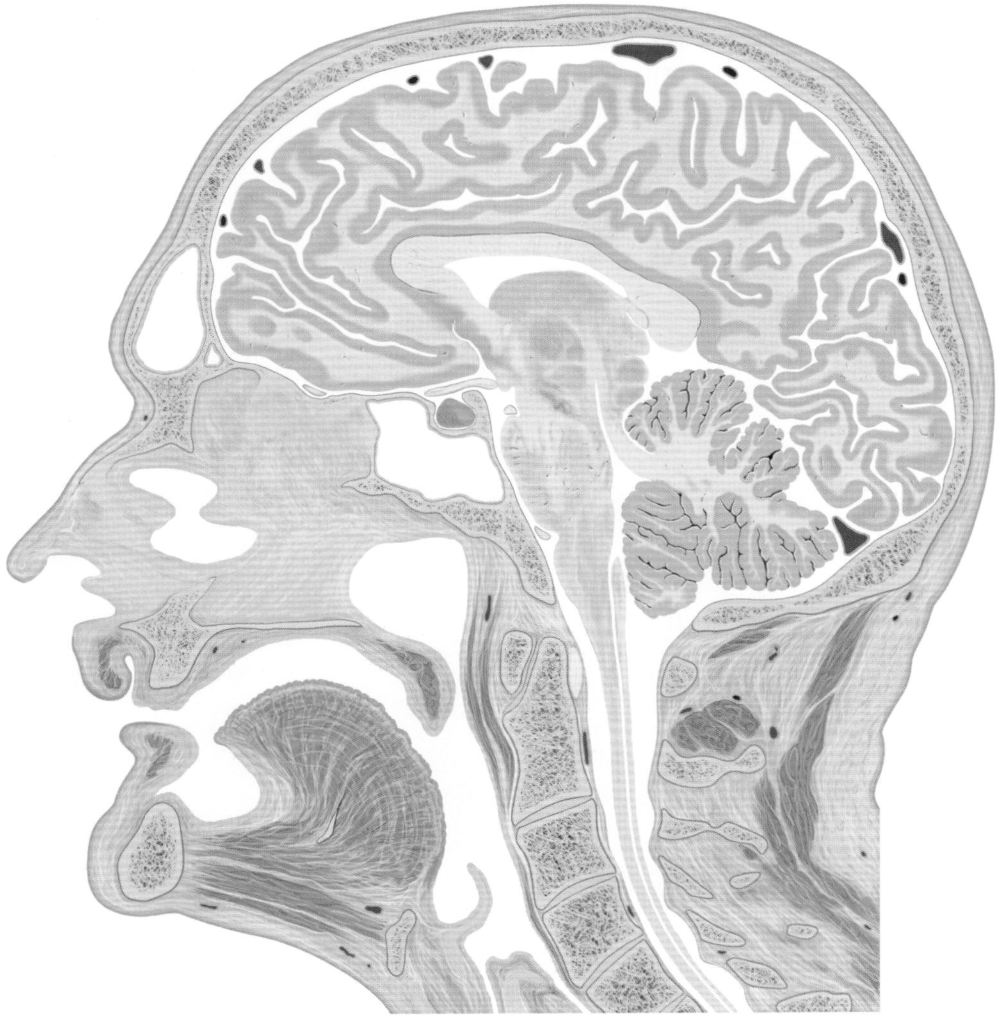

第 4 篇　断层解剖

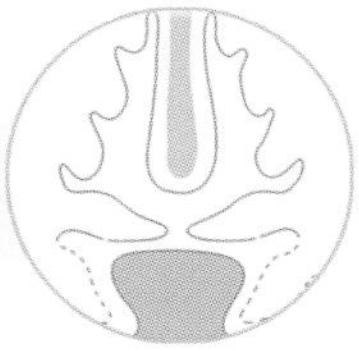

头部冠状断面（Ⅰ）：前部

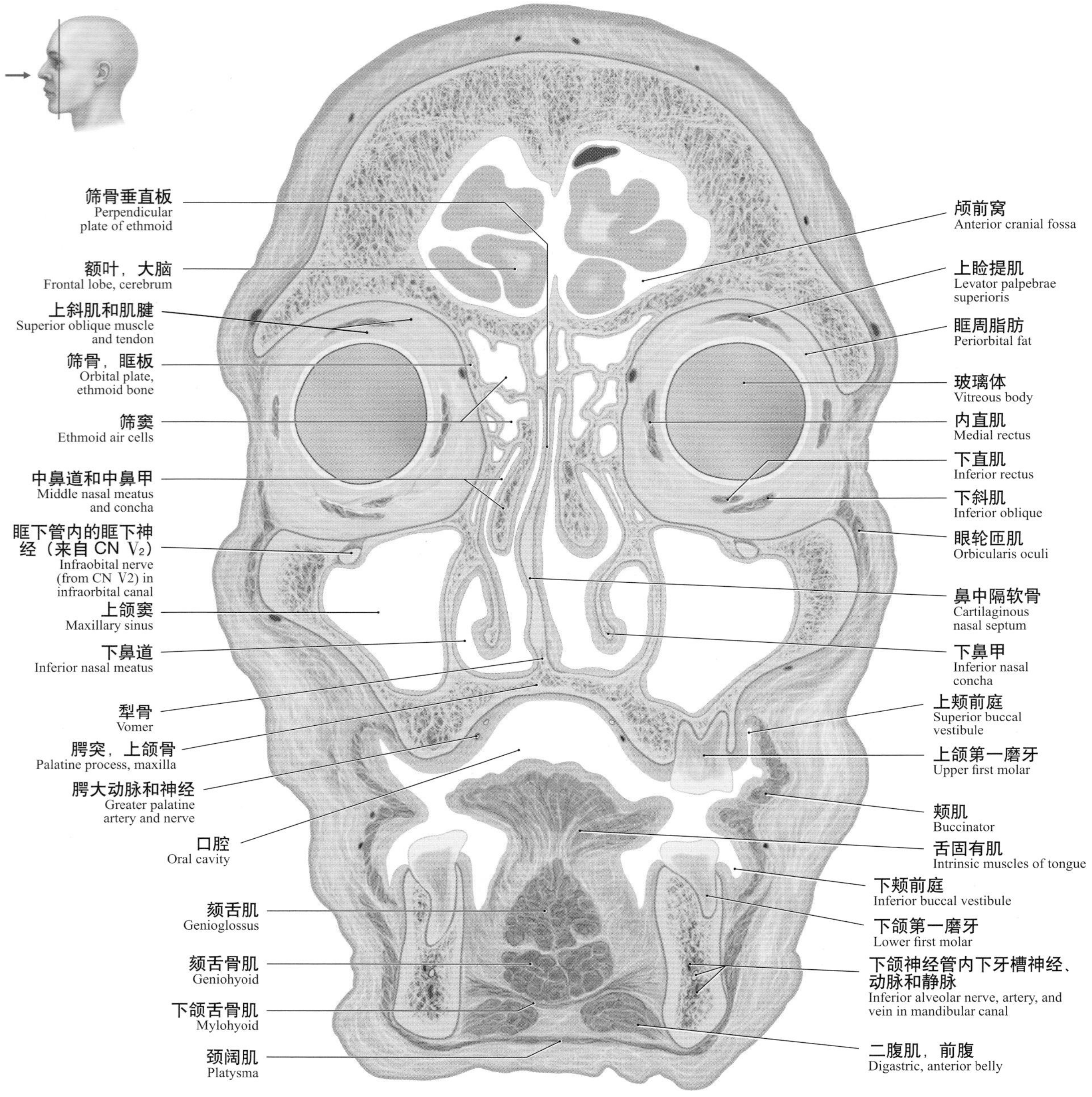
筛骨垂直板
Perpendicular plate of ethmoid
额叶，大脑
Frontal lobe, cerebrum
上斜肌和肌腱
Superior oblique muscle and tendon
筛骨，眶板
Orbital plate, ethmoid bone
筛窦
Ethmoid air cells
中鼻道和中鼻甲
Middle nasal meatus and concha
眶下管内的眶下神经（来自 CN V2）
Infraobital nerve (from CN V2) in infraorbital canal
上颌窦
Maxillary sinus
下鼻道
Inferior nasal meatus
犁骨
Vomer
腭突，上颌骨
Palatine process, maxilla
腭大动脉和神经
Greater palatine artery and nerve
口腔
Oral cavity
颏舌肌
Genioglossus
颏舌骨肌
Geniohyoid
下颌舌骨肌
Mylohyoid
颈阔肌
Platysma
颅前窝
Anterior cranial fossa
上睑提肌
Levator palpebrae superioris
眶周脂肪
Periorbital fat
玻璃体
Vitreous body
内直肌
Medial rectus
下直肌
Inferior rectus
下斜肌
Inferior oblique
眼轮匝肌
Orbicularis oculi
鼻中隔软骨
Cartilaginous nasal septum
下鼻甲
Inferior nasal concha
上颊前庭
Superior buccal vestibule
上颌第一磨牙
Upper first molar
颊肌
Buccinator
舌固有肌
Intrinsic muscles of tongue
下颊前庭
Inferior buccal vestibule
下颌第一磨牙
Lower first molar
下颌神经管内下牙槽神经、动脉和静脉
Inferior alveolar nerve, artery, and vein in mandibular canal
二腹肌，前腹
Digastric, anterior belly

图 14–1　经眶前缘的冠状断面

前面观。大体上分为 4 区：口腔、鼻腔和鼻旁窦、眶、颅前窝。观察口腔内及其周围，可见口底肌肉、舌尖、下颌神经管中的血管神经结构以及第一磨牙。硬腭分隔鼻腔与口腔，鼻中隔又将其由正中分为左、右两半。在上颌窦内侧可观察到下鼻甲、中鼻甲。在图 14–2 和图 14–3 中，随着冠状断面通过眼逐步向后，中鼻甲与上颌窦有关而不再与筛窦相关。眶下神经管向下突起至窦腔顶壁，其内穿行眶下神经（CN V_2 的分支）。因为头颅向外的曲度，且该断面比较靠前，因此没有切到（显示）双侧眶外侧壁。该断面经透明玻璃体和 6 组眼外肌中的 3 组，可在眶周脂肪内予以辨识。在更深的层面（图 14–2）上可观察到另外 2 组肌肉。筛窦位于两侧眶之间。注：眶板非常薄（纸板筛骨），发生感染、外伤及肿瘤时容易穿孔。

在颅前窝，该断面在大脑灰质最前份位经两侧大脑额叶，仅显示少量白质。

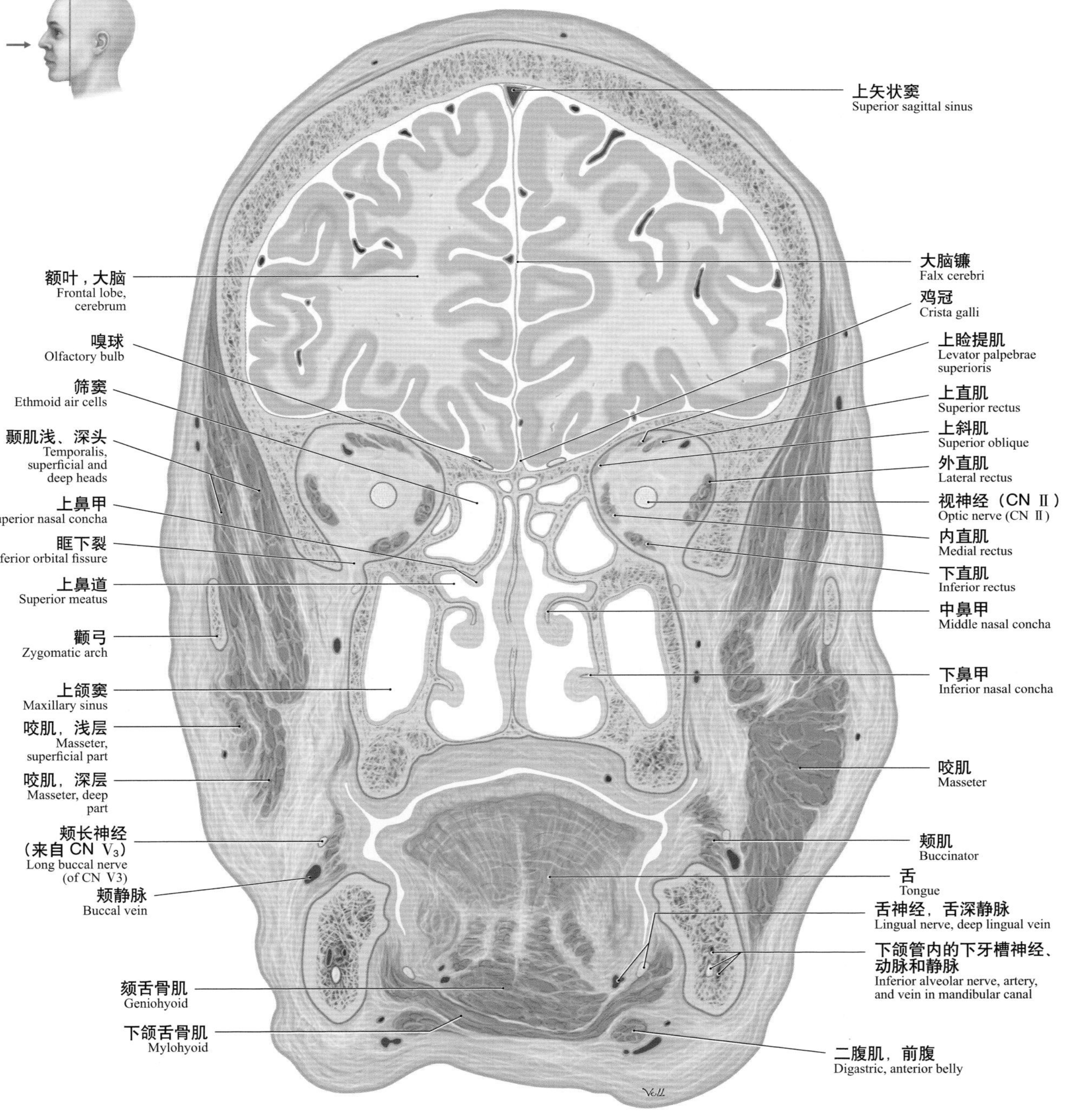
上矢状窦
Superior sagittal sinus
额叶，大脑
Frontal lobe, cerebrum
大脑镰
Falx cerebri
鸡冠
Crista galli
嗅球
Olfactory bulb
上睑提肌
Levator palpebrae superioris
筛窦
Ethmoid air cells
上直肌
Superior rectus
颞肌浅、深头
Temporalis, superficial and deep heads
上斜肌
Superior oblique
外直肌
Lateral rectus
上鼻甲
Superior nasal concha
视神经（CN Ⅱ）
Optic nerve (CN Ⅱ)
眶下裂
Inferior orbital fissure
内直肌
Medial rectus
上鼻道
Superior meatus
下直肌
Inferior rectus
中鼻甲
Middle nasal concha
颧弓
Zygomatic arch
上颌窦
Maxillary sinus
下鼻甲
Inferior nasal concha
咬肌，浅层
Masseter, superficial part
咬肌
Masseter
咬肌，深层
Masseter, deep part
颊长神经（来自 CN V3）
Long buccal nerve (of CN V3)
颊肌
Buccinator
舌
Tongue
颊静脉
Buccal vein
舌神经，舌深静脉
Lingual nerve, deep lingual vein
下颌管内的下牙槽神经、动脉和静脉
Inferior alveolar nerve, artery, and vein in mandibular canal
颏舌骨肌
Geniohyoid
下颌舌骨肌
Mylohyoid
二腹肌，前腹
Digastric, anterior belly

图 14–2 经球后间隙的冠状断面

前面观。按切开舌的位置比图 14–1 更靠后，因此舌体显得宽大。除口底肌肉外，还可以在颅骨两侧观察到咀嚼肌。在眶区，球后间隙及脂肪组织、眼外肌、视神经清晰可辨。眶腔在外侧通过眶下裂与颞下窝相通。该断面在颅前窝位经两侧嗅球，在中线处可显示上矢状窦。

头部冠状断面（Ⅱ）：后部

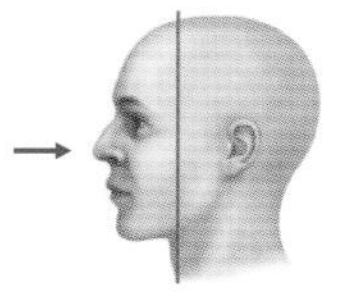

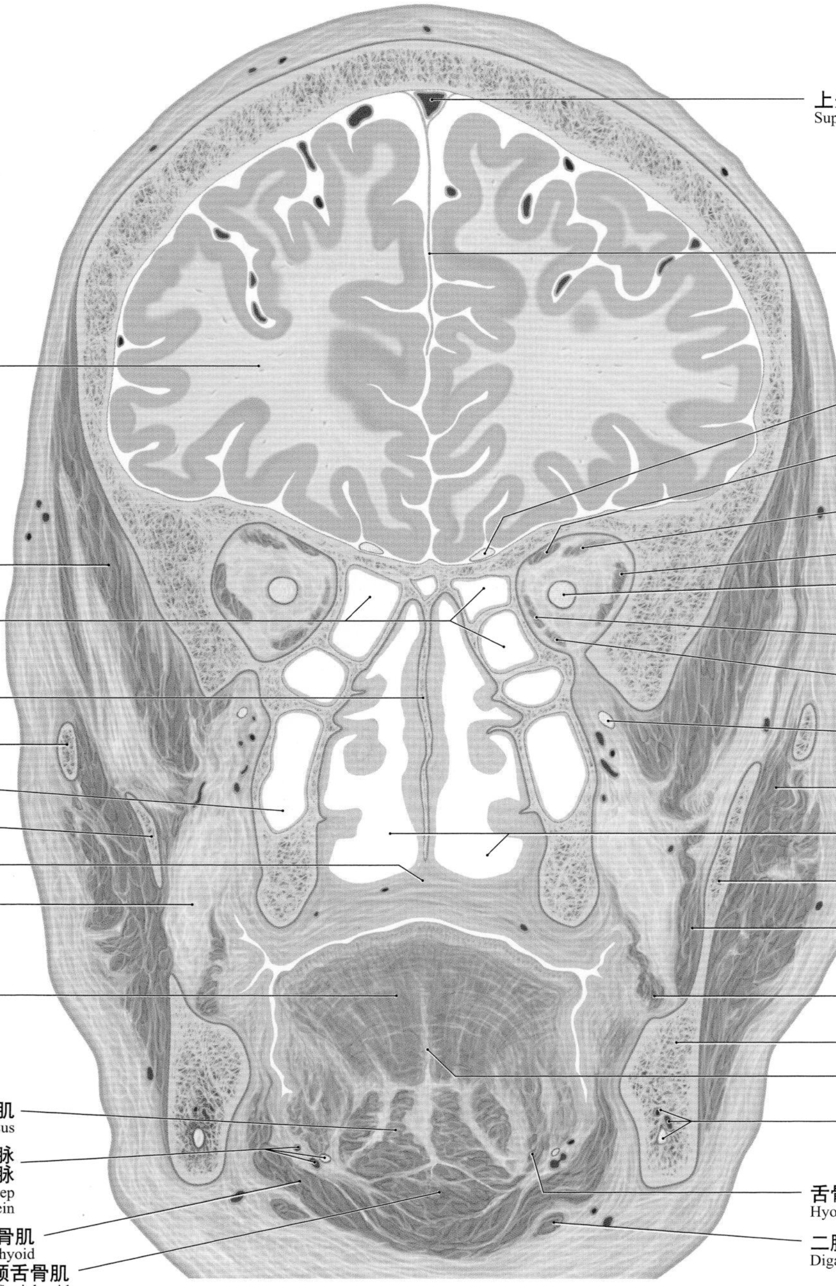
上矢状窦
Superior sagittal sinus
大脑镰
Falx cerebri
额叶，大脑
Frontal lobe, cerebrum
嗅束
Olfactory tract
上斜肌
Superior oblique
上直肌
Superior rectus
外直肌
Lateral rectus
视神经（CN Ⅱ）
Optic nerve（CN Ⅱ）
颞肌
Temporalis
筛窦
Ethmoid air cells
内直肌
Medial rectus
下直肌
Inferior rectus
鼻中隔
Nasal septum
上颌神经（来自 CN V2）
Maxillary nerve (from CN V2)
颧弓
zygomatic arch
上颌窦
Maxillary sinus
咬肌
Masseter
冠状突
Coronoid process
鼻腔
Nasal cavity
软腭
Soft palate
下颌支
Ramus, mandible
颊脂体
Buccal fat pad
翼内肌
Medial pterygoid
舌固有肌
Intrinsic muscles of tongue
颊肌
Buccinator
下颌体
Mandible, body
舌中隔
Lingual septum
颏舌肌
Genioglossus
下颌管内的下牙槽神经、动脉和静脉
Inferior alveolar nerve, artery and vein in mandibular canal
舌神经，舌深动脉和静脉
Lingual nerve, deep lingual artery and vein
舌骨舌肌
Hyoglossus
下颌舌骨肌
Mylohyoid
二腹肌，前腹
Digastric, anterior belly
颏舌骨肌
Geniohyoid

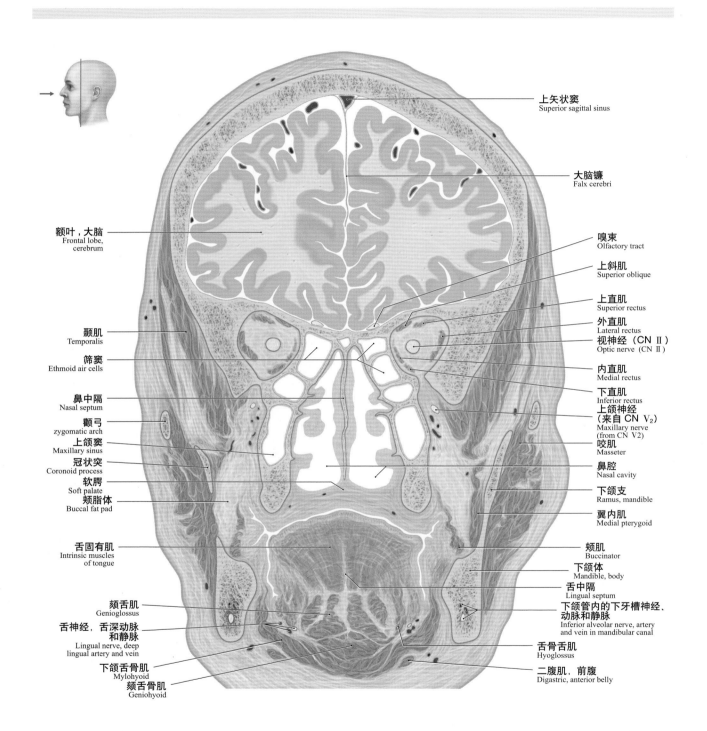

图 14–3　眶尖冠状断面

前面观。软腭取代硬腭，鼻中隔成为骨性结构，并能观察到颊脂垫尖。当发生消耗性疾病时，颊脂垫会萎缩，这也是终末期癌症患者颊部凹陷的原因。该冠状断面略微倾斜，导致图中左侧下颌支明显不连续（与连续的右侧下颌支相比）。

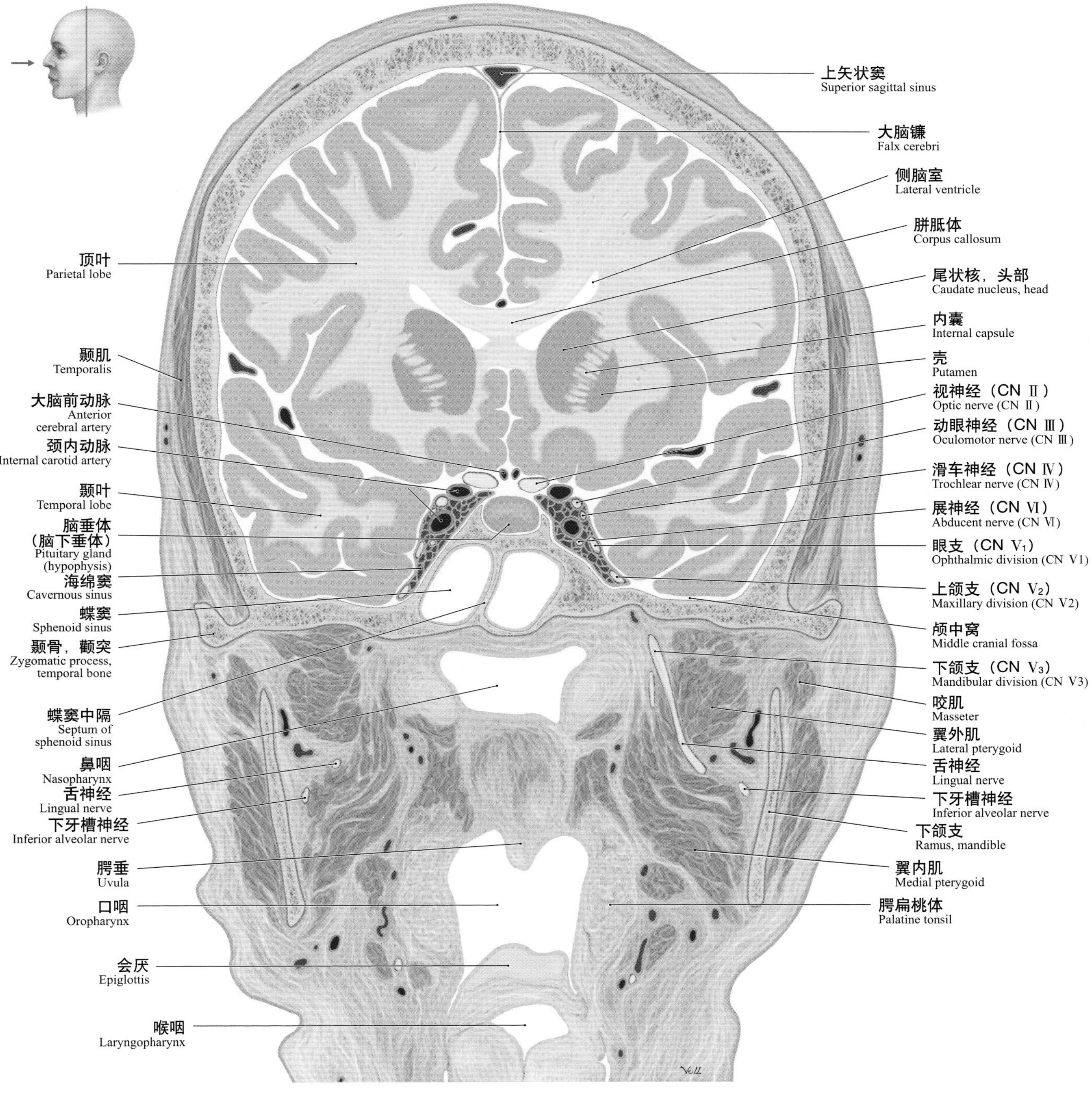

图 14–4　经垂体的冠状断面

前面观。显示鼻咽、口咽和喉咽。会厌被切开，显示其下方的声门上间隙。两侧下颌支被切断，在左侧可见一段较长的三叉神经下颌支（CN V3）。蝶窦顶部是垂体，位于垂体窝内。在颅腔中，该断面位经颅中窝。颈内动脉海绵窦段 180° 折弯形成虹吸段，因此两侧颈内动脉呈现 2 个断面。脑神经穿经海绵窦，由颅中窝至眶腔。横断面上，在大脑镰附着处可见上矢状窦。在大脑水平，该断面位经顶叶和颞叶。

头部冠状位 MRI

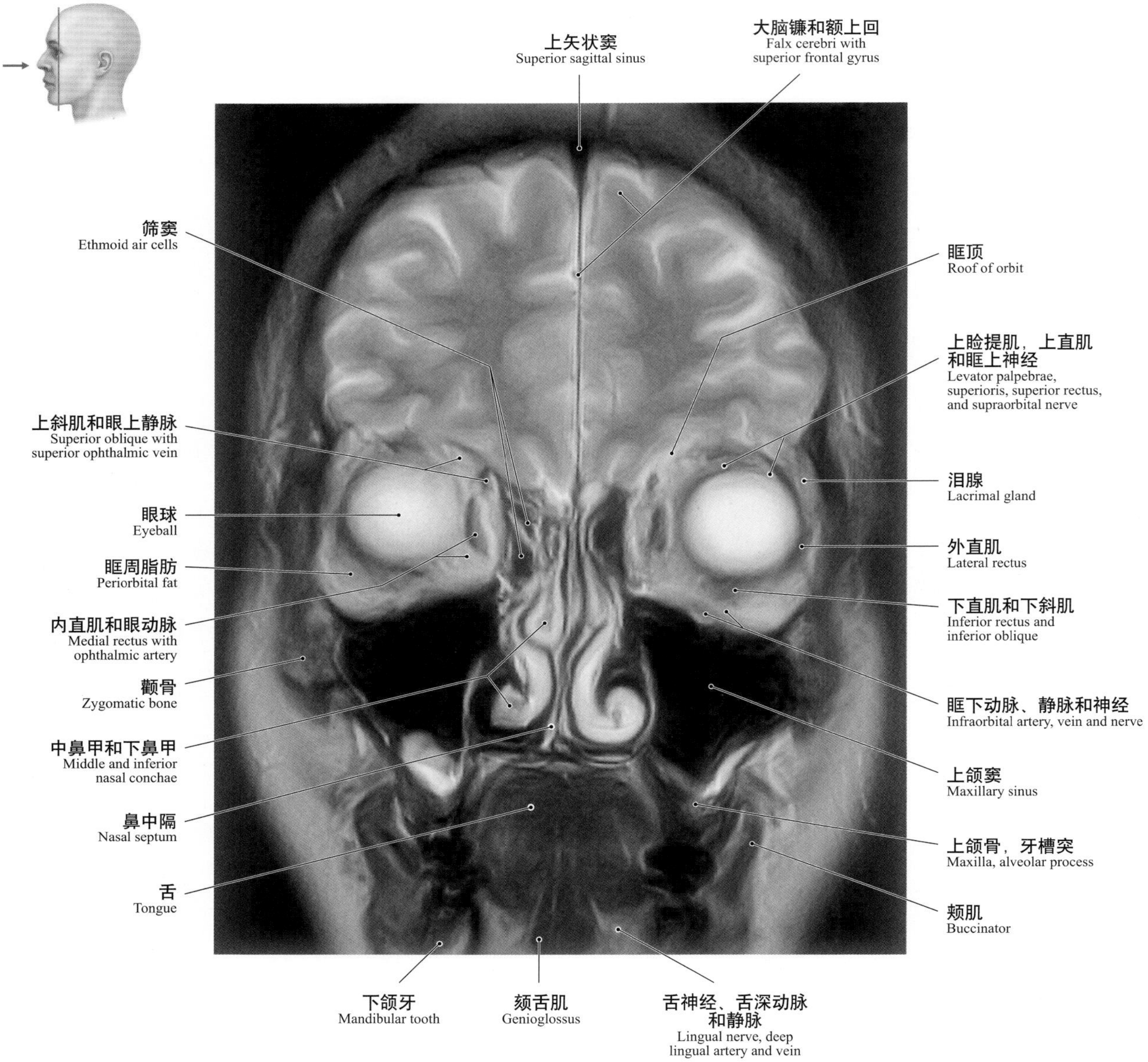
上矢状窦
Superior sagittal sinus
大脑镰和额上回
Falx cerebri with superior frontal gyrus
筛窦
Ethmoid air cells
眶顶
Roof of orbit
上睑提肌，上直肌和眶上神经
Levator palpebrae, superioris, superior rectus, and supraorbital nerve
上斜肌和眼上静脉
Superior oblique with superior ophthalmic vein
泪腺
Lacrimal gland
眼球
Eyeball
外直肌
Lateral rectus
眶周脂肪
Periorbital fat
下直肌和下斜肌
Inferior rectus and inferior oblique
内直肌和眼动脉
Medial rectus with ophthalmic artery
颧骨
Zygomatic bone
眶下动脉、静脉和神经
Infraorbital artery, vein and nerve
中鼻甲和下鼻甲
Middle and inferior nasal conchae
上颌窦
Maxillary sinus
鼻中隔
Nasal septum
上颌骨，牙槽突
Maxilla, alveolar process
舌
Tongue
颊肌
Buccinator
下颌牙
Mandibular tooth
颏舌肌
Genioglossus
舌神经、舌深动脉和静脉
Lingual nerve, deep lingual artery and vein

图 14–5 经眼球的冠状位 MRI

前面观。在该断面，大脑镰将大脑半球一分为二。可利用眼外肌寻找眶内神经血管：眶上神经走行于上睑提肌和上直肌上方，眼上静脉位于上斜肌上内侧，眼动脉走行于内直肌下方。眶下神经管位于下直肌和下斜肌下方，内有眶下动脉、静脉和神经。下颌牙内侧及颏舌肌外侧的结构包括舌下腺和舌神经，舌深动脉、静脉，舌下神经（CN Ⅻ）以及颌下腺主导管。

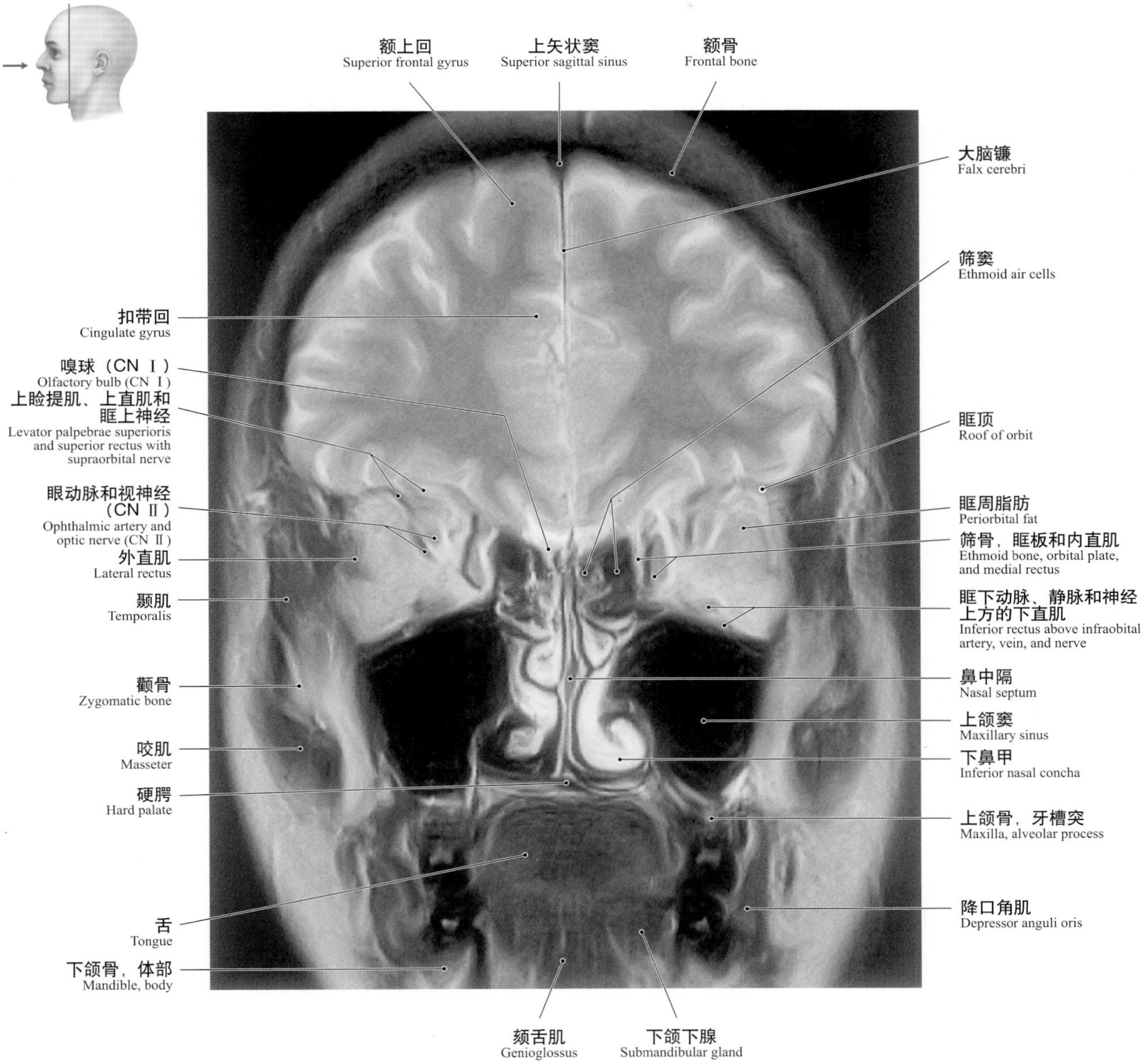
额上回
Superior frontal gyrus
上矢状窦
Superior sagittal sinus
额骨
Frontal bone
大脑镰
Falx cerebri
筛窦
Ethmoid air cells
扣带回
Cingulate gyrus
嗅球（CN Ⅰ）
Olfactory bulb (CN Ⅰ)
上睑提肌、上直肌和眶上神经
Levator palpebrae superioris and superior rectus with supraorbital nerve
眶顶
Roof of orbit
眼动脉和视神经（CN Ⅱ）
Ophthalmic artery and optic nerve (CN Ⅱ)
眶周脂肪
Periorbital fat
外直肌
Lateral rectus
筛骨，眶板和内直肌
Ethmoid bone, orbital plate, and medial rectus
颞肌
Temporalis
眶下动脉、静脉和神经上方的下直肌
Inferior rectus above infraobital artery, vein, and nerve
颧骨
Zygomatic bone
鼻中隔
Nasal septum
上颌窦
Maxillary sinus
咬肌
Masseter
下鼻甲
Inferior nasal concha
硬腭
Hard palate
上颌骨，牙槽突
Maxilla, alveolar process
降口角肌
Depressor anguli oris
舌
Tongue
下颌骨，体部
Mandible, body
颏舌肌
Genioglossus
下颌下腺
Submandibular gland

图 14–6　经眶后份的冠状位 MRI

前面观。大脑镰的下缘位于扣带回的上方。在眶内，眶上神经与上睑提肌、上直肌伴行，动眼神经（CN Ⅲ）走行于下直肌外侧，下直肌行于眶下管上方。眼动脉可用来寻找位置更靠内侧的视神经（CN Ⅱ），两者均由视神经管穿出。注意鼻腔不是完全对称。下颌下腺位于颏舌肌和下颌骨体部之间，于该断面显示得更加清晰。

颈部冠状位 MRI（Ⅰ）：前部

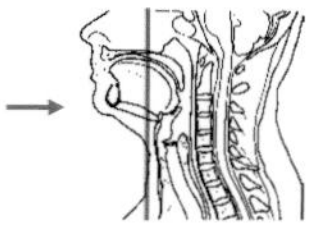

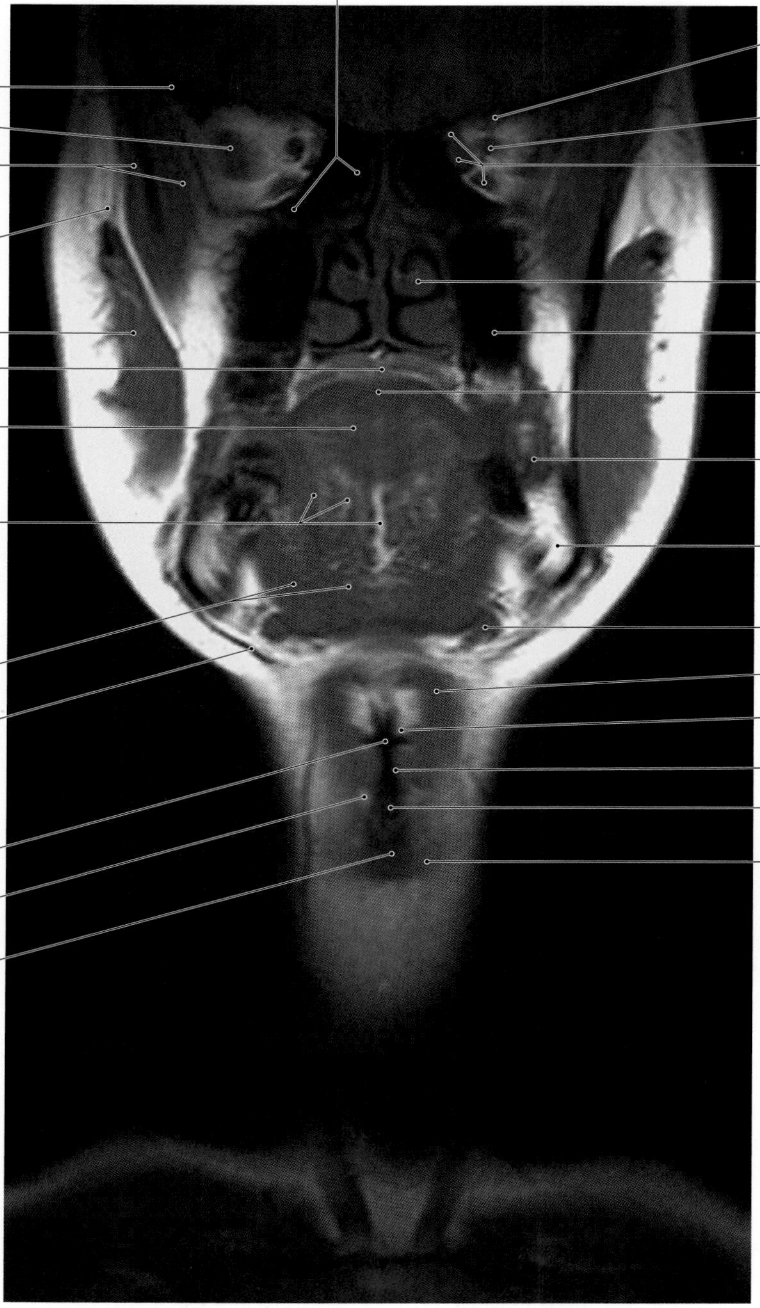
筛窦前部
Anterior ethmoid air cells
蝶骨，小翼
Sphenoid bone, lesser wing
外直肌
Lateral rectus
颞肌
Temporalis
颧骨
Zygomatic bone
咬肌
Masseter
硬腭
Hard palate
舌横肌
Transverse muscle of tongue
舌骨舌肌、颏舌肌和舌中隔
Hyoglossus, genioglossus, and lingual septum
下颌舌骨肌和颏舌骨肌
Mylohyoid and geniohyoid
颈阔肌
Platysma
声门
Glottis
环状软骨
Cricoid cartilage
气管
Trachea
上睑提肌和上直肌
Levator palpebrae superioris and superior rectus
视神经（CN Ⅱ）
Optic nerve (CN Ⅱ)
上斜肌、内直肌和下直肌
Superior oblique, medial rectus, and inferior rectus
中鼻甲
Middle nasal concha
上颌窦
Maxillary sinus
舌纵肌
Longitudinal muscle of tongue
颊肌
Buccinator
下颌骨
Mandible
二腹肌，前腹
Digastric, anterior belly
甲状舌骨软骨
Thyrohyoid cartilage
前庭襞
Vestibular fold
声带肌
Vocalis
声门下腔
Infraglottic cavity
胸骨舌骨肌
Sternohyoid

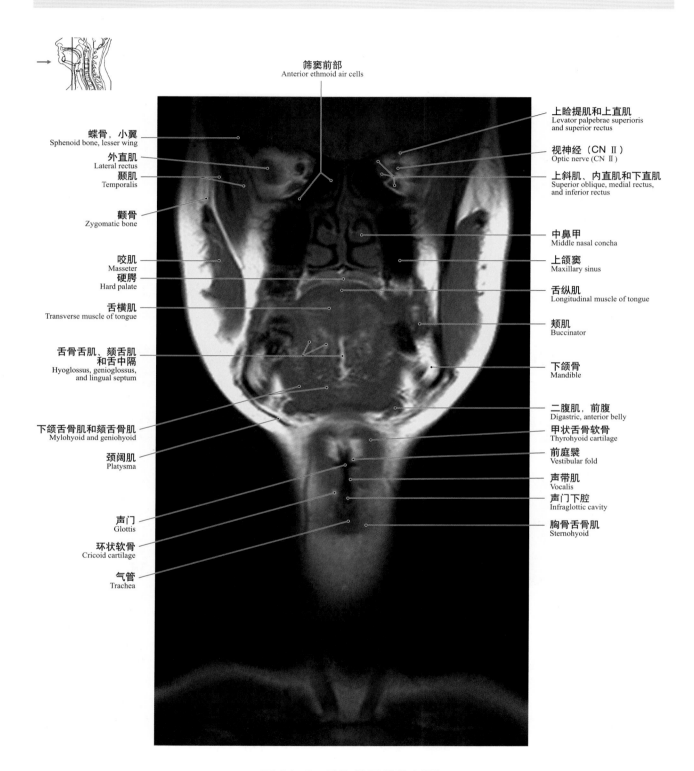

图 14–7 舌肌的冠状位 MRI

前面观。该断面位于上图的稍后方，横断舌外肌（颏舌肌和舌骨舌肌）和舌内肌（纵肌和横肌）。可见咀嚼肌（颞肌和咬肌），以及颊肌、下颌舌骨肌和颏舌骨肌。此断面切开喉和气管，可显示前庭襞、声带肌和环状软骨。

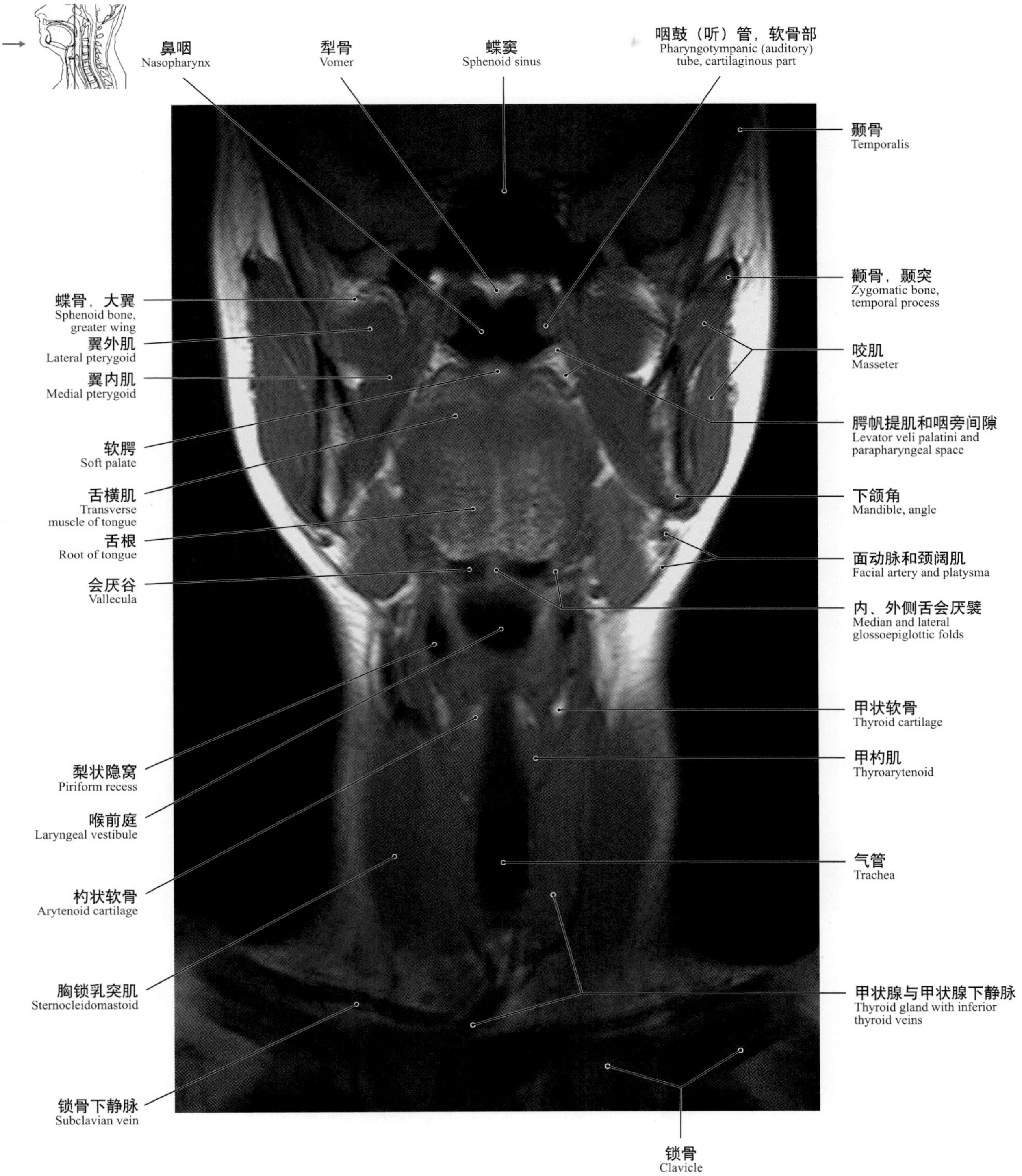

鼻咽
Nasopharynx
犁骨
Vomer
蝶窦
Sphenoid sinus
咽鼓（听）管，软骨部
Pharyngotympanic (auditory) tube, cartilaginous part
颞骨
Temporalis
颧骨，颞突
Zygomatic bone, temporal process
咬肌
Masseter
腭帆提肌和咽旁间隙
Levator veli palatini and parapharyngeal space
下颌角
Mandible, angle
面动脉和颈阔肌
Facial artery and platysma
内、外侧舌会厌襞
Median and lateral glossoepiglottic folds
甲状软骨
Thyroid cartilage
甲杓肌
Thyroarytenoid
气管
Trachea
甲状腺与甲状腺下静脉
Thyroid gland with inferior thyroid veins
锁骨
Clavicle
蝶骨，大翼
Sphenoid bone, greater wing
翼外肌
Lateral pterygoid
翼内肌
Medial pterygoid
软腭
Soft palate
舌横肌
Transverse muscle of tongue
舌根
Root of tongue
会厌谷
Vallecula
梨状隐窝
Piriform recess
喉前庭
Laryngeal vestibule
杓状软骨
Arytenoid cartilage
胸锁乳突肌
Sternocleidomastoid
锁骨下静脉
Subclavian vein

图 14–8　软腭和咀嚼肌的冠状位 MRI

前面观。显示气管及食管在咽部的汇合处。鼻咽位于蝶窦下方、软腭上方，于口咽处与食道相接，位于腭垂后方（图中未显示）。口咽向下移行于会厌（会厌谷位于其前方）。气管及食管各自向下移行为喉及喉咽。喉前庭是喉的上部，位于声带上方。该断面显示甲状腺及喉的杓状软骨。与图 14–9 对照。

颈部冠状位 MRI（Ⅱ）：中部

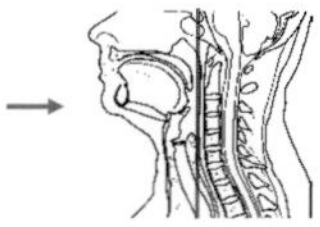

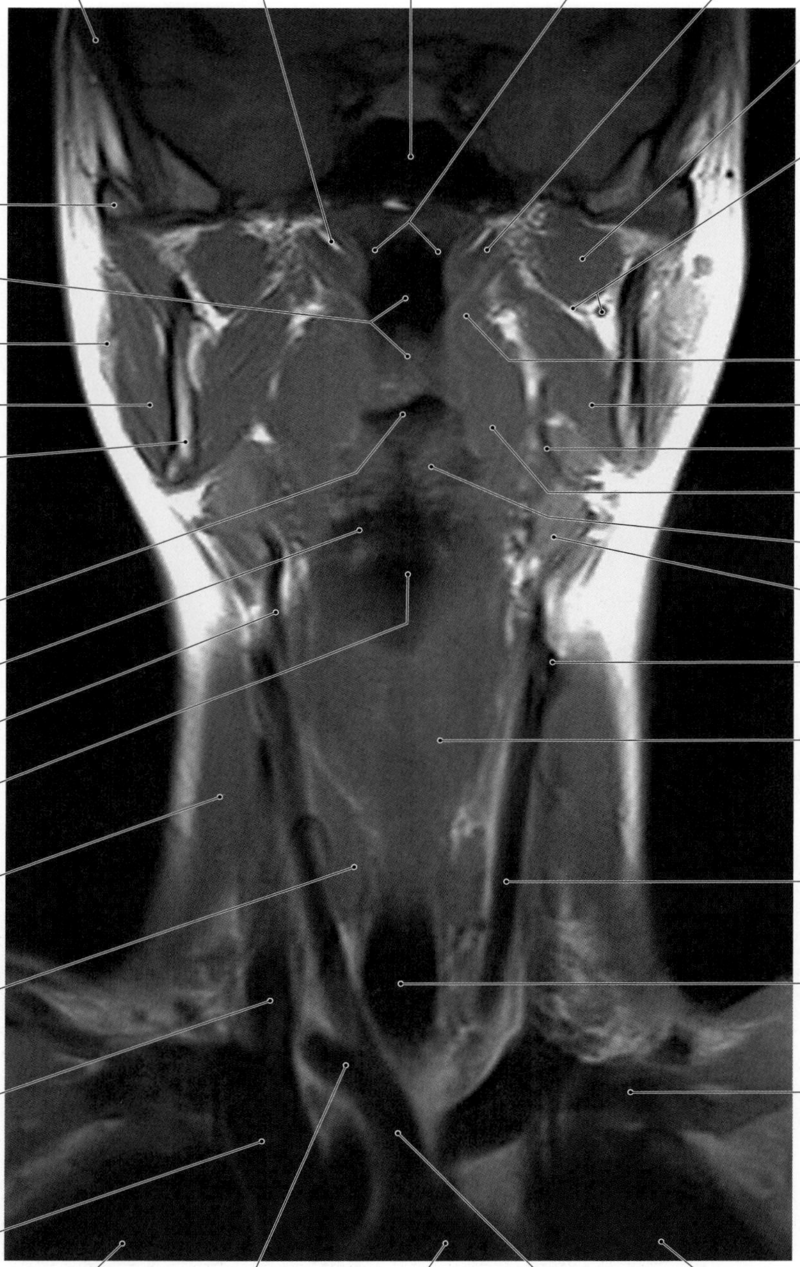
颞肌
Temporalis
咽鼓管
Pharyngotympanic tube
蝶窦
Sphenoid sinus
咽扁桃体
Pharyngeal tonsils
腭帆张肌
Tensor veli palatini
翼外肌
Lateral pterygoid
上颌动脉和下牙槽神经
Maxillary artery and inferior alveolar nerve
颧骨
Zygomatic bone
鼻咽和软腭
Nasopharynx and soft palate
腮腺
Parotid gland
咬肌
Masseter
下颌支
Ramus, mandible
腭帆提肌
Levator veli palatini
翼内肌
Medial pterygoid
面动脉
Facial artery
腭咽肌
Palatopharyngeus
腭扁桃体
Palatine tonsil
下颌下腺（口外叶）
Submandibular gland (extraoral lobe)
口咽
Oropharynx
会厌谷
Vallecula
颈外动脉
External carotid artery
喉前庭
Laryngeal vestibule
颈内动脉
Internal carotid artery
咽中缩肌
Middle pharyngeal constrictor
胸锁乳突肌
Sternocleidomastoid
颈总动脉
Common carotid artery
甲状腺
Thyroid gland
气管
Trachea
颈内静脉
Internal jugular vein
锁骨下静脉
Subclavian vein
右侧头臂静脉
Right brachiocephalic vein
右肺
Right lung
右侧锁骨下动脉
Right subclavian artery
主动脉弓
Aortic arch
头臂干
Brachiocephalic trunk
左肺
Left lung

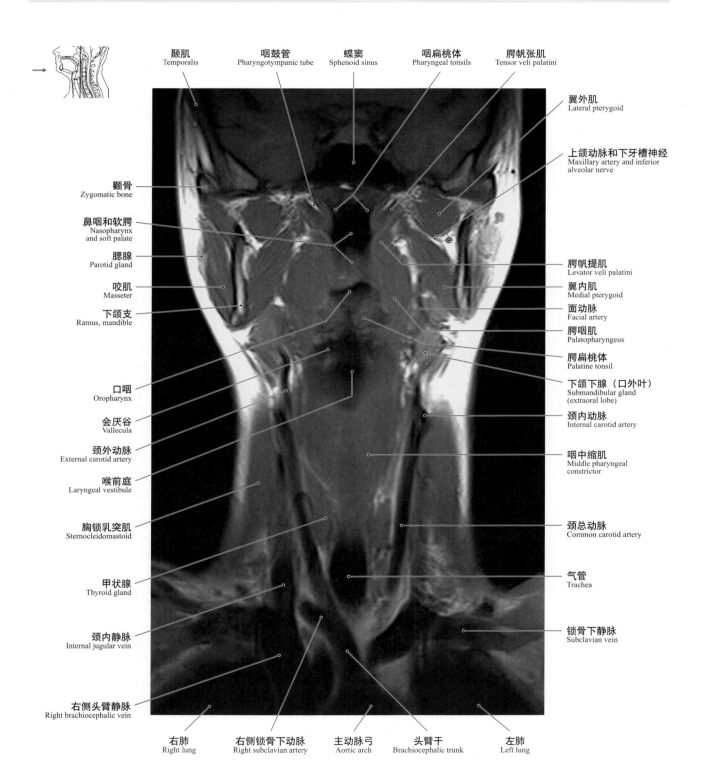

图 14–9 大血管的冠状位 MRI

前面观。此图清晰显示了颈部大血管的走行，以及口腔的结构。注意鼻咽顶部的咽扁桃体的位置和口咽部的腭扁桃体的范围。

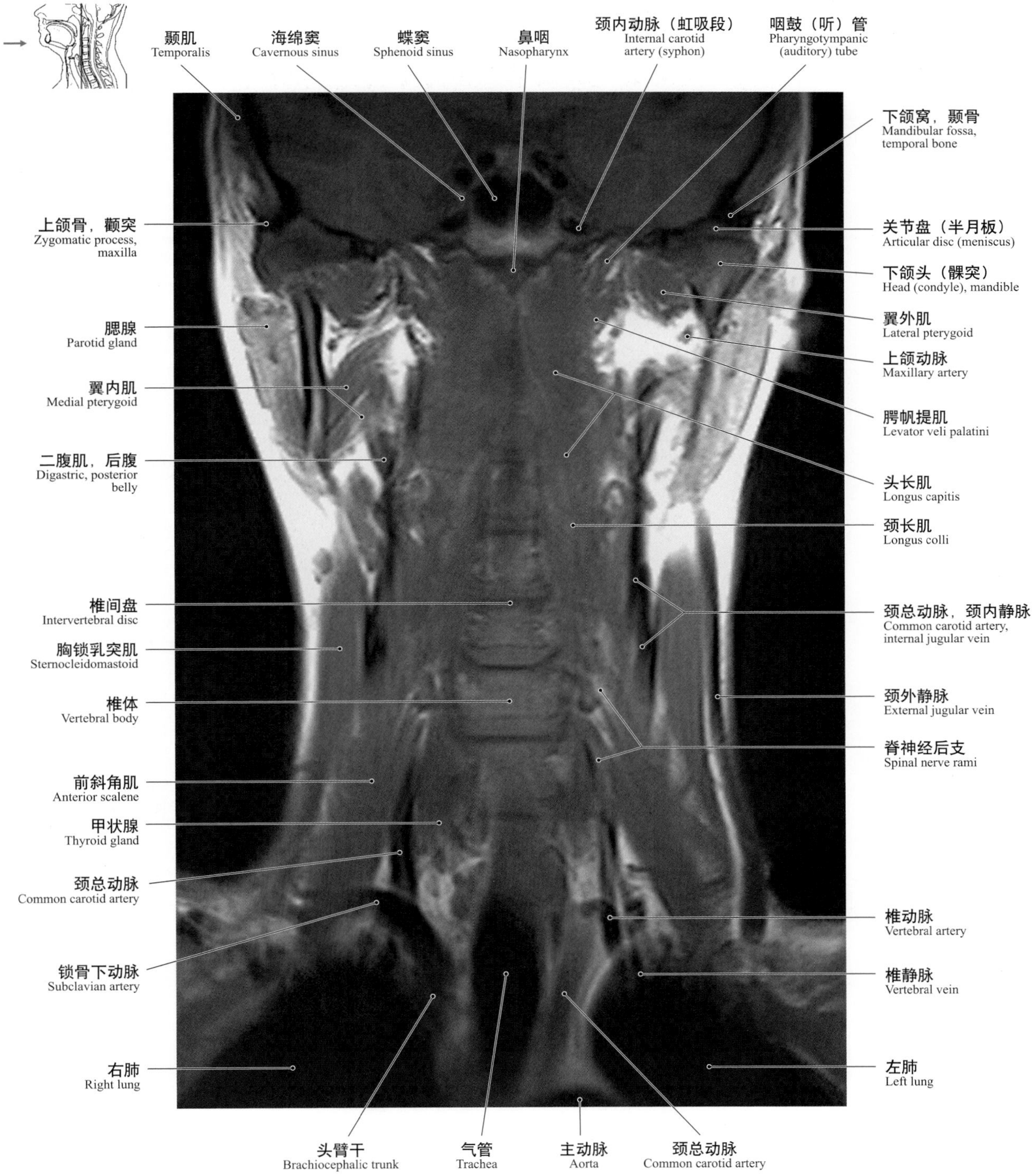
颞肌
Temporalis
海绵窦
Cavernous sinus
蝶窦
Sphenoid sinus
鼻咽
Nasopharynx
颈内动脉（虹吸段）
Internal carotid artery (syphon)
咽鼓（听）管
Pharyngotympanic (auditory) tube
下颌窝，颞骨
Mandibular fossa, temporal bone
上颌骨，颧突
Zygomatic process, maxilla
关节盘（半月板）
Articular disc (meniscus)
下颌头（髁突）
Head (condyle), mandible
腮腺
Parotid gland
翼外肌
Lateral pterygoid
上颌动脉
Maxillary artery
翼内肌
Medial pterygoid
腭帆提肌
Levator veli palatini
二腹肌，后腹
Digastric, posterior belly
头长肌
Longus capitis
颈长肌
Longus colli
椎间盘
Intervertebral disc
颈总动脉，颈内静脉
Common carotid artery, internal jugular vein
胸锁乳突肌
Sternocleidomastoid
椎体
Vertebral body
颈外静脉
External jugular vein
脊神经后支
Spinal nerve rami
前斜角肌
Anterior scalene
甲状腺
Thyroid gland
颈总动脉
Common carotid artery
椎动脉
Vertebral artery
锁骨下动脉
Subclavian artery
椎静脉
Vertebral vein
右肺
Right lung
左肺
Left lung
头臂干
Brachiocephalic trunk
气管
Trachea
主动脉
Aorta
颈总动脉
Common carotid artery

图 14–10 位经颞下颌关节的冠状位 MRI

前面观。此图清晰显示了颞下颌关节的结构，尤其是关节盘和下颌头（髁突）。在腮腺内侧可见下颌升支。该图显示颈椎及椎间盘。

颈部冠状位 MRI（Ⅲ）：后部

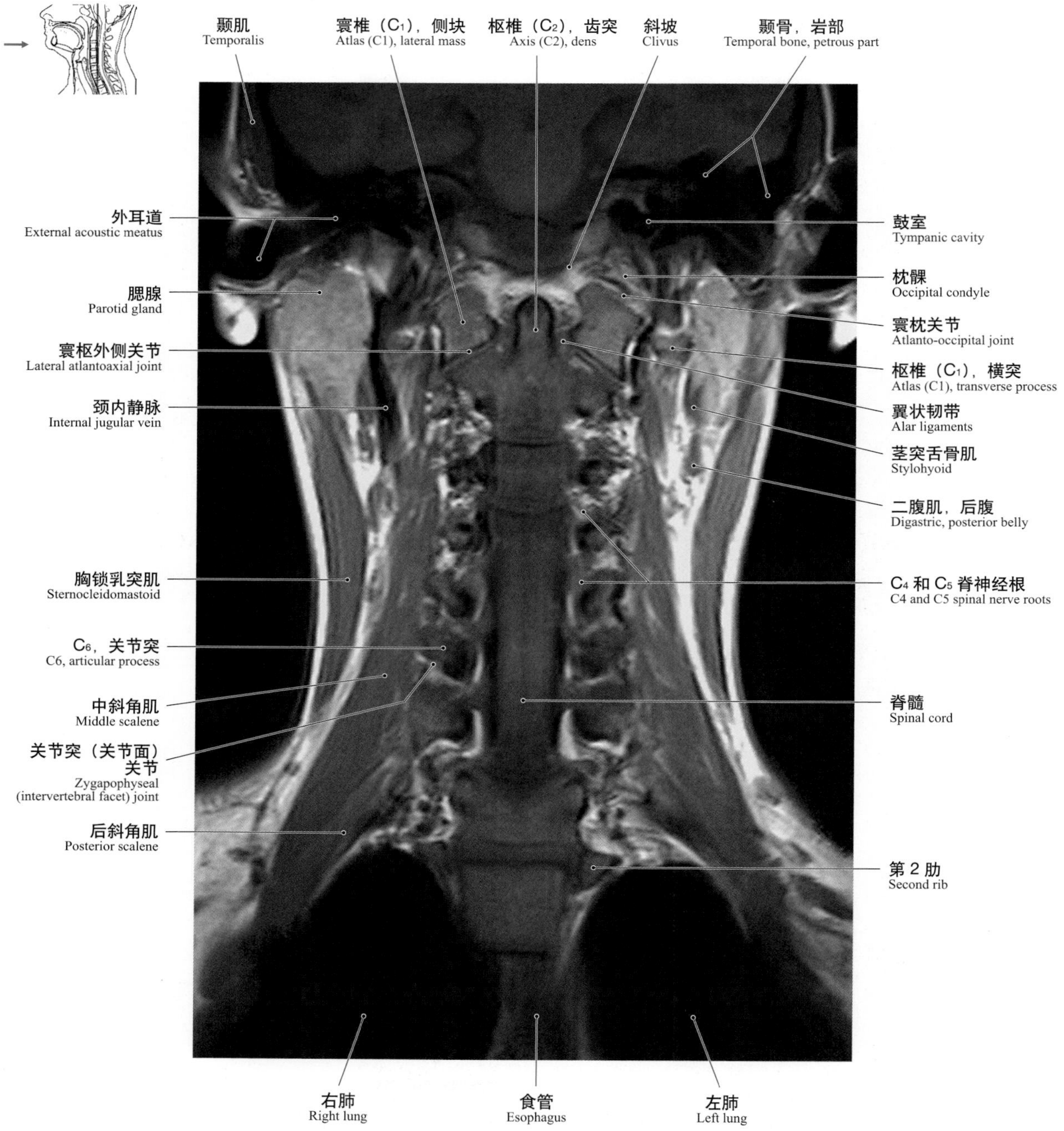

颞肌
Temporalis
寰椎（C1），侧块
Atlas (C1), lateral mass
枢椎（C2），齿突
Axis (C2), dens
斜坡
Clivus
颞骨，岩部
Temporal bone, petrous part
外耳道
External acoustic meatus
腮腺
Parotid gland
寰枢外侧关节
Lateral atlantoaxial joint
颈内静脉
Internal jugular vein
胸锁乳突肌
Sternocleidomastoid
C6，关节突
C6, articular process
中斜角肌
Middle scalene
关节突（关节面）关节
Zygapophyseal (intervertebral facet) joint
后斜角肌
Posterior scalene
鼓室
Tympanic cavity
枕髁
Occipital condyle
寰枕关节
Atlanto-occipital joint
枢椎（C1），横突
Atlas (C1), transverse process
翼状韧带
Alar ligaments
茎突舌骨肌
Stylohyoid
二腹肌，后腹
Digastric, posterior belly
C4 和 C5 脊神经根
C4 and C5 spinal nerve roots
脊髓
Spinal cord
第 2 肋
Second rib
右肺
Right lung
食管
Esophagus
左肺
Left lung

图 14–11 经颈椎、脊神经的冠状位 MRI

前面观。该图清楚显示 C_1 至 T_2 脊椎。寰椎（C_1）侧块位于枢椎（C_2）齿突两侧。更靠下的颈椎可用其关节突来计数。脊神经根从关节突间发出（为计数方便，C_3 神经根从 C_2 下方及 C_3 关节突上方发出）。

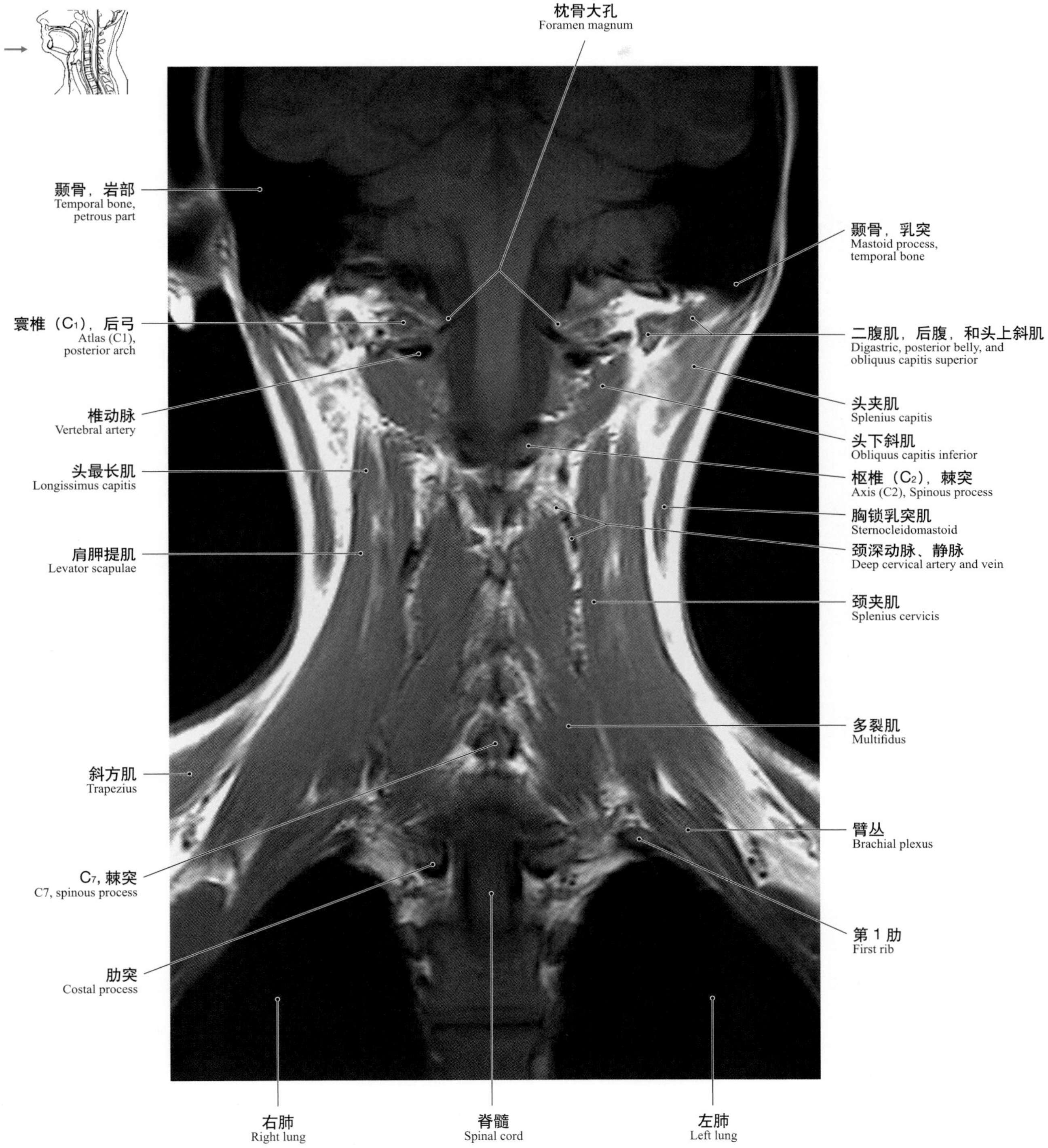
枕骨大孔
Foramen magnum
颞骨，岩部
Temporal bone, petrous part
颞骨，乳突
Mastoid process, temporal bone
寰椎（C1），后弓
Atlas (C1), posterior arch
二腹肌，后腹，和头上斜肌
Digastric, posterior belly, and obliquus capitis superior
头夹肌
Splenius capitis
椎动脉
Vertebral artery
头下斜肌
Obliquus capitis inferior
头最长肌
Longissimus capitis
枢椎（C2），棘突
Axis (C2), Spinous process
胸锁乳突肌
Sternocleidomastoid
肩胛提肌
Levator scapulae
颈深动脉、静脉
Deep cervical artery and vein
颈夹肌
Splenius cervicis
多裂肌
Multifidus
斜方肌
Trapezius
臂丛
Brachial plexus
C7，棘突
C7, spinous process
第 1 肋
First rib
肋突
Costal process
右肺
Right lung
脊髓
Spinal cord
左肺
Left lung

图 14–12 经项部肌肉的冠状位 MRI

前面观。该图清晰显示了颈部肌肉之间的关系。注：C_7 增长的棘突在此平面依然可见。脊髓穿经枕骨大孔，更近尾侧（T_1 椎体后方）也有显露。

头部横断面（Ⅰ）：颅侧

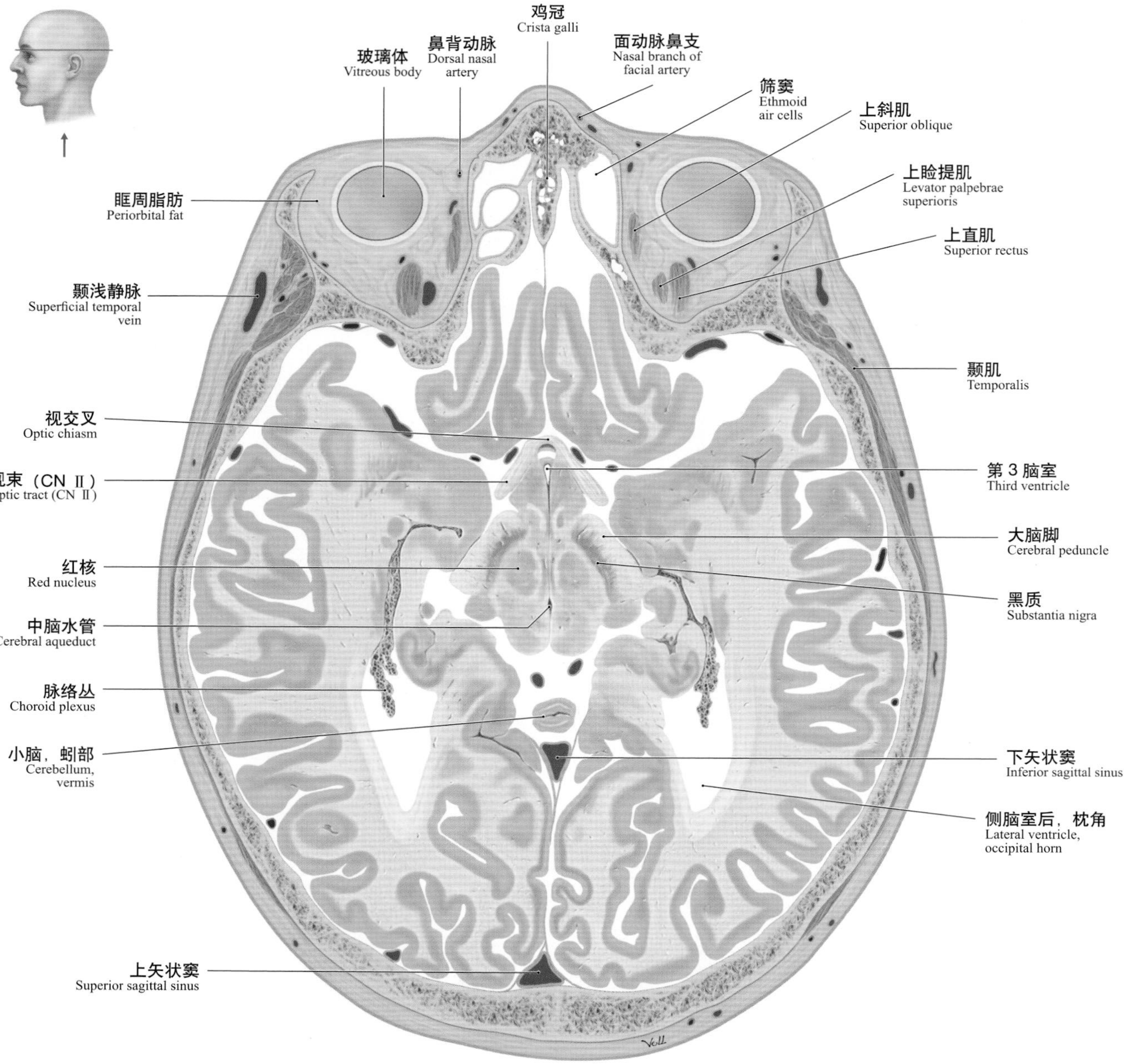
鸡冠
Crista galli
鼻背动脉
Dorsal nasal artery
玻璃体
Vitreous body
面动脉鼻支
Nasal branch of facial artery
筛窦
Ethmoid air cells
上斜肌
Superior oblique
上睑提肌
Levator palpebrae superioris
上直肌
Superior rectus
眶周脂肪
Periorbital fat
颞浅静脉
Superficial temporal vein
颞肌
Temporalis
视交叉
Optic chiasm
视束（CN Ⅱ）
Optic tract (CN Ⅱ)
第 3 脑室
Third ventricle
大脑脚
Cerebral peduncle
红核
Red nucleus
黑质
Substantia nigra
中脑水管
Cerebral aqueduct
脉络丛
Choroid plexus
小脑，蚓部
Cerebellum, vermis
下矢状窦
Inferior sagittal sinus
侧脑室后，枕角
Lateral ventricle, occipital horn
上矢状窦
Superior sagittal sinus

图 14–13 眶上横断面

下面观。该系列断面的最高平面显示眶上平面的肌肉（眶平面水平见第 250 页）。该断面在颅前窝位经鸡冠，筛窦位于其两侧。视交叉和邻近的视束属于间脑的一部分，在该断面中心围绕第 3 脑室。中脑内可见红核和黑质。锥体束在大脑脚处下行。此平面经过侧脑室枕（后）角，并且刚好从中线切过小脑蚓部。

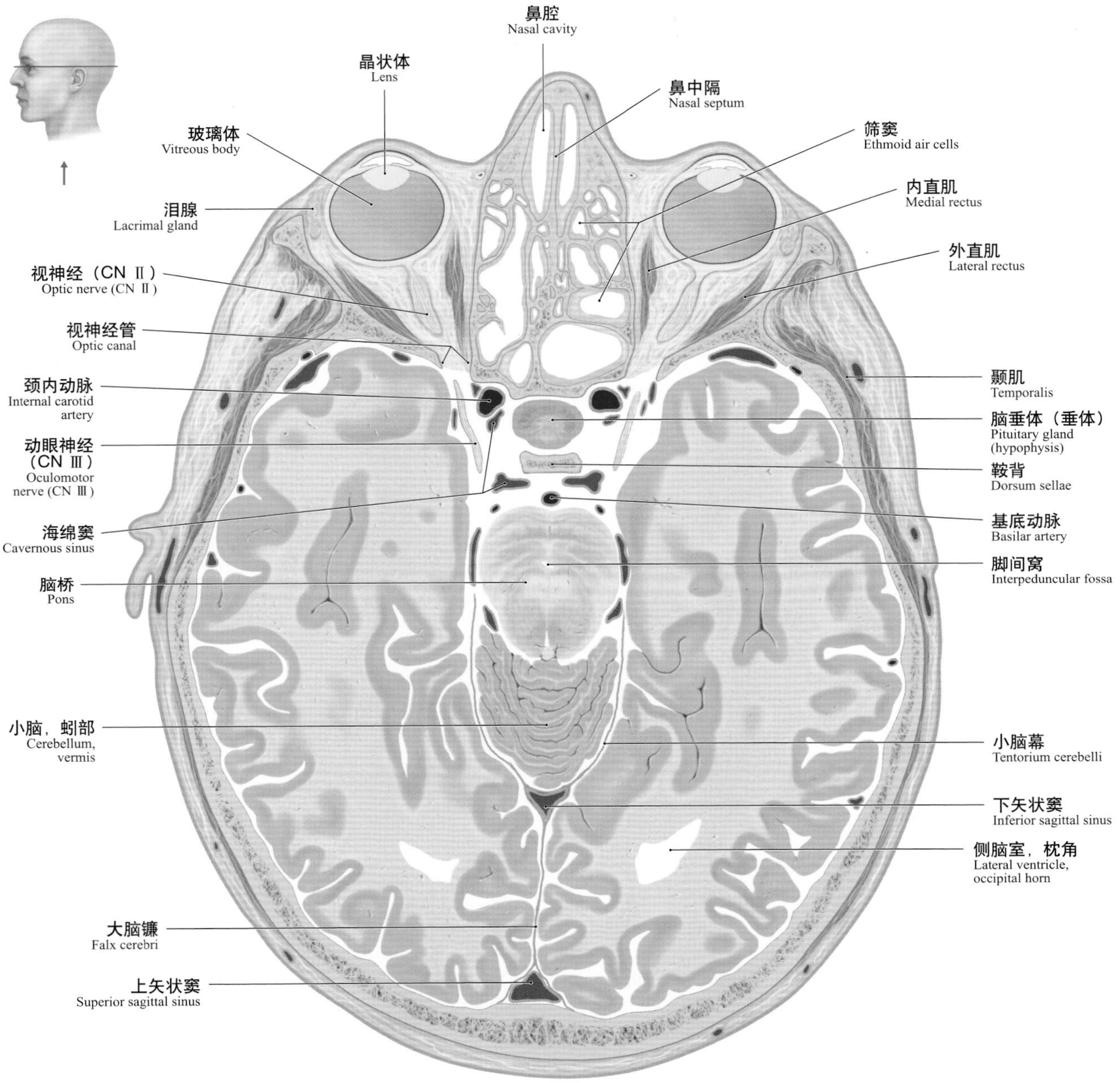

图 14–14　经视神经和垂体的横断面

下面观。可见视神经通过神经管，表明该平面正好穿经眶中线。由于视神经完全位于管内，该层面的骨质生长紊乱可导致神经受压损伤。该断面位经晶状体和筛窦，在颅中窝内可见颈内动脉，埋于海绵窦内。该层面切断两侧走行于海绵窦侧壁的动眼神经，也可显示小脑蚓部和脑桥。大脑镰和小脑幕呈现为线性，汇合于直窦。

头部横断面（Ⅱ）

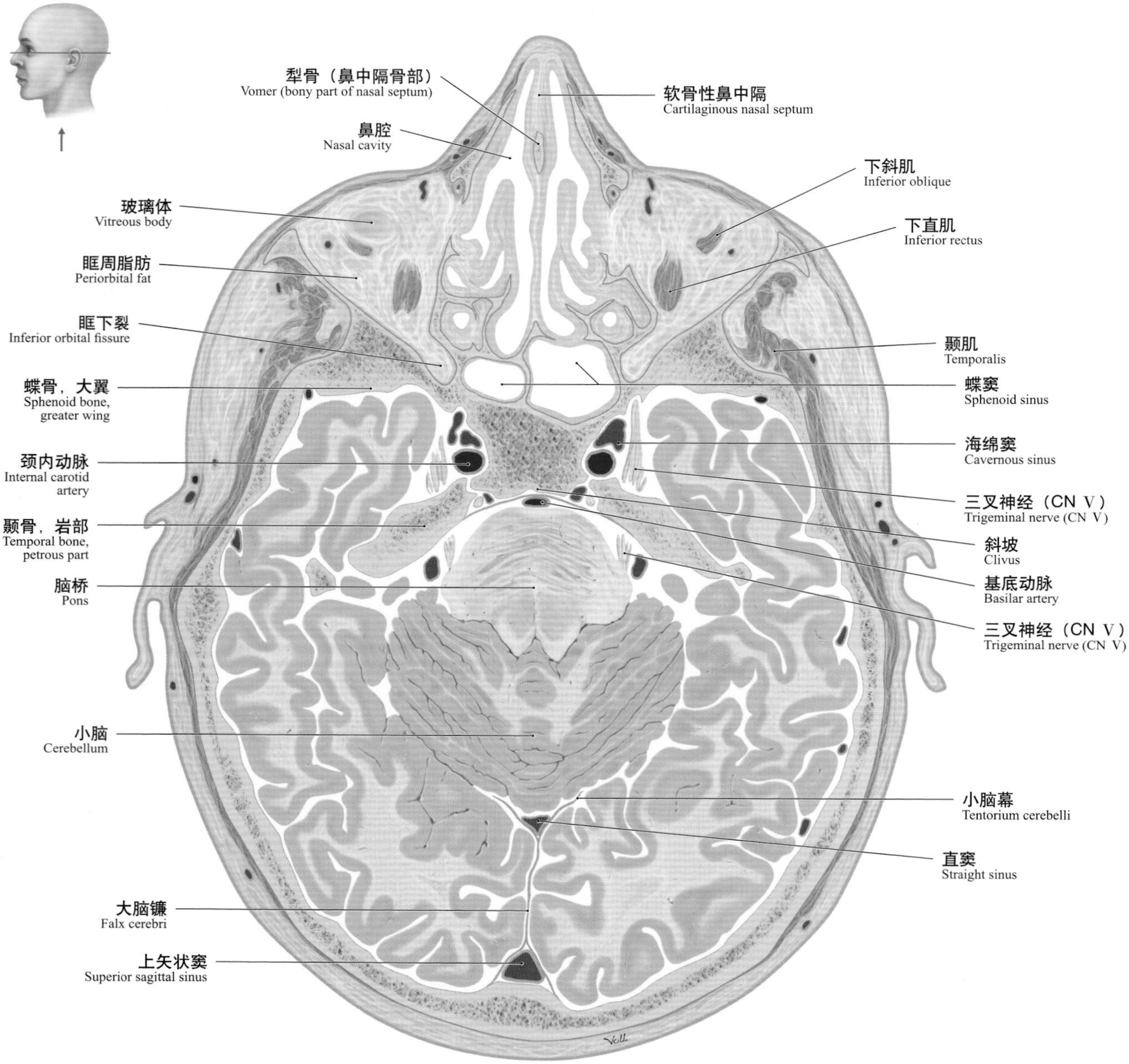
犁骨（鼻中隔骨部）
Vomer (bony part of nasal septum)
软骨性鼻中隔
Cartilaginous nasal septum
鼻腔
Nasal cavity
下斜肌
Inferior oblique
玻璃体
Vitreous body
下直肌
Inferior rectus
眶周脂肪
Periorbital fat
眶下裂
Inferior orbital fissure
颞肌
Temporalis
蝶骨，大翼
Sphenoid bone, greater wing
蝶窦
Sphenoid sinus
海绵窦
Cavernous sinus
颈内动脉
Internal carotid artery
三叉神经（CN Ⅴ）
Trigeminal nerve (CN Ⅴ)
颞骨，岩部
Temporal bone, petrous part
斜坡
Clivus
基底动脉
Basilar artery
脑桥
Pons
三叉神经（CN Ⅴ）
Trigeminal nerve (CN Ⅴ)
小脑
Cerebellum
小脑幕
Tentorium cerebelli
直窦
Straight sinus
大脑镰
Falx cerebri
上矢状窦
Superior sagittal sinus

图 14–15 经蝶窦的横断面

下面观。显示颅骨两侧的颞下窝及位于其中的颞肌。该断面位经眶下水平，向后与眶下裂相延续。可见蝶骨大翼的前延伸部和两侧颞骨岩部的后延伸部，是颅中窝和颅后窝的分界。斜坡是颅后窝的一部分，与基底动脉相接触。可见三叉神经的脑桥起点。注：三叉神经从颞骨岩部上方走行，进入颅中窝。

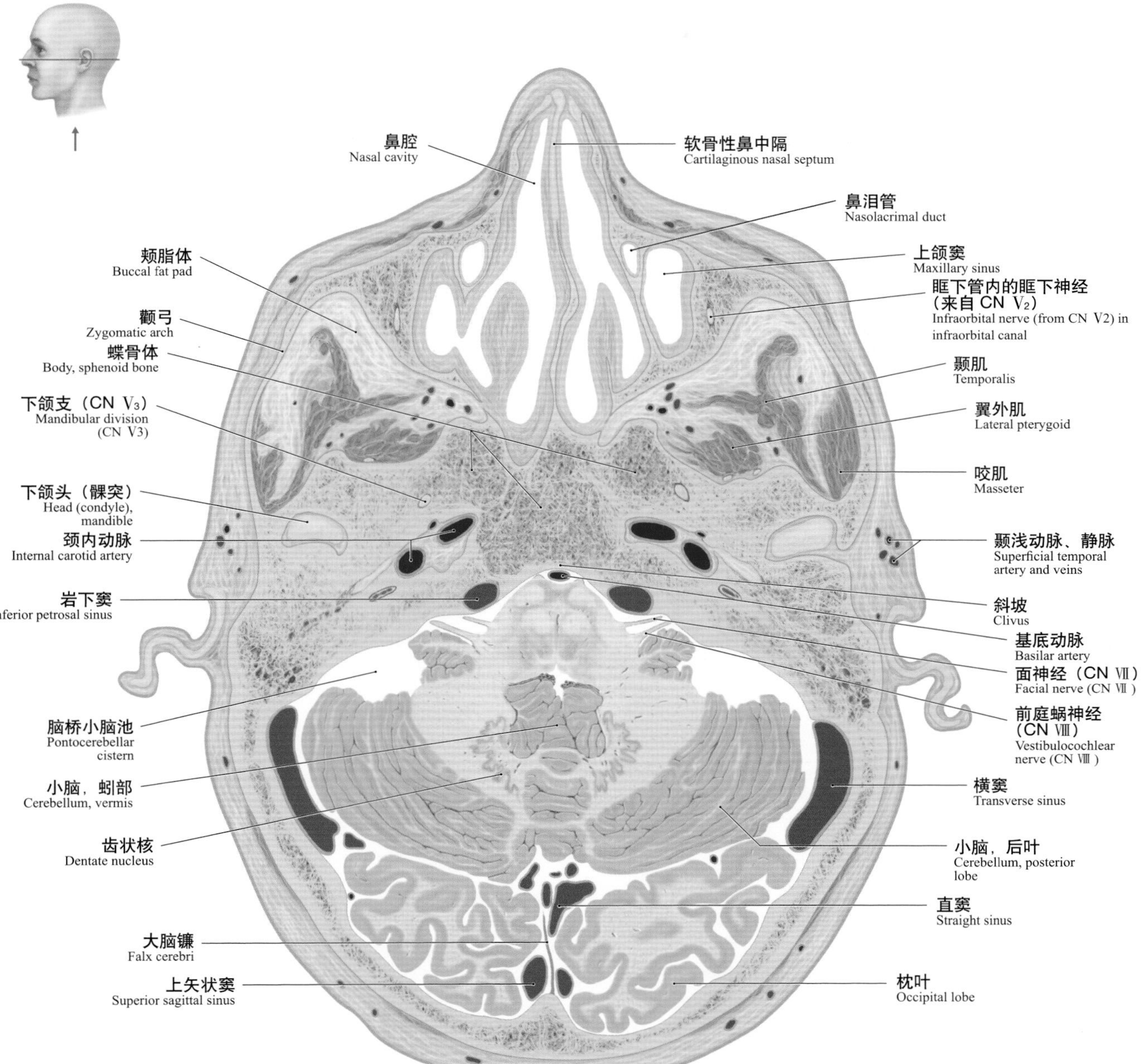
鼻腔
Nasal cavity
软骨性鼻中隔
Cartilaginous nasal septum
鼻泪管
Nasolacrimal duct
颊脂体
Buccal fat pad
上颌窦
Maxillary sinus
眶下管内的眶下神经（来自 CN V2）
Infraorbital nerve (from CN V2) in infraorbital canal
颧弓
Zygomatic arch
蝶骨体
Body, sphenoid bone
颞肌
Temporalis
下颌支（CN V3）
Mandibular division (CN V3)
翼外肌
Lateral pterygoid
咬肌
Masseter
下颌头（髁突）
Head (condyle), mandible
颈内动脉
Internal carotid artery
颞浅动脉、静脉
Superficial temporal artery and veins
岩下窦
Inferior petrosal sinus
斜坡
Clivus
基底动脉
Basilar artery
面神经（CN Ⅶ）
Facial nerve (CN Ⅶ)
前庭蜗神经（CN Ⅷ）
Vestibulocochlear nerve (CN Ⅷ)
脑桥小脑池
Pontocerebellar cistern
小脑，蚓部
Cerebellum, vermis
横窦
Transverse sinus
齿状核
Dentate nucleus
小脑，后叶
Cerebellum, posterior lobe
直窦
Straight sinus
大脑镰
Falx cerebri
上矢状窦
Superior sagittal sinus
枕叶
Occipital lobe

图 14–16　经中鼻甲的横断面

下面观。该断面位于眶下方，横断眶下神经和眶下管。眶下神经的内侧是上颌窦的顶壁。可见整个颧弓、部分咀嚼肌（咬肌、颞肌、翼外肌）和髁突上份。三叉神经下颌支（CN V_3）位于其骨性管道内（下颌管）。蝶骨体部构成颅底的骨性中心。面神经（CN Ⅶ）、前庭蜗神经（CN Ⅷ）从脑干发出，进入内耳道。齿状核位于小脑白质内。小脑池是小脑前部周围的腔隙，在活体中，其内充满脑脊液。在大脑的硬脑膜窦中，横窦最为明显。

头部横断面（Ⅲ）：尾侧

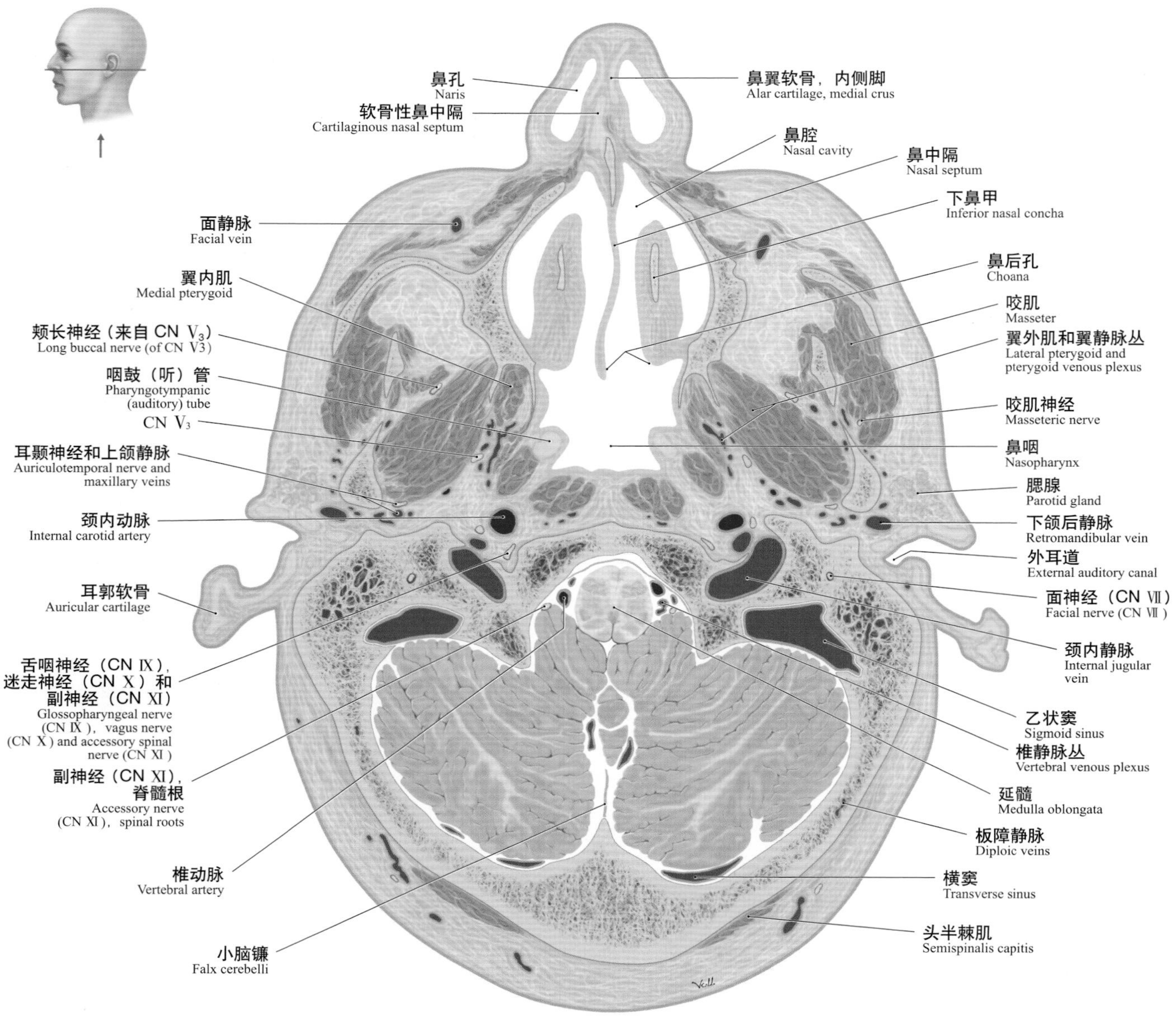
鼻孔
Naris
软骨性鼻中隔
Cartilaginous nasal septum
鼻翼软骨，内侧脚
Alar cartilage, medial crus
鼻腔
Nasal cavity
鼻中隔
Nasal septum
下鼻甲
Inferior nasal concha
面静脉
Facial vein
翼内肌
Medial pterygoid
鼻后孔
Choana
颊长神经（来自 CN V3）
Long buccal nerve (of CN V3)
咬肌
Masseter
翼外肌和翼静脉丛
Lateral pterygoid and pterygoid venous plexus
咽鼓（听）管
Pharyngotympanic (auditory) tube
CN V3
咬肌神经
Masseteric nerve
耳颞神经和上颌静脉
Auriculotemporal nerve and maxillary veins
鼻咽
Nasopharynx
腮腺
Parotid gland
颈内动脉
Internal carotid artery
下颌后静脉
Retromandibular vein
外耳道
External auditory canal
耳郭软骨
Auricular cartilage
面神经（CN Ⅶ）
Facial nerve (CN Ⅶ)
颈内静脉
Internal jugular vein
舌咽神经（CN Ⅸ），迷走神经（CN Ⅹ）和副神经（CN Ⅺ）
Glossopharyngeal nerve (CN Ⅸ), vagus nerve (CN Ⅹ) and accessory spinal nerve (CN Ⅺ)
乙状窦
Sigmoid sinus
椎静脉丛
Vertebral venous plexus
副神经（CN Ⅺ），脊髓根
Accessory nerve (CN Ⅺ), spinal roots
延髓
Medulla oblongata
板障静脉
Diploic veins
椎动脉
Vertebral artery
横窦
Transverse sinus
头半棘肌
Semispinalis capitis
小脑镰
Falx cerebelli

图 14–17 经鼻咽的横断面

下面观。位经外鼻及部分鼻软骨。鼻腔经鼻后孔与鼻咽相交通，咽鼓管的软骨部分突入鼻咽部。颈内静脉、迷走神经和颈总动脉构成血管神经束，在颈动脉鞘内走行。颈动脉鞘为筋膜组织，由颅底延伸至主动脉弓。舌咽神经、副神经、舌下神经同样从颈动脉鞘上份穿入，但这些血管神经结构并不同时出入颅底。神经部分包括舌咽神经、迷走神经、副神经，静脉部分包括颈静脉球，收集来自乙状窦的血液（注：颈内静脉起始于颈静脉孔的下份）。颈内动脉进入动脉管，舌下神经则进入舌下神经管。

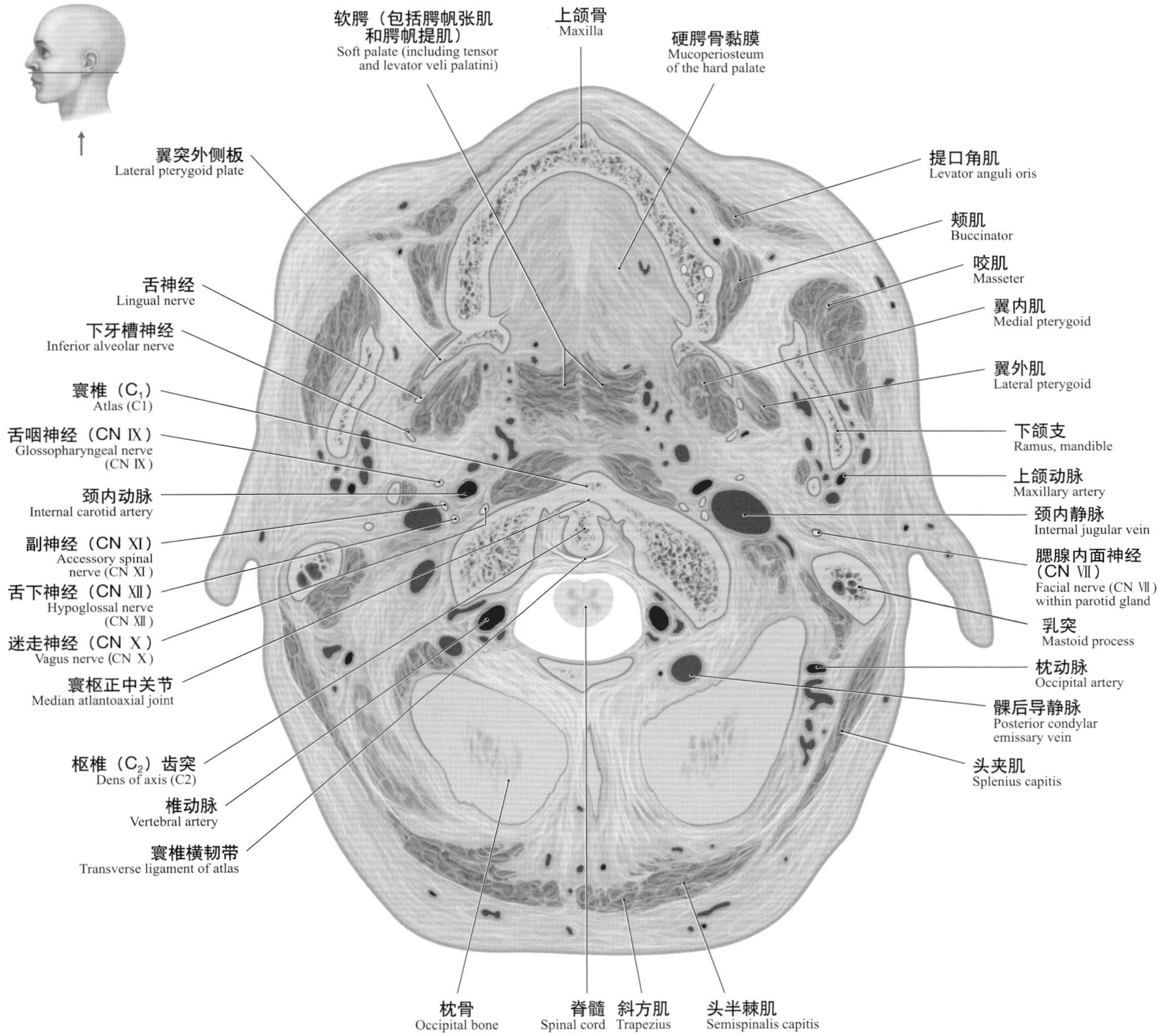

图 14–18　经寰枢正中关节的横断面

下面观。位经覆盖于硬腭上的结缔组织。部分咽上肌在其起始附近被切断。颈动脉鞘内的血管神经结构显示清楚。枢椎齿突在寰枢正中关节内与寰椎前弓后面的齿突连接，可见起辅助稳定作用的寰椎横韧带。椎动脉及其伴行静脉同脊髓一样显示清晰。在枕部，此断面横切颈后肌肉的上份。

颈部横断面（Ⅰ）：颅侧

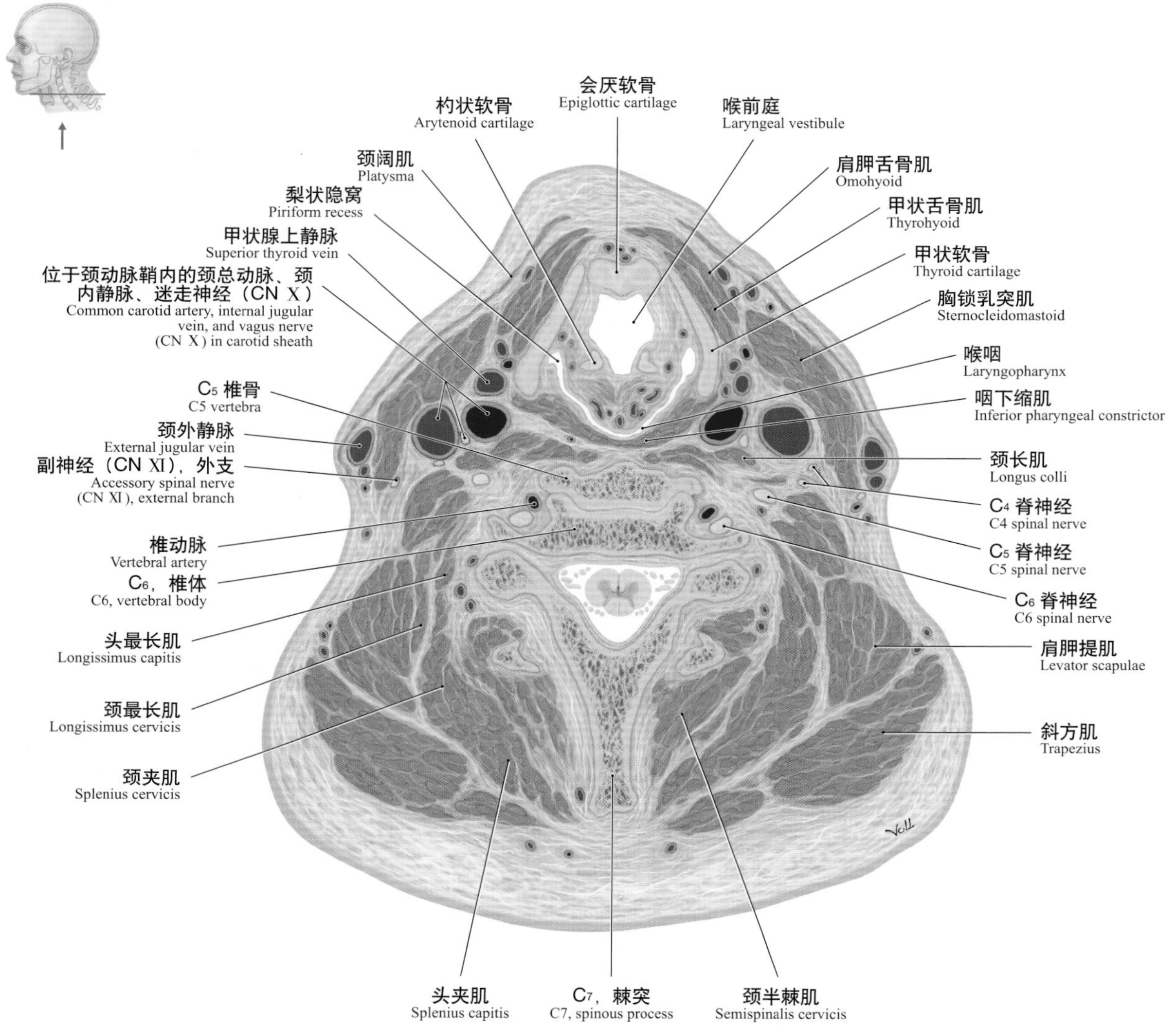

会厌软骨
Epiglottic cartilage
杓状软骨
Arytenoid cartilage
喉前庭
Laryngeal vestibule
颈阔肌
Platysma
肩胛舌骨肌
Omohyoid
梨状隐窝
Piriform recess
甲状舌骨肌
Thyrohyoid
甲状腺上静脉
Superior thyroid vein
甲状软骨
Thyroid cartilage
位于颈动脉鞘内的颈总动脉、颈内静脉、迷走神经（CN Ⅹ）
Common carotid artery, internal jugular vein, and vagus nerve (CN Ⅹ) in carotid sheath
胸锁乳突肌
Sternocleidomastoid
喉咽
Laryngopharynx
C5 椎骨
C5 vertebra
咽下缩肌
Inferior pharyngeal constrictor
颈外静脉
External jugular vein
颈长肌
Longus colli
副神经（CN Ⅺ），外支
Accessory spinal nerve (CN Ⅺ), external branch
C4 脊神经
C4 spinal nerve
椎动脉
Vertebral artery
C5 脊神经
C5 spinal nerve
C6，椎体
C6, vertebral body
C6 脊神经
C6 spinal nerve
头最长肌
Longissimus capitis
肩胛提肌
Levator scapulae
颈最长肌
Longissimus cervicis
斜方肌
Trapezius
颈夹肌
Splenius cervicis
头夹肌
Splenius capitis
C7，棘突
C7, spinous process
颈半棘肌
Semispinalis cervicis

图 14–19　C_5 椎体横断面

下面观。颈内静脉与颈总动脉和迷走神经伴行，均位于颈动脉鞘内。副神经（CN Ⅺ）位于胸锁乳突肌内侧；在接近颅底处穿入颈动脉鞘，与颈内静脉、舌咽神经、迷走神经一起进入颈静脉孔。由于颈部的自然弧度，在此层面可见增长的 C_7 棘突。注：三角形的杓状软骨在喉断面清楚显现。

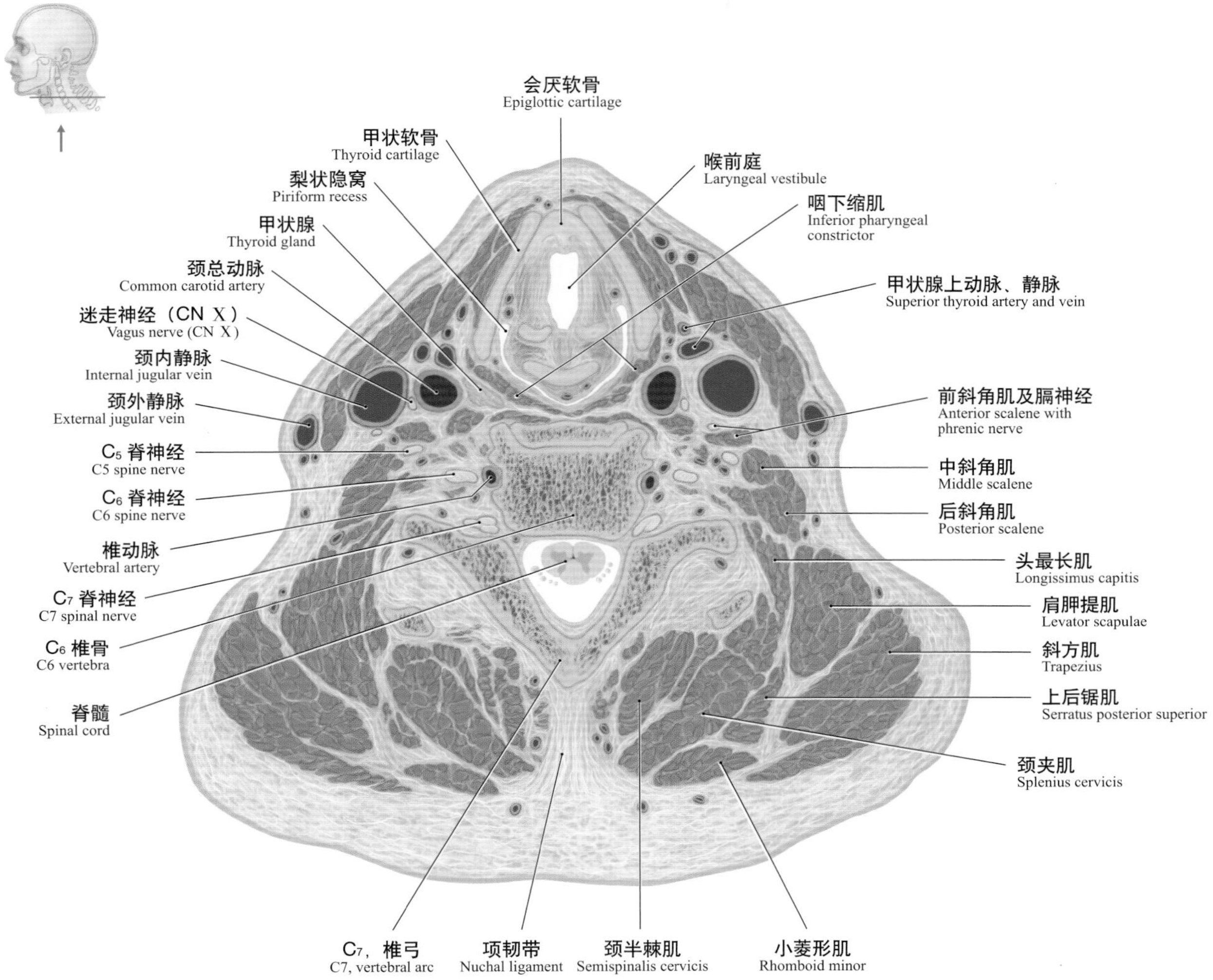
会厌软骨
Epiglottic cartilage
甲状软骨
Thyroid cartilage
喉前庭
Laryngeal vestibule
梨状隐窝
Piriform recess
咽下缩肌
Inferior pharyngeal constrictor
甲状腺
Thyroid gland
颈总动脉
Common carotid artery
甲状腺上动脉、静脉
Superior thyroid artery and vein
迷走神经（CN Ⅹ）
Vagus nerve (CN Ⅹ)
颈内静脉
Internal jugular vein
颈外静脉
External jugular vein
前斜角肌及膈神经
Anterior scalene with phrenic nerve
C5 脊神经
C5 spine nerve
中斜角肌
Middle scalene
C6 脊神经
C6 spine nerve
后斜角肌
Posterior scalene
椎动脉
Vertebral artery
头最长肌
Longissimus capitis
C7 脊神经
C7 spinal nerve
肩胛提肌
Levator scapulae
C6 椎骨
C6 vertebra
斜方肌
Trapezius
上后锯肌
Serratus posterior superior
脊髓
Spinal cord
颈夹肌
Splenius cervicis
C7，椎弓
C7, vertebral arc
项韧带
Nuchal ligament
颈半棘肌
Semispinalis cervicis
小菱形肌
Rhomboid minor

图 14–20　C_6 椎体横断面

下面观。可见梨状隐窝，以及沿椎体走行的椎动脉。迷走神经（CN Ⅹ）位于颈总动脉和颈内静脉之间的后三角内，被颈动脉鞘包裹。起自颈脊髓神经 $C_{3\sim5}$ 前支的膈神经位于左侧的前斜角肌处。

颈部横断面（Ⅱ）：尾侧

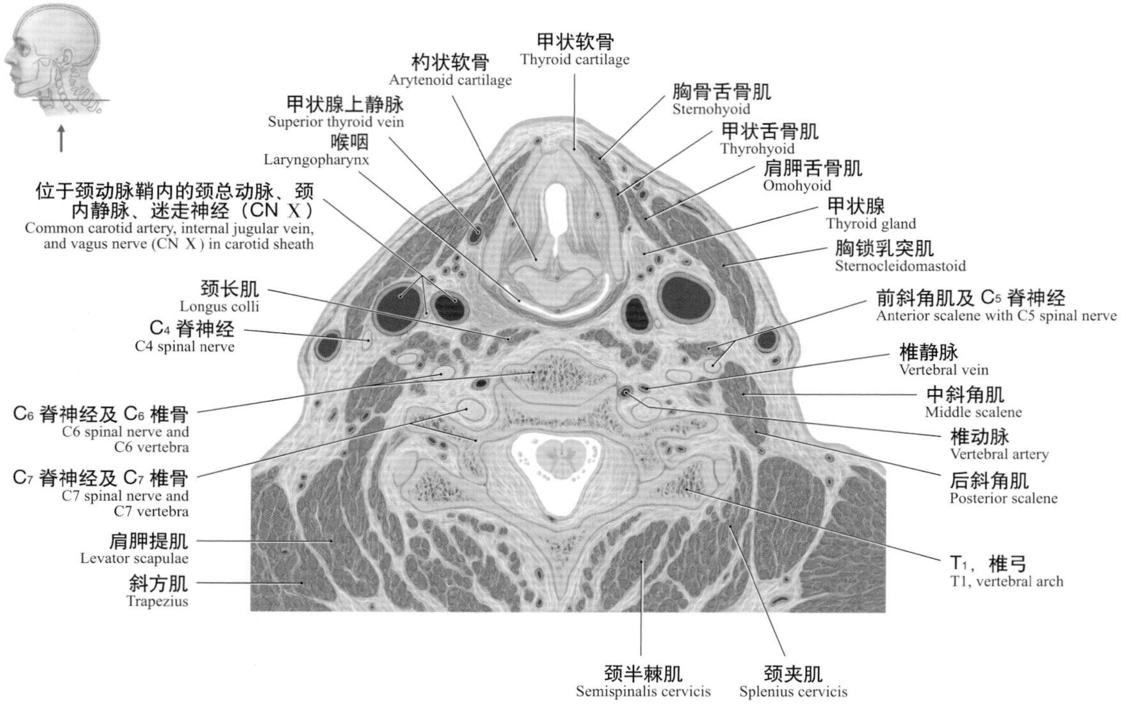

图 14-21　C_6 椎体横断面

下面观。位经喉杓状软骨的基底。咽下部位于喉的后方，如同细窄的横裂。

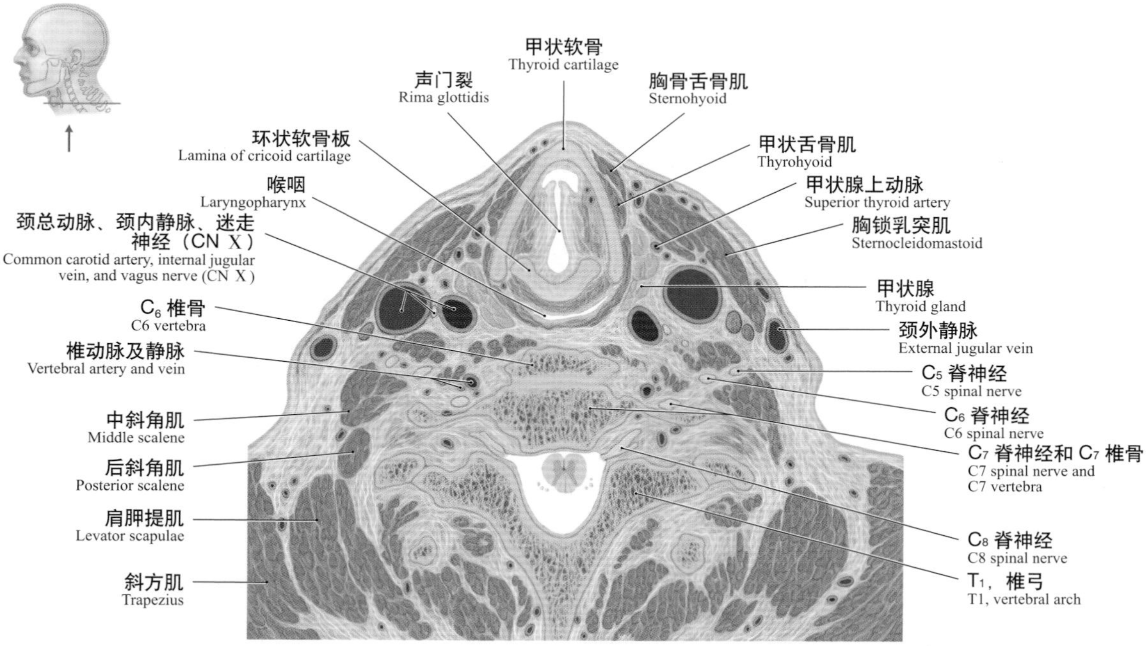

图 14-22　$C_{6\sim7}$ 椎关节水平横断面

下面观。该横断面位经声带水平的喉部。甲状腺在该平面比后续断面显得更小。

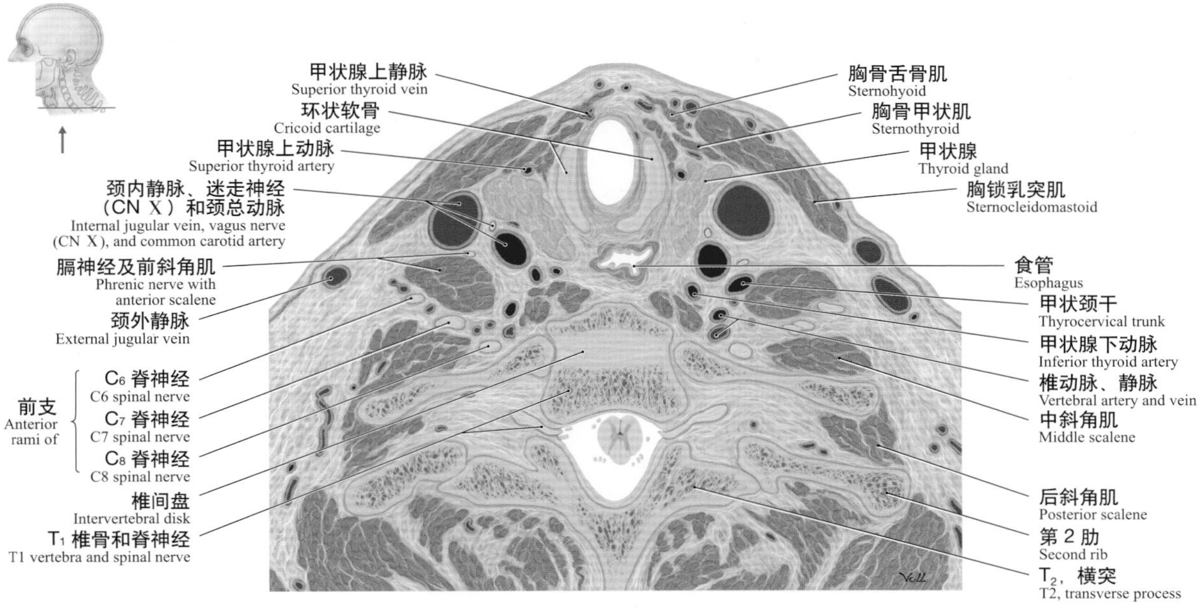

图 14–23　C_7 ～ T_1 椎连接水平的横断面

下面观。横过臂丛的 $C_{6\sim8}$ 神经根，清楚显示前斜角肌和中斜角肌，以及其间的联系。注意在胸锁乳突肌、前斜角肌和甲状腺之间，位于颈动脉鞘内的神经血管结构（颈总动脉、颈内静脉和迷走神经）。

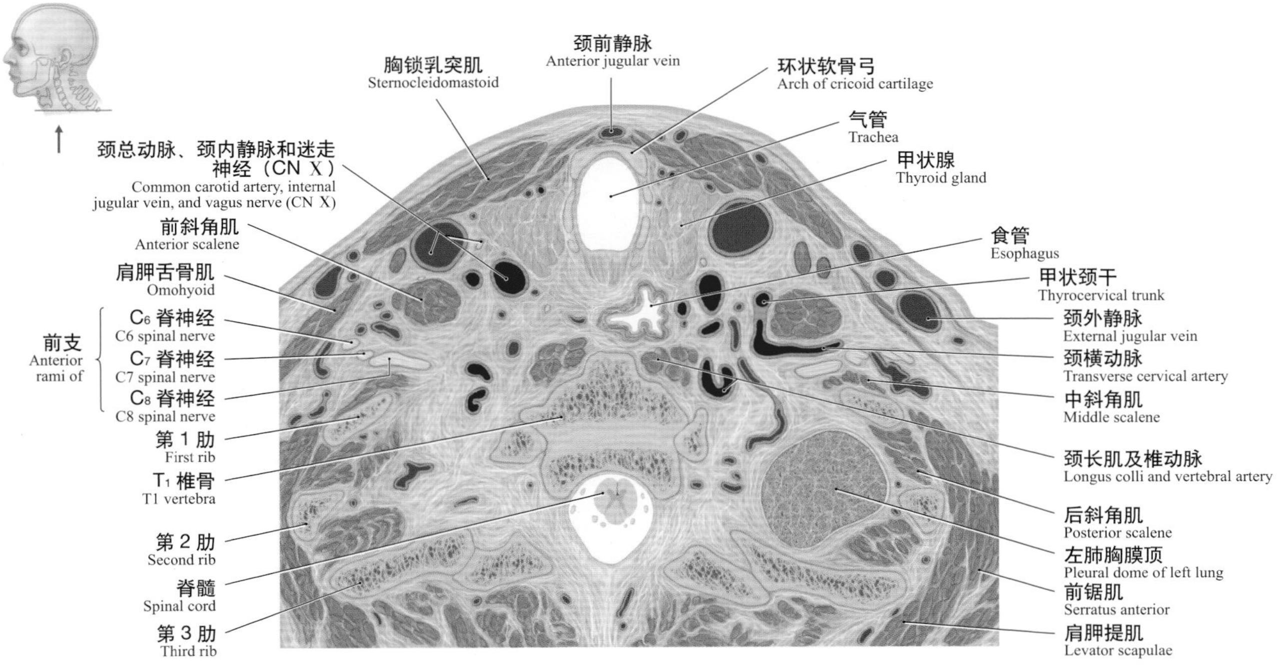

图 14–24　$T_{1\sim2}$ 椎连接水平的横断面

下面观。由于该样本中颈部的弧度，该断面同时切取到 T_1 与 T_2 之间的椎间盘，并且可显示臂丛 $C_{6\sim8}$ 神经根以及小部分左侧胸膜顶。臂丛与肺尖邻近，肺尖肿瘤的生长会破坏臂丛神经根。注意甲状腺靠近气管和颈动脉鞘内的神经血管束。

头部横断面 MRI

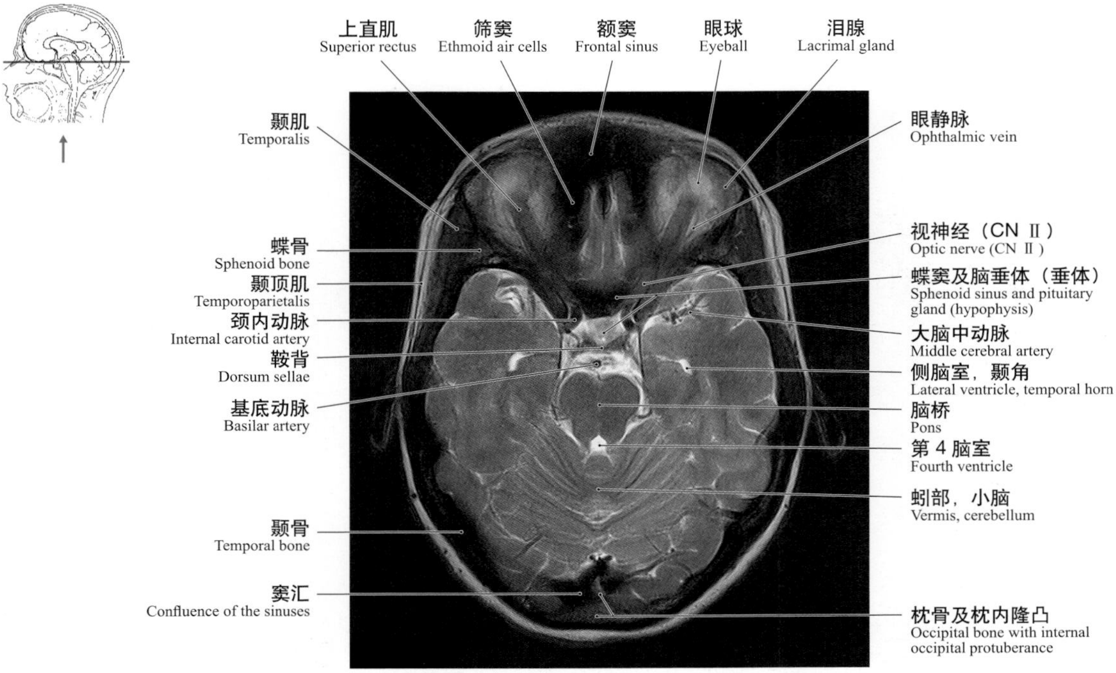
上直肌
Superior rectus
筛窦
Ethmoid air cells
额窦
Frontal sinus
眼球
Eyeball
泪腺
Lacrimal gland
颞肌
Temporalis
蝶骨
Sphenoid bone
颞顶肌
Temporoparietalis
颈内动脉
Internal carotid artery
鞍背
Dorsum sellae
基底动脉
Basilar artery
颞骨
Temporal bone
窦汇
Confluence of the sinuses
眼静脉
Ophthalmic vein
视神经（CN Ⅱ）
Optic nerve (CN Ⅱ)
蝶窦及脑垂体（垂体）
Sphenoid sinus and pituitary gland (hypophysis)
大脑中动脉
Middle cerebral artery
侧脑室，颞角
Lateral ventricle, temporal horn
脑桥
Pons
第 4 脑室
Fourth ventricle
蚓部，小脑
Vermis, cerebellum
枕骨及枕内隆凸
Occipital bone with internal occipital protuberance

A

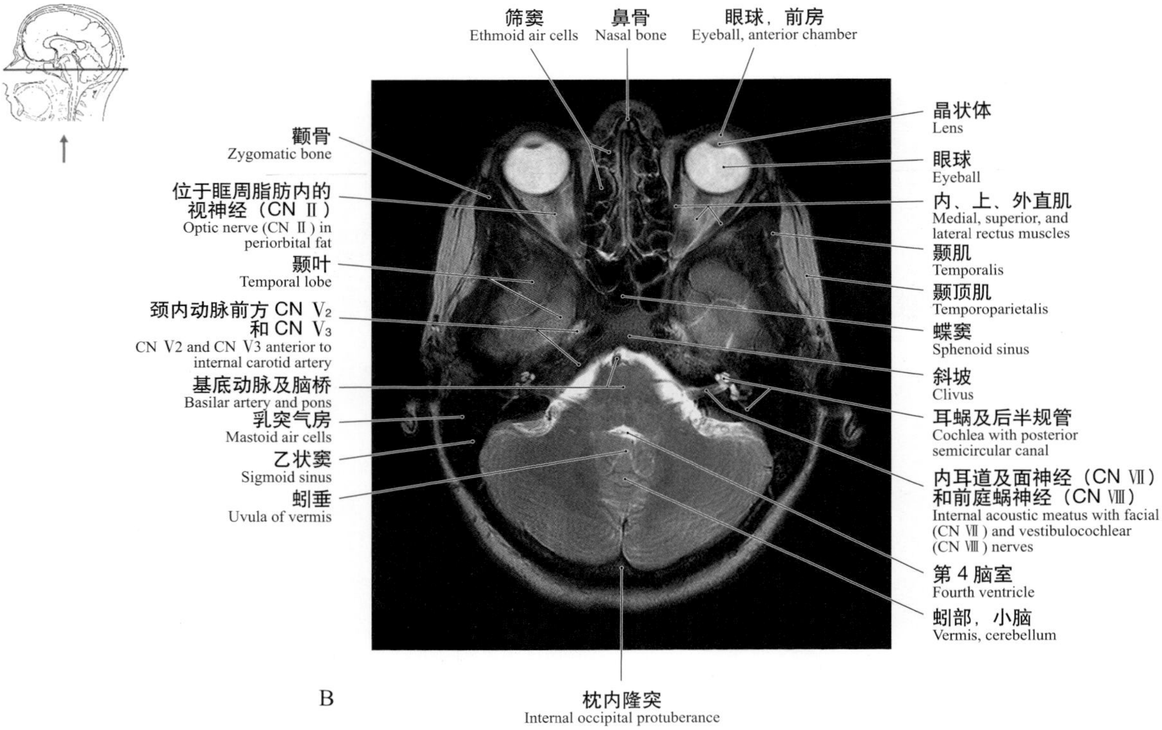
筛窦
Ethmoid air cells
鼻骨
Nasal bone
眼球，前房
Eyeball, anterior chamber
颧骨
Zygomatic bone
位于眶周脂肪内的视神经（CN Ⅱ）
Optic nerve (CN Ⅱ) in periorbital fat
颞叶
Temporal lobe
颈内动脉前方 CN V2 和 CN V3
CN V2 and CN V3 anterior to internal carotid artery
基底动脉及脑桥
Basilar artery and pons
乳突气房
Mastoid air cells
乙状窦
Sigmoid sinus
蚓垂
Uvula of vermis
晶状体
Lens
眼球
Eyeball
内、上、外直肌
Medial, superior, and lateral rectus muscles
颞肌
Temporalis
颞顶肌
Temporoparietalis
蝶窦
Sphenoid sinus
斜坡
Clivus
耳蜗及后半规管
Cochlea with posterior semicircular canal
内耳道及面神经（CN Ⅶ）和前庭蜗神经（CN Ⅷ）
Internal acoustic meatus with facial (CN Ⅶ) and vestibulocochlear (CN Ⅷ) nerves
第 4 脑室
Fourth ventricle
蚓部，小脑
Vermis, cerebellum
枕内隆突
Internal occipital protuberance

B

图 14-25 经眶和筛窦的横断面 MRI

下面观。**A.** 眶上份。显示额窦、蝶窦与眶、鼻腔之间的关系。**B.** 视神经（CN Ⅱ）水平。可清晰显示眼的结构及位于眶周脂肪中的眼外肌。乙状窦位于乳突气房的后方和小脑外侧。位于内耳道的面神经（CN Ⅶ）和前庭蜗神经（CN Ⅷ）亦清晰可辨。

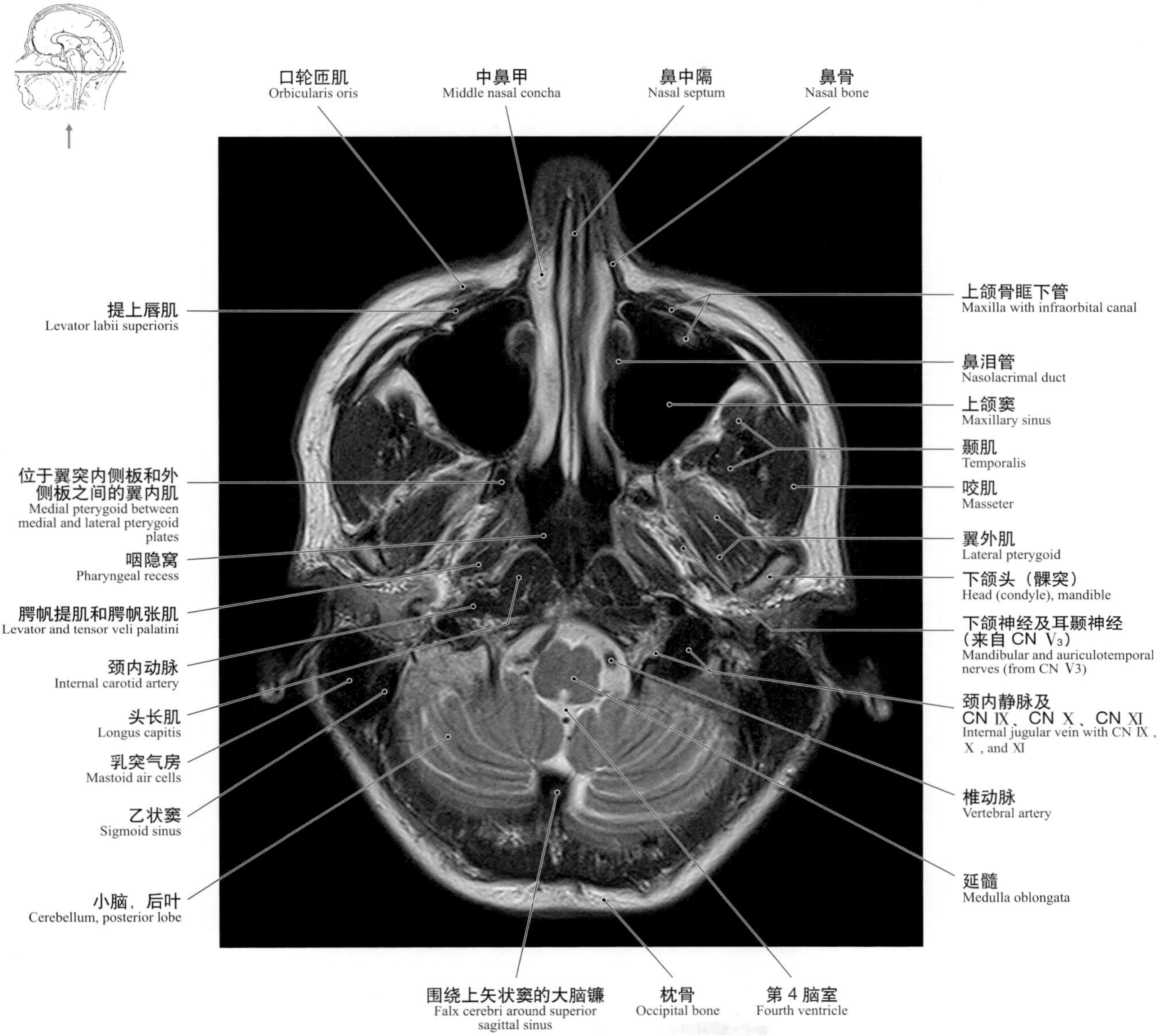

口轮匝肌
Orbicularis oris
中鼻甲
Middle nasal concha
鼻中隔
Nasal septum
鼻骨
Nasal bone
提上唇肌
Levator labii superioris
位于翼突内侧板和外侧板之间的翼内肌
Medial pterygoid between medial and lateral pterygoid plates
咽隐窝
Pharyngeal recess
腭帆提肌和腭帆张肌
Levator and tensor veli palatini
颈内动脉
Internal carotid artery
头长肌
Longus capitis
乳突气房
Mastoid air cells
乙状窦
Sigmoid sinus
小脑，后叶
Cerebellum, posterior lobe
上颌骨眶下管
Maxilla with infraorbital canal
鼻泪管
Nasolacrimal duct
上颌窦
Maxillary sinus
颞肌
Temporalis
咬肌
Masseter
翼外肌
Lateral pterygoid
下颌头（髁突）
Head (condyle), mandible
下颌神经及耳颞神经（来自 CN Ⅴ3）
Mandibular and auriculotemporal nerves (from CN Ⅴ3)
颈内静脉及 CN Ⅸ、CN Ⅹ、CN Ⅺ
Internal jugular vein with CN Ⅸ, Ⅹ, and Ⅺ
椎动脉
Vertebral artery
延髓
Medulla oblongata
围绕上矢状窦的大脑镰
Falx cerebri around superior sagittal sinus
枕骨
Occipital bone
第 4 脑室
Fourth ventricle

图 14–26　经眶和鼻泪管水平的横断面 MRI

下面观。显示眶下管、鼻泪管与上颌窦的关系。翼内肌位于翼突内侧板和外侧板之间。头长肌的前方可见咽隐窝。三叉神经下颌支（CN V_3）位于腭帆张肌和腭帆提肌的外侧、翼外肌的内侧。舌咽神经、迷走神经和副神经走行于颈内静脉的前内侧。

口腔横断面 MRI

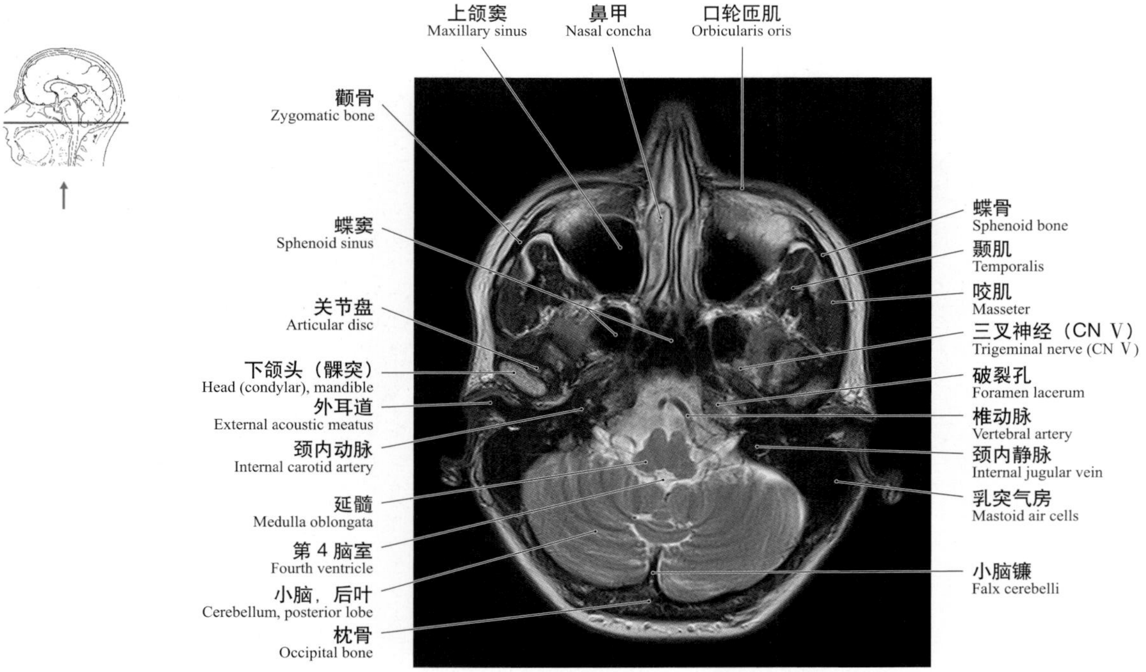
上颌窦
Maxillary sinus
鼻甲
Nasal concha
口轮匝肌
Orbicularis oris
颧骨
Zygomatic bone
蝶窦
Sphenoid sinus
关节盘
Articular disc
下颌头（髁突）
Head (condylar), mandible
外耳道
External acoustic meatus
颈内动脉
Internal carotid artery
延髓
Medulla oblongata
第 4 脑室
Fourth ventricle
小脑，后叶
Cerebellum, posterior lobe
枕骨
Occipital bone
蝶骨
Sphenoid bone
颞肌
Temporalis
咬肌
Masseter
三叉神经（CN Ⅴ）
Trigeminal nerve (CN Ⅴ)
破裂孔
Foramen lacerum
椎动脉
Vertebral artery
颈内静脉
Internal jugular vein
乳突气房
Mastoid air cells
小脑镰
Falx cerebelli

图 14–27 经颞下颌关节的横断面 MRI

下面观。注：该横断面位置较图 14–26 略高，目的是显示颞下颌关节盘以及整个下颌骨。

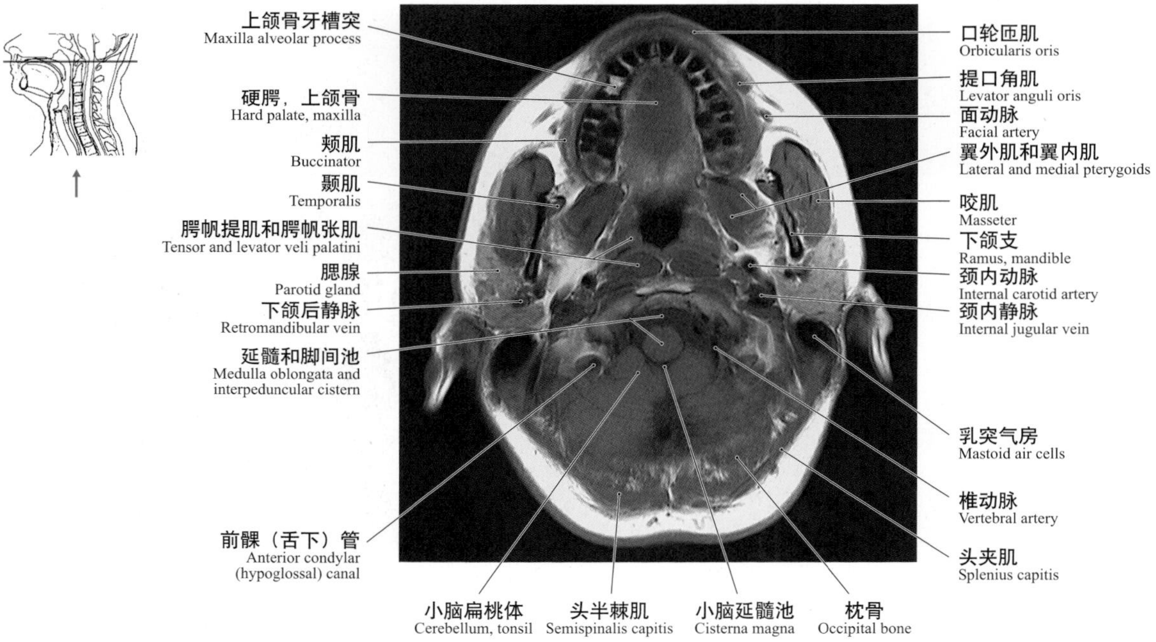
上颌骨牙槽突
Maxilla alveolar process
硬腭，上颌骨
Hard palate, maxilla
颊肌
Buccinator
颞肌
Temporalis
腭帆提肌和腭帆张肌
Tensor and levator veli palatini
腮腺
Parotid gland
下颌后静脉
Retromandibular vein
延髓和脚间池
Medulla oblongata and interpeduncular cistern
前髁（舌下）管
Anterior condylar (hypoglossal) canal
口轮匝肌
Orbicularis oris
提口角肌
Levator anguli oris
面动脉
Facial artery
翼外肌和翼内肌
Lateral and medial pterygoids
咬肌
Masseter
下颌支
Ramus, mandible
颈内动脉
Internal carotid artery
颈内静脉
Internal jugular vein
乳突气房
Mastoid air cells
椎动脉
Vertebral artery
头夹肌
Splenius capitis
小脑扁桃体
Cerebellum, tonsil
头半棘肌
Semispinalis capitis
小脑延髓池
Cisterna magna
枕骨
Occipital bone

图 14–28 经软、硬腭的横断面 MRI

下面观。显示下颌支与颞下窝内咀嚼肌的关系。

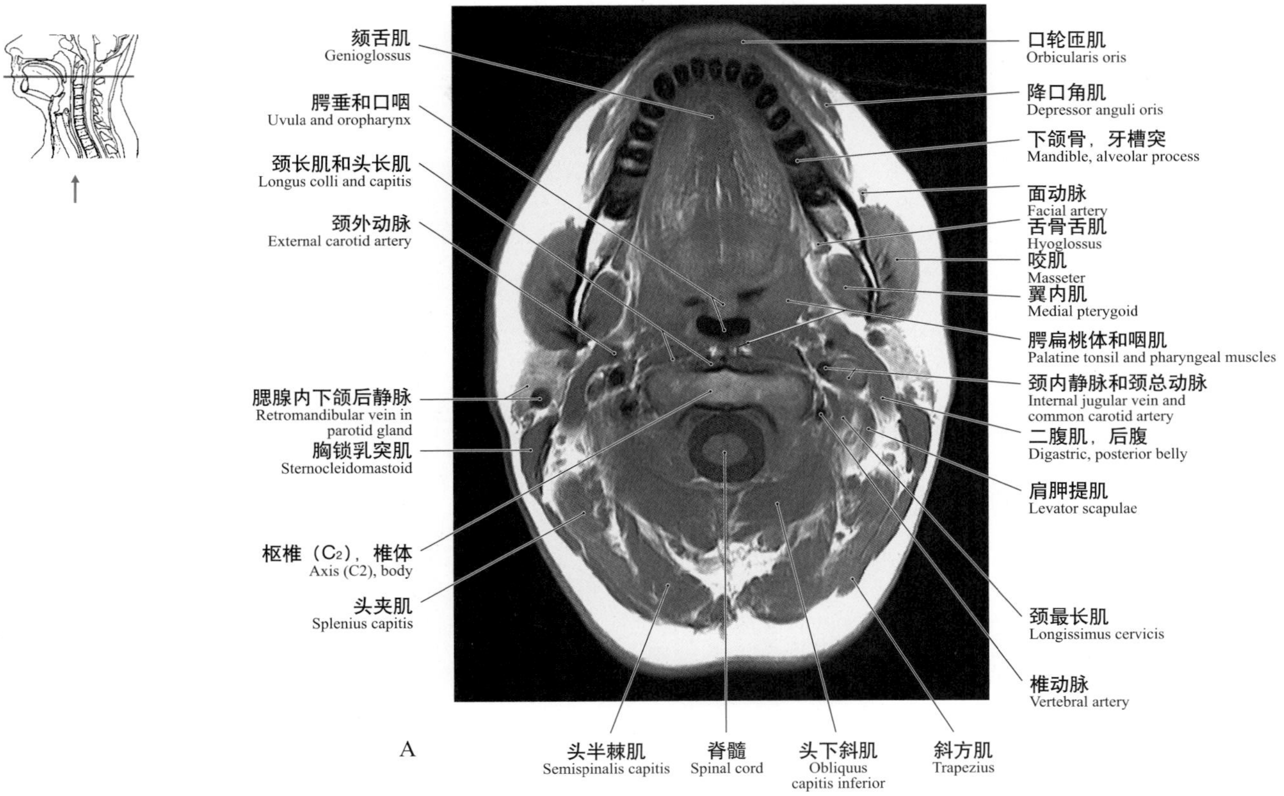
颏舌肌
Genioglossus
腭垂和口咽
Uvula and oropharynx
颈长肌和头长肌
Longus colli and capitis
颈外动脉
External carotid artery
腮腺内下颌后静脉
Retromandibular vein in parotid gland
胸锁乳突肌
Sternocleidomastoid
枢椎（C2），椎体
Axis (C2), body
头夹肌
Splenius capitis
口轮匝肌
Orbicularis oris
降口角肌
Depressor anguli oris
下颌骨，牙槽突
Mandible, alveolar process
面动脉
Facial artery
舌骨舌肌
Hyoglossus
咬肌
Masseter
翼内肌
Medial pterygoid
腭扁桃体和咽肌
Palatine tonsil and pharyngeal muscles
颈内静脉和颈总动脉
Internal jugular vein and common carotid artery
二腹肌，后腹
Digastric, posterior belly
肩胛提肌
Levator scapulae
颈最长肌
Longissimus cervicis
椎动脉
Vertebral artery
A
头半棘肌
Semispinalis capitis
脊髓
Spinal cord
头下斜肌
Obliquus capitis inferior
斜方肌
Trapezius

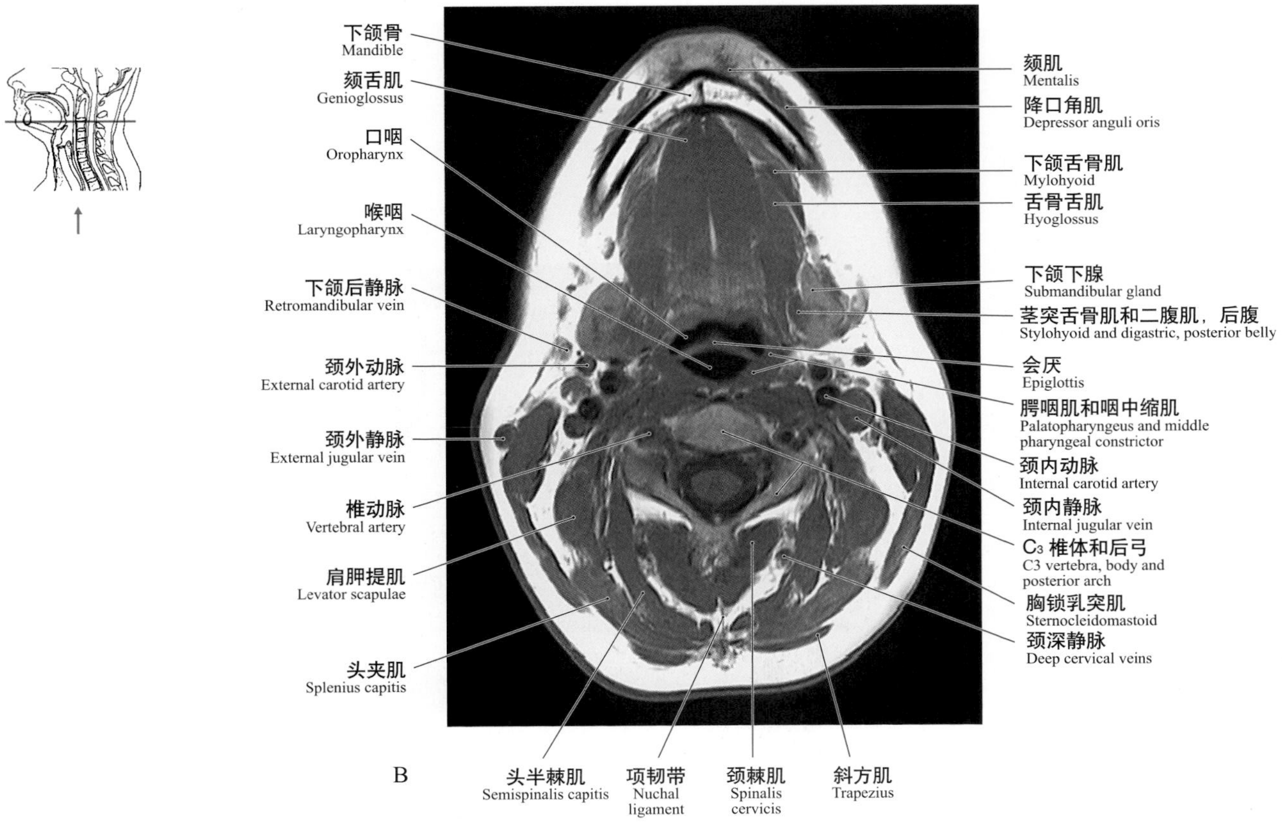
下颌骨
Mandible
颏舌肌
Genioglossus
口咽
Oropharynx
喉咽
Laryngopharynx
下颌后静脉
Retromandibular vein
颈外动脉
External carotid artery
颈外静脉
External jugular vein
椎动脉
Vertebral artery
肩胛提肌
Levator scapulae
头夹肌
Splenius capitis
颏肌
Mentalis
降口角肌
Depressor anguli oris
下颌舌骨肌
Mylohyoid
舌骨舌肌
Hyoglossus
下颌下腺
Submandibular gland
茎突舌骨肌和二腹肌，后腹
Stylohyoid and digastric, posterior belly
会厌
Epiglottis
腭咽肌和咽中缩肌
Palatopharyngeus and middle pharyngeal constrictor
颈内动脉
Internal carotid artery
颈内静脉
Internal jugular vein
C3 椎体和后弓
C3 vertebra, body and posterior arch
胸锁乳突肌
Sternocleidomastoid
颈深静脉
Deep cervical veins
B
头半棘肌
Semispinalis capitis
项韧带
Nuchal ligament
颈棘肌
Spinalis cervicis
斜方肌
Trapezius

图 14–29　下颌骨水平的横断面 MRI

下面观。**A.** 下颌牙弓断面。显示口咽与软腭（腭垂）及椎前肌（颈长肌和头长肌）之间的关系。颈动脉鞘血管和腮腺内下颌后静脉清晰可辨。**B.** 位经下颌体和下咽水平的断面。

颈部横断面 MRI

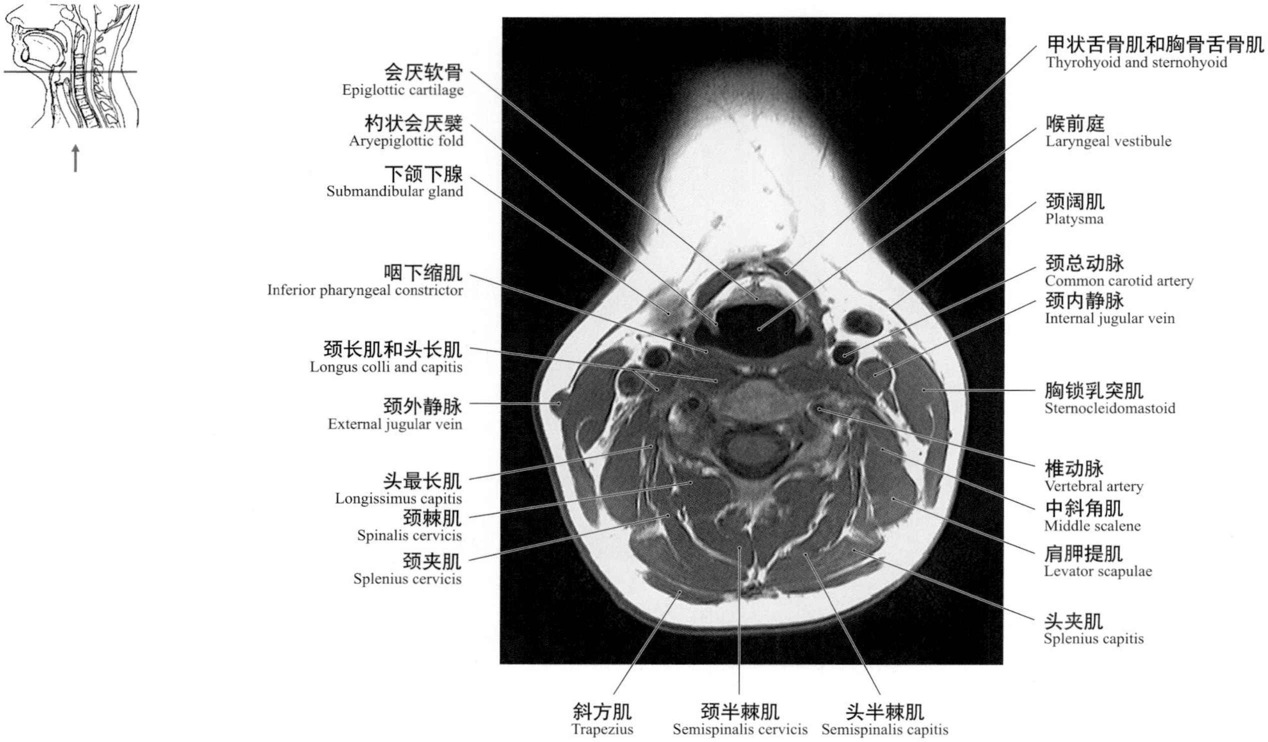
会厌软骨
Epiglottic cartilage
杓状会厌襞
Aryepiglottic fold
下颌下腺
Submandibular gland
咽下缩肌
Inferior pharyngeal constrictor
颈长肌和头长肌
Longus colli and capitis
颈外静脉
External jugular vein
头最长肌
Longissimus capitis
颈棘肌
Spinalis cervicis
颈夹肌
Splenius cervicis
甲状舌骨肌和胸骨舌骨肌
Thyrohyoid and sternohyoid
喉前庭
Laryngeal vestibule
颈阔肌
Platysma
颈总动脉
Common carotid artery
颈内静脉
Internal jugular vein
胸锁乳突肌
Sternocleidomastoid
椎动脉
Vertebral artery
中斜角肌
Middle scalene
肩胛提肌
Levator scapulae
头夹肌
Splenius capitis
斜方肌
Trapezius
颈半棘肌
Semispinalis cervicis
头半棘肌
Semispinalis capitis

图 14-30 C_5 椎体水平横断面 MRI

下面观。显示喉前庭内的杓状会厌襞。注意椎前肌与咽缩肌的毗邻关系。

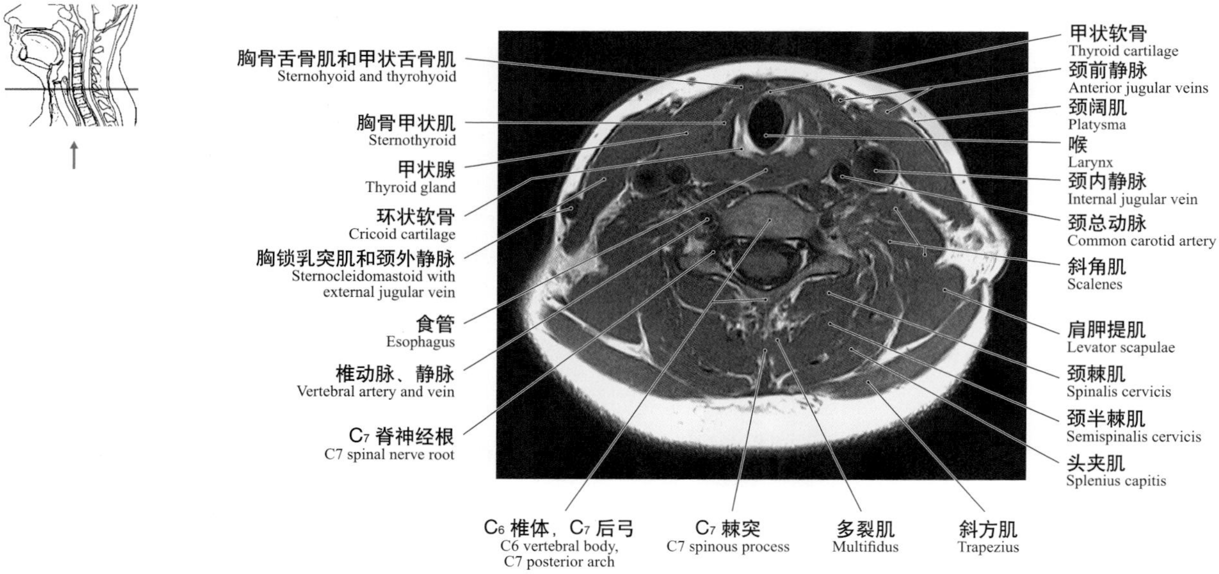
胸骨舌骨肌和甲状舌骨肌
Sternohyoid and thyrohyoid
胸骨甲状肌
Sternothyroid
甲状腺
Thyroid gland
环状软骨
Cricoid cartilage
胸锁乳突肌和颈外静脉
Sternocleidomastoid with external jugular vein
食管
Esophagus
椎动脉、静脉
Vertebral artery and vein
C7 脊神经根
C7 spinal nerve root
甲状软骨
Thyroid cartilage
颈前静脉
Anterior jugular veins
颈阔肌
Platysma
喉
Larynx
颈内静脉
Internal jugular vein
颈总动脉
Common carotid artery
斜角肌
Scalenes
肩胛提肌
Levator scapulae
颈棘肌
Spinalis cervicis
颈半棘肌
Semispinalis cervicis
头夹肌
Splenius capitis
C6 椎体，C7 后弓
C6 vertebral body, C7 posterior arch
C7 棘突
C7 spinous process
多裂肌
Multifidus
斜方肌
Trapezius

图 14-31 C_6 椎体水平横断面 MRI

下面观。显示喉部的环状软骨和甲状软骨（注意喉的形态有改变）。由于颈椎的生理弧度，该断面可显示 C_6 椎体和 C_7 后弓棘突。

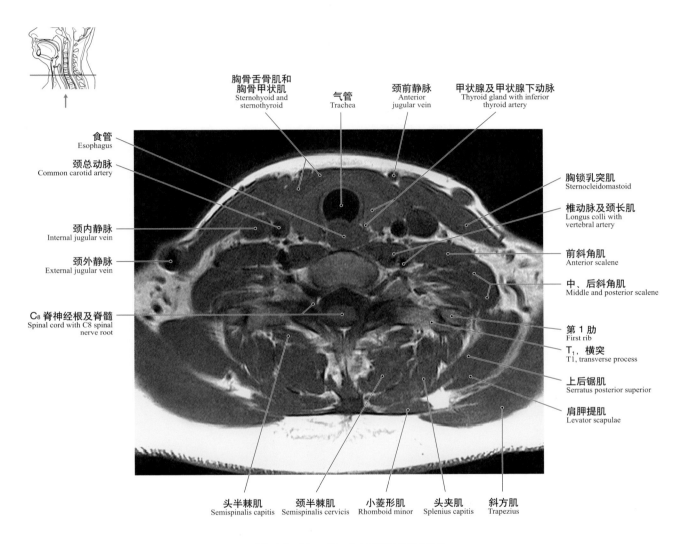

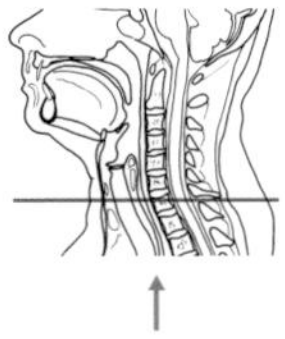

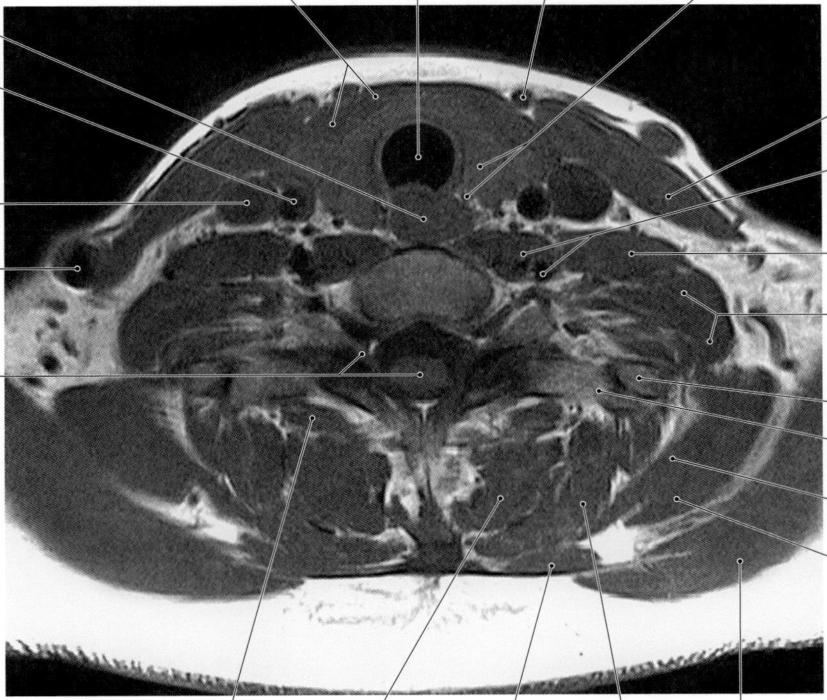
胸骨舌骨肌和
胸骨甲状肌
Sternohyoid and sternothyroid
气管
Trachea
颈前静脉
Anterior jugular vein
甲状腺及甲状腺下动脉
Thyroid gland with inferior thyroid artery
食管
Esophagus
颈总动脉
Common carotid artery
颈内静脉
Internal jugular vein
颈外静脉
External jugular vein
C8 脊神经根及脊髓
Spinal cord with C8 spinal nerve root
胸锁乳突肌
Sternocleidomastoid
椎动脉及颈长肌
Longus colli with vertebral artery
前斜角肌
Anterior scalene
中、后斜角肌
Middle and posterior scalene
第 1 肋
First rib
T1，横突
T1, transverse process
上后锯肌
Serratus posterior superior
肩胛提肌
Levator scapulae
头半棘肌
Semispinalis capitis
颈半棘肌
Semispinalis cervicis
小菱形肌
Rhomboid minor
头夹肌
Splenius capitis
斜方肌
Trapezius

图 14–32　C_7 水平横断面 MRI

下面观。显示气管和食管的关系。注意颈动脉鞘相对于甲状腺的位置关系（颈动脉鞘内有颈总动脉、颈内静脉、迷走神经）。可见从脊髓发出的 C_8 神经根。注意第 1 肋和胸椎横突。

头部矢状断面（Ⅰ）：内侧

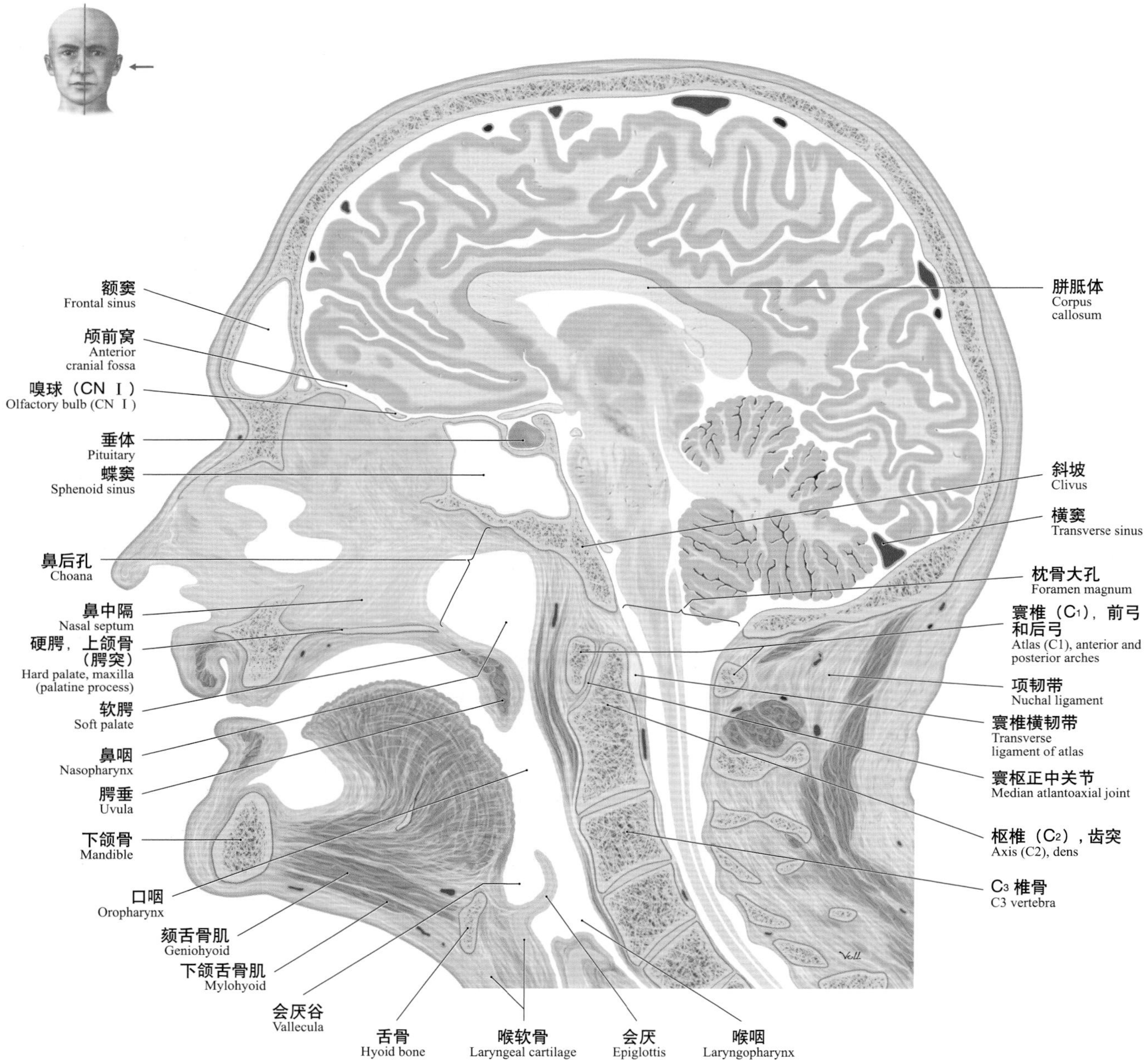
额窦
Frontal sinus
颅前窝
Anterior cranial fossa
嗅球（CN Ⅰ）
Olfactory bulb (CN Ⅰ)
垂体
Pituitary
蝶窦
Sphenoid sinus
鼻后孔
Choana
鼻中隔
Nasal septum
硬腭，上颌骨（腭突）
Hard palate, maxilla (palatine process)
软腭
Soft palate
鼻咽
Nasopharynx
腭垂
Uvula
下颌骨
Mandible
口咽
Oropharynx
颏舌骨肌
Geniohyoid
下颌舌骨肌
Mylohyoid
会厌谷
Vallecula
舌骨
Hyoid bone
喉软骨
Laryngeal cartilage
会厌
Epiglottis
喉咽
Laryngopharynx
胼胝体
Corpus callosum
斜坡
Clivus
横窦
Transverse sinus
枕骨大孔
Foramen magnum
寰椎（C1），前弓和后弓
Atlas (C1), anterior and posterior arches
项韧带
Nuchal ligament
寰椎横韧带
Transverse ligament of atlas
寰枢正中关节
Median atlantoaxial joint
枢椎（C2），齿突
Axis (C2), dens
C3 椎骨
C3 vertebra

图 14–33　鼻中隔水平的正中矢状面

左侧面观。该断面的解剖结构可以大体上分为面颅和脑颅（颅顶）。面颅的最底层为舌骨和下颌骨之间的口底肌肉以及被覆皮肤。该断面位经会厌和其下方的喉，后者被认为是颈部脏器的一部分。注：位于口咽的会厌谷以舌根和会厌为界。硬腭、软腭和腭垂是口腔和鼻腔的分界，腭垂后方是口咽。该断面可见鼻中隔，将鼻腔一分为二，通过鼻后孔与鼻咽相通。额窦的后方是颅前窝，后者是脑颅的一部分。该断面位经大脑（大脑镰被去除）的内侧面，可见胼胝体的切缘、嗅球和垂体。

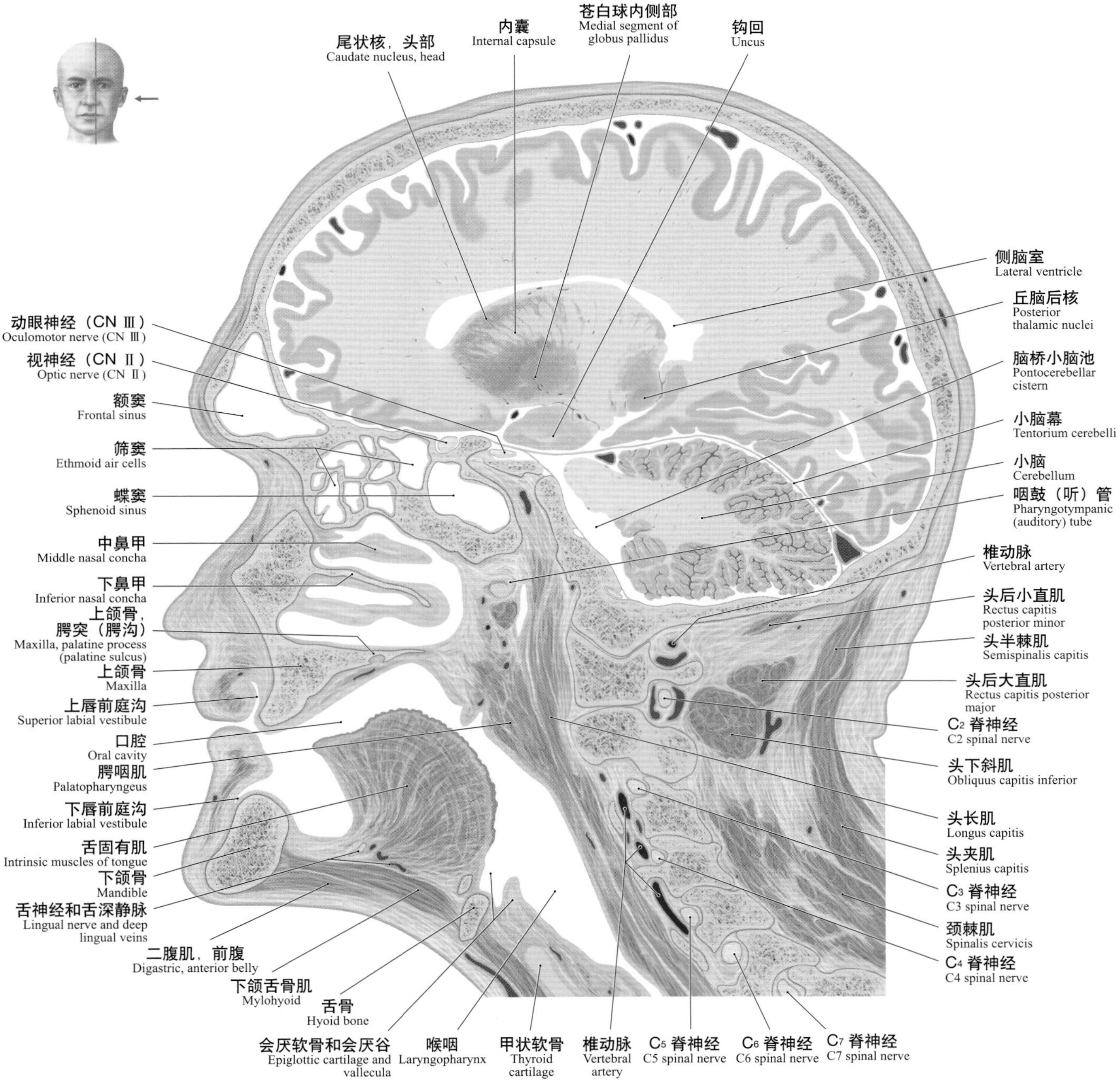

尾状核，头部
Caudate nucleus, head
内囊
Internal capsule
苍白球内侧部
Medial segment of globus pallidus
钩回
Uncus
侧脑室
Lateral ventricle
丘脑后核
Posterior thalamic nuclei
脑桥小脑池
Pontocerebellar cistern
小脑幕
Tentorium cerebelli
小脑
Cerebellum
咽鼓（听）管
Pharyngotympanic (auditory) tube
椎动脉
Vertebral artery
头后小直肌
Rectus capitis posterior minor
头半棘肌
Semispinalis capitis
头后大直肌
Rectus capitis posterior major
C2 脊神经
C2 spinal nerve
头下斜肌
Obliquus capitis inferior
头长肌
Longus capitis
头夹肌
Splenius capitis
C3 脊神经
C3 spinal nerve
颈棘肌
Spinalis cervicis
C4 脊神经
C4 spinal nerve
动眼神经（CN Ⅲ）
Oculomotor nerve (CN Ⅲ)
视神经（CN Ⅱ）
Optic nerve (CN Ⅱ)
额窦
Frontal sinus
筛窦
Ethmoid air cells
蝶窦
Sphenoid sinus
中鼻甲
Middle nasal concha
下鼻甲
Inferior nasal concha
上颌骨，腭突（腭沟）
Maxilla, palatine process (palatine sulcus)
上颌骨
Maxilla
上唇前庭沟
Superior labial vestibule
口腔
Oral cavity
腭咽肌
Palatopharyngeus
下唇前庭沟
Inferior labial vestibule
舌固有肌
Intrinsic muscles of tongue
下颌骨
Mandible
舌神经和舌深静脉
Lingual nerve and deep lingual veins
二腹肌，前腹
Digastric, anterior belly
下颌舌骨肌
Mylohyoid
舌骨
Hyoid bone
会厌软骨和会厌谷
Epiglottic cartilage and vallecula
喉咽
Laryngopharynx
甲状软骨
Thyroid cartilage
椎动脉
Vertebral artery
C5 脊神经
C5 spinal nerve
C6 脊神经
C6 spinal nerve
C7 脊神经
C7 spinal nerve

图 14–34　眶内壁矢状面

左侧面观。显示位经鼻腔内的中鼻甲和下鼻甲。筛窦位于中鼻甲上方。该断面仅显示鼻咽的小腔隙区和侧壁，鼻咽侧壁内有咽鼓管的软骨部。图中可见蝶窦。在颈椎区，多个层面显示椎动脉。图中清晰可见脊神经从椎间孔发出的位置。注：该断面在颏舌骨肌的外侧。

头部矢状断面（Ⅱ）：外侧

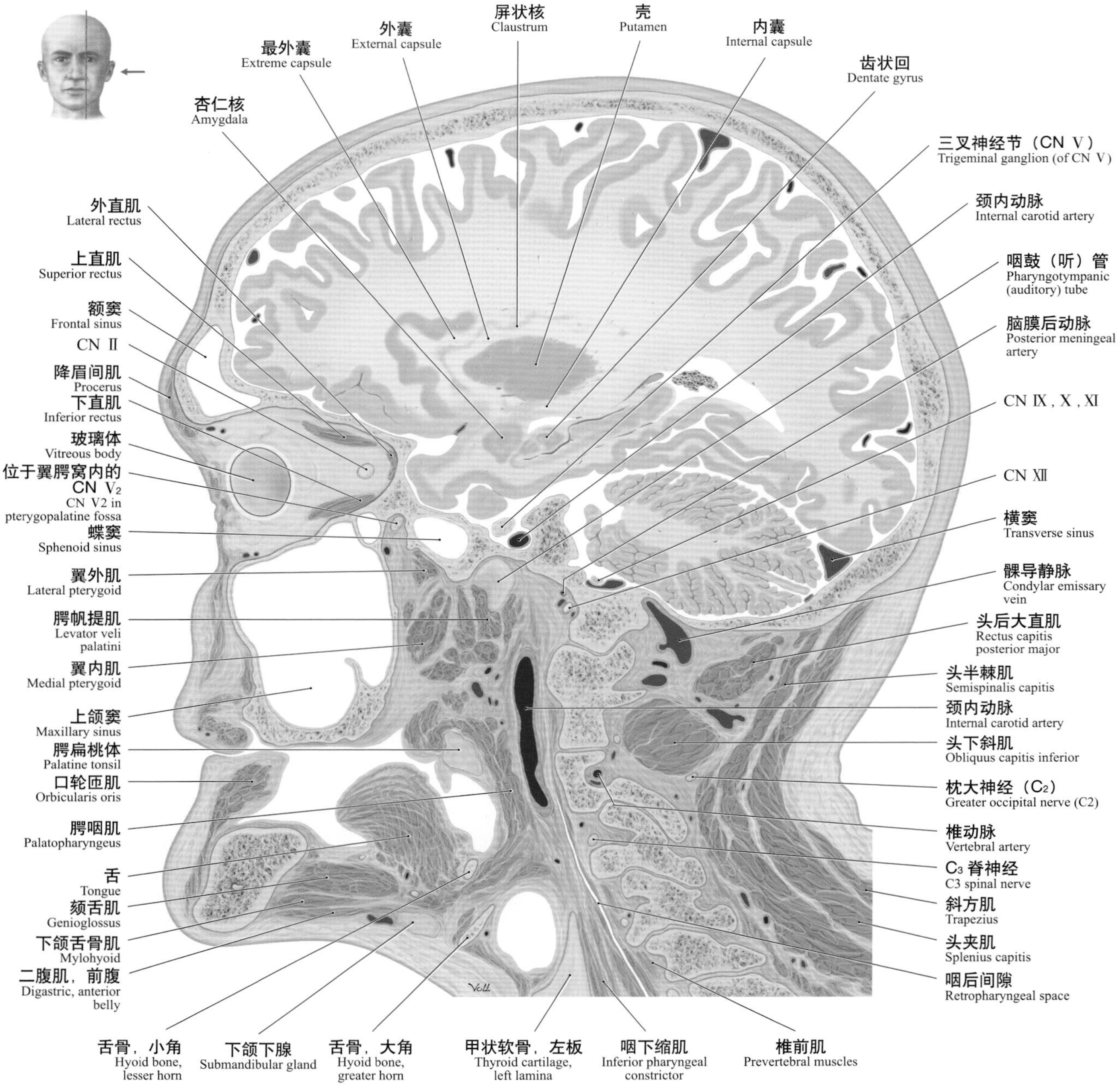
屏状核
Claustrum
壳
Putamen
外囊
External capsule
内囊
Internal capsule
最外囊
Extreme capsule
齿状回
Dentate gyrus
杏仁核
Amygdala
三叉神经节（CN Ⅴ）
Trigeminal ganglion (of CN Ⅴ)
外直肌
Lateral rectus
颈内动脉
Internal carotid artery
上直肌
Superior rectus
咽鼓（听）管
Pharyngotympanic (auditory) tube
额窦
Frontal sinus
脑膜后动脉
Posterior meningeal artery
CN Ⅱ
降眉间肌
Procerus
CN Ⅸ , Ⅹ , Ⅺ
下直肌
Inferior rectus
玻璃体
Vitreous body
位于翼腭窝内的 CN V2
CN V2 in pterygopalatine fossa
CN Ⅻ
蝶窦
Sphenoid sinus
横窦
Transverse sinus
翼外肌
Lateral pterygoid
髁导静脉
Condylar emissary vein
腭帆提肌
Levator veli palatini
头后大直肌
Rectus capitis posterior major
翼内肌
Medial pterygoid
头半棘肌
Semispinalis capitis
上颌窦
Maxillary sinus
颈内动脉
Internal carotid artery
腭扁桃体
Palatine tonsil
头下斜肌
Obliquus capitis inferior
口轮匝肌
Orbicularis oris
枕大神经（C2）
Greater occipital nerve (C2)
腭咽肌
Palatopharyngeus
椎动脉
Vertebral artery
舌
Tongue
C3 脊神经
C3 spinal nerve
颏舌肌
Genioglossus
斜方肌
Trapezius
下颌舌骨肌
Mylohyoid
头夹肌
Splenius capitis
二腹肌，前腹
Digastric, anterior belly
咽后间隙
Retropharyngeal space
舌骨，小角
Hyoid bone, lesser horn
下颌下腺
Submandibular gland
舌骨，大角
Hyoid bone, greater horn
甲状软骨，左板
Thyroid cartilage, left lamina
咽下缩肌
Inferior pharyngeal constrictor
椎前肌
Prevertebral muscles

图 14–35 眶内 1/3 矢状面

左侧面观。位经上颌窦、额窦，显示 1 个筛窦和蝶窦的外周部分，颈内动脉内份和下颌下腺。咽肌和咀嚼肌在咽鼓管软骨部上方成组分布。该断面位经眼球和视神经外周，可见一段较长的上、下直肌。显示的大脑结构包括内囊、外囊和其间的壳。杏仁核靠近大脑底，大脑下方可见三叉神经节的断面。

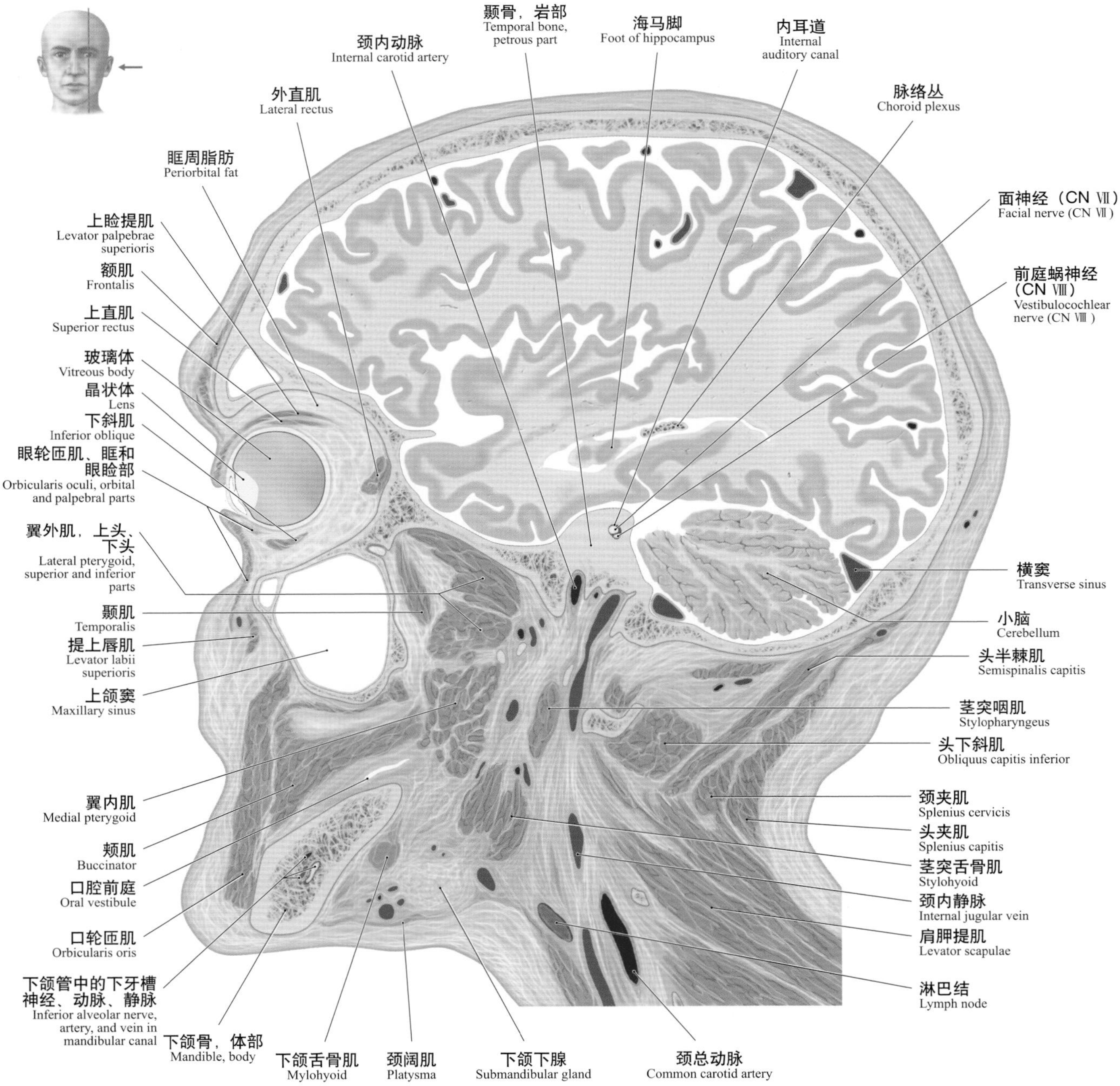

颞骨，岩部
Temporal bone, petrous part
海马脚
Foot of hippocampus
内耳道
Internal auditory canal
颈内动脉
Internal carotid artery
外直肌
Lateral rectus
脉络丛
Choroid plexus
眶周脂肪
Periorbital fat
面神经（CN Ⅶ）
Facial nerve (CN Ⅶ)
上睑提肌
Levator palpebrae superioris
额肌
Frontalis
前庭蜗神经（CN Ⅷ）
Vestibulocochlear nerve (CN Ⅷ)
上直肌
Superior rectus
玻璃体
Vitreous body
晶状体
Lens
下斜肌
Inferior oblique
眼轮匝肌、眶和眼睑部
Orbicularis oculi, orbital and palpebral parts
翼外肌，上头、下头
Lateral pterygoid, superior and inferior parts
横窦
Transverse sinus
颞肌
Temporalis
小脑
Cerebellum
提上唇肌
Levator labii superioris
头半棘肌
Semispinalis capitis
上颌窦
Maxillary sinus
茎突咽肌
Stylopharyngeus
头下斜肌
Obliquus capitis inferior
翼内肌
Medial pterygoid
颈夹肌
Splenius cervicis
颊肌
Buccinator
头夹肌
Splenius capitis
口腔前庭
Oral vestibule
茎突舌骨肌
Stylohyoid
颈内静脉
Internal jugular vein
口轮匝肌
Orbicularis oris
肩胛提肌
Levator scapulae
下颌管中的下牙槽神经、动脉、静脉
Inferior alveolar nerve, artery, and vein in mandibular canal
淋巴结
Lymph node
下颌骨，体部
Mandible, body
下颌舌骨肌
Mylohyoid
颈阔肌
Platysma
下颌下腺
Submandibular gland
颈总动脉
Common carotid artery

图 14–36　接近眶中心的矢状断面

左侧面观。由于切面的倾斜度，显示的口底主要结构为下颌骨，而口腔前庭则为 1 条窄缝。颊肌和咀嚼肌显示清楚。在纵向切面上，眶的大部分被眼球占据。除眼外肌水平的几个层面外，该层面上的眶被眶周脂肪填充。颈内动脉和颈内静脉均被显示。除海马体根部外，唯一可见的大脑结构是白质和皮质。面神经和前庭蜗神经位于内耳道。

头部矢状位 MRI

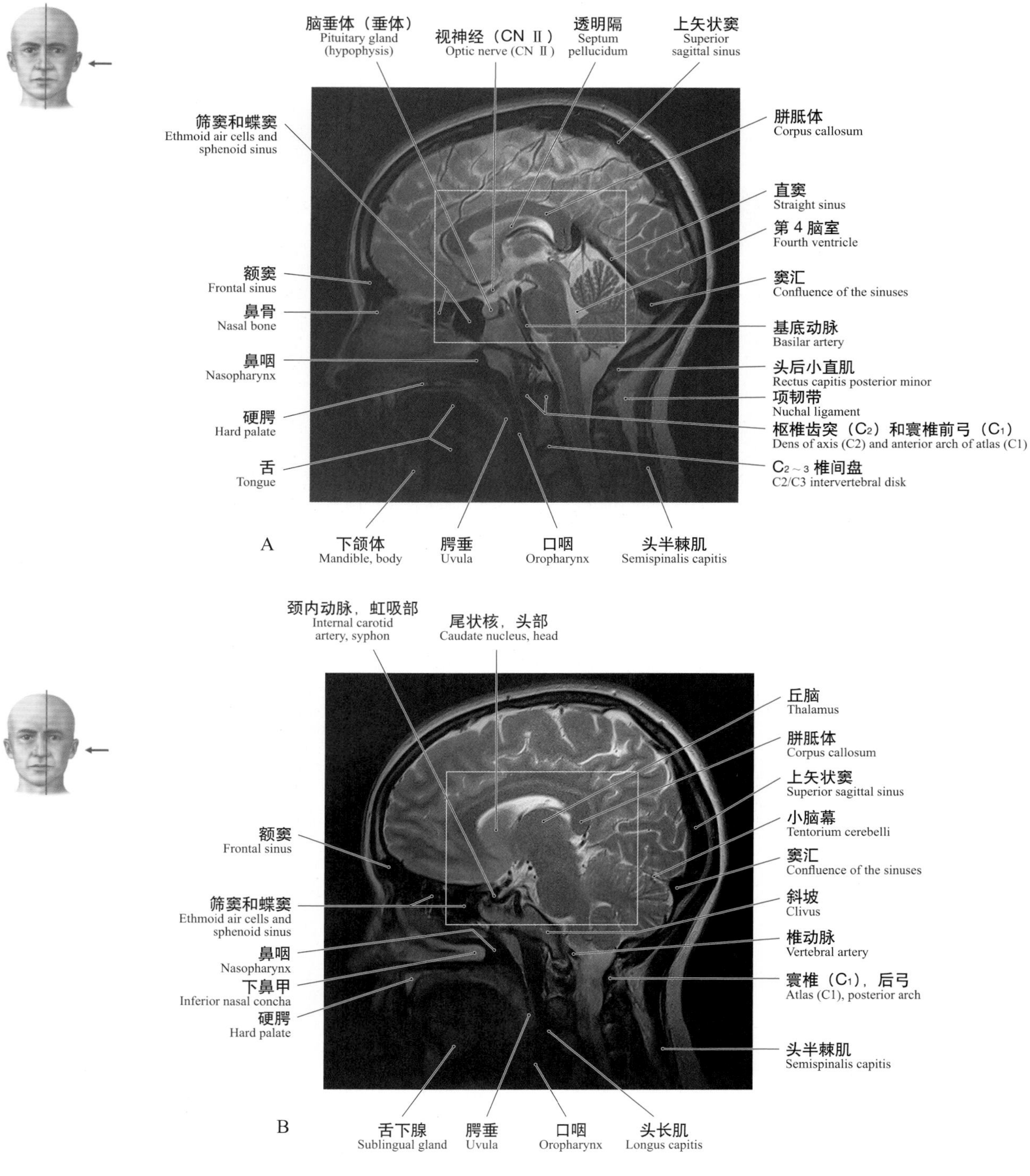
脑垂体（垂体）
Pituitary gland (hypophysis)
视神经（CN Ⅱ）
Optic nerve (CN Ⅱ)
透明隔
Septum pellucidum
上矢状窦
Superior sagittal sinus
筛窦和蝶窦
Ethmoid air cells and sphenoid sinus
胼胝体
Corpus callosum
直窦
Straight sinus
第 4 脑室
Fourth ventricle
额窦
Frontal sinus
窦汇
Confluence of the sinuses
鼻骨
Nasal bone
基底动脉
Basilar artery
鼻咽
Nasopharynx
头后小直肌
Rectus capitis posterior minor
项韧带
Nuchal ligament
硬腭
Hard palate
枢椎齿突（C2）和寰椎前弓（C1）
Dens of axis (C2) and anterior arch of atlas (C1)
舌
Tongue
C2～3 椎间盘
C2/C3 intervertebral disk
A
下颌体
Mandible, body
腭垂
Uvula
口咽
Oropharynx
头半棘肌
Semispinalis capitis
颈内动脉，虹吸部
Internal carotid artery, syphon
尾状核，头部
Caudate nucleus, head
丘脑
Thalamus
胼胝体
Corpus callosum
上矢状窦
Superior sagittal sinus
小脑幕
Tentorium cerebelli
额窦
Frontal sinus
窦汇
Confluence of the sinuses
筛窦和蝶窦
Ethmoid air cells and sphenoid sinus
斜坡
Clivus
鼻咽
Nasopharynx
椎动脉
Vertebral artery
下鼻甲
Inferior nasal concha
寰椎（C1），后弓
Atlas (C1), posterior arch
硬腭
Hard palate
头半棘肌
Semispinalis capitis
B
舌下腺
Sublingual gland
腭垂
Uvula
口咽
Oropharynx
头长肌
Longus capitis

图 14–37 鼻腔水平矢状断面

左侧面观。**A.** 旁矢状面通过鼻中隔。**B.** 旁矢状面通过中、下鼻甲，显示鼻咽与口咽的关系。A 图中可见视交叉。垂体位于视交叉下方，蝶窦后方。B 图清楚显示颈内动脉的虹吸部。

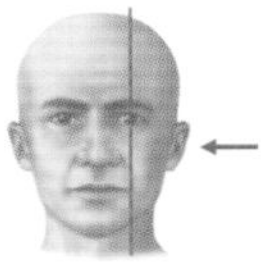

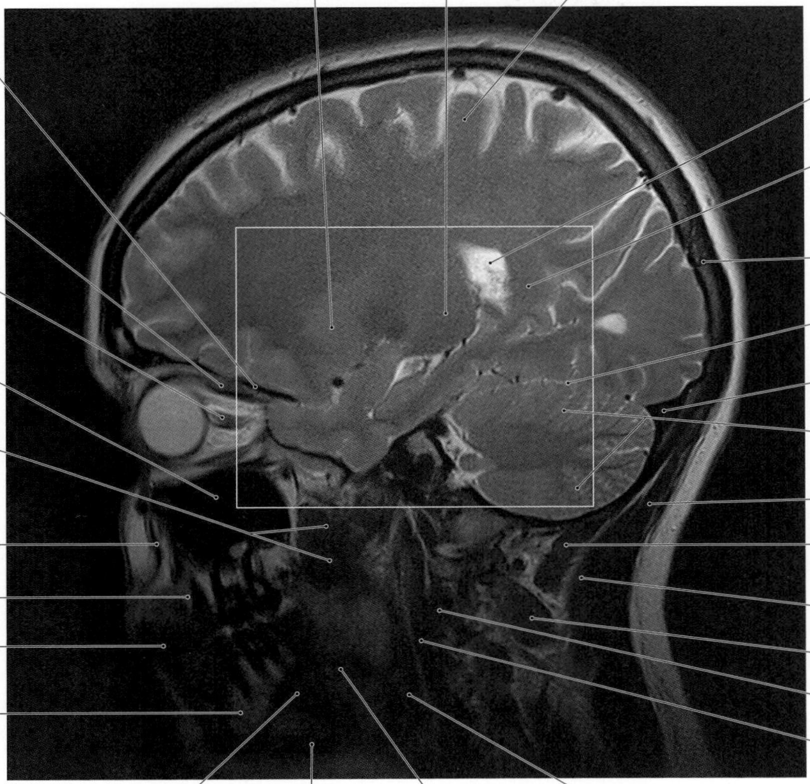
基底神经节
Basal ganglia
丘脑
Thalamus
中央前回
Precentral gyrus
眶顶
Roof of orbit
上直肌
Superior rectus
视神经（CN Ⅱ）
Optic nerve (CN Ⅱ)
上颌窦
Maxillary sinus
翼内肌和腭帆提肌
Medial pterygoid and levator veli palatini
提上唇肌
Levator labii superioris
上颌骨，牙槽突
Maxilla, alveolar process
口轮匝肌
Orbicularis oris
下颌骨，牙槽突
Mandible, alveolar process
侧脑室
Lateral ventricle
胼胝体
Corpus callosum
人字缝
Lambdoid suture
小脑幕
Tentorium cerebelli
横窦
Transverse sinus
小脑，前叶和后叶
Cerebellum, anterior and posterior lobes
头夹肌
Splenius capitis
头后大直肌
Rectus capitis posterior major
头半棘肌
Semispinalis capitis
头下斜肌
Obliquus capitis inferior
头长肌
Longus capitis
颈内动脉
Internal carotid artery
下颌舌骨肌
Mylohyoid
二腹肌，前腹
Digastric, anterior belly
舌骨舌肌
Hyoglossus
咽中缩肌
Middle pharyngeal constrictor

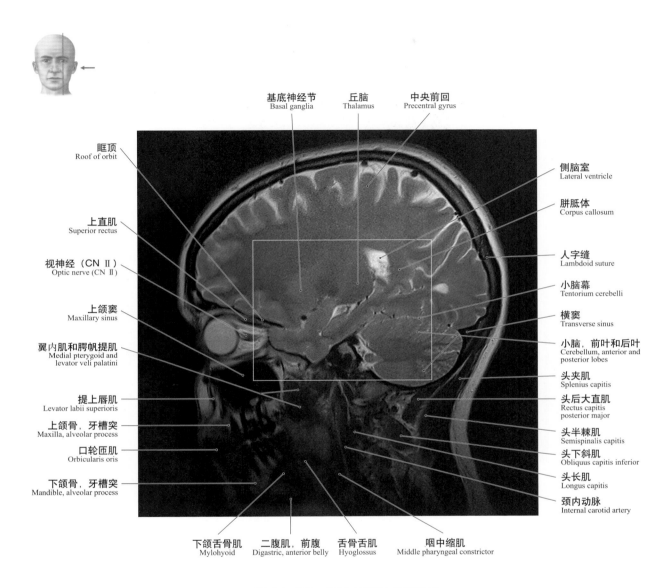

图 14–38　眶水平旁矢状断面

左侧面观。显示眶周脂肪内的上、下直肌。眶内可见视神经（CN Ⅱ）。注意上颌牙与上颌窦距离较近，上颌牙的牙根可能突入上颌窦内。

颈部矢状位 MRI

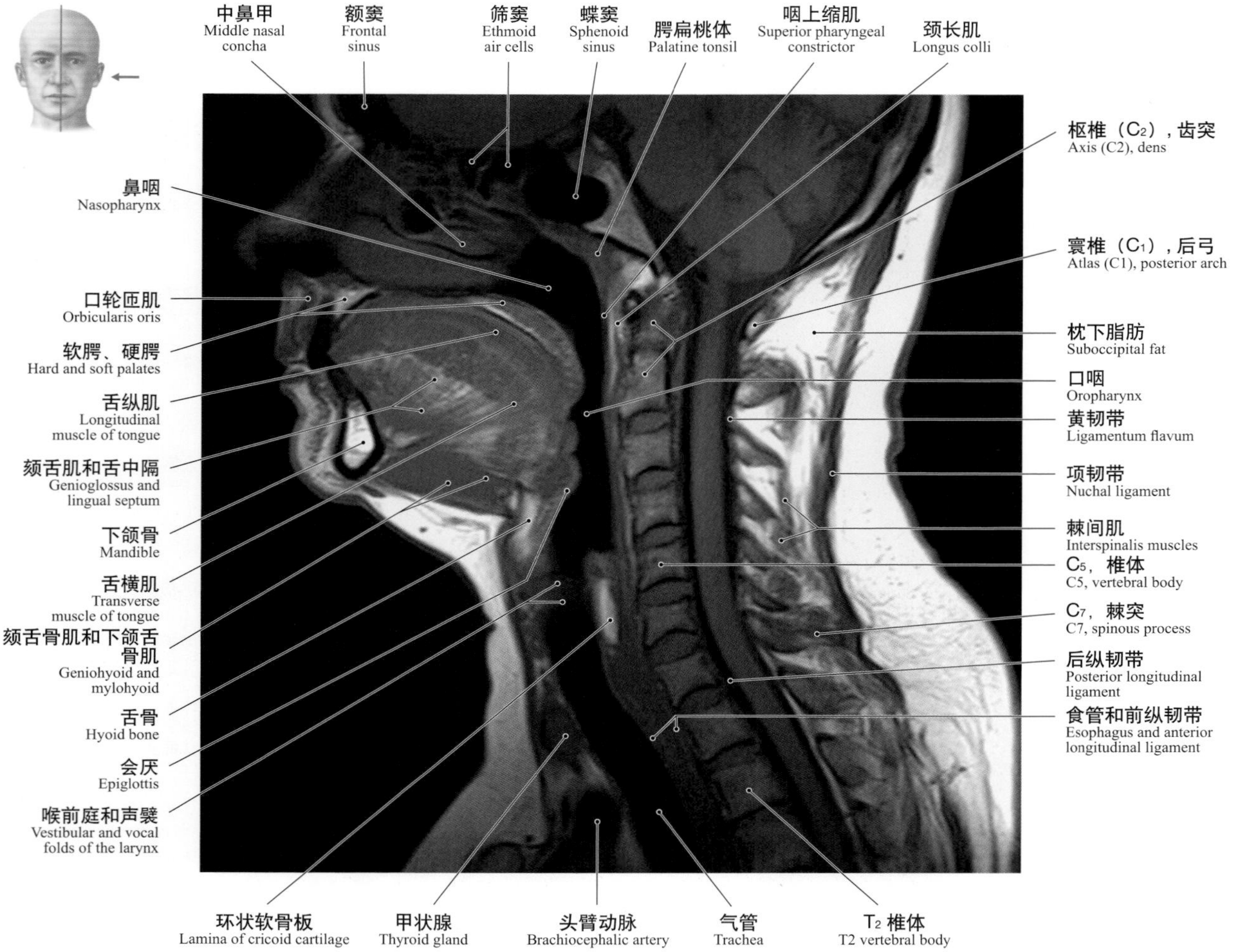
中鼻甲
Middle nasal concha
额窦
Frontal sinus
筛窦
Ethmoid air cells
蝶窦
Sphenoid sinus
腭扁桃体
Palatine tonsil
咽上缩肌
Superior pharyngeal constrictor
颈长肌
Longus colli
鼻咽
Nasopharynx
口轮匝肌
Orbicularis oris
软腭、硬腭
Hard and soft palates
舌纵肌
Longitudinal muscle of tongue
颏舌肌和舌中隔
Genioglossus and lingual septum
下颌骨
Mandible
舌横肌
Transverse muscle of tongue
颏舌骨肌和下颌舌骨肌
Geniohyoid and mylohyoid
舌骨
Hyoid bone
会厌
Epiglottis
喉前庭和声襞
Vestibular and vocal folds of the larynx
枢椎（C_2），齿突
Axis (C2), dens
寰椎（C_1），后弓
Atlas (C1), posterior arch
枕下脂肪
Suboccipital fat
口咽
Oropharynx
黄韧带
Ligamentum flavum
项韧带
Nuchal ligament
棘间肌
Interspinalis muscles
C_5，椎体
C5, vertebral body
C_7，棘突
C7, spinous process
后纵韧带
Posterior longitudinal ligament
食管和前纵韧带
Esophagus and anterior longitudinal ligament
环状软骨板
Lamina of cricoid cartilage
甲状腺
Thyroid gland
头臂动脉
Brachiocephalic artery
气管
Trachea
T_2 椎体
T2 vertebral body

图 14–39 正中矢状位 MRI

左侧面观。显示鼻腔和筛窦的关系。鼻腔向后（经鼻后孔）与鼻咽相通。软腭和腭垂将鼻咽与口腔分隔。在腭垂下方，鼻咽与口腔汇成口咽。空气继续向前进入喉咽，最后进入气管，而食物则在喉软骨板后方进入食管。注意食管与椎体前面十分贴近。该断面也显示颈椎与韧带之间的关系。

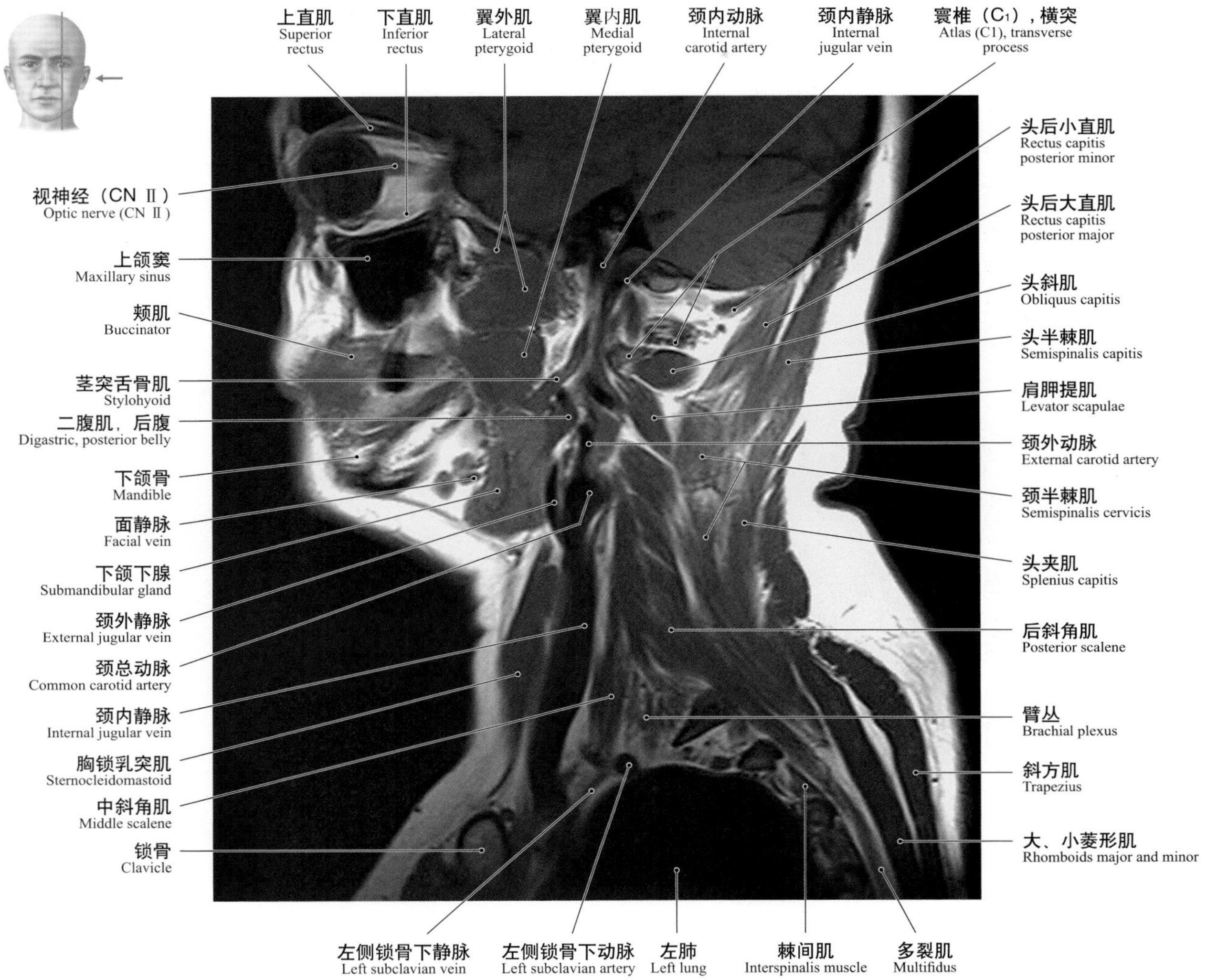
上直肌
Superior rectus
下直肌
Inferior rectus
翼外肌
Lateral pterygoid
翼内肌
Medial pterygoid
颈内动脉
Internal carotid artery
颈内静脉
Internal jugular vein
寰椎（C1），横突
Atlas (C1), transverse process
视神经（CN Ⅱ）
Optic nerve (CN Ⅱ)
上颌窦
Maxillary sinus
颊肌
Buccinator
茎突舌骨肌
Stylohyoid
二腹肌，后腹
Digastric, posterior belly
下颌骨
Mandible
面静脉
Facial vein
下颌下腺
Submandibular gland
颈外静脉
External jugular vein
颈总动脉
Common carotid artery
颈内静脉
Internal jugular vein
胸锁乳突肌
Sternocleidomastoid
中斜角肌
Middle scalene
锁骨
Clavicle
头后小直肌
Rectus capitis posterior minor
头后大直肌
Rectus capitis posterior major
头斜肌
Obliquus capitis
头半棘肌
Semispinalis capitis
肩胛提肌
Levator scapulae
颈外动脉
External carotid artery
颈半棘肌
Semispinalis cervicis
头夹肌
Splenius capitis
后斜角肌
Posterior scalene
臂丛
Brachial plexus
斜方肌
Trapezius
大、小菱形肌
Rhomboids major and minor
左侧锁骨下静脉
Left subclavian vein
左侧锁骨下动脉
Left subclavian artery
左肺
Left lung
棘间肌
Interspinalis muscle
多裂肌
Multifidus

图 14-40　颈动脉分叉水平矢状位 MRI

左侧面观。显示颈总动脉、颈外动脉、颈内静脉和颈外静脉。可见沿项部肌肉走行的颅椎关节肌肉。注意臂丛位于内、后斜角肌之间。该层面上可见下颌下腺。

（朱　凌　译）

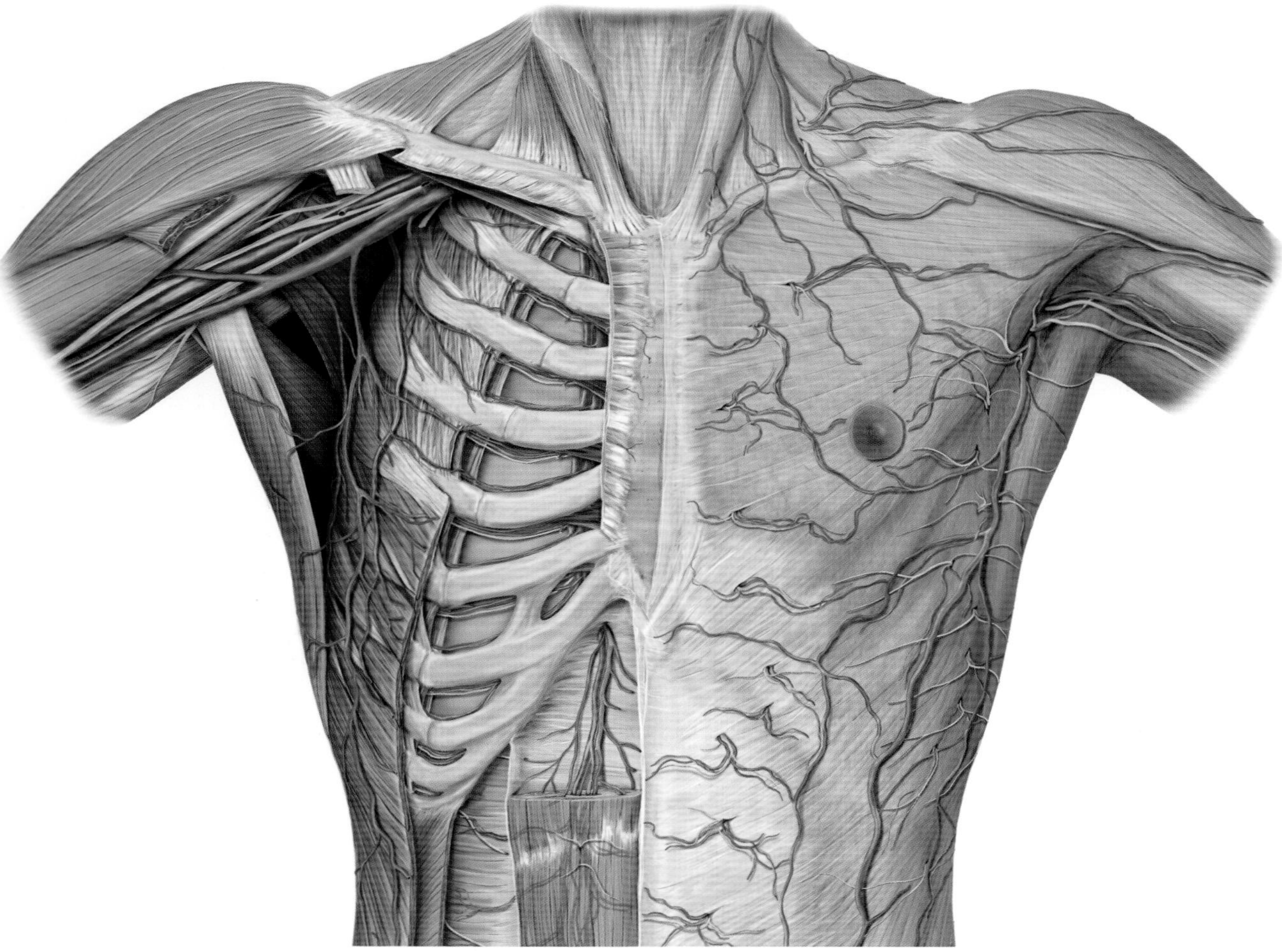

第 5 篇　其他部位

锁骨和肩胛骨

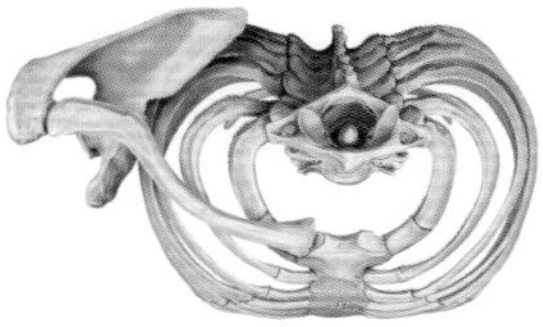

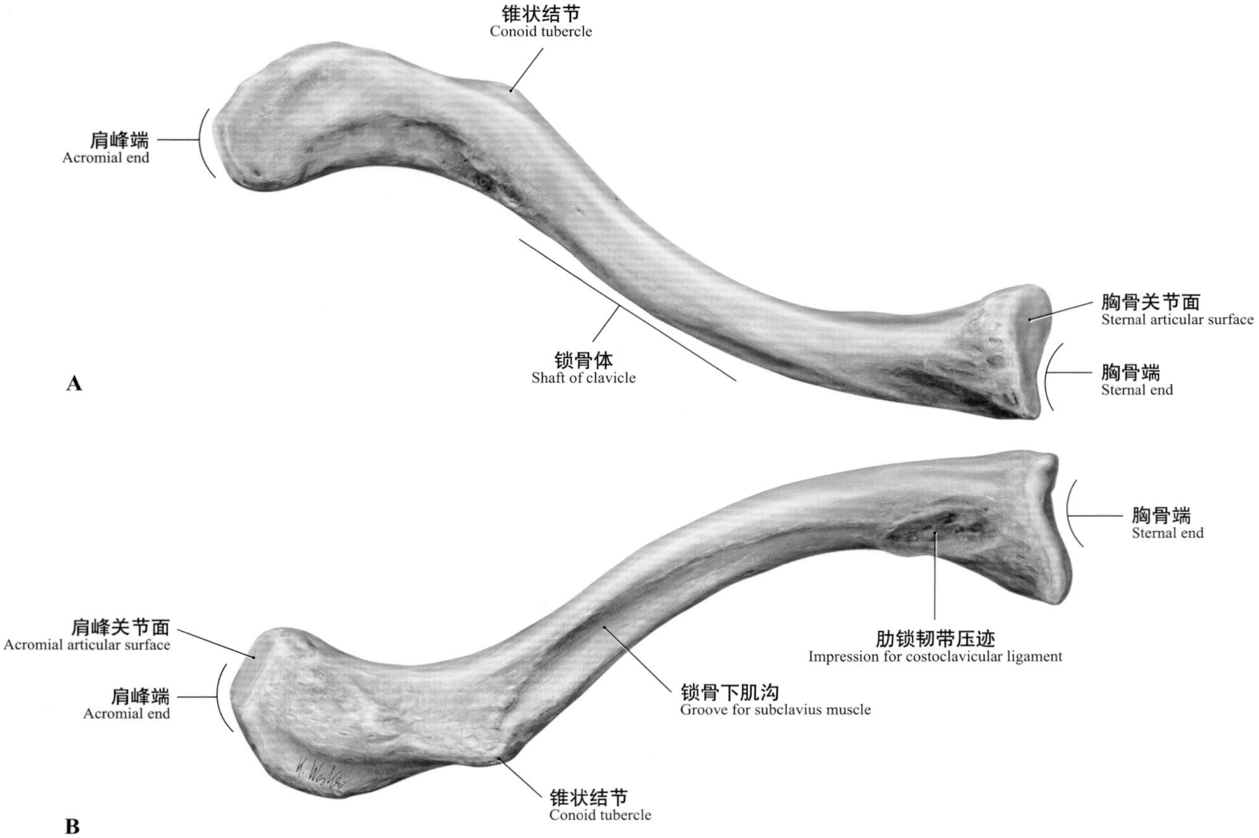

图 15–1 锁 骨

右侧锁骨。**A.** 上面观。**B.** 下面观。锁骨呈“S”形，全长体表可见且易触及，其内侧端借胸锁关节与胸骨相连，外侧端与肩胛骨构成肩锁关节。锁骨和肩胛骨将上肢骨与胸廓相连接。

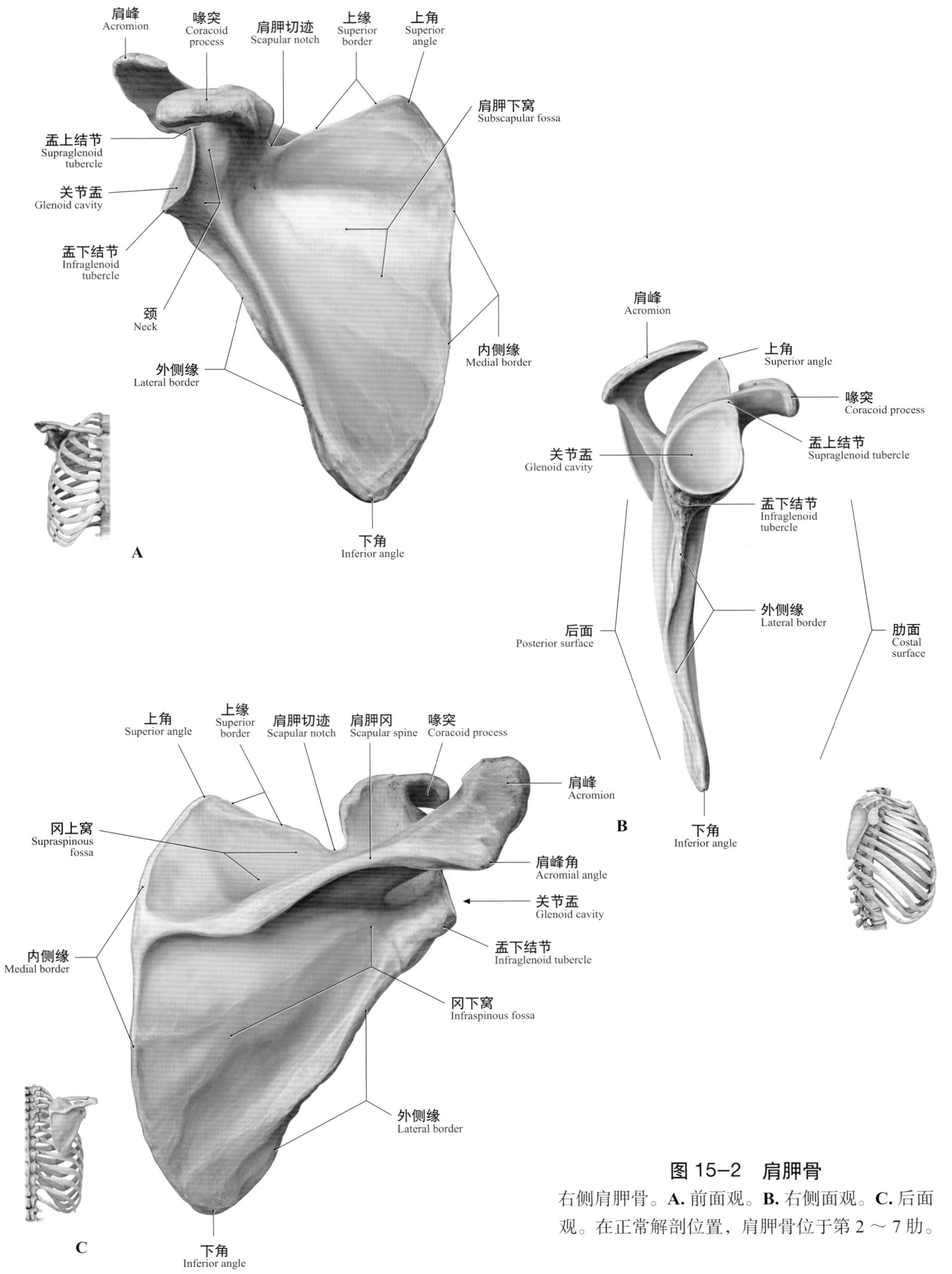
肩峰
Acromion
喙突
Coracoid process
肩胛切迹
Scapular notch
上缘
Superior border
上角
Superior angle
肩胛下窝
Subscapular fossa
盂上结节
Supraglenoid tubercle
关节盂
Glenoid cavity
盂下结节
Infraglenoid tubercle
颈
Neck
外侧缘
Lateral border
内侧缘
Medial border
下角
Inferior angle
A
肩峰
Acromion
上角
Superior angle
喙突
Coracoid process
盂上结节
Supraglenoid tubercle
关节盂
Glenoid cavity
盂下结节
Infraglenoid tubercle
外侧缘
Lateral border
后面
Posterior surface
肋面
Costal surface
下角
Inferior angle
B
上角
Superior angle
上缘
Superior border
肩胛切迹
Scapular notch
肩胛冈
Scapular spine
喙突
Coracoid process
肩峰
Acromion
冈上窝
Supraspinous fossa
肩峰角
Acromial angle
关节盂
Glenoid cavity
盂下结节
Infraglenoid tubercle
内侧缘
Medial border
冈下窝
Infraspinous fossa
外侧缘
Lateral border
下角
Inferior angle
C

图 15–2　肩胛骨

右侧肩胛骨。**A.** 前面观。**B.** 右侧面观。**C.** 后面观。在正常解剖位置，肩胛骨位于第 2 ～ 7 肋。

肱骨和肩关节

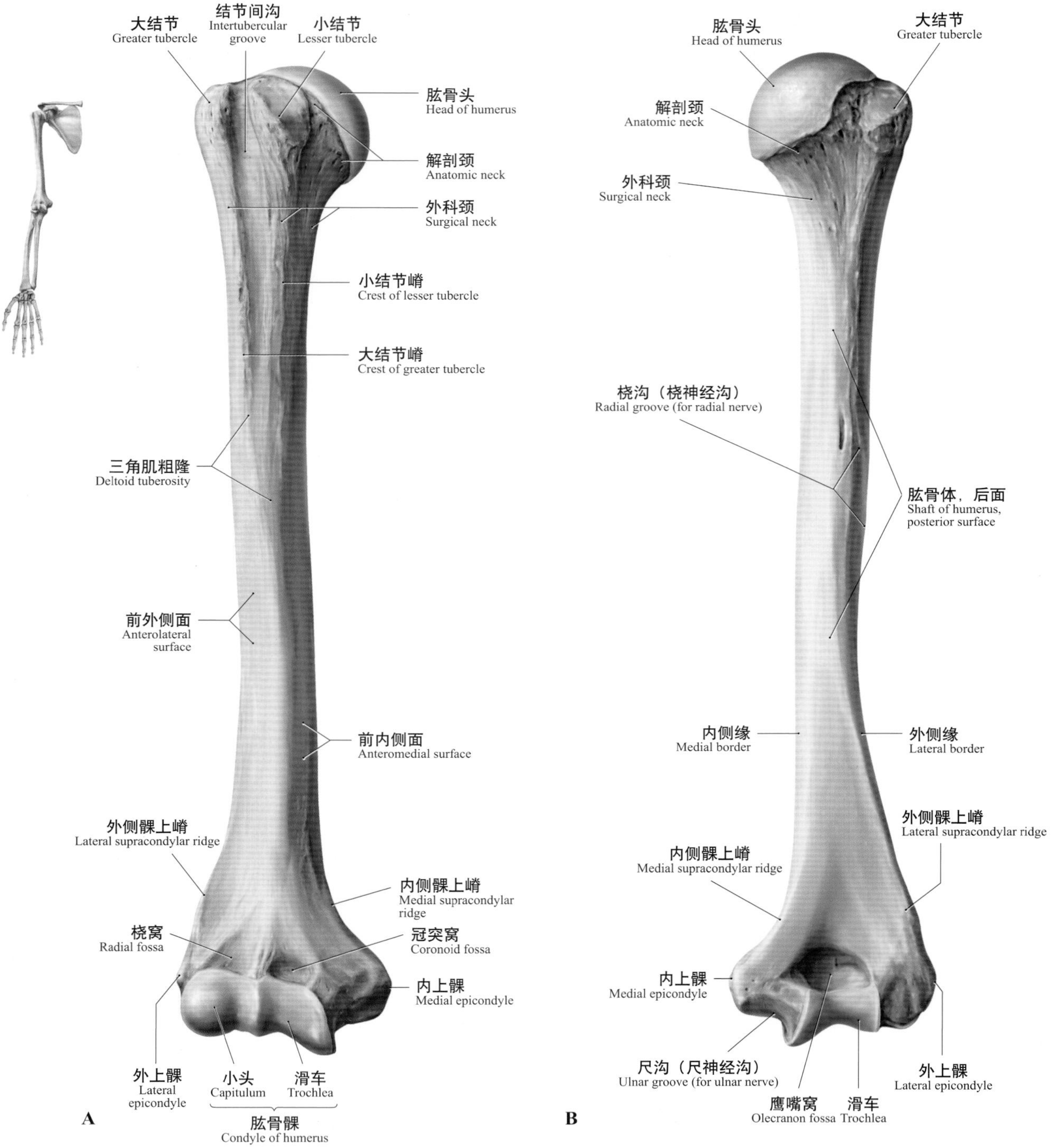
大结节
Greater tubercle
结节间沟
Intertubercular groove
小结节
Lesser tubercle
肱骨头
Head of humerus
解剖颈
Anatomic neck
外科颈
Surgical neck
小结节嵴
Crest of lesser tubercle
大结节嵴
Crest of greater tubercle
三角肌粗隆
Deltoid tuberosity
前外侧面
Anterolateral surface
前内侧面
Anteromedial surface
外侧髁上嵴
Lateral supracondylar ridge
内侧髁上嵴
Medial supracondylar ridge
桡窝
Radial fossa
冠突窝
Coronoid fossa
内上髁
Medial epicondyle
外上髁
Lateral epicondyle
小头
Capitulum
滑车
Trochlea
肱骨髁
Condyle of humerus
A
肱骨头
Head of humerus
大结节
Greater tubercle
解剖颈
Anatomic neck
外科颈
Surgical neck
桡沟（桡神经沟）
Radial groove (for radial nerve)
肱骨体，后面
Shaft of humerus, posterior surface
内侧缘
Medial border
外侧缘
Lateral border
外侧髁上嵴
Lateral supracondylar ridge
内侧髁上嵴
Medial supracondylar ridge
内上髁
Medial epicondyle
尺沟（尺神经沟）
Ulnar groove (for ulnar nerve)
鹰嘴窝
Olecranon fossa
滑车
Trochlea
外上髁
Lateral epicondyle
B

图 15–3 肱骨

右侧肱骨。**A.** 前面观。**B.** 后面观。

肱骨头与关节盂构成肩关节。在肘（前臂）关节处，肱骨小头和肱骨滑车分别与桡骨和尺骨构成肘关节。

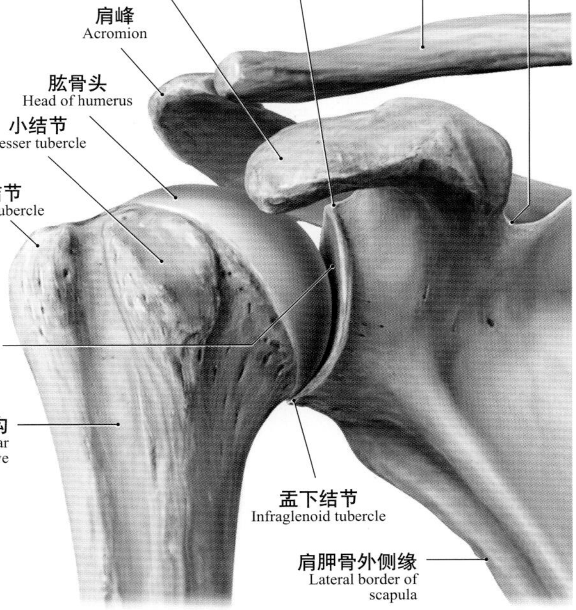
喙突
Coracoid process
盂上结节
Supraglenoid tubercle
锁骨
Clavicle
肩胛切迹
Scapular notch
肩峰
Acromion
肱骨头
Head of humerus
小结节
Lesser tubercle
大结节
Greater tubercle
关节盂
Glenoid cavity
结节间沟
Intertubercular groove
盂下结节
Infraglenoid tubercle
肩胛骨外侧缘
Lateral border of scapula
A

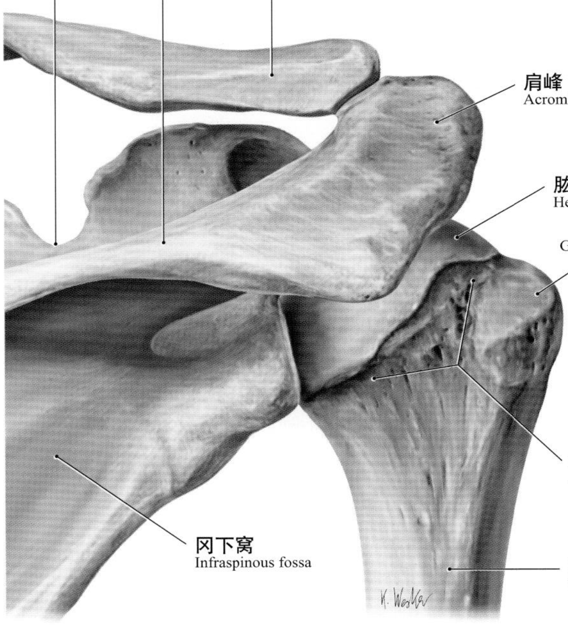
肩胛切迹
Scapular notch
肩胛冈
Scapular spine
锁骨
Clavicle
肩峰
Acromion
肱骨头
Head of humerus
大结节
Greater tubercle
解剖颈
Anatomic neck
冈下窝
Infraspinous fossa
肱骨
Humerus
B

图 15–4　肩关节：骨的组成

右肩。**A.** 前面观。**B.** 后面观。

前臂骨，腕和手

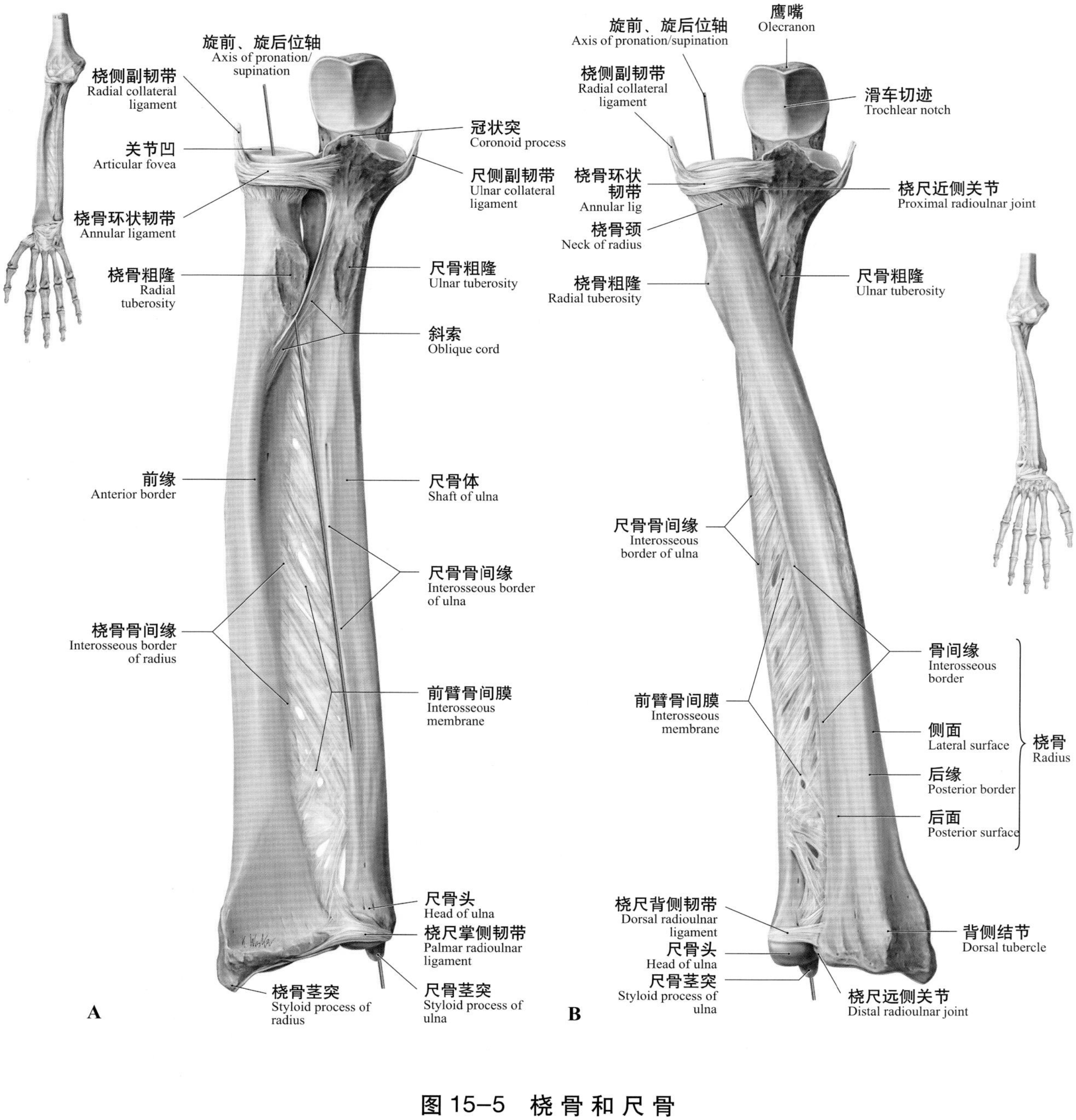
旋前、旋后位轴
Axis of pronation/supination
桡侧副韧带
Radial collateral ligament
关节凹
Articular fovea
桡骨环状韧带
Annular ligament
桡骨粗隆
Radial tuberosity
冠状突
Coronoid process
尺侧副韧带
Ulnar collateral ligament
尺骨粗隆
Ulnar tuberosity
斜索
Oblique cord
前缘
Anterior border
尺骨体
Shaft of ulna
尺骨骨间缘
Interosseous border of ulna
桡骨骨间缘
Interosseous border of radius
前臂骨间膜
Interosseous membrane
尺骨头
Head of ulna
桡尺掌侧韧带
Palmar radioulnar ligament
桡骨茎突
Styloid process of radius
尺骨茎突
Styloid process of ulna
A
鹰嘴
Olecranon
旋前、旋后位轴
Axis of pronation/supination
桡侧副韧带
Radial collateral ligament
滑车切迹
Trochlear notch
桡骨环状韧带
Annular lig
桡尺近侧关节
Proximal radioulnar joint
桡骨颈
Neck of radius
桡骨粗隆
Radial tuberosity
尺骨粗隆
Ulnar tuberosity
尺骨骨间缘
Interosseous border of ulna
骨间缘
Interosseous border
前臂骨间膜
Interosseous membrane
侧面
Lateral surface
桡骨
Radius
后缘
Posterior border
后面
Posterior surface
桡尺背侧韧带
Dorsal radioulnar ligament
背侧结节
Dorsal tubercle
尺骨头
Head of ulna
尺骨茎突
Styloid process of ulna
桡尺远侧关节
Distal radioulnar joint
B

图 15–5 桡骨和尺骨

右前臂，前面观。**A.** 旋后。**B.** 旋前。

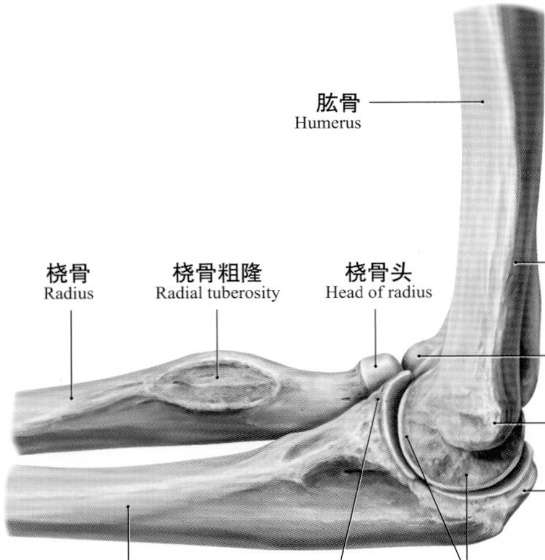

肱骨
Humerus
桡骨
Radius
桡骨粗隆
Radial tuberosity
桡骨头
Head of radius
内侧髁上嵴
Medial supracondylar ridge
肱骨小头
Capitellum
内上髁
Medial epicondyle
鹰嘴突
Olecranon process
尺骨
Ulna
冠状突
Coronoid process
滑车
Trochlea

图 15–6　肘关节

右上肢。肘部由肱骨、尺骨、桡骨分别构成 3 个关节：肱尺关节、肱桡关节、桡尺近侧关节。

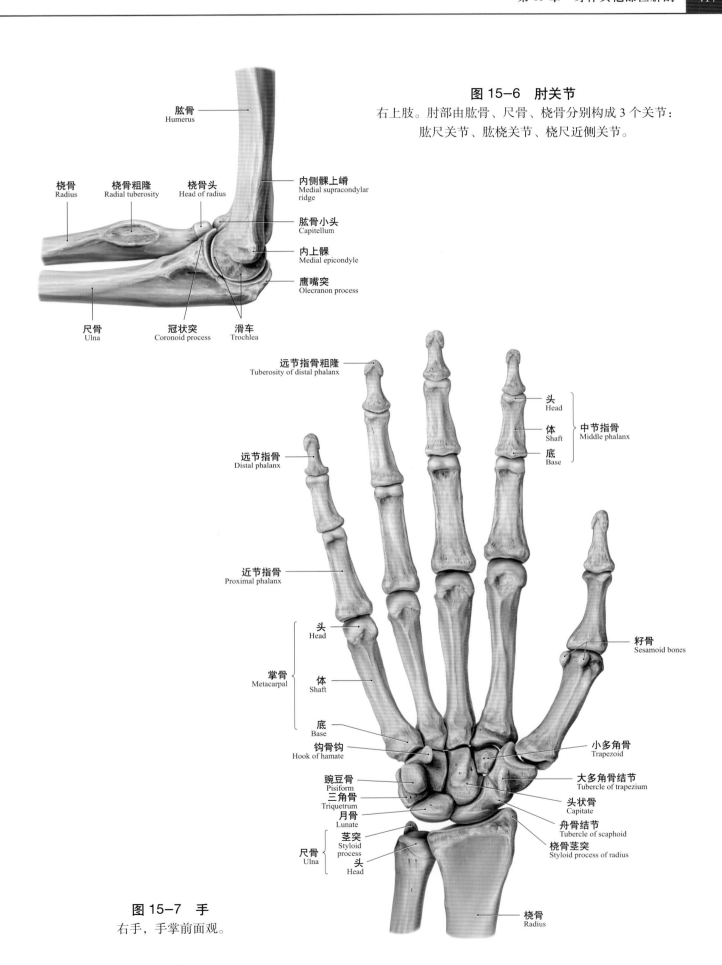

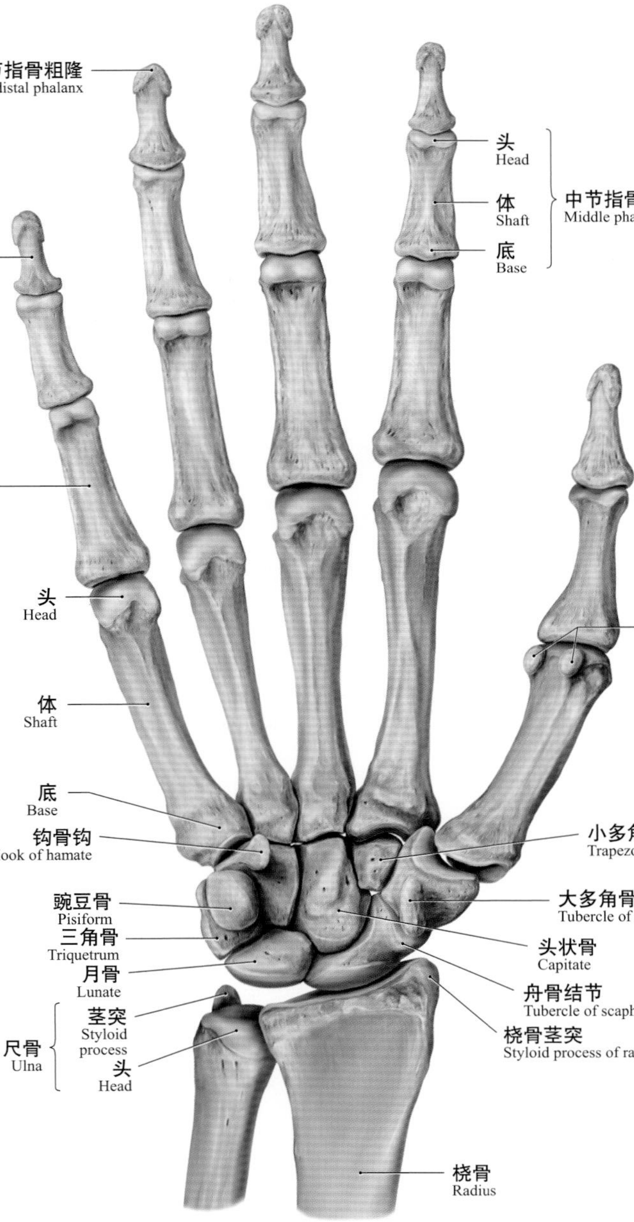

远节指骨粗隆
Tuberosity of distal phalanx
头
Head
体
Shaft
底
Base
中节指骨
Middle phalanx
远节指骨
Distal phalanx
近节指骨
Proximal phalanx
头
Head
掌骨
Metacarpal
体
Shaft
底
Base
籽骨
Sesamoid bones
钩骨钩
Hook of hamate
小多角骨
Trapezoid
豌豆骨
Pisiform
大多角骨结节
Tubercle of trapezium
三角骨
Triquetrum
头状骨
Capitate
月骨
Lunate
舟骨结节
Tubercle of scaphoid
尺骨
Ulna
茎突
Styloid process
头
Head
桡骨茎突
Styloid process of radius
桡骨
Radius

图 15–7　手

右手，手掌前面观。

上肢带肌（Ⅰ）

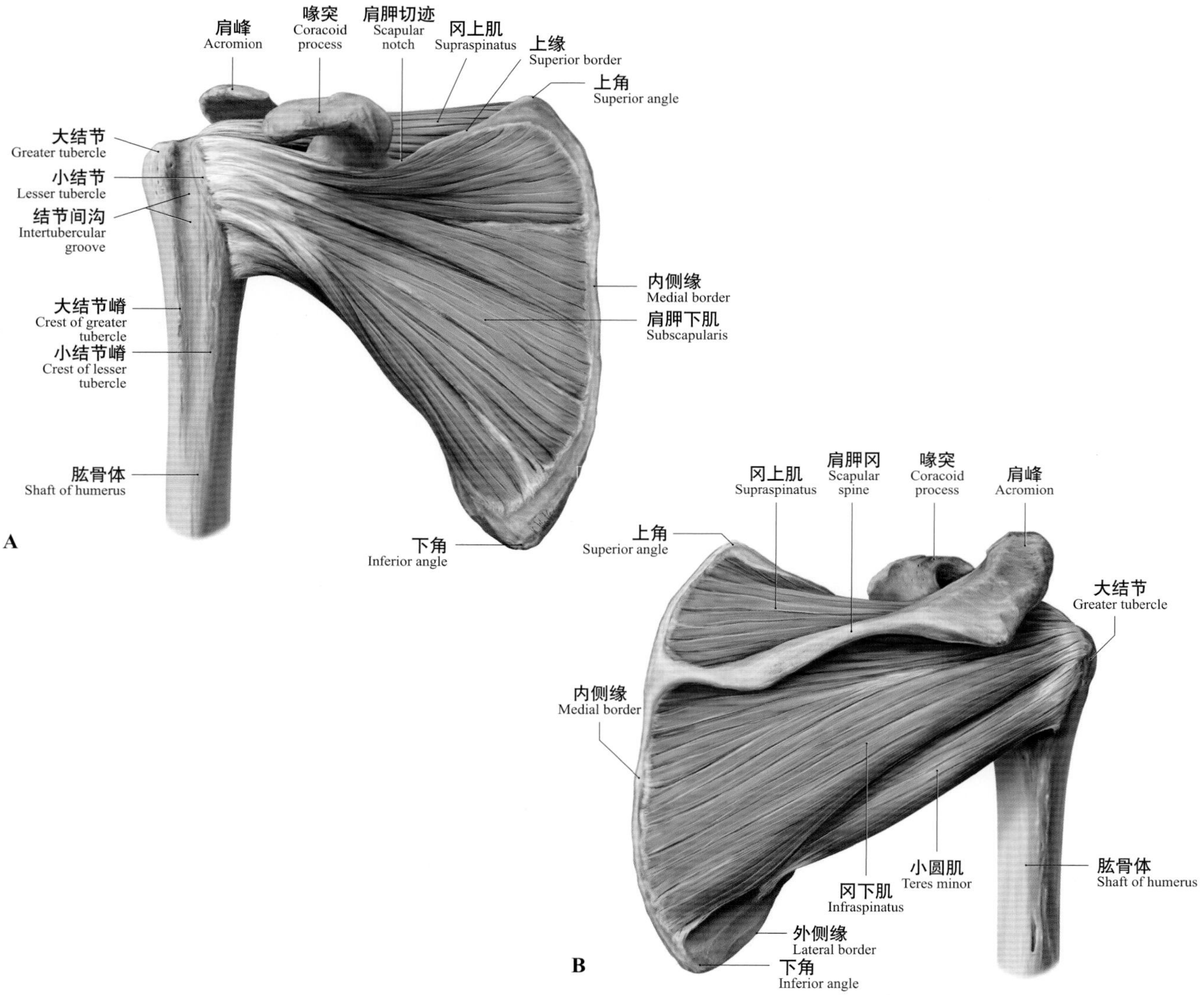
肩峰
Acromion
喙突
Coracoid process
肩胛切迹
Scapular notch
冈上肌
Supraspinatus
上缘
Superior border
上角
Superior angle
大结节
Greater tubercle
小结节
Lesser tubercle
结节间沟
Intertubercular groove
大结节嵴
Crest of greater tubercle
小结节嵴
Crest of lesser tubercle
内侧缘
Medial border
肩胛下肌
Subscapularis
肱骨体
Shaft of humerus
A
下角
Inferior angle
冈上肌
Supraspinatus
肩胛冈
Scapular spine
喙突
Coracoid process
肩峰
Acromion
上角
Superior angle
大结节
Greater tubercle
内侧缘
Medial border
小圆肌
Teres minor
冈下肌
Infraspinatus
肱骨体
Shaft of humerus
外侧缘
Lateral border
B
下角
Inferior angle

图 15–8 肩 胛 肌

右肩。**A.** 前面观。**B.** 后面观。

肩袖包括 4 块肌：冈上肌、冈下肌、小圆肌和肩胛下肌。

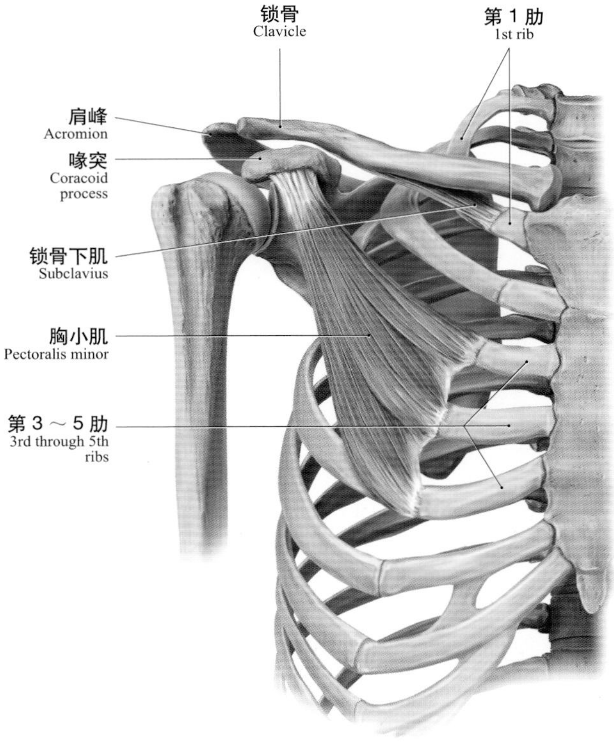

图 15–9　锁骨下肌和胸小肌

右侧，前面观。

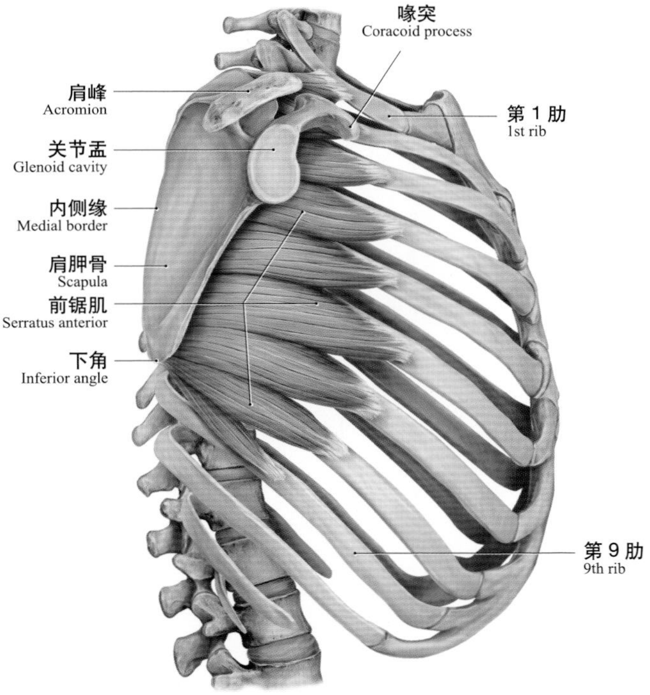

图 15–10　前锯肌

右侧面观。

上肢带肌（Ⅱ）和臂肌

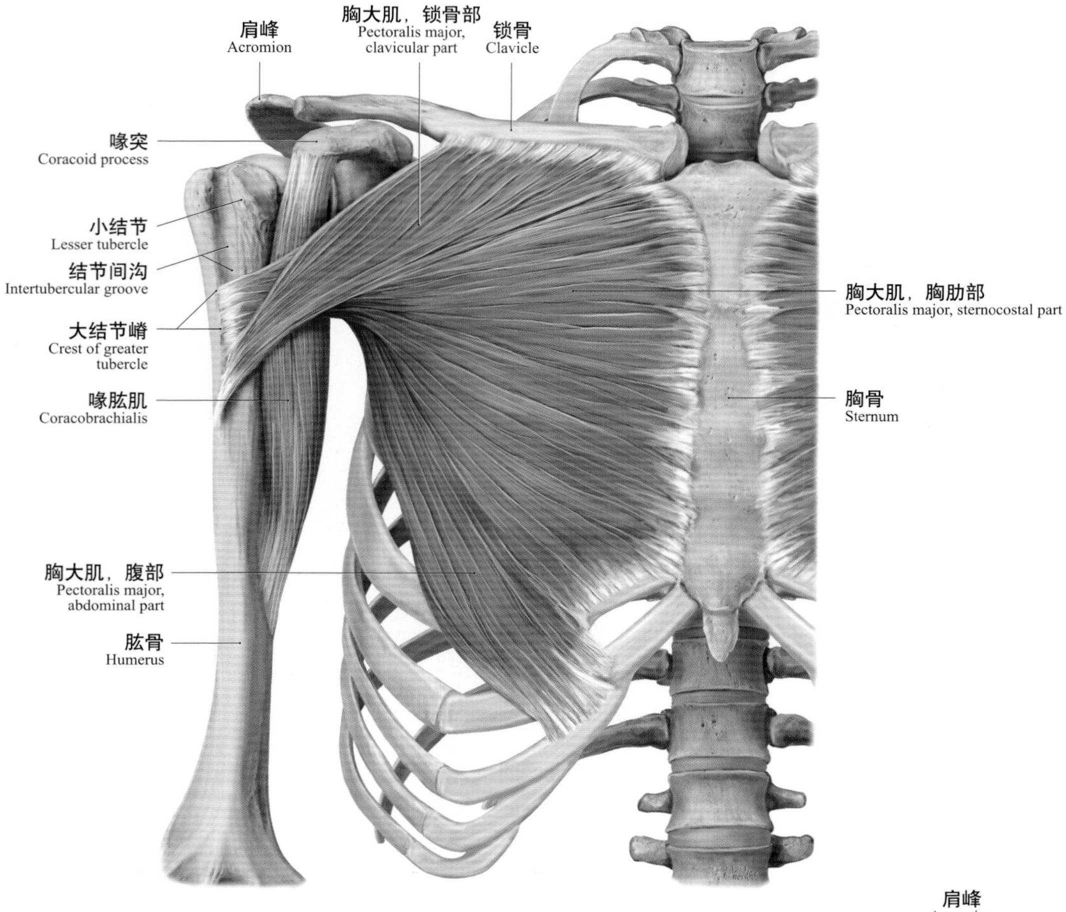
肩峰
Acromion
胸大肌，锁骨部
Pectoralis major, clavicular part
锁骨
Clavicle
喙突
Coracoid process
小结节
Lesser tubercle
结节间沟
Intertubercular groove
大结节嵴
Crest of greater tubercle
喙肱肌
Coracobrachialis
胸大肌，胸肋部
Pectoralis major, sternocostal part
胸骨
Sternum
胸大肌，腹部
Pectoralis major, abdominal part
肱骨
Humerus

图 15–11 胸大肌和喙肱肌

前面观。

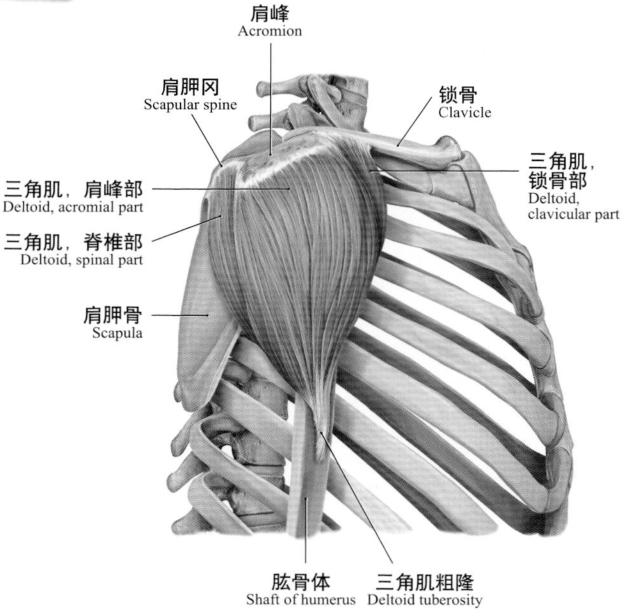
肩峰
Acromion
肩胛冈
Scapular spine
锁骨
Clavicle
三角肌，肩峰部
Deltoid, acromial part
三角肌，锁骨部
Deltoid, clavicular part
三角肌，脊椎部
Deltoid, spinal part
肩胛骨
Scapula
肱骨体
Shaft of humerus
三角肌粗隆
Deltoid tuberosity

图 15–12 三角肌

右肩，右侧面观。

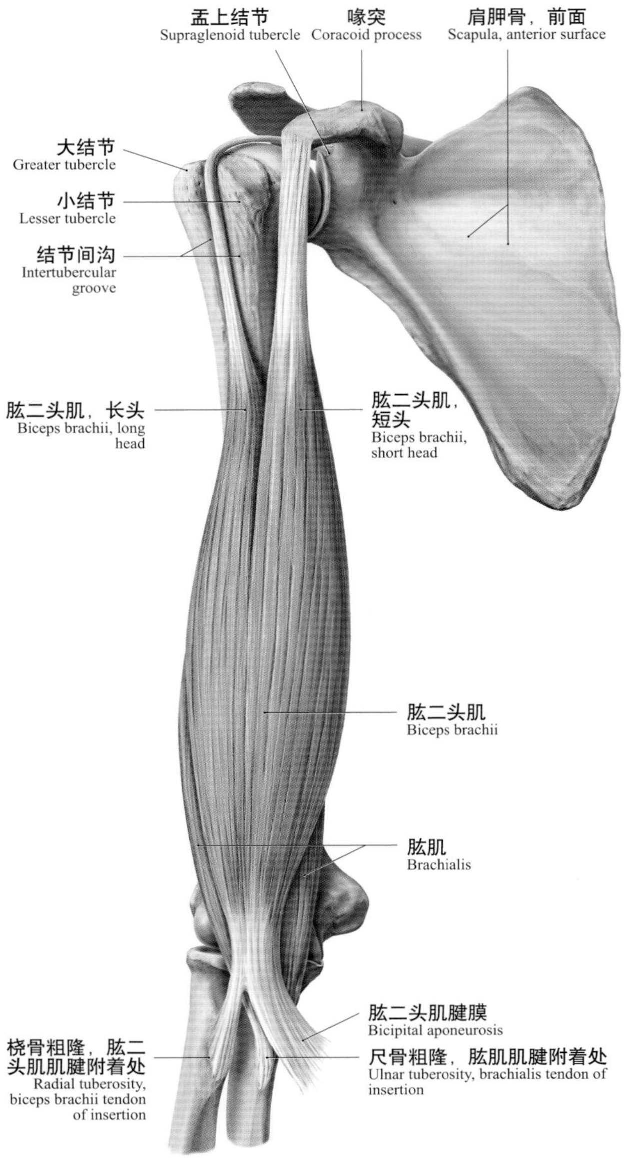
盂上结节
Supraglenoid tubercle
喙突
Coracoid process
肩胛骨，前面
Scapula, anterior surface
大结节
Greater tubercle
小结节
Lesser tubercle
结节间沟
Intertubercular groove
肱二头肌，长头
Biceps brachii, long head
肱二头肌，短头
Biceps brachii, short head
肱二头肌
Biceps brachii
肱肌
Brachialis
肱二头肌腱膜
Bicipital aponeurosis
桡骨粗隆，肱二头肌肌腱附着处
Radial tuberosity, biceps brachii tendon of insertion
尺骨粗隆，肱肌肌腱附着处
Ulnar tuberosity, brachialis tendon of insertion

图 15–13　右肩，右侧面观

右臂，前面观。

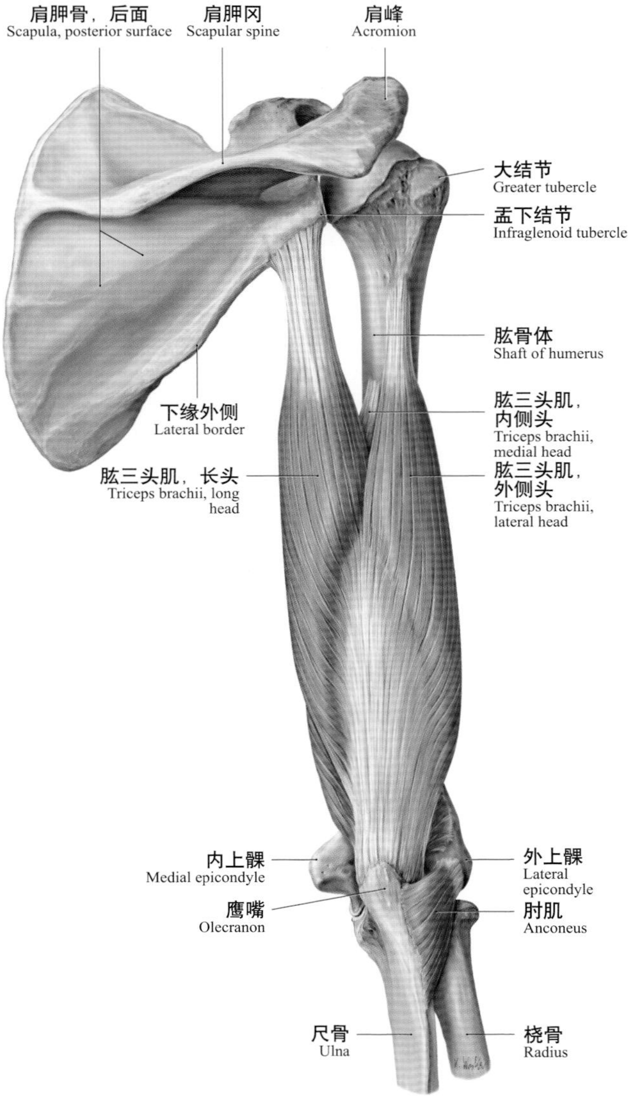
肩胛骨，后面
Scapula, posterior surface
肩胛冈
Scapular spine
肩峰
Acromion
大结节
Greater tubercle
盂下结节
Infraglenoid tubercle
肱骨体
Shaft of humerus
下缘外侧
Lateral border
肱三头肌，内侧头
Triceps brachii, medial head
肱三头肌，长头
Triceps brachii, long head
肱三头肌，外侧头
Triceps brachii, lateral head
内上髁
Medial epicondyle
外上髁
Lateral epicondyle
鹰嘴
Olecranon
肘肌
Anconeus
尺骨
Ulna
桡骨
Radius

图 15–14　肱三头肌和肘肌

右臂，后面观。

前 臂 肌

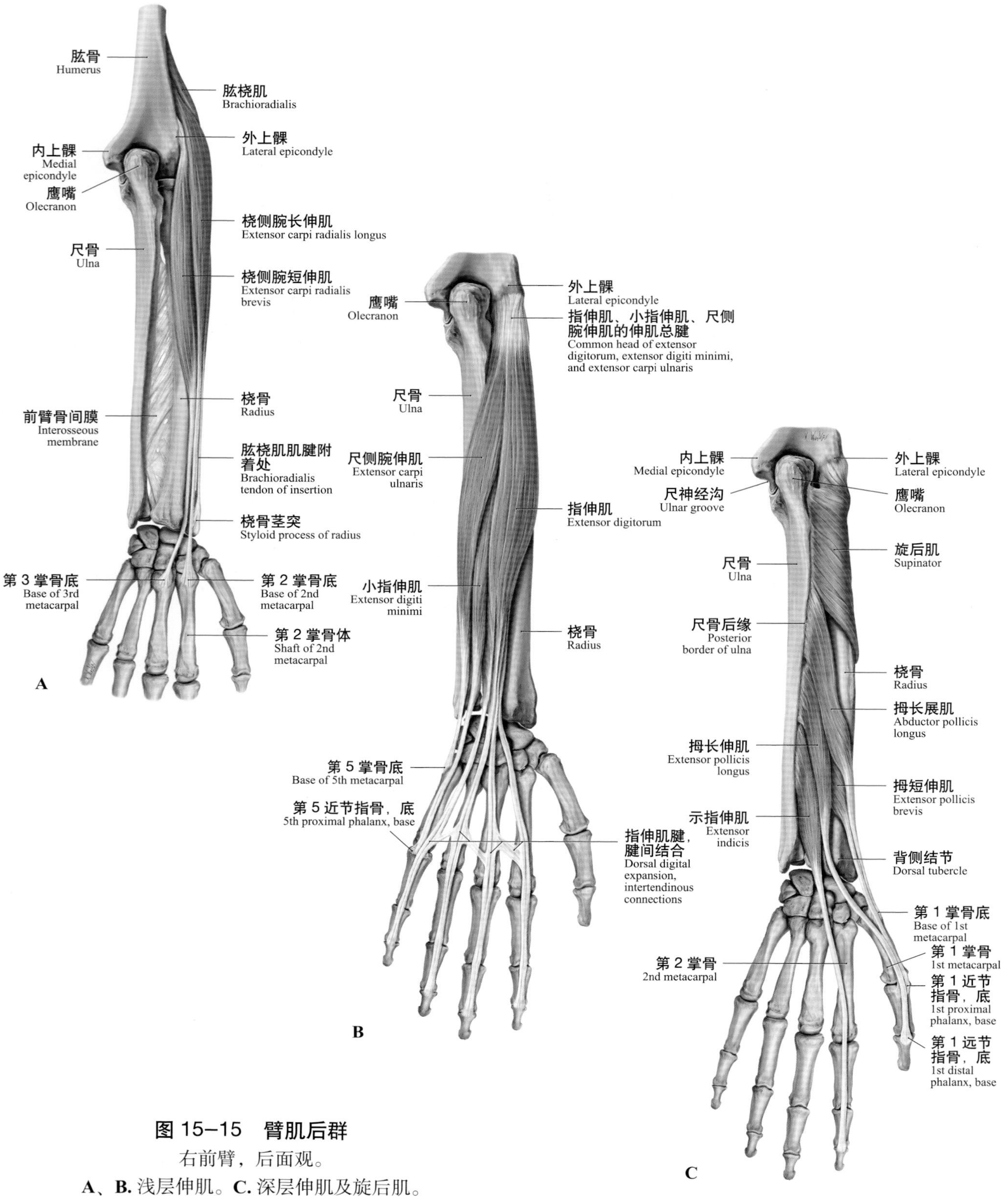

肱骨
Humerus
肱桡肌
Brachioradialis
外上髁
Lateral epicondyle
内上髁
Medial epicondyle
鹰嘴
Olecranon
桡侧腕长伸肌
Extensor carpi radialis longus
尺骨
Ulna
桡侧腕短伸肌
Extensor carpi radialis brevis
桡骨
Radius
前臂骨间膜
Interosseous membrane
肱桡肌肌腱附着处
Brachioradialis tendon of insertion
桡骨茎突
Styloid process of radius
第3掌骨底
Base of 3rd metacarpal
第2掌骨底
Base of 2nd metacarpal
第2掌骨体
Shaft of 2nd metacarpal
A
鹰嘴
Olecranon
外上髁
Lateral epicondyle
指伸肌、小指伸肌、尺侧腕伸肌的伸肌总腱
Common head of extensor digitorum, extensor digiti minimi, and extensor carpi ulnaris
尺骨
Ulna
尺侧腕伸肌
Extensor carpi ulnaris
指伸肌
Extensor digitorum
小指伸肌
Extensor digiti minimi
桡骨
Radius
第5掌骨底
Base of 5th metacarpal
第5近节指骨，底
5th proximal phalanx, base
指伸肌腱，腱间结合
Dorsal digital expansion, intertendinous connections
B
内上髁
Medial epicondyle
外上髁
Lateral epicondyle
尺神经沟
Ulnar groove
鹰嘴
Olecranon
旋后肌
Supinator
尺骨
Ulna
尺骨后缘
Posterior border of ulna
桡骨
Radius
拇长展肌
Abductor pollicis longus
拇长伸肌
Extensor pollicis longus
拇短伸肌
Extensor pollicis brevis
示指伸肌
Extensor indicis
背侧结节
Dorsal tubercle
第1掌骨底
Base of 1st metacarpal
第1掌骨
1st metacarpal
第2掌骨
2nd metacarpal
第1近节指骨，底
1st proximal phalanx, base
第1远节指骨，底
1st distal phalanx, base
C

图 15–15 臂肌后群

右前臂，后面观。

A、**B.** 浅层伸肌。**C.** 深层伸肌及旋后肌。

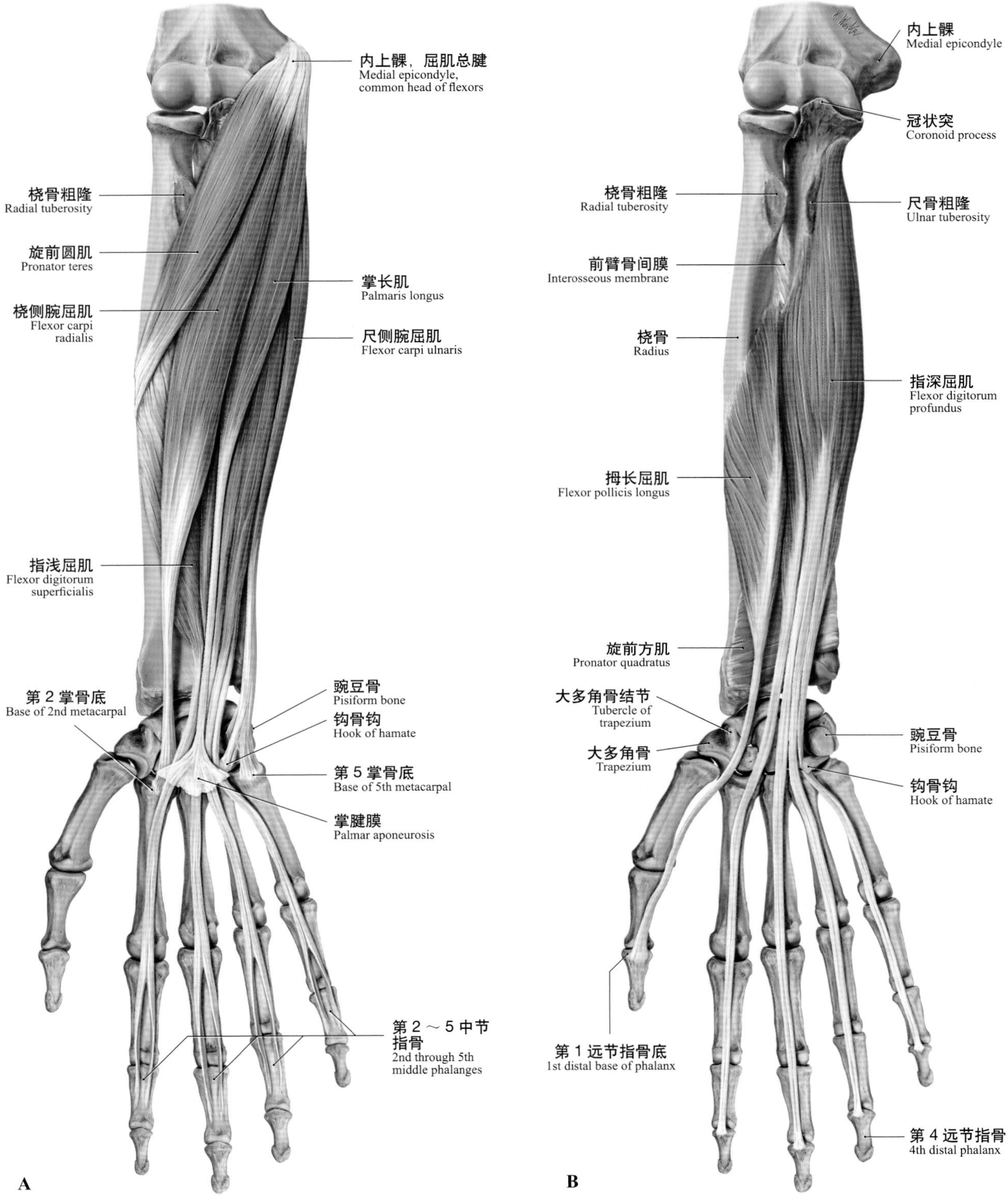
内上髁，屈肌总腱
Medial epicondyle, common head of flexors
桡骨粗隆
Radial tuberosity
旋前圆肌
Pronator teres
掌长肌
Palmaris longus
桡侧腕屈肌
Flexor carpi radialis
尺侧腕屈肌
Flexor carpi ulnaris
指浅屈肌
Flexor digitorum superficialis
第 2 掌骨底
Base of 2nd metacarpal
豌豆骨
Pisiform bone
钩骨钩
Hook of hamate
第 5 掌骨底
Base of 5th metacarpal
掌腱膜
Palmar aponeurosis
第 2 ～ 5 中节指骨
2nd through 5th middle phalanges
A
内上髁
Medial epicondyle
冠状突
Coronoid process
桡骨粗隆
Radial tuberosity
尺骨粗隆
Ulnar tuberosity
前臂骨间膜
Interosseous membrane
桡骨
Radius
指深屈肌
Flexor digitorum profundus
拇长屈肌
Flexor pollicis longus
旋前方肌
Pronator quadratus
大多角骨结节
Tubercle of trapezium
大多角骨
Trapezium
豌豆骨
Pisiform bone
钩骨钩
Hook of hamate
第 1 远节指骨底
1st distal base of phalanx
第 4 远节指骨
4th distal phalanx
B

图 15–16　臂 肌 前 群

右前臂，前面观。

A. 浅层和中层肌肉。**B.** 深层肌肉。

腕 和 手 肌

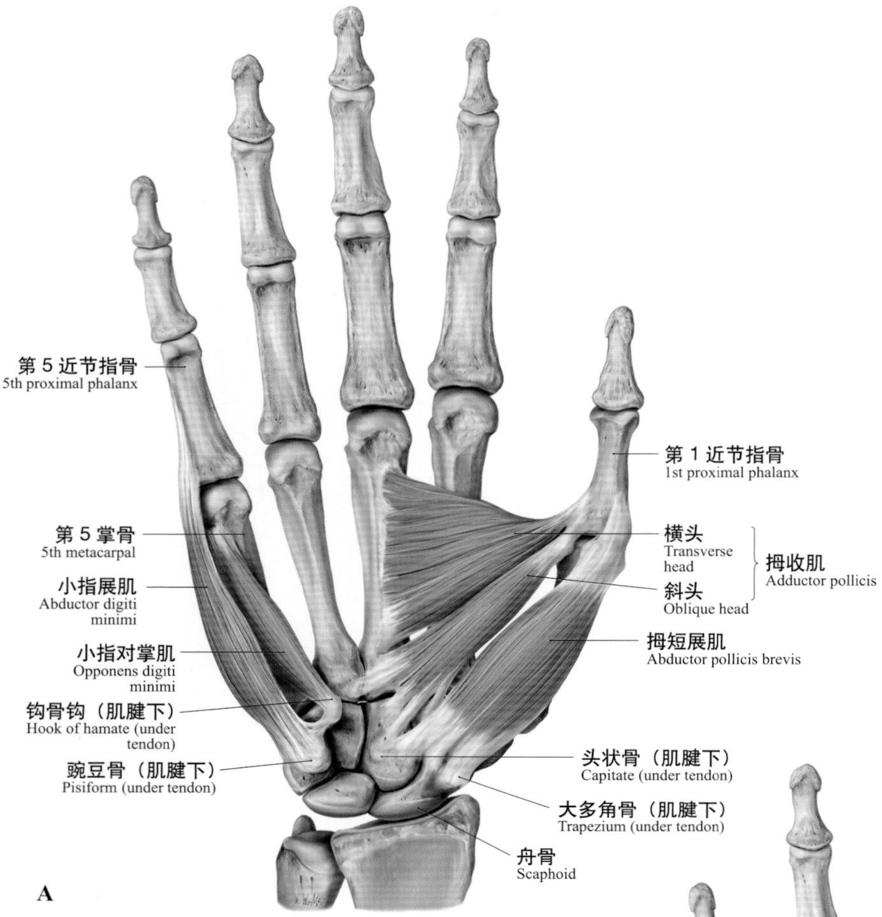

第 5 近节指骨
5th proximal phalanx
第 1 近节指骨
1st proximal phalanx
第 5 掌骨
5th metacarpal
横头
Transverse head
拇收肌
Adductor pollicis
小指展肌
Abductor digiti minimi
斜头
Oblique head
小指对掌肌
Opponens digiti minimi
拇短展肌
Abductor pollicis brevis
钩骨钩（肌腱下）
Hook of hamate (under tendon)
豌豆骨（肌腱下）
Pisiform (under tendon)
头状骨（肌腱下）
Capitate (under tendon)
大多角骨（肌腱下）
Trapezium (under tendon)
舟骨
Scaphoid
A

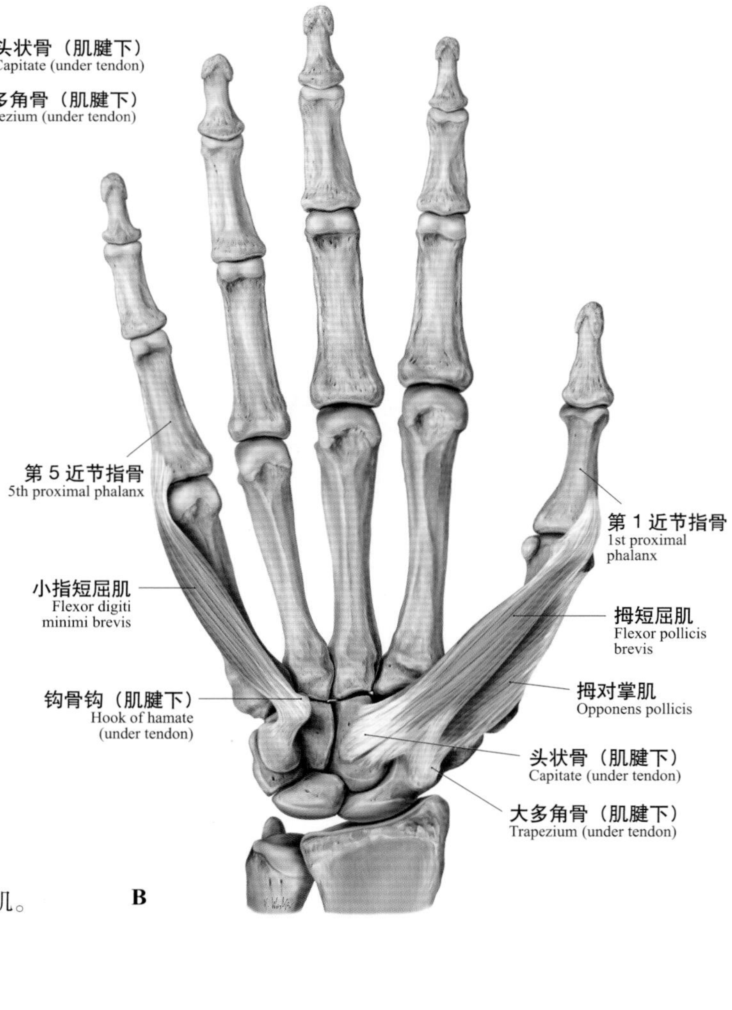

第 5 近节指骨
5th proximal phalanx
第 1 近节指骨
1st proximal phalanx
小指短屈肌
Flexor digiti minimi brevis
拇短屈肌
Flexor pollicis brevis
拇对掌肌
Opponens pollicis
钩骨钩（肌腱下）
Hook of hamate (under tendon)
头状骨（肌腱下）
Capitate (under tendon)
大多角骨（肌腱下）
Trapezium (under tendon)
B

图 15–17　鱼际肌和小鱼际肌

右手，手掌前面观。

A. 去除：拇短屈肌、拇对掌肌、小指短屈肌。

B. 去除：拇收肌、拇短展肌、小指展肌、小指对掌肌。

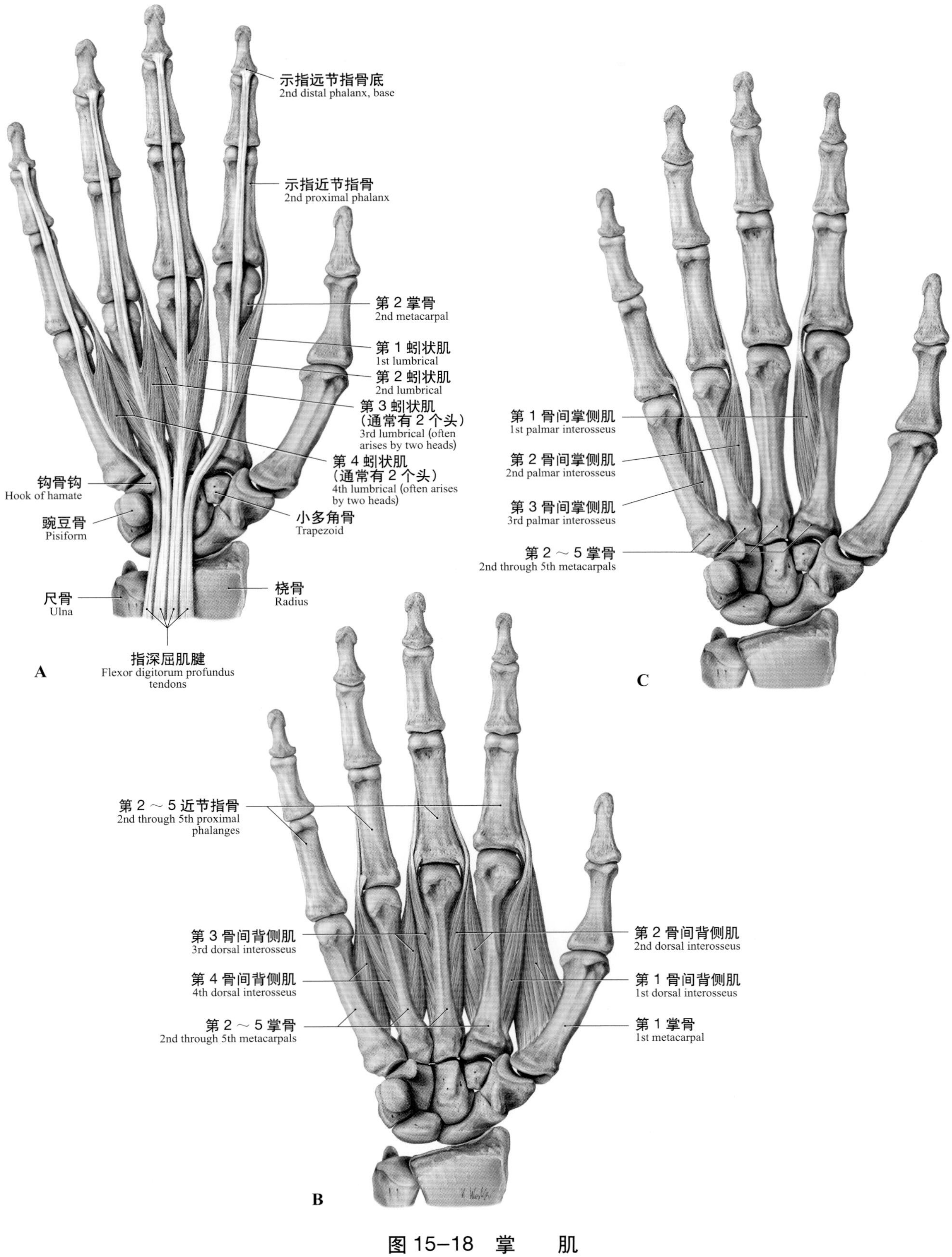
示指远节指骨底
2nd distal phalanx, base
示指近节指骨
2nd proximal phalanx
第 2 掌骨
2nd metacarpal
第 1 蚓状肌
1st lumbrical
第 2 蚓状肌
2nd lumbrical
第 3 蚓状肌（通常有 2 个头）
3rd lumbrical (often arises by two heads)
第 4 蚓状肌（通常有 2 个头）
4th lumbrical (often arises by two heads)
钩骨钩
Hook of hamate
豌豆骨
Pisiform
小多角骨
Trapezoid
尺骨
Ulna
桡骨
Radius
指深屈肌腱
Flexor digitorum profundus tendons
A
第 1 骨间掌侧肌
1st palmar interosseus
第 2 骨间掌侧肌
2nd palmar interosseus
第 3 骨间掌侧肌
3rd palmar interosseus
第 2 ～ 5 掌骨
2nd through 5th metacarpals
C
第 2 ～ 5 近节指骨
2nd through 5th proximal phalanges
第 3 骨间背侧肌
3rd dorsal interosseus
第 4 骨间背侧肌
4th dorsal interosseus
第 2 ～ 5 掌骨
2nd through 5th metacarpals
第 2 骨间背侧肌
2nd dorsal interosseus
第 1 骨间背侧肌
1st dorsal interosseus
第 1 掌骨
1st metacarpal
B

图 15–18　掌　　肌

右手，手掌前面观。

A. 蚓状肌。**B.** 骨间背侧肌。**C.** 骨间掌侧肌。

上肢动脉和静脉

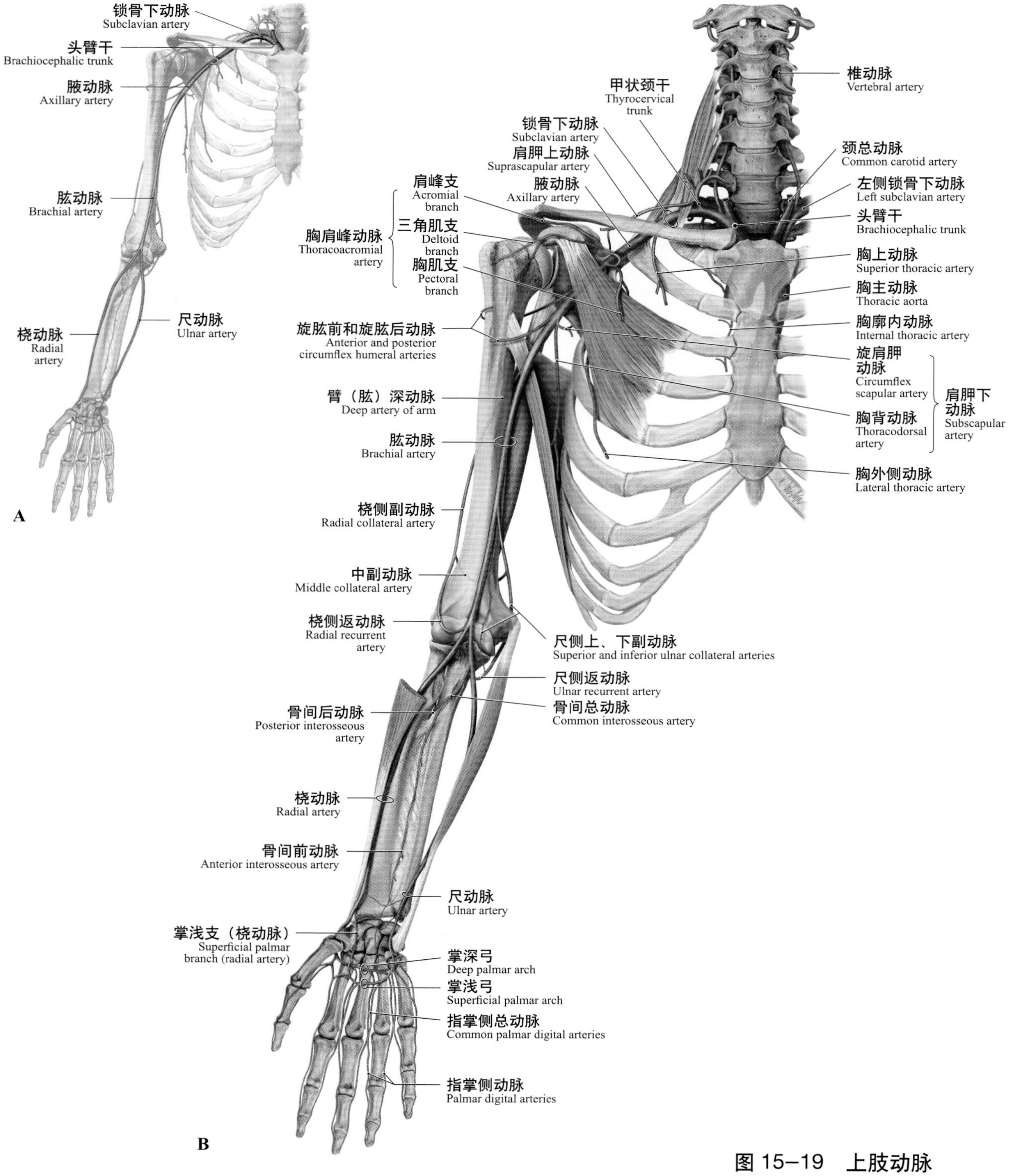
锁骨下动脉
Subclavian artery
头臂干
Brachiocephalic trunk
腋动脉
Axillary artery
肱动脉
Brachial artery
尺动脉
Ulnar artery
桡动脉
Radial artery
A
甲状颈干
Thyrocervical trunk
椎动脉
Vertebral artery
锁骨下动脉
Subclavian artery
肩胛上动脉
Suprascapular artery
颈总动脉
Common carotid artery
肩峰支
Acromial branch
腋动脉
Axillary artery
左侧锁骨下动脉
Left subclavian artery
头臂干
Brachiocephalic trunk
胸肩峰动脉
Thoracoacromial artery
三角肌支
Deltoid branch
胸肌支
Pectoral branch
胸上动脉
Superior thoracic artery
胸主动脉
Thoracic aorta
旋肱前和旋肱后动脉
Anterior and posterior circumflex humeral arteries
胸廓内动脉
Internal thoracic artery
旋肩胛动脉
Circumflex scapular artery
肩胛下动脉
Subscapular artery
臂（肱）深动脉
Deep artery of arm
胸背动脉
Thoracodorsal artery
肱动脉
Brachial artery
胸外侧动脉
Lateral thoracic artery
桡侧副动脉
Radial collateral artery
中副动脉
Middle collateral artery
桡侧返动脉
Radial recurrent artery
尺侧上、下副动脉
Superior and inferior ulnar collateral arteries
尺侧返动脉
Ulnar recurrent artery
骨间总动脉
Common interosseous artery
骨间后动脉
Posterior interosseous artery
桡动脉
Radial artery
骨间前动脉
Anterior interosseous artery
尺动脉
Ulnar artery
掌浅支（桡动脉）
Superficial palmar branch (radial artery)
掌深弓
Deep palmar arch
掌浅弓
Superficial palmar arch
指掌侧总动脉
Common palmar digital arteries
指掌侧动脉
Palmar digital arteries
B

图 15–19 上肢动脉

右上肢，前面观。

A. 动脉干各段。**B.** 动脉分支。

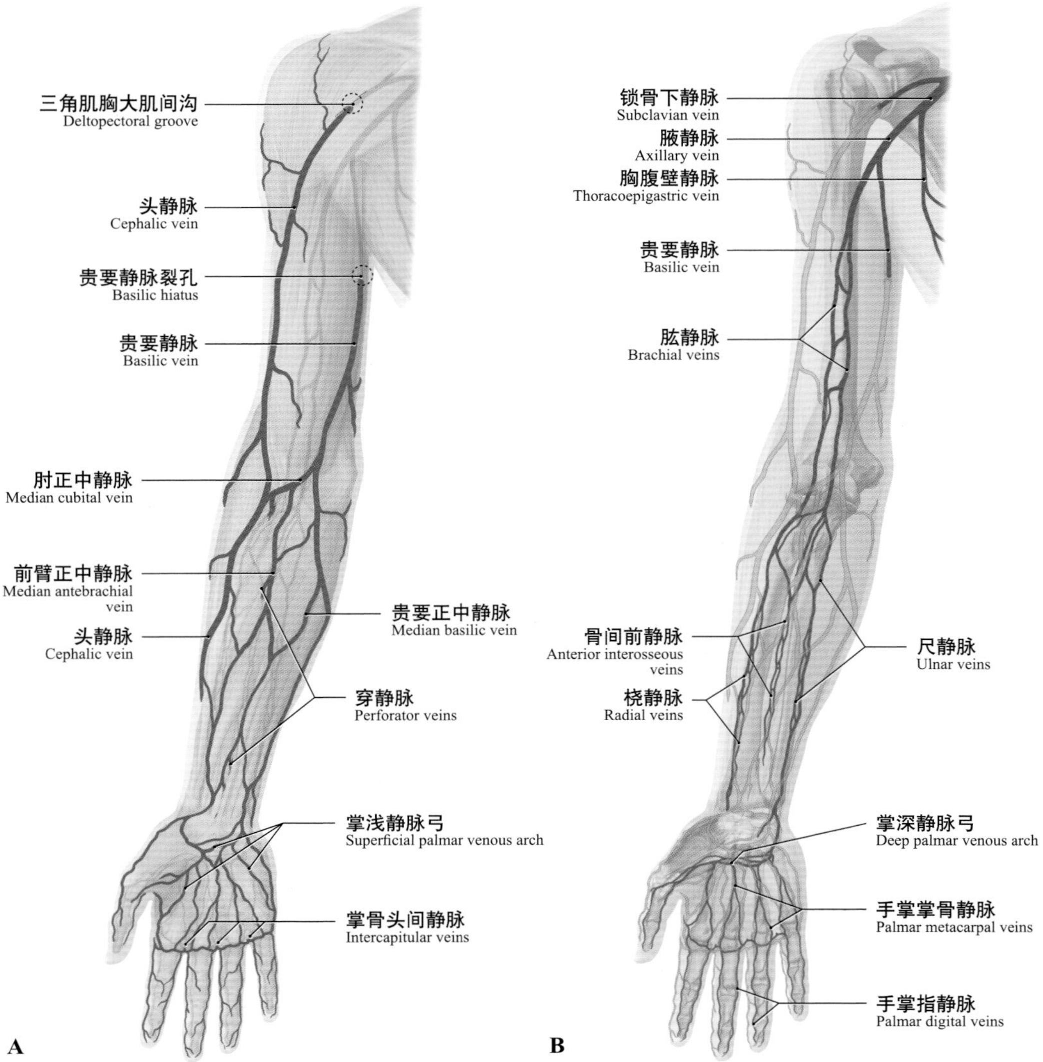

三角肌胸大肌间沟
Deltopectoral groove
头静脉
Cephalic vein
贵要静脉裂孔
Basilic hiatus
贵要静脉
Basilic vein
肘正中静脉
Median cubital vein
前臂正中静脉
Median antebrachial vein
头静脉
Cephalic vein
贵要正中静脉
Median basilic vein
穿静脉
Perforator veins
掌浅静脉弓
Superficial palmar venous arch
掌骨头间静脉
Intercapitular veins
A
锁骨下静脉
Subclavian vein
腋静脉
Axillary vein
胸腹壁静脉
Thoracoepigastric vein
贵要静脉
Basilic vein
肱静脉
Brachial veins
骨间前静脉
Anterior interosseous veins
桡静脉
Radial veins
尺静脉
Ulnar veins
掌深静脉弓
Deep palmar venous arch
手掌掌骨静脉
Palmar metacarpal veins
手掌指静脉
Palmar digital veins
B

图 15–20 上 肢 静 脉

右上肢，前面观。

A. 浅静脉。**B.** 深静脉。

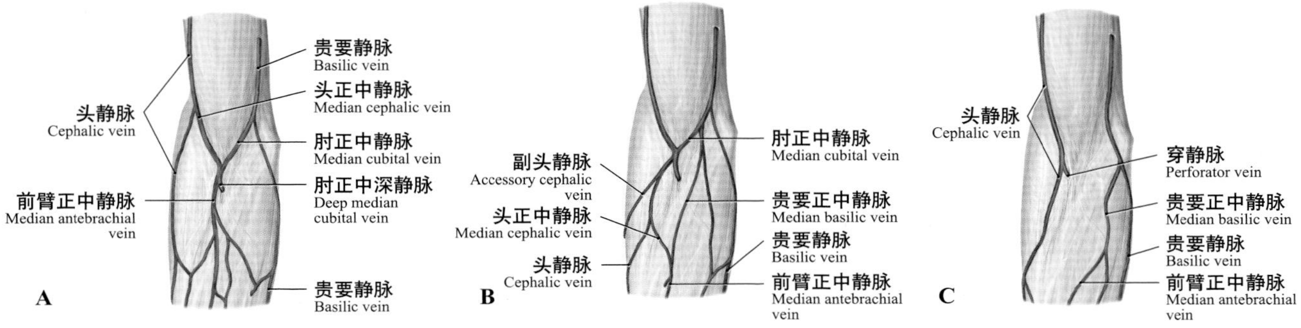

头静脉
Cephalic vein
贵要静脉
Basilic vein
头正中静脉
Median cephalic vein
肘正中静脉
Median cubital vein
前臂正中静脉
Median antebrachial vein
肘正中深静脉
Deep median cubital vein
贵要静脉
Basilic vein
A
副头静脉
Accessory cephalic vein
头正中静脉
Median cephalic vein
头静脉
Cephalic vein
肘正中静脉
Median cubital vein
贵要正中静脉
Median basilic vein
贵要静脉
Basilic vein
前臂正中静脉
Median antebrachial vein
B
头静脉
Cephalic vein
穿静脉
Perforator vein
贵要正中静脉
Median basilic vein
贵要静脉
Basilic vein
前臂正中静脉
Median antebrachial vein
C

图 15–21 肘 窝 的 静 脉

右上肢，前面观。肘窝的皮下静脉有很多变异。

A. M 形。**B.** 伴有副头静脉。**C.** 缺少肘正中静脉。

臂　丛

几乎所有上肢肌都受臂丛支配，臂丛起源于 C_5 至 T_1 脊神经前支。脊神经前支直接发出分支（臂丛锁骨上分支），且合并成 3 个干、6 个股（3 前 3 后）和 3 个束。臂丛的锁骨下部由直接发自束的短支和走行于整个上肢的长（终末）支构成。

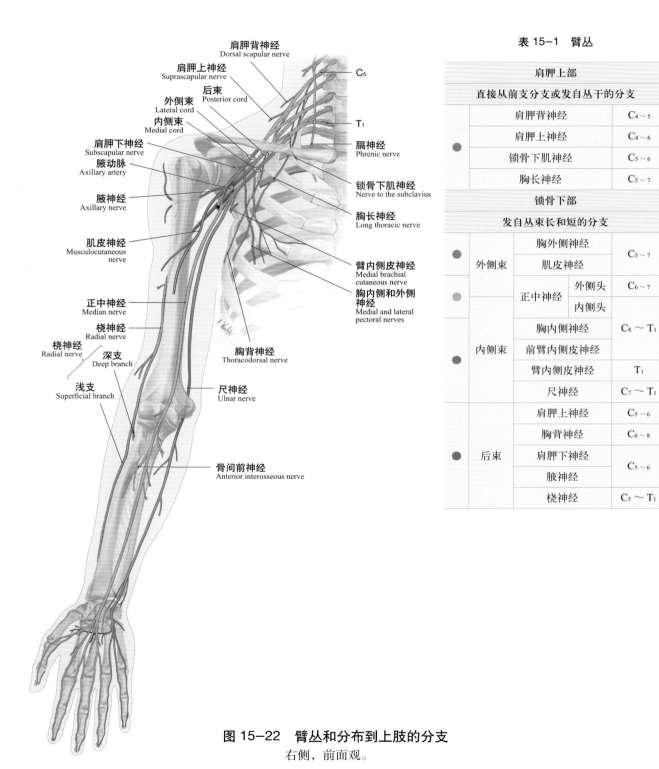

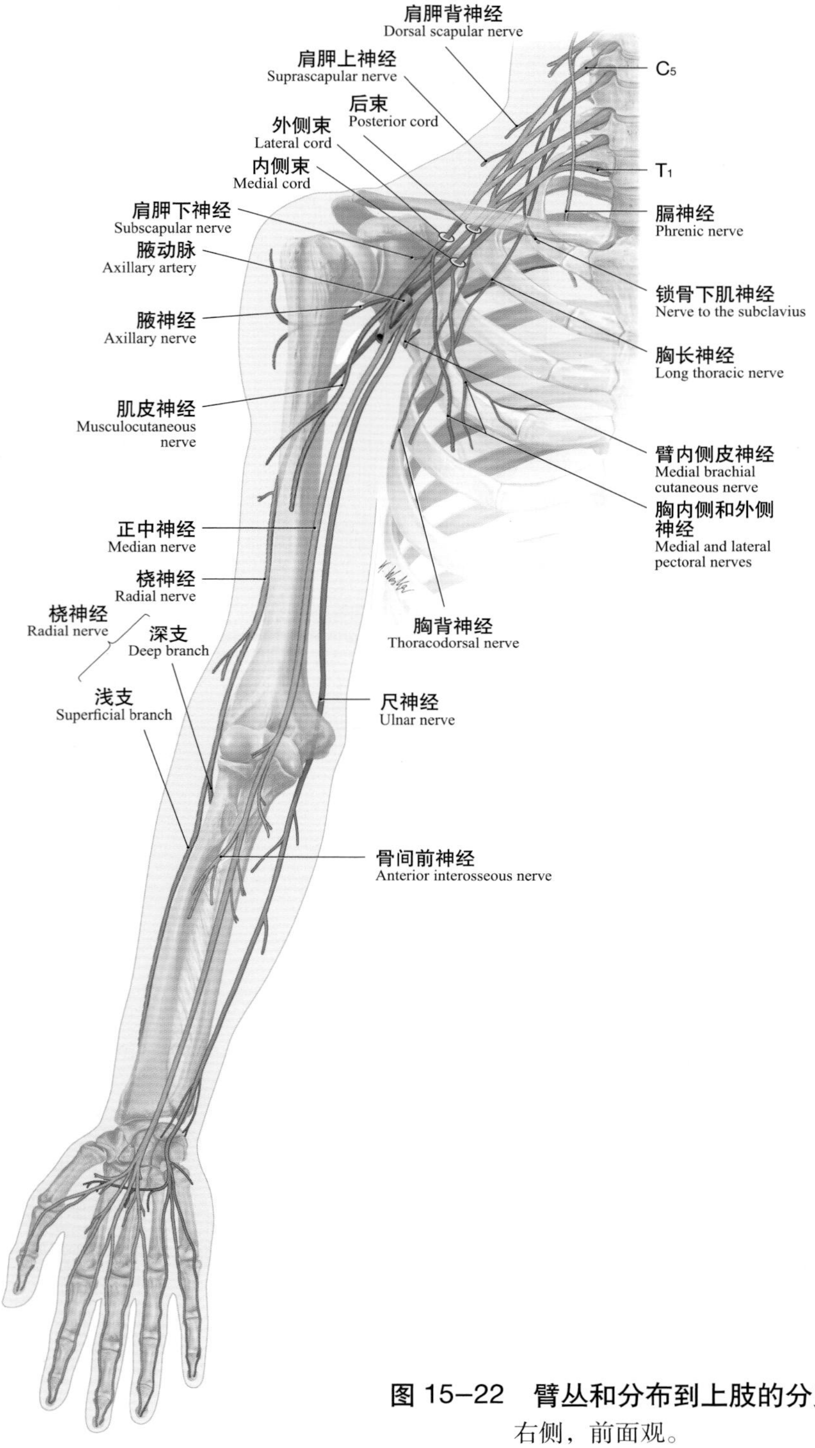

图 15–22　臂丛和分布到上肢的分支

右侧，前面观。

表 15–1　臂丛

肩胛上部				
直接从前支分支或发自丛干的分支				
●	肩胛背神经			$C_{4\sim5}$
	肩胛上神经			$C_{4\sim6}$
	锁骨下肌神经			$C_{5\sim6}$
	胸长神经			$C_{5\sim7}$
锁骨下部				
发自丛束长和短的分支				
●	外侧束	胸外侧神经		$C_{5\sim7}$
		肌皮神经		
●		正中神经	外侧头	$C_{6\sim7}$
	内侧束		内侧头	$C_8 \sim T_1$
●		胸内侧神经		
		前臂内侧皮神经		
		臂内侧皮神经		T_1
		尺神经		$C_7 \sim T_1$
●	后束	肩胛上神经		$C_{5\sim6}$
		胸背神经		$C_{6\sim8}$
		肩胛下神经		$C_{5\sim6}$
		腋神经		
		桡神经		$C_5 \sim T_1$

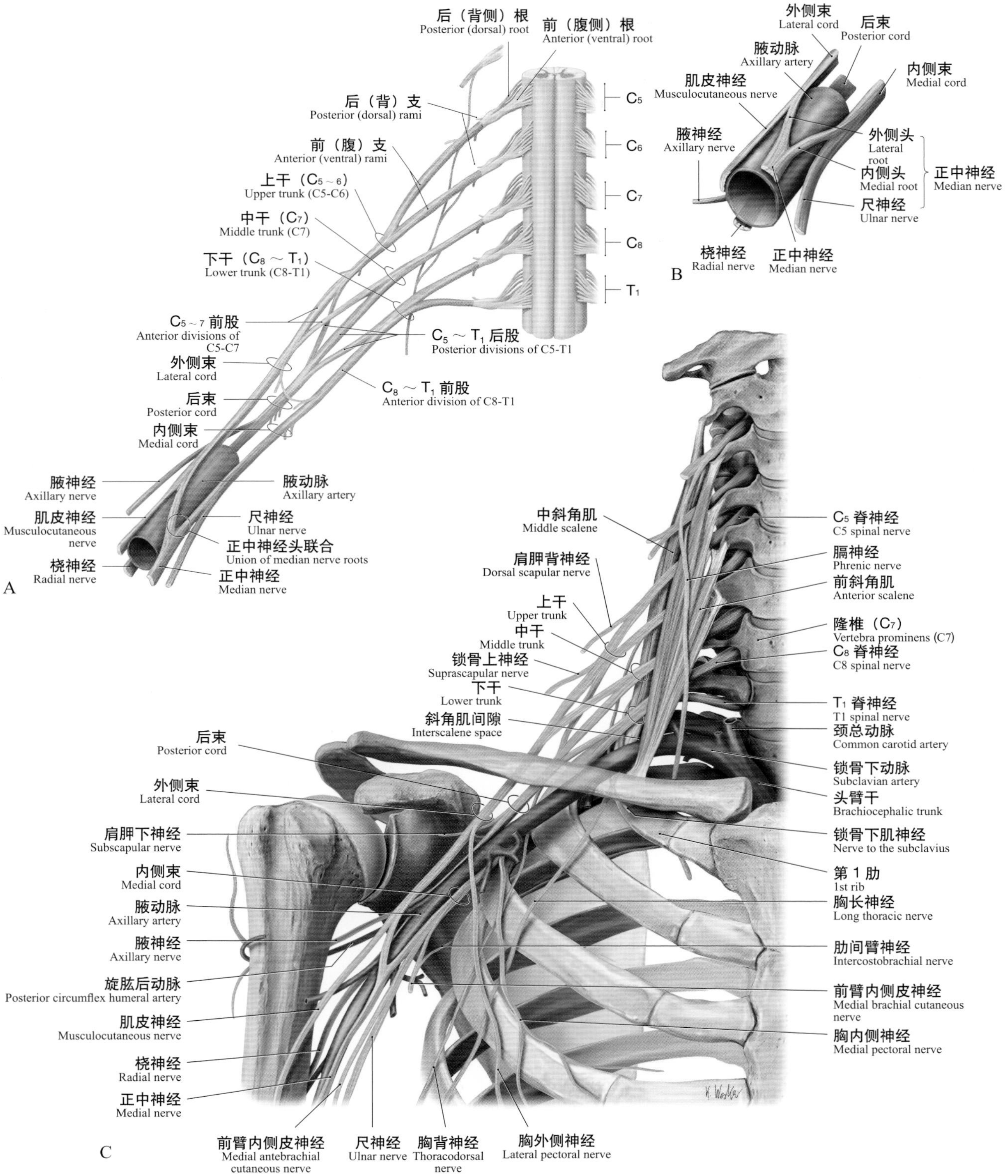
后（背侧）根
Posterior (dorsal) root
前（腹侧）根
Anterior (ventral) root
后（背）支
Posterior (dorsal) rami
前（腹）支
Anterior (ventral) rami
上干（$C_{5\sim6}$）
Upper trunk (C5-C6)
中干（C_7）
Middle trunk (C7)
下干（$C_8 \sim T_1$）
Lower trunk (C8-T1)
$C_{5\sim7}$ 前股
Anterior divisions of C5-C7
$C_5 \sim T_1$ 后股
Posterior divisions of C5-T1
外侧束
Lateral cord
后束
Posterior cord
$C_8 \sim T_1$ 前股
Anterior division of C8-T1
内侧束
Medial cord
腋神经
Axillary nerve
腋动脉
Axillary artery
肌皮神经
Musculocutaneous nerve
尺神经
Ulnar nerve
正中神经头联合
Union of median nerve roots
桡神经
Radial nerve
正中神经
Median nerve
C_5
C_6
C_7
C_8
T_1
A
外侧束
Lateral cord
后束
Posterior cord
腋动脉
Axillary artery
内侧束
Medial cord
肌皮神经
Musculocutaneous nerve
腋神经
Axillary nerve
外侧头
Lateral root
内侧头
Medial root
正中神经
Median nerve
尺神经
Ulnar nerve
桡神经
Radial nerve
正中神经
Median nerve
B
中斜角肌
Middle scalene
肩胛背神经
Dorsal scapular nerve
上干
Upper trunk
中干
Middle trunk
锁骨上神经
Suprascapular nerve
下干
Lower trunk
斜角肌间隙
Interscalene space
后束
Posterior cord
外侧束
Lateral cord
肩胛下神经
Subscapular nerve
内侧束
Medial cord
腋动脉
Axillary artery
腋神经
Axillary nerve
旋肱后动脉
Posterior circumflex humeral artery
肌皮神经
Musculocutaneous nerve
桡神经
Radial nerve
正中神经
Medial nerve
前臂内侧皮神经
Medial antebrachial cutaneous nerve
尺神经
Ulnar nerve
胸背神经
Thoracodorsal nerve
胸外侧神经
Lateral pectoral nerve
C_5 脊神经
C5 spinal nerve
膈神经
Phrenic nerve
前斜角肌
Anterior scalene
隆椎（C_7）
Vertebra prominens (C7)
C_8 脊神经
C8 spinal nerve
T_1 脊神经
T1 spinal nerve
颈总动脉
Common carotid artery
锁骨下动脉
Subclavian artery
头臂干
Brachiocephalic trunk
锁骨下肌神经
Nerve to the subclavius
第 1 肋
1st rib
胸长神经
Long thoracic nerve
肋间臂神经
Intercostobrachial nerve
前臂内侧皮神经
Medial brachial cutaneous nerve
胸内侧神经
Medial pectoral nerve
C

图 15–23　臂丛神经

右侧，前面观。

A. 臂丛的构成。

B. 束的终末支。

C. 臂丛神经走行，为显示清楚而拉直。

骨性胸廓

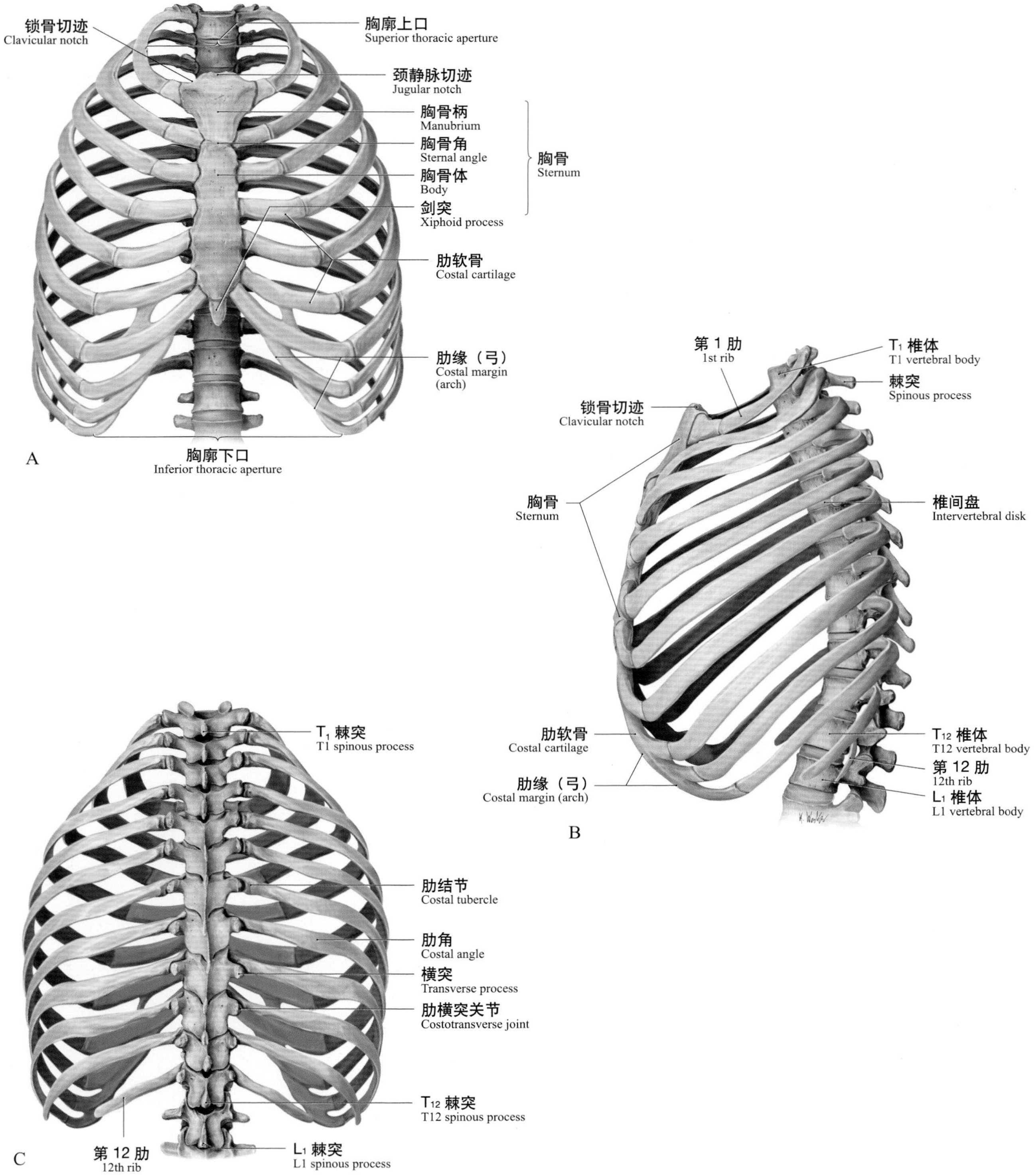
锁骨切迹
Clavicular notch
胸廓上口
Superior thoracic aperture
颈静脉切迹
Jugular notch
胸骨柄
Manubrium
胸骨角
Sternal angle
胸骨体
Body
剑突
Xiphoid process
胸骨
Sternum
肋软骨
Costal cartilage
肋缘（弓）
Costal margin (arch)
A
胸廓下口
Inferior thoracic aperture
第 1 肋
1st rib
T1 椎体
T1 vertebral body
棘突
Spinous process
锁骨切迹
Clavicular notch
胸骨
Sternum
椎间盘
Intervertebral disk
肋软骨
Costal cartilage
肋缘（弓）
Costal margin (arch)
T12 椎体
T12 vertebral body
第 12 肋
12th rib
L1 椎体
L1 vertebral body
B
T1 棘突
T1 spinous process
肋结节
Costal tubercle
肋角
Costal angle
横突
Transverse process
肋横突关节
Costotransverse joint
T12 棘突
T12 spinous process
C
第 12 肋
12th rib
L1 棘突
L1 spinous process

图 15–24 骨性胸廓

A. 前面观。**B.** 左侧面观。**C.** 后面观。

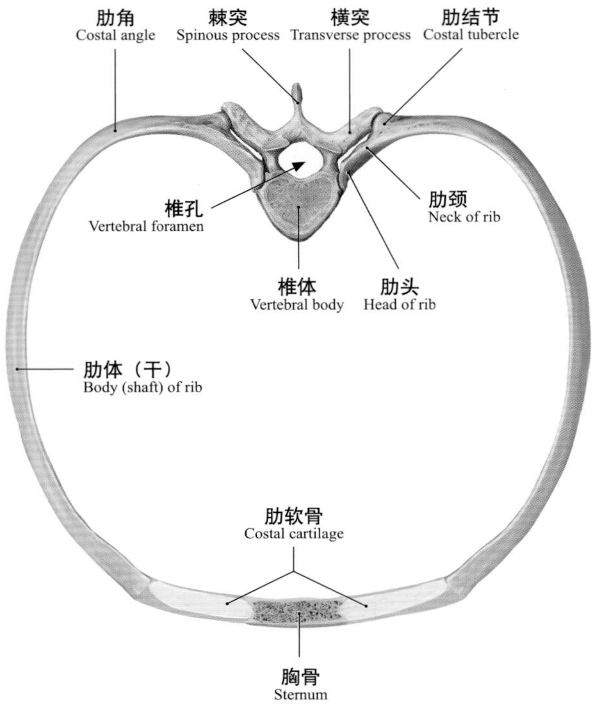
肋角
Costal angle
棘突
Spinous process
横突
Transverse process
肋结节
Costal tubercle
椎孔
Vertebral foramen
肋颈
Neck of rib
椎体
Vertebral body
肋头
Head of rib
肋体（干）
Body (shaft) of rib
肋软骨
Costal cartilage
胸骨
Sternum

图 15–25　胸部构成

平第 6 肋上面观。

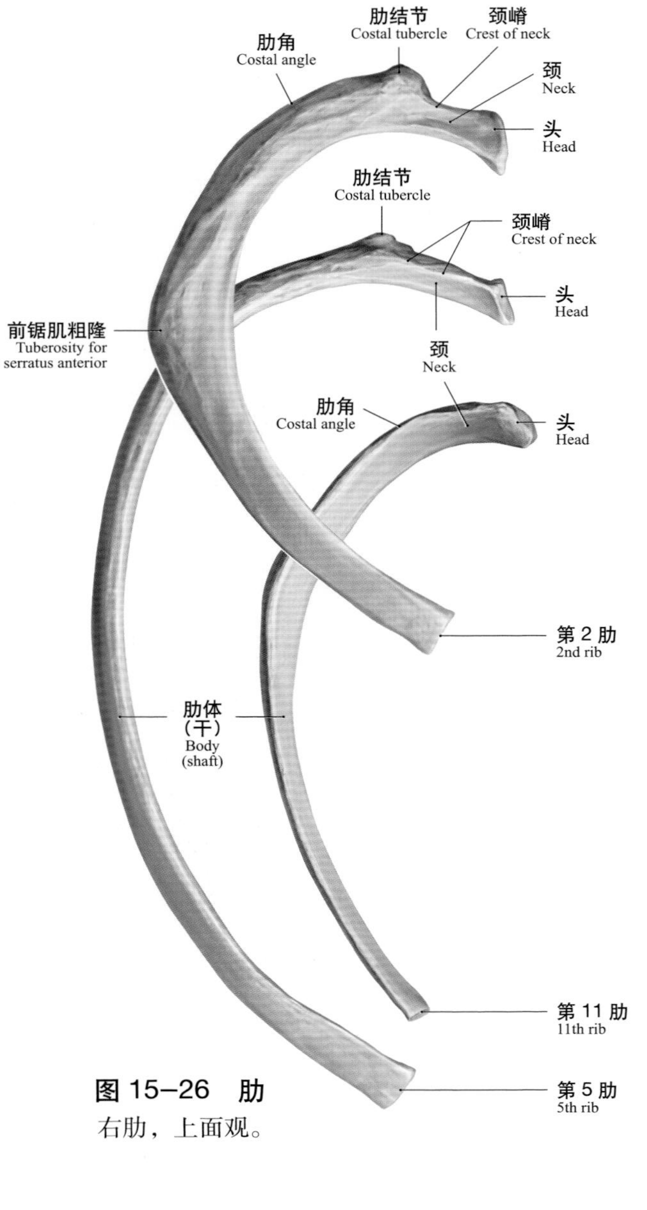
肋结节
Costal tubercle
颈嵴
Crest of neck
肋角
Costal angle
颈
Neck
头
Head
肋结节
Costal tubercle
颈嵴
Crest of neck
头
Head
前锯肌粗隆
Tuberosity for serratus anterior
颈
Neck
肋角
Costal angle
头
Head
第 2 肋
2nd rib
肋体（干）
Body (shaft)
第 11 肋
11th rib
第 5 肋
5th rib

图 15–26　肋

右肋，上面观。

胸壁肌及神经血管的局部解剖

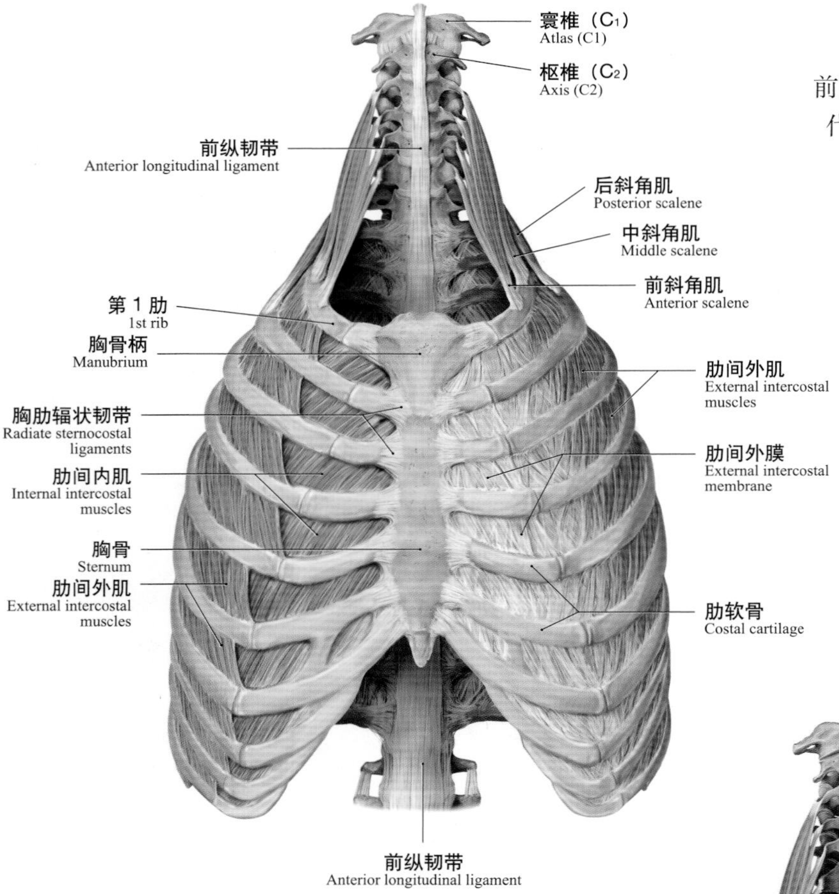

寰椎（C1）
Atlas (C1)
枢椎（C2）
Axis (C2)
前纵韧带
Anterior longitudinal ligament
后斜角肌
Posterior scalene
中斜角肌
Middle scalene
前斜角肌
Anterior scalene
第 1 肋
1st rib
胸骨柄
Manubrium
肋间外肌
External intercostal muscles
胸肋辐状韧带
Radiate sternocostal ligaments
肋间外膜
External intercostal membrane
肋间内肌
Internal intercostal muscles
胸骨
Sternum
肋间外肌
External intercostal muscles
肋软骨
Costal cartilage
前纵韧带
Anterior longitudinal ligament

图 15–27 胸壁肌

前面观。肋间外肌在前面被肋间外膜取代，肋间内肌在后面被肋间内膜取代（图 15–28 中被切除）。

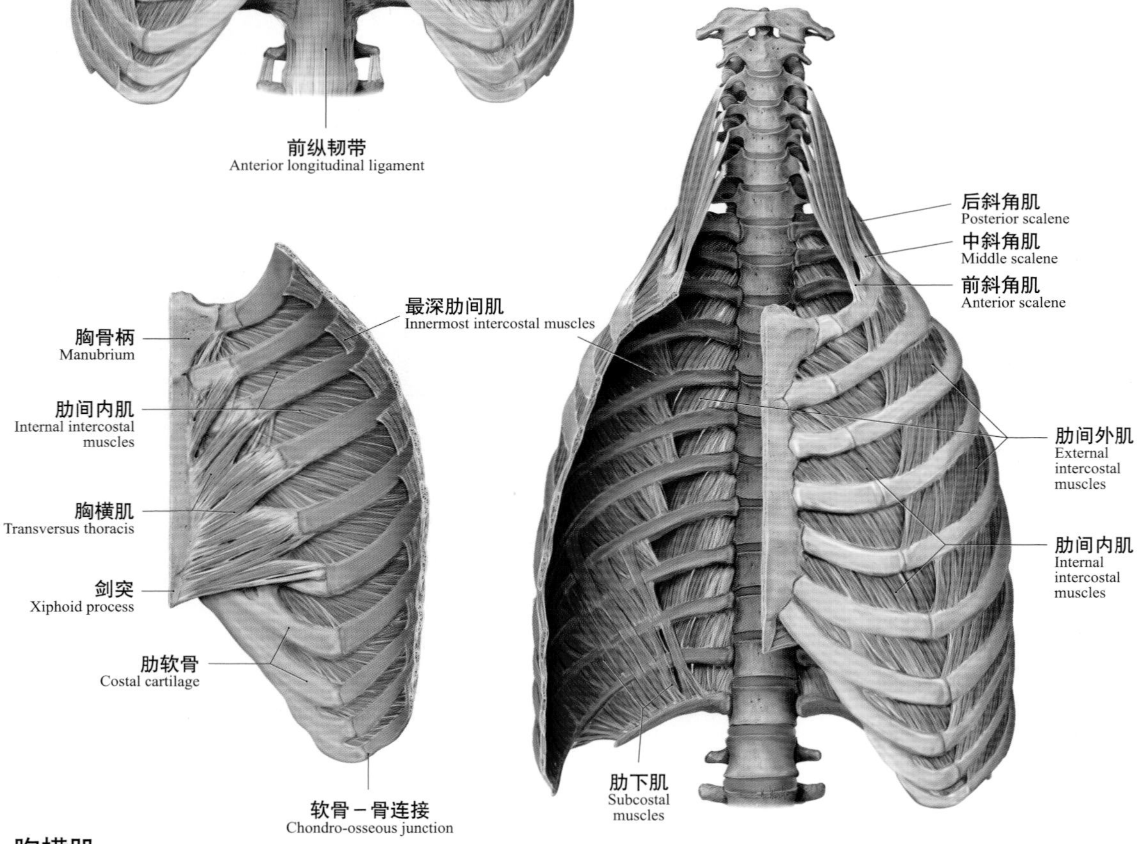

胸骨柄
Manubrium
最深肋间肌
Innermost intercostal muscles
肋间内肌
Internal intercostal muscles
胸横肌
Transversus thoracis
剑突
Xiphoid process
肋软骨
Costal cartilage
软骨－骨连接
Chondro-osseous junction
后斜角肌
Posterior scalene
中斜角肌
Middle scalene
前斜角肌
Anterior scalene
肋间外肌
External intercostal muscles
肋间内肌
Internal intercostal muscles
肋下肌
Subcostal muscles

图 15–28 胸横肌

前面观，切开胸廓前壁，暴露后壁内面。

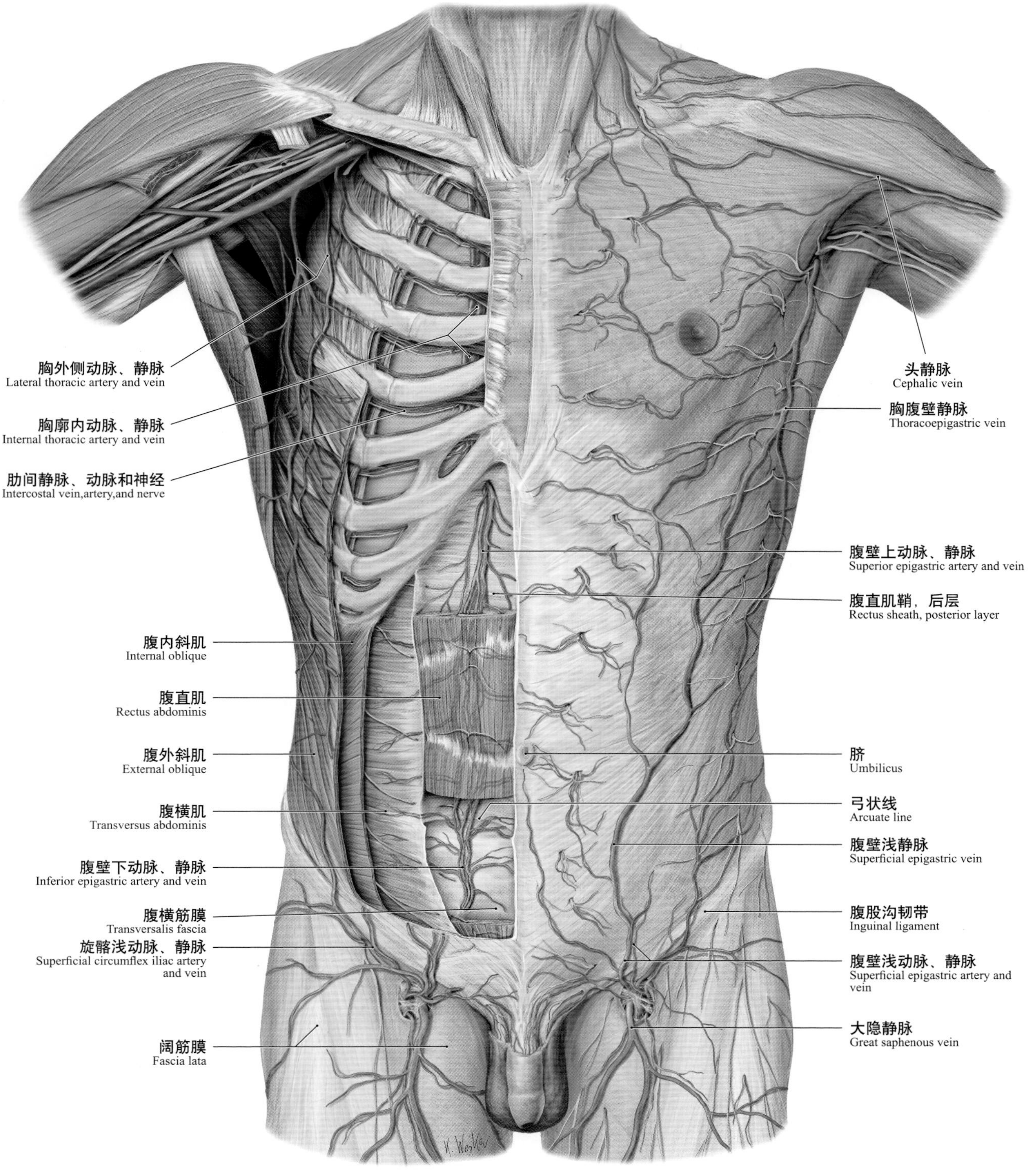

胸外侧动脉、静脉
Lateral thoracic artery and vein
胸廓内动脉、静脉
Internal thoracic artery and vein
肋间静脉、动脉和神经
Intercostal vein,artery,and nerve
腹内斜肌
Internal oblique
腹直肌
Rectus abdominis
腹外斜肌
External oblique
腹横肌
Transversus abdominis
腹壁下动脉、静脉
Inferior epigastric artery and vein
腹横筋膜
Transversalis fascia
旋髂浅动脉、静脉
Superficial circumflex iliac artery and vein
阔筋膜
Fascia lata
头静脉
Cephalic vein
胸腹壁静脉
Thoracoepigastric vein
腹壁上动脉、静脉
Superior epigastric artery and vein
腹直肌鞘，后层
Rectus sheath, posterior layer
脐
Umbilicus
弓状线
Arcuate line
腹壁浅静脉
Superficial epigastric vein
腹股沟韧带
Inguinal ligament
腹壁浅动脉、静脉
Superficial epigastric artery and vein
大隐静脉
Great saphenous vein

图 15–29　胸腹前壁的血管、神经

前面观。躯干左侧显示浅层（皮下）的血管神经，右侧显示深层的血管神经。

右侧切除：胸大、小肌，腹内、外斜肌（部分切除），腹直肌（部分切除或透明化）。暴露肋间隙，显示肋间血管和神经的走行。

注：肋间血管神经走行于肋沟内，自上而下为静脉、动脉和神经。

女性乳房

女性乳房是位于皮下组织的进化汗腺，由腺组织、纤维层和脂肪构成。乳房位于第 2 ～ 6 肋，由结缔组织将其疏松地与胸、腋窝和腹部的浅筋膜相连。另外由乳房旋韧带提供支持。乳腺组织可延伸至腋窝，通常至腋窝端。

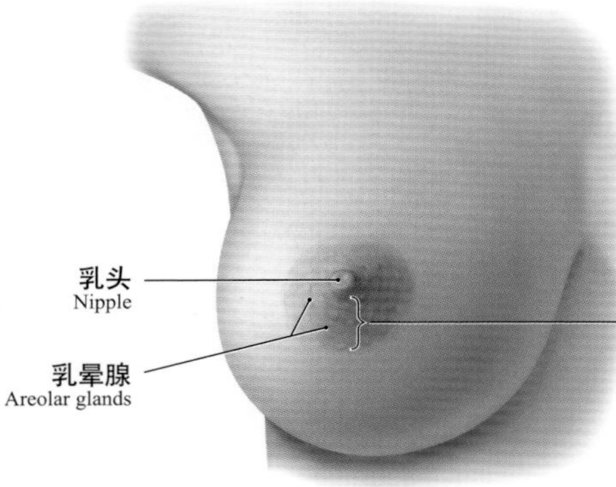
乳头
Nipple
乳晕
Areola
乳晕腺
Areolar glands

图 15–30 女性乳房

右侧乳房，前面观。

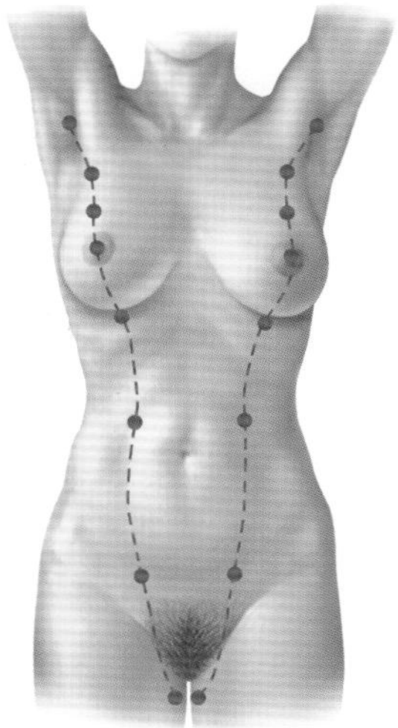

图 15–31 乳嵴

原始的乳腺一般沿两性的乳嵴发育形成。正常情况下，尽管只有胸部 1 对乳房，人类偶尔也会出现副乳头（多乳头）。

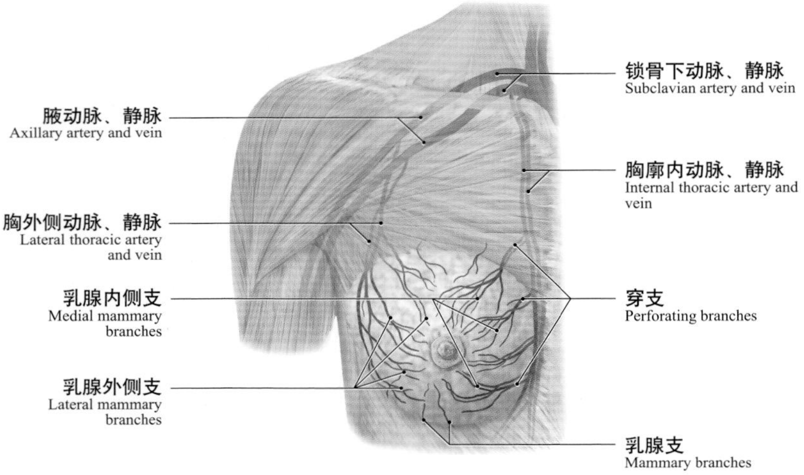
锁骨下动脉、静脉
Subclavian artery and vein
腋动脉、静脉
Axillary artery and vein
胸廓内动脉、静脉
Internal thoracic artery and vein
胸外侧动脉、静脉
Lateral thoracic artery and vein
乳腺内侧支
Medial mammary branches
穿支
Perforating branches
乳腺外侧支
Lateral mammary branches
乳腺支
Mammary branches

图 15–32 乳腺的血液供应

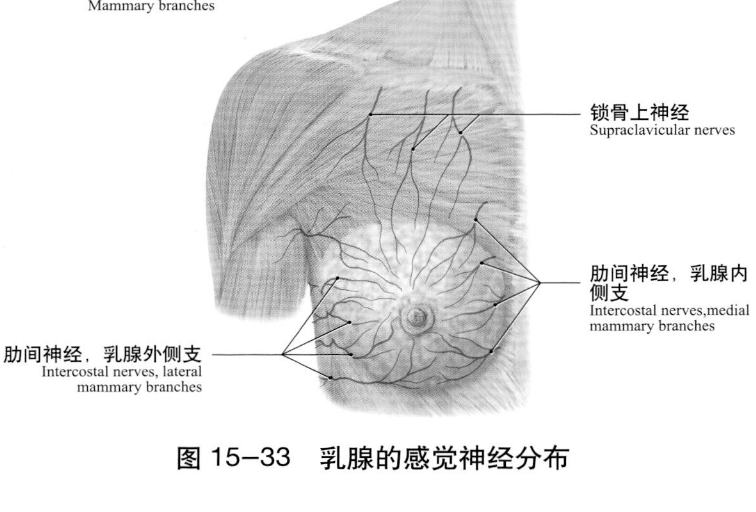
锁骨上神经
Supraclavicular nerves
肋间神经，乳腺内侧支
Intercostal nerves,medial mammary branches
肋间神经，乳腺外侧支
Intercostal nerves, lateral mammary branches

图 15–33 乳腺的感觉神经分布

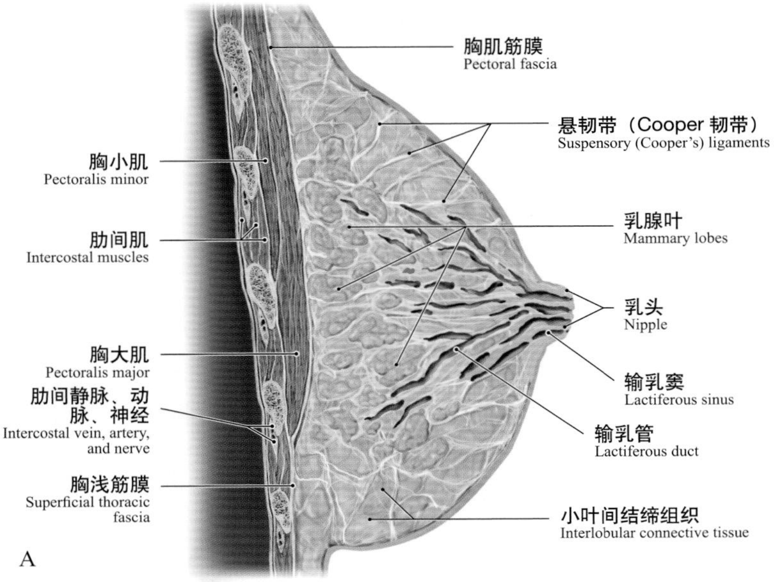

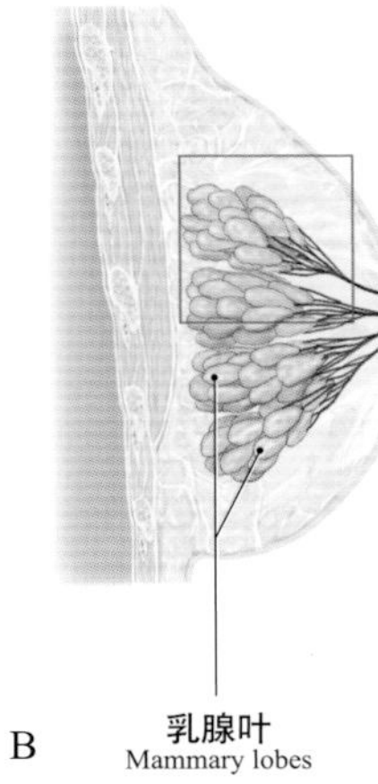

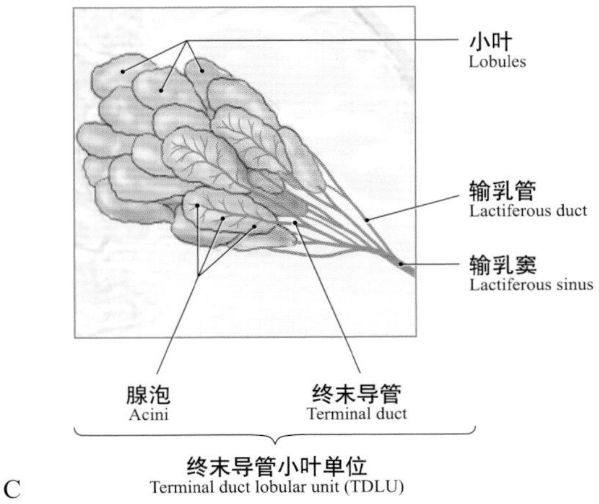

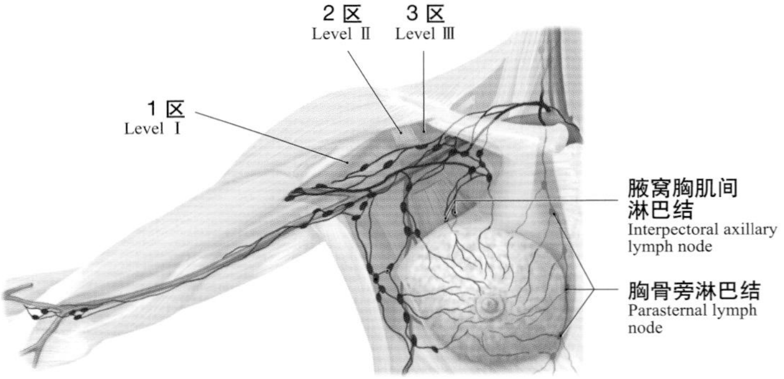

图 15–34　乳腺的结构

A. 沿锁骨中线的矢状面。**B.** 导管系统和部分乳腺小叶，矢状面。非分泌期乳腺（此处显示），小叶含有大量原始腺泡。**C.** 终末导管小叶单位（TDLU）。大量的腺泡构成小叶，排入终末导管，这些结构统称为 TDLU。

乳腺组织由 10 ～ 20 个独立的小叶构成，每一小叶有 1 条输乳管，开口于乳晕中心隆起的乳头，邻近输乳管开口的膨大部分称为输乳窦。乳晕腺开口于乳晕表面的突起处（分泌脂性物质）。乳腺和输乳管被血供丰富的致密纤维脂肪组织包绕。

乳腺癌最常见的类型是浸润性导管癌，来源于输乳管的内皮细胞。通常通过淋巴转移，大部分转移至腋淋巴结，也可转移至锁骨上淋巴结、对侧乳腺或腹部。淋巴回流障碍和悬韧带纤维化（变短），会引起皮肤皮革样改变（橘皮征）或表面凸凹不平。由于乳腺的回流静脉（肋间静脉）与奇静脉系统相通，并与椎静脉丛相连，因此乳腺癌可扩散至脊柱、颅骨和大脑。乳房突起伴胸大肌收缩，提示癌细胞向乳房后间隙侵犯。

图 15–35　乳腺的淋巴引流

乳腺的淋巴回流（图中未显示）分为 3 个系统，表层、皮下和深部，主要引流至腋淋巴结。依据与胸肌的关系，分为Ⅰ、Ⅱ、Ⅲ区。Ⅰ区位于胸大肌外侧，Ⅱ区沿胸大肌方向，Ⅲ区位于胸大肌内侧。乳房内侧的淋巴引流入与胸廓内血管相伴行的胸骨旁淋巴结内。

膈

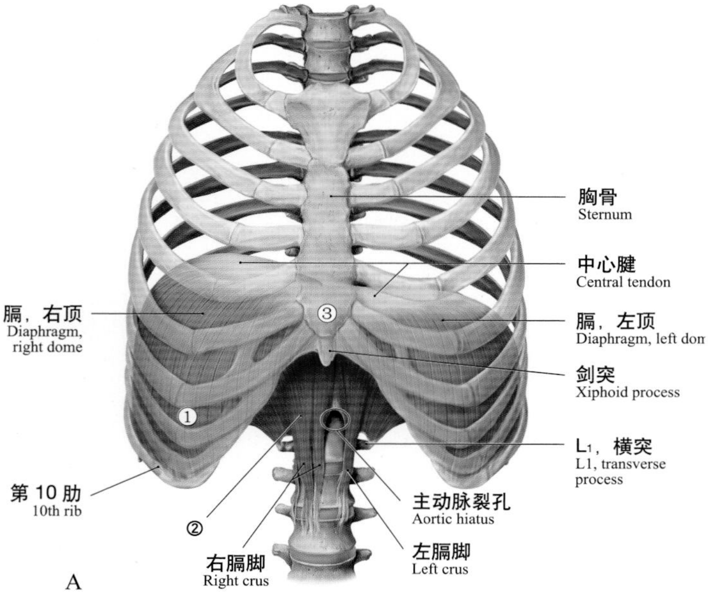

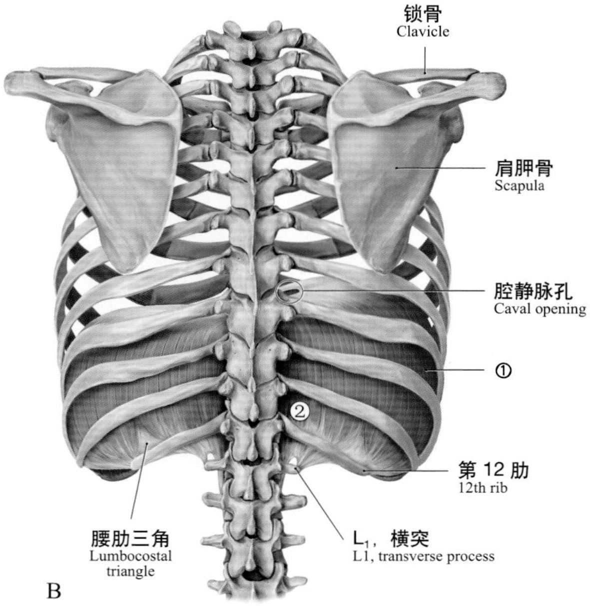

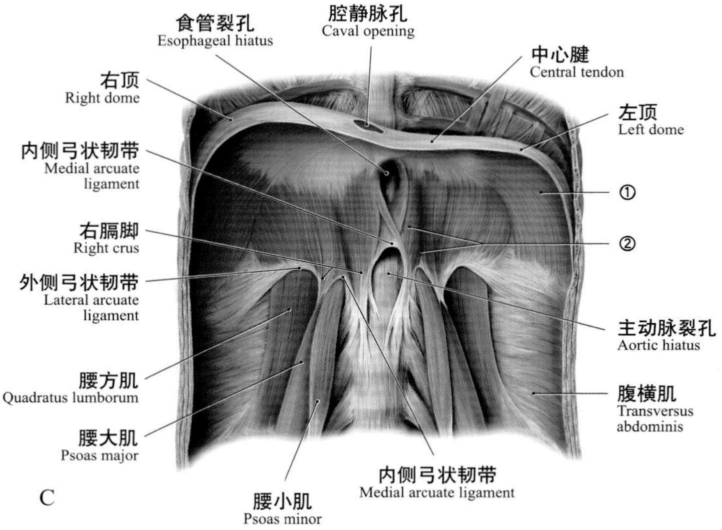

图 15-36 膈

A. 前面观。**B.** 后面观。**C.** 膈中部冠状面。膈位于胸、腹腔之间，有 2 个不对称的顶部和 3 个裂孔（主动脉、腔静脉、食管，见图 C）。

表 15-2 膈

肌		起始	附着	神经支配	作用
膈	①肋部	第 7 ～ 12 肋（内面；肋弓下缘）	中心腱	膈神经（$C_{3\sim5}$，颈丛）	主要为呼吸肌（膈肌和胸式呼吸肌），协助压迫腹部器官（增加腹压）
	②腰部	中间部：$L_{1\sim3}$ 椎体、椎间盘和前纵韧带的右、左膈脚 外侧部：内、外侧弓状韧带			
	③胸部	剑突（后面）			

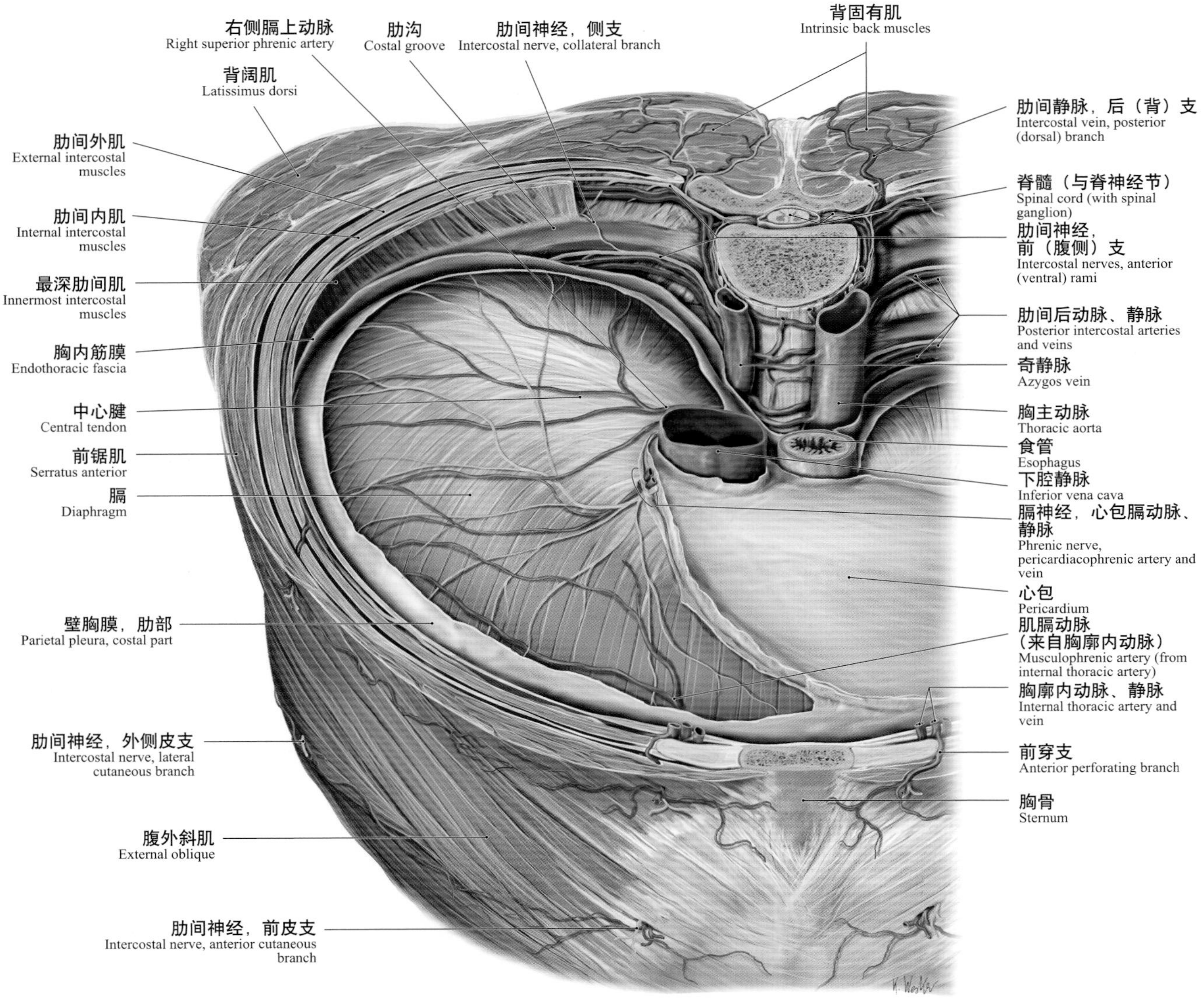
右侧膈上动脉
Right superior phrenic artery
肋沟
Costal groove
肋间神经，侧支
Intercostal nerve, collateral branch
背固有肌
Intrinsic back muscles
背阔肌
Latissimus dorsi
肋间外肌
External intercostal muscles
肋间内肌
Internal intercostal muscles
最深肋间肌
Innermost intercostal muscles
胸内筋膜
Endothoracic fascia
中心腱
Central tendon
前锯肌
Serratus anterior
膈
Diaphragm
壁胸膜，肋部
Parietal pleura, costal part
肋间神经，外侧皮支
Intercostal nerve, lateral cutaneous branch
腹外斜肌
External oblique
肋间神经，前皮支
Intercostal nerve, anterior cutaneous branch
肋间静脉，后（背）支
Intercostal vein, posterior (dorsal) branch
脊髓（与脊神经节）
Spinal cord (with spinal ganglion)
肋间神经，前（腹侧）支
Intercostal nerves, anterior (ventral) rami
肋间后动脉、静脉
Posterior intercostal arteries and veins
奇静脉
Azygos vein
胸主动脉
Thoracic aorta
食管
Esophagus
下腔静脉
Inferior vena cava
膈神经，心包膈动脉、静脉
Phrenic nerve, pericardiacophrenic artery and vein
心包
Pericardium
肌膈动脉（来自胸廓内动脉）
Musculophrenic artery (from internal thoracic artery)
胸廓内动脉、静脉
Internal thoracic artery and vein
前穿支
Anterior perforating branch
胸骨
Sternum

图 15–37　胸　　部

横断面，前上面观。

膈的神经血管

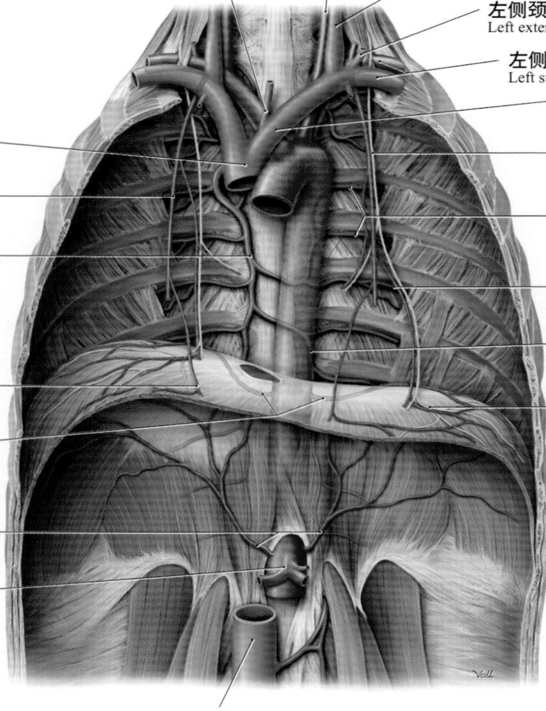
甲状腺下静脉
Inferior thyroid vein
颈总动脉
Common carotid artery
左侧颈内静脉
Left internal jugular vein
左侧颈外静脉
Left external jugular vein
左侧锁骨下动脉、静脉
Left subclavian artery and vein
左侧头臂静脉
Left brachiocephalic vein
上腔静脉
Superior vena cava
左侧膈神经
Left phrenic nerve
胸廓内动脉
Internal thoracic artery
肋间后静脉
Posterior intercostal veins
奇静脉
Azygos vein
心包膈动脉
Pericardiacophrenic artery
半奇静脉
Hemiazygos vein
肌膈动脉
Musculophrenic artery
左侧膈神经
Left phrenic nerve
膈上动脉
Superior phrenic arteries
膈下动脉
Inferior phrenic arteries
腹腔干
Celiac trunk
下腔静脉
Inferior vena cava

图 15–38 膈的神经和血管

打开的胸廓前面观。

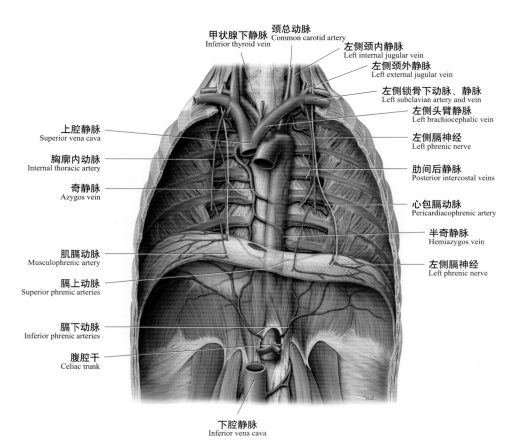

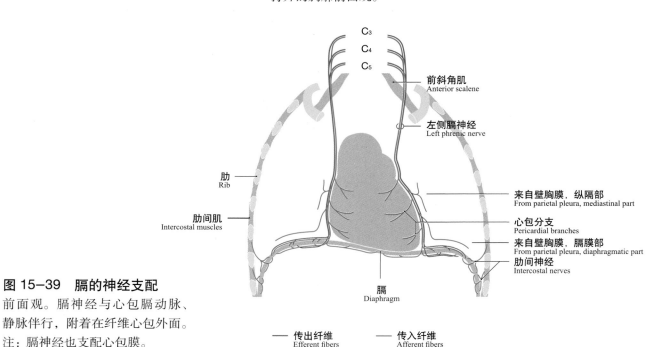

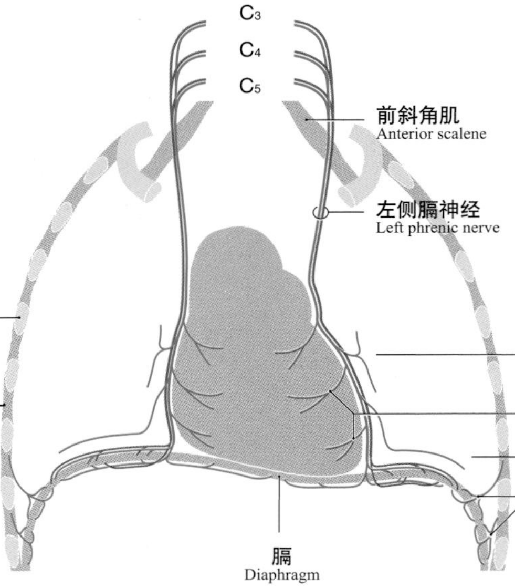
C3
C4
C5
前斜角肌
Anterior scalene
左侧膈神经
Left phrenic nerve
肋
Rib
肋间肌
Intercostal muscles
来自壁胸膜，纵隔部
From parietal pleura, mediastinal part
心包分支
Pericardial branches
来自壁胸膜，膈膜部
From parietal pleura, diaphragmatic part
肋间神经
Intercostal nerves
膈
Diaphragm
传出纤维
Efferent fibers
传入纤维
Afferent fibers

图 15–39 膈的神经支配

前面观。膈神经与心包膈动脉、静脉伴行，附着在纤维心包外面。注：膈神经也支配心包膜。

表 15–3 膈的血管

动脉	起点	静脉	回流
膈下动脉（主血供）	腹主动脉，偶尔发自腹腔干	膈下静脉	下腔静脉
膈上动脉	胸主动脉	膈上静脉	奇静脉（右侧），半奇静脉（左侧）
心包膈动脉	胸廓内动脉	心包膈静脉	胸廓内静脉或头臂静脉
肌膈动脉		肌膈静脉	胸廓内静脉

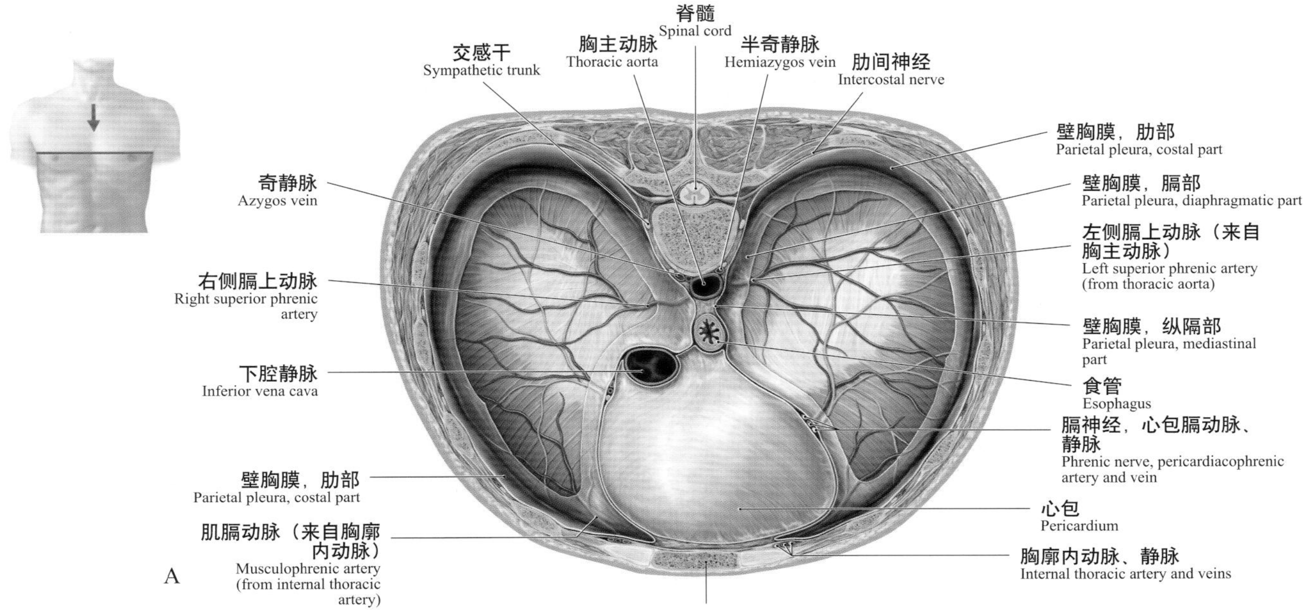

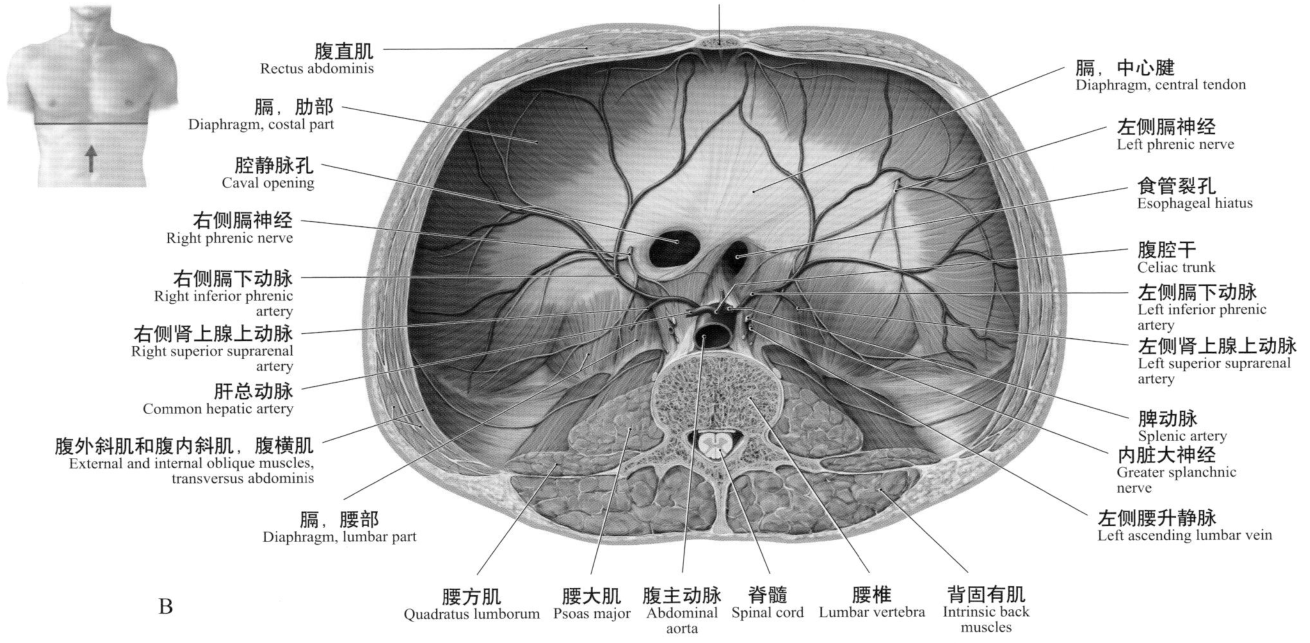

图 15–40 膈的动脉和神经

A. 上面观。**B.** 下面观。切除：壁腹膜。

注：膈的下缘受肋下神经支配。

胸腔的分部及淋巴系统

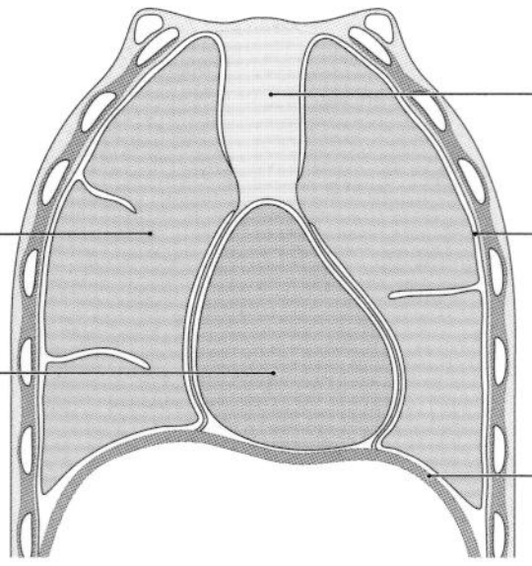

表 15–4 胸腔的主要结构

纵隔	上纵隔		胸腺，大血管，气管，食管和胸导管
	下纵隔	前	胸腺（特别是儿童）
		中	心脏，心包，大血管根部
		后	胸主动脉，胸导管，食管和奇静脉系统
胸膜腔	右侧胸膜腔		右肺
	左侧胸膜腔		左肺

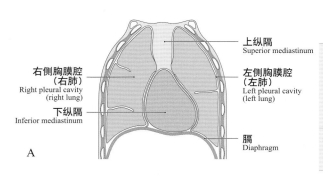

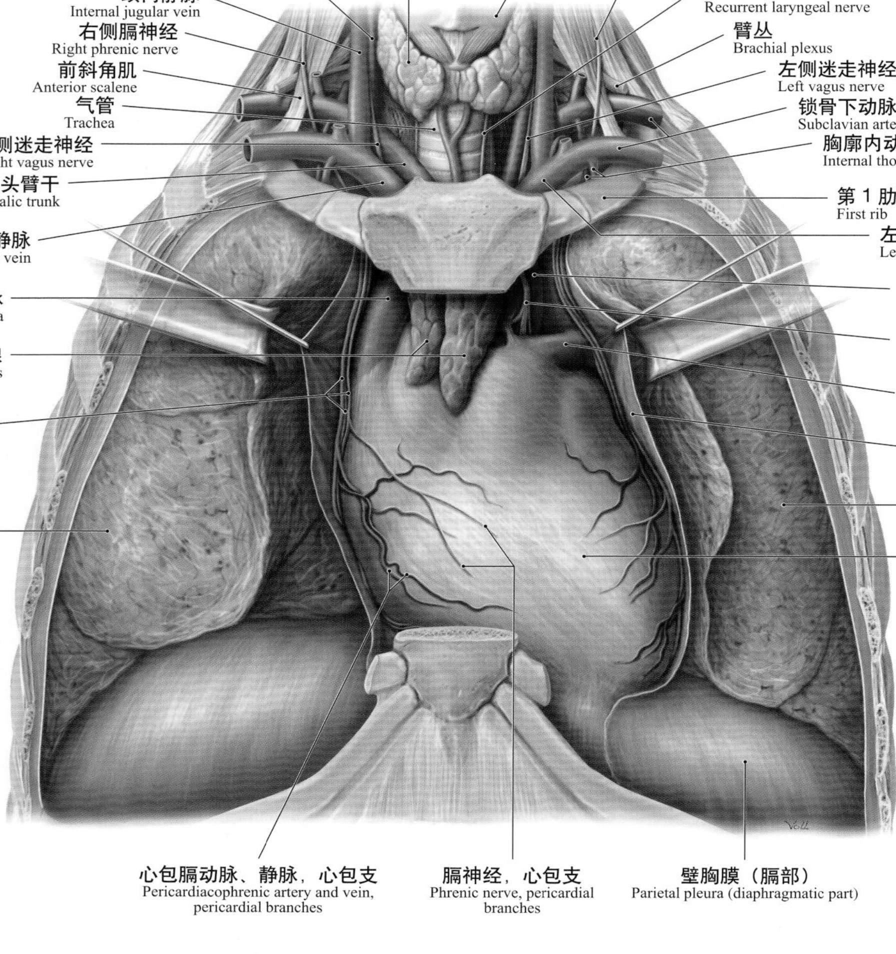

图 15–41 胸　　腔

冠状面，前面观。

A. 胸腔的分部。胸腔分为 3 部分：纵隔（见第 446 页）和 2 个胸膜腔（见第 460 页）。

B. 打开的胸腔。切除：胸壁，前纵隔的结缔组织。

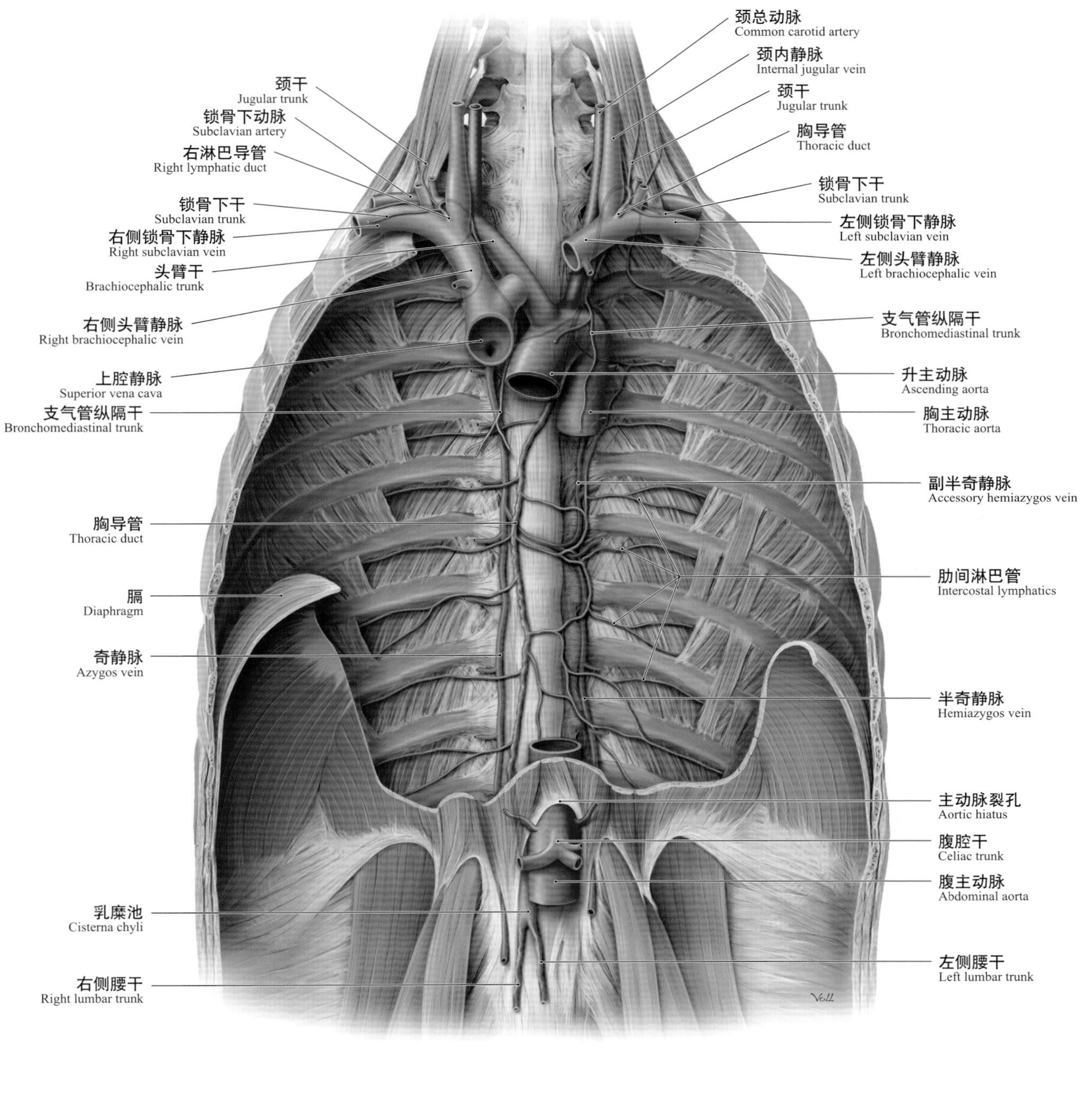
颈总动脉
Common carotid artery
颈内静脉
Internal jugular vein
颈干
Jugular trunk
锁骨下动脉
Subclavian artery
颈干
Jugular trunk
右淋巴导管
Right lymphatic duct
胸导管
Thoracic duct
锁骨下干
Subclavian trunk
锁骨下干
Subclavian trunk
左侧锁骨下静脉
Left subclavian vein
右侧锁骨下静脉
Right subclavian vein
头臂干
Brachiocephalic trunk
左侧头臂静脉
Left brachiocephalic vein
右侧头臂静脉
Right brachiocephalic vein
支气管纵隔干
Bronchomediastinal trunk
上腔静脉
Superior vena cava
升主动脉
Ascending aorta
支气管纵隔干
Bronchomediastinal trunk
胸主动脉
Thoracic aorta
副半奇静脉
Accessory hemiazygos vein
胸导管
Thoracic duct
肋间淋巴管
Intercostal lymphatics
膈
Diaphragm
奇静脉
Azygos vein
半奇静脉
Hemiazygos vein
主动脉裂孔
Aortic hiatus
腹腔干
Celiac trunk
腹主动脉
Abdominal aorta
乳糜池
Cisterna chyli
左侧腰干
Left lumbar trunk
右侧腰干
Right lumbar trunk
Voll

图 15–42　胸部的淋巴干

打开的胸腔前面观。

胸导管是人体的主要淋巴管道。平腹部 L_1 前方起于乳糜池，胸导管注入左侧颈内静脉与左侧锁骨下静脉的交汇处，左侧静脉角。右淋巴导管则注入右侧静脉角（右侧颈内静脉与锁骨下静脉交汇处）。

胸部血管

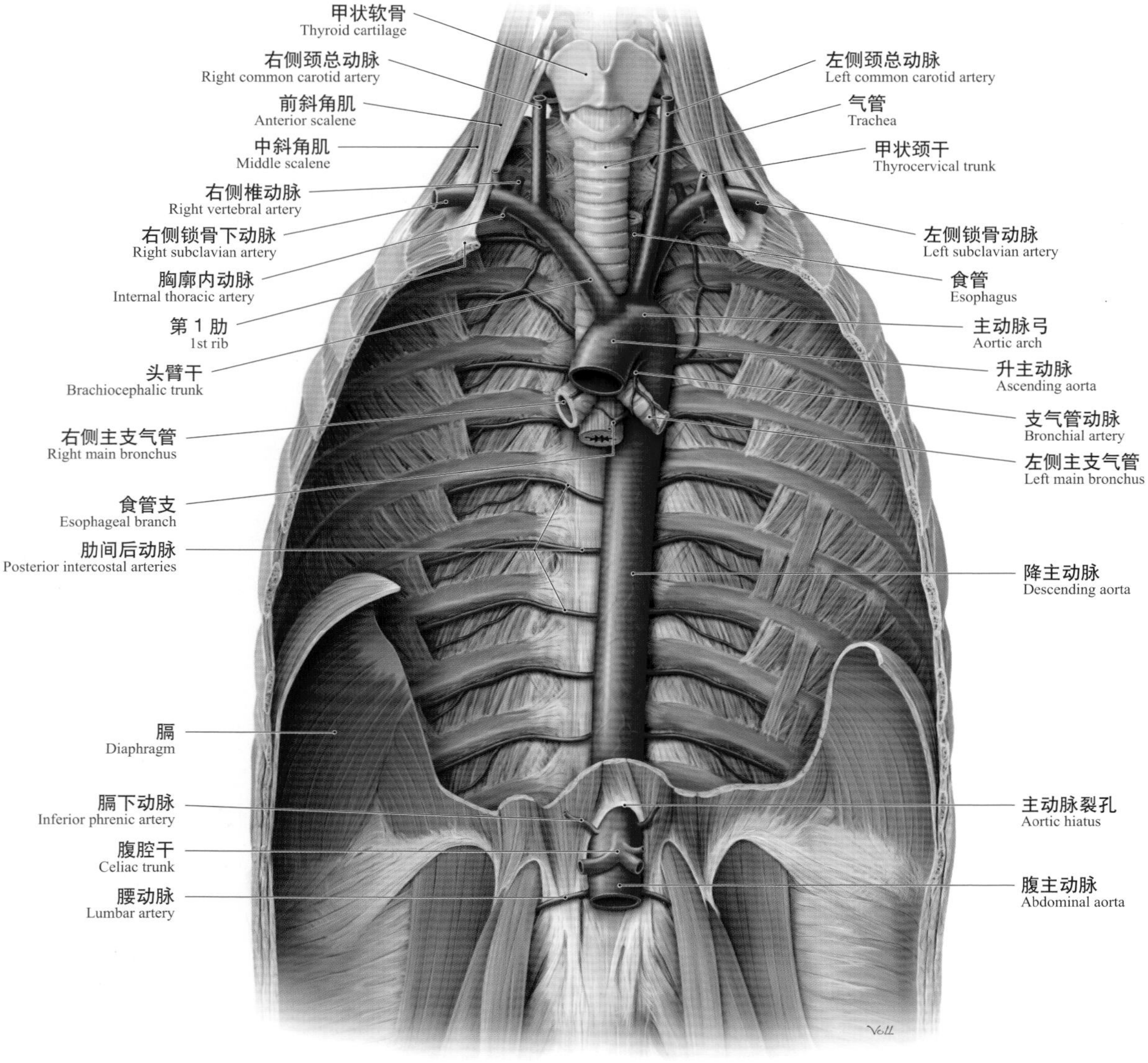
甲状软骨
Thyroid cartilage
右侧颈总动脉
Right common carotid artery
前斜角肌
Anterior scalene
中斜角肌
Middle scalene
右侧椎动脉
Right vertebral artery
右侧锁骨下动脉
Right subclavian artery
胸廓内动脉
Internal thoracic artery
第1肋
1st rib
头臂干
Brachiocephalic trunk
右侧主支气管
Right main bronchus
食管支
Esophageal branch
肋间后动脉
Posterior intercostal arteries
膈
Diaphragm
膈下动脉
Inferior phrenic artery
腹腔干
Celiac trunk
腰动脉
Lumbar artery
左侧颈总动脉
Left common carotid artery
气管
Trachea
甲状颈干
Thyrocervical trunk
左侧锁骨动脉
Left subclavian artery
食管
Esophagus
主动脉弓
Aortic arch
升主动脉
Ascending aorta
支气管动脉
Bronchial artery
左侧主支气管
Left main bronchus
降主动脉
Descending aorta
主动脉裂孔
Aortic hiatus
腹主动脉
Abdominal aorta

图 15–43 胸主动脉

前面观。切除：心脏、肺和部分膈。

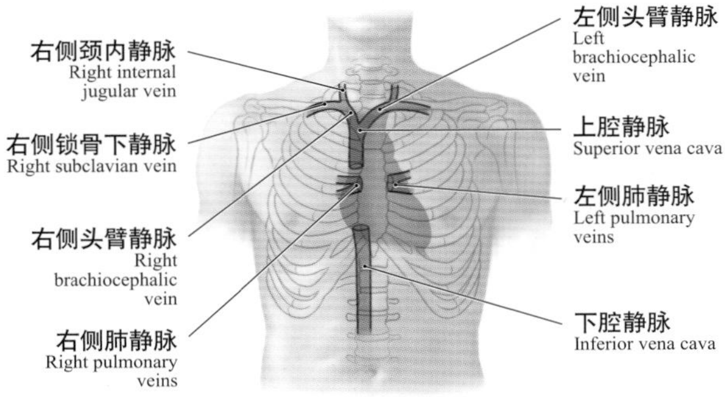

A

表 15–5　上腔静脉胸部属支

主要静脉	属支		引流范围
头臂静脉	甲状腺下静脉		食管、气管、甲状腺
	颈内静脉		头、颈、上肢
	颈外静脉		
	锁骨下静脉		
	肋间最上静脉		
	心包静脉		
	左侧肋间上静脉		
奇静脉系统（左侧，副半奇静脉；右侧，奇静脉）	脏支		气管、支气管、食管
	壁支	肋间后静脉 膈上静脉 右侧肋间上静脉	胸壁内面和膈
胸廓内静脉	胸腺静脉		胸腺
	纵隔支		后纵隔
	肋间前静脉		胸壁前面
	心包膈静脉		心包
	肌膈静脉		膈

注：纵隔上部的静脉可通过气管、食管和纵隔静脉，直接汇入头臂静脉。

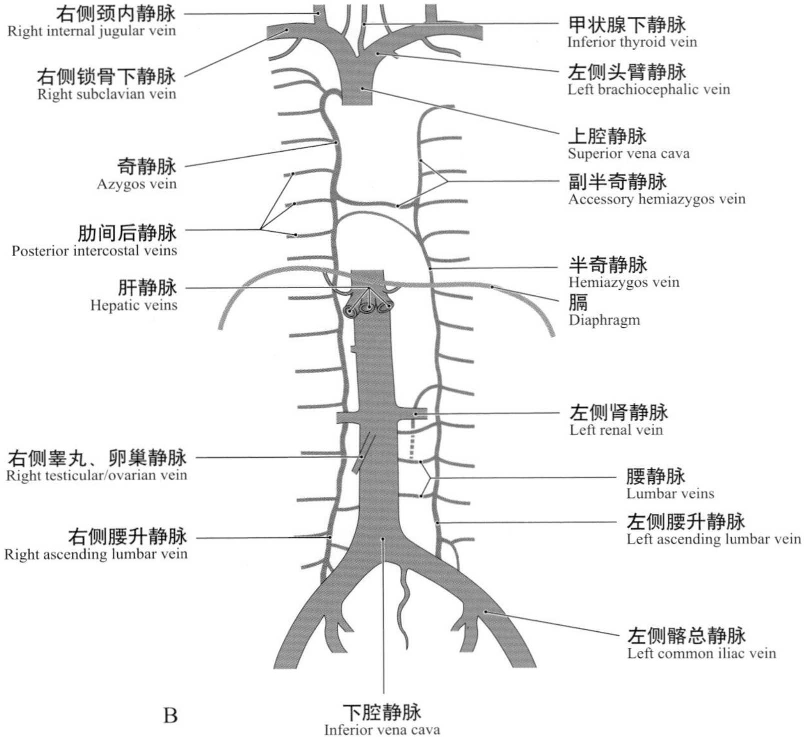

B

图 15–44　上 腔 静 脉

前面观。**A.** 腔静脉在胸部的投影。**B.** 胸腔静脉。

胸腔的神经

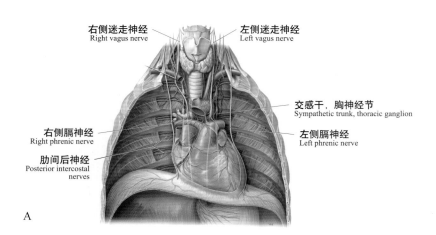

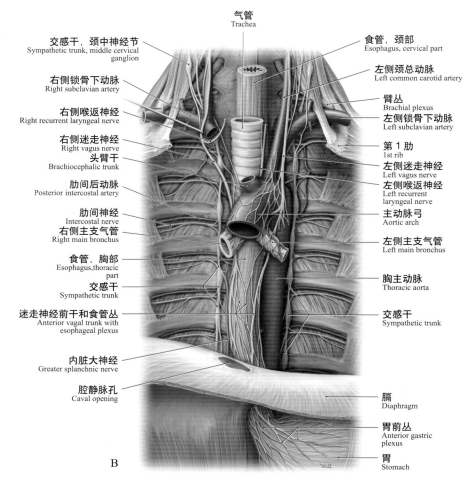

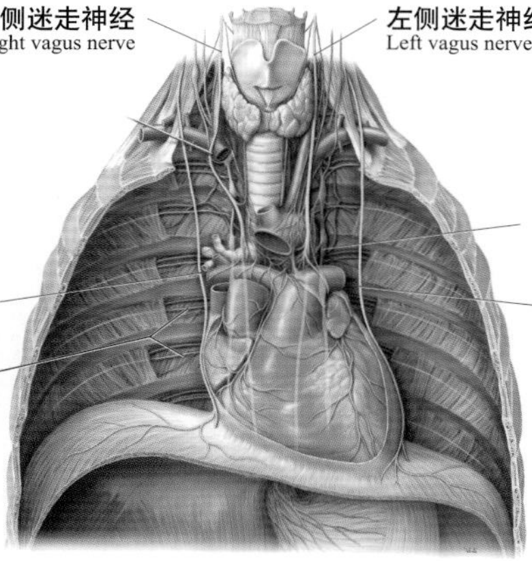
右侧迷走神经
Right vagus nerve
左侧迷走神经
Left vagus nerve
交感干，胸神经节
Sympathetic trunk, thoracic ganglion
右侧膈神经
Right phrenic nerve
左侧膈神经
Left phrenic nerve
肋间后神经
Posterior intercostal nerves
A

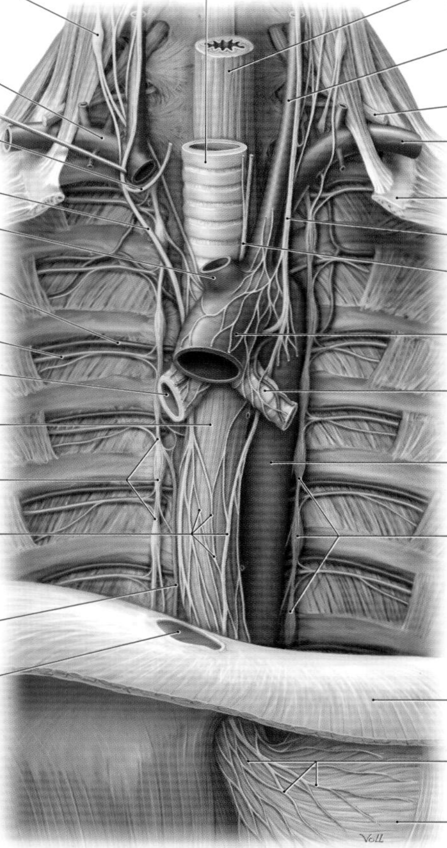
气管
Trachea
交感干，颈中神经节
Sympathetic trunk, middle cervical ganglion
食管，颈部
Esophagus, cervical part
左侧颈总动脉
Left common carotid artery
右侧锁骨下动脉
Right subclavian artery
臂丛
Brachial plexus
右侧喉返神经
Right recurrent laryngeal nerve
左侧锁骨下动脉
Left subclavian artery
右侧迷走神经
Right vagus nerve
第 1 肋
1st rib
头臂干
Brachiocephalic trunk
左侧迷走神经
Left vagus nerve
左侧喉返神经
Left recurrent laryngeal nerve
肋间后动脉
Posterior intercostal artery
主动脉弓
Aortic arch
肋间神经
Intercostal nerve
右侧主支气管
Right main bronchus
左侧主支气管
Left main bronchus
食管，胸部
Esophagus, thoracic part
胸主动脉
Thoracic aorta
交感干
Sympathetic trunk
迷走神经前干和食管丛
Anterior vagal trunk with esophageal plexus
交感干
Sympathetic trunk
内脏大神经
Greater splanchnic nerve
腔静脉孔
Caval opening
膈
Diaphragm
胃前丛
Anterior gastric plexus
胃
Stomach
B

图 15–45 胸部神经

打开的胸腔前面观。

胸部神经大部分为自主神经，起源于椎旁交感神经干和迷走神经（副交感神经），但有 2 种例外：膈神经支配心包和膈，肋间神经支配胸壁。

A. 胸部神经支配。**B.** 胸部神经。注：喉返神经被轻微前拉。正常情况下，其走行于气管食管沟内，在甲状腺手术中极易损伤。

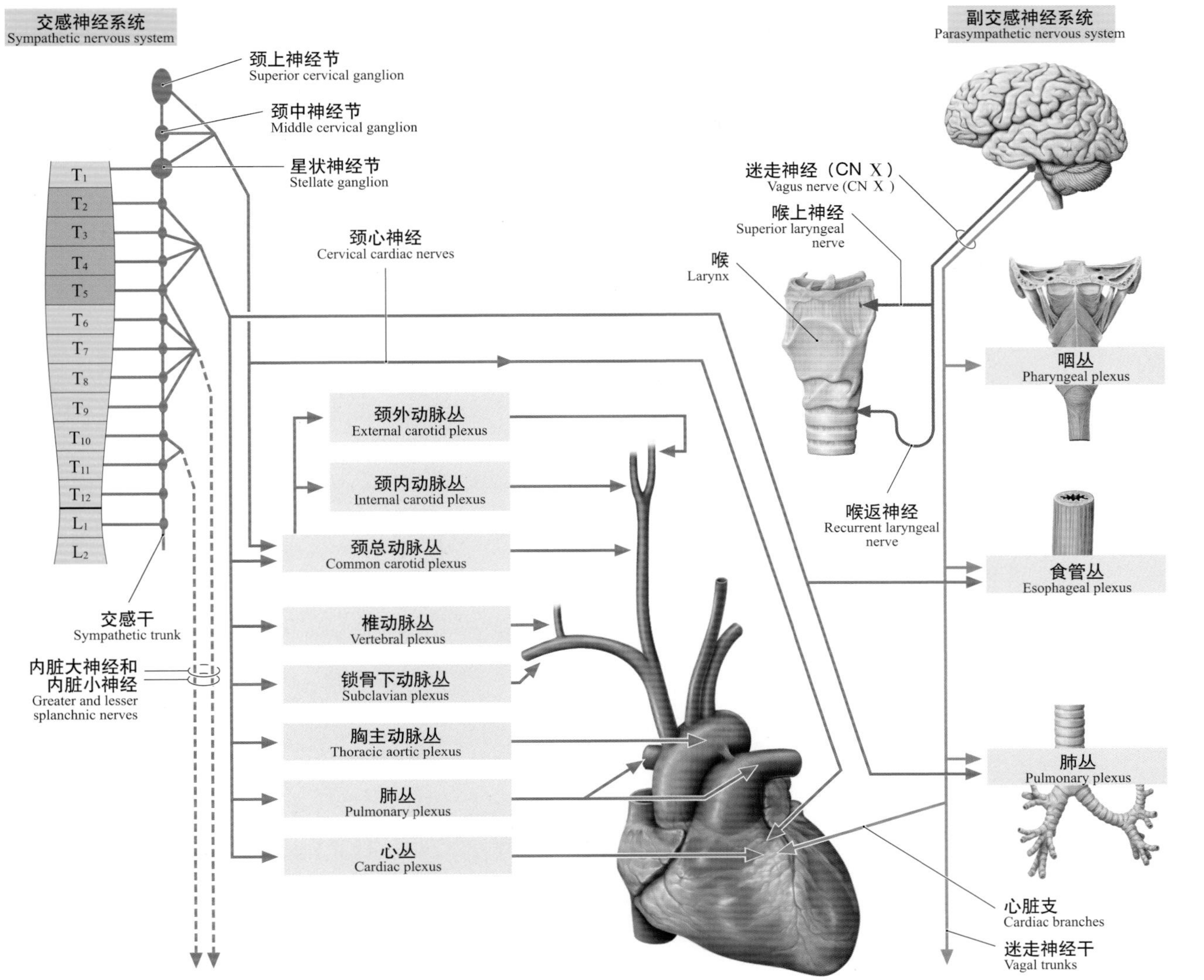

图 15–46　胸部的交感神经和副交感神经系统

自主神经系统支配平滑肌、心肌和腺体，分为交感神经（红色）和副交感神经（蓝色）系统，共同调节血流量、腺体分泌及器官功能。

表 15–6　周围交感神经系统部分

节前纤维起点 *	神经节细胞	节后纤维走行	分布
脊髓	交感干	沿肋间神经走行	胸壁的血管和腺体
		与胸廓内动脉伴行	内脏器官
		与内脏大、小神经伴行	腹部

注：* 节前神经元的轴突通过前根出脊髓，与交感神经节的节后神经元形成突触。

表 15–7　周围副交感神经系统

节前纤维起点	节后纤维走行 *		分布
脑干	迷走神经（CN Ⅹ）	心支	心丛
		食管支	食管丛
		气管支	气管
		支气管支	肺丛（支气管、肺部血管）

注：* 副交感神经系统的神经节细胞呈微小群落散在分布于靶器官内，由迷走神经携带节前运动轴突到达靶器官。

纵隔：概述

纵隔是位于两肺、胸膜腔之间的间隙及内容，分为上、下两部分。下纵隔可再分为前、中和后部。胸骨角（胸骨体和胸骨体之间的关节）可以作为多个胸部结构的体表标志。胸骨角平面是上纵隔和下纵隔之间的分界标志，向后为 $T_{4\sim5}$ 椎间盘的水平。前面，胸骨角两侧与第2肋相连。此外，此平面还有其他标志意义：主动脉弓开始和结束，气管分为主支气管，肺动脉干分为肺动脉，奇静脉汇入上静脉，胸导管从右侧越过中线到左侧。

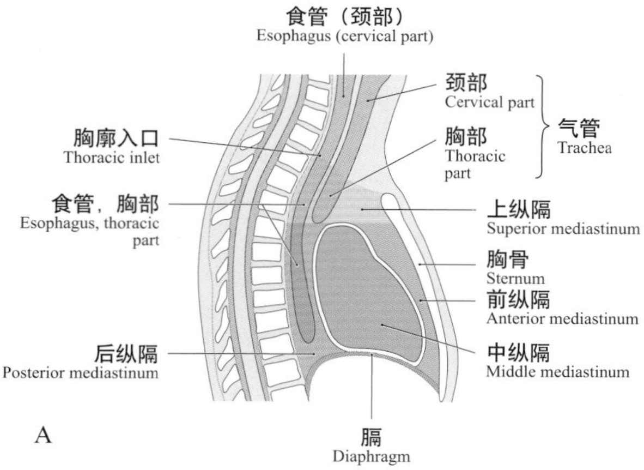

食管（颈部）
Esophagus (cervical part)
颈部
Cervical part
胸部
Thoracic part
气管
Trachea
胸廓入口
Thoracic inlet
食管，胸部
Esophagus, thoracic part
上纵隔
Superior mediastinum
胸骨
Sternum
前纵隔
Anterior mediastinum
后纵隔
Posterior mediastinum
中纵隔
Middle mediastinum
膈
Diaphragm
A

表 15–8 纵隔内的器官

	上纵隔	下纵隔		
		前	中	后
器官	• 胸腺 • 气管 • 食管	• 胸腺	• 心脏 • 心包	• 食管
动脉	• 主动脉弓 • 头臂干 • 左侧颈总动脉 • 左侧锁骨下动脉	• 小血管	• 升主动脉 • 肺动脉干及分支 • 心包膈动脉	• 胸主动脉及分支
静脉和淋巴管	• 上腔静脉 • 头臂静脉 • 胸导管	• 小血管、淋巴管和淋巴结	• 上腔静脉 • 奇静脉 • 肺静脉 • 心包膈静脉	• 奇静脉 • 半奇静脉 • 胸导管
神经	• 迷走神经 • 左侧喉返神经 • 心神经 • 膈神经	• 无	• 膈神经	• 迷走神经

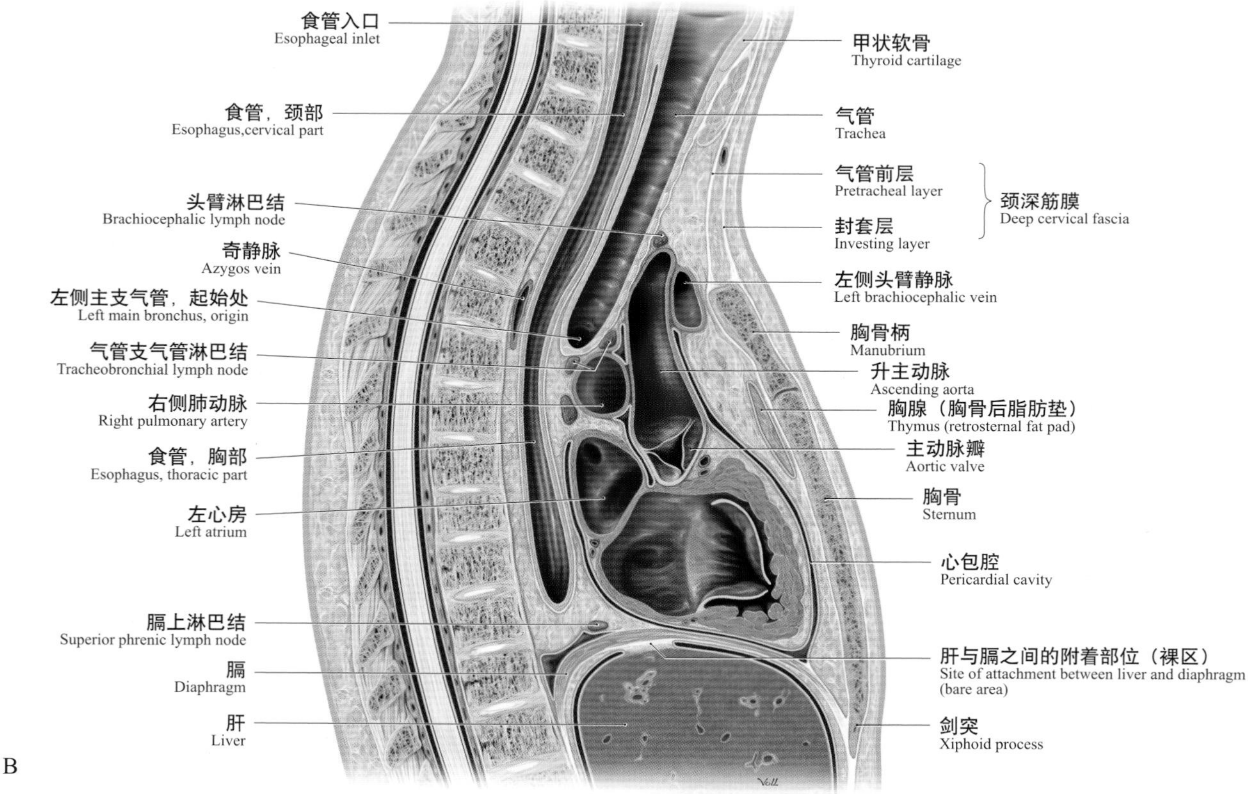

食管入口
Esophageal inlet
食管，颈部
Esophagus, cervical part
头臂淋巴结
Brachiocephalic lymph node
奇静脉
Azygos vein
左侧主支气管，起始处
Left main bronchus, origin
气管支气管淋巴结
Tracheobronchial lymph node
右侧肺动脉
Right pulmonary artery
食管，胸部
Esophagus, thoracic part
左心房
Left atrium
膈上淋巴结
Superior phrenic lymph node
膈
Diaphragm
肝
Liver
甲状软骨
Thyroid cartilage
气管
Trachea
气管前层
Pretracheal layer
封套层
Investing layer
颈深筋膜
Deep cervical fascia
左侧头臂静脉
Left brachiocephalic vein
胸骨柄
Manubrium
升主动脉
Ascending aorta
胸腺（胸骨后脂肪垫）
Thymus (retrosternal fat pad)
主动脉瓣
Aortic valve
胸骨
Sternum
心包腔
Pericardial cavity
肝与膈之间的附着部位（裸区）
Site of attachment between liver and diaphragm (bare area)
剑突
Xiphoid process
B

图 15–47 纵隔分部

A. 示意图。**B.** 正中矢状面，右侧面观。

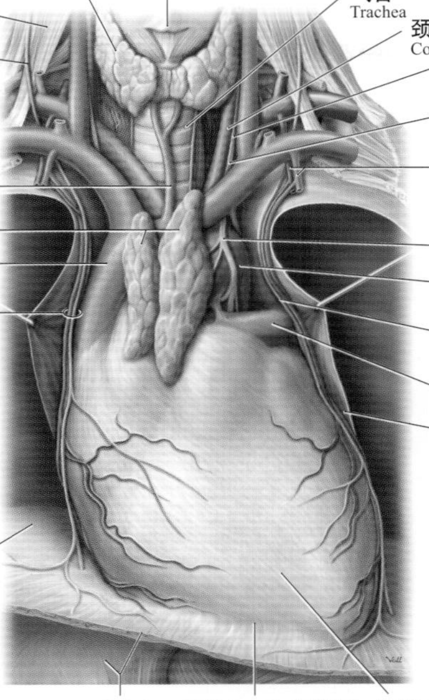

甲状腺，右叶
Thyroid gland, right lobe
甲状软骨
Thyroid cartilage
前斜角肌
Anterior scalene
膈神经
Phrenic nerve
气管
Trachea
颈总动脉
Common carotid artery
迷走神经（CN Ⅹ）
Vagus nerve (CN Ⅹ)
左侧喉返神经
Left recurrent laryngeal nerve
胸廓内动脉
Internal thoracic artery
甲状腺下静脉
Inferior thyroid vein
胸腺
Thymus
上腔静脉
Superior vena cava
心包膈动脉、静脉和膈神经
Pericardiacophrenic artery and vein, phrenic nerve
左侧迷走神经
Left vagus nerve
主动脉
Aorta
左侧喉返神经
Left recurrent laryngeal nerve
左侧肺动脉
Left pulmonary artery
壁胸膜，纵隔部
Parietal pleura, mediastinal part
壁胸膜，膈部
Parietal pleura, diaphragmatic part
膈
Diaphragm
纤维心包与膈筋膜附着处
Attachment between fibrous pericardium and diaphragmatic fascia
纤维心包
Fibrous pericardium

A

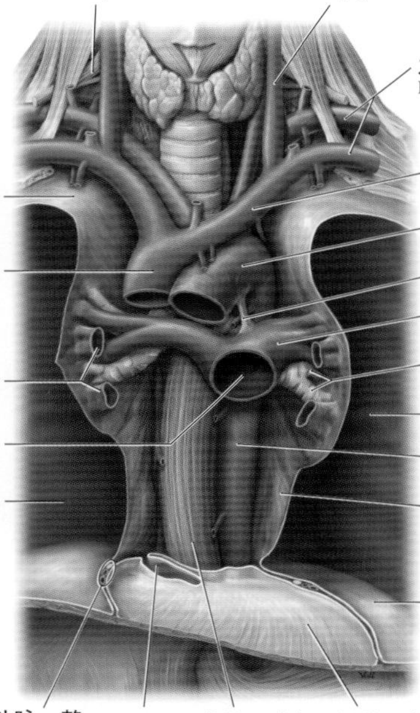

臂丛
Brachial plexus
左侧颈内静脉
Left internal jugular vein
左侧锁骨下动脉、静脉
Left subclavian artery and vein
左侧头臂静脉
Left brachiocephalic vein
壁胸膜，颈部
Parietal pleura, cervical part
主动脉弓
Aortic arch
上腔静脉
Superior vena cava
动脉韧带
Ligamentum arteriosum
左侧肺动脉
Left pulmonary artery
上叶、下叶支气管
Superior and inferior lobar bronchi
右侧肺静脉
Right pulmonary veins
左侧胸膜腔
Left pleural cavity
肺动脉干
Pulmonary trunk
胸主动脉
Thoracic aorta
右侧胸膜腔
Right pleural cavity
壁胸膜，纵隔部
Parietal pleura,mediastinal part
壁胸膜，膈部
Parietal pleura, diaphragmatic part
心包膈动脉、静脉和膈神经
Pericardiacophrenic artery and vein, phrenic nerve
腔静脉孔
Caval opening
食管，胸部
Esophagus, thoracic part
纤维心包
Fibrous pericardium

B

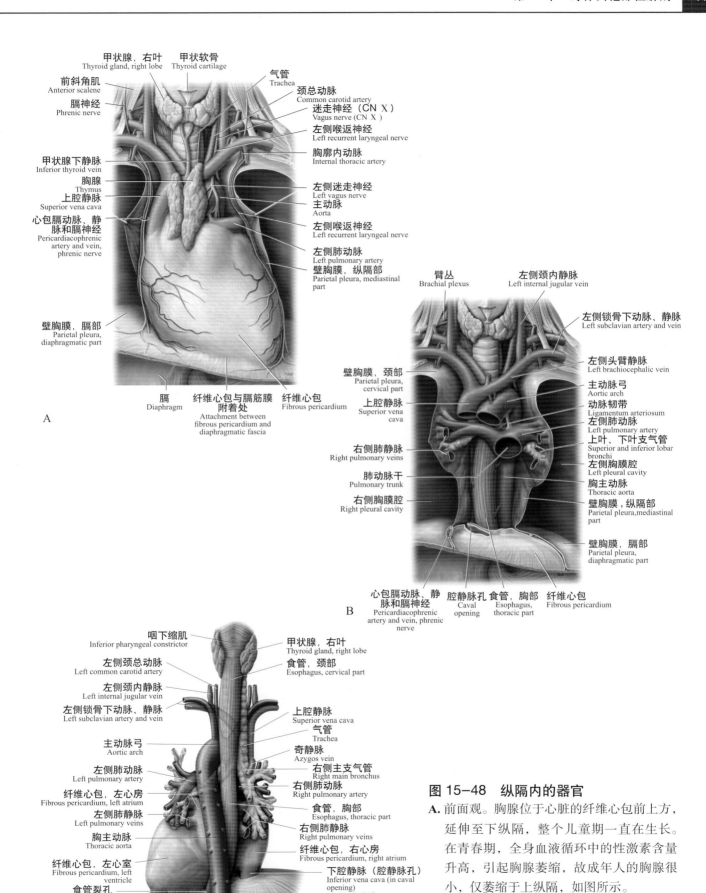

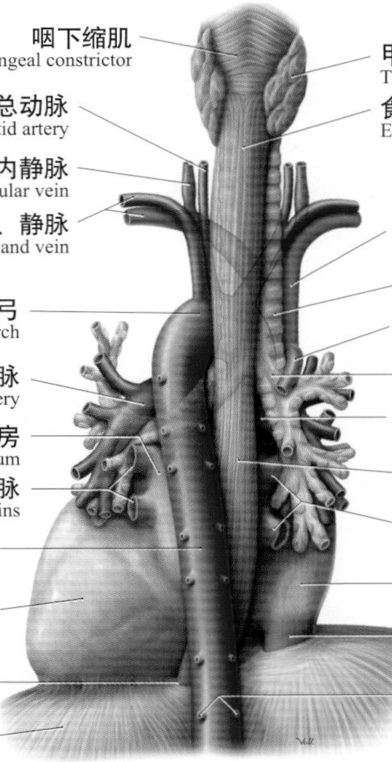

咽下缩肌
Inferior pharyngeal constrictor
甲状腺，右叶
Thyroid gland, right lobe
左侧颈总动脉
Left common carotid artery
食管，颈部
Esophagus, cervical part
左侧颈内静脉
Left internal jugular vein
左侧锁骨下动脉、静脉
Left subclavian artery and vein
上腔静脉
Superior vena cava
气管
Trachea
主动脉弓
Aortic arch
奇静脉
Azygos vein
右侧主支气管
Right main bronchus
左侧肺动脉
Left pulmonary artery
右侧肺动脉
Right pulmonary artery
纤维心包，左心房
Fibrous pericardium, left atrium
食管，胸部
Esophagus, thoracic part
左侧肺静脉
Left pulmonary veins
右侧肺静脉
Right pulmonary veins
胸主动脉
Thoracic aorta
纤维心包，右心房
Fibrous pericardium, right atrium
纤维心包，左心室
Fibrous pericardium, left ventricle
下腔静脉（腔静脉孔）
Inferior vena cava (in caval opening)
食管裂孔
Esophageal aperture
肋间后动脉
Posterior intercostal arteries
膈
Diaphragm

C

图 15–48　纵隔内的器官

A. 前面观。胸腺位于心脏的纤维心包前上方，延伸至下纵隔，整个儿童期一直在生长。在青春期，全身血液循环中的性激素含量升高，引起胸腺萎缩，故成年人的胸腺很小，仅萎缩于上纵隔，如图所示。

B. 前面观。心脏、心包、胸腺已被切除。

C. 后面观。

纵隔：结构

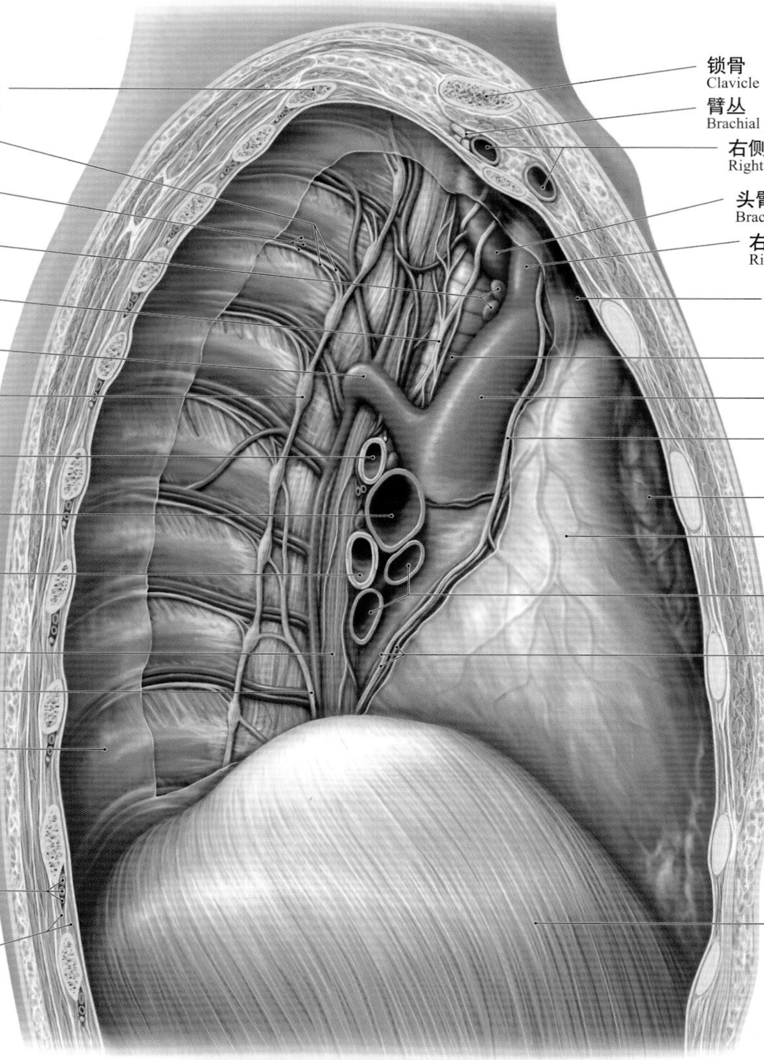
第 1 肋
1st rib
交通支
Rami communicantes
肋间动脉、静脉和神经
Intercostal artery, vein, and nerve
头臂淋巴结
Brachiocephalic lymph nodes
右侧迷走神经
Right vagus nerve
奇静脉
Azygos vein
交感干，胸神经节
Sympathetic trunk, thoracic ganglion
上叶支气管
Superior lobar bronchus
右侧肺动脉
Right pulmonary artery
右侧肺中、下叶支气管总干
Common trunk of middle and inferior lobar bronchi
食管
Esophagus
内脏大神经
Greater splanchnic nerve
壁胸膜，肋部
Parietal pleura, costal part
肋间后动脉、静脉，肋间神经
Posterior intercostal artery and vein, intercostal nerve
肋间肌
Intercostal muscles
锁骨
Clavicle
臂丛
Brachial plexus
右侧锁骨下动脉、静脉
Right subclavian artery and vein
头臂干
Brachiocephalic trunk
右侧头臂静脉
Right brachiocephalic vein
左侧头臂静脉
Left brachiocephalic vein
气管
Trachea
上腔静脉
Superior vena cava
右侧膈神经
Right phrenic nerve
胸腺（胸骨后脂肪垫）
Thymus (retrosternal fat pad)
纤维心包
Fibrous pericardium
右侧肺静脉
Right pulmonary veins
膈神经，心包膈动脉、静脉
Phrenic nerve, pericardiacophrenic artery and vein
膈
Diaphragm
A

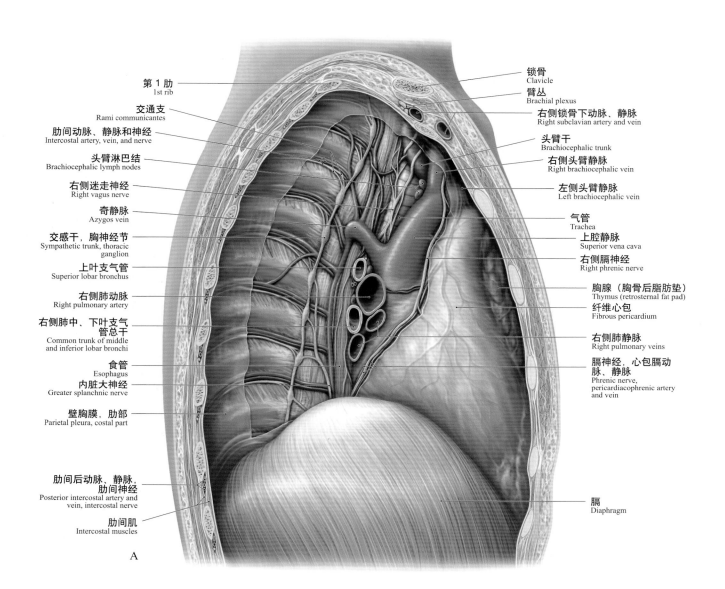

图 15-49 纵 隔

A. 右侧面观，旁矢状面。注意有许多结构穿过上、下（中和后）纵隔之间。

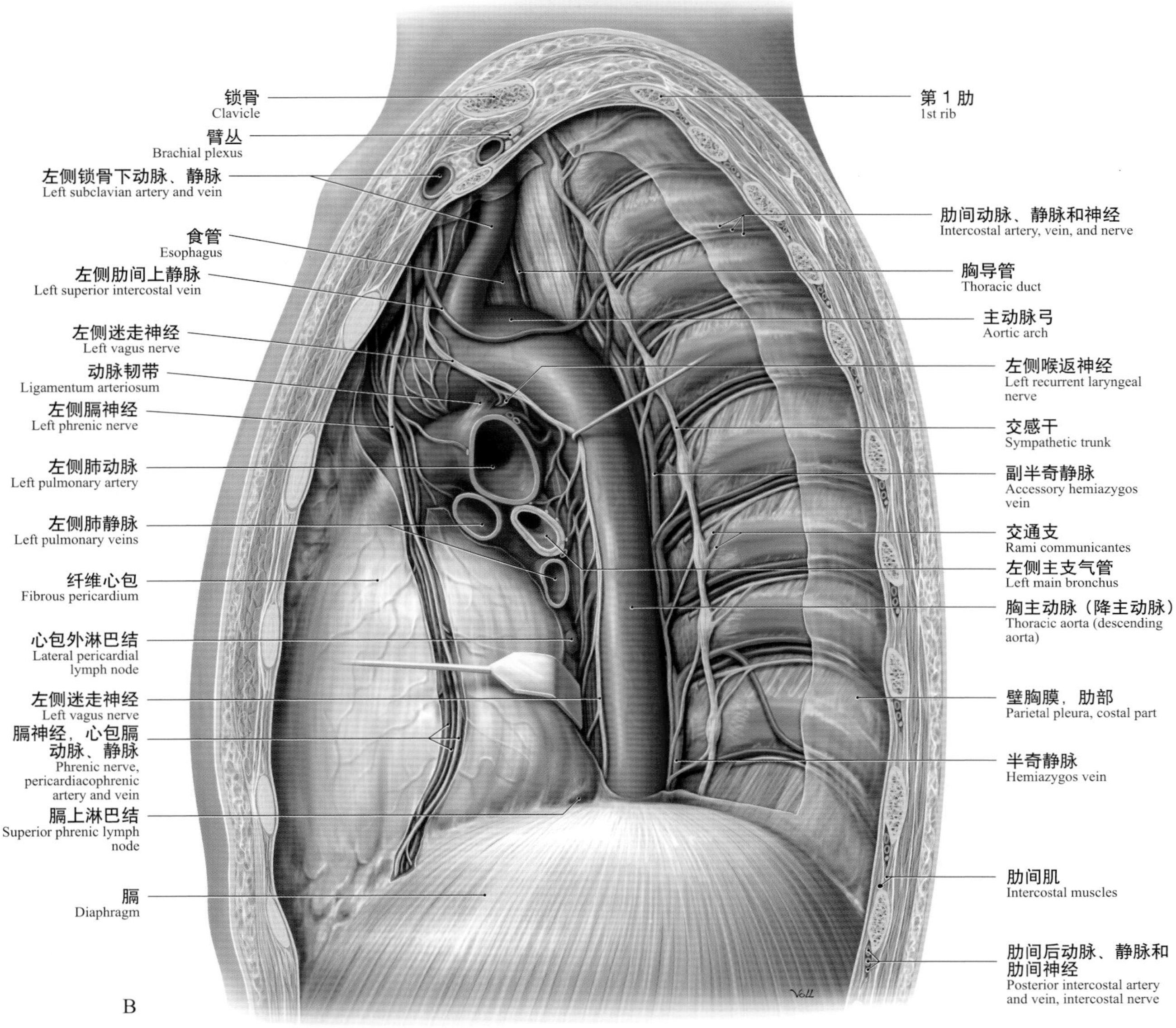
锁骨
Clavicle
臂丛
Brachial plexus
左侧锁骨下动脉、静脉
Left subclavian artery and vein
食管
Esophagus
左侧肋间上静脉
Left superior intercostal vein
左侧迷走神经
Left vagus nerve
动脉韧带
Ligamentum arteriosum
左侧膈神经
Left phrenic nerve
左侧肺动脉
Left pulmonary artery
左侧肺静脉
Left pulmonary veins
纤维心包
Fibrous pericardium
心包外淋巴结
Lateral pericardial lymph node
左侧迷走神经
Left vagus nerve
膈神经，心包膈动脉、静脉
Phrenic nerve, pericardiacophrenic artery and vein
膈上淋巴结
Superior phrenic lymph node
膈
Diaphragm
B
第 1 肋
1st rib
肋间动脉、静脉和神经
Intercostal artery, vein, and nerve
胸导管
Thoracic duct
主动脉弓
Aortic arch
左侧喉返神经
Left recurrent laryngeal nerve
交感干
Sympathetic trunk
副半奇静脉
Accessory hemiazygos vein
交通支
Rami communicantes
左侧主支气管
Left main bronchus
胸主动脉（降主动脉）
Thoracic aorta (descending aorta)
壁胸膜，肋部
Parietal pleura, costal part
半奇静脉
Hemiazygos vein
肋间肌
Intercostal muscles
肋间后动脉、静脉和肋间神经
Posterior intercostal artery and vein, intercostal nerve

图 15–49　纵　　隔（续）

B. 左侧面观，旁矢状面，切除左肺和壁胸膜，显示后纵隔内结构。

心脏：表面和心腔

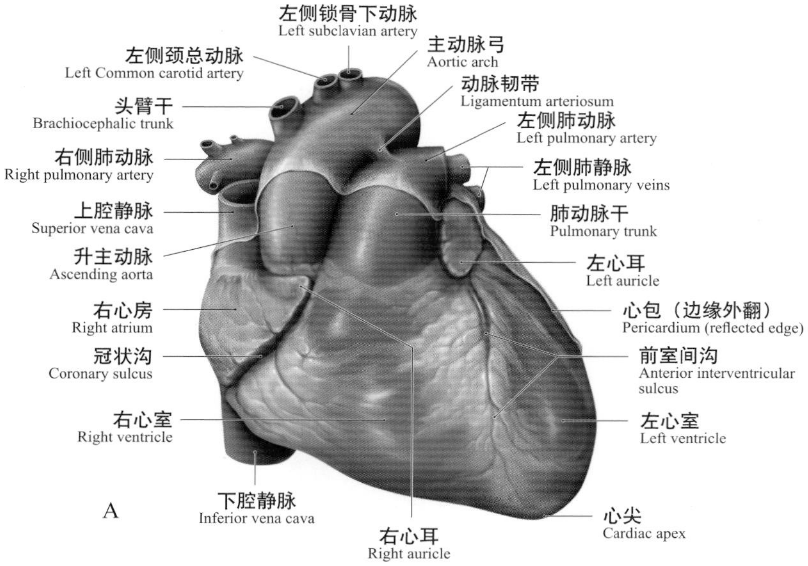
左侧锁骨下动脉
Left subclavian artery
左侧颈总动脉
Left Common carotid artery
主动脉弓
Aortic arch
动脉韧带
Ligamentum arteriosum
头臂干
Brachiocephalic trunk
左侧肺动脉
Left pulmonary artery
右侧肺动脉
Right pulmonary artery
左侧肺静脉
Left pulmonary veins
上腔静脉
Superior vena cava
肺动脉干
Pulmonary trunk
升主动脉
Ascending aorta
左心耳
Left auricle
右心房
Right atrium
心包（边缘外翻）
Pericardium (reflected edge)
冠状沟
Coronary sulcus
前室间沟
Anterior interventricular sulcus
右心室
Right ventricle
左心室
Left ventricle
A
下腔静脉
Inferior vena cava
心尖
Cardiac apex
右心耳
Right auricle

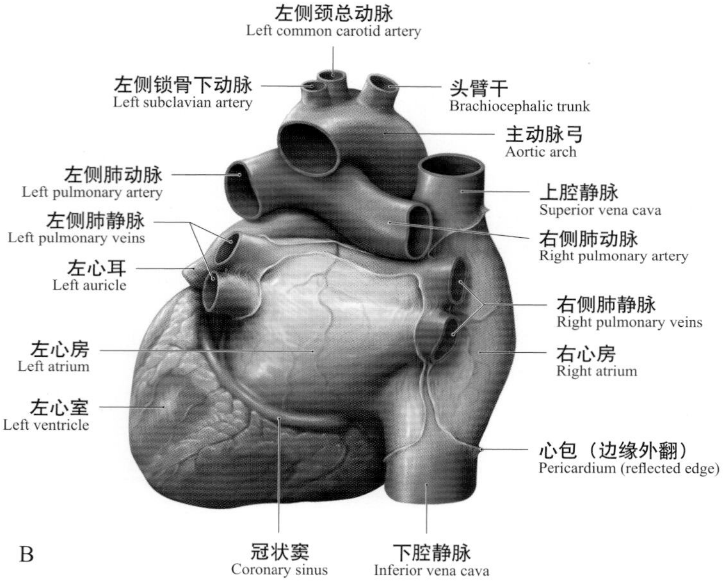
左侧颈总动脉
Left common carotid artery
左侧锁骨下动脉
Left subclavian artery
头臂干
Brachiocephalic trunk
主动脉弓
Aortic arch
左侧肺动脉
Left pulmonary artery
上腔静脉
Superior vena cava
左侧肺静脉
Left pulmonary veins
右侧肺动脉
Right pulmonary artery
左心耳
Left auricle
右侧肺静脉
Right pulmonary veins
左心房
Left atrium
右心房
Right atrium
左心室
Left ventricle
心包（边缘外翻）
Pericardium (reflected edge)
B
冠状窦
Coronary sinus
下腔静脉
Inferior vena cava

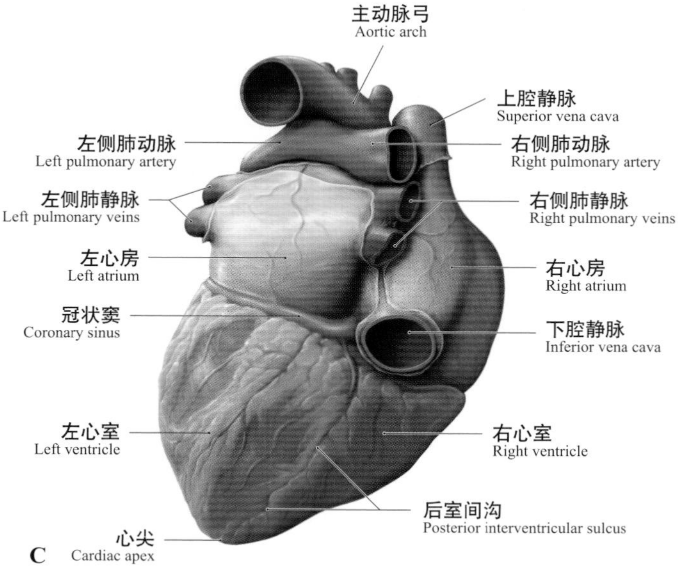
主动脉弓
Aortic arch
上腔静脉
Superior vena cava
左侧肺动脉
Left pulmonary artery
右侧肺动脉
Right pulmonary artery
左侧肺静脉
Left pulmonary veins
右侧肺静脉
Right pulmonary veins
左心房
Left atrium
右心房
Right atrium
冠状窦
Coronary sinus
下腔静脉
Inferior vena cava
左心室
Left ventricle
右心室
Right ventricle
后室间沟
Posterior interventricular sulcus
心尖
Cardiac apex
C

图 15–50　心脏表面

A. 前（胸肋）面。**B.** 后（底）面。**C.** 下（膈）面。注意浆膜心包脏层翻折成为浆膜心包壁层。

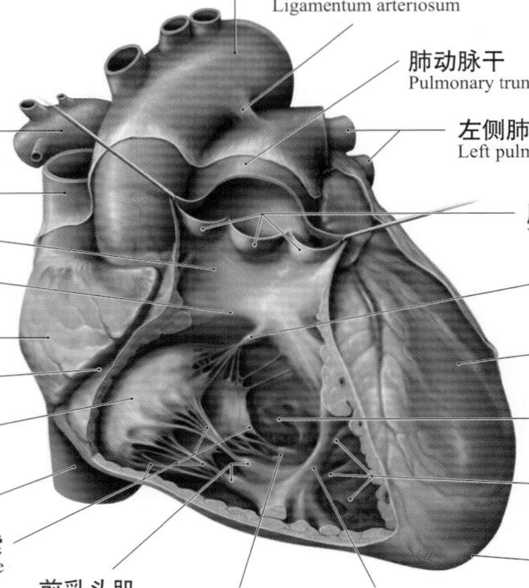
主动脉弓
Aortic arch
动脉韧带
Ligamentum arteriosum
肺动脉干
Pulmonary trunk
右侧肺动脉
Right pulmonary artery
左侧肺静脉
Left pulmonary veins
上腔静脉
Superior vena cava
肺动脉瓣
Valve of pulmonary
动脉圆锥
Conus arteriosus
室上嵴
Supraventricular crest
隔乳头肌
Septal papillary muscle
右心房
Right atrium
左心室
Left ventricle
冠状沟
Coronary sulcus
右房室瓣，前尖
Right atrioventricular valve, anterior cusp
室间隔
Interventricular septum
下腔静脉
Inferior vena cava
肉柱
Trabeculae carneae
腱索
Chordae tendineae
心尖
Cardiac apex
前乳头肌
Anterior papillary muscle
后乳头肌
Posterior papillary muscle
隔缘肉柱
Septomarginal trabecula
A

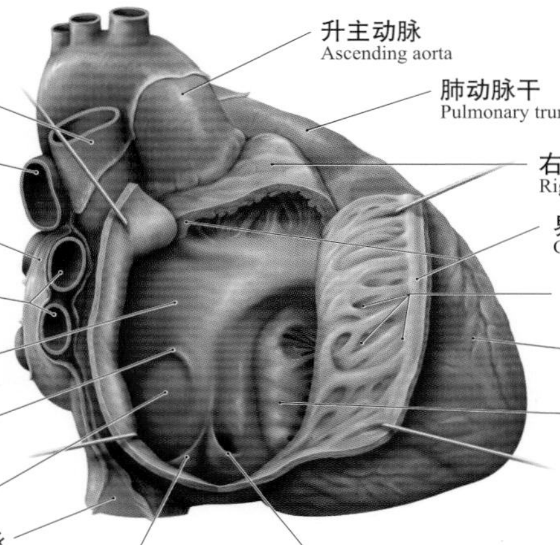
升主动脉
Ascending aorta
上腔静脉
Superior vena cava
肺动脉干
Pulmonary trunk
右侧肺动脉
Right pulmonary artery
右心耳
Right auricle
左心房
Left atrium
界嵴
Crista terminalis
右侧肺静脉
Right pulmonary veins
梳状肌
Pectinate muscles
房间隔
Interatrial septum
右心室
Right ventricle
卵圆窝缘
Limbus of fossa ovalis
右房室口与房室瓣
Right atrioventricular orifice and atrioventricular valve
卵圆窝
Fossa ovalis
下腔静脉
Inferior vena cava
下腔静脉口的下腔静脉瓣
Valved orifice of inferior vena cava
冠状窦口的冠状窦瓣
Valved orifice of coronary sinus
B

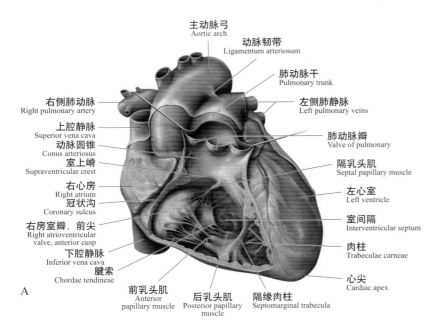

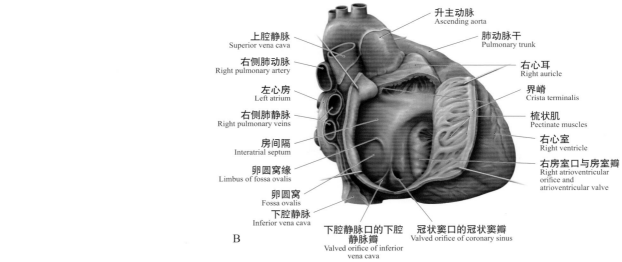

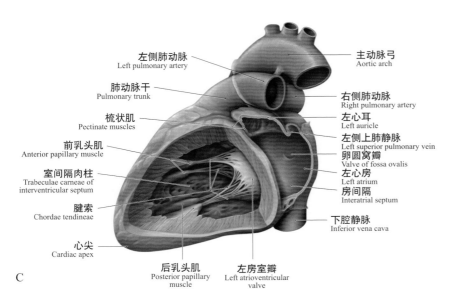

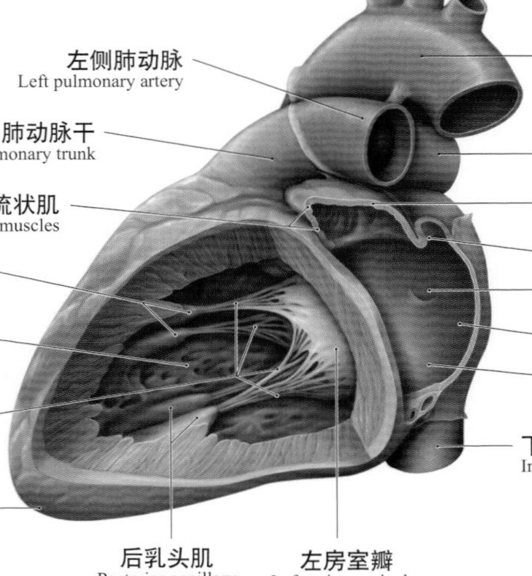
左侧肺动脉
Left pulmonary artery
主动脉弓
Aortic arch
肺动脉干
Pulmonary trunk
右侧肺动脉
Right pulmonary artery
梳状肌
Pectinate muscles
左心耳
Left auricle
左侧上肺静脉
Left superior pulmonary vein
前乳头肌
Anterior papillary muscle
卵圆窝瓣
Valve of fossa ovalis
室间隔肉柱
Trabeculae carneae of interventricular septum
左心房
Left atrium
房间隔
Interatrial septum
腱索
Chordae tendineae
下腔静脉
Inferior vena cava
心尖
Cardiac apex
后乳头肌
Posterior papillary muscle
左房室瓣
Left atrioventricular valve
C

图 15–51　心腔

A. 右心室，前面观。注意，室上嵴是胚胎期心室与心球（现为动脉圆锥）之间的边界。

B. 右心房，右侧面观。

C. 左心房和左心室，左侧面观，注意心室壁肉柱呈不规则状。

心脏：瓣膜、动脉和静脉

心脏瓣膜分为2组：半月瓣和房室瓣。2组半月瓣（主动脉瓣和肺动脉瓣）位于心脏2条大动脉的起始部，调节从心室到主动脉和肺动脉干的血流。2组房室瓣（左侧和右侧）位于心房和心室交界处。

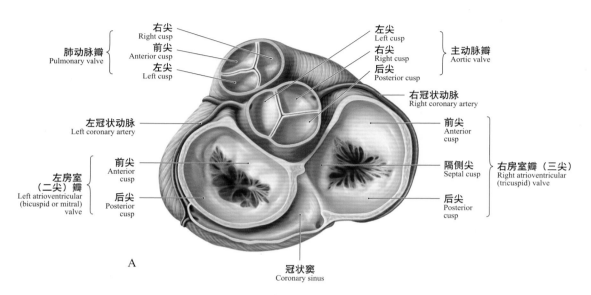

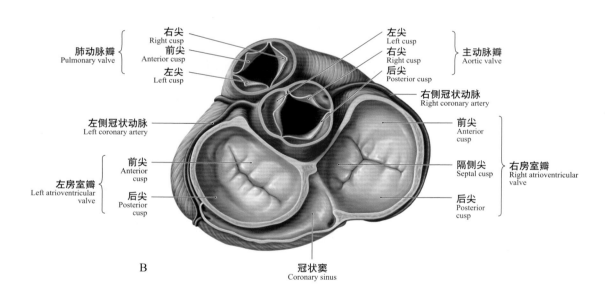

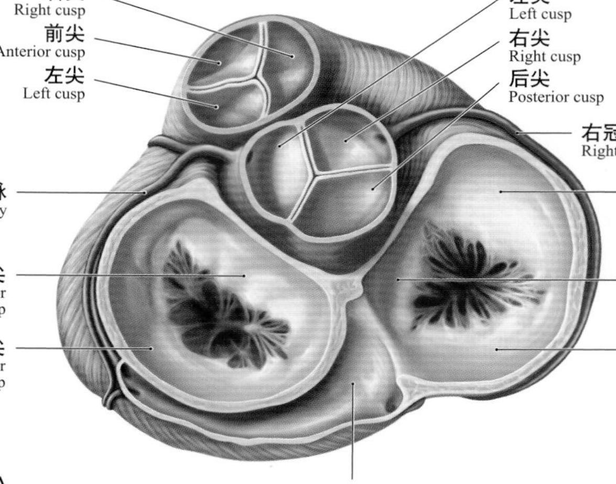

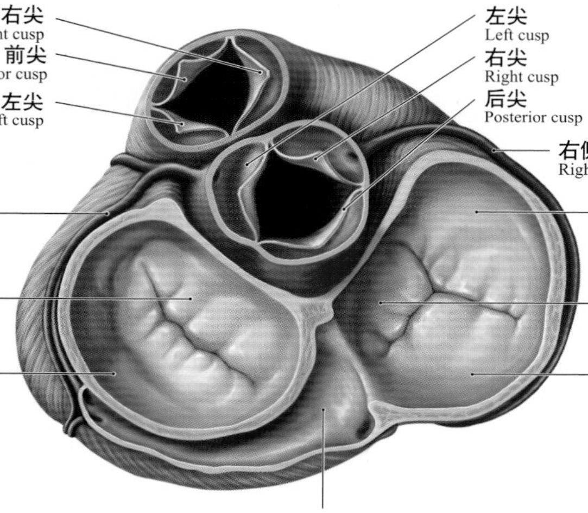

图 15–52 心 瓣 膜

心瓣膜平面，上面观。去除心房和大动脉。**A.** 心室舒张（松弛），半月瓣关闭，房室瓣开放。**B.** 心室收缩（紧张），房室瓣关闭，半月瓣开放。

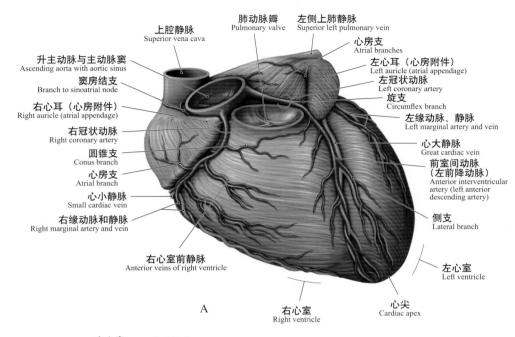

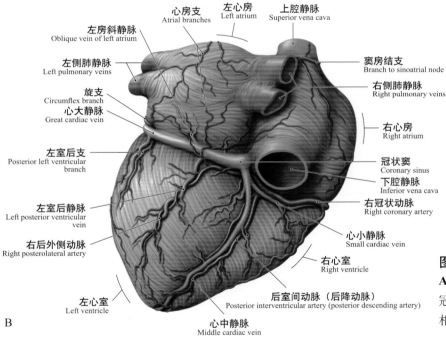

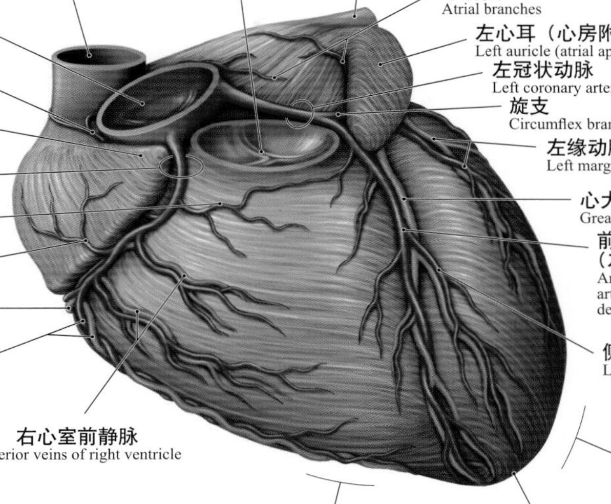
上腔静脉
Superior vena cava
肺动脉瓣
Pulmonary valve
左侧上肺静脉
Superior left pulmonary vein
心房支
Atrial branches
升主动脉与主动脉窦
Ascending aorta with aortic sinus
左心耳（心房附件）
Left auricle (atrial appendage)
窦房结支
Branch to sinoatrial node
左冠状动脉
Left coronary artery
旋支
Circumflex branch
右心耳（心房附件）
Right auricle (atrial appendage)
左缘动脉、静脉
Left marginal artery and vein
右冠状动脉
Right coronary artery
心大静脉
Great cardiac vein
圆锥支
Conus branch
前室间动脉
（左前降动脉）
Anterior interventricular
artery (left anterior
descending artery)
心房支
Atrial branch
心小静脉
Small cardiac vein
右缘动脉和静脉
Right marginal artery and vein
侧支
Lateral branch
右心室前静脉
Anterior veins of right ventricle
左心室
Left ventricle
A
右心室
Right ventricle
心尖
Cardiac apex

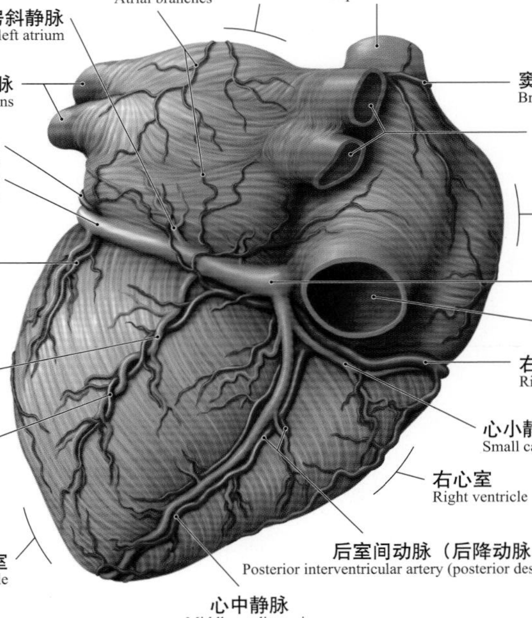
心房支
Atrial branches
左心房
Left atrium
上腔静脉
Superior vena cava
左房斜静脉
Oblique vein of left atrium
左侧肺静脉
Left pulmonary veins
窦房结支
Branch to sinoatrial node
右侧肺静脉
Right pulmonary veins
旋支
Circumflex branch
心大静脉
Great cardiac vein
右心房
Right atrium
左室后支
Posterior left ventricular
branch
冠状窦
Coronary sinus
下腔静脉
Inferior vena cava
右冠状动脉
Right coronary artery
左室后静脉
Left posterior ventricular
vein
心小静脉
Small cardiac vein
右后外侧动脉
Right posterolateral artery
右心室
Right ventricle
后室间动脉（后降动脉）
Posterior interventricular artery (posterior descending artery)
左心室
Left ventricle
B
心中静脉
Middle cardiac vein

图 15–53　冠状动脉和心脏静脉

A. 前面观。**B.** 后下面观。注意左、右冠状动脉通常在左心房和左心室后方相吻合。

表 15–9　冠状动脉分支

左冠状动脉	右冠状动脉
旋支	窦房结支
• 房支	圆锥支
• 左缘支	房支
• 左室后支	右缘支
前室间支（左前降支）	后室间支（后降支）
• 圆锥支	• 室间隔支
• 侧支	房室结支
• 室间隔支	右后外侧动脉

表 15–10　心静脉属支

静脉	属支	注入
心前静脉（未显示）		右心房
心大静脉	前室间静脉	冠状窦
	左缘支	
	左心房斜静脉	
左室后静脉		
心中静脉（后室间静脉）		
心小静脉	右心室前静脉	
	右缘支	

心脏：传导和神经支配

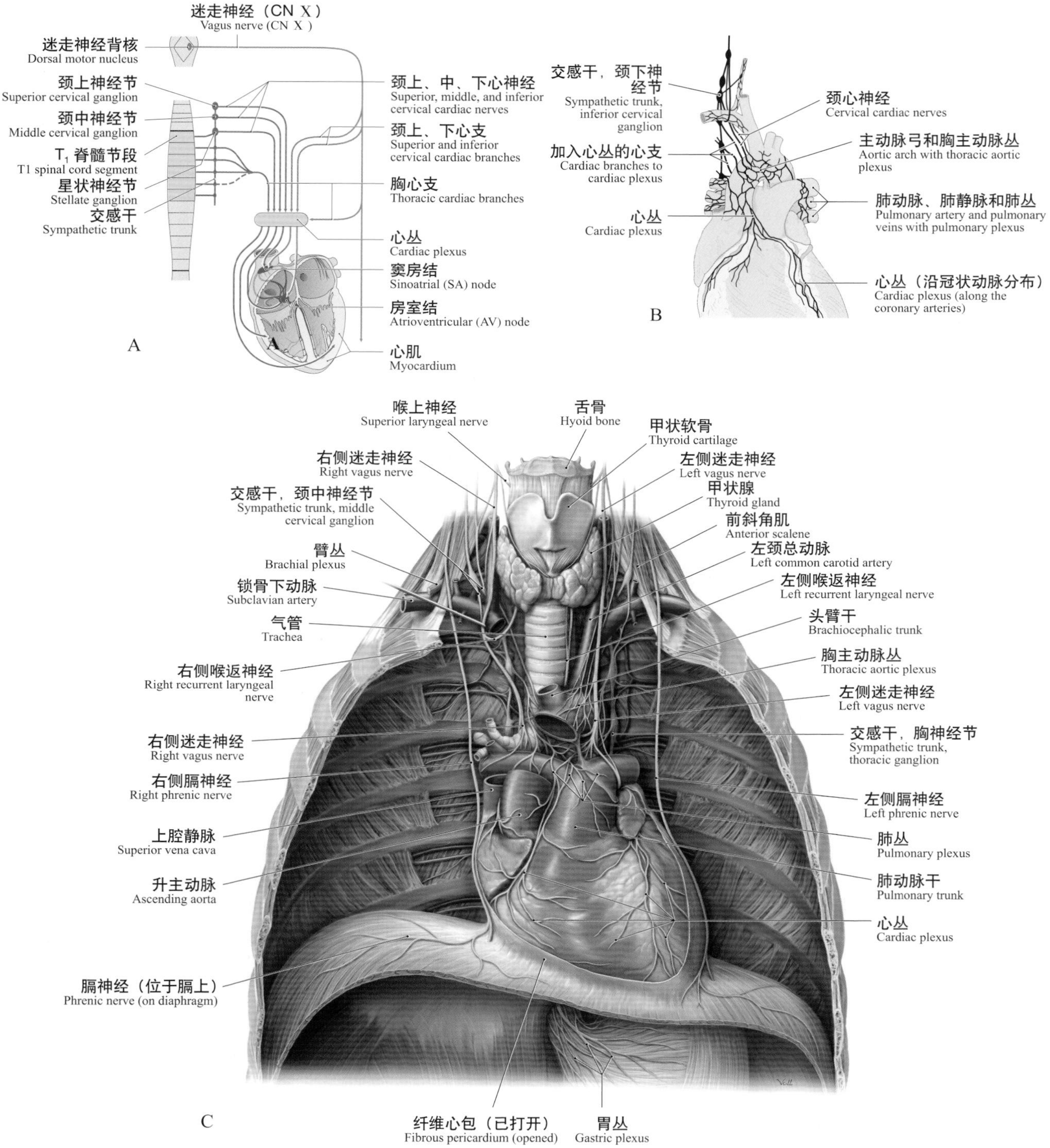

图 15–54 心脏的自主神经支配

A. 示意图。交感神经分布：来自 T_1 至 T_6 脊髓节段的节前神经元发出纤维，与颈部和胸上部交感神经节的节后神经元形成突触。3 条颈心神经及其胸心分支构成心丛。副交感神经分布：节前神经元及纤维经心支到达心脏，其中一些纤维来自颈部。它们在窦房结附近沿冠状动脉与节后神经元形成突触。

B. 心脏自主神经丛，右侧面观。注意心丛、主动脉丛和肺丛之间的连续性。

C. 心脏的自主神经。打开胸腔的前面观。

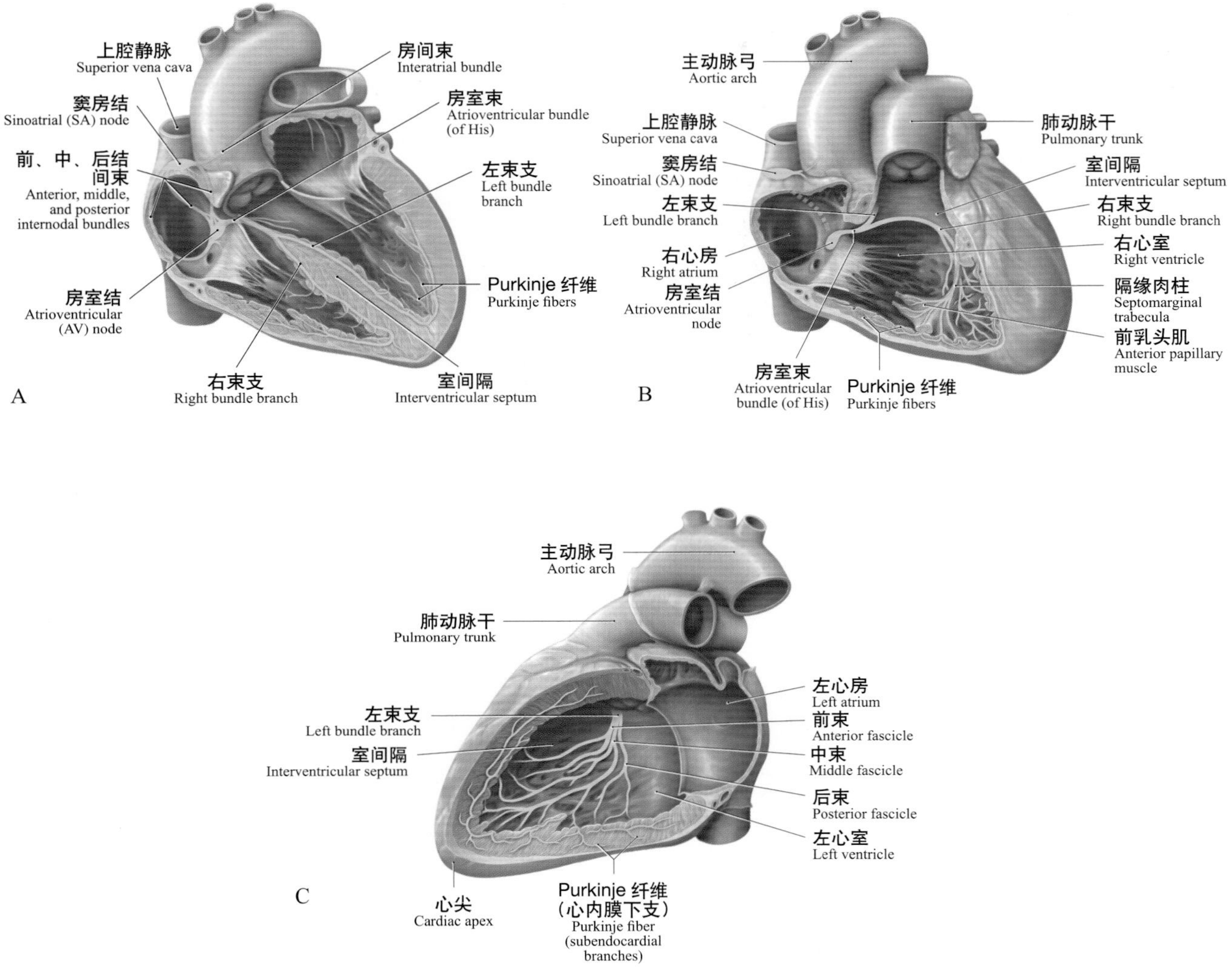

图 15–55　心脏的传导系统

A. 前面观。打开 4 个腔室。**B.** 右侧面观。打开右心房、右心室。**C.** 左侧面观。打开左心房、左心室。

心肌收缩由心脏传导系统调节，这一系统由特殊的心肌细胞（Purkinje 纤维）在心脏产生兴奋并传导冲动。传导系统的 2 个结均在心房内，1 个是被称为起搏器的窦房结（SA），另 1 个是房室结（AV）。

出生前后的血液循环

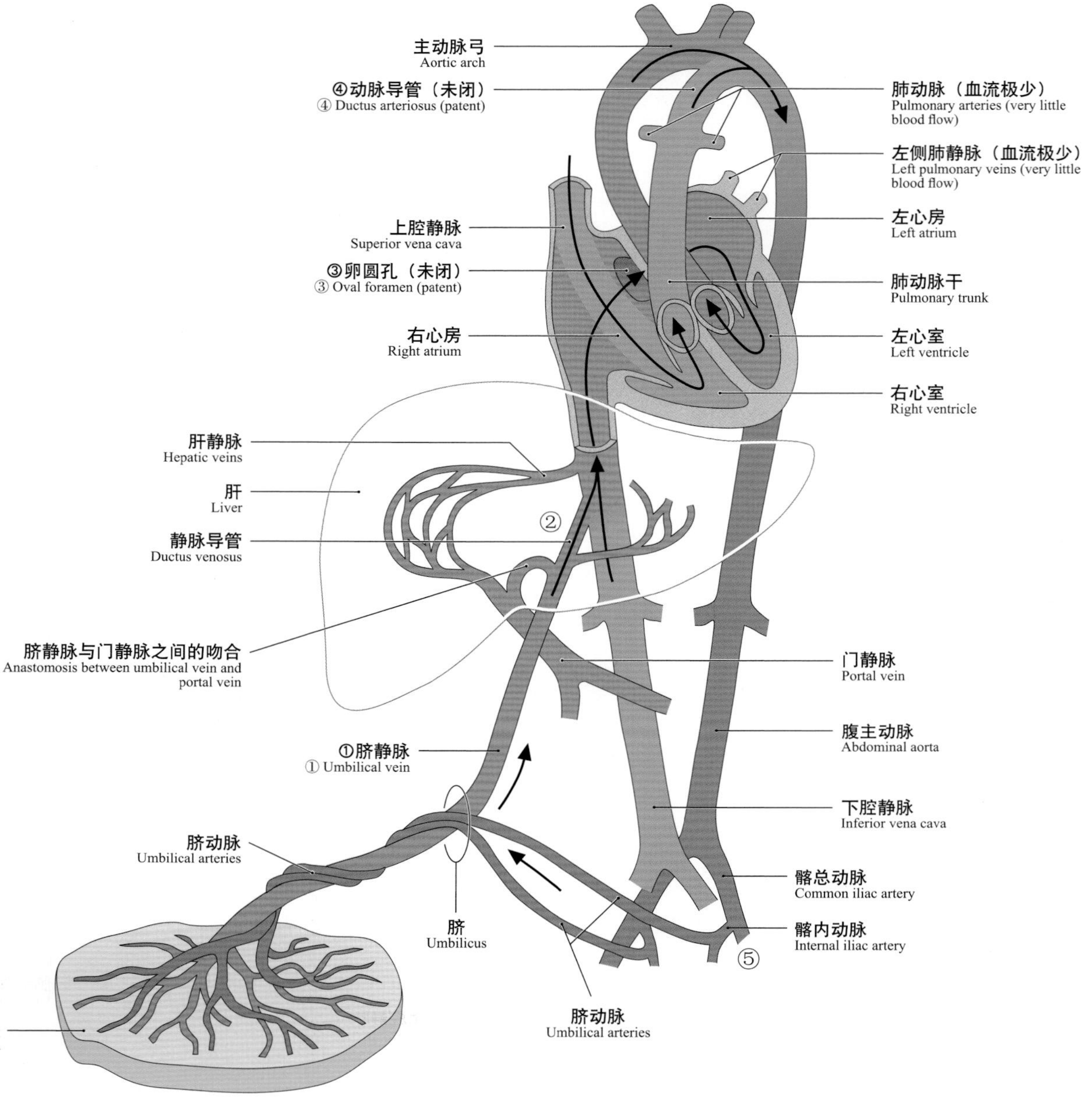
主动脉弓
Aortic arch
④动脉导管（未闭）
④ Ductus arteriosus (patent)
肺动脉（血流极少）
Pulmonary arteries (very little blood flow)
左侧肺静脉（血流极少）
Left pulmonary veins (very little blood flow)
上腔静脉
Superior vena cava
左心房
Left atrium
③卵圆孔（未闭）
③ Oval foramen (patent)
肺动脉干
Pulmonary trunk
右心房
Right atrium
左心室
Left ventricle
右心室
Right ventricle
肝静脉
Hepatic veins
肝
Liver
②
静脉导管
Ductus venosus
脐静脉与门静脉之间的吻合
Anastomosis between umbilical vein and portal vein
门静脉
Portal vein
腹主动脉
Abdominal aorta
①脐静脉
① Umbilical vein
下腔静脉
Inferior vena cava
脐动脉
Umbilical arteries
髂总动脉
Common iliac artery
脐
Umbilicus
髂内动脉
Internal iliac artery
⑤
胎盘
Placenta
脐动脉
Umbilical arteries

图 15-56　出生前血液循环（改自 Fritsch 和 Kühnel）

①来自胎盘的富有氧气和营养的胎儿血经脐静脉传至胎儿。

②这些血液近一半绕开肝（经静脉导管）进入下腔静脉，剩余的血液注入门静脉，供给肝氧气和营养。

③来自下腔静脉的血液绕过右心室（因肺尚无功能）而经自右至左的通道——卵圆孔进入左心房。

④来自上腔静脉的血液进入右心房，经右心室注入肺动脉干。其中大部分血液经自右至左的通道——动脉导管进入主动脉弓。

⑤主动脉的部分含氧血经来自髂内动脉的 1 对脐动脉反流至胎盘。

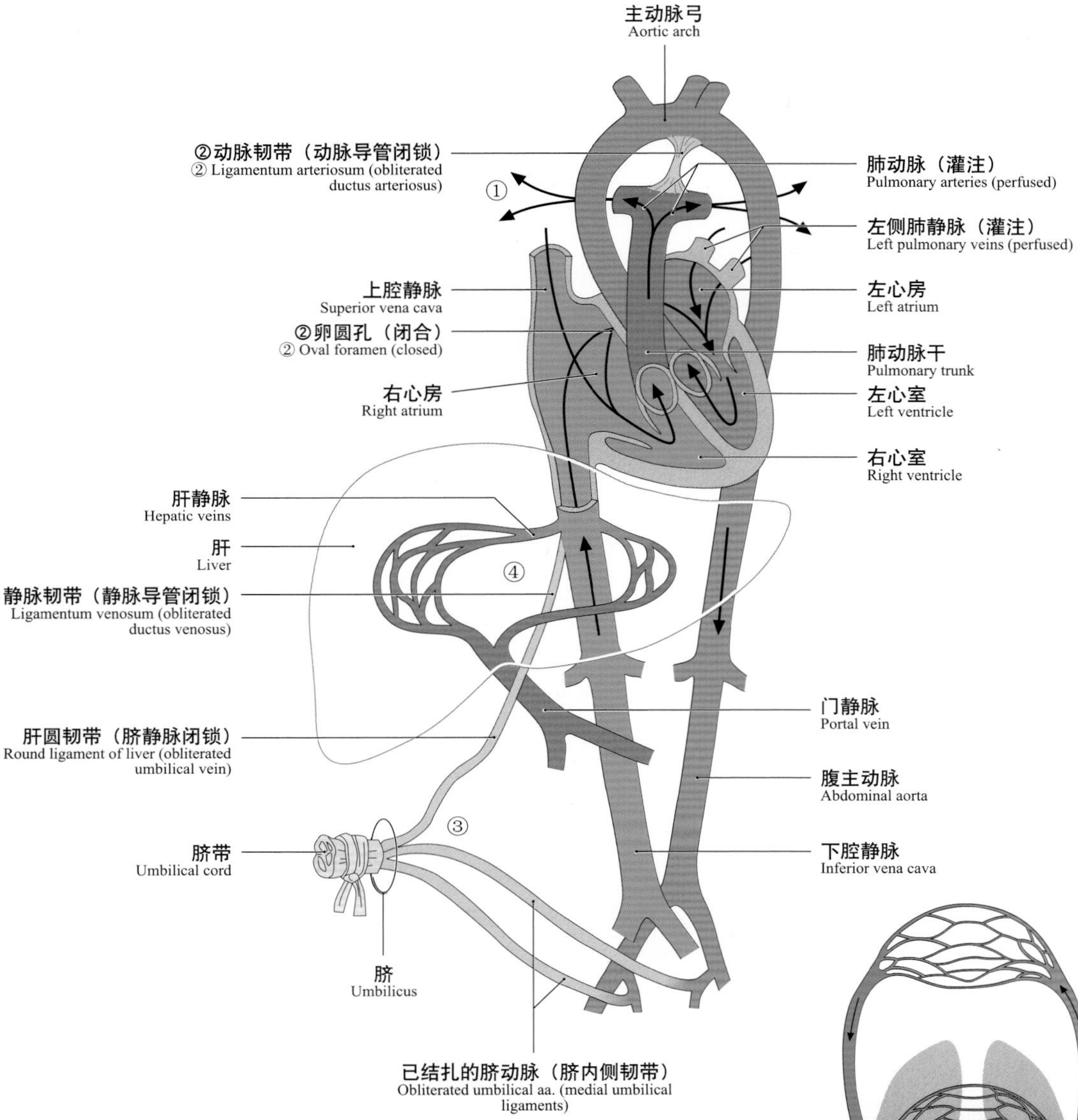

图 15–57　出生后血液循环（改自 Fritsch 和 Kühnel）

①出生时随着肺呼吸开始，肺血压下降，致血液自右侧肺动脉干进入肺动脉。

②卵圆孔和动脉导管闭锁，自右至左的短路关闭，肺循环与体循环开始分开。

③随着胎儿与胎盘分离，脐动脉闭锁（近中端除外），脐静脉与静脉导管一起闭锁。

④血液经肝进行新陈代谢。

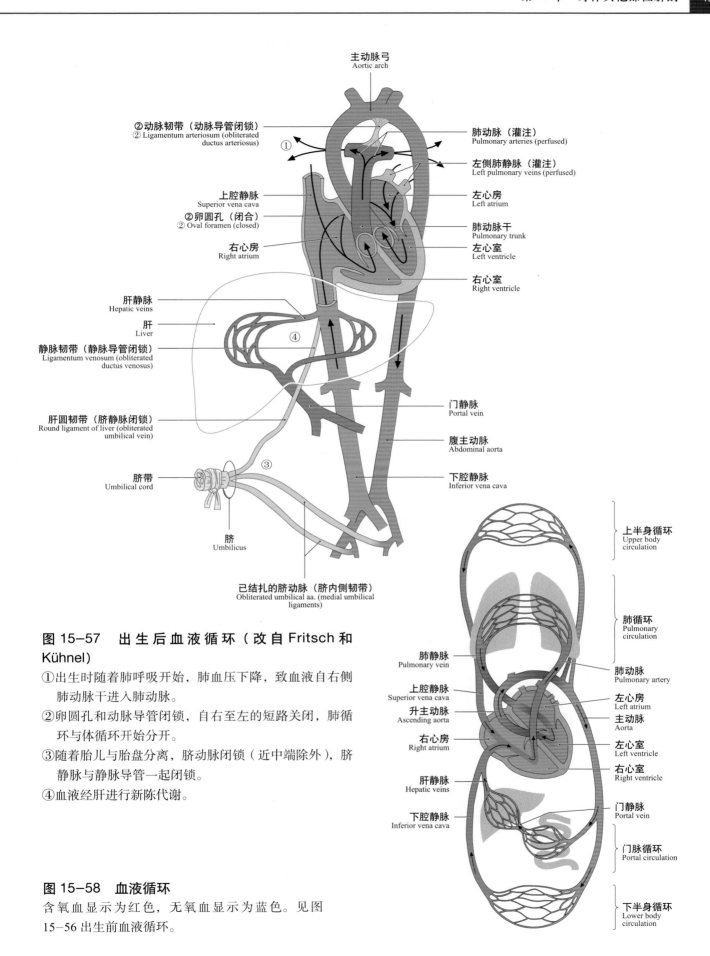

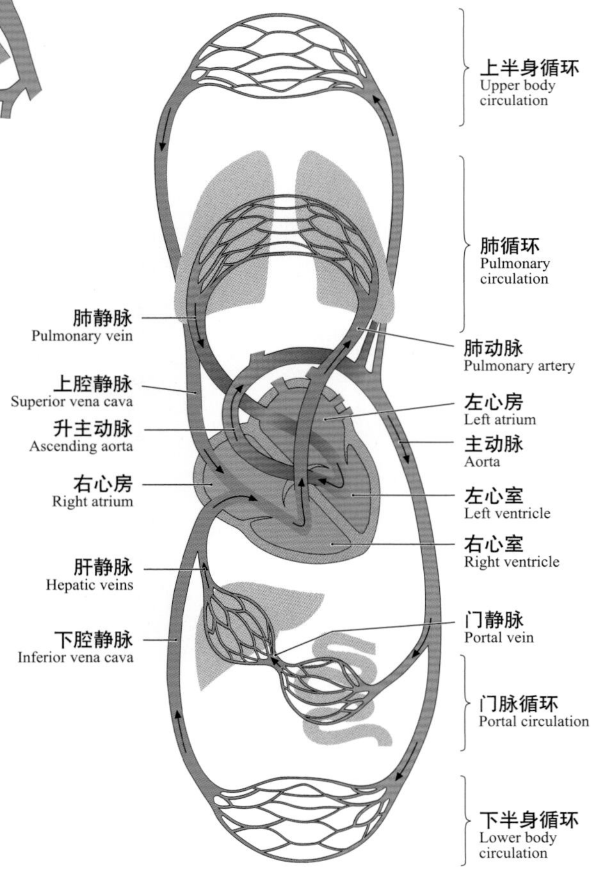

图 15–58　血液循环

含氧血显示为红色，无氧血显示为蓝色。见图 15–56 出生前血液循环。

食 管

食管分为3部分：颈段（C_6～T_1）、胸段（T_1至膈的食管裂孔）和腹段（膈至胃的贲门）。

食管沿胸主动脉右侧向下延伸，穿过膈至左侧，位于胸骨剑突的下方。

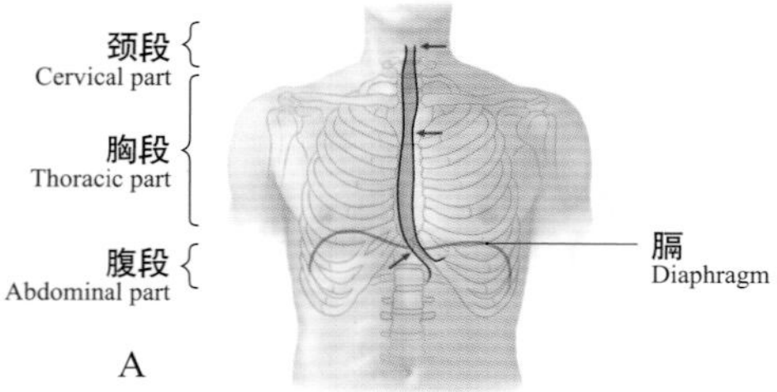
颈段
Cervical part
胸段
Thoracic part
腹段
Abdominal part
膈
Diaphragm
A

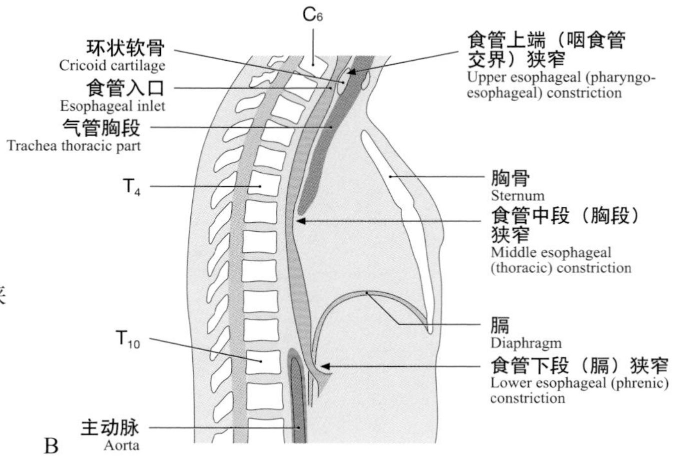
C6
环状软骨
Cricoid cartilage
食管入口
Esophageal inlet
气管胸段
Trachea thoracic part
T4
T10
主动脉
Aorta
食管上端（咽食管交界）狭窄
Upper esophageal (pharyngo-esophageal) constriction
胸骨
Sternum
食管中段（胸段）狭窄
Middle esophageal (thoracic) constriction
膈
Diaphragm
食管下段（膈）狭窄
Lower esophageal (phrenic) constriction
B

图 15–59 食管：位置和狭窄部

A. 食管在胸壁的投影，食管狭窄以箭头标示。**B.** 食管狭窄部，右侧面观。

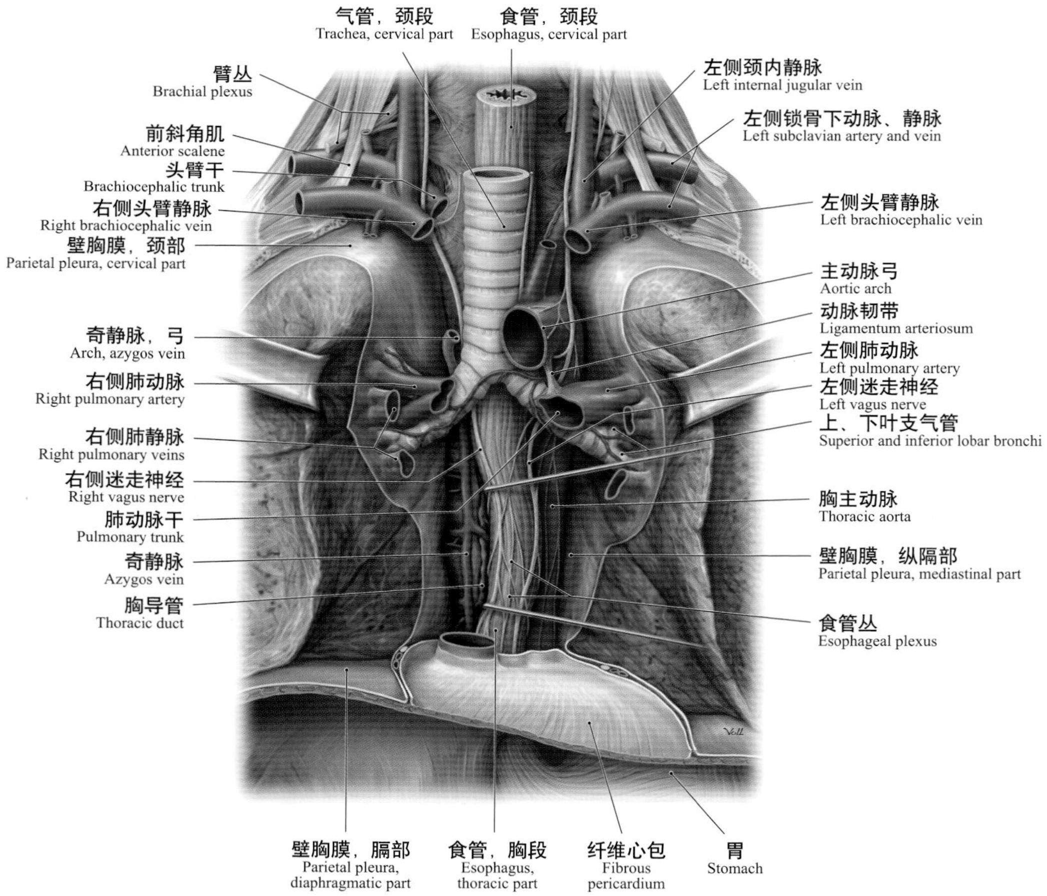
气管，颈段
Trachea, cervical part
食管，颈段
Esophagus, cervical part
臂丛
Brachial plexus
前斜角肌
Anterior scalene
头臂干
Brachiocephalic trunk
右侧头臂静脉
Right brachiocephalic vein
壁胸膜，颈部
Parietal pleura, cervical part
奇静脉，弓
Arch, azygos vein
右侧肺动脉
Right pulmonary artery
右侧肺静脉
Right pulmonary veins
右侧迷走神经
Right vagus nerve
肺动脉干
Pulmonary trunk
奇静脉
Azygos vein
胸导管
Thoracic duct
左侧颈内静脉
Left internal jugular vein
左侧锁骨下动脉、静脉
Left subclavian artery and vein
左侧头臂静脉
Left brachiocephalic vein
主动脉弓
Aortic arch
动脉韧带
Ligamentum arteriosum
左侧肺动脉
Left pulmonary artery
左侧迷走神经
Left vagus nerve
上、下叶支气管
Superior and inferior lobar bronchi
胸主动脉
Thoracic aorta
壁胸膜，纵隔部
Parietal pleura, mediastinal part
食管丛
Esophageal plexus
壁胸膜，膈部
Parietal pleura, diaphragmatic part
食管，胸段
Esophagus, thoracic part
纤维心包
Fibrous pericardium
胃
Stomach

图 15–60 食管的位置

前面观。

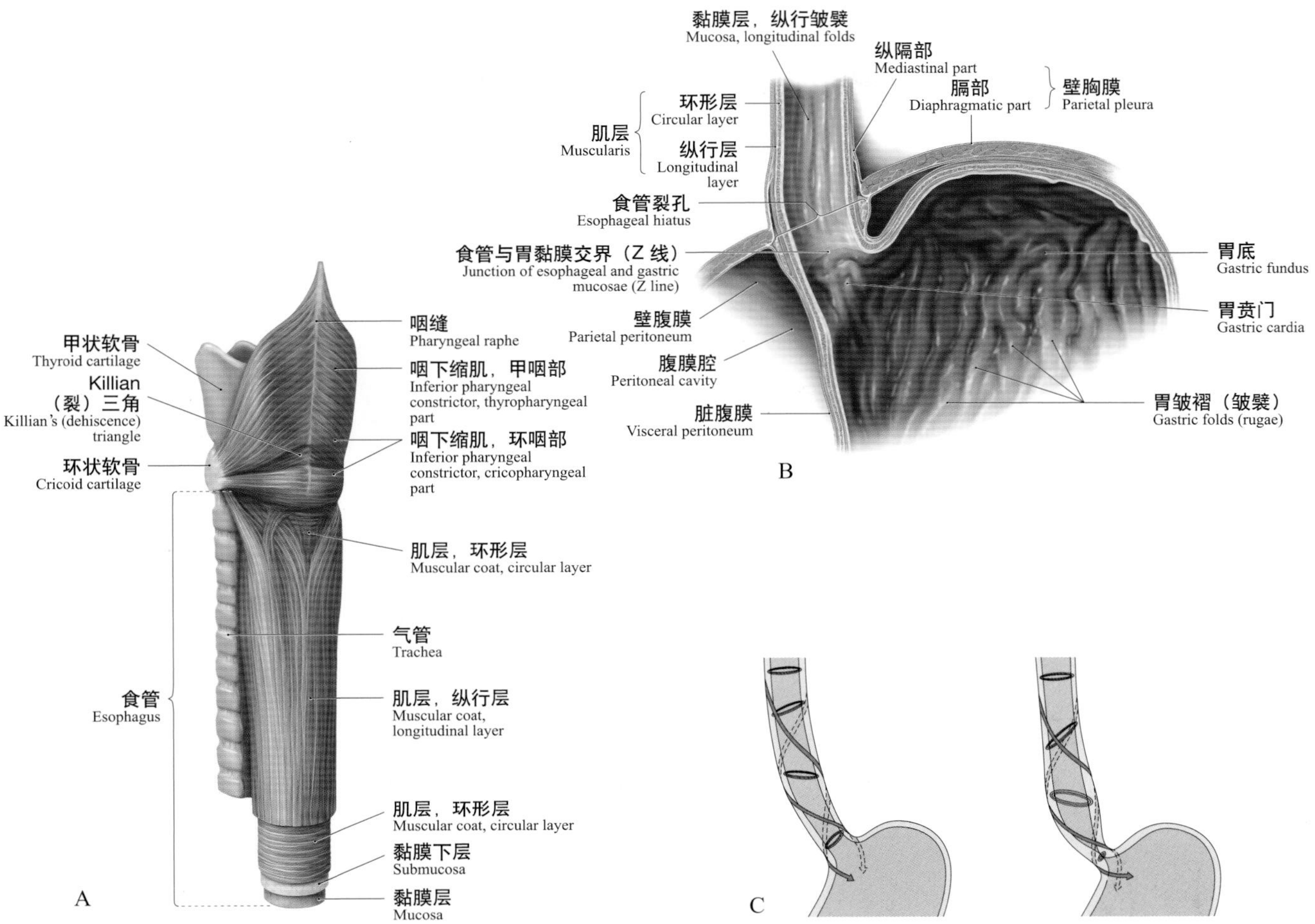

图 15–61　食管的结构

A. 食管壁，左后斜位观。**B.** 胃食管交界处，前面观。此处无真正的括约肌，相反，食管裂孔处的膈肌发挥着括约肌功能，通常因其形似齿状而称为“Z 线”。**C.** 食管肌层的功能结构。

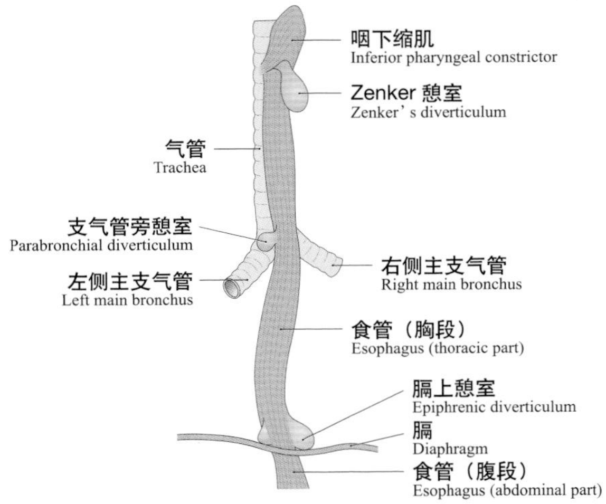

图 15–62　食管憩室

憩室（异常膨出或囊）一般发生于食管壁的薄弱处，主要有 3 种类型：

- 下咽（咽 - 食管）憩室：位于咽与食管交界处，包括 Zenker 憩室（占 70%）。
- “真性”牵引性憩室：食管壁全层突出，不一定发生在壁的薄弱处。一般由炎症（如淋巴管炎）引起，因此，多见于紧邻支气管和支气管淋巴结处的食管（胸或支气管旁憩室）。
- “假性”压出性憩室：黏膜和黏膜下层在肌层薄弱处膨出，多为食管压力升高（如正常吞咽时）而导致。包括裂孔旁憩室和膈食管裂孔上方的膈上憩室（占 10%）。

胸 膜

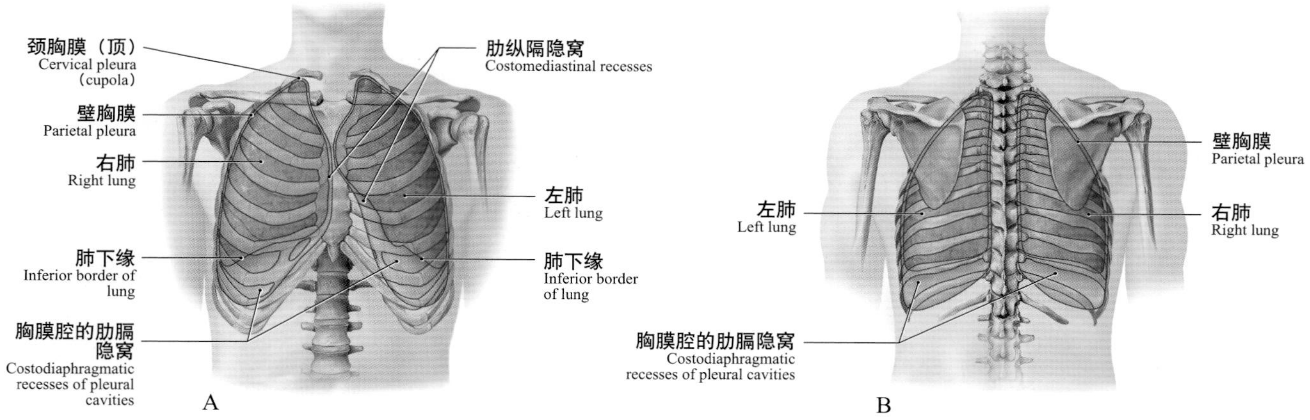

图 15-63 胸部垂直参考线

A. 前面观。**B.** 后面观。

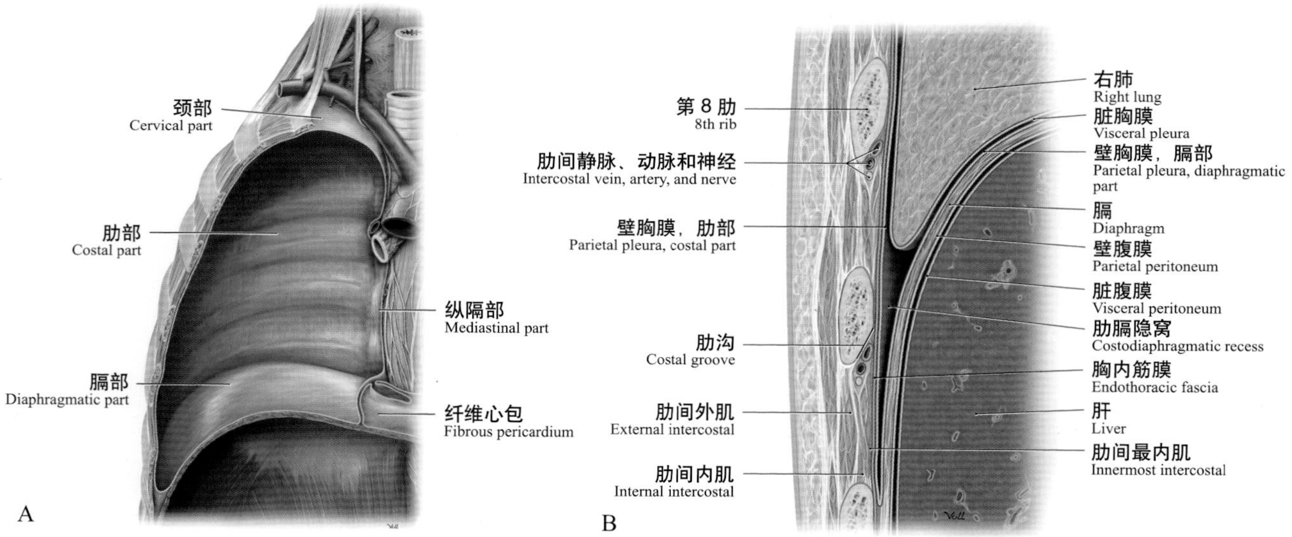

图 15-64 壁胸膜

A. 部分壁胸膜。打开右胸膜腔，前面观。**B.** 肋膈隐窝，冠状面，前面观。膈胸膜在胸壁内反折（成肋胸膜）而形成肋膈隐窝。

胸膜腔由 2 层浆膜围成。脏胸膜（肺胸膜）覆盖于肺表面，壁胸膜则衬于胸腔内面。壁胸膜的 4 部分（肋胸膜、膈胸膜、纵隔胸膜、胸膜顶）相互延续。

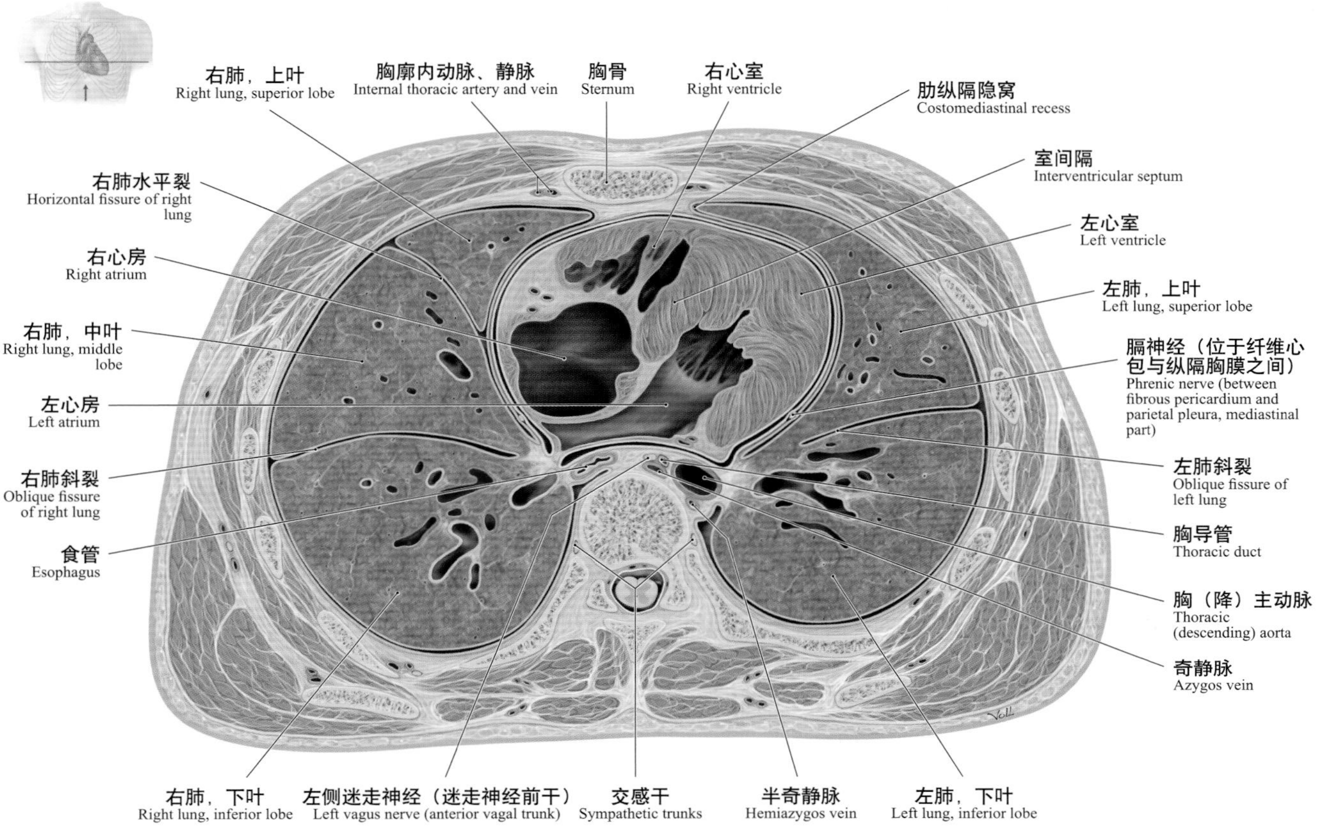

右肺，上叶
Right lung, superior lobe
胸廓内动脉、静脉
Internal thoracic artery and vein
胸骨
Sternum
右心室
Right ventricle
肋纵隔隐窝
Costomediastinal recess
室间隔
Interventricular septum
左心室
Left ventricle
左肺，上叶
Left lung, superior lobe
膈神经（位于纤维心包与纵隔胸膜之间）
Phrenic nerve (between fibrous pericardium and parietal pleura, mediastinal part)
左肺斜裂
Oblique fissure of left lung
胸导管
Thoracic duct
胸（降）主动脉
Thoracic (descending) aorta
奇静脉
Azygos vein
右肺水平裂
Horizontal fissure of right lung
右心房
Right atrium
右肺，中叶
Right lung, middle lobe
左心房
Left atrium
右肺斜裂
Oblique fissure of right lung
食管
Esophagus
右肺，下叶
Right lung, inferior lobe
左侧迷走神经（迷走神经前干）
Left vagus nerve (anterior vagal trunk)
交感干
Sympathetic trunks
半奇静脉
Hemiazygos vein
左肺，下叶
Left lung, inferior lobe

图 15-65　胸部横断面

经 T_8 的横断面，下面观。

肺的位置

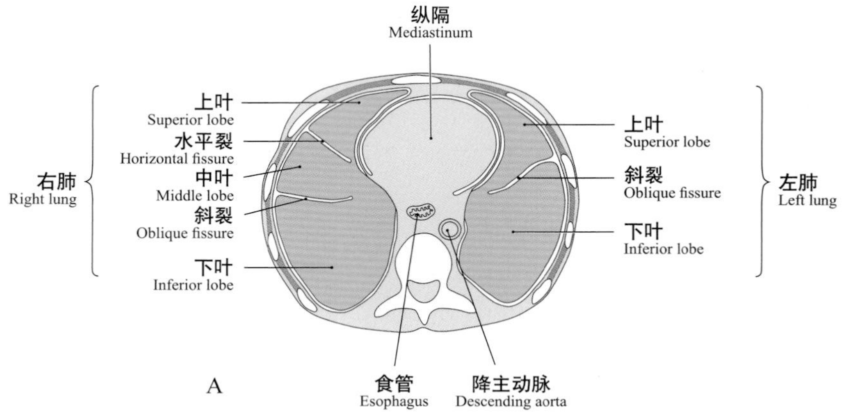

纵隔
Mediastinum
上叶
Superior lobe
水平裂
Horizontal fissure
中叶
Middle lobe
斜裂
Oblique fissure
下叶
Inferior lobe
右肺
Right lung
上叶
Superior lobe
斜裂
Oblique fissure
下叶
Inferior lobe
左肺
Left lung
A
食管
Esophagus
降主动脉
Descending aorta

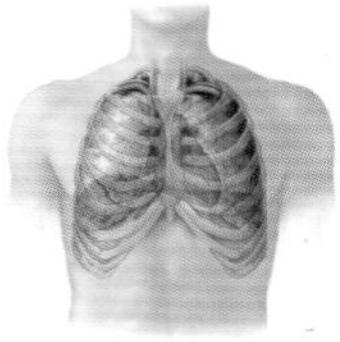

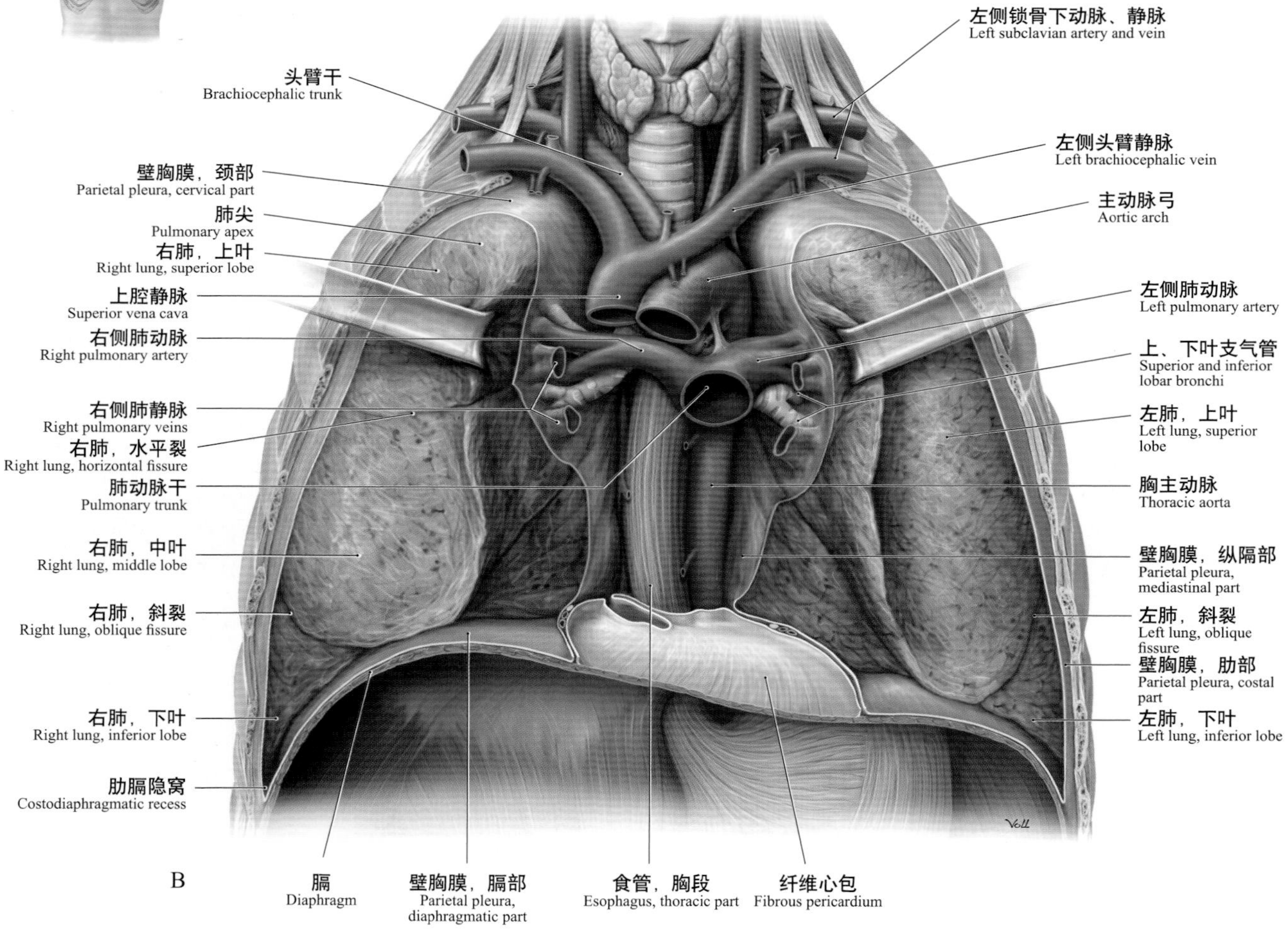

头臂干
Brachiocephalic trunk
壁胸膜，颈部
Parietal pleura, cervical part
肺尖
Pulmonary apex
右肺，上叶
Right lung, superior lobe
上腔静脉
Superior vena cava
右侧肺动脉
Right pulmonary artery
右侧肺静脉
Right pulmonary veins
右肺，水平裂
Right lung, horizontal fissure
肺动脉干
Pulmonary trunk
右肺，中叶
Right lung, middle lobe
右肺，斜裂
Right lung, oblique fissure
右肺，下叶
Right lung, inferior lobe
肋膈隐窝
Costodiaphragmatic recess
左侧锁骨下动脉、静脉
Left subclavian artery and vein
左侧头臂静脉
Left brachiocephalic vein
主动脉弓
Aortic arch
左侧肺动脉
Left pulmonary artery
上、下叶支气管
Superior and inferior lobar bronchi
左肺，上叶
Left lung, superior lobe
胸主动脉
Thoracic aorta
壁胸膜，纵隔部
Parietal pleura, mediastinal part
左肺，斜裂
Left lung, oblique fissure
壁胸膜，肋部
Parietal pleura, costal part
左肺，下叶
Left lung, inferior lobe
B
膈
Diaphragm
壁胸膜，膈部
Parietal pleura, diaphragmatic part
食管，胸段
Esophagus, thoracic part
纤维心包
Fibrous pericardium

图 15-66 肺的位置

左、右肺占据了胸腔的整个空间，由于心脏的位置不对称，故左肺略小于右肺。

A. 肺的局部解剖关系，横断面，下面观。**B.** 侧拉两肺，前面观。

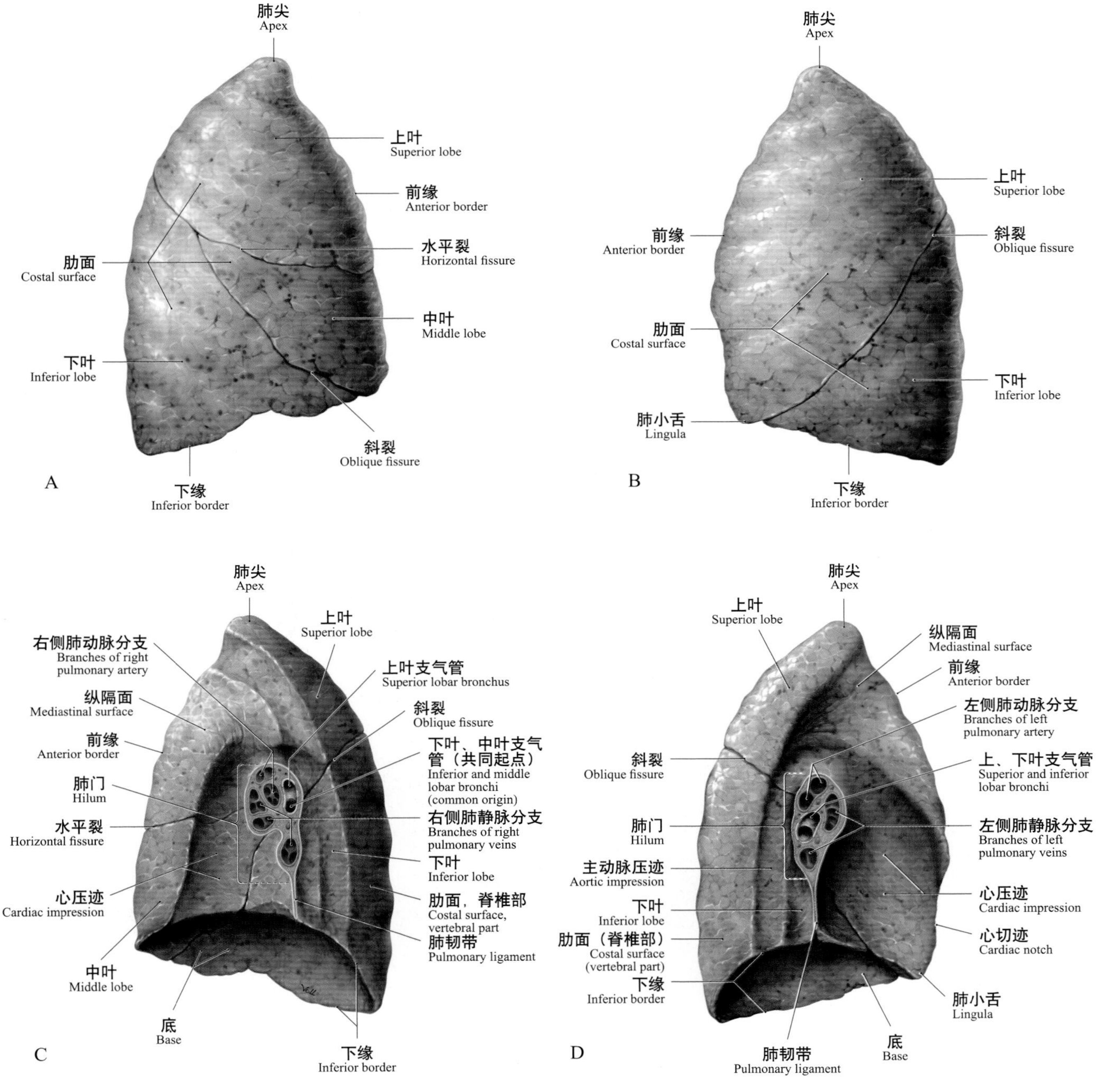

图 15–67　肺的大体解剖

A. 右肺，侧面观。**B.** 左肺，侧面观。**C.** 右肺，内侧面观。**D.** 左肺，内侧面观。

斜裂和水平裂将右肺分为上、中、下 3 叶，斜裂将左肺分为上、下 2 叶，两肺的尖突入颈根部。肺门是支气管和神经血管等结构出入肺的门户。

肺动脉和肺静脉

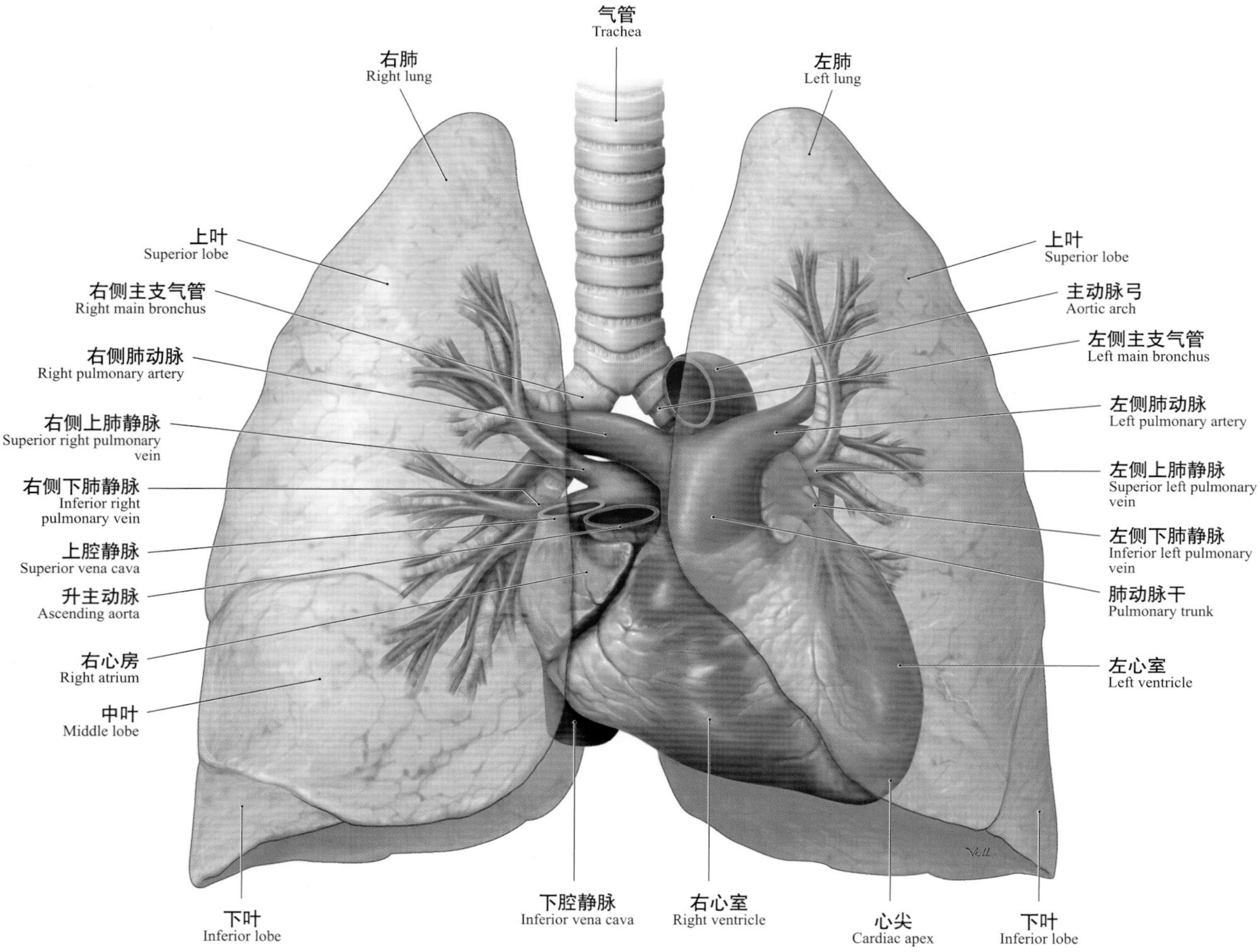
气管
Trachea
右肺
Right lung
左肺
Left lung
上叶
Superior lobe
右侧主支气管
Right main bronchus
右侧肺动脉
Right pulmonary artery
右侧上肺静脉
Superior right pulmonary vein
右侧下肺静脉
Inferior right pulmonary vein
上腔静脉
Superior vena cava
升主动脉
Ascending aorta
右心房
Right atrium
中叶
Middle lobe
上叶
Superior lobe
主动脉弓
Aortic arch
左侧主支气管
Left main bronchus
左侧肺动脉
Left pulmonary artery
左侧上肺静脉
Superior left pulmonary vein
左侧下肺静脉
Inferior left pulmonary vein
肺动脉干
Pulmonary trunk
左心室
Left ventricle
下叶
Inferior lobe
下腔静脉
Inferior vena cava
右心室
Right ventricle
心尖
Cardiac apex
下叶
Inferior lobe

图 15–68　肺动脉和肺静脉

前面观。肺动脉干起自右心室并分为左、右肺动脉，分别供应左、右肺。肺静脉开口于左心房的两侧。肺动脉与支气管树的分支伴行，而肺静脉则沿肺叶的边缘走行。

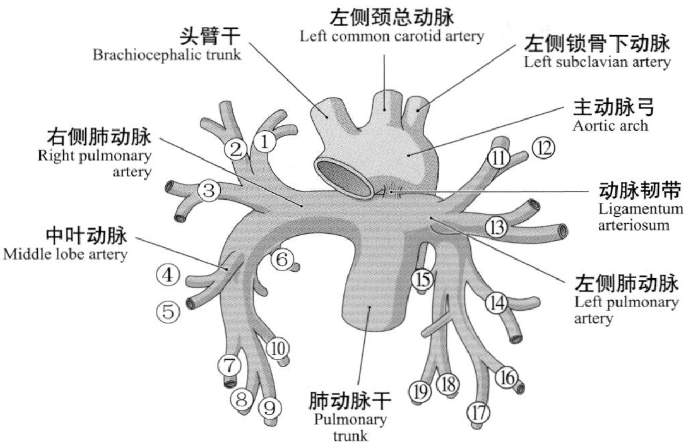

图 15–69　肺动脉

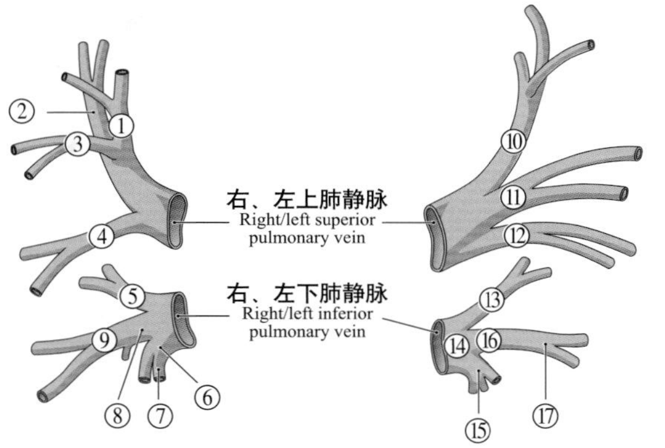

图 15–70　肺静脉

表 15–11　肺动脉及分支

右侧肺动脉			左侧肺动脉
上叶动脉			
①	尖段动脉		⑪
②	后段动脉		⑫
③	前段动脉		⑬
中叶动脉			
④	外侧段动脉	小舌动脉	⑭
⑤	内侧段动脉		
下叶动脉			
⑥	上段动脉		⑮
⑦	前底段动脉		⑯
⑧	外侧底段动脉		⑰
⑨	后底段动脉		⑱
⑩	内侧底段动脉		⑲

表 15–12　肺静脉及属支

右侧肺静脉		左侧肺静脉	
上肺静脉			
①	尖静脉	尖后段静脉	⑩
②	后静脉		
③	前静脉	前静脉	⑪
④	中叶静脉	小舌静脉	⑫
下肺静脉			
⑤	上静脉		⑬
⑥	底段总静脉		⑭
⑦	底段下静脉		⑮
⑧	底段上静脉		⑯
⑨	底段前静脉		⑰

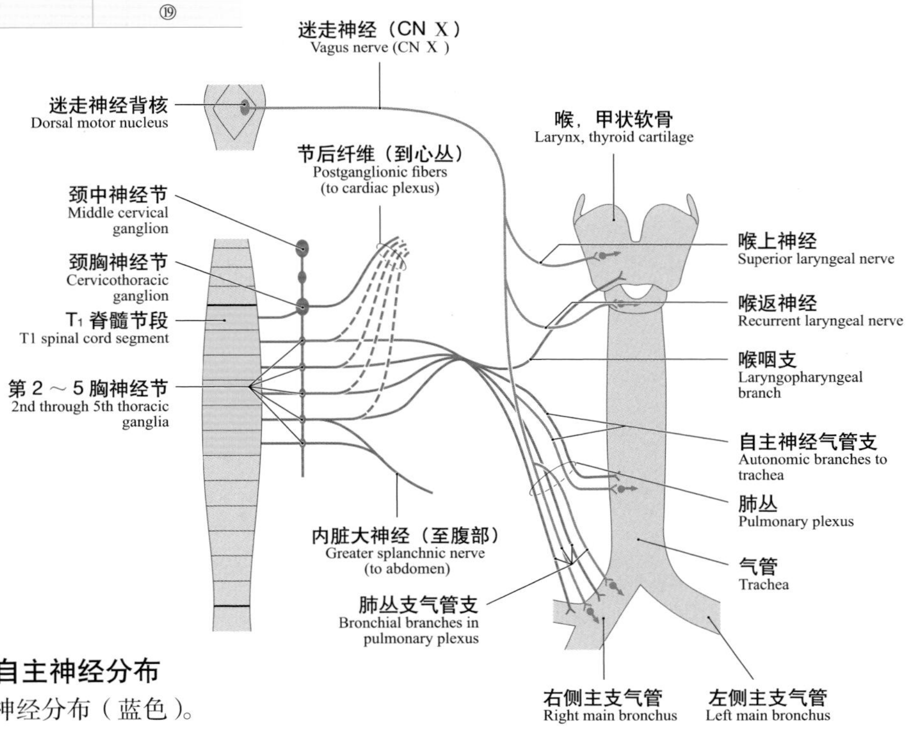

图 15–71　气管支气管树自主神经分布

交感神经分布（红色），副交感神经分布（蓝色）。

腹壁的表面解剖和腹肌

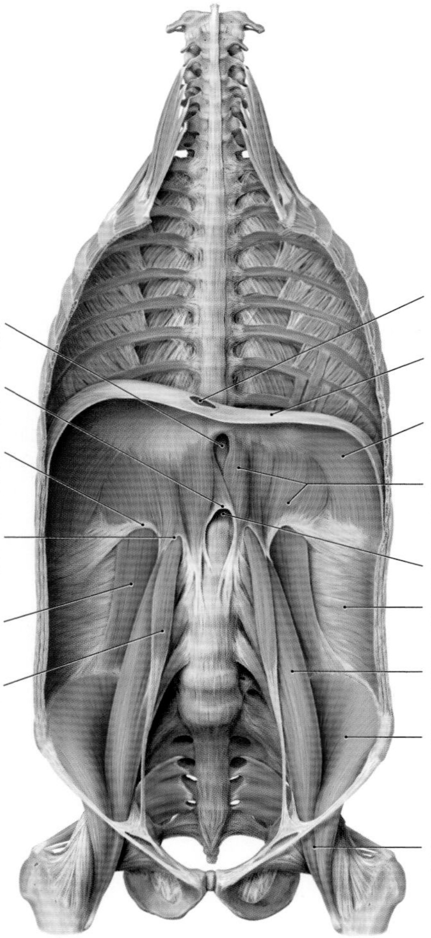
食管裂孔
Esophageal hiatus
正中弓状韧带
Median arcuate ligament
外侧弓状韧带
Lateral arcuate ligament
内侧弓状韧带
Medial arcuate ligament
腰方肌
Quadratus lumborum
腰小肌
Psoas minor
腔静脉孔
Caval opening
中心腱
Central tendon
膈，肋部
Diaphragm, costal part
膈，腰部和左脚
Diaphragm, lumbar part, and left crus
主动脉裂孔
Aortic hiatus
腹横肌
Transversus abdominis
腰大肌
Psoas major
髂肌
Iliacus
髂腰肌
Iliopsoas

图 15–72 腹后壁肌

膈中间位置的冠状面。

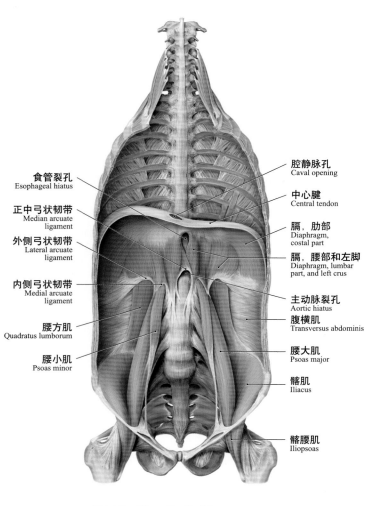

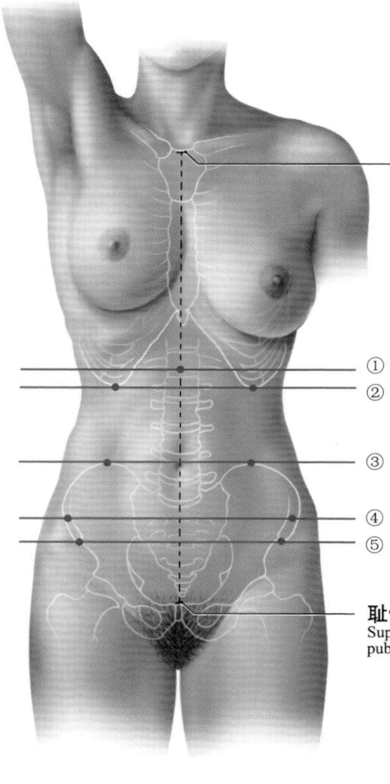

图 15–73 腹部横断面

前面观。见表 15–13。

表 15–13 腹部横断面

①幽门平面	位于胸骨柄与耻骨联合上缘连线中点的平面
②肋弓低点平面	位于肋缘最低点的平面（第 10 肋软骨下缘）
③嵴上平面	经过髂嵴最高点的平面
④结节间平面	两侧髂结节连线平面（髂结节位于髂前上棘后外侧约 5 cm）
⑤棘间平面	两侧髂前上棘连线平面

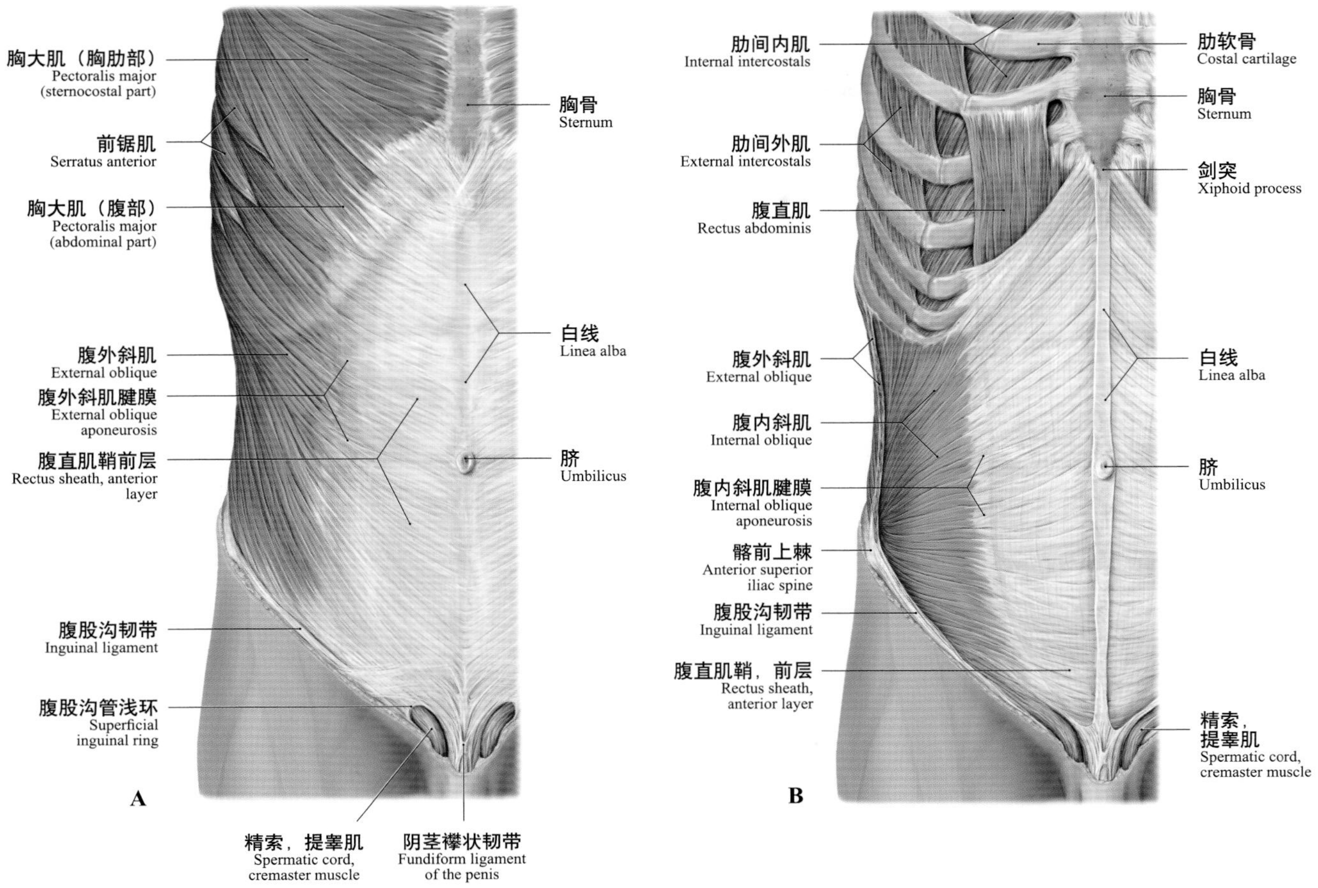

胸大肌（胸肋部）
Pectoralis major (sternocostal part)
前锯肌
Serratus anterior
胸大肌（腹部）
Pectoralis major (abdominal part)
腹外斜肌
External oblique
腹外斜肌腱膜
External oblique aponeurosis
腹直肌鞘前层
Rectus sheath, anterior layer
腹股沟韧带
Inguinal ligament
腹股沟管浅环
Superficial inguinal ring
A
精索，提睾肌
Spermatic cord, cremaster muscle
阴茎襻状韧带
Fundiform ligament of the penis
胸骨
Sternum
白线
Linea alba
脐
Umbilicus
肋间内肌
Internal intercostals
肋间外肌
External intercostals
腹直肌
Rectus abdominis
腹外斜肌
External oblique
腹内斜肌
Internal oblique
腹内斜肌腱膜
Internal oblique aponeurosis
髂前上棘
Anterior superior iliac spine
腹股沟韧带
Inguinal ligament
腹直肌鞘，前层
Rectus sheath, anterior layer
B
肋软骨
Costal cartilage
胸骨
Sternum
剑突
Xiphoid process
白线
Linea alba
脐
Umbilicus
精索，提睾肌
Spermatic cord, cremaster muscle

图 15–74　腹　壁　肌

右侧，前面观。

A. 腹壁浅层肌。**B.** 切除腹外斜肌、胸大肌和前锯肌。

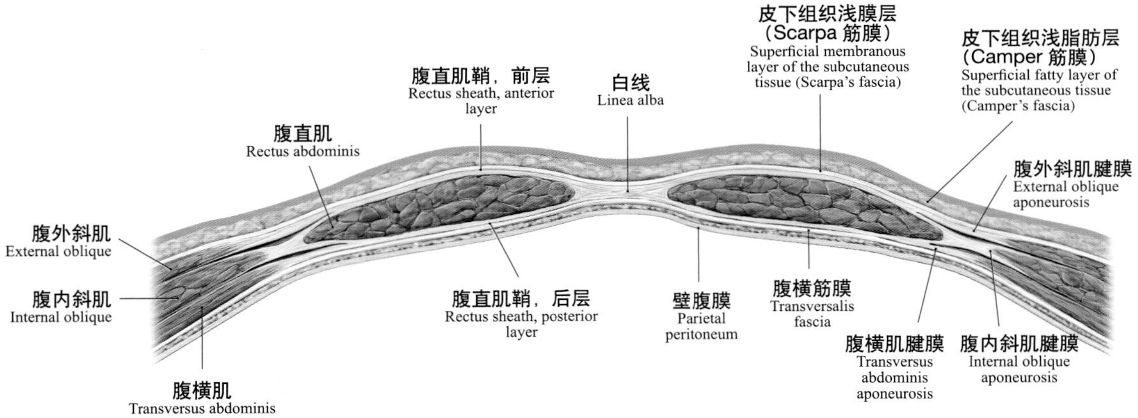

皮下组织浅膜层（Scarpa 筋膜）
Superficial membranous layer of the subcutaneous tissue (Scarpa's fascia)
皮下组织浅脂肪层（Camper 筋膜）
Superficial fatty layer of the subcutaneous tissue (Camper's fascia)
腹直肌鞘，前层
Rectus sheath, anterior layer
白线
Linea alba
腹直肌
Rectus abdominis
腹外斜肌腱膜
External oblique aponeurosis
腹外斜肌
External oblique
腹内斜肌
Internal oblique
腹横肌
Transversus abdominis
腹直肌鞘，后层
Rectus sheath, posterior layer
壁腹膜
Parietal peritoneum
腹横筋膜
Transversalis fascia
腹横肌腱膜
Transversus abdominis aponeurosis
腹内斜肌腱膜
Internal oblique aponeurosis

图 15–75　腹前壁和腹直肌鞘

横断面，弓状线以上。

腹直肌鞘由腹外、内斜肌和腹横肌的腱膜融合而成，腹直肌鞘后层下缘形成弓状线。

腹壁动脉和腹部动脉

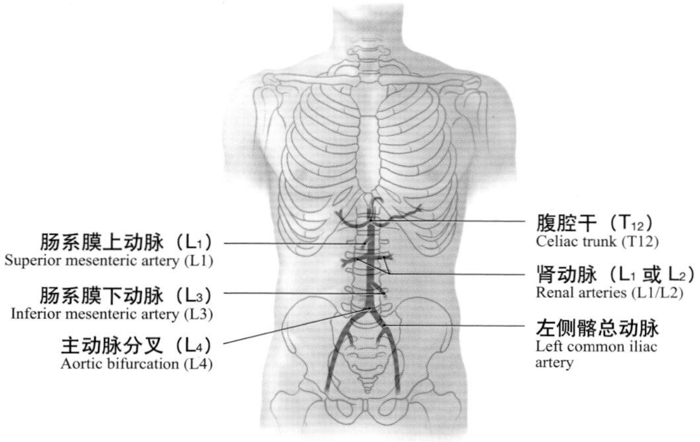

图 15–76　腹主动脉及分支

前面观。腹主动脉在 T_{12} 高度穿过膈的主动脉裂孔进入腹部，下行于 L_4 处分叉，形成终末动脉——髂总动脉。在分叉前，腹主动脉发出肾动脉和供应消化道的 3 条主要分支。

腹腔干：供应前肠的器官，消化道前部分。前肠器官包括食管（腹部 1.25 cm）、胃、十二指肠（约一半）、肝、胆囊、胰腺（上份）。

肠系膜上动脉：供应中肠结构，包括十二指肠（远中段）、空肠和回肠、盲肠和阑尾、升结肠、结肠右曲，以及横结肠近中段。

肠系膜下动脉：供应后肠结构，包括横结肠（远中段）、结肠左曲、降结肠和乙状结肠，以及直肠和肛管（上份）。

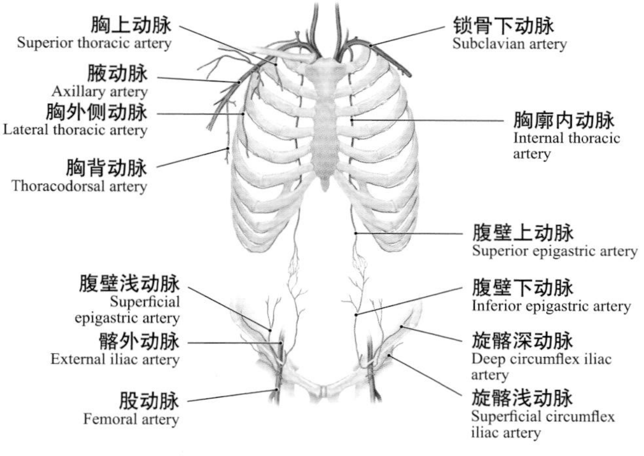
胸上动脉
Superior thoracic artery
腋动脉
Axillary artery
胸外侧动脉
Lateral thoracic artery
胸背动脉
Thoracodorsal artery
腹壁浅动脉
Superficial epigastric artery
髂外动脉
External iliac artery
股动脉
Femoral artery
锁骨下动脉
Subclavian artery
胸廓内动脉
Internal thoracic artery
腹壁上动脉
Superior epigastric artery
腹壁下动脉
Inferior epigastric artery
旋髂深动脉
Deep circumflex iliac artery
旋髂浅动脉
Superficial circumflex iliac artery

图 15–77　腹壁动脉

腹壁上、下动脉形成一个潜在的吻合，它们分别发自锁骨下动脉与股动脉，可使血液有效绕过腹主动脉而形成旁路。

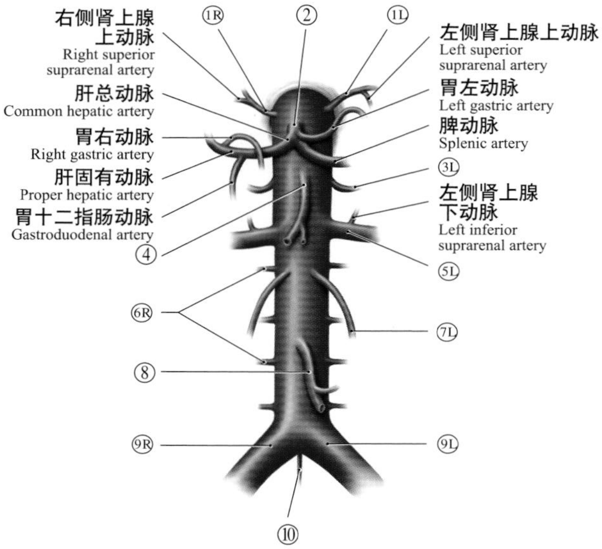
右侧肾上腺上动脉
Right superior suprarenal artery
肝总动脉
Common hepatic artery
胃右动脉
Right gastric artery
肝固有动脉
Proper hepatic artery
胃十二指肠动脉
Gastroduodenal artery
1R
②
1L
左侧肾上腺上动脉
Left superior suprarenal artery
胃左动脉
Left gastric artery
脾动脉
Splenic artery
3L
左侧肾上腺下动脉
Left inferior suprarenal artery
④
5L
6R
7L
⑧
9R
9L
⑩

图 15–78　腹主动脉分支

前面观。见表 15–14。

表 15–14　腹主动脉分支

腹主动脉分支			分支	
1R	1L	膈下动脉（成对）	肾上腺上动脉	
②		腹腔干	胃左动脉	
			脾动脉	
			肝总动脉	肝固有动脉
				胃右动脉
				胃十二指肠动脉
3R	3L	肾上腺中动脉（成对）		
④		肠系膜上动脉		
5R	5L	肾动脉（成对）	肾上腺下动脉	
6R	6L	腰动脉（第 1 ～ 4，成对）		
7R	7L	睾丸动脉、卵巢动脉（成对）		
⑧		肠系膜下动脉		
9R	9L	髂总动脉（成对）	髂外动脉	
			髂内动脉	
⑩		骶正中动脉		

腹主动脉发出 3 条不成对的主干（粗体表示）、骶正中动脉和 6 条成对的分支。

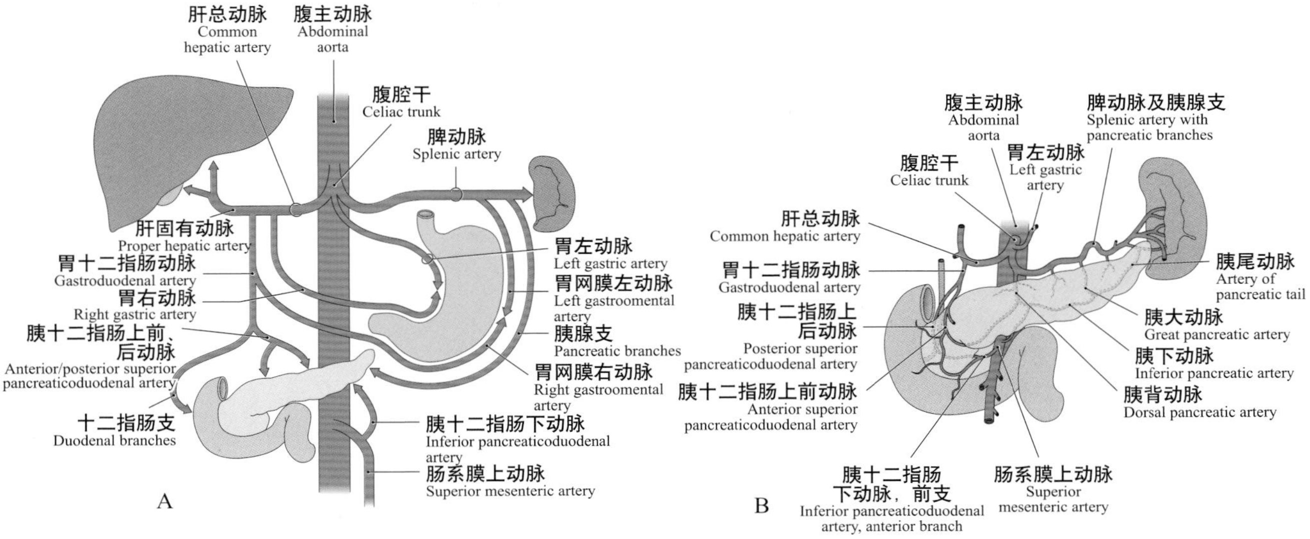

图 15–79　腹腔干

A. 腹腔干的分布。

B. 胰腺的动脉供应。

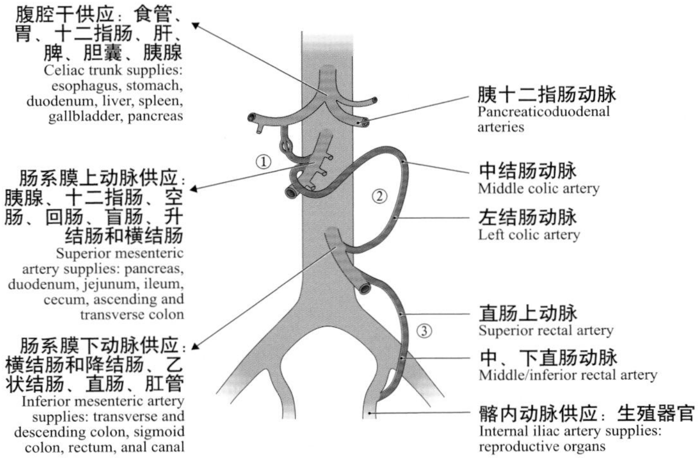

图 15–80　腹部动脉吻合

腹部有 3 处重要的血管吻合，以保证腹部器官充足的血流量。吻合部位如下：

①腹腔干与肠系膜上动脉经胰十二指肠动脉相吻合。

②肠系膜上、下动脉经中结肠动脉与左结肠动脉相吻合。

③肠系膜下动脉与髂内动脉经直肠上、中或下动脉相吻合。

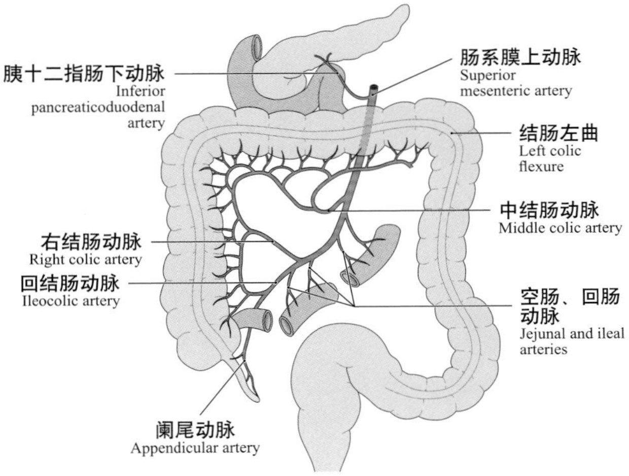

图 15–81　肠系膜上动脉

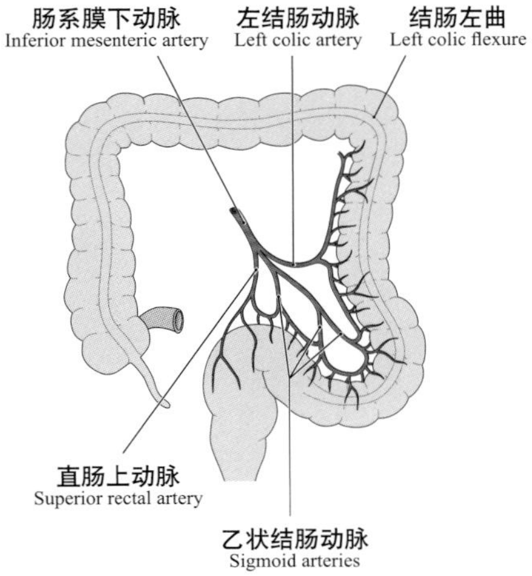

图 15–82　肠系膜下动脉

腹盆腔分区

腹盆腔内各器官依据包绕的腹膜（衬于腔内的浆液膜）和系膜（连接器官与腹壁之间的双层腹膜）进行分类（表15–15）。

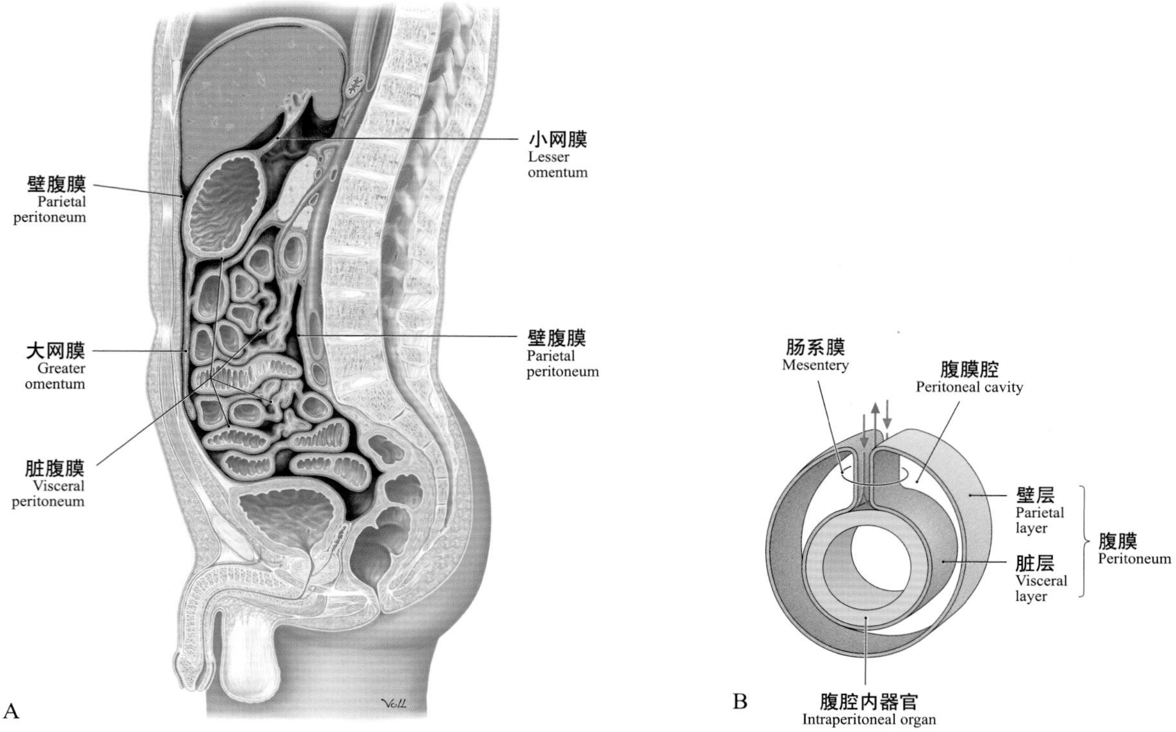

图 15–83 腹 腔

A. 男性腹盆腔的正中矢状面，左侧面观，红色显示为腹膜。

B. 腹腔内器官，显示肠系膜及周围腹膜，箭头所示为肠系膜血管位置。

表 15–15 腹盆腔器官依据与腹膜的关系分类

位 置		器 官		
腹膜内器官：有系膜并完全被腹膜所覆盖				
腹部腹膜		• 胃 • 小肠（空肠、回肠、十二指肠上部） • 脾 • 肝	• 胆囊 • 盲肠和阑尾 • 大肠（横结肠和乙状结肠）	
盆部腹膜		• 子宫（底和体）	• 卵巢	• 输卵管
腹膜外器官：没有系膜或在发育时丧失				
腹膜后	主要器官	• 肾和子宫	• 肾上腺	• 子宫颈
	次要器官	• 十二指肠（降部、水平部、升部） • 胰腺	• 升结肠、降结肠 • 直肠（上 2/3）	
腹膜下、腹膜上		• 膀胱 • 子宫远中 • 前列腺	• 精囊 • 子宫颈	• 阴道 • 直肠（下 1/3）

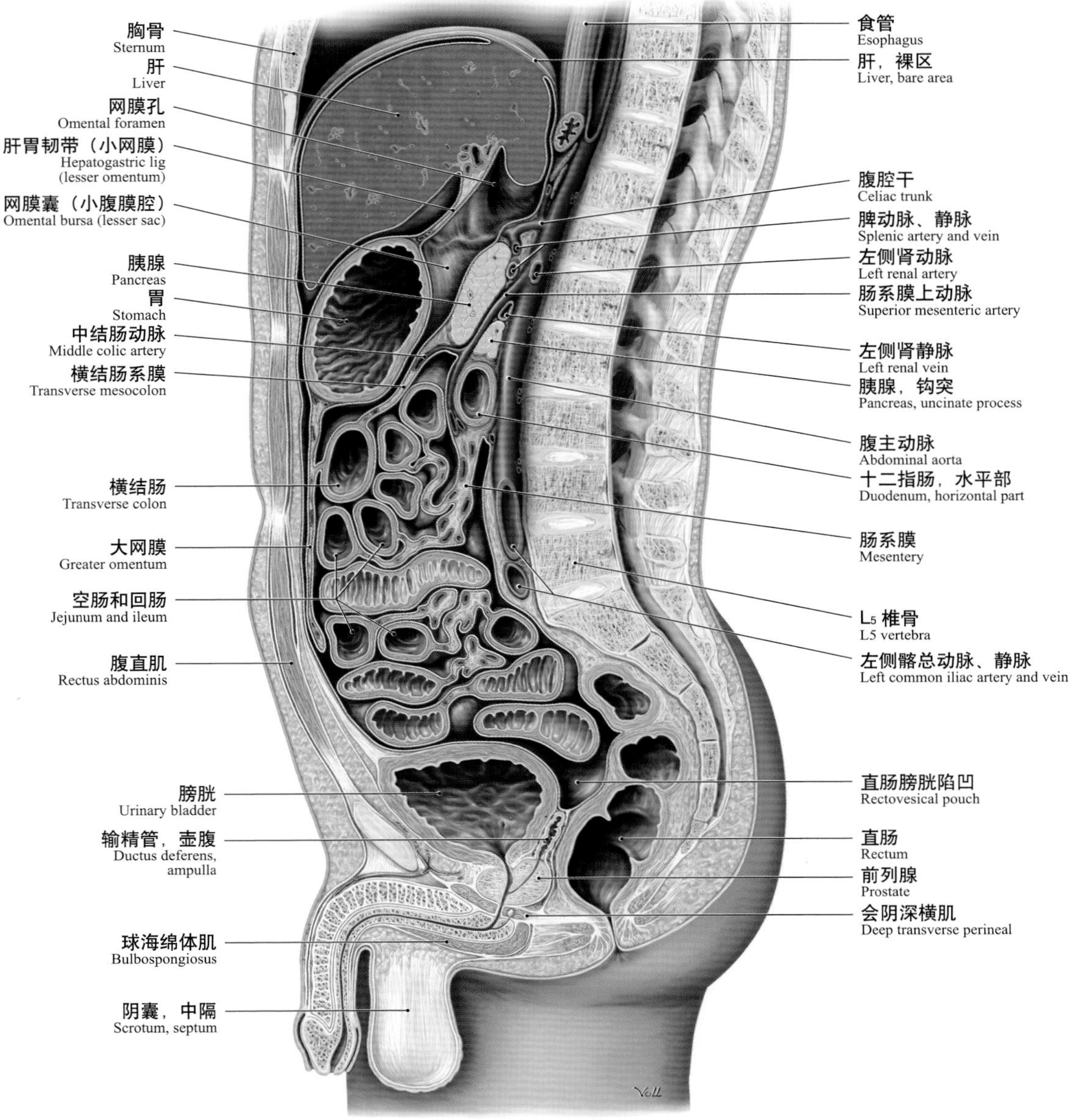

胸骨
Sternum
肝
Liver
网膜孔
Omental foramen
肝胃韧带（小网膜）
Hepatogastric lig (lesser omentum)
网膜囊（小腹膜腔）
Omental bursa (lesser sac)
胰腺
Pancreas
胃
Stomach
中结肠动脉
Middle colic artery
横结肠系膜
Transverse mesocolon
横结肠
Transverse colon
大网膜
Greater omentum
空肠和回肠
Jejunum and ileum
腹直肌
Rectus abdominis
膀胱
Urinary bladder
输精管，壶腹
Ductus deferens, ampulla
球海绵体肌
Bulbospongiosus
阴囊，中隔
Scrotum, septum
食管
Esophagus
肝，裸区
Liver, bare area
腹腔干
Celiac trunk
脾动脉、静脉
Splenic artery and vein
左侧肾动脉
Left renal artery
肠系膜上动脉
Superior mesenteric artery
左侧肾静脉
Left renal vein
胰腺，钩突
Pancreas, uncinate process
腹主动脉
Abdominal aorta
十二指肠，水平部
Duodenum, horizontal part
肠系膜
Mesentery
L5 椎骨
L5 vertebra
左侧髂总动脉、静脉
Left common iliac artery and vein
直肠膀胱陷凹
Rectovesical pouch
直肠
Rectum
前列腺
Prostate
会阴深横肌
Deep transverse perineal

图 15-84　腹盆腔器官与腹膜的关系

男性腹盆腔正中矢状面，左侧面观。

腹膜腔、大腹膜腔和肠系膜（Ⅰ）

腹膜腔分为大腹膜腔和网膜囊（小网膜囊）。大网膜由腹膜折叠成围裙状，悬吊于胃大弯并覆盖于横结肠前表面。附着于十二指肠降部和胰腺前面的横结肠系膜，将腹膜腔分为结肠上区（肝、胆囊、胃）和结肠下区（肠）。

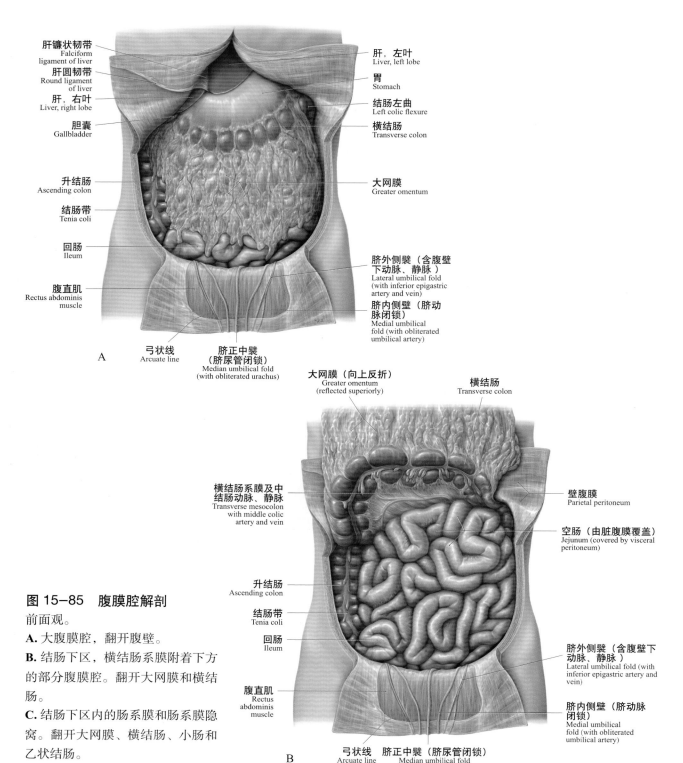

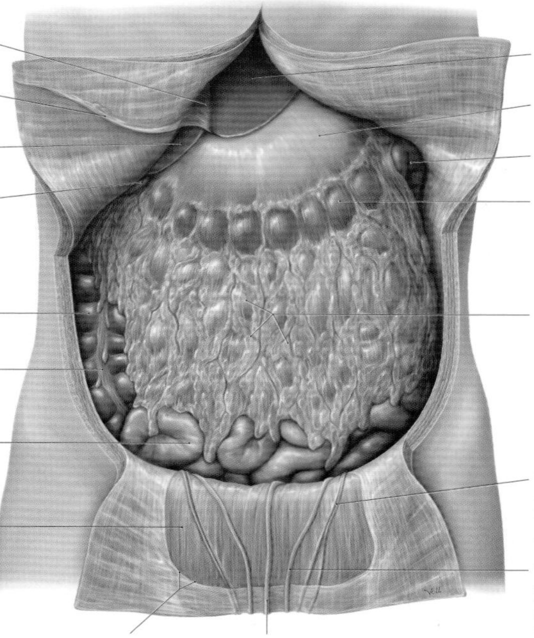
肝镰状韧带
Falciform ligament of liver
肝圆韧带
Round ligament of liver
肝，右叶
Liver, right lobe
胆囊
Gallbladder
升结肠
Ascending colon
结肠带
Tenia coli
回肠
Ileum
腹直肌
Rectus abdominis muscle
弓状线
Arcuate line
脐正中襞（脐尿管闭锁）
Median umbilical fold (with obliterated urachus)
肝，左叶
Liver, left lobe
胃
Stomach
结肠左曲
Left colic flexure
横结肠
Transverse colon
大网膜
Greater omentum
脐外侧襞（含腹壁下动脉、静脉）
Lateral umbilical fold (with inferior epigastric artery and vein)
脐内侧壁（脐动脉闭锁）
Medial umbilical fold (with obliterated umbilical artery)
A

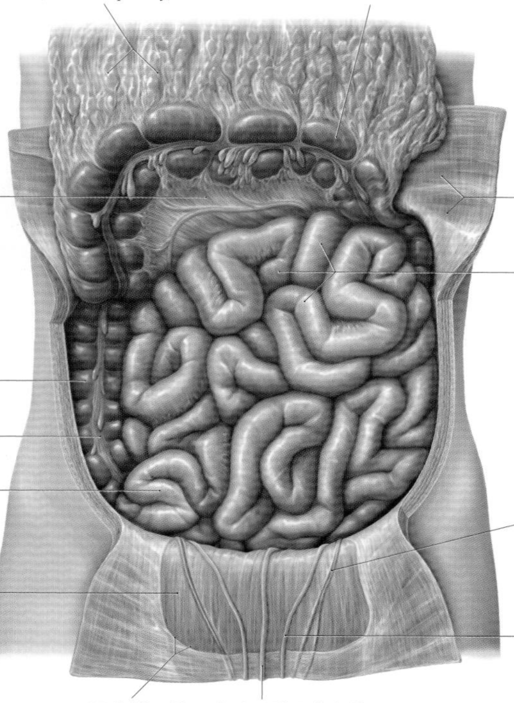
大网膜（向上反折）
Greater omentum (reflected superiorly)
横结肠
Transverse colon
横结肠系膜及中结肠动脉、静脉
Transverse mesocolon with middle colic artery and vein
壁腹膜
Parietal peritoneum
空肠（由脏腹膜覆盖）
Jejunum (covered by visceral peritoneum)
升结肠
Ascending colon
结肠带
Tenia coli
回肠
Ileum
腹直肌
Rectus abdominis muscle
脐外侧襞（含腹壁下动脉、静脉）
Lateral umbilical fold (with inferior epigastric artery and vein)
脐内侧壁（脐动脉闭锁）
Medial umbilical fold (with obliterated umbilical artery)
弓状线
Arcuate line
脐正中襞（脐尿管闭锁）
Median umbilical fold (with obliterated urachus)
B

图 15–85 腹膜腔解剖

前面观。

A. 大腹膜腔，翻开腹壁。

B. 结肠下区，横结肠系膜附着下方的部分腹膜腔。翻开大网膜和横结肠。

C. 结肠下区内的肠系膜和肠系膜隐窝。翻开大网膜、横结肠、小肠和乙状结肠。

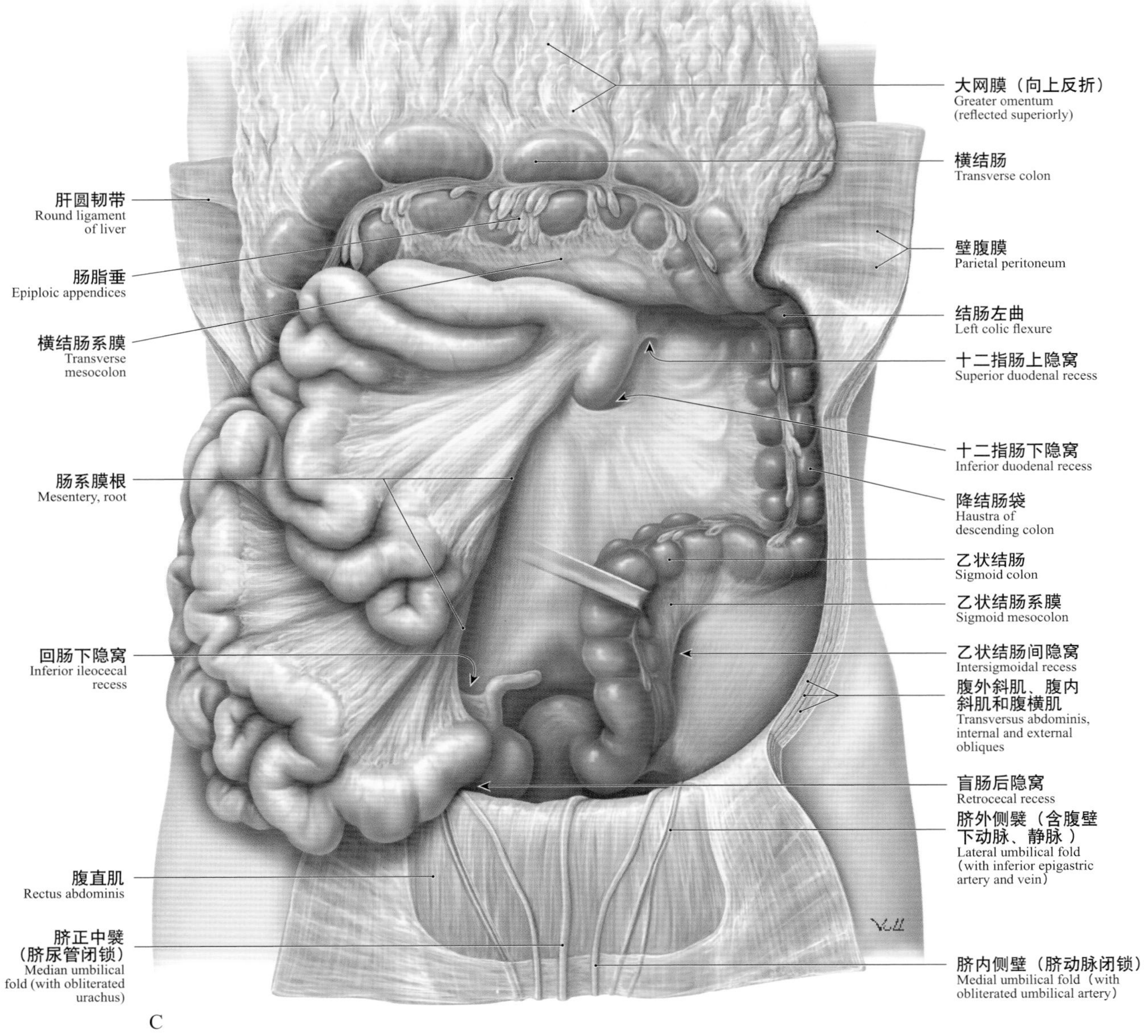
大网膜（向上反折）
Greater omentum
(reflected superiorly)
横结肠
Transverse colon
肝圆韧带
Round ligament of liver
壁腹膜
Parietal peritoneum
肠脂垂
Epiploic appendices
横结肠系膜
Transverse mesocolon
结肠左曲
Left colic flexure
十二指肠上隐窝
Superior duodenal recess
十二指肠下隐窝
Inferior duodenal recess
肠系膜根
Mesentery, root
降结肠袋
Haustra of descending colon
乙状结肠
Sigmoid colon
乙状结肠系膜
Sigmoid mesocolon
回肠下隐窝
Inferior ileocecal recess
乙状结肠间隐窝
Intersigmoidal recess
腹外斜肌、腹内斜肌和腹横肌
Transversus abdominis, internal and external obliques
盲肠后隐窝
Retrocecal recess
脐外侧襞（含腹壁下动脉、静脉）
Lateral umbilical fold (with inferior epigastric artery and vein)
腹直肌
Rectus abdominis
脐正中襞（脐尿管闭锁）
Median umbilical fold (with obliterated urachus)
脐内侧壁（脐动脉闭锁）
Medial umbilical fold (with obliterated umbilical artery)
C

图 15–85　腹膜腔解剖（续）

胃和网膜囊

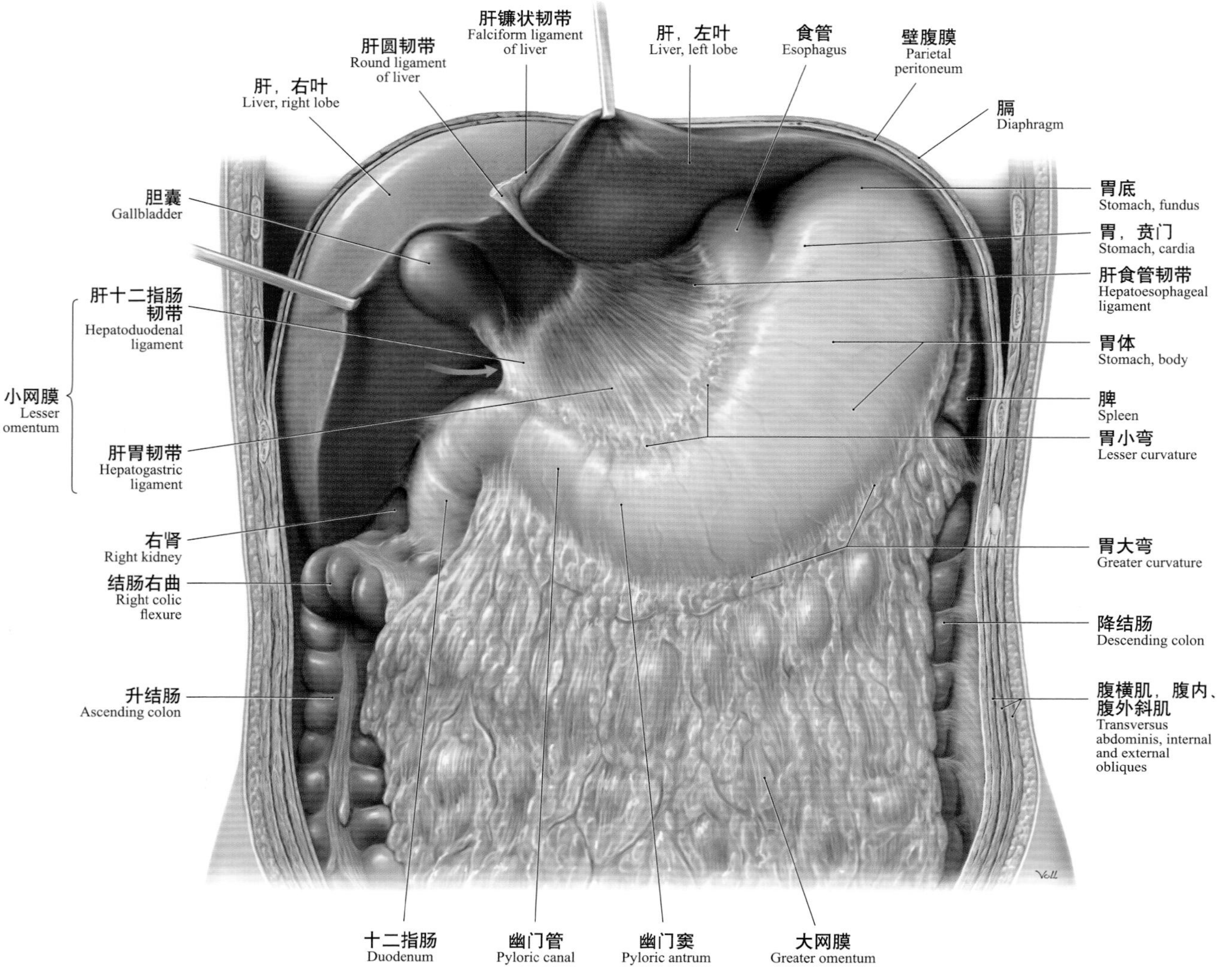

肝镰状韧带
Falciform ligament of liver
肝圆韧带
Round ligament of liver
肝，右叶
Liver, right lobe
肝，左叶
Liver, left lobe
食管
Esophagus
壁腹膜
Parietal peritoneum
膈
Diaphragm
胆囊
Gallbladder
胃底
Stomach, fundus
胃，贲门
Stomach, cardia
肝食管韧带
Hepatoesophageal ligament
肝十二指肠韧带
Hepatoduodenal ligament
胃体
Stomach, body
小网膜
Lesser omentum
脾
Spleen
胃小弯
Lesser curvature
肝胃韧带
Hepatogastric ligament
右肾
Right kidney
胃大弯
Greater curvature
结肠右曲
Right colic flexure
降结肠
Descending colon
升结肠
Ascending colon
腹横肌，腹内、腹外斜肌
Transversus abdominis, internal and external obliques
十二指肠
Duodenum
幽门管
Pyloric canal
幽门窦
Pyloric antrum
大网膜
Greater omentum

图 15-86 胃的位置

上腹部打开前面观。箭头所示为网膜孔。

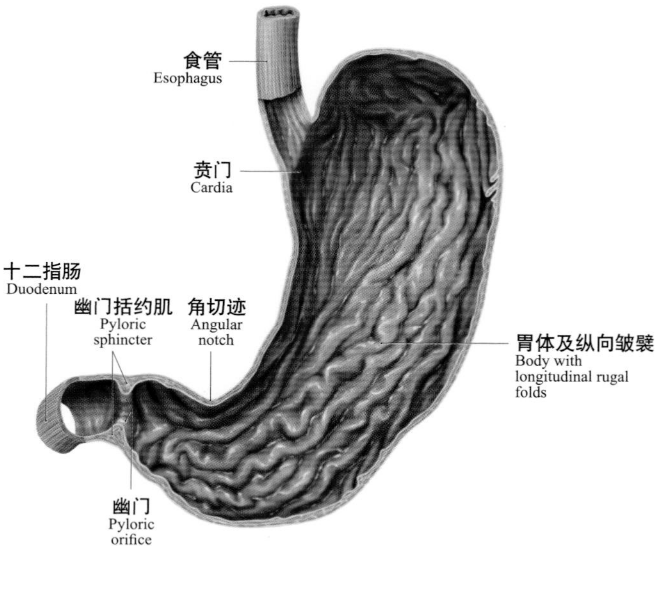

食管
Esophagus
贲门
Cardia
十二指肠
Duodenum
幽门括约肌
Pyloric sphincter
角切迹
Angular notch
胃体及纵向皱襞
Body with longitudinal rugal folds
幽门
Pyloric orifice

图 15-87 胃

前面观。去除胃前壁。

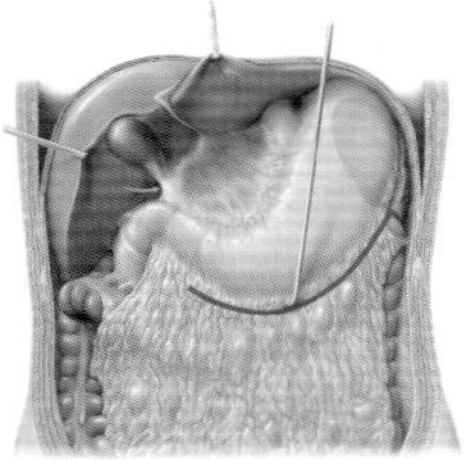

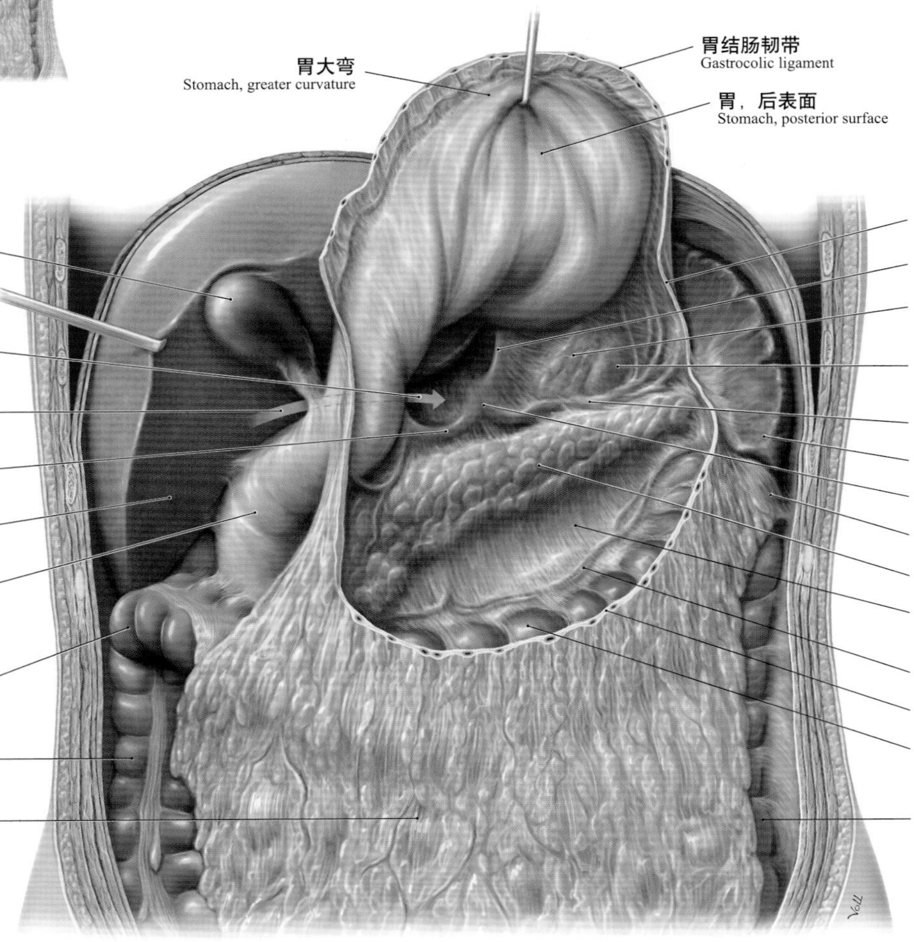
胃大弯
Stomach, greater curvature
胃结肠韧带
Gastrocolic ligament
胃，后表面
Stomach, posterior surface
胃脾韧带
Gastrosplenic ligament
胃左动脉
Left gastric artery
左侧肾上腺
Left suprarenal gland
左肾，上极
Left kidney, superior pole
脾动脉
Splenic artery
脾
Spleen
腹腔干
Celiac trunk
膈结肠韧带
Phrenicocolic ligament
胰腺
Pancreas
横结肠系膜
Transverse mesocolon
中结肠动脉、静脉
Middle colic artery and vein
胃结肠韧带
Gastrocolic ligament
横结肠
Transverse colon
降结肠
Descending colon
胆囊
Gallbladder
网膜囊前庭
Vestibule of omental bursa
网膜孔
Omental foramen
肝总动脉
Common hepatic artery
肝，右叶
Liver, right lobe
十二指肠，降部
Duodenum, descending part
结肠右曲
Right colic flexure
升结肠
Ascending colon
大网膜
Greater omentum

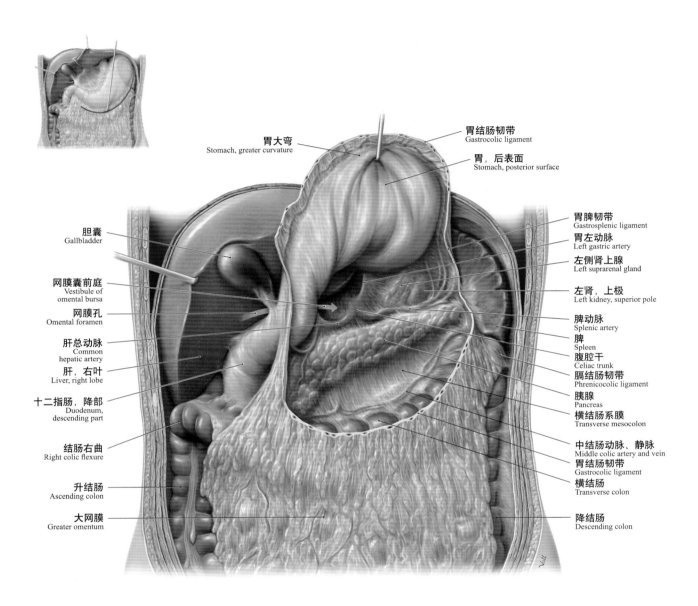

图 15–88　网　膜　囊

前面观。切开胃结肠韧带，牵拉肝脏，翻起胃。

肠系膜（Ⅱ）和肠管

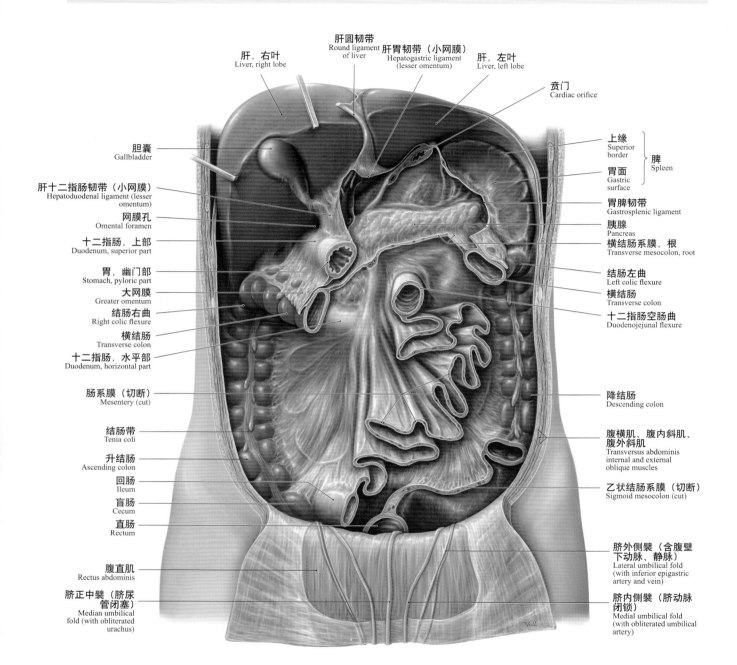

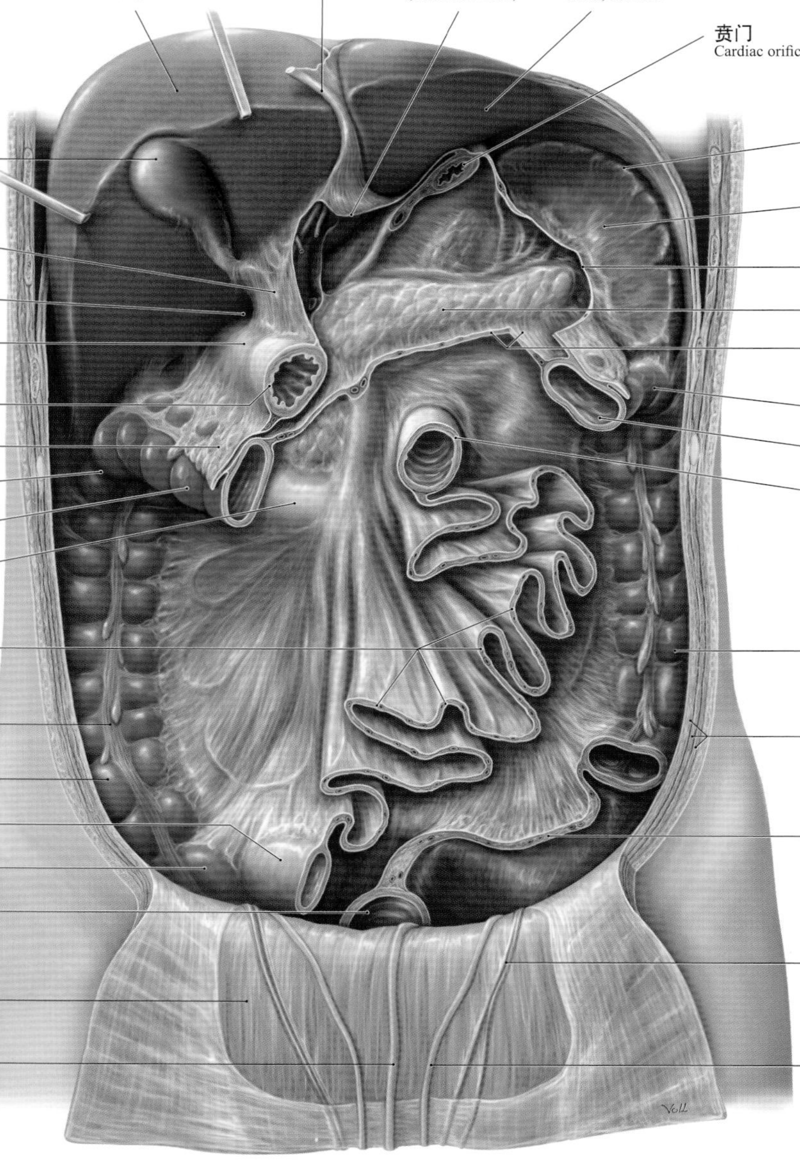
肝圆韧带
Round ligament of liver
肝，右叶
Liver, right lobe
肝胃韧带（小网膜）
Hepatogastric ligament (lesser omentum)
肝，左叶
Liver, left lobe
贲门
Cardiac orifice
胆囊
Gallbladder
肝十二指肠韧带（小网膜）
Hepatoduodenal ligament (lesser omentum)
网膜孔
Omental foramen
十二指肠，上部
Duodenum, superior part
胃，幽门部
Stomach, pyloric part
大网膜
Greater omentum
结肠右曲
Right colic flexure
横结肠
Transverse colon
十二指肠，水平部
Duodenum, horizontal part
肠系膜（切断）
Mesentery (cut)
结肠带
Tenia coli
升结肠
Ascending colon
回肠
Ileum
盲肠
Cecum
直肠
Rectum
腹直肌
Rectus abdominis
脐正中襞（脐尿管闭塞）
Median umbilical fold (with obliterated urachus)
上缘
Superior border
胃面
Gastric surface
脾
Spleen
胃脾韧带
Gastrosplenic ligament
胰腺
Pancreas
横结肠系膜，根
Transverse mesocolon, root
结肠左曲
Left colic flexure
横结肠
Transverse colon
十二指肠空肠曲
Duodenojejunal flexure
降结肠
Descending colon
腹横肌、腹内斜肌、腹外斜肌
Transversus abdominis internal and external oblique muscles
乙状结肠系膜（切断）
Sigmoid mesocolon (cut)
脐外侧襞（含腹壁下动脉、静脉）
Lateral umbilical fold (with inferior epigastric artery and vein)
脐内侧襞（脐动脉闭锁）
Medial umbilical fold (with obliterated umbilical artery)

图 15-89 肠系膜和腹腔器官

前面观。移除胃、横结肠、空肠、回肠和乙状结肠，上翻肝脏。

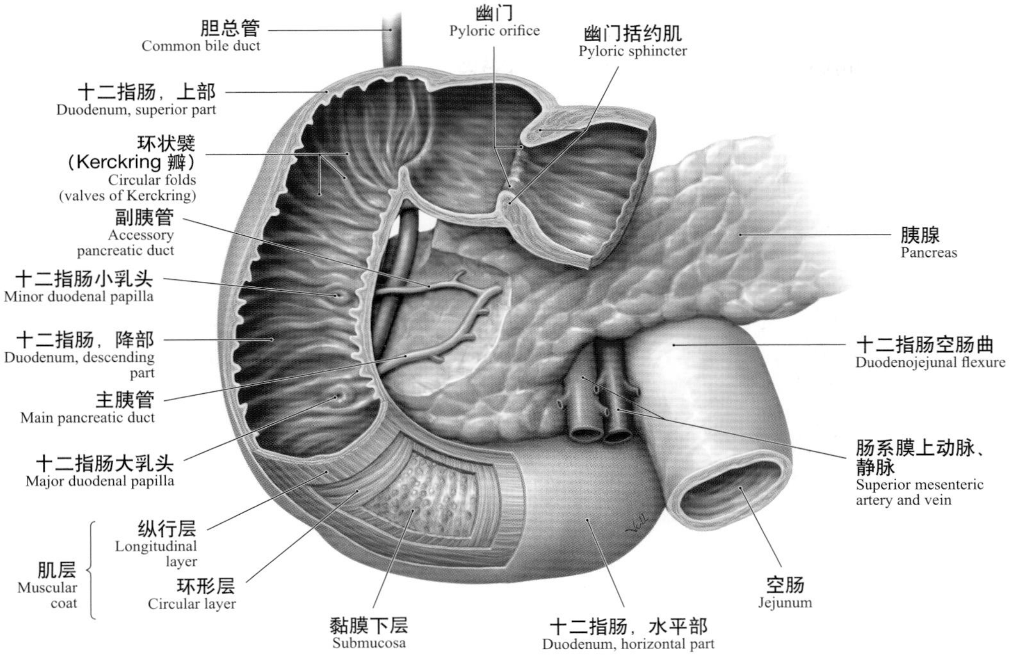
胆总管
Common bile duct
幽门
Pyloric orifice
幽门括约肌
Pyloric sphincter
十二指肠，上部
Duodenum, superior part
环状襞
（Kerckring 瓣）
Circular folds
(valves of Kerckring)
副胰管
Accessory
pancreatic duct
十二指肠小乳头
Minor duodenal papilla
十二指肠，降部
Duodenum, descending
part
主胰管
Main pancreatic duct
十二指肠大乳头
Major duodenal papilla
纵行层
Longitudinal
layer
肌层
Muscular
coat
环形层
Circular layer
黏膜下层
Submucosa
十二指肠，水平部
Duodenum, horizontal part
空肠
Jejunum
胰腺
Pancreas
十二指肠空肠曲
Duodenojejunal flexure
肠系膜上动脉、
静脉
Superior mesenteric
artery and vein

图 15–90　十二指肠

前壁切开后前面观。小肠包括十二指肠、空肠和回肠。十二指肠主要位于腹膜后，分为 4 部分：上部、降部、水平部和升部。

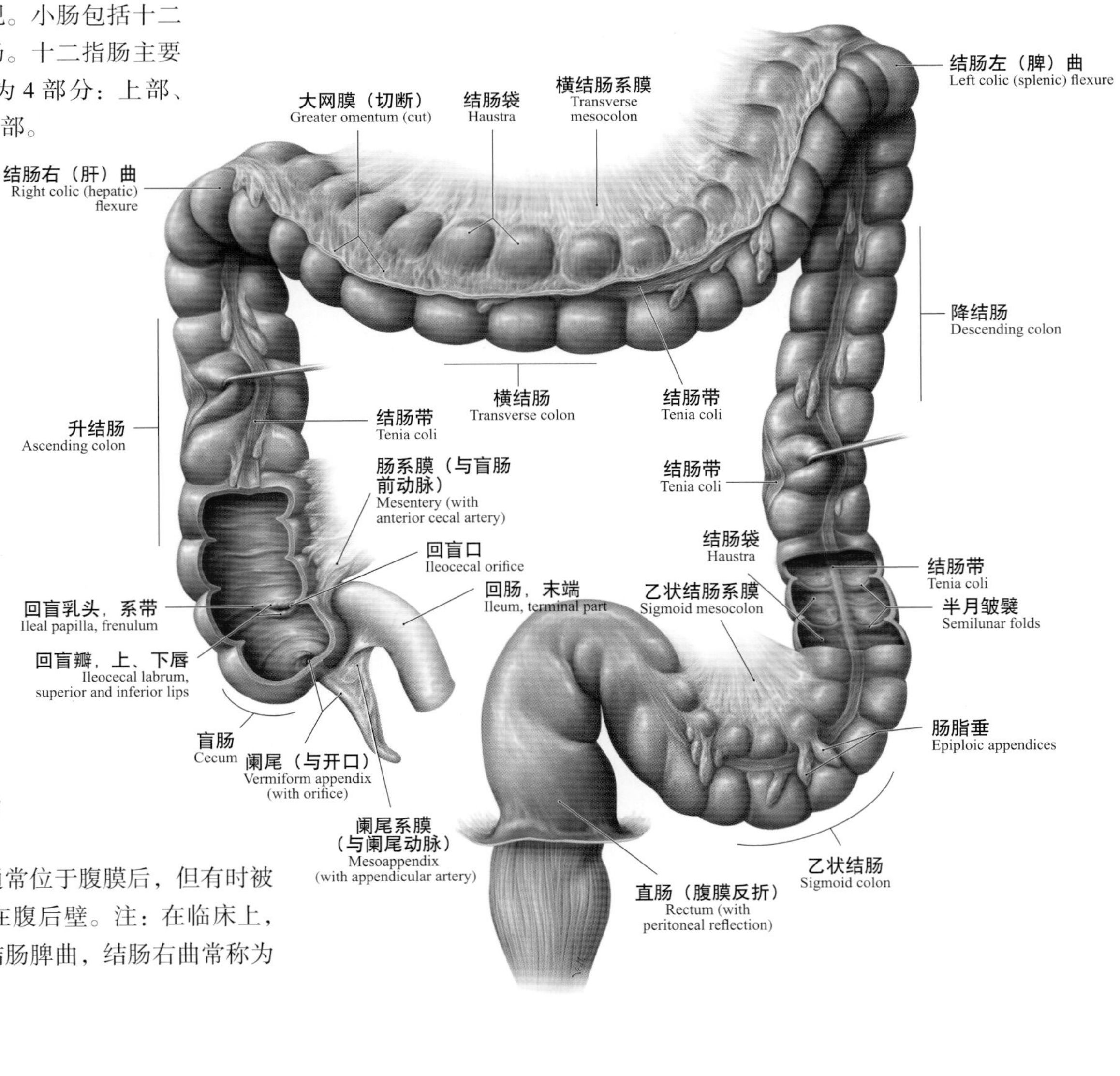
大网膜（切断）
Greater omentum (cut)
结肠袋
Haustra
横结肠系膜
Transverse
mesocolon
结肠左（脾）曲
Left colic (splenic) flexure
结肠右（肝）曲
Right colic (hepatic)
flexure
降结肠
Descending colon
横结肠
Transverse colon
结肠带
Tenia coli
升结肠
Ascending colon
结肠带
Tenia coli
肠系膜（与盲肠
前动脉）
Mesentery (with
anterior cecal artery)
结肠带
Tenia coli
回盲口
Ileocecal orifice
结肠袋
Haustra
结肠带
Tenia coli
回肠，末端
Ileum, terminal part
乙状结肠系膜
Sigmoid mesocolon
半月皱襞
Semilunar folds
回盲乳头，系带
Ileal papilla, frenulum
回盲瓣，上、下唇
Ileocecal labrum,
superior and inferior lips
肠脂垂
Epiploic appendices
盲肠
Cecum
阑尾（与开口）
Vermiform appendix
(with orifice)
阑尾系膜
（与阑尾动脉）
Mesoappendix
(with appendicular artery)
直肠（腹膜反折）
Rectum (with
peritoneal reflection)
乙状结肠
Sigmoid colon

图 15–91　大肠

前面观。

升结肠和降结肠通常位于腹膜后，但有时被短的肠系膜悬挂在腹后壁。注：在临床上，结肠左曲常称为结肠脾曲，结肠右曲常称为结肠肝曲。

肝、胆囊、胆管

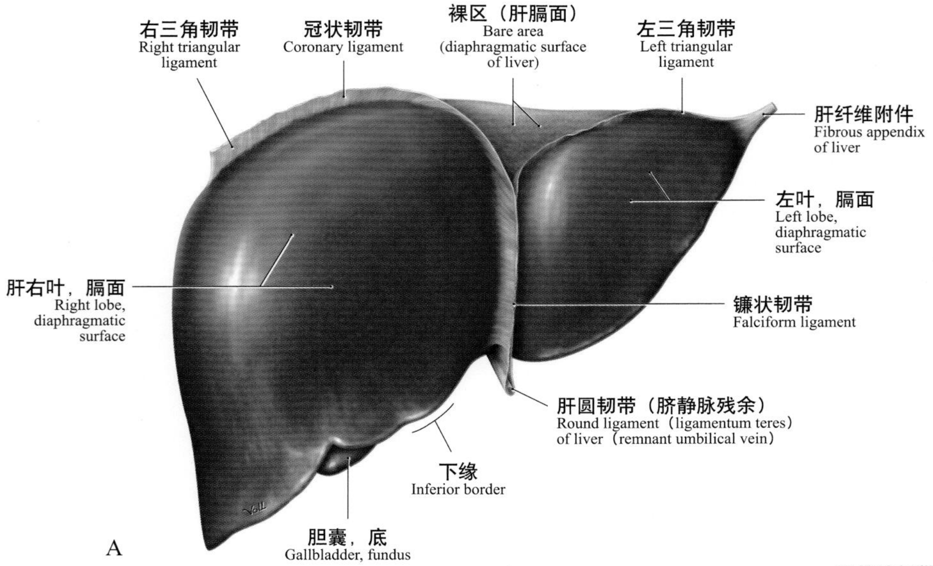
右三角韧带
Right triangular ligament
冠状韧带
Coronary ligament
裸区（肝膈面）
Bare area (diaphragmatic surface of liver)
左三角韧带
Left triangular ligament
肝纤维附件
Fibrous appendix of liver
左叶，膈面
Left lobe, diaphragmatic surface
肝右叶，膈面
Right lobe, diaphragmatic surface
镰状韧带
Falciform ligament
肝圆韧带（脐静脉残余）
Round ligament（ligamentum teres）of liver（remnant umbilical vein）
下缘
Inferior border
胆囊，底
Gallbladder, fundus
A

图 15–92 肝的表面

A. 前面观。**B.** 下面观。

肝被韧带分为4叶：右叶、左叶、尾状叶和方叶。镰状韧带，来自腹前壁的双层壁腹膜延续至肝，覆于肝表面成为脏层，并将肝分为左叶和右叶。肝圆韧带位于镰状韧带的游离缘，内含闭锁的脐静脉。脐静脉是胚胎时期连接脐与肝之间的血管。

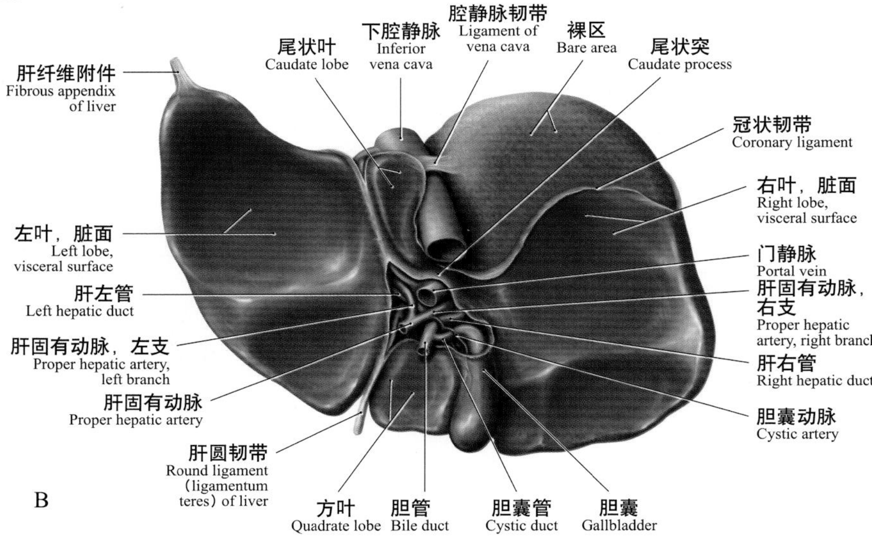
肝纤维附件
Fibrous appendix of liver
尾状叶
Caudate lobe
下腔静脉
Inferior vena cava
腔静脉韧带
Ligament of vena cava
裸区
Bare area
尾状突
Caudate process
冠状韧带
Coronary ligament
右叶，脏面
Right lobe, visceral surface
左叶，脏面
Left lobe, visceral surface
门静脉
Portal vein
肝左管
Left hepatic duct
肝固有动脉，右支
Proper hepatic artery, right branch
肝固有动脉，左支
Proper hepatic artery, left branch
肝右管
Right hepatic duct
肝固有动脉
Proper hepatic artery
胆囊动脉
Cystic artery
肝圆韧带
Round ligament（ligamentum teres）of liver
B
方叶
Quadrate lobe
胆管
Bile duct
胆囊管
Cystic duct
胆囊
Gallbladder

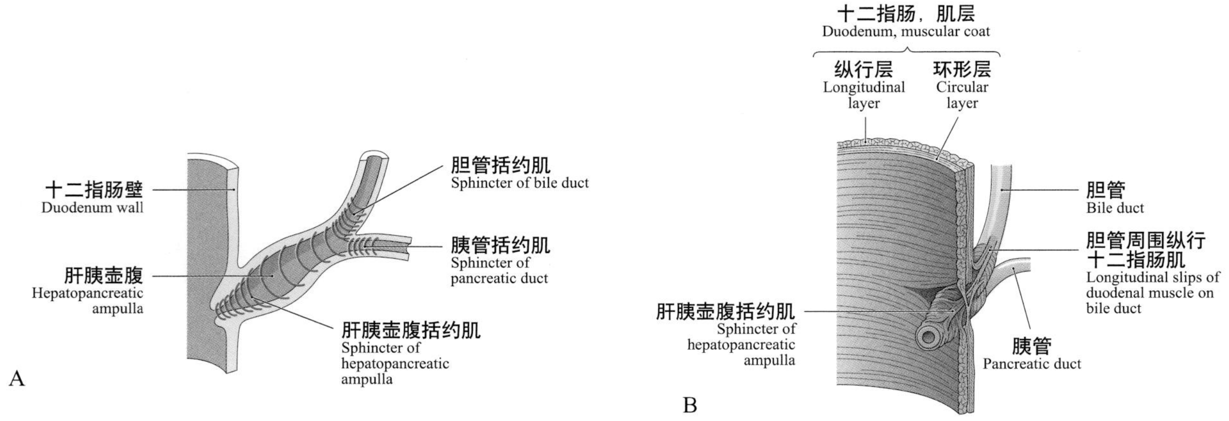
十二指肠壁
Duodenum wall
胆管括约肌
Sphincter of bile duct
胰管括约肌
Sphincter of pancreatic duct
肝胰壶腹
Hepatopancreatic ampulla
肝胰壶腹括约肌
Sphincter of hepatopancreatic ampulla
A
十二指肠，肌层
Duodenum, muscular coat
纵行层
Longitudinal layer
环形层
Circular layer
胆管
Bile duct
胆管周围纵行十二指肠肌
Longitudinal slips of duodenal muscle on bile duct
肝胰壶腹括约肌
Sphincter of hepatopancreatic ampulla
胰管
Pancreatic duct
B

图 15–93 胆道括约肌系统

A. 胰管和胆管的括约肌。**B.** 十二指肠壁括约肌。

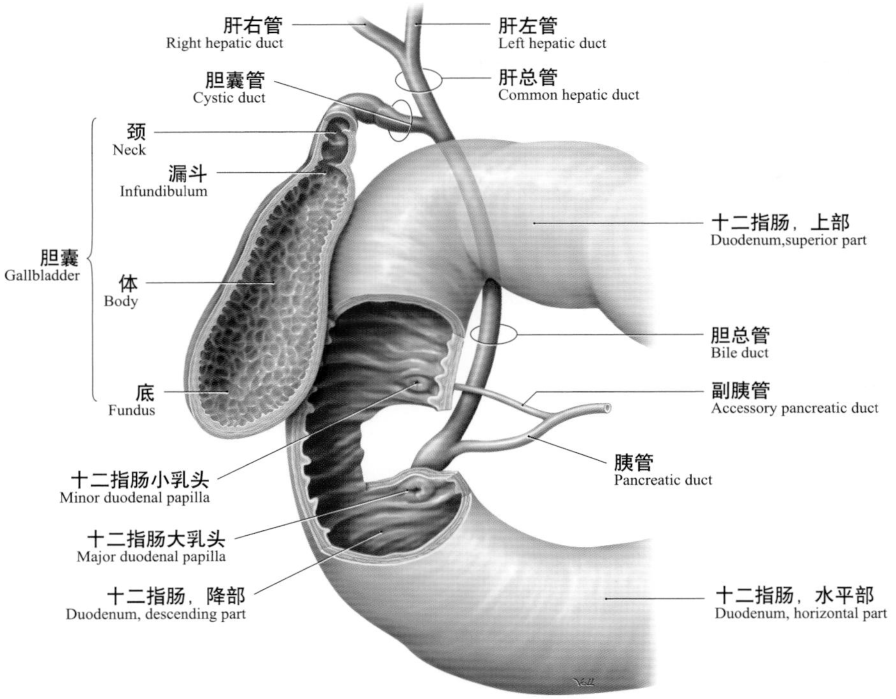

肝右管
Right hepatic duct
肝左管
Left hepatic duct
胆囊管
Cystic duct
肝总管
Common hepatic duct
颈
Neck
漏斗
Infundibulum
胆囊
Gallbladder
体
Body
底
Fundus
十二指肠，上部
Duodenum,superior part
胆总管
Bile duct
副胰管
Accessory pancreatic duct
胰管
Pancreatic duct
十二指肠小乳头
Minor duodenal papilla
十二指肠大乳头
Major duodenal papilla
十二指肠，降部
Duodenum, descending part
十二指肠，水平部
Duodenum, horizontal part

图 15–94　肝外胆管

前面观。切开胆囊和十二指肠。

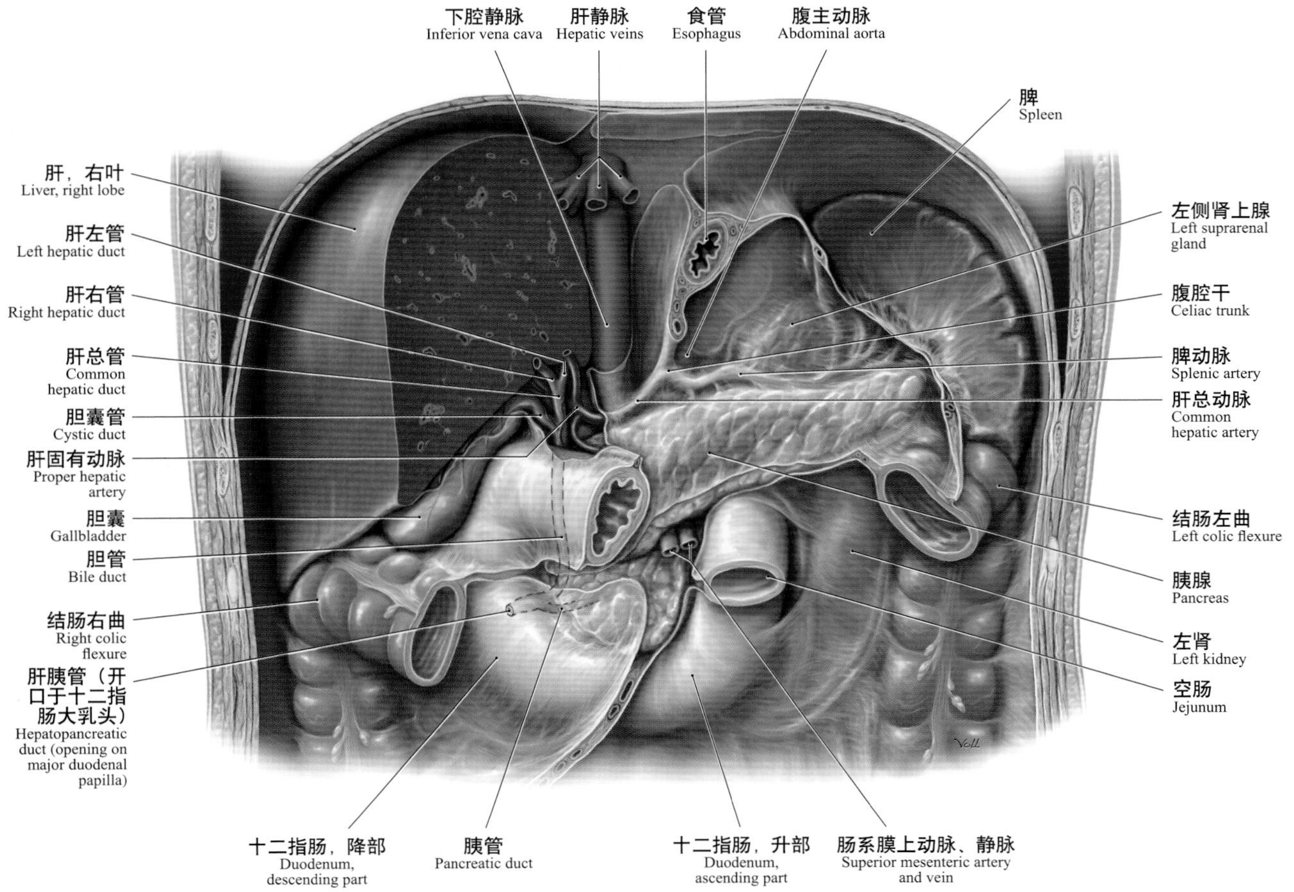

下腔静脉
Inferior vena cava
肝静脉
Hepatic veins
食管
Esophagus
腹主动脉
Abdominal aorta
脾
Spleen
肝，右叶
Liver, right lobe
肝左管
Left hepatic duct
肝右管
Right hepatic duct
肝总管
Common hepatic duct
胆囊管
Cystic duct
肝固有动脉
Proper hepatic artery
胆囊
Gallbladder
胆管
Bile duct
结肠右曲
Right colic flexure
肝胰管（开口于十二指肠大乳头）
Hepatopancreatic duct (opening on major duodenal papilla)
左侧肾上腺
Left suprarenal gland
腹腔干
Celiac trunk
脾动脉
Splenic artery
肝总动脉
Common hepatic artery
结肠左曲
Left colic flexure
胰腺
Pancreas
左肾
Left kidney
空肠
Jejunum
十二指肠，降部
Duodenum, descending part
胰管
Pancreatic duct
十二指肠，升部
Duodenum, ascending part
肠系膜上动脉、静脉
Superior mesenteric artery and vein

图 15–95　胆 道 的 位 置

前面观。去除胃、小肠、横结肠和肝大部分。胆囊位于腹腔内，由脏腹膜覆盖，不固着于肝。

腹主动脉和腹腔干

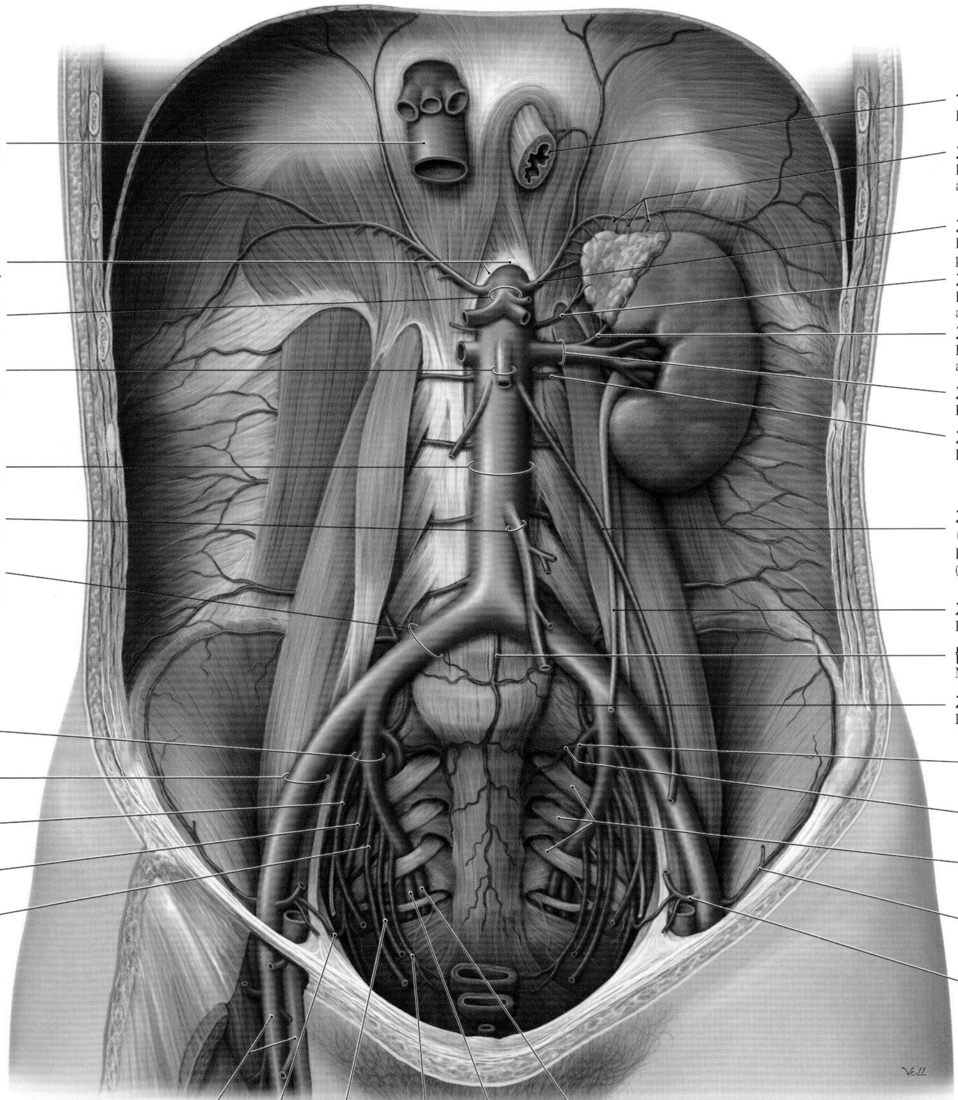
下腔静脉
Inferior vena cava
膈的主动脉裂孔
Aortic hiatus of diaphragm
腹腔干
Celiac trunk
肠系膜上动脉
Superior mesenteric artery
腹主动脉
Abdominal aorta
肠系膜下动脉
Inferior mesenteric artery
右侧髂总动脉
Right common iliac artery
右侧髂内动脉
Right internal iliac artery
右侧髂外动脉
Right external iliac artery
右侧脐动脉
Right umbilical artery
右侧闭孔动脉
Right obturator artery
右侧膀胱下动脉
Right inferior vesical artery
食管
Esophagus
左侧肾上腺上动脉
Left superior suprarenal arteries
左侧膈下动脉
Left inferior phrenic artery
左侧肾上腺中动脉
Left middle suprarenal artery
左侧肾上腺下动脉
Left inferior suprarenal artery
左侧肾动脉
Left renal artery
左侧第1腰动脉
Left 1st lumbar artery
左侧卵巢动脉
（男性为睾丸动脉）
Left ovarian artery
(testicular artery in males)
左侧输尿管
Left ureter
骶正中动脉
Median sacral artery
左侧髂腰动脉
Left iliolumbar artery
左侧臀上动脉
Left superior gluteal artery
左侧骶外侧动脉
Left lateral sacral artery
骶丛
Sacral plexus
左侧旋髂深动脉
Left deep circumflex iliac artery
左侧腹壁下动脉
Left inferior epigastric artery
股动脉、静脉
Femoral artery and vein
子宫动脉
Uterine artery
右侧直肠中动脉
Right middle rectal artery
右侧臀下动脉
Right inferior gluteal artery
右侧腹壁下动脉闭孔支
Obturator branch of right inferior epigastric artery
右侧阴部内动脉
Right internal pudendal artery

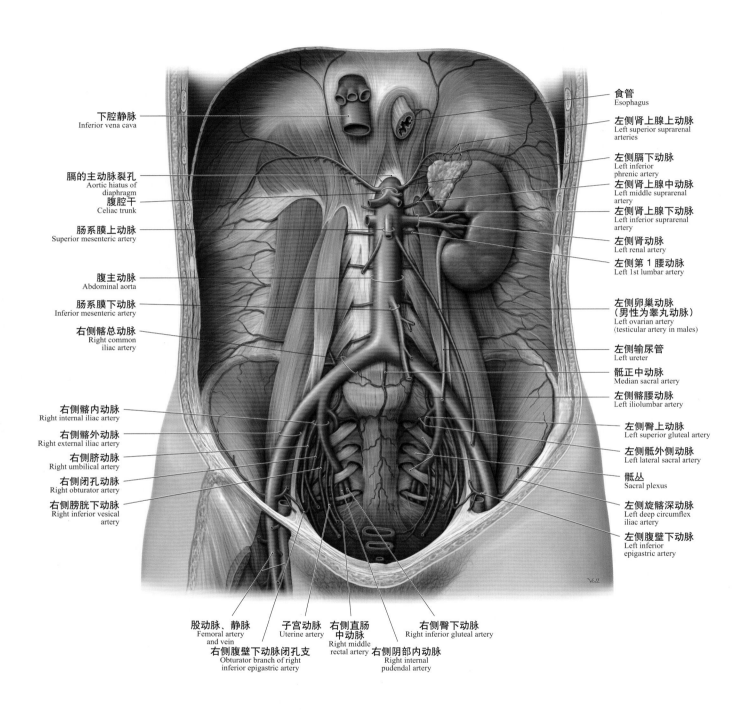

图 15-96 腹主动脉

女性腹部前面观。去除左侧肾和肾上腺以外的所有器官。腹主动脉是胸主动脉远中端的延续（图 15-43，见第 442 页），于 T_{12} 水平到达腹部，向下至 L_4 水平分为左、右髂总动脉。

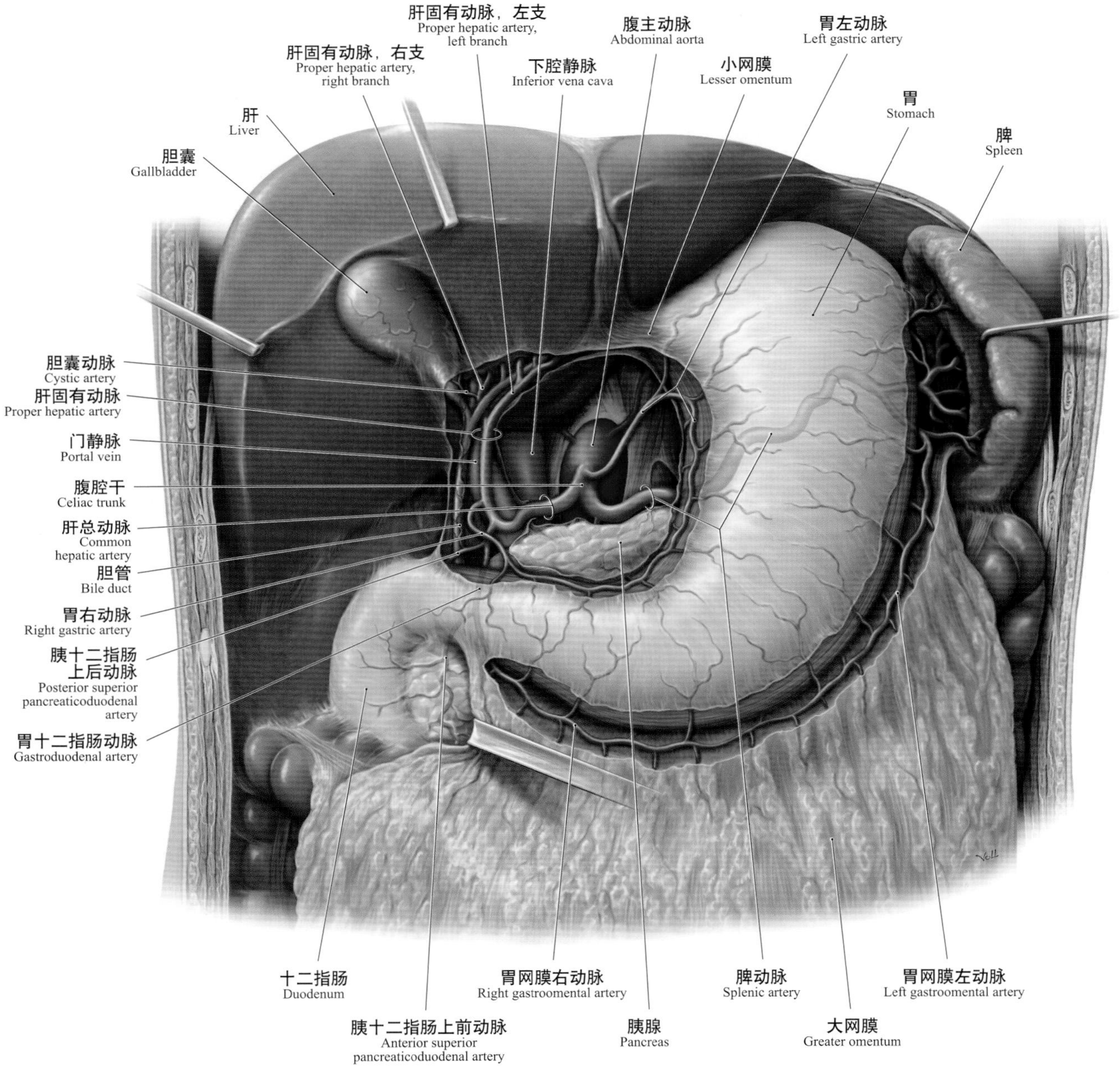
肝固有动脉，左支
Proper hepatic artery, left branch
肝固有动脉，右支
Proper hepatic artery, right branch
腹主动脉
Abdominal aorta
下腔静脉
Inferior vena cava
胃左动脉
Left gastric artery
小网膜
Lesser omentum
胃
Stomach
肝
Liver
脾
Spleen
胆囊
Gallbladder
胆囊动脉
Cystic artery
肝固有动脉
Proper hepatic artery
门静脉
Portal vein
腹腔干
Celiac trunk
肝总动脉
Common hepatic artery
胆管
Bile duct
胃右动脉
Right gastric artery
胰十二指肠上后动脉
Posterior superior pancreaticoduodenal artery
胃十二指肠动脉
Gastroduodenal artery
十二指肠
Duodenum
胃网膜右动脉
Right gastroomental artery
脾动脉
Splenic artery
胃网膜左动脉
Left gastroomental artery
胰十二指肠上前动脉
Anterior superior pancreaticoduodenal artery
胰腺
Pancreas
大网膜
Greater omentum

图 15–97　腹腔干：胃、肝、胆囊

前面观。切除小网膜，切开大网膜。腹腔干在 T_{12} 水平发自腹主动脉。

肠系膜上、下动脉

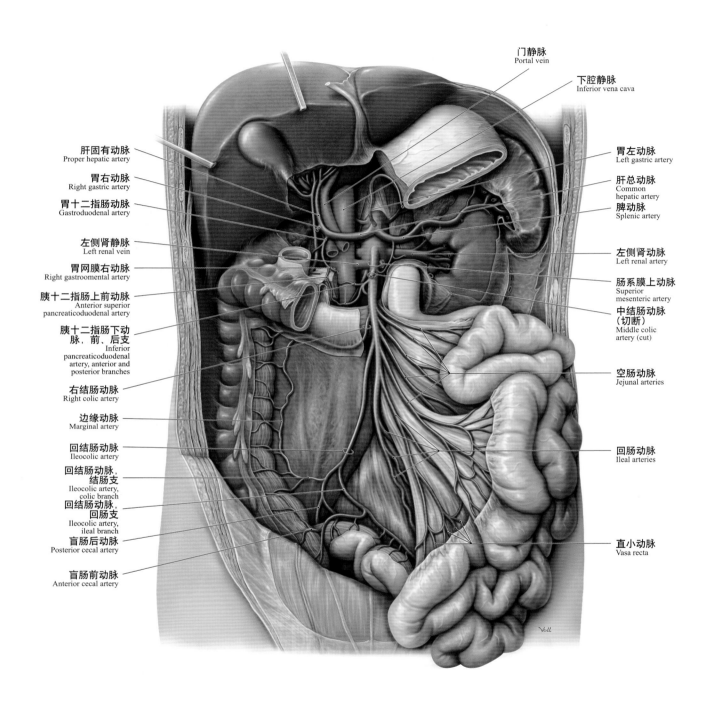

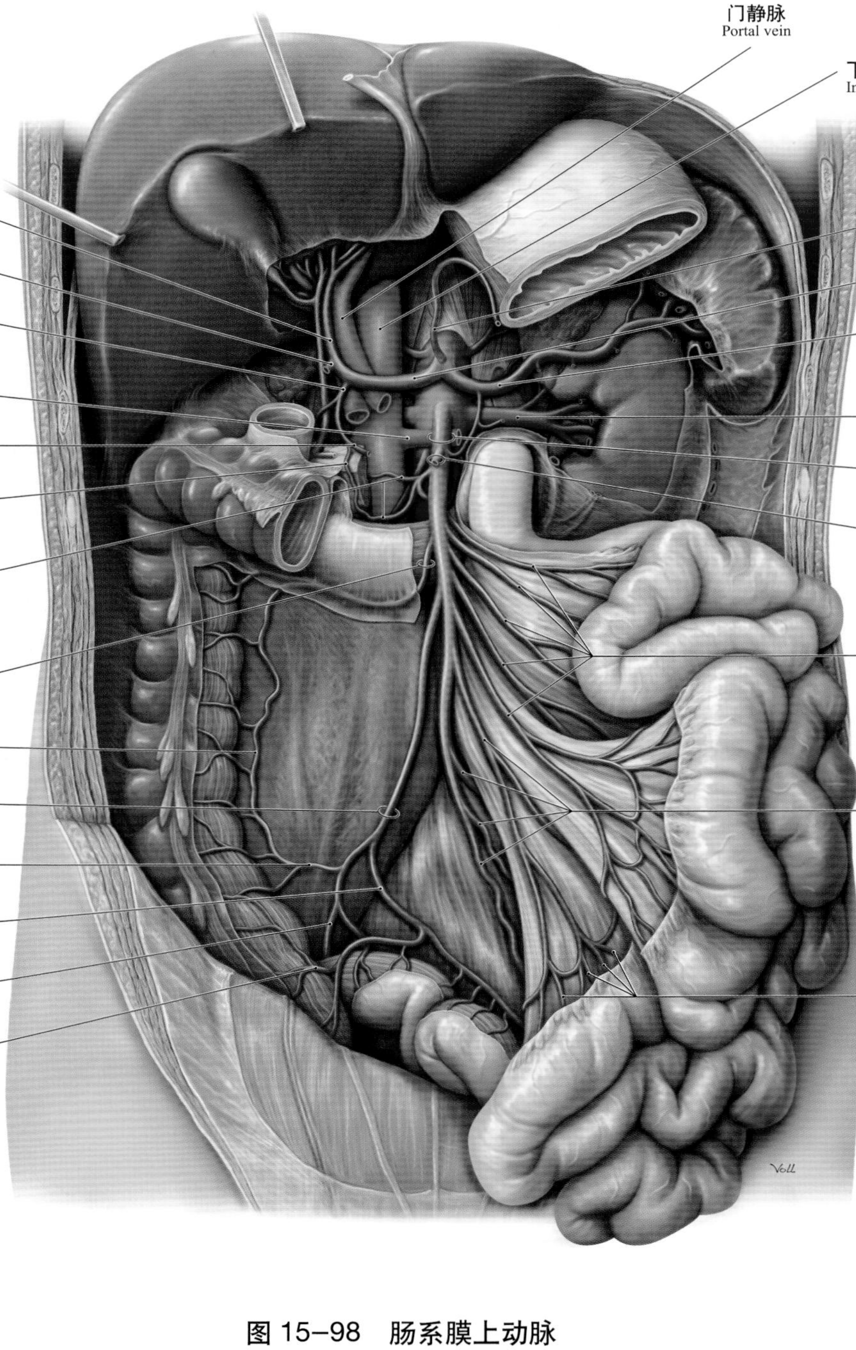
门静脉
Portal vein
下腔静脉
Inferior vena cava
肝固有动脉
Proper hepatic artery
胃右动脉
Right gastric artery
胃十二指肠动脉
Gastroduodenal artery
左侧肾静脉
Left renal vein
胃网膜右动脉
Right gastroomental artery
胰十二指肠上前动脉
Anterior superior pancreaticoduodenal artery
胰十二指肠下动脉，前、后支
Inferior pancreaticoduodenal artery, anterior and posterior branches
右结肠动脉
Right colic artery
边缘动脉
Marginal artery
回结肠动脉
Ileocolic artery
回结肠动脉，结肠支
Ileocolic artery, colic branch
回结肠动脉，回肠支
Ileocolic artery, ileal branch
盲肠后动脉
Posterior cecal artery
盲肠前动脉
Anterior cecal artery
胃左动脉
Left gastric artery
肝总动脉
Common hepatic artery
脾动脉
Splenic artery
左侧肾动脉
Left renal artery
肠系膜上动脉
Superior mesenteric artery
中结肠动脉（切断）
Middle colic artery (cut)
空肠动脉
Jejunal arteries
回肠动脉
Ileal arteries
直小动脉
Vasa recta

图 15–98 肠系膜上动脉

前面观。部分切除胃、十二指肠和腹膜，牵开肝和胆囊。注意中结肠动脉被切断（图 15–99）。肠系膜上、下动脉分别平 L_2 和 L_3 水平发自腹主动脉。

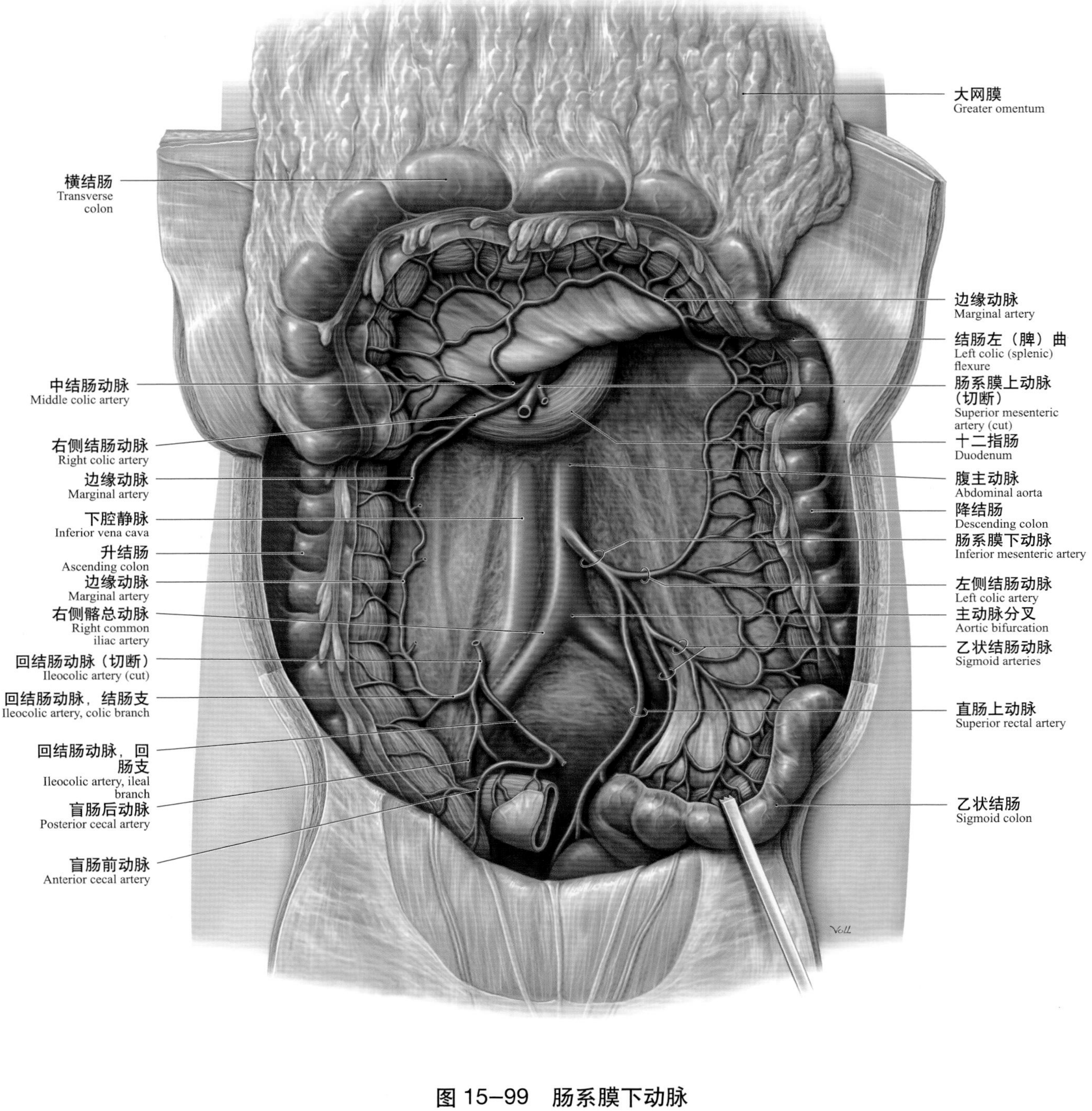
大网膜
Greater omentum
横结肠
Transverse colon
边缘动脉
Marginal artery
结肠左（脾）曲
Left colic (splenic) flexure
中结肠动脉
Middle colic artery
肠系膜上动脉（切断）
Superior mesenteric artery (cut)
右侧结肠动脉
Right colic artery
十二指肠
Duodenum
边缘动脉
Marginal artery
腹主动脉
Abdominal aorta
下腔静脉
Inferior vena cava
降结肠
Descending colon
肠系膜下动脉
Inferior mesenteric artery
升结肠
Ascending colon
边缘动脉
Marginal artery
左侧结肠动脉
Left colic artery
右侧髂总动脉
Right common iliac artery
主动脉分叉
Aortic bifurcation
乙状结肠动脉
Sigmoid arteries
回结肠动脉（切断）
Ileocolic artery (cut)
回结肠动脉，结肠支
Ileocolic artery, colic branch
直肠上动脉
Superior rectal artery
回结肠动脉，回肠支
Ileocolic artery, ileal branch
盲肠后动脉
Posterior cecal artery
乙状结肠
Sigmoid colon
盲肠前动脉
Anterior cecal artery

图 15-99　肠系膜下动脉

前面观。切除空肠和回肠，翻开横结肠。

腹部静脉

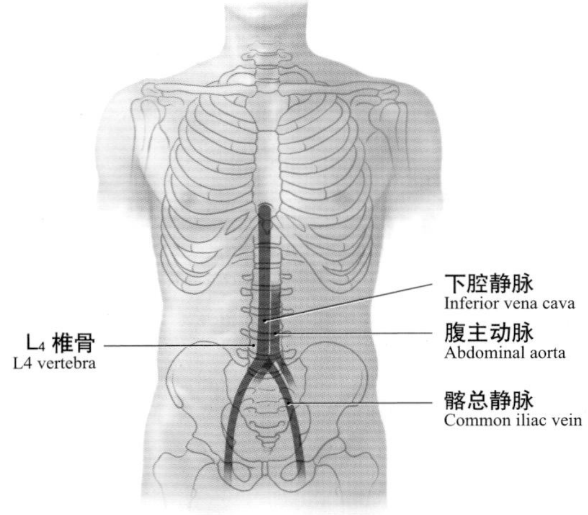
下腔静脉
Inferior vena cava
腹主动脉
Abdominal aorta
L4 椎骨
L4 vertebra
髂总静脉
Common iliac vein

图 15-100　下腔静脉的位置

前面观。

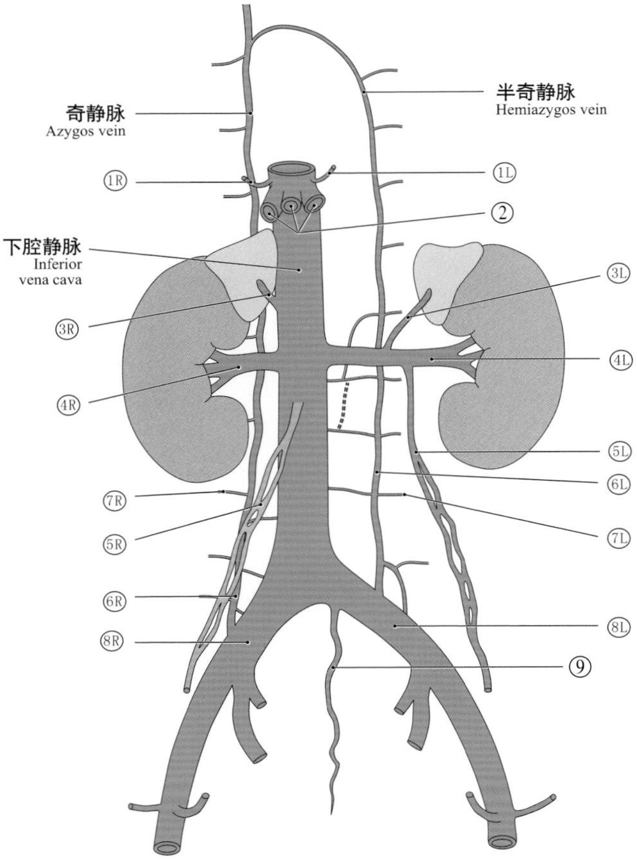

图 15-101　下腔静脉的属支

示意图，见表 15-16。

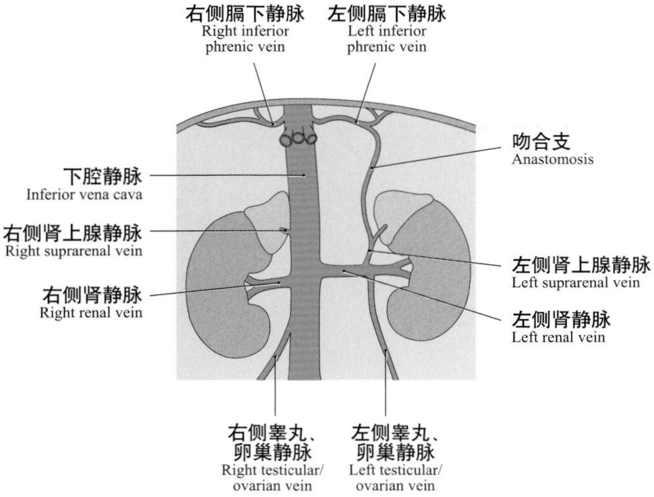
右侧膈下静脉
Right inferior
phrenic vein
左侧膈下静脉
Left inferior
phrenic vein
吻合支
Anastomosis
下腔静脉
Inferior vena cava
右侧肾上腺静脉
Right suprarenal vein
左侧肾上腺静脉
Left suprarenal vein
右侧肾静脉
Right renal vein
左侧肾静脉
Left renal vein
右侧睾丸、
卵巢静脉
Right testicular/
ovarian vein
左侧睾丸、
卵巢静脉
Left testicular/
ovarian vein

图 15-102　肾静脉的属支

前面观。

表 15-16　下腔静脉的属支

⑴R	⑴L	膈下静脉（成对）
②		肝静脉（3）
⑶R	⑶L	肾上腺静脉（右侧静脉为直接属支）
⑷R	⑷L	肾静脉（成对）
⑸R	⑸L	睾丸、卵巢静脉（右侧静脉为直接属支）
⑹R	⑹L	腰升静脉（成对），无直接属支
⑺R	⑺L	腰静脉
⑻R	⑻L	髂总静脉（成对）
⑨		骶正中静脉

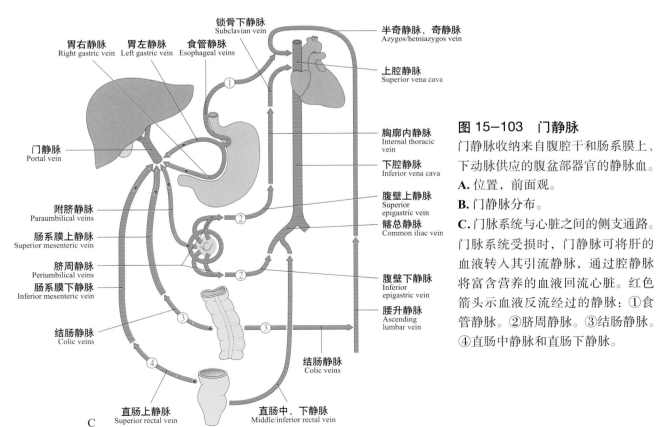

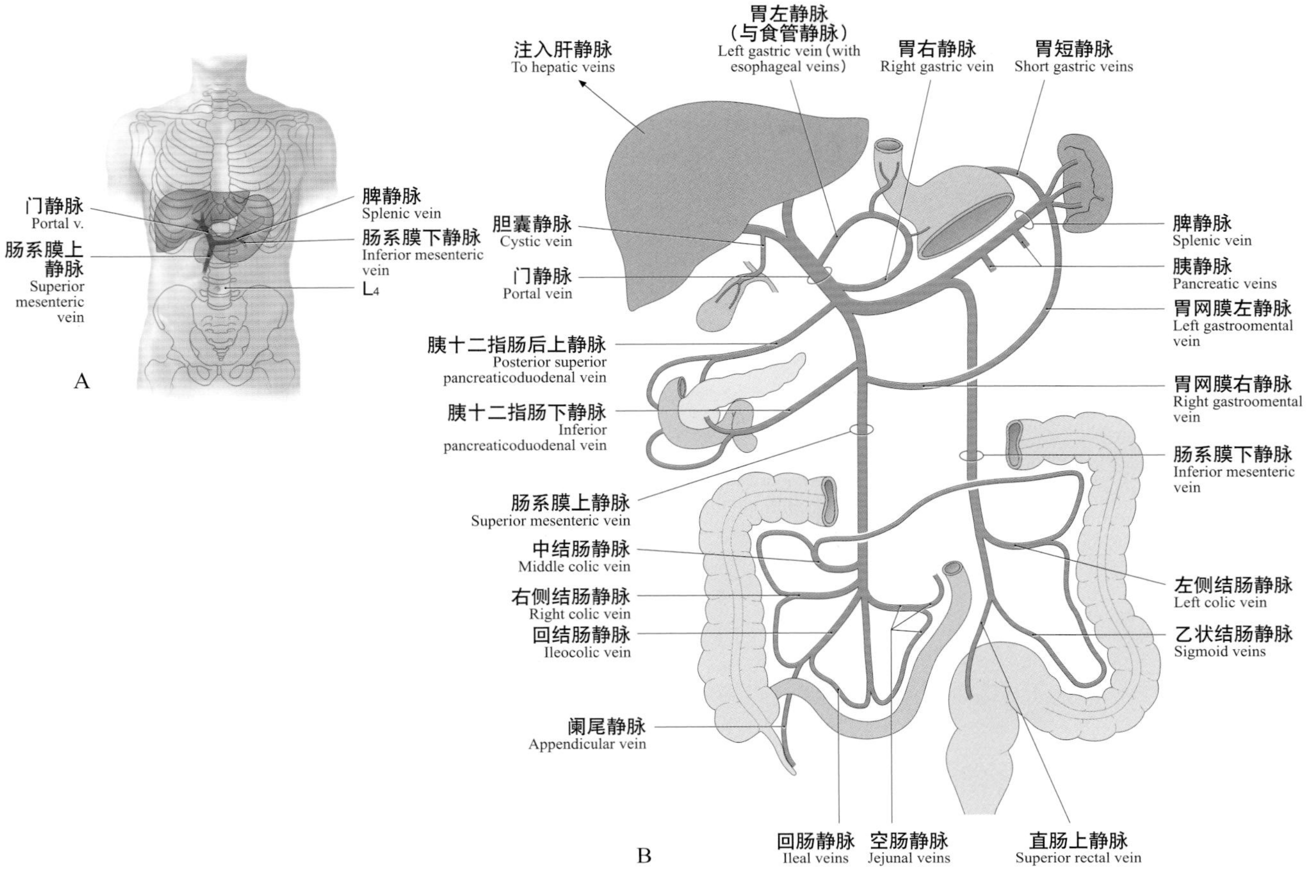

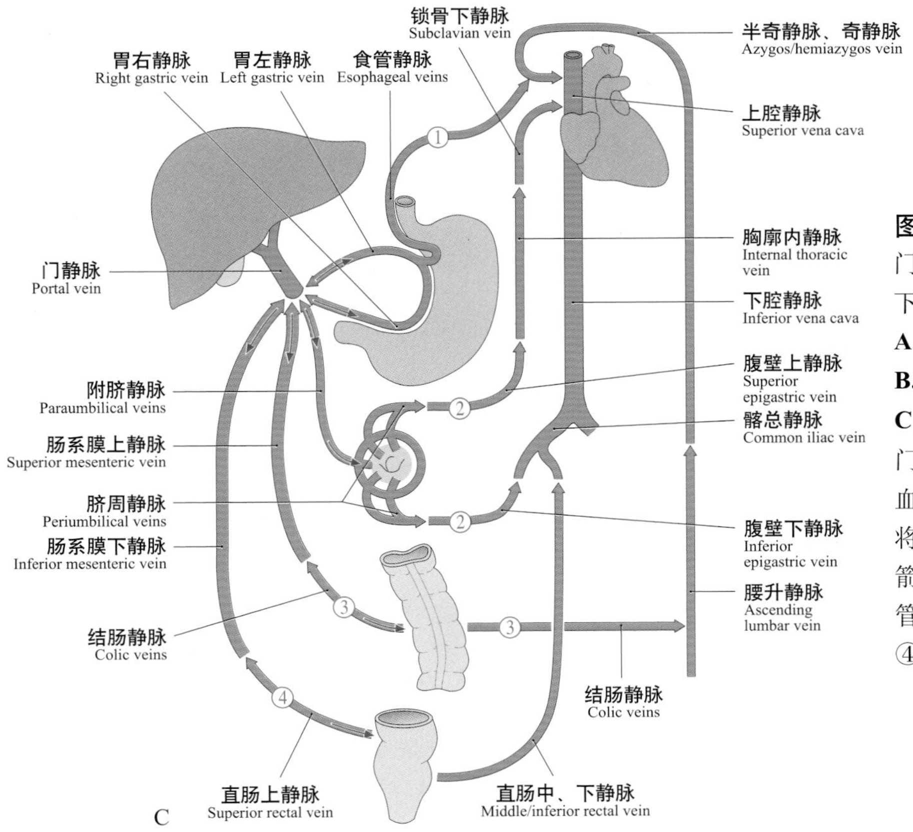

图 15–103　门静脉

门静脉收纳来自腹腔干和肠系膜上、下动脉供应的腹盆部器官的静脉血。

A. 位置，前面观。

B. 门静脉分布。

C. 门脉系统与心脏之间的侧支通路。门脉系统受损时，门静脉可将肝的血液转入其引流静脉，通过腔静脉将富含营养的血液回流心脏。红色箭头示血液反流经过的静脉：①食管静脉。②脐周静脉。③结肠静脉。④直肠中静脉和直肠下静脉。

下腔静脉和肠系膜下静脉

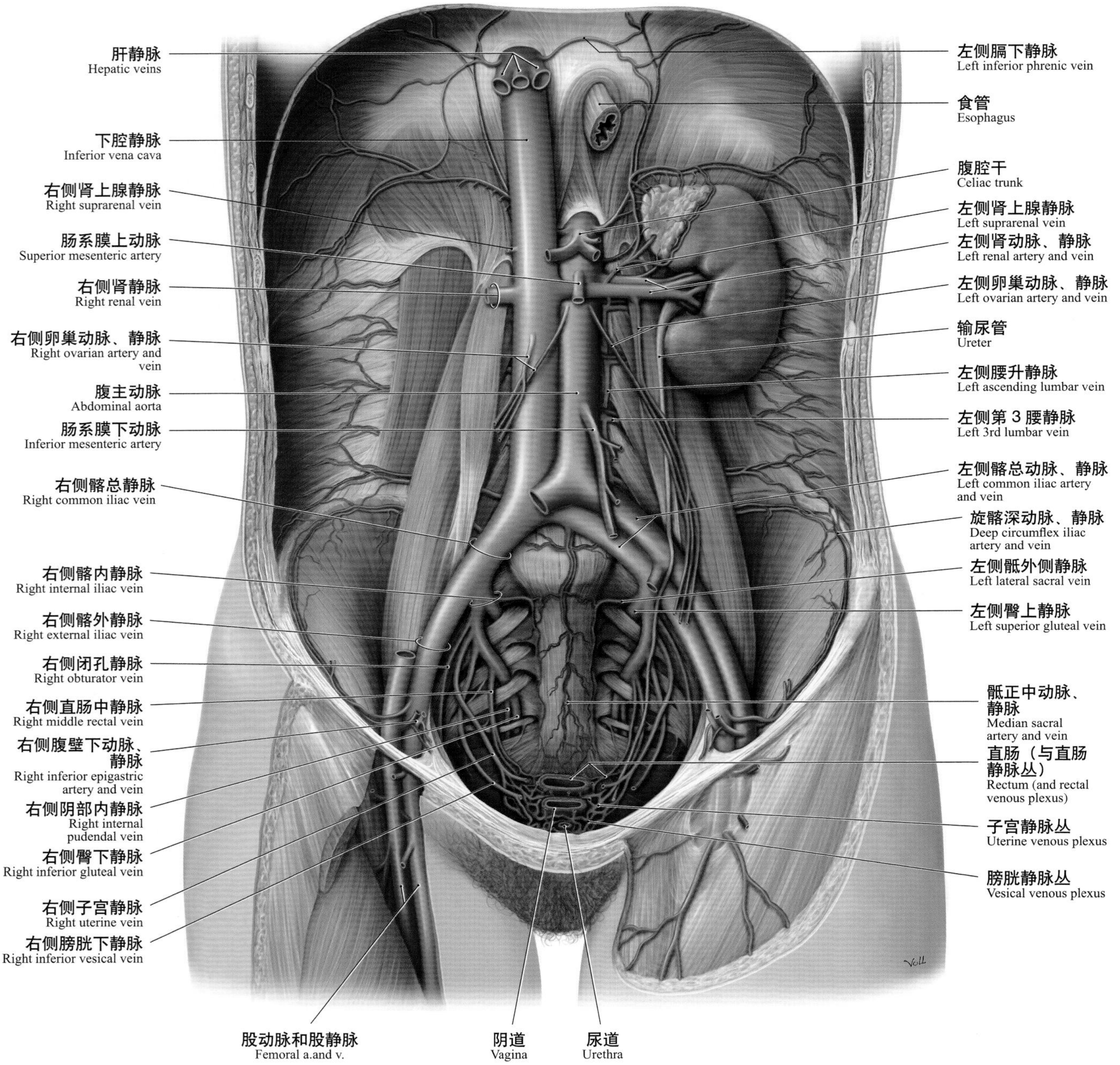

肝静脉
Hepatic veins
下腔静脉
Inferior vena cava
右侧肾上腺静脉
Right suprarenal vein
肠系膜上动脉
Superior mesenteric artery
右侧肾静脉
Right renal vein
右侧卵巢动脉、静脉
Right ovarian artery and vein
腹主动脉
Abdominal aorta
肠系膜下动脉
Inferior mesenteric artery
右侧髂总静脉
Right common iliac vein
右侧髂内静脉
Right internal iliac vein
右侧髂外静脉
Right external iliac vein
右侧闭孔静脉
Right obturator vein
右侧直肠中静脉
Right middle rectal vein
右侧腹壁下动脉、静脉
Right inferior epigastric artery and vein
右侧阴部内静脉
Right internal pudendal vein
右侧臀下静脉
Right inferior gluteal vein
右侧子宫静脉
Right uterine vein
右侧膀胱下静脉
Right inferior vesical vein
股动脉和股静脉
Femoral a.and v.
阴道
Vagina
尿道
Urethra
左侧膈下静脉
Left inferior phrenic vein
食管
Esophagus
腹腔干
Celiac trunk
左侧肾上腺静脉
Left suprarenal vein
左侧肾动脉、静脉
Left renal artery and vein
左侧卵巢动脉、静脉
Left ovarian artery and vein
输尿管
Ureter
左侧腰升静脉
Left ascending lumbar vein
左侧第 3 腰静脉
Left 3rd lumbar vein
左侧髂总动脉、静脉
Left common iliac artery and vein
旋髂深动脉、静脉
Deep circumflex iliac artery and vein
左侧骶外侧静脉
Left lateral sacral vein
左侧臀上静脉
Left superior gluteal vein
骶正中动脉、静脉
Median sacral artery and vein
直肠（与直肠静脉丛）
Rectum (and rectal venous plexus)
子宫静脉丛
Uterine venous plexus
膀胱静脉丛
Vesical venous plexus
Voll

图 15-104 下 腔 静 脉

女性腹部前面观。去除左侧肾和肾上腺以外的所有器官。

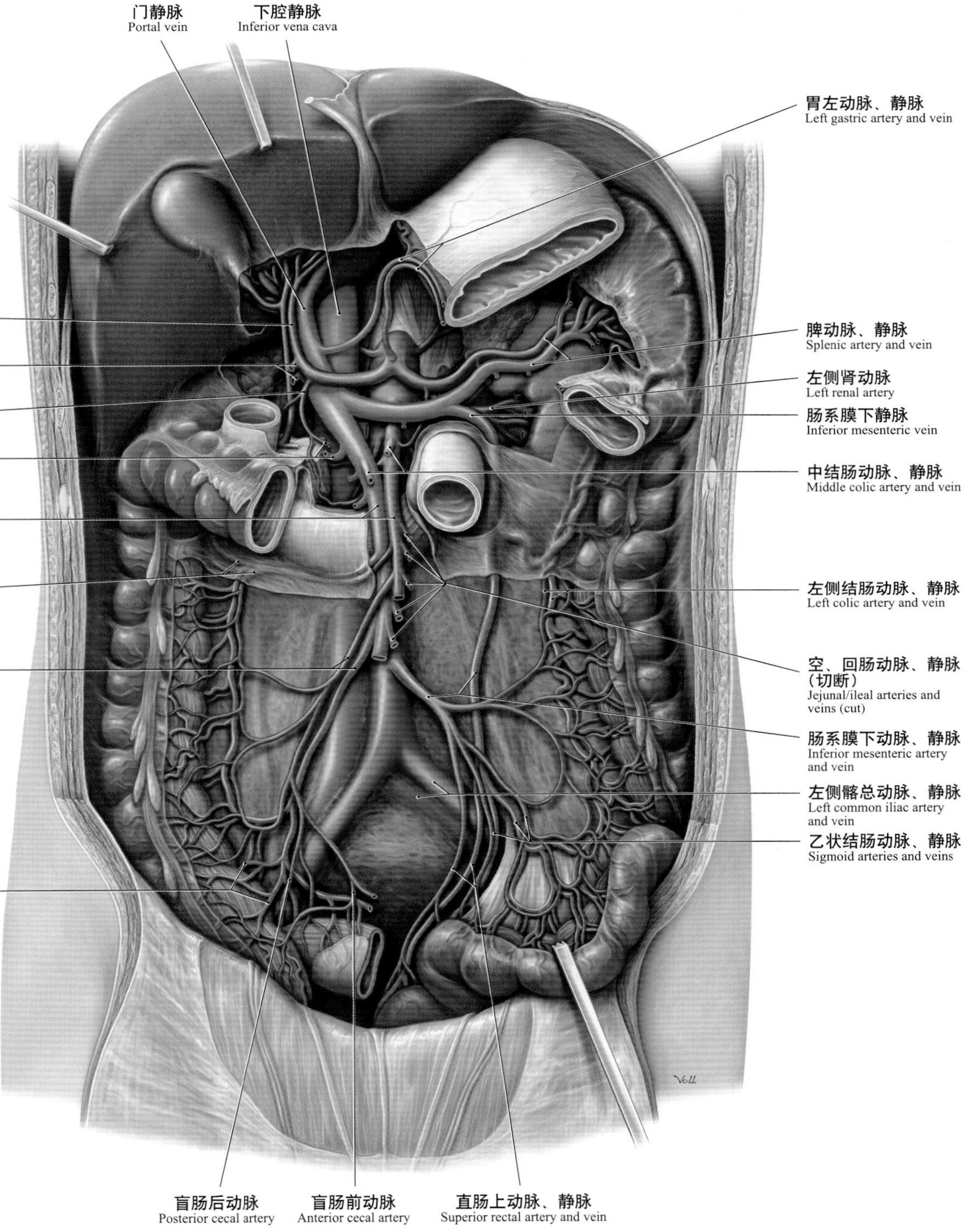
门静脉
Portal vein
下腔静脉
Inferior vena cava
胃左动脉、静脉
Left gastric artery and vein
肝固有动脉
Proper hepatic artery
胃右动脉、静脉
Right gastric artery and vein
胃十二指肠动脉
Gastroduodenal artery
右侧胃十二指肠动脉、静脉
Right gastroomental artery and vein
肠系膜上动脉、静脉
Superior mesenteric artery and vein
右侧结肠动脉、静脉
Right colic artery and vein
回结肠动脉、静脉
Ileocolic artery and vein
盲肠静脉
Cecal veins
脾动脉、静脉
Splenic artery and vein
左侧肾动脉
Left renal artery
肠系膜下静脉
Inferior mesenteric vein
中结肠动脉、静脉
Middle colic artery and vein
左侧结肠动脉、静脉
Left colic artery and vein
空、回肠动脉、静脉（切断）
Jejunal/ileal arteries and veins (cut)
肠系膜下动脉、静脉
Inferior mesenteric artery and vein
左侧髂总动脉、静脉
Left common iliac artery and vein
乙状结肠动脉、静脉
Sigmoid arteries and veins
盲肠后动脉
Posterior cecal artery
盲肠前动脉
Anterior cecal artery
直肠上动脉、静脉
Superior rectal artery and vein
Voll

图 15–105　肠系膜下静脉

前面观。切除部分胃、十二指肠和腹膜。去除胰腺、大网膜、横结肠和小肠。牵开肝和胆囊。肠系膜下静脉是门脉系统的一部分。

腹部的自主神经丛和断面解剖

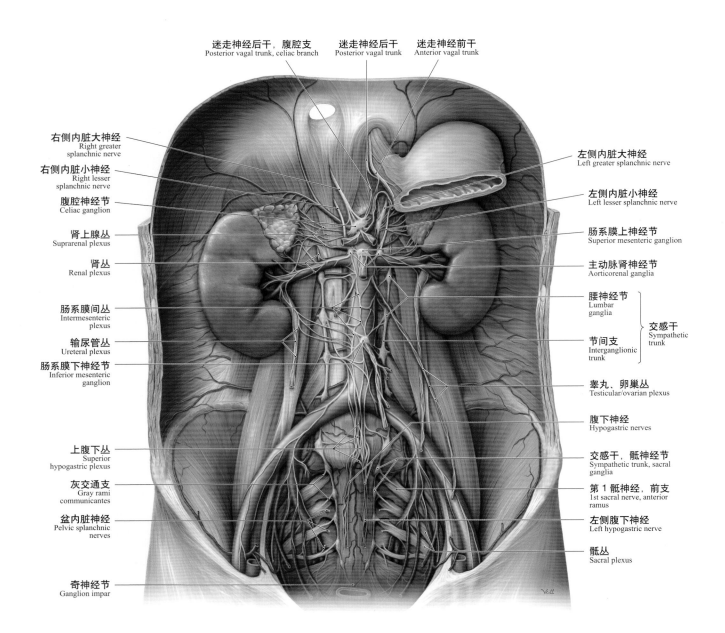

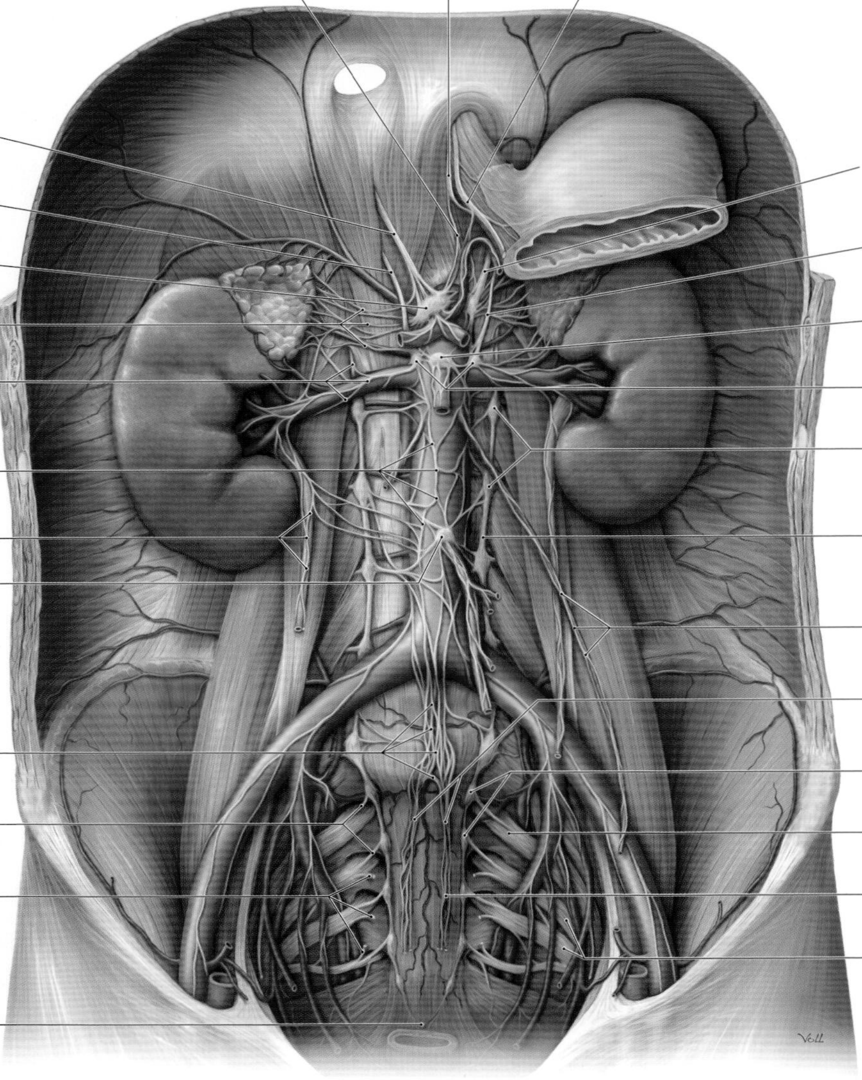
迷走神经后干，腹腔支
Posterior vagal trunk, celiac branch
迷走神经后干
Posterior vagal trunk
迷走神经前干
Anterior vagal trunk
右侧内脏大神经
Right greater splanchnic nerve
右侧内脏小神经
Right lesser splanchnic nerve
腹腔神经节
Celiac ganglion
肾上腺丛
Suprarenal plexus
肾丛
Renal plexus
肠系膜间丛
Intermesenteric plexus
输尿管丛
Ureteral plexus
肠系膜下神经节
Inferior mesenteric ganglion
上腹下丛
Superior hypogastric plexus
灰交通支
Gray rami communicantes
盆内脏神经
Pelvic splanchnic nerves
奇神经节
Ganglion impar
左侧内脏大神经
Left greater splanchnic nerve
左侧内脏小神经
Left lesser splanchnic nerve
肠系膜上神经节
Superior mesenteric ganglion
主动脉肾神经节
Aorticorenal ganglia
腰神经节
Lumbar ganglia
节间支
Interganglionic trunk
交感干
Sympathetic trunk
睾丸、卵巢丛
Testicular/ovarian plexus
腹下神经
Hypogastric nerves
交感干，骶神经节
Sympathetic trunk, sacral ganglia
第 1 骶神经，前支
1st sacral nerve, anterior ramus
左侧腹下神经
Left hypogastric nerve
骶丛
Sacral plexus

图 15–106 腹盆部自主神经丛

男性腹盆部前面观。去除腹膜、胃大部和除肾、肾上腺以外的所有腹部器官。

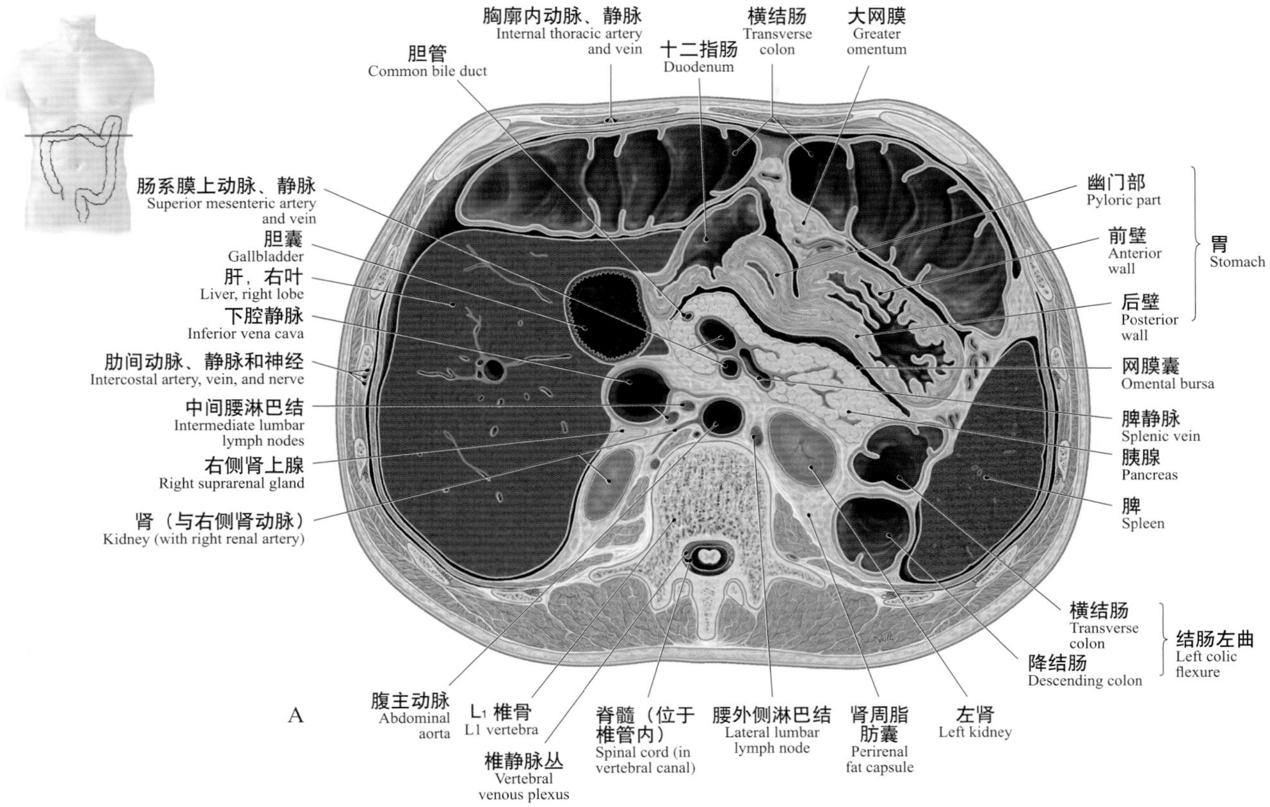
胸廓内动脉、静脉
Internal thoracic artery and vein
横结肠
Transverse colon
大网膜
Greater omentum
胆管
Common bile duct
十二指肠
Duodenum
肠系膜上动脉、静脉
Superior mesenteric artery and vein
胆囊
Gallbladder
肝，右叶
Liver, right lobe
下腔静脉
Inferior vena cava
肋间动脉、静脉和神经
Intercostal artery, vein, and nerve
中间腰淋巴结
Intermediate lumbar lymph nodes
右侧肾上腺
Right suprarenal gland
肾（与右侧肾动脉）
Kidney (with right renal artery)
幽门部
Pyloric part
前壁
Anterior wall
后壁
Posterior wall
胃
Stomach
网膜囊
Omental bursa
脾静脉
Splenic vein
胰腺
Pancreas
脾
Spleen
横结肠
Transverse colon
降结肠
Descending colon
结肠左曲
Left colic flexure
A
腹主动脉
Abdominal aorta
L1 椎骨
L1 vertebra
椎静脉丛
Vertebral venous plexus
脊髓（位于椎管内）
Spinal cord (in vertebral canal)
腰外侧淋巴结
Lateral lumbar lymph node
肾周脂肪囊
Perirenal fat capsule
左肾
Left kidney

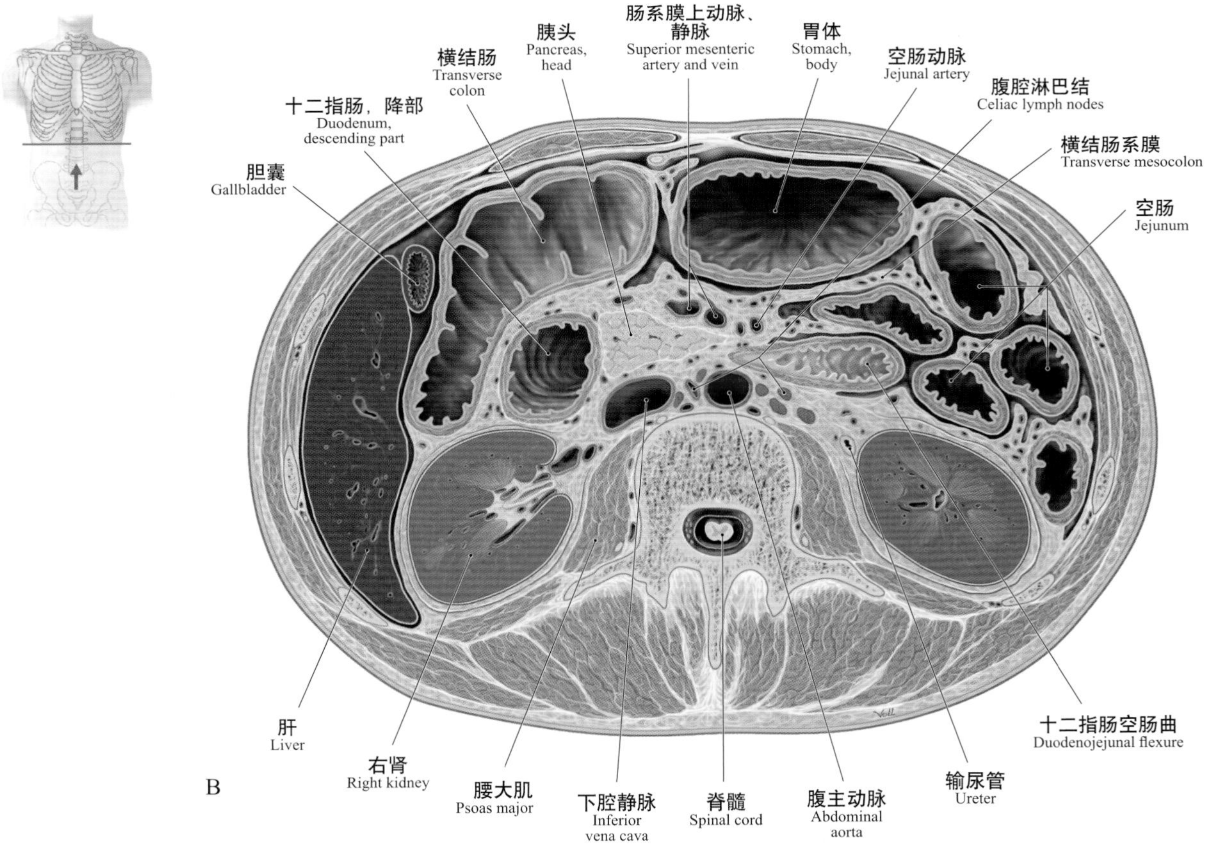
胰头
Pancreas, head
肠系膜上动脉、静脉
Superior mesenteric artery and vein
胃体
Stomach, body
横结肠
Transverse colon
空肠动脉
Jejunal artery
腹腔淋巴结
Celiac lymph nodes
十二指肠，降部
Duodenum, descending part
横结肠系膜
Transverse mesocolon
胆囊
Gallbladder
空肠
Jejunum
肝
Liver
十二指肠空肠曲
Duodenojejunal flexure
B
右肾
Right kidney
腰大肌
Psoas major
下腔静脉
Inferior vena cava
脊髓
Spinal cord
腹主动脉
Abdominal aorta
输尿管
Ureter

图 15–107　腹部横断面

下面观。**A.** 经 L_1 平面。**B.** 经 L_2 平面。

盆带骨和骨盆韧带

图 15–108 盆带骨

前上面观。盆带骨围成骨盆，位于身体的下腹部。骨盆由 2 块髋骨、1 块骶骨构成，并与脊柱和股骨连接。盆带骨的稳固性非常重要，正常步态时将躯干的重力传导至下肢。

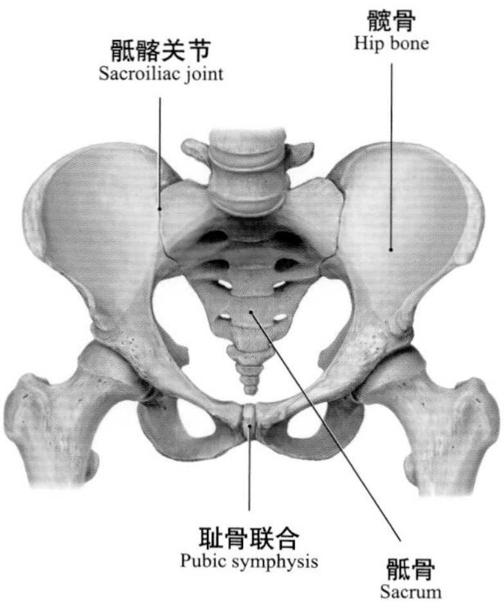
髋骨
Hip bone
骶髂关节
Sacroiliac joint
耻骨联合
Pubic symphysis
骶骨
Sacrum

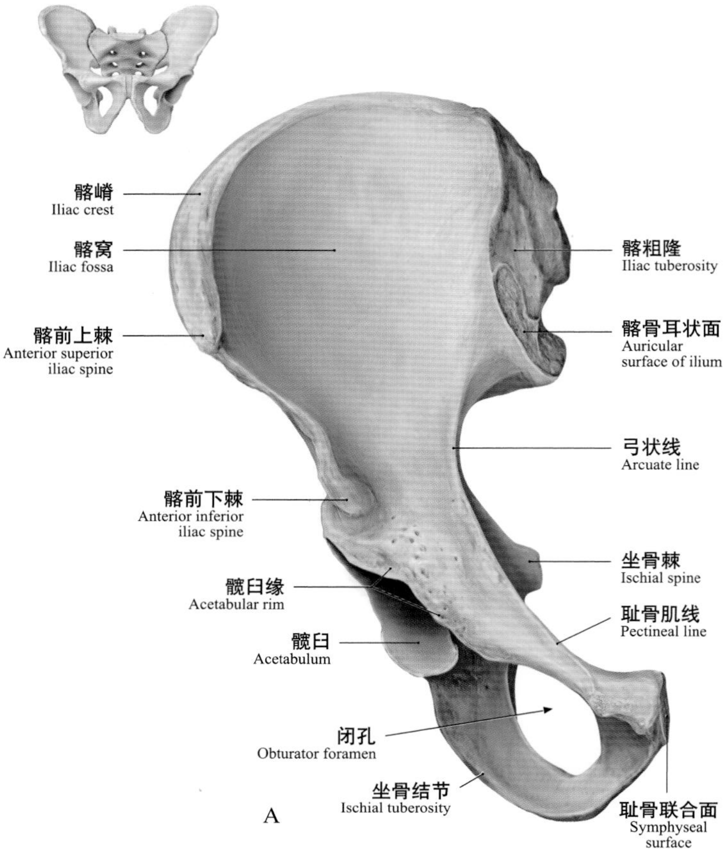
髂嵴
Iliac crest
髂窝
Iliac fossa
髂前上棘
Anterior superior iliac spine
髂粗隆
Iliac tuberosity
髂骨耳状面
Auricular surface of ilium
弓状线
Arcuate line
髂前下棘
Anterior inferior iliac spine
坐骨棘
Ischial spine
髋臼缘
Acetabular rim
耻骨肌线
Pectineal line
髋臼
Acetabulum
闭孔
Obturator foramen
坐骨结节
Ischial tuberosity
A
耻骨联合面
Symphyseal surface

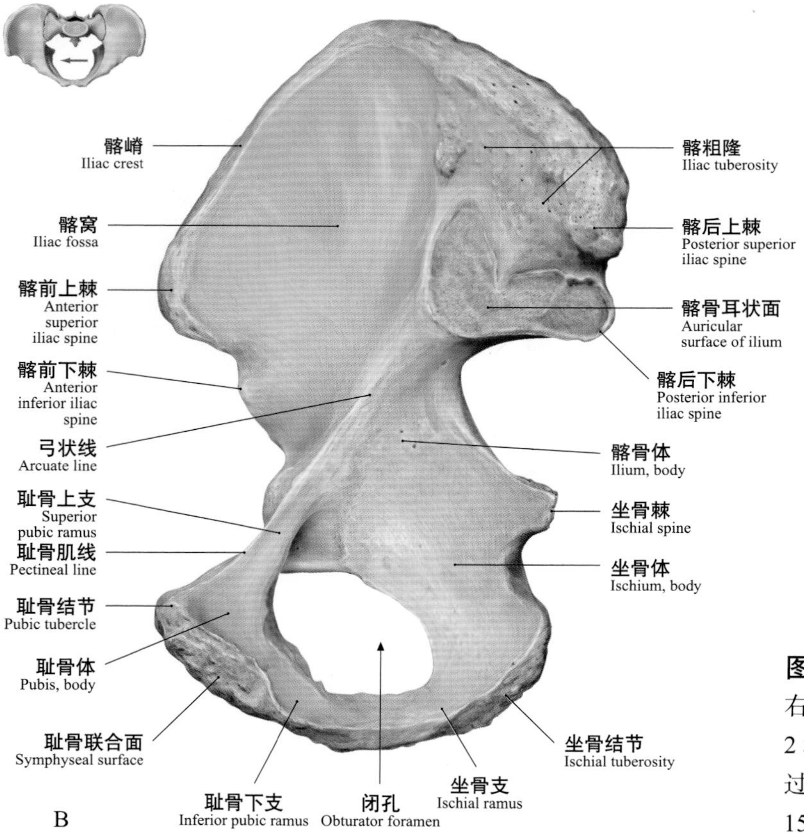
髂嵴
Iliac crest
髂粗隆
Iliac tuberosity
髂窝
Iliac fossa
髂后上棘
Posterior superior iliac spine
髂前上棘
Anterior superior iliac spine
髂骨耳状面
Auricular surface of ilium
髂前下棘
Anterior inferior iliac spine
髂后下棘
Posterior inferior iliac spine
弓状线
Arcuate line
髂骨体
Ilium, body
耻骨上支
Superior pubic ramus
坐骨棘
Ischial spine
耻骨肌线
Pectineal line
坐骨体
Ischium, body
耻骨结节
Pubic tubercle
耻骨体
Pubis, body
耻骨联合面
Symphyseal surface
坐骨结节
Ischial tuberosity
耻骨下支
Inferior pubic ramus
闭孔
Obturator foramen
坐骨支
Ischial ramus
B

图 15–109 髋骨

右侧髋骨（男性）。**A.** 前面观。**B.** 内侧面观。2 块髋骨借软骨性耻骨联合彼此相连，并通过骶髂关节与骶骨相连，构成骨盆边缘（图 15–108，红色区）。

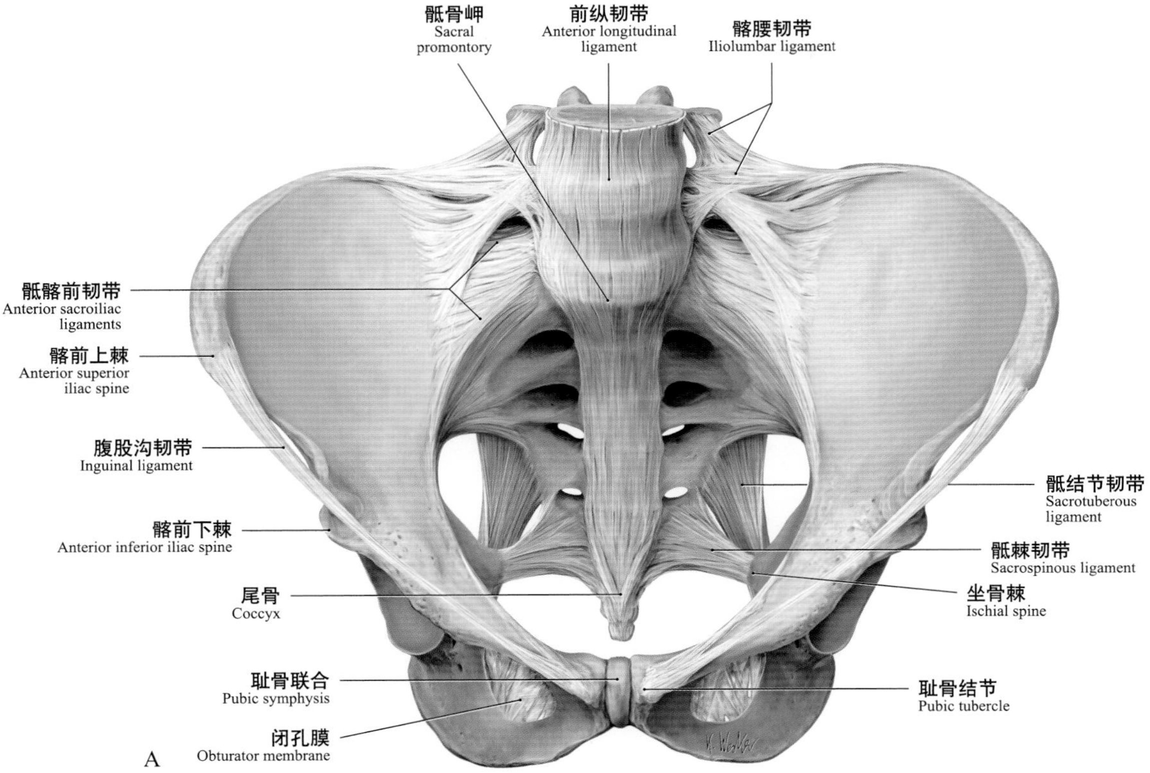

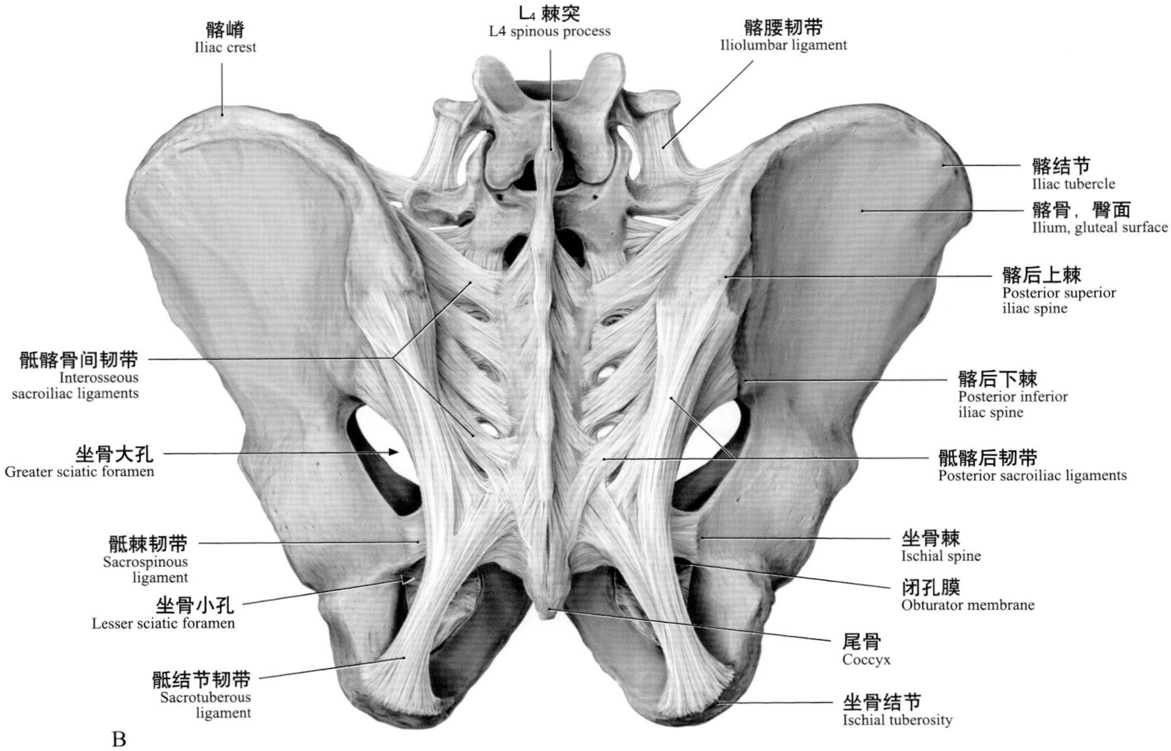

图 15-110　骨盆的韧带

男性骨盆。**A.** 前上面观。**B.** 后面观。右侧去除部分骶髂后韧带，显示骶髂骨间韧带。

盆腔脏器

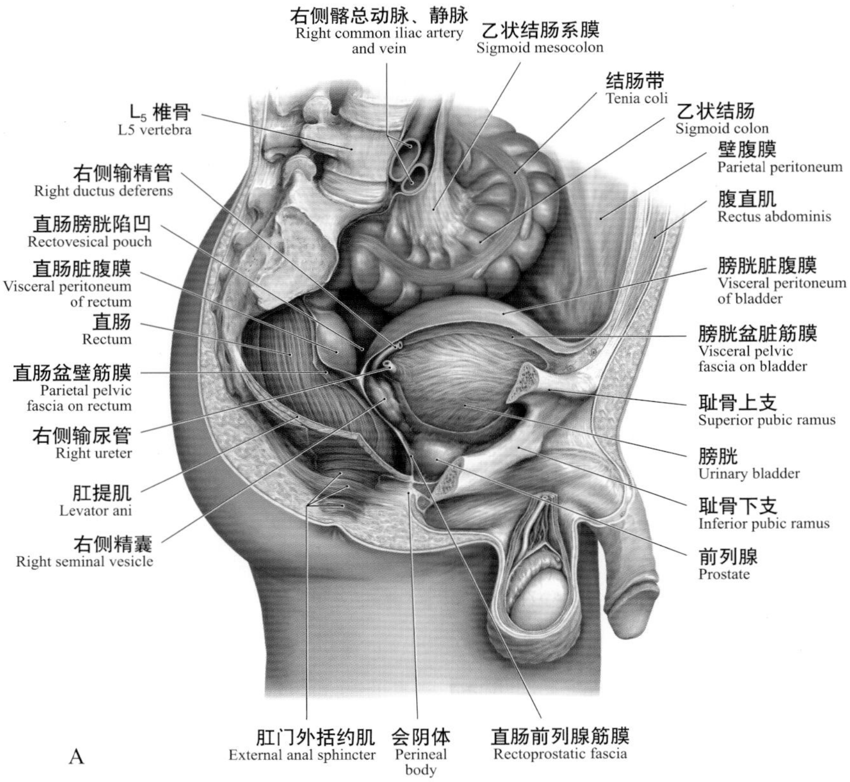
右侧髂总动脉、静脉
Right common iliac artery and vein
乙状结肠系膜
Sigmoid mesocolon
结肠带
Tenia coli
乙状结肠
Sigmoid colon
壁腹膜
Parietal peritoneum
腹直肌
Rectus abdominis
膀胱脏腹膜
Visceral peritoneum of bladder
膀胱盆脏筋膜
Visceral pelvic fascia on bladder
耻骨上支
Superior pubic ramus
膀胱
Urinary bladder
耻骨下支
Inferior pubic ramus
前列腺
Prostate
L_5 椎骨
L5 vertebra
右侧输精管
Right ductus deferens
直肠膀胱陷凹
Rectovesical pouch
直肠脏腹膜
Visceral peritoneum of rectum
直肠
Rectum
直肠盆壁筋膜
Parietal pelvic fascia on rectum
右侧输尿管
Right ureter
肛提肌
Levator ani
右侧精囊
Right seminal vesicle
肛门外括约肌
External anal sphincter
会阴体
Perineal body
直肠前列腺筋膜
Rectoprostatic fascia

A

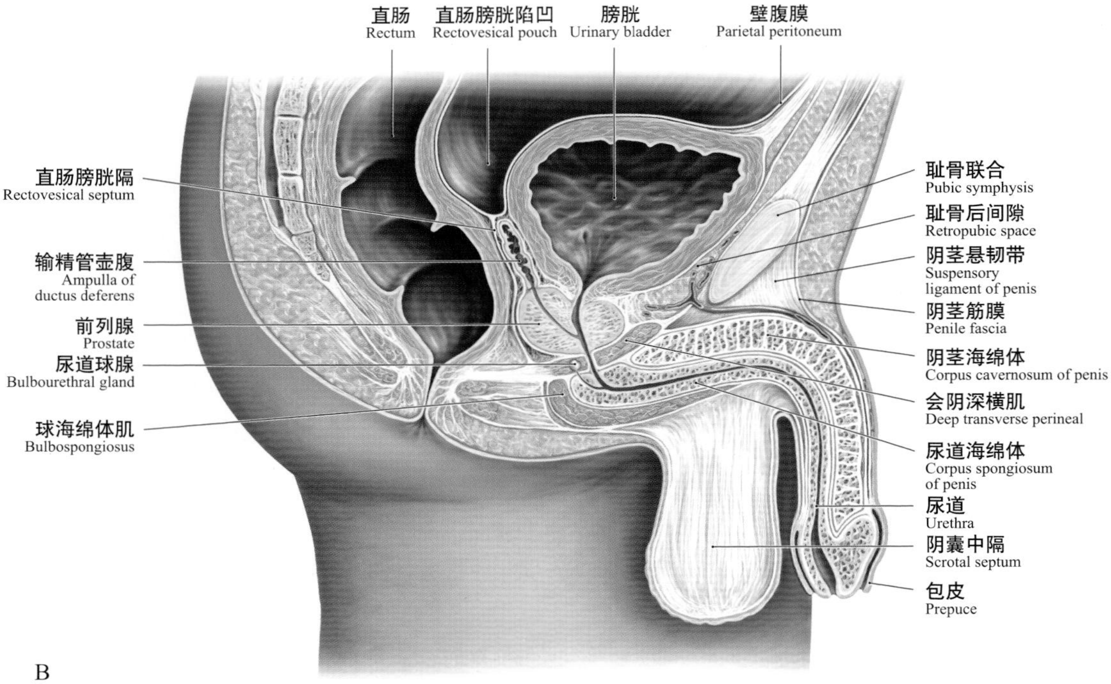
直肠
Rectum
直肠膀胱陷凹
Rectovesical pouch
膀胱
Urinary bladder
壁腹膜
Parietal peritoneum
直肠膀胱隔
Rectovesical septum
输精管壶腹
Ampulla of ductus deferens
前列腺
Prostate
尿道球腺
Bulbourethral gland
球海绵体肌
Bulbospongiosus
耻骨联合
Pubic symphysis
耻骨后间隙
Retropubic space
阴茎悬韧带
Suspensory ligament of penis
阴茎筋膜
Penile fascia
阴茎海绵体
Corpus cavernosum of penis
会阴深横肌
Deep transverse perineal
尿道海绵体
Corpus spongiosum of penis
尿道
Urethra
阴囊中隔
Scrotal septum
包皮
Prepuce

B

图 15–111 男性盆腔

A. 旁矢状面，右侧面观。**B.** 正中矢状面，右侧面观。

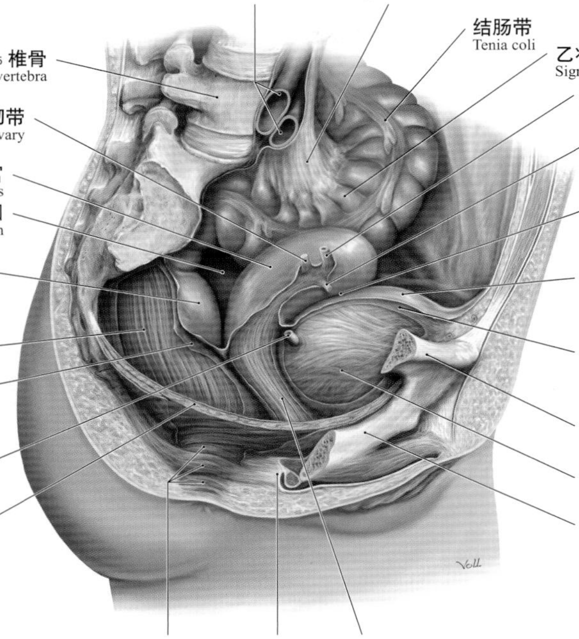
右侧髂总动脉、静脉
Right common iliac artery and vein
乙状结肠系膜
Sigmoid mesocolon
结肠带
Tenia coli
乙状结肠
Sigmoid colon
输卵管
Uterine tube
子宫圆韧带
Round ligament of uterus
膀胱子宫陷凹
Vesicouterine pouch
膀胱脏腹膜
Visceral peritoneum on bladder
膀胱盆脏筋膜
Visceral pelvic fascia on bladder
耻骨上支
Superior pubic ramus
膀胱
Urinary bladder
耻骨下支
Inferior pubic ramus
L5 椎骨
L5 vertebra
卵巢固有韧带
Ligament of ovary
子宫
Uterus
直肠子宫陷凹
Rectouterine pouch
直肠脏腹膜
Visceral peritoneum of rectum
直肠
Rectum
直肠盆脏筋膜
Visceral pelvic fascia on rectum
右侧输尿管
Right ureter
肛提肌
Levator ani
肛门外括约肌
External anal sphincter
会阴体
Perineal body
阴道
Vagina

A

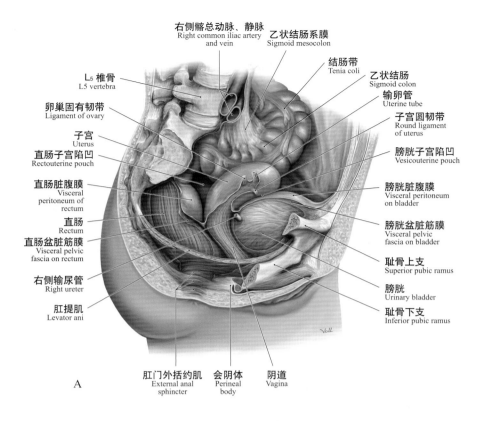

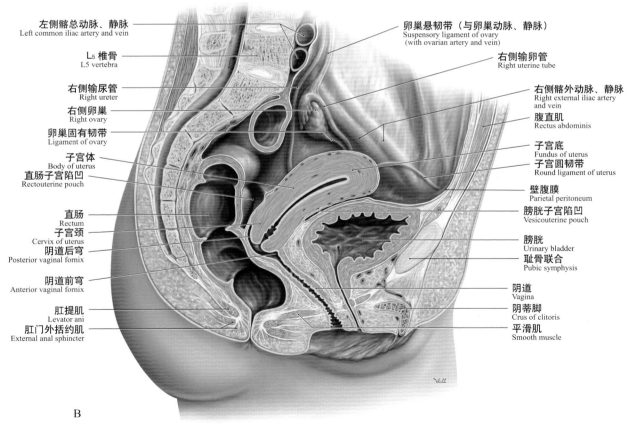

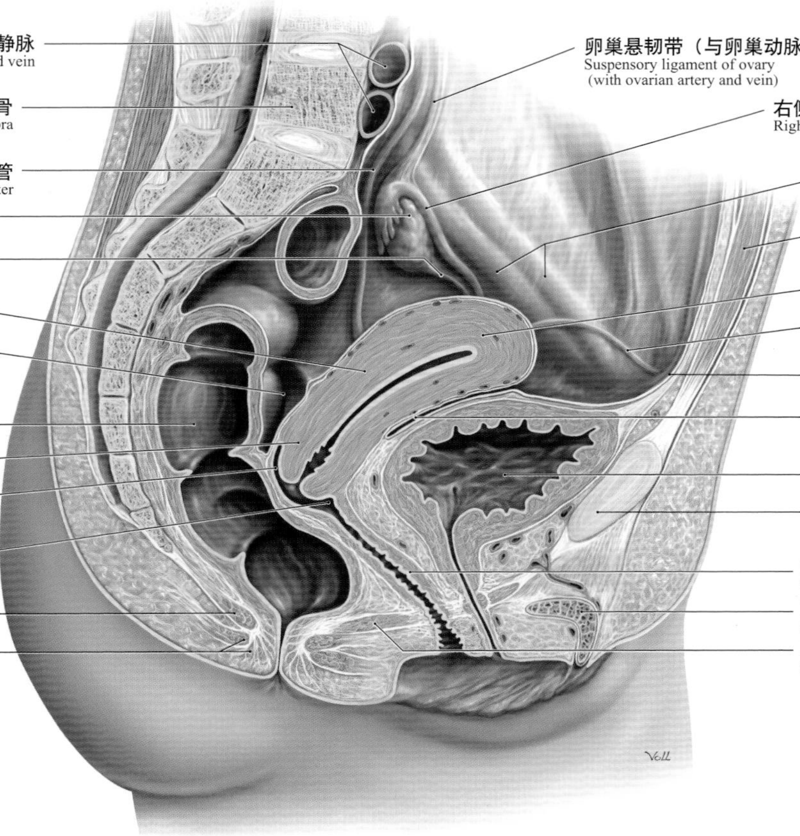
左侧髂总动脉、静脉
Left common iliac artery and vein
L5 椎骨
L5 vertebra
右侧输尿管
Right ureter
右侧卵巢
Right ovary
卵巢固有韧带
Ligament of ovary
子宫体
Body of uterus
直肠子宫陷凹
Rectouterine pouch
直肠
Rectum
子宫颈
Cervix of uterus
阴道后穹
Posterior vaginal fornix
阴道前穹
Anterior vaginal fornix
肛提肌
Levator ani
肛门外括约肌
External anal sphincter
卵巢悬韧带（与卵巢动脉、静脉）
Suspensory ligament of ovary (with ovarian artery and vein)
右侧输卵管
Right uterine tube
右侧髂外动脉、静脉
Right external iliac artery and vein
腹直肌
Rectus abdominis
子宫底
Fundus of uterus
子宫圆韧带
Round ligament of uterus
壁腹膜
Parietal peritoneum
膀胱子宫陷凹
Vesicouterine pouch
膀胱
Urinary bladder
耻骨联合
Pubic symphysis
阴道
Vagina
阴蒂脚
Crus of clitoris
平滑肌
Smooth muscle

B

图 15–112　女 性 盆 腔

A. 旁矢状面，右侧面观。**B.** 正中矢状面，右侧面观。

盆部动脉和静脉

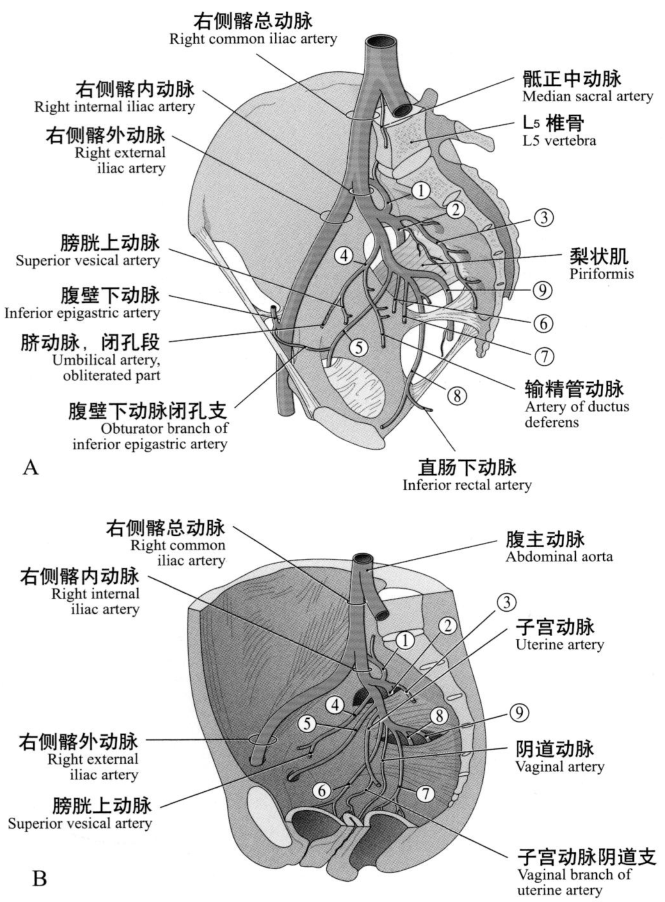

图 15–113 盆部动脉

A. 男性骨盆。**B.** 女性骨盆。见表 15–17。

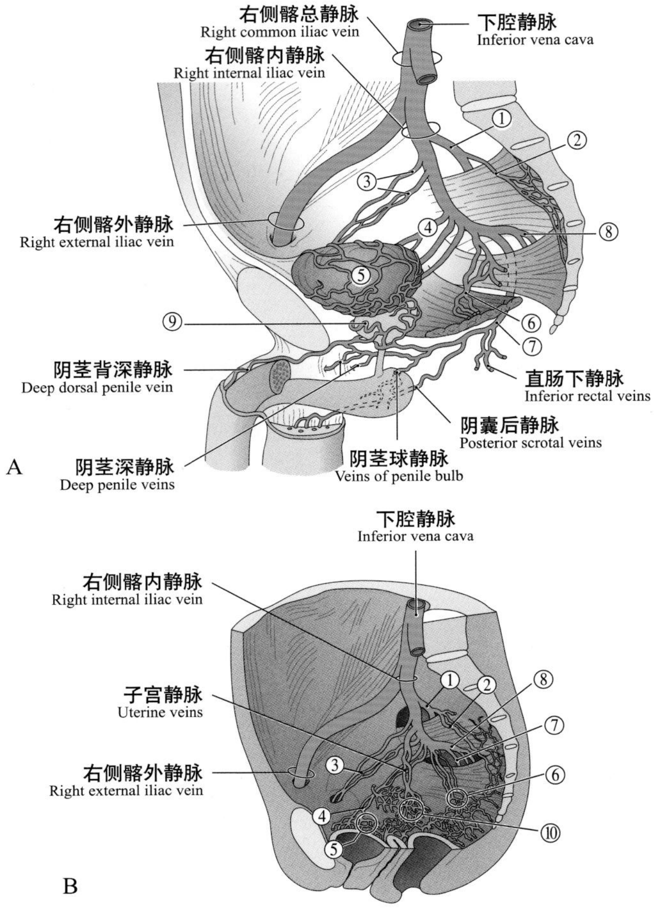

图 15–114 盆部静脉

A. 男性骨盆。**B.** 女性骨盆。见表 15–18。

表 15–17 髂内动脉分支

分支		
①	**髂腰动脉**	
②	**臀上动脉**	
③	**骶外侧动脉**	
④	脐动脉	输精管动脉
		膀胱上动脉
⑤	**闭孔动脉**	
⑥	膀胱下动脉	
⑦	直肠中动脉	
⑧	阴部内动脉	直肠下动脉
⑨	**臀下动脉**	

注：髂内动脉发出5条壁支（盆壁）和4条脏支（盆腔脏器），壁支用粗体表示。女性骨盆中，子宫动脉和阴道动脉直接发自髂内动脉前部。

表 15–18 骨盆静脉回流

属支	
①	臀上静脉
②	骶外侧静脉
③	闭孔静脉
④	膀胱静脉
⑤	膀胱静脉丛
⑥	直肠中静脉（直肠静脉丛）（与直肠上、下静脉，未显示）
⑦	阴部内静脉
⑧	臀下静脉
⑨	前列腺静脉丛
⑩	子宫和阴道静脉丛

注：男性骨盆也包括阴囊和阴茎的回流静脉。

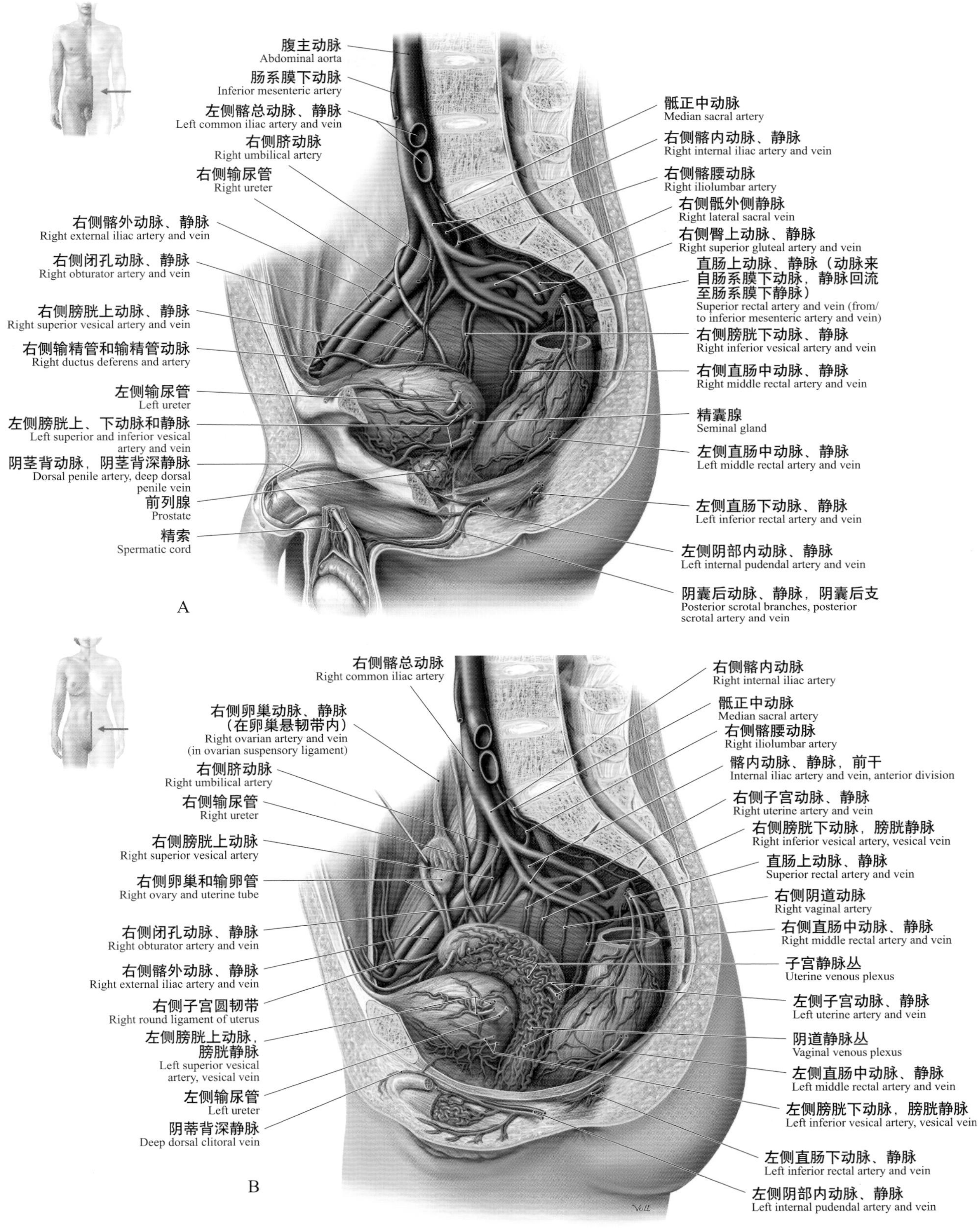
腹主动脉
Abdominal aorta
肠系膜下动脉
Inferior mesenteric artery
左侧髂总动脉、静脉
Left common iliac artery and vein
右侧脐动脉
Right umbilical artery
右侧输尿管
Right ureter
右侧髂外动脉、静脉
Right external iliac artery and vein
右侧闭孔动脉、静脉
Right obturator artery and vein
右侧膀胱上动脉、静脉
Right superior vesical artery and vein
右侧输精管和输精管动脉
Right ductus deferens and artery
左侧输尿管
Left ureter
左侧膀胱上、下动脉和静脉
Left superior and inferior vesical artery and vein
阴茎背动脉，阴茎背深静脉
Dorsal penile artery, deep dorsal penile vein
前列腺
Prostate
精索
Spermatic cord
A
骶正中动脉
Median sacral artery
右侧髂内动脉、静脉
Right internal iliac artery and vein
右侧髂腰动脉
Right iliolumbar artery
右侧骶外侧静脉
Right lateral sacral vein
右侧臀上动脉、静脉
Right superior gluteal artery and vein
直肠上动脉、静脉（动脉来自肠系膜下动脉，静脉回流至肠系膜下静脉）
Superior rectal artery and vein (from/to inferior mesenteric artery and vein)
右侧膀胱下动脉、静脉
Right inferior vesical artery and vein
右侧直肠中动脉、静脉
Right middle rectal artery and vein
精囊腺
Seminal gland
左侧直肠中动脉、静脉
Left middle rectal artery and vein
左侧直肠下动脉、静脉
Left inferior rectal artery and vein
左侧阴部内动脉、静脉
Left internal pudendal artery and vein
阴囊后动脉、静脉，阴囊后支
Posterior scrotal branches, posterior scrotal artery and vein
右侧髂总动脉
Right common iliac artery
右侧卵巢动脉、静脉（在卵巢悬韧带内）
Right ovarian artery and vein (in ovarian suspensory ligament)
右侧脐动脉
Right umbilical artery
右侧输尿管
Right ureter
右侧膀胱上动脉
Right superior vesical artery
右侧卵巢和输卵管
Right ovary and uterine tube
右侧闭孔动脉、静脉
Right obturator artery and vein
右侧髂外动脉、静脉
Right external iliac artery and vein
右侧子宫圆韧带
Right round ligament of uterus
左侧膀胱上动脉，膀胱静脉
Left superior vesical artery, vesical vein
左侧输尿管
Left ureter
阴蒂背深静脉
Deep dorsal clitoral vein
B
右侧髂内动脉
Right internal iliac artery
骶正中动脉
Median sacral artery
右侧髂腰动脉
Right iliolumbar artery
髂内动脉、静脉，前干
Internal iliac artery and vein, anterior division
右侧子宫动脉、静脉
Right uterine artery and vein
右侧膀胱下动脉，膀胱静脉
Right inferior vesical artery, vesical vein
直肠上动脉、静脉
Superior rectal artery and vein
右侧阴道动脉
Right vaginal artery
右侧直肠中动脉、静脉
Right middle rectal artery and vein
子宫静脉丛
Uterine venous plexus
左侧子宫动脉、静脉
Left uterine artery and vein
阴道静脉丛
Vaginal venous plexus
左侧直肠中动脉、静脉
Left middle rectal artery and vein
左侧膀胱下动脉，膀胱静脉
Left inferior vesical artery, vesical vein
左侧直肠下动脉、静脉
Left inferior rectal artery and vein
左侧阴部内动脉、静脉
Left internal pudendal artery and vein

图 15–115 盆部的血管

理想化的右侧半骨盆，左侧面观。**A.** 男性骨盆。**B.** 女性骨盆。

（赵华强 邢子英 译）

附　录

局部麻醉的一般原则

外周神经去极化的生理机制

当神经处于静息状态（不产生动作电位）时，膜上存在电位差，即用毫伏（mV）计量的静息膜电位（RMP）。神经细胞的 RMP 为 -70 mV，是由透过细胞膜的钾、钠离子浓度差决定的——细胞膜内高钾而细胞膜外高钠。静息时，神经细胞对离子通道相对抵抗；当受到刺激时，电压门控钠离子通道开放，钠离子缓慢进入细胞。达到阈电位后，发生去极化，钠离子快速流入细胞，使膜电位转为正值（+ 40 mV）。钠离子通道再次快速关闭，防止钠离子进一步流入细胞。同时，钾离子通道开放，钾离子从细胞内流出。此过程引起细胞膜复极化，重新回到 RMP。

神经细胞去极化触发一系列神经纤维去极化，使神经冲动（动作电位）沿着神经纤维传导。在有髓鞘神经纤维中，去极化从 1 个郎飞结跳跃到下 1 个郎飞结（跳跃传导）。在无髓鞘（没有郎飞结）神经纤维中，去极化传导至相邻的细胞。

局部麻醉的作用机制

局部麻醉阻断神经细胞钠离子通道的内（细胞质）闸门，防止钠内流和动作电位的产生及传导。注射部位的麻醉作用通过麻醉药物弥散进入循环系统，新陈代谢后终止。

麻醉的作用时间

牙科局部麻醉的持续时间可定义为牙髓麻醉时间与软组织麻醉时间。通常，牙科医师试图最大化牙髓麻醉时间而最小化不需要的软组织麻醉持续时间。一些主要局部麻醉药在上颌浸润麻醉和下牙槽神经阻滞麻醉中的牙髓麻醉时间和软组织持续时间见表 A–1。

常规注射技术

用支撑手的手指牵拉注射区周围软组织，使术者看清目标区域。支撑手的手指还可以稳定注射器和作为一些注射区的参考标志点。

准备就绪后，注射针直接轻轻刺入注射区。术者应回抽无血，保证针尖不在血管内。大多数口腔医用注射器为“自吸式”，即注射器的针栓被轻轻拉出后，会自动弹回到原来的位置。如果注射器不是“自吸式”，可以缓慢地回抽。注射器局部麻醉药中若无血液，说明没有血管被刺破。如果有血液，需轻微调整注射器针头方向，再次回抽。回抽无血后，轻轻加压，缓慢注入局部麻醉药，但硬腭和切牙乳头区域除外，因为这些部位的黏膜与骨膜紧密相连，需要一些压力才能注入。

注射技术分类

浸润麻醉

在根尖处注射局部麻醉药液，经牙槽骨渗透扩散，麻醉根尖神经。

神经阻滞麻醉

局部麻醉药液注射到主要神经干周围，麻醉该神经干远中的所有分支。

神经麻醉概述

在口腔内注射局部麻醉药，麻醉注射侧三叉神经上颌支或下颌支的 1 条或多条分支（图 A–1、图 A–2）。

表 A–1　局部麻醉药作用时间

局部麻醉药	上颌浸润麻醉		下牙槽神经阻滞麻醉	
	牙髓麻醉时间（分钟）	软组织麻醉时间（分钟）	牙髓麻醉时间（分钟）	软组织麻醉时间（分钟）
2%利多卡因：肾上腺素 1∶100 000*	45 ～ 60	170	85	190
4%阿替卡因：肾上腺素 1∶100 000*	45 ～ 60	190	90	230
0.5%丁哌卡因：肾上腺素 1∶200 000*	90	340	240	440
4%普鲁卡因	20	105	55	190
3%甲哌卡因	25	90	40	165

注：* 联合应用血管收缩剂肾上腺素能够延长麻醉时间。

麻醉失败

患者（个体）差异

常规剂量的麻醉药能够使一些患者获得很好的麻醉效果，但对另一些患者可能麻醉效果不佳。术者需判断麻醉失败是因为个体差异还是注射方式不当所造成。如果是前者，应当补充局部麻醉，以达到良好的麻醉效果。同样，麻醉的作用时间在不同个体之间也会存在差异。解决这一问题的最好方法是在麻醉起效后尽快开始治疗。浸润麻醉在注射后 2 分钟，阻滞麻醉在注射后 5 分钟开始治疗。

急性牙髓炎或根尖脓肿

急性牙髓炎（牙髓炎症）导致牙髓充血（牙髓血管扩张，导致压力升高，引起疼痛），难以充分麻醉。根尖脓肿的脓液会阻碍麻醉药液向根尖周神经和血管扩散。

麻醉药注入血管内

如果局部麻醉药液全部或部分注射到血管内，会导致麻醉效果轻差或无效。

麻醉药注入肌肉或筋膜

如果麻醉药液注射到肌肉或其筋膜而不是牙根尖附近的骨组织，麻醉药扩散至根尖神经和血管的距离要增加，从而导致麻醉作用减弱。麻醉药注射入肌肉还会造成牙关紧闭（开口受限）。

并发症及治疗

晕厥

晕厥是最常见的全身并发症，通常是由于麻醉过程中患者焦虑造成的。注射麻醉时采取仰卧位，可减少晕厥反应。如发生晕厥，使患者仰卧、放松，很快即可恢复。

过敏反应

局部麻醉药物过敏不常见，但仍有发生的可能。主要原因是对麻醉药本身过敏，对麻醉药中的添加剂过敏，或对麻醉药瓶封口的橡胶塞过敏。主要表现为面部潮红、肿胀、皮疹、发痒和喘鸣。患者应进行过敏反应测试，以查明过敏原因。对于轻微过敏反应，做好心理安慰，必要时使用抗组胺类药物。对于严重（过敏性）反应，紧急呼叫救护车，使患者仰卧，给予紧急药物治疗（如肌内注射肾上腺素，静脉注射氢化可的松，面罩输氧）。

心血管性虚脱中毒反应

心血管性虚脱中毒反应可以由紧张、局部麻醉药过量没有回抽而导致局部麻醉药物入血引起或加重，造成局部麻醉药在血管内累积。局部麻醉药中的肾上腺素可以直接作用于心脏，若患者既往有心脏病史，可引起心律失常。

临床上出现这种情况时，需紧急呼叫救护车，使患者仰卧，保持气管和循环通畅。

血肿

小的血肿没有明显后果，大的血肿会压迫气管。

小的血肿不需要治疗；动脉出血引起的大血肿，如果继续发展，需要进行血管结扎。

牙关紧闭

牙关紧闭是指无法正常开口。通常由于下牙槽神经阻滞麻醉位置过低，导致翼内肌血肿形成引起。通常伴随感染。

治疗包括心理安慰、抗感染和鼓励坚持开口训练。

面神经瘫痪

面瘫（或麻痹）可见于不准确的下牙槽神经阻滞麻醉。如果注射针太偏后方，针尖可能会进入腮腺周围的颈深筋膜浅层，导致局部麻醉药渗入腺体，麻醉腺体内的 5 条面神经分支。表现为患侧不能皱眉、眨眼，口角下垂。此种面瘫是暂时的，通常持续 1 小时左右。

治疗包括心理安慰和眼部防护，直到动眼反射恢复。

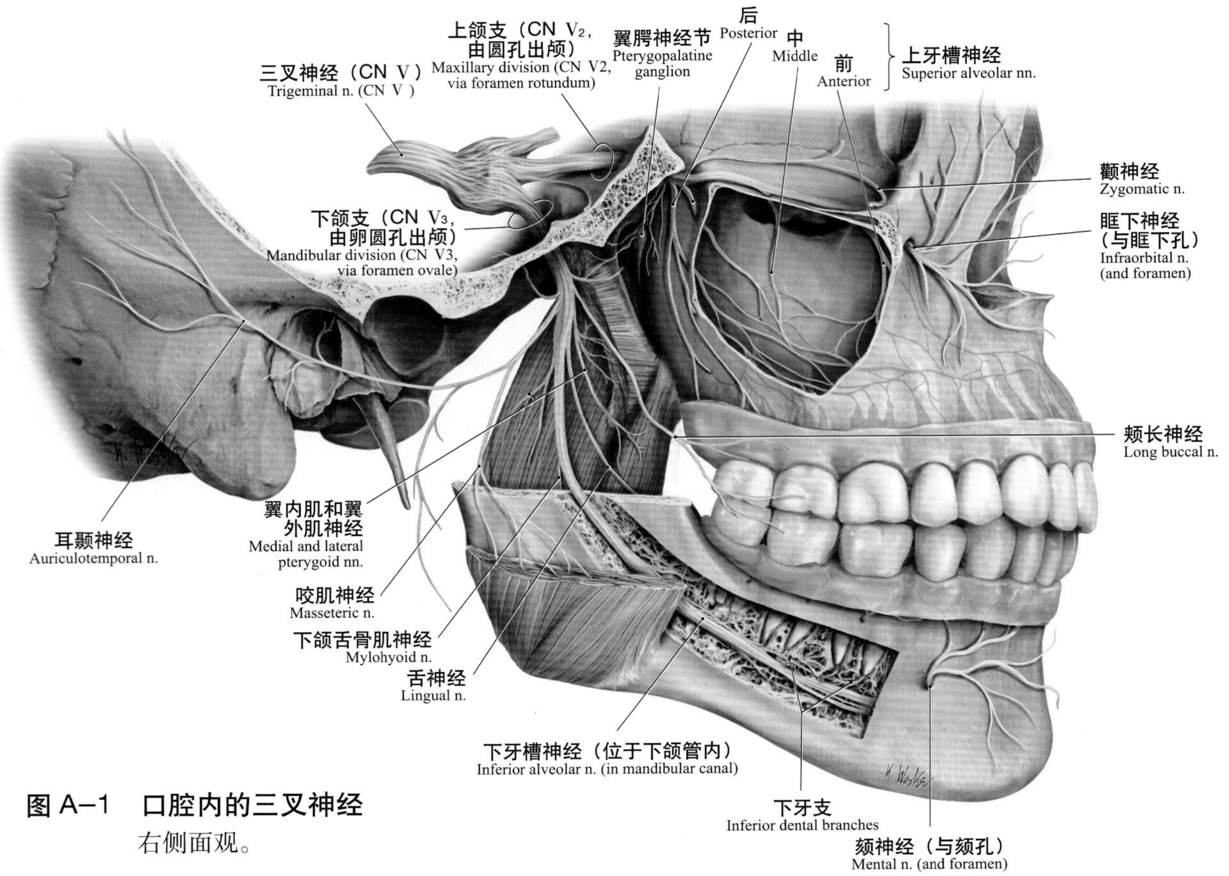

图 A–1　口腔内的三叉神经

右侧面观。

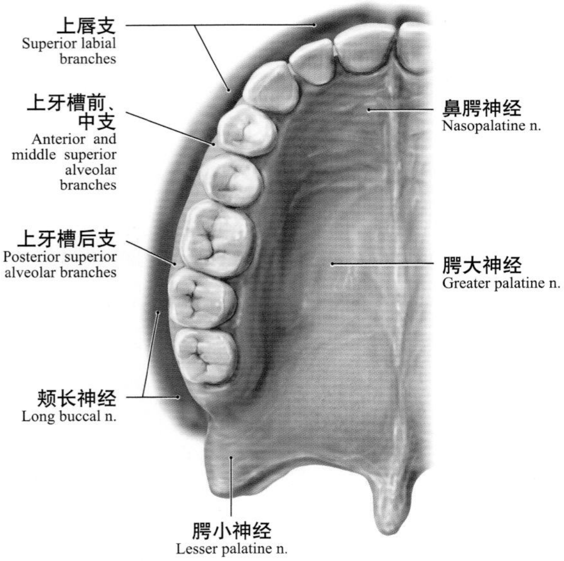

图 A–2　硬腭的神经支配

下面观。

上 颌 麻 醉

上颌切牙和尖牙

解剖

切牙和尖牙及其周围的牙周韧带，颊侧牙龈、黏膜和（支持）牙槽骨受上牙槽前神经支配，是眶下神经出眶下孔前的分支（表 A–2）。这些神经于中线处吻合。腭侧牙龈、黏膜和牙槽骨由穿出切齿孔的鼻腭神经支配。

局部麻醉药液的内侧扩散可因中线处唇系带的存在而相应减弱。

上颌骨皮质薄，多孔，局部麻醉药液容易渗透。

注射方法

- 注射针刺入牙冠上方的颊黏膜转折处，沿牙长轴方向移动至根尖（图 A–3A、B）。注射针应尽可能接近骨面，保证局部麻醉药液在浸润根尖神经和血管之前弥散的距离最小。
- 回抽无血后，缓慢注射 1.0 ～ 1.8 ml 局部麻醉药。
- 麻醉中切牙时，由于十分邻近鼻前棘，注射部位最好远一些。

临床注意事项

- 颊黏膜皱襞浸润麻醉足以进行窝洞预备和牙髓治疗。
- 拔牙需要通过腭部局部浸润麻醉（见第 508 页）或鼻腭神经阻滞麻醉（见第 507 页）对腭侧牙龈、黏膜和牙槽骨进行附加麻醉。
- 注射产生的疼痛。

表 A–2　上颌切牙、尖牙麻醉

麻醉区域 *（图 A-3 C、D）	神经（图 A-3 B）
上颌中、侧切牙 ** 和尖牙 ***，牙周韧带，颊侧牙龈、黏膜及牙槽骨	上牙槽前神经
鼻外侧区域	眶下神经鼻外侧支
上唇	眶下神经上唇支

注：* 同侧注射。
** 需在上颌侧切牙上方进行注射。
*** 尖牙的牙根长，根尖通常偏向远中，因此备洞时单纯注射麻醉，右侧上颌尖牙可能麻醉不完全。

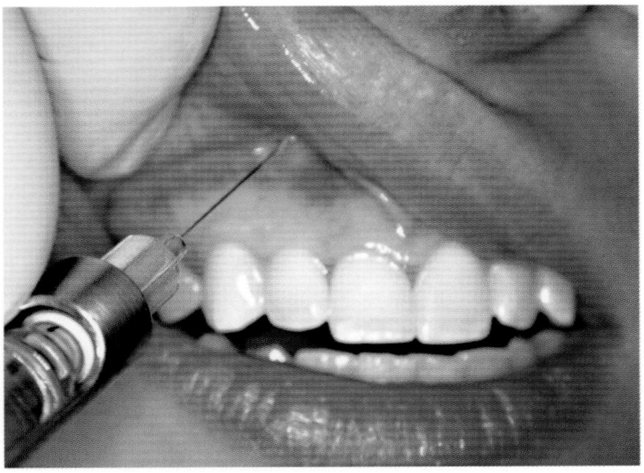
A

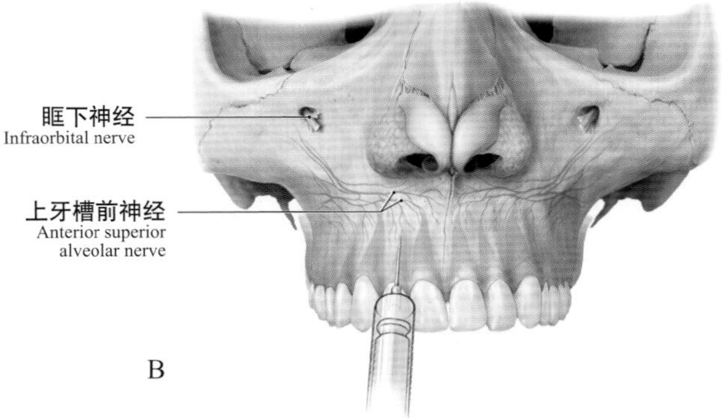
眶下神经
Infraorbital nerve
上牙槽前神经
Anterior superior
alveolar nerve
B

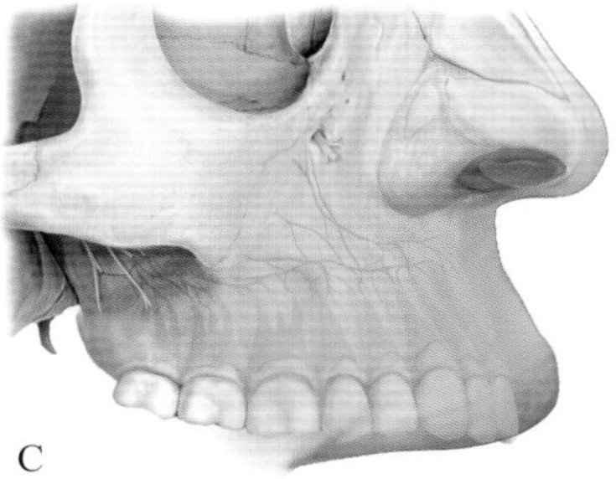
C

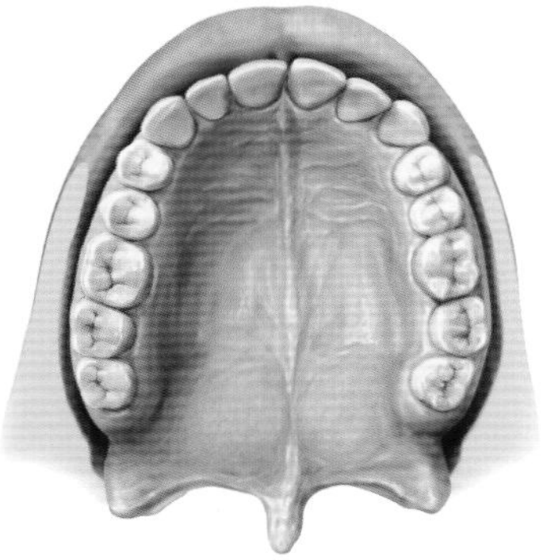
D

图 A–3　上颌侧前牙浸润麻醉

A. 注射技术。

B. 麻醉神经，前面观。

C. 麻醉区域，右侧面观。

D. 麻醉区域，下面观。注意每侧从唇至第一前磨牙区，颊部标记为灰色。

眶下神经阻滞麻醉

解剖

眶下神经是上颌神经进入眶下管后的延续。上牙槽前神经和上牙槽中神经（存在时）在眶下神经出眶下管前分出，因此，注射区麻醉药扩散也会麻醉上牙槽前神经和上牙槽中神经（表 A–3）。

注射方法

- 用支持手的示指扪出眶下缘的中点，在眶下缘下方约 1 cm 处可扪及眶下孔。保持示指位置，支持手拇指牵拉上唇向前上，在上颌第一前磨牙上方的颊黏膜皱襞处进针，平行于牙长轴，朝向支持手示指方向（图 A–4A、B）。
- 回抽无血后，缓慢注入约 1 ml 局部麻醉药液。

临床注意事项

- 为了避免多次注射，眶下神经阻滞麻醉可用于多颗牙的窝洞预备和牙髓治疗。还可用于牙髓麻醉过程中浸润麻醉失败或者禁忌使用的患者（如需要在感染区进行浸润麻醉）。
- 拔牙时，需要进行鼻腭神经或腭大神经阻滞麻醉，或者腭侧局部浸润麻醉附加腭侧牙龈麻醉。
- 眶下神经阻滞麻醉发生血肿较少见，但有医源性损伤患者眼睛的可能（意外、术者操作引起）。
- 为使注射侧中切牙完全麻醉，需麻醉对侧上牙槽前神经在中线的吻合支，可在对侧中切牙远中、对侧颊黏膜皱襞处注射 0.5 ml 局部麻醉药液。

表 A–3　眶下神经阻滞麻醉

麻醉区域（图 **A–4 C**、**D**）	神经（图 **A–4 B**）
切牙，尖牙和相关牙周膜，颊侧牙龈、黏膜及牙槽骨	上牙槽前神经
前磨牙、第一磨牙的近中颊尖和相关牙周膜，颊侧牙龈、黏膜及牙槽骨	上牙槽中神经或上牙丛纤维
鼻外侧	眶下神经鼻外侧支
下睑	眶下神经下睑支
上唇及黏膜	眶下神经上唇支

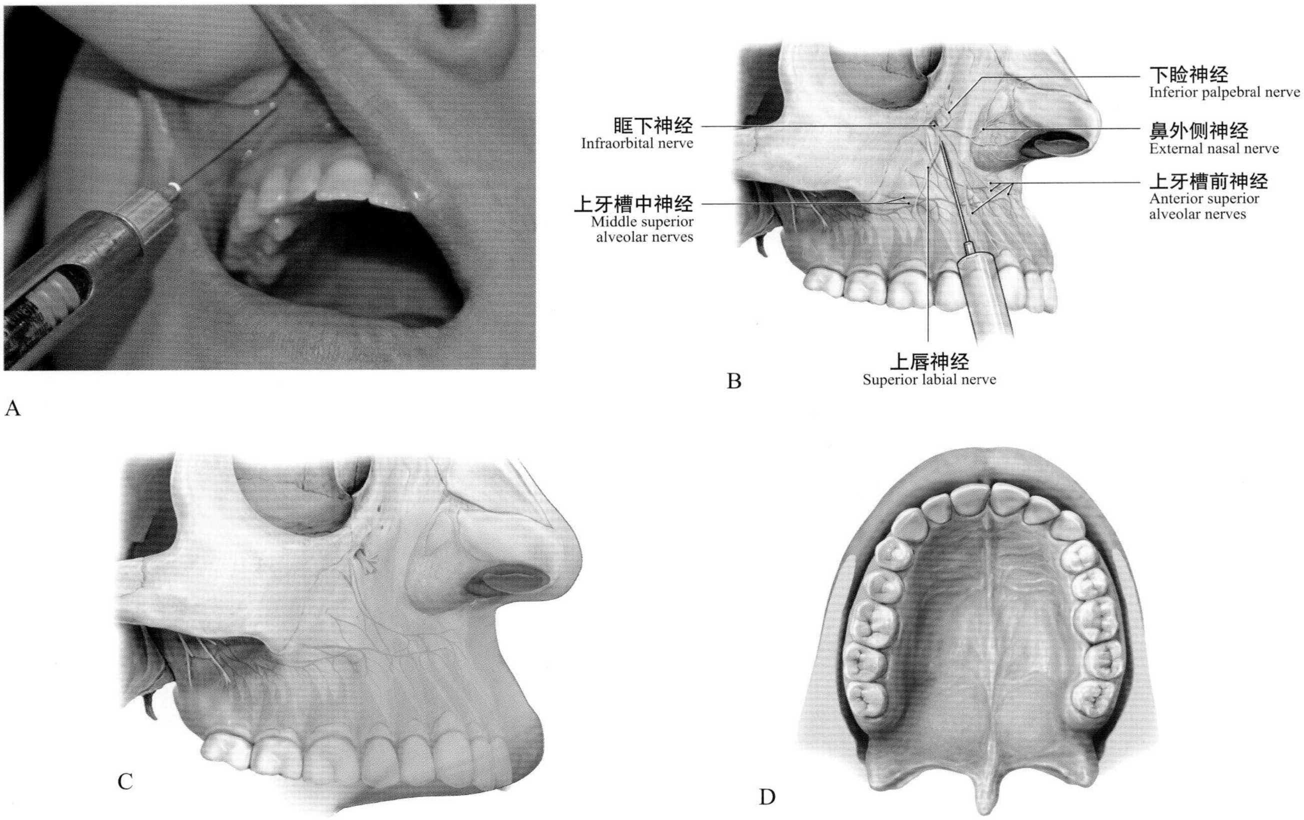
A
B
C
D
下睑神经
Inferior palpebral nerve
眶下神经
Infraorbital nerve
鼻外侧神经
External nasal nerve
上牙槽前神经
Anterior superior alveolar nerves
上牙槽中神经
Middle superior alveolar nerves
上唇神经
Superior labial nerve

图 A–4　眶下神经阻滞麻醉

A. 注射技术。

B. 麻醉神经，右侧面观。

C. 麻醉区域，右侧面观。

D. 麻醉区域，下面观。

上颌前磨牙

解剖

前磨牙区受上牙丛支配，它由上牙槽后神经和上牙槽前神经的分支汇合而成。有时候存在上牙槽中神经，支配前磨牙及其牙周膜、颊侧牙龈、牙槽骨及第一磨牙的近中颊根（表 A–4）。前磨牙腭侧牙龈、黏膜以及牙槽骨主要受腭大神经支配，但第一前磨牙区也同时受鼻腭神经纤维支配。

在颊黏膜皱襞注射局部麻醉药后，麻醉药在该区域弥散特别好，因为此处骨板薄，而且前磨牙根尖非常接近骨板。因此，麻醉药注射剂量较小，而且前磨牙的腭侧根基本上也会被同时麻醉。

注射方法

浸润麻醉方法与切牙和尖牙相同。在前磨牙根尖处注射 1.0 ～ 1.5 ml 局部麻醉药液（图 A–5 A、B）。

临床注意事项

- 备洞和牙髓治疗时，颊黏膜皱襞浸润麻醉即足够。
- 拔牙时，腭侧牙龈、黏膜、牙槽骨需要附加麻醉，通常在前磨牙之间的腭侧进行浸润麻醉。

表 A–4　上颌前磨牙麻醉

麻醉区域（图 **A–5 C、D**）	神经（图 **A–5 B**）
双侧上颌前磨牙 * 和相关牙周膜，颊侧牙龈、黏膜及牙槽骨	上牙槽中神经或上牙丛分支
尖牙和第一磨牙的近中颊尖 ** 及其相关牙周膜，颊侧牙龈、黏膜及牙槽骨	

注：* 需在第一前磨牙之间进行注射。
** 牙、软组织和骨也可能被轻度麻醉。

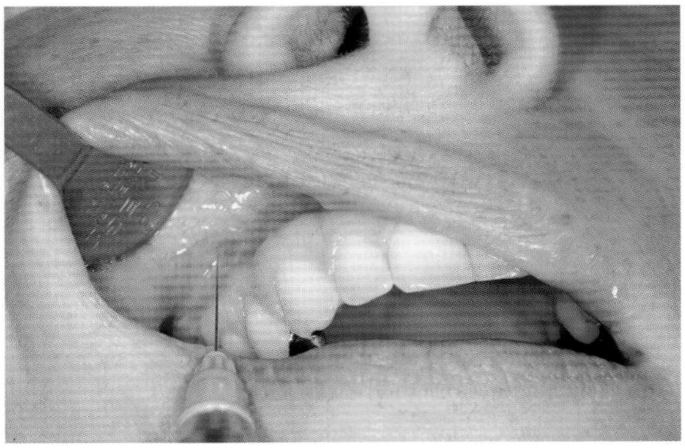

A

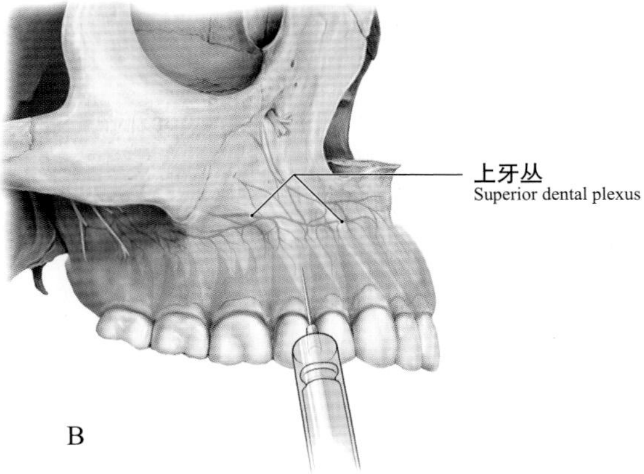

B

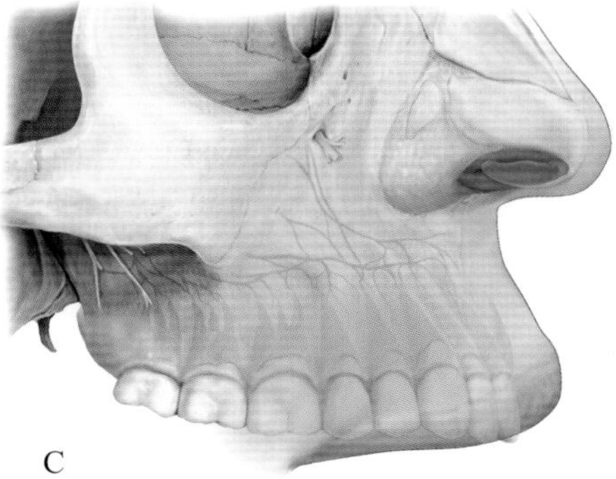

C

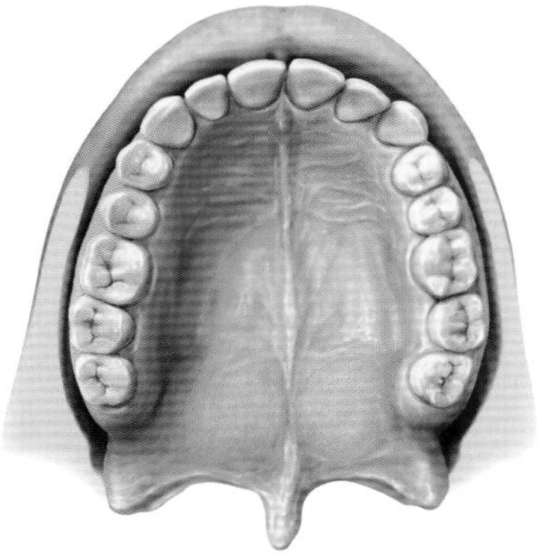

D

图 A–5　上颌前磨牙浸润麻醉

A. 注射技术。

B. 麻醉神经，右侧面观。

C. 麻醉区域，右侧面观。

D. 麻醉区域，下面观。

上颌磨牙

解剖

上颌磨牙区受上牙槽后神经支配，为眶下神经进入眶下管之前的分支。这些分支进入上颌骨颞下面的小孔，支配上颌磨牙及其牙周膜，颊侧牙龈、黏膜和牙槽骨（表A–5）。不同患者的颊黏膜皱襞和上颌磨牙根尖之间的距离各不相同。颧弓下缘过低或上颌窦在颊根和腭根之间下降会使该距离增大，导致颊侧浸润麻醉失败。

注射方法

- 浸润麻醉注射方法同切牙和尖牙。在上颌第一磨牙稍近中的颊黏膜皱襞处轻轻进针（图A–6 A、B），有时需在上颌第一磨牙远中区的颊黏膜皱襞处再次注射，以确保牙被完全麻醉。
- 回抽无血后，缓慢注射1.0～1.8 ml局部麻醉药液。

临床注意事项

- 备洞和牙髓治疗时，颊黏膜皱襞浸润麻醉通常足够。个别情况下，需要附加腭侧注射，以使腭侧根完全麻醉。
- 拔牙时，需要附加腭大神经阻滞麻醉或局部浸润注射，以麻醉腭侧牙龈、黏膜和牙槽骨。
- 上颌第三磨牙局部浸润麻醉时，患者无需过大张口；否则，下颌骨冠状突会前移而阻挡注射部位。

表A–5 上颌磨牙麻醉

麻醉区域 *（图A–6 C、D）	神经（图A–6 B）
上颌第一磨牙近中颊尖	上牙槽中神经
上颌第一、第二磨牙 * 和相关牙周膜，颊侧牙龈、黏膜及牙槽骨	上牙槽后神经
唇外侧（可能很轻或不被麻醉）	眶下神经上唇支

注：* 需在第一磨牙的近中和远中进行注射。

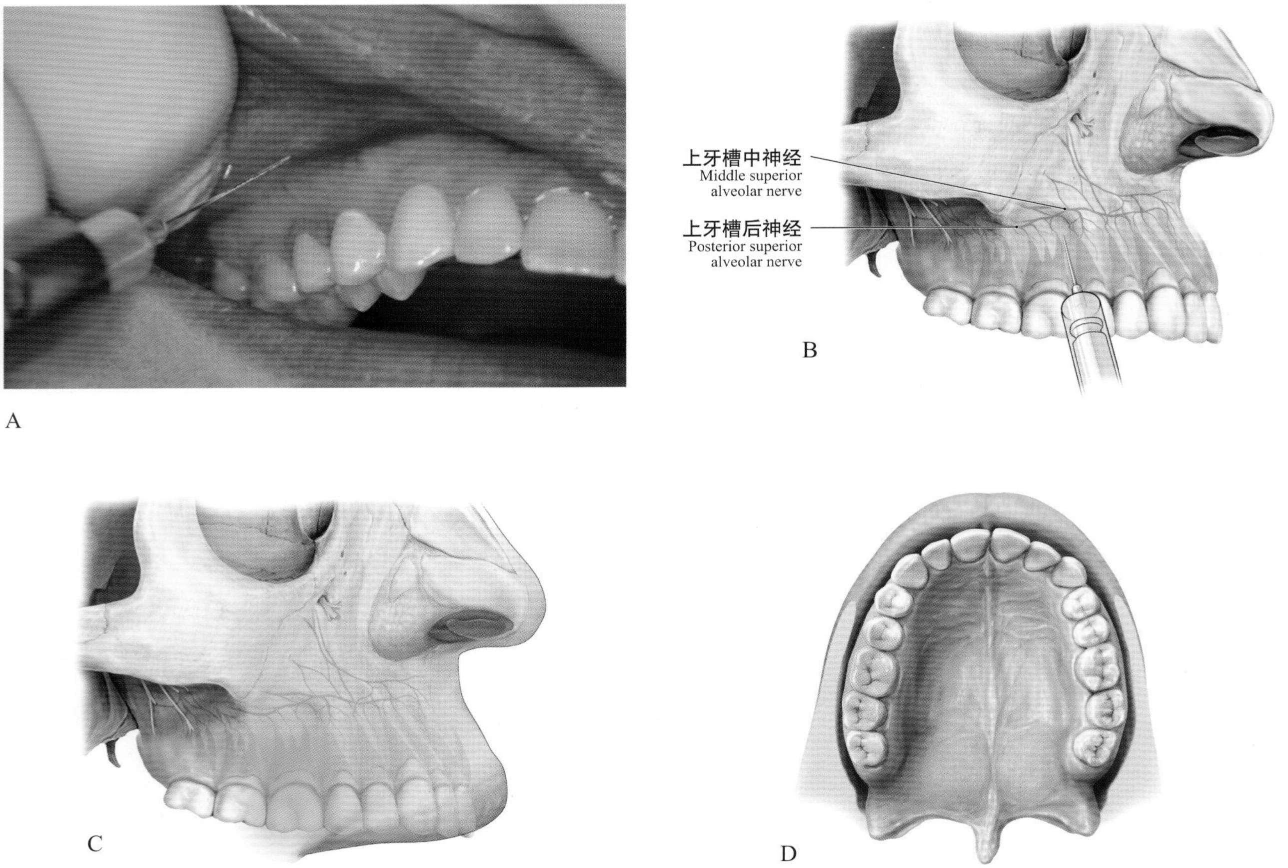
A
上牙槽中神经
Middle superior alveolar nerve
上牙槽后神经
Posterior superior alveolar nerve
B
C
D

图A–6 上颌磨牙浸润麻醉

A. 注射技术。

B. 麻醉神经，右侧面观。

C. 麻醉区域，右侧面观。

D. 麻醉区域，下面观。

上牙槽后神经阻滞麻醉

解剖

上牙槽后神经位于颞下窝，与翼丛毗邻（表 A–6）。

注射方法

- 嘱患者张口，头偏向患侧，以保证良好的注射视野和空间。
- 在上颌第二磨牙颊黏膜皱襞处，下颌支内缘与上颌结节之间进针，向内后上推进 1.5 ～ 2 cm（图 A–7 A、B）。
- 回抽无血后，缓慢注射 1.0 ～ 1.8 ml 局部麻醉药液。

临床注意事项

- 所有上颌磨牙备洞和牙髓治疗时，上牙槽后神经阻滞麻醉即足够。
- 拔牙时，需要附加腭大神经阻滞麻醉或局部浸润注射，以麻醉腭侧牙龈、黏膜和牙槽骨。

提示

注射针刺入翼丛，造成血肿的风险很大。使用短针和小心回抽可降低血肿发生的风险。

表 A–6　上牙槽后神经阻滞麻醉

麻醉区域 *（图 A–7 C、D）	神经（图 A–7 B）
上颌第一 *、第二、第三磨牙和相关牙周膜，颊侧牙龈、黏膜及牙槽骨	上牙槽后神经

注：* 上颌第一磨牙近中颊根可能不被麻醉，需在第一磨牙近中颊侧补充浸润注射，以麻醉上牙槽中神经。

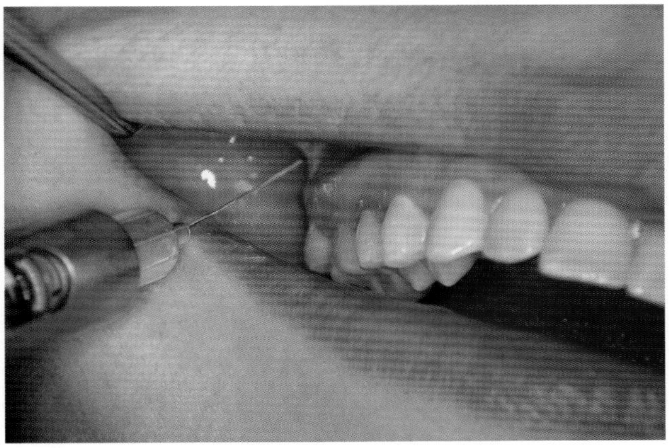

A

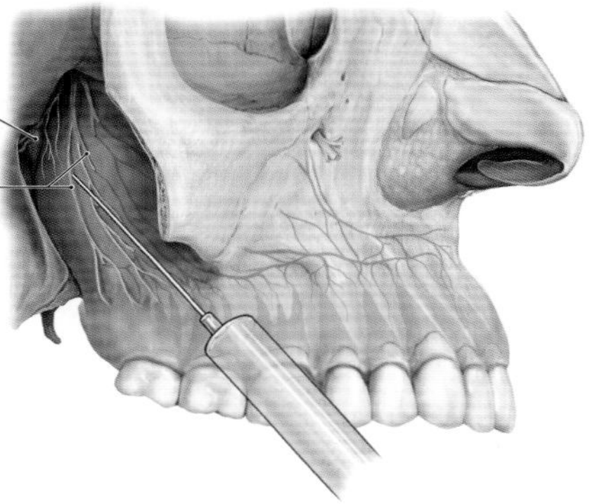
翼腭神经节
Pterygopalatine ganglion
上牙槽后神经
Posterior superior
alveolar nerves

B

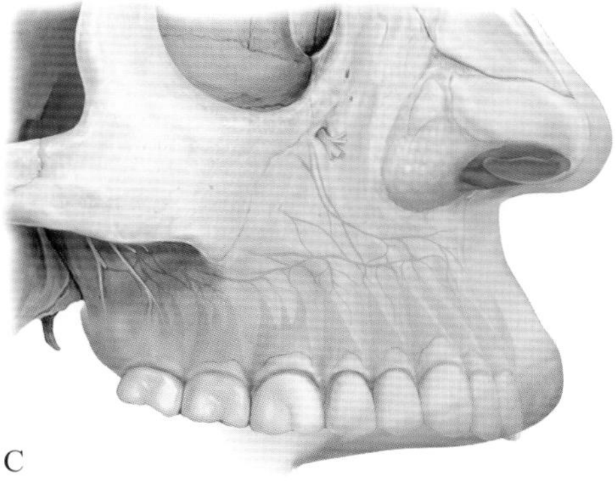

C

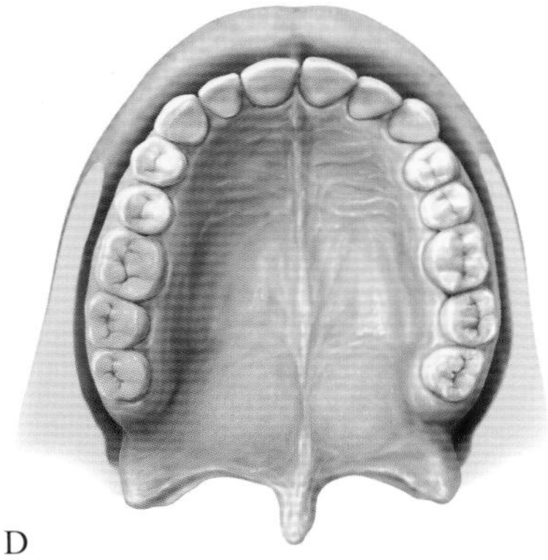

D

图 A–7　上牙槽后神经阻滞麻醉
A. 注射技术。
B. 麻醉神经，右侧面观。
C. 麻醉区域，右侧面观。
D. 麻醉区域，下面观。

上颌支阻滞麻醉

解剖

上颌支阻滞麻醉是更高级的局部麻醉技术。通过腭大管到达翼腭窝，从而麻醉上颌神经的所有分支（表A–7）。管道通常是垂直的，因此有助于实施麻醉。

注射方法

- 将棉签置于腭大孔处，轻压后可感知孔的位置。注入少量麻醉药，以减轻后续操作步骤中患者的不适。
- 在腭大孔处进针约 28 ～ 30 mm，针尖位于翼腭窝内（图 A–8 A、B）。
- 回抽无血后，缓慢注射 1 ～ 2 ml 局部麻醉药。

临床注意事项

- 该注射方法适用于保留多颗牙和相关手术。
- 注射针不能强行推入腭大孔内，以避免腭大管骨壁折裂。
- 如果注射针刺入位置过高，麻醉区域可扩大至眼部，影响视力。
- 血肿可由于血管破裂、血液进入翼腭管引起。

表 A–7 上颌支阻滞麻醉

麻醉区域（图 **A–8 C**、**D**）	神经（图 **A–8 B**）
上颌所有牙和相关牙周膜，颊侧牙龈、黏膜及牙槽骨	上牙槽前、中（如存在）、后神经
腭侧牙龈、黏膜及骨	鼻腭神经（前 1/3）和腭大神经（后 2/3）
鼻外侧	眶下神经鼻外侧支
下睑	眶下神经下睑支
上唇	眶下神经上唇支

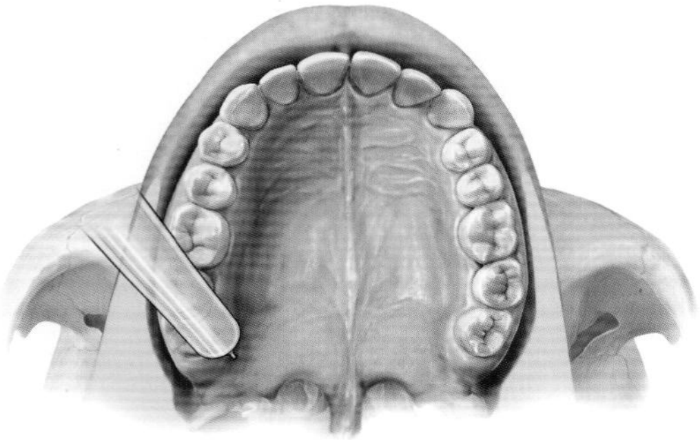

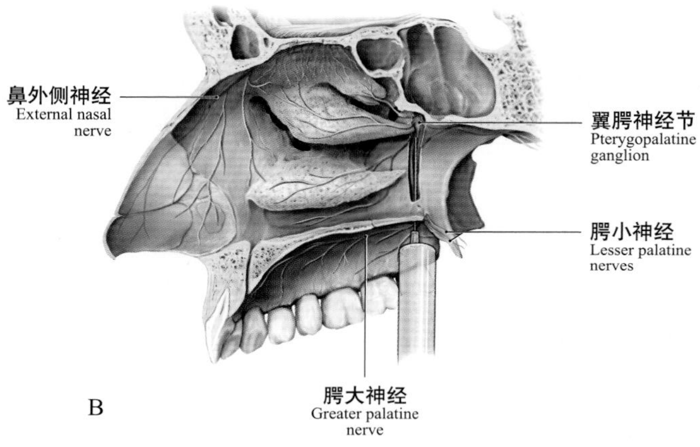
鼻外侧神经
External nasal nerve
翼腭神经节
Pterygopalatine ganglion
腭小神经
Lesser palatine nerves
腭大神经
Greater palatine nerve

B

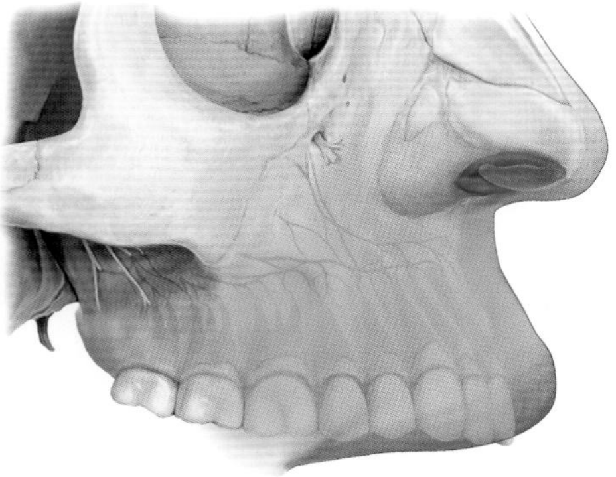

C

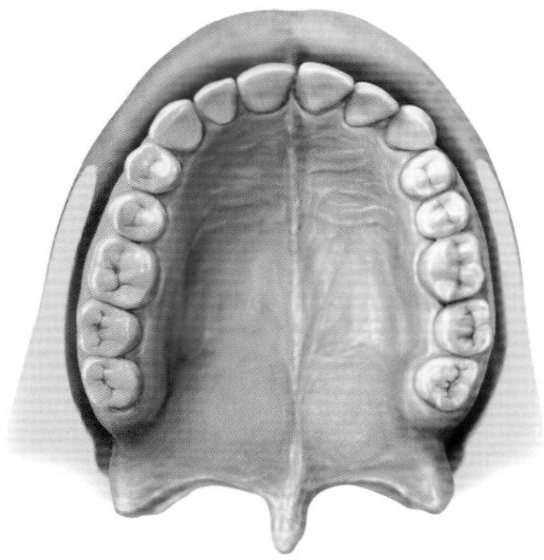

D

图 A–8 上颌支阻滞麻醉

A. 注射技术，下面观。

B. 麻醉神经，右侧鼻侧壁左侧面观，显露翼腭神经节。

C. 麻醉区域，右侧面观。

D. 麻醉区域，下面观。

鼻腭神经阻滞麻醉

解剖

鼻腭神经是上颌神经穿过翼腭神经节的一条分支（表 A–8）。鼻腭神经经蝶腭孔进入鼻腔，穿过鼻腔顶部，然后在鼻中隔骨和黏膜之间斜向前下。继续下行，经切牙管出切齿孔，分布于硬腭前份。鼻腭神经的分支与对侧鼻腭神经分支及腭大神经相吻合。由于两侧的鼻腭神经离切齿孔很近，一侧注射能够同时麻醉两侧硬腭前 1/3。

注射方法

- 用棉签轻压注射区附近，以减轻疼痛。将注射针刺入切牙乳头旁的黏膜，直至抵达骨面（图 A–9 A、B）。
- 缓慢回抽无血后，微压下注入少量局部麻醉药。由于局部麻醉药中含有血管收缩剂，注射后组织可显苍白。

临床注意事项

- 适用于拔除上颌前牙时唇侧浸润麻醉的补充。
- 在各种口腔注射中疼痛感最强。由于硬腭黏膜与骨膜紧密相连，因而局部麻醉药的弥散空间较小，疼痛感特别强烈。

表 A–8　鼻腭神经阻滞麻醉

麻醉区域（图 A–9 C）	神经（图 A–9 B）
两侧尖牙间上颌牙龈、黏膜及牙槽骨	鼻腭神经

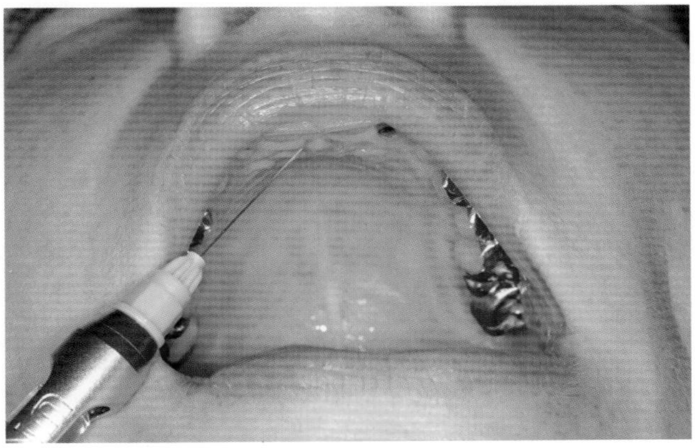

A

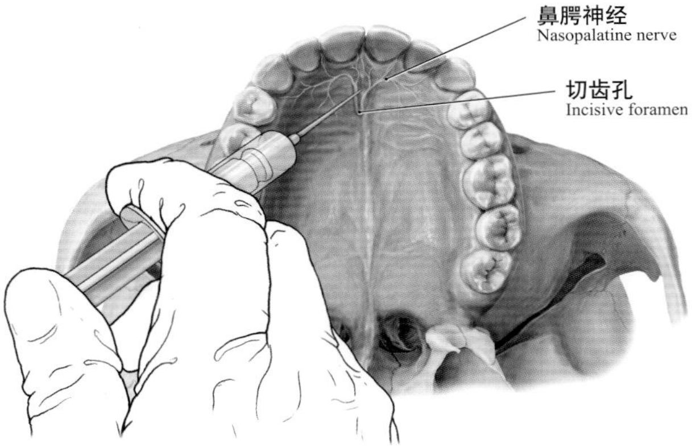

B

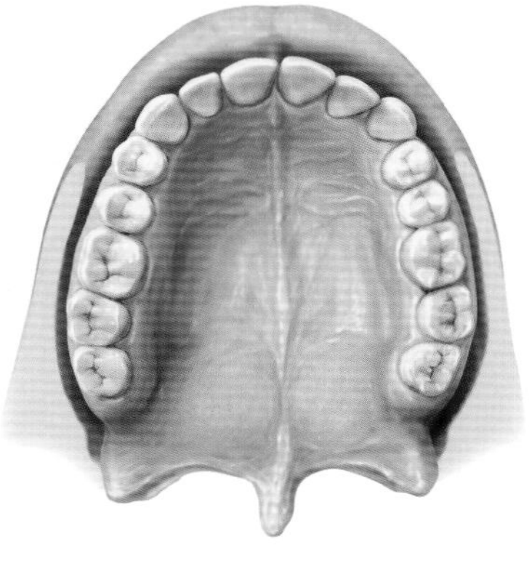

C

图 A–9　鼻腭神经阻滞麻醉

A. 注射技术，下面观。

B. 麻醉神经，下面观。

C. 麻醉区域，下面观。

腭大神经阻滞麻醉

解剖

腭大神经是上颌神经穿过翼腭神经节的1条分支（表A–9）。从翼腭窝穿出后，向下穿过腭大管、腭大孔到达硬腭，然后在沟内前行至尖牙远中。

注射方法

- 腭大孔距上颌第二磨牙远中龈缘近中0.5～1 cm（图A–10 A、B），需使用棉签在该处稍微施压而感知其轻微下沉。用棉签轻压注射区附近，以减轻疼痛。进针，直至触及骨面，轻轻回抽。
- 回抽无血后，注射约0.1 ml局部麻醉药。

临床注意事项

- 适用于拔除一侧上颌前磨牙和磨牙时的腭侧组织麻醉，也适用于膜龈联合手术。
- 进针需触及骨面，确保注射针不在软腭中。
- 腭大孔处的硬腭黏膜与骨紧密相连，但是并没有切齿孔处紧密。因此，虽然也有疼痛，但是程度低于鼻腭神经阻滞麻醉。

表 A–9　腭大神经阻滞麻醉

麻醉区域（图 **A–10 C**）	神经（图 **A–10 B**）
上颌第一前磨牙至硬腭后方及硬腭中线的上颌牙龈、黏膜及牙槽骨	腭大神经

腭部补充浸润麻醉

解剖

腭部补充浸润注射可麻醉鼻腭神经和（或）腭大神经纤维（取决于注射部位）（表A–10）。

注射方法

- 用棉签压迫注射区附近，以减轻疼痛。在距牙颈部约1 cm处的腭侧黏膜进针，直至抵达骨面。
- 缓慢回抽。
- 回抽无血后，注射约0.1 ml局部麻醉药。由于局部麻醉药液中含有血管收缩剂，黏膜可显苍白。

临床注意事项

- 适用于拔除上颌牙时颊侧浸润麻醉、眶下神经或上牙槽后神经阻滞麻醉的补充麻醉，比鼻腭神经或腭大神经阻滞麻醉更为常用。
- 注射疼痛。

表 A–10　腭部补充浸润麻醉

麻醉区域	神经
注射部位附近的腭侧牙龈、黏膜及牙槽骨	鼻腭神经纤维和（或）腭大神经纤维

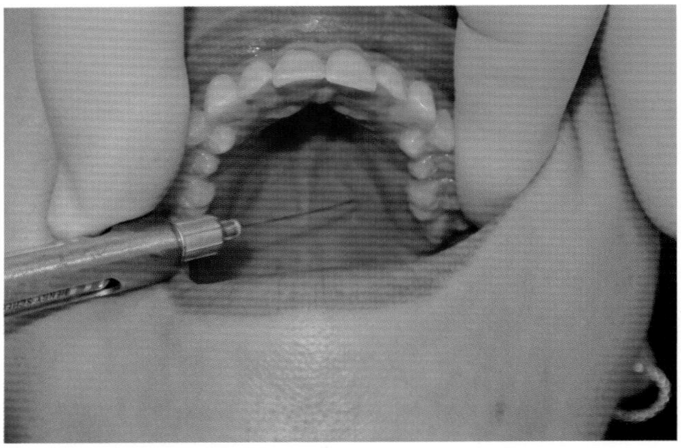

A

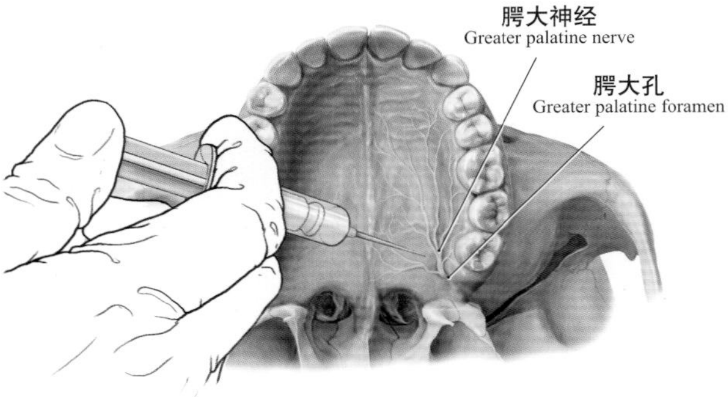
腭大神经
Greater palatine nerve
腭大孔
Greater palatine foramen

B

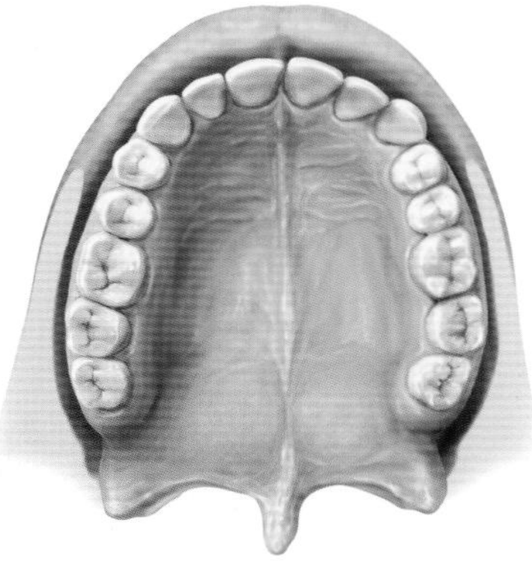

C

图 A–10　腭大神经阻滞麻醉
A. 注射技术，下面观。
B. 麻醉神经，下面观。
C. 麻醉区域，下面观。

下 颌 麻 醉

下颌切牙和尖牙

解剖

切牙和尖牙受下牙槽神经的终末支——切牙神经支配（表 A–11）。切牙神经走行于骨内，但此处下颌骨骨板较薄且多孔，因此可被浸润麻醉。成人尖牙区周围骨较致密，浸润麻醉可能失败。此时，颏神经或下牙槽神经阻滞麻醉可确保充分麻醉尖牙。

颊侧软组织受颏神经支配，而舌侧牙龈和牙槽骨受舌下神经（舌神经的 1 条分支）支配。

注射方法

同上颌切牙和尖牙。在根尖区注射约 1 ml 局部麻醉药（图 A–11 A、B，表 A–11）。

临床注意事项

- 下颌切牙备洞及牙髓治疗时，颊黏膜皱襞注射即足够。
- 拔牙时，需补充舌下神经浸润麻醉（见第 515 页），以麻醉舌侧牙龈、黏膜及牙槽骨。

表 A–11　下颌切牙尖牙麻醉

麻醉区域 *（图 A–11 C）	神经（图 A–11 B）
下颌中切牙、侧切牙和尖牙（轻度麻醉）*	切牙神经
切牙牙周膜，颊侧牙龈、黏膜和牙槽骨	颏神经
下唇	
颏部	

注：* 仅在下颌侧切牙注射时。

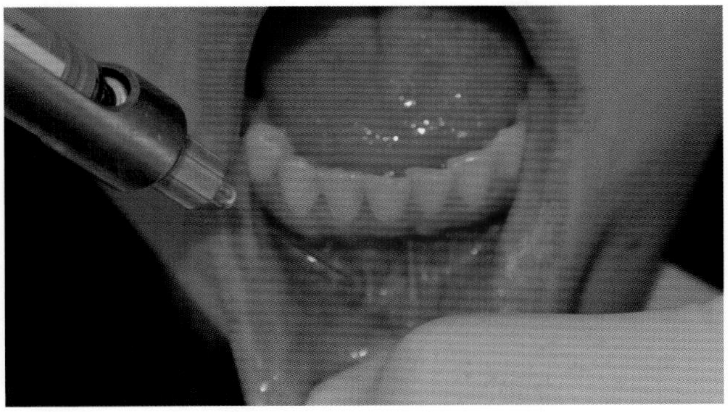

A

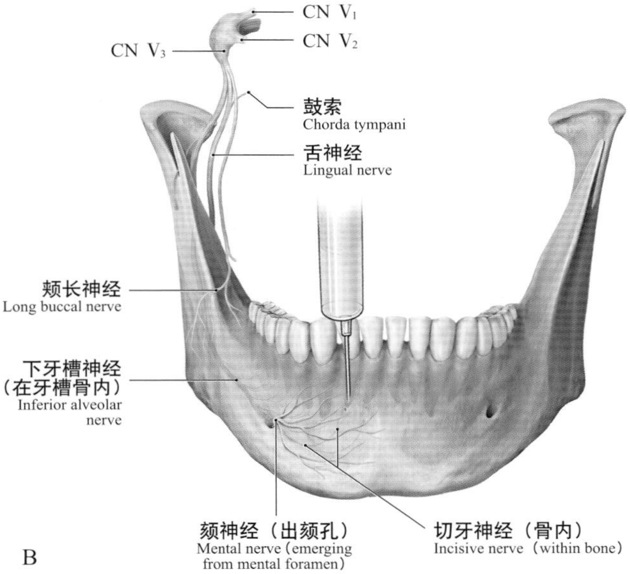
CN V1
CN V2
CN V3
鼓索
Chorda tympani
舌神经
Lingual nerve
颊长神经
Long buccal nerve
下牙槽神经
（在牙槽骨内）
Inferior alveolar nerve
颏神经（出颏孔）
Mental nerve (emerging from mental foramen)
切牙神经（骨内）
Incisive nerve (within bone)

B

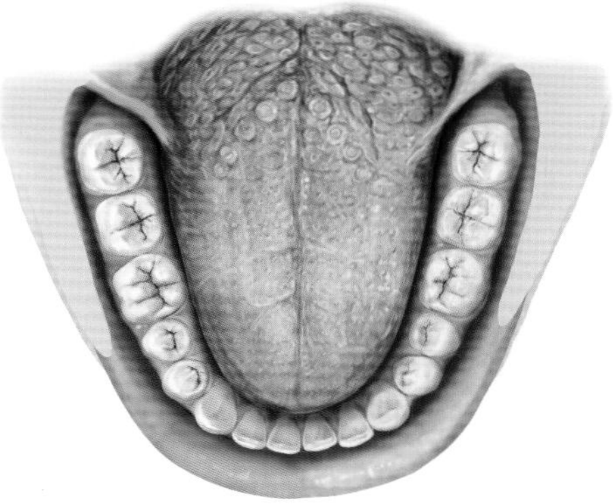

C

图 A–11　下颌切牙浸润麻醉

A. 注射技术，前面观。

B. 麻醉神经，前面观。

C. 麻醉区域，上面观。

颏神经阻滞麻醉

解剖

下颌第一前磨牙受下牙槽神经管内的颏神经支配（表 A–12）。下颌第二前磨牙主要受下牙槽神经支配。前磨牙区的牙周膜，颊侧牙龈、黏膜及牙槽骨受颏神经支配，舌侧牙龈受舌下神经支配。颏孔位于下颌前磨牙的根尖之间和下方。

下颌前磨牙区较厚和致密的骨质通常使得浸润麻醉效果不佳，因此，更常使用颏神经或下牙槽神经阻滞麻醉。但阿替卡因例外，其浸润麻醉效果良好（阿替卡因可用于麻醉第二、第三磨牙以外的所有下颌牙）。

下牙槽神经管的解剖结构使得颏神经的走向为向内→向前→向下。进针时不应按此方向，以免损伤管内的颏神经和血管。

表 A–12 颏神经阻滞麻醉

麻醉区域 *（图 **A–12 C**）	神经（图 **A–12 B**）
下颌第一前磨牙	切牙神经
下颌第二前磨牙 *	下牙槽神经纤维，或许少量颏神经纤维
下颌中切牙，侧切牙及尖牙	切牙神经 **
从第二前磨牙至中切牙的牙周膜，颊侧牙龈、黏膜及牙槽骨	颏神经
下唇及颏部	颏神经

注：* 麻醉效果不可靠。如麻醉完全，麻醉药需通过颏孔向远中弥散，麻醉支配该牙的下牙槽神经纤维。

** 阻滞麻醉时，局部麻醉药的弥散可偶尔麻醉切牙神经。

注射方法

- 可通过触诊或 X 线片定位颏孔位置。
- 在下颌第一、第二前磨牙之间的颊黏膜皱襞处进针，直到颏孔水平（图 A–12 A、B）。
- 回抽无血后，缓慢注射 1.0 ～ 1.5 ml 局部麻醉药。

临床注意事项

- 下颌第一前磨牙备洞和牙髓治疗时，不需要其他麻醉。如麻醉效果好，可用于下颌第二前磨牙备洞，但牙髓治疗和大范围备洞需要下牙槽神经阻滞麻醉。
- 拔除下颌第一前磨牙时，需补充舌下神经浸润麻醉。拔除下颌第二前磨牙时，需行下牙槽神经阻滞麻醉和舌神经阻滞麻醉。

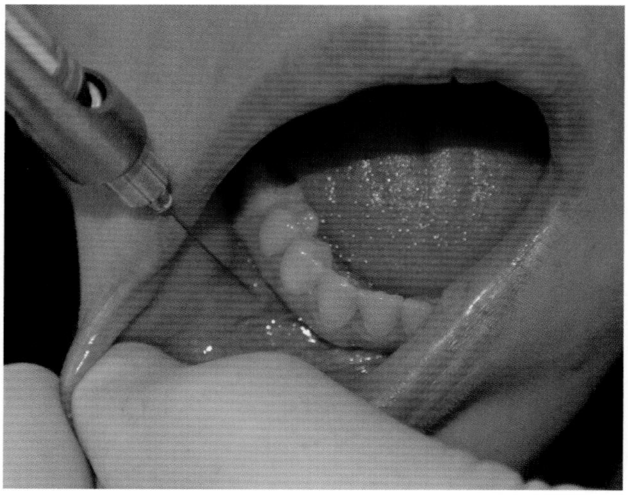

A

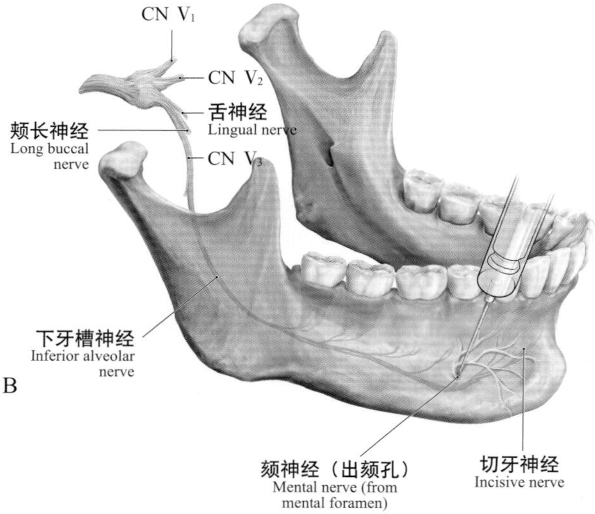
CN V1
CN V2
舌神经
Lingual nerve
颊长神经
Long buccal nerve
CN V3
下牙槽神经
Inferior alveolar nerve
颏神经（出颏孔）
Mental nerve (from mental foramen)
切牙神经
Incisive nerve

B

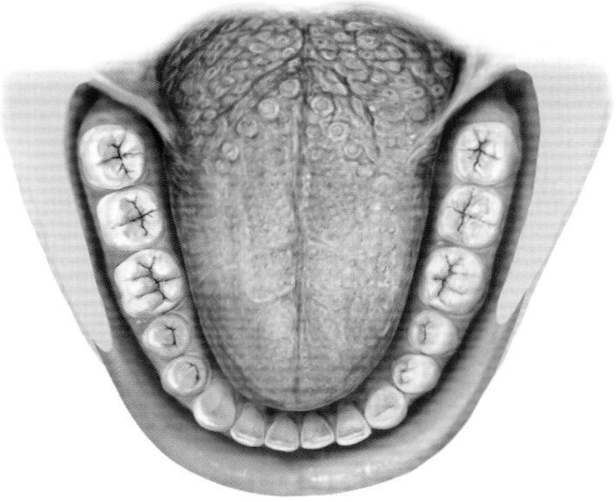

C

图 A–12 颏神经阻滞麻醉

A. 注射技术。

B. 麻醉神经，右侧面观。

C. 麻醉区域，上面观。

下牙槽神经阻滞麻醉

解剖

下颌牙受走行于下牙槽神经管内的下牙槽神经（及其分支）支配（表 A–13）。

表 A–13　下牙槽神经阻滞麻醉

麻醉区域 *（图 A–13 C、D）	神经（图 A–13 B）
所有下颌牙	下牙槽神经
第二前磨牙至中切牙的颊侧牙龈、黏膜及牙槽骨	颏神经
下唇及颏部	颏神经
舌侧牙龈、黏膜及牙槽骨	舌神经（磨牙区）及其舌下支（前磨牙区至中线）
舌前 2/3	舌神经

注：* 注射侧。

下颌磨牙区较厚，且是较为致密的骨质，通常不适于浸润麻醉。因此，麻醉下颌磨牙，需要在下牙槽神经进入下牙槽神经管前进行阻滞。但浸润注射阿替卡因，也能麻醉除第二、第三磨牙外的其他下颌牙。

注射方法

- 嘱患者大张口，以辨清解剖标志。
- 支持手的拇指触摸下颌切迹。
- 该切迹的最低处（约拇指的一半宽度）通常与下颌孔水平一致。
- 向内移动拇指，扪及内斜嵴和翼下颌缝外侧的翼下颌间隙。示指和中指放在下颌支和下颌角处，以支撑下颌骨。
- 在下颌孔水平从对侧前磨牙区将注射针刺入翼下颌间隙，保持注射针与注射侧下颌牙的咬合面平行。
- 进针 20 ～ 25 mm，直至触及骨面（图 A–13 A、B）。
- 轻轻回抽。
- 回抽无血后，缓慢注射约 1.5 ml 局部麻醉药至翼下颌间隙。
- 舌神经可同时被麻醉。方法是将注射针回退约一半（相当于颞嵴水平），回抽无血，缓慢注射剩余 0.5 ml 局部麻醉药。

临床注意事项

- 适用于下颌牙备洞、牙髓治疗及累及舌侧的手术。
- 拔除下颌磨牙时，需补充颊长神经麻醉。
- 如果针尖直接刺到下牙槽神经，患者会形容有“电击样”感觉。此时，需轻轻后退注射针。因为在神经内注射可能会损伤神经，症状通常持续存在。
- 不同患者的下颌孔位置不同，因此，注射时要注意做相应调整。对于儿童，下颌孔接近下颌骨后缘，且骨质更厚。对于无牙颌患者，因牙槽骨吸收，使下颌切迹的最低处低于正常水平。为避免阻滞麻醉水平过低，注射器应高于下颌切迹最低处。
- 对于Ⅱ类错𬌗，下颌骨发育不良，下颌孔可能低于正常水平。
- 对于Ⅲ类错𬌗，下颌骨过度发育，下颌孔水平可能高于正常水平。
- 大张口时，翼内肌会收缩，可能妨碍进针。在确定好注射点后，减小张口度即可解决。
- 如注射针过于偏向内侧，可能会立即触及颞嵴，此时应拔出注射针，在外侧重新定位后进针。如进针点过于向后，局部麻醉药可能进入翼内肌，引起术后肌肉疼痛和牙关紧闭（肌肉痉挛）。如注射针继续向后，局部麻醉药会渗入腮腺鞘，引起暂时性面部麻痹（Bell 面瘫，见第 499 页）。注射过程中，应确保注射针在合适的位置触及骨面，以减少并发症的发生。

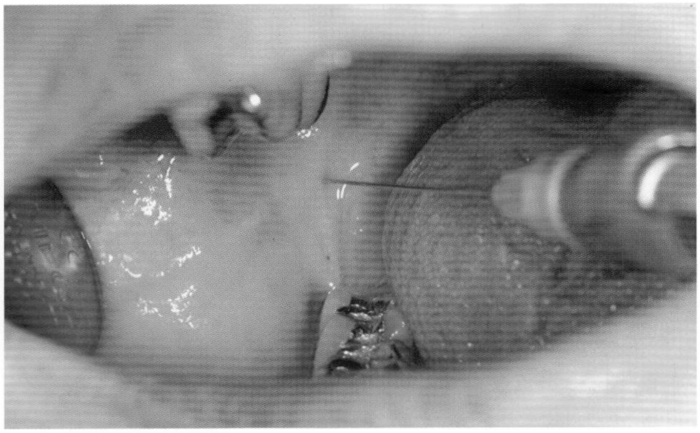

A

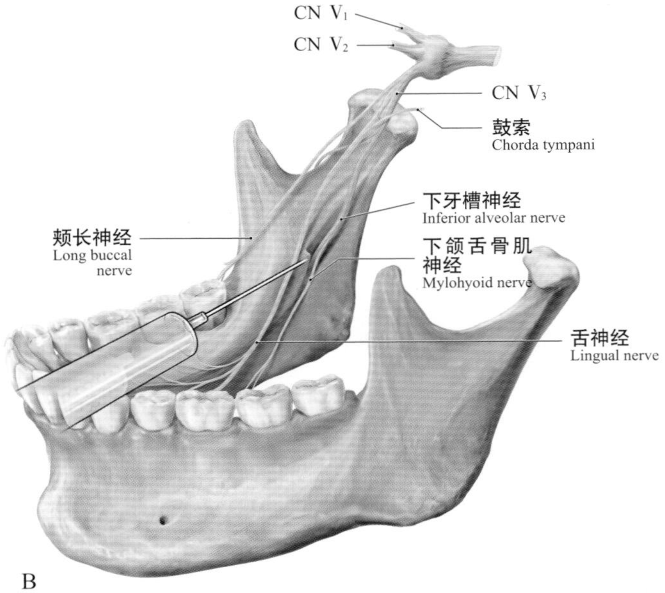
CN V1
CN V2
CN V3
鼓索
Chorda tympani
下牙槽神经
Inferior alveolar nerve
颊长神经
Long buccal nerve
下颌舌骨肌神经
Mylohyoid nerve
舌神经
Lingual nerve

B

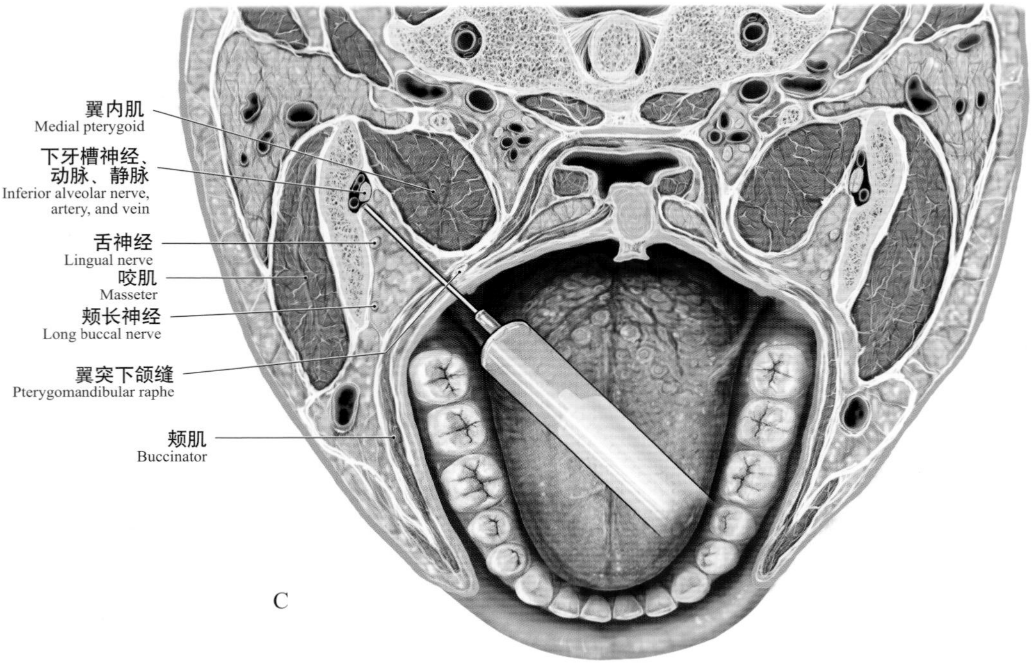
翼内肌
Medial pterygoid
下牙槽神经、动脉、静脉
Inferior alveolar nerve, artery, and vein
舌神经
Lingual nerve
咬肌
Masseter
颊长神经
Long buccal nerve
翼突下颌缝
Pterygomandibular raphe
颊肌
Buccinator

C

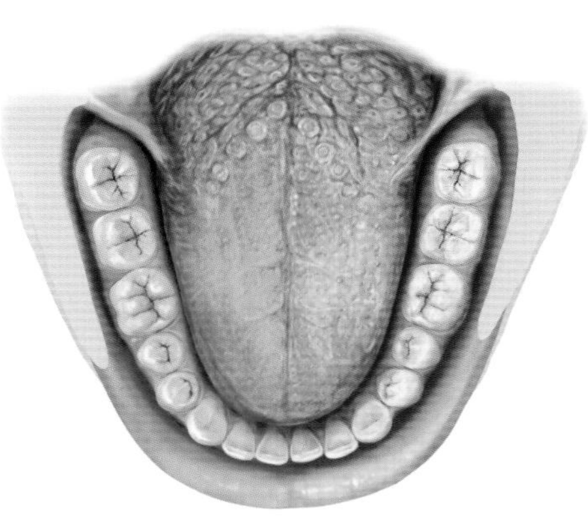

图 A–13 下牙槽神经阻滞麻醉

A. 注射技术。

B. 麻醉神经，左侧面观。

C. 下颌牙殆面上方横断面，上面观。

D. 麻醉区域，上面观。

Gow-Gates 阻滞麻醉

解剖

为下牙槽神经阻滞麻醉的改良方法。目的是在下颌骨髁突水平麻醉下牙槽神经，但在该水平注射时，CN V_3 的分支也被麻醉（表 A–14）。

注射方法

- 嘱患者尽量大张口。
- 从对侧前磨牙处近针，在上颌第二磨牙水平、近中舌尖稍远中刺入黏膜（图 A–14 A、B）。
- 以耳屏间切迹作为髁突颈部的口外标志。
- 触及髁突颈部时，轻轻回抽注射器。
- 回抽无血后，缓慢注入 1.0 ~ 1.8 ml 局部麻醉药。

临床注意事项

- 适用于下颌牙及颊侧软组织的多种治疗。
- 失败率较低，并且比传统的下牙槽神经阻滞麻醉洗吸事件少。

表 A–14　Gow–Gates 阻滞麻醉

麻醉区域 *（图 A–14 C）	神经（图 A–14 B）
所有下颌牙	下牙槽神经
从第二前磨牙至第三磨牙的牙周膜，颊侧牙龈、黏膜及牙槽骨	颊长神经
从第二前磨牙至中切牙的牙周膜，颊侧牙龈、黏膜及牙槽骨	颏神经
口底黏膜，舌侧牙龈及牙槽骨	舌神经（磨牙区）及其舌下支（前磨牙区至中线）
舌前 2/3	舌神经
下唇	颏神经
颞部及耳前区皮肤	耳颞神经
颊部后份	颊长神经

注：* 注射侧。

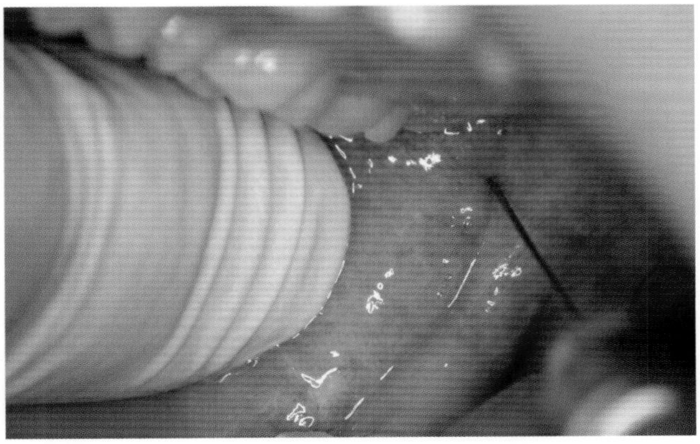

A

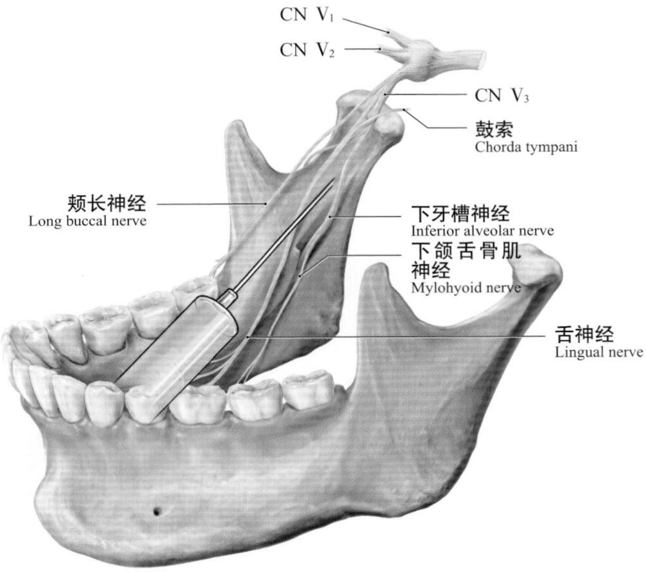

B

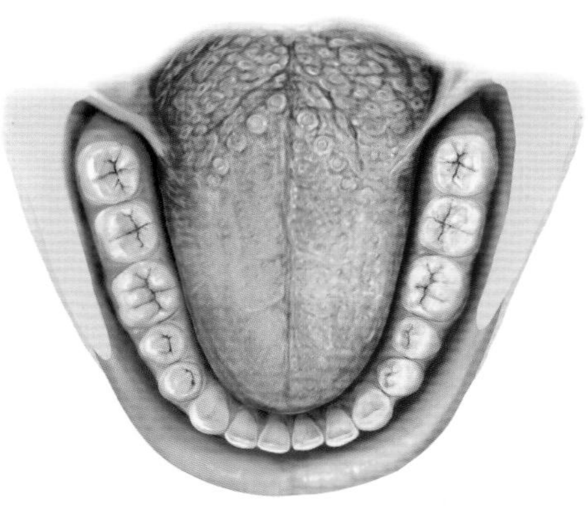

C

图 A–14　Gow–Gates 阻滞麻醉
A. 注射技术。
B. 麻醉神经，左侧面观。
C. 麻醉区域，上面观。

Akinosi 阻滞麻醉

解剖

Akinosi 阻滞麻醉是下牙槽神经阻滞麻醉的另一种闭口位麻醉方法（表 A–15）。在患者开口受限，或常规下牙槽神经阻滞麻醉导致咽反射较重时十分有用。

表 A–15　Akinosi 阻滞麻醉

麻醉区域 *（图 **A–15 D**）	神经（图 **A–15 B**）
所有下颌牙	下牙槽神经
从下颌第二前磨牙至中切牙颊侧牙龈、黏膜及牙槽骨	颏神经
所有舌侧牙龈、黏膜及牙槽骨	舌神经
舌前 2/3	舌神经
下唇	颏神经

注：* 注射同侧。

注射方法

- 嘱患者闭口。
- 注射针在上颌磨牙颈缘水平，刺入下颌支内缘和上颌结节之间的黏膜内。
- 注射器与上颌殆平面平行，进针 20 ～ 25 mm。在此深度，针尖应该位于翼下颌间隙的中央，靠近下牙槽神经和舌神经（图 A–15 A、B）。
- 回抽无血后，缓慢注射局部麻醉药 1.8 ml（整支）。

临床注意事项

- 适用于下颌牙备洞、牙髓治疗和涉及下颌牙舌侧的手术。
- 拔除下颌磨牙时，需补充颊长神经麻醉。

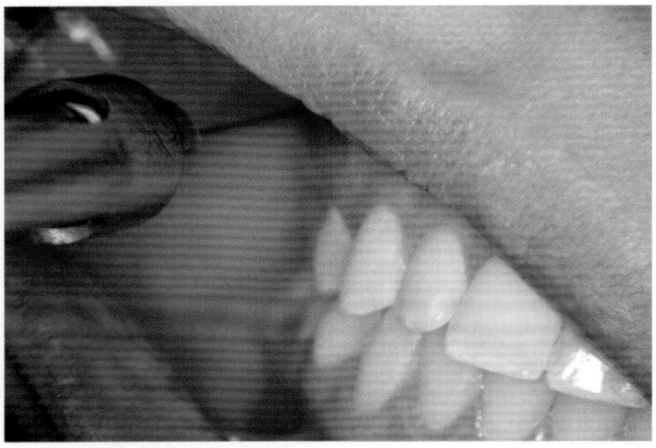

A

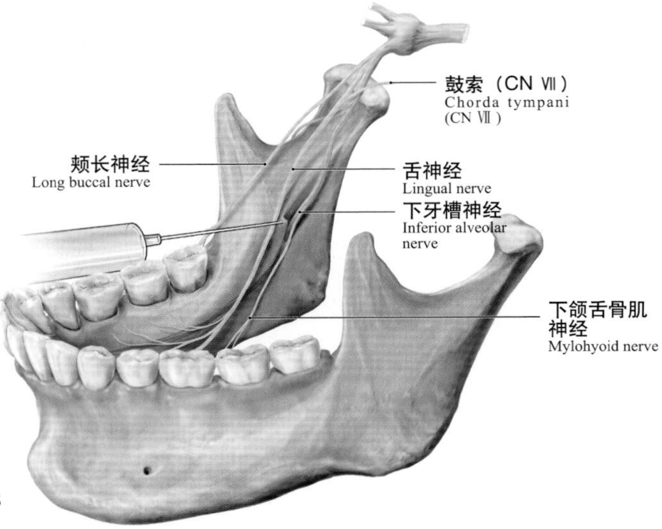

B

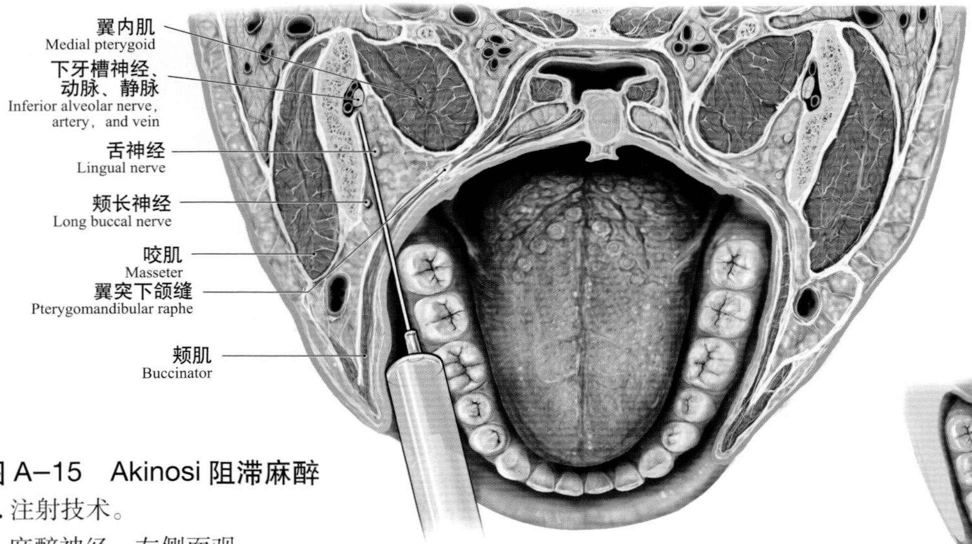

C

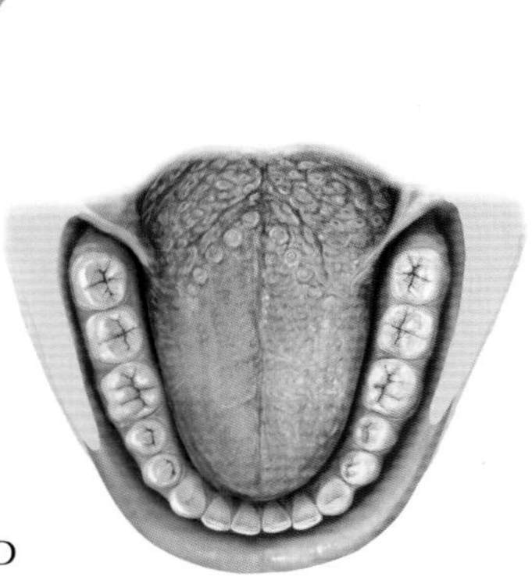

D

图 A–15　Akinosi 阻滞麻醉

A. 注射技术。

B. 麻醉神经，左侧面观。

C. 下颌牙殆面上方横断面，上面观。

D. 麻醉区域，上面观。

颊长神经阻滞麻醉

解剖

颊长神经是下颌神经的一条分支（表 A–16）。沿下颌支内侧走行，位于下牙槽神经前方，之后越过下颌支前缘。其分支支配下颌第二前磨牙和磨牙之间的颊侧牙龈，包括磨牙后三角。

表 A–16　颊长神经阻滞麻醉

麻醉区域 *（图 **A–16 A**）	神经（图 **A–16 B**）
从下颌第二前磨牙至最后磨牙的颊侧牙龈、黏膜和牙槽骨及磨牙后三角	颊长神经（来自 CN V_3）

注射方法

- 注射针刺入最后一颗磨牙后方的颊侧黏膜约 2 mm（图 A–16 A、B）。
- 回抽无血后，注入 0.5 ml 局部麻醉药。

临床注意事项

- 适用于下颌第二前磨牙到磨牙的拔除或手术时下牙槽神经阻滞麻醉的补充麻醉。

舌下神经补充浸润麻醉

解剖

舌神经与下牙槽神经并行向下，在进入下颌孔前与面神经鼓索支相汇，发出分泌纤维，到达下颌下腺和舌下腺，通过下颌下神经节和味觉纤维，支配舌前 2/3 味觉。舌神经干发出分支，支配磨牙区舌侧牙龈。舌侧牙龈和口底黏膜受舌神经的另一条分支——舌下神经支配（表 A–17）。

表 A–17　舌下神经补充浸润麻醉

麻醉区域 *	神经
注射部位附近的口底黏膜、舌侧牙龈及牙槽骨	舌下神经

注：* 注射同侧。

注射方法

- 注射针刺入需要麻醉的患牙舌侧附着龈。
- 回抽无血后，缓慢注入少量局部麻醉药。

临床注意事项

- 作为下颌切牙、尖牙、前磨牙拔除时颊黏膜皱襞浸润麻醉或颊神经阻滞麻醉的补充麻醉。拔除下颌磨牙时无需舌下神经浸润麻醉，因为下牙槽神经阻滞麻醉时，舌神经干已被同时麻醉。
- 注射时刺破口底血管可形成血肿。

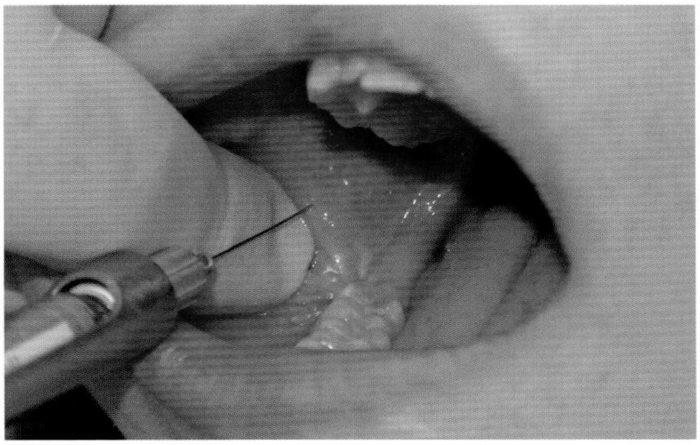

A

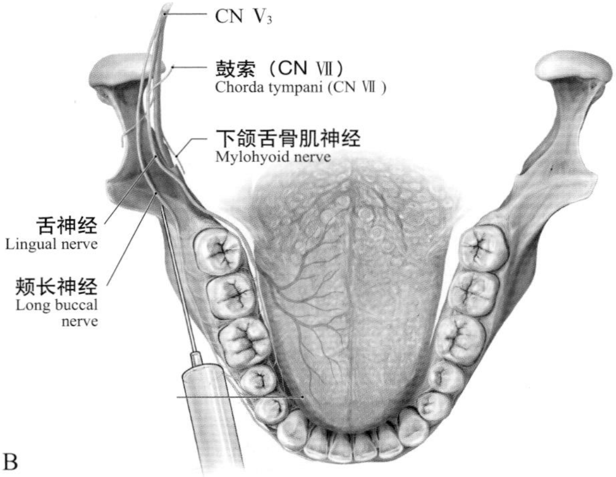

B

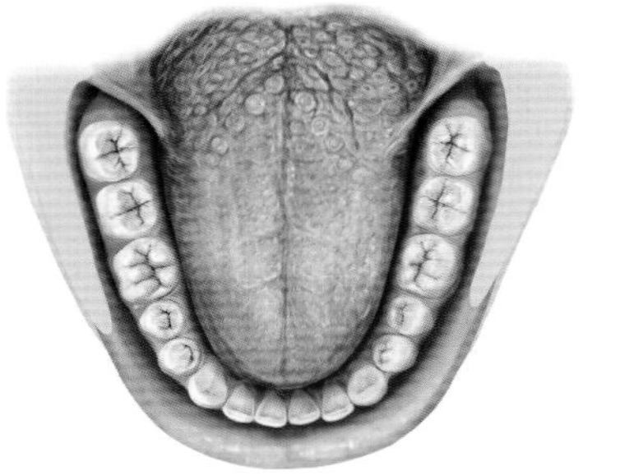

C

图 A–16　颊长神经阻滞麻醉
A. 注射技术。
B. 麻醉神经，上面观。
C. 麻醉区域，上面观。

基础测试题

第1章 头颈部胚胎学

1. 来源于第1咽弓的骨包括________

A. 舌骨

B. 鼻骨

C. 腭骨

D. 镫骨

E. 枕骨

2. 切齿孔是位于哪两者之间的解剖标志？

A. 软、硬腭

B. 原发腭、继发腭

C. 两侧侧腭突

D. 腭骨和上颌骨

E. 两侧中鼻突

3. 起自咽下隆起、传导部分舌部感觉信息的脑神经是________

A. 舌咽神经和迷走神经

B. 三叉神经和面神经

C. 迷走神经和舌下神经

D. 面神经和舌咽神经

E. 三叉神经和舌咽神经

4. 继发腭裂（无原发腭裂及唇裂）源自哪些突起融合失败？

A. 上颌突和中鼻突

B. 鼻中隔和上颌突

C. 上颌突和侧腭突

D. 两侧侧腭突

E. 颌间片段

5. 发育中面部的上颌片段提供了哪一部分牙槽窝？

A. 下颌磨牙

B. 上颌尖牙

C. 乳牙

D. 下颌前磨牙

E. 上颌切牙

6. 一患儿表现为舌根部中线处隆起。MRI示正中矢状位生长的舌部囊肿。此舌部囊肿的组织胚胎来源是________

A. 第1咽沟

B. 异位甲状腺

C. 喉部气管憩室

D. 第2咽囊

E. 异位舌扁桃体

第2章 颅骨

7. 硬腭含有供三叉神经上颌支走行的孔隙，包括鼻腭神经的切齿孔和________

A. 腭大神经的腭大孔

B. 眶下神经的眶下孔

C. 颏神经的颏孔

D. 上颌神经的圆孔

E. 鼻腭神经的蝶腭孔

8. 在下颌孔中走行的分支由前上位的骨性 ________ 保护

A. 颏棘

B. 翼突钩

C. 冠状突

D. 下颌小舌

E. 髁突

9. 在颞骨岩部，颈动脉管前内壁通过 ________ 与鼻咽部相通

A. 卵圆孔

B. 破裂孔

C. 颈静脉孔

D. 蝶骨棘孔

E. 乳突孔

10. 颅前窝通过 ________ 与颅中窝分隔

A. 蝶骨翼突外侧板

B. 筛骨垂直板

C. 蝶骨小翼

D. 颞骨岩部

E. 额骨额嵴

11. 颅底侧壁内面的 ________ 结构穿过翼点区

A. 脑膜中动脉沟

B. 垂体窝

C. 乙状窦沟

D. 内耳道

E. 筛骨鸡冠

12. 圆孔通过 ________ 出颅中窝

A. 颞骨岩部

B. 筛骨

C. 枕骨

D. 下颌骨

E. 蝶骨

13. 口腔硬腭主要由腭骨水平板和 ________ 组成

A. 蝶骨翼突内侧板

B. 筛骨垂直板

C. 上颌骨腭突

D. 颞骨鳞部

E. 犁骨翼部

14. 颧骨与下列哪块骨不连接？
 A. 上颌骨
 B. 额骨
 C. 颞骨
 D. 蝶骨

第 3 章　头颈部血管和淋巴管

15. 上颌动脉的下颌分支中，穿过蝶骨棘孔的是________
 A. 脑膜中动脉
 B. 颞深动脉
 C. 蝶腭动脉
 D. 颈内动脉
 E. 眼动脉
16. 下牙槽动脉供应下颌磨牙，它属于 ________ 的分支
 A. 面动脉
 B. 上颌动脉
 C. 舌动脉
 D. 蝶腭动脉
 E. 颈内动脉
17. 椎动脉是 ________ 的分支
 A. 颈外动脉
 B. 颈总动脉
 C. 锁骨下动脉
 D. 主动脉弓
 E. 头臂干
18. 面部危险三角区负责面部表浅静脉血液向深部静脉及颅内静脉窦的回流。内眦（面）静脉和海绵窦通过________直接交通
 A. 翼丛
 B. 下颌后静脉
 C. 舌静脉
 D. 眼静脉
 E. 头臂干
19. 举重时，1 名 22 岁男子尝试打破背部抬举杠铃的个人记录。此时，杠铃的压迫使其左侧肩胛背动脉破裂，他马上感到血液聚集于斜方肌和菱形肌深处。压迫 ________ 可止血
 A. 头臂干
 B. 颈总动脉
 C. 胸肩峰干
 D. 肋颈干
 E. 甲状颈干
20. 大脑中动脉是 ________ 的直接分支
 A. 颈总动脉
 B. 颈外动脉
 C. 颈内动脉
 D. 基底动脉
 E. 脑膜中动脉
21. 正常海绵窦内静脉血流向________
 A. 直窦
 B. 岩窦
 C. 颈外静脉
 D. 基底静脉
 E. 上颌窦
22. 腮腺浅淋巴结的淋巴液直接流入 ________，淋巴液直接通过右淋巴导管或胸导管进入心血管系统
 A. 枕淋巴结
 B. 面淋巴结
 C. 项淋巴结
 D. 喉气管淋巴结
 E. 颈深（颈静脉）淋巴结
23. 舌尖感染最有可能导致哪组淋巴结肿大？
 A. 颏下
 B. 颊部
 C. 腮腺浅叶
 D. 咽部
 E. 颈前

第 4 章　头颈部神经解剖与支配

24. 展神经的出颅孔是________
 A. 眶上裂
 B. 卵圆孔
 C. 圆孔
 D. 眶下孔
 E. 蝶骨棘孔
25. ________ 支配调节镫骨运动的中耳肌肉
 A. 视神经
 B. 动眼神经
 C. 前庭蜗神经
 D. 三叉神经
 E. 面神经
26. 滑车神经支配的眼外肌是________
 A. 眼外直肌
 B. 上斜肌
 C. 眼轮匝肌
 D. 头外侧直肌
 E. 瞳孔开大肌
27. 迷走神经在 ________ 处出颅后窝
 A. 颈静脉孔

B. 内耳道

C. 髁管

D. 枕骨大孔

E. 破裂孔

28. 舌骨舌肌的支配神经是________

A. 颈襻

B. 面神经

C. 舌下神经

D. 下颌舌骨肌神经

E. 喉返神经

29. 支配腮腺的副交感神经经 ________ 走行

A. 鼓索

B. 岩大神经

C. 岩深神经

D. 鼓室

E. 舌神经

30. C_8 脊神经从 ________ 出椎管

A. C_7 之上

B. C_7 之下

C. C_8 之上

D. 穿过 C_8 横突孔

E. 没有 C_8 脊神经

31. 在常规体检中，1 例患者向医师诉说其右肩部顶端刺痛发凉，可能导致这种情况的是________

A. $C_{1\sim2}$ 椎间孔内的骨赘

B. 腋神经压迫

C. $C_{3\sim4}$ 椎间盘突出

D. 脾的牵涉性痛

E. C_6 神经撕脱

32. 来源于胚胎脑脊髓的中枢神经结构是________

A. 大脑脚

B. 丘脑

C. 脑桥

D. 延髓

E. 顶盖

33. 大脑半球自主运动脑皮质通过 ________ 与感觉运动脑皮质分离

A. 距状沟

B. 顶枕沟

C. 大脑外侧沟

D. 纵裂

E. 中央沟

34. 非交通性脑积水中脑脊液的流动可以被 ________ 中的脉络丛阻断

A. 中脑水管

B. 脑桥脊髓池

C. 小脑延髓池

D. 窦汇

E. 蛛网膜粒

第 5 章 面部和头皮

35. 可作为口腔括约肌的面部肌肉是________

A. 笑肌

B. 降下唇肌

C. 口轮匝肌

D. 提口角肌

E. 眼轮匝肌

36. 下列肌肉由穿过腮腺的面神经分支支配，除外________

A. 颈阔肌

B. 颧大肌

C. 耳后肌

D. 笑肌

E. 颊肌

37. 附着于上、下颌牙槽突的面部肌肉是________

A. 降口角肌

B. 颊肌

C. 提唇肌

D. 颧小肌

E. 颏肌

38. 头皮感染最容易在哪一层扩散？

A. 皮肤

B. 结缔组织

C. 帽状腱膜

D. 疏松结缔组织

E. 颅骨膜

39. 下列哪条面部动脉来源于颈内动脉？

A. 眶上动脉

B. 面动脉

C. 鼻外侧动脉

D. 颞浅动脉

E. 面横动脉

40. 支配枕部皮肤的神经是________

A. 上颌神经

B. 颈横神经

C. 耳大神经

D. 枕大神经

E. 面神经

41. 面静脉流向________

A. 内眦静脉

B. 颈前静脉
C. 颈外静脉
D. 面总静脉
E. 面深静脉

42. 哪条神经收集来源于上唇的感觉信息？
A. 上牙槽前神经
B. 面神经颊支
C. 颏神经
D. 眶上神经
E. 眶下神经

第6章 颞部、颞下窝和翼腭窝

43. 翼外肌的后附着是________
A. 下颌骨内侧角的翼肌粗隆
B. 下颌骨冠状突内侧
C. 颞骨颧突内侧
D. 翼肌窝和下颌骨冠状突内侧
E. 额部、颞部及顶骨的下颞线

44. 支持下颌骨重量的主要肌肉是________
A. 下颌舌骨肌
B. 蝶下颌韧带
C. 二腹肌
D. 翼棘韧带
E. 颊肌

45. 哪块咀嚼肌收缩会使下颌骨后退？
A. 咬肌
B. 翼内肌
C. 颞肌
D. 翼外肌
E. 下颌舌骨肌

46. 翼外肌运动会使________
A. 下颌骨前伸
B. 拉紧软腭
C. 压迫蝶骨
D. 提升舌骨
E. 后退下颌骨

47. 下列哪个结构附着于下颌骨舌侧？
A. 咬肌
B. 蝶下颌韧带
C. 颞肌
D. 茎突下颌韧带
E. 咽鼓管

48. 从翼外肌上、下两头穿出的神经是________
A. 下牙槽神经
B. 舌神经
C. 颞深神经
D. 颊长神经
E. A 和 B

49. 下列哪条动脉不是上颌动脉的分支？
A. 脑膜中动脉
B. 鼓室下动脉
C. 耳深动脉
D. 腭降动脉
E. 翼管动脉

50. TMJ 的感觉由下颌神经的哪条分支支配？
A. 下牙槽神经
B. 耳颞神经
C. 舌神经
D. 翼外肌神经
E. 颊长神经

51. 翼腭间隙通过 ________ 与颞下间隙相通
A. 腭大管
B. 翼管
C. 蝶腭孔
D. 圆孔
E. 翼上颌裂

52. 翼腭神经节接收的节前副交感神经信息由 ________ 传导
A. 上颌神经
B. 鼓索
C. 岩大神经
D. 岩小神经
E. 岩深神经

53. 哪些骨构成翼腭间隙的上界？
A. 蝶骨
B. 上颌骨
C. 腭骨
D. 颞骨
E. 犁骨

第7章 鼻和鼻腔

54. 鼻腔由筛骨、犁骨、上颌骨、蝶骨、鼻骨、泪骨、下鼻甲和 ________ 构成
A. 腭骨
B. 颧骨
C. 下颌骨
D. 颅顶骨
E. 枕骨

55. 额窦与呼吸系统的 ________ 交通
A. 下鼻道
B. 中鼻道
C. 上鼻道
D. 鼻咽
E. 蝶筛隐窝

56. Kiesselbach 区域作为鼻中隔动脉的吻合区域，连接上唇动脉、筛前动脉、腭大动脉和________
A. 上牙槽后动脉
B. 脑膜中动脉
C. 蝶腭动脉
D. 咽升动脉
E. 岩鼓动脉

57. 支配犁骨被覆黏膜的神经是________
A. 嗅神经
B. 筛前神经
C. 腭大神经
D. 鼻腭神经
E. 上牙槽后神经

58. 一患者主诉左上颌第二磨牙疼痛。牙科医师检查后发现该牙需要拔除，他知道应该注意避免将感染带入牙上方的鼻旁窦，下列哪个鼻旁窦可能在拔牙过程中被感染？
A. 额窦
B. 筛窦
C. 乳突气房
D. 蝶窦
E. 上颌窦

59. 垂体瘤可导致头痛和周围视觉缺失，需要手术治疗。外科医师决定手术切除，需要通过哪个气窦将垂体从鼻腔分离？
A. 额窦
B. 筛窦
C. 乳突气房
D. 蝶窦
E. 上颌窦

第 8 章 口腔和咽

60. 哪块舌骨上肌由面神经支配？
A. 下颌舌骨肌
B. 舌骨舌肌
C. 二腹肌后腹
D. 颏舌骨肌
E. 茎突咽肌

61. 舌后 1/3 的味觉信息传导经岩神经节沿舌咽神经传导至脑干中的孤束核，然后经由背侧三叉丘脑束到达丘脑的 ______。孤束的最后一程是将味觉信息传递至大脑半球的脑岛和中央后回
A. 腹前核
B. 外侧背核
C. 枕核
D. 内侧膝状体核
E. 腹后内侧核

62. 软腭的哪块肌肉与软骨性咽鼓管相连？
A. 腭帆张肌
B. 腭舌肌
C. 腭咽肌
D. 鼓膜张肌
E. 咽上缩肌

63. Waldeyer 环（咽部淋巴环）中与会厌最接近的是________
A. 咽鼓管扁桃体
B. 舌扁桃体
C. 咽扁桃体
D. 腭扁桃体
E. 腺样体

64. 位于牙釉质深层的结构是________
A. 牙周膜
B. 牙骨质
C. 牙髓
D. 牙本质
E. 牙槽骨

65. 下列哪些恒牙在 6 ～ 8 岁萌出？
A. 尖牙
B. 第一前磨牙
C. 第二前磨牙
D. 第一磨牙
E. 第二磨牙

66. 舌下腺接受哪个神经节的节后副交感神经支配？
A. 颈上神经节
B. 翼腭神经节
C. 睫状神经节
D. 耳神经节
E. 下颌下神经节

67. 腮腺产生哪种分泌物？
A. 黏液性
B. 浆液性
C. 混合性和浆液性

68. 哪些牙的感染会扩散到咽旁间隙？
A. 上颌磨牙
B. 上颌尖牙
C. 下颌前磨牙

D. 下颌尖牙

E. 下颌切牙

69. 位于下颌舌骨肌线以下、下颌舌骨肌外侧的间隙是________

A. 舌下间隙

B. 下颌下间隙

C. 咬肌间隙

D. 扁桃体间隙

E. 腮腺间隙

70. 下列哪一结构通过第 3 咽隙？

A. 咽鼓管和腭帆提肌

B. 腭帆张肌

C. 喉内神经和喉上动脉

D. 喉返神经和喉下动脉

E. 舌咽神经和茎突咽肌

第 9 章　眶和眼

71. 经过视神经管供应眶部的动脉是 ________ 的分支

A. 脑膜中动脉

B. 颞深动脉

C. 蝶腭动脉

D. 颈内动脉

E. 眼动脉

72. 滑车神经支配的眼外肌是________

A. 二腹肌前腹

B. 眼外直肌

C. 下斜肌

D. 头外直肌

E. 上斜肌

73. 动眼神经的上支经过颅骨的哪一孔道？

A. 眶上裂

B. 卵圆孔

C. 圆孔

D. 眶下孔

E. 蝶骨棘孔

74. 最快的神经传导是通过视网膜将视杆细胞或视锥细胞经 ________ 与视网膜神经节细胞连接

A. 水平细胞

B. 双极细胞

C. 无长突细胞

D. Purkinje 细胞

E. Müller 细胞

75. 1 例患者主诉视野狭窄，请求牙科医师解释问题根源。她还提到现在有规律性头痛，月经周期改变，并且体重严重增加。牙科医师解释说有可能是垂体瘤（垂体大腺瘤）压迫________

A. 视神经

B. 视束

C. 视交叉

D. 晶状体后内囊

E. 脑胼胝体压部

第 10 章　耳

76. 供应外耳血运的动脉包括耳后动脉和 ________

A. 面横动脉

B. 颞浅动脉

C. 蝶腭动脉

D. 颈内动脉

E. 枕动脉

77. 穿行内耳腔的味觉纤维是 ________ 的分支

A. 三叉神经

B. 面神经

C. 前庭蜗神经

D. 舌咽神经

E. 迷走神经

78. 哪块内耳听小骨进入内耳的卵圆（前庭）窗？

A. 锤骨

B. 豌豆骨

C. 镫骨

D. 舟骨

E. 砧骨

79. 前庭蜗神经通过 ________ 出颅后窝到达颞骨内耳

A. 岩部裂孔

B. 外耳道

C. 乳突管

D. 内耳道

E. 茎乳孔

80. 前庭蜗神经的右前半规管在颞骨岩部的出处与 ________ 在同一水平面

A. 右后半规管

B. 右外半规管

C. 左前半规管

D. 左外半规管

E. 左后半规管

81. 检测声音时，听毛细胞的震动是必要的。内耳卵圆（前庭）窗处的震动造成振动波沿外淋巴传导。尽管听毛细胞不是由外淋巴围绕，但它附着于 1 个灵活的部位，将外淋巴与内淋巴分离，这个部位被称为 ________

A. 基底膜

B. 螺旋韧带
C. 前庭蜗膜
D. 盖膜
E. 蜗孔

82. 听觉系统中负责声音定位的是________
A. 前庭蜗核
B. 鼓膜张肌
C. 螺旋神经节
D. 外侧膝状体核
E. 内侧丘系

第 11 章　颈部骨、韧带和肌肉

83. 哪块肌肉拉舌骨向前并由 C_1 神经的前支支配?
A. 下颌舌骨肌
B. 颏舌骨肌
C. 茎突舌骨肌
D. 肩胛舌骨肌
E. 胸骨舌骨肌

84. 使头部旋转转向对侧的颈部肌肉是________
A. 头后大直肌
B. 头最长肌
C. 头外侧直肌
D. 头夹肌
E. 胸锁乳突肌

85. 哪块背部肌肉的近中附着包括 T_6 棘突?
A. 颈夹肌
B. 肋长提肌
C. 上后锯肌
D. 胸髂肋肌
E. 颈长肌

86. 哪条神经支配颏舌骨肌?
A. 下颌舌骨肌神经
B. 面神经
C. C_1 神经前支
D. 下牙槽神经
E. 舌下神经

87. 哪条韧带连接 C_2 椎骨和颅骨?
A. 后寰枕膜
B. 后纵韧带
C. 翼状韧带
D. 寰椎韧带
E. 项韧带

88. 哪一颈椎有不含椎动脉的横椎间孔?
A. 寰椎（C_1）
B. 枢椎（C_2）
C. C_6
D. C_7
E. 以上均没有

第 12 章　颈部神经血管局部解剖

89. 哪个咽部间隙位于舌后并在舌会厌正中襞外侧?
A. 会厌谷
B. 梨状隐窝
C. 声门裂
D. 盲孔
E. 扁桃体窝

90. 中斜角肌起于 C_1 和 C_2 横突以及 $C_{3\sim7}$ 后结节，然后附着于________
A. 肩胛骨上内侧
B. 第 1 肋骨
C. 第 2 肋骨
D. 枕骨基底
E. 胸骨柄

91. 能提供副神经最佳入路的三角是________
A. 下颌下三角
B. 肌三角
C. 颈动脉三角
D. 枕骨三角
E. 肩锁三角

92. 哪条脑神经在颈动脉鞘内从颅底进入纵隔?
A. 面神经
B. 舌咽神经
C. 迷走神经
D. 副神经
E. 舌下神经

93. 口腔细菌感染会侵及咽旁间隙并容易向下播散到________
A. 海绵窦
B. 肺
C. 胃
D. 纵隔
E. 蛛网膜下腔

94. 颈襻的上根包括来自 ________ 的纤维
A. 迷走神经
B. 舌下神经
C. C_3 神经前支
D. C_2 神经后支
E. C_1 神经前支

95. 颈外静脉收集下颌后静脉后支、耳后静脉和 ________ 的静脉血
A. 颈横静脉
B. 甲状腺下静脉
C. 翼丛
D. 面静脉
E. 舌静脉

第 13 章　喉和甲状腺

96. 会厌软骨附着于呼吸系统的________
A. 甲状软骨
B. 环状软骨
C. 杓状软骨
D. 小角软骨
E. 气管软骨

97. 唯一 1 块可以外展声带，打开声门裂的喉部肌肉是________
A. 环杓后肌
B. 环甲肌
C. 环杓侧肌
D. 杓横肌
E. 甲杓肌

98. 从喉结前方延展至舌盲孔的部分甲状腺是________
A. 侧叶
B. 峡部
C. 锥状叶
D. 甲状旁腺上部
E. 甲状旁腺下部

99. 喉返神经损伤可能影响的喉部肌肉功能，________ 除外
A. 环甲软骨肌
B. 环杓后肌
C. 甲状杓肌
D. 环杓侧肌
E. 声带肌

100. 哪条神经为喉前庭感觉神经？
A. 喉返神经
B. 喉内神经
C. 喉外神经
D. 喉下神经

101. 喉上动脉穿过 ________ 进入喉部
A. 前庭韧带
B. 环声膜
C. 环甲膜
D. 声带韧带
E. 甲状舌骨膜

102. 环甲肌 ________
A. 接受来自肩胛上动脉的血液
B. 由喉内神经支持
C. 附丽于会厌
D. 起源于舌骨
E. 拉长和紧张声带

第 14 章　头颈部局部解剖

103. 在 C_1 椎骨水平的横切面上会发现什么结构？
A. 齿突
B. 脑桥
C. 下颌体
D. 颈总动脉
E. 甲状软骨

104. 在头部正中矢状面会发现什么结构？
A. 颈内动脉
B. 舌骨舌肌
C. 垂体
D. 横窦
E. 下颌支

第 15 章　身体其他部位解剖

105. 走行于肩胛骨上横韧带下方的肩胛上神经损伤可造成 ________ 麻痹
A. 冈下肌
B. 锁骨下肌
C. 大圆肌
D. 小菱形肌
E. 三角肌

106. 肱静脉汇入 ________ ，流向心脏
A. 头静脉
B. 腋静脉
C. 头臂静脉
D. 颈内静脉
E. 锁骨下静脉

107. 肱二头肌腱的附着点（远中附着）是________
A. 肱骨外侧结节间沟
B. 肩胛骨喙突
C. 尺骨粗隆
D. 肱骨鹰嘴窝
E. 桡骨粗隆

108. 第 8 肋间后静脉流向________
A. 下腔静脉

B. 上腔静脉

C. 半奇静脉

D. 奇静脉

E. 胸导管

109. 心脏左缘动脉是 ________ 的分支

A. 前室间动脉

B. 后室间动脉

C. 右冠状动脉

D. 旋动脉

E. Thebesian 动脉

110. 老年人因呼吸困难、胸痛伴发左胸上后外侧疼痛就诊。影像学检查示胸膜内大量楔状斑块，提示肺栓塞。最有可能被累及的肺叶是________

A. 左肺上叶尖后段

B. 右肺上叶尖段

C. 右肺中叶外侧段

D. 左肺上叶上舌段

E. 左肺下叶上段

111. 脾脏通常位于腹部的哪一象限？

A. 右上

B. 左上

C. 右下

D. 左下

E. 多于 1 个象限

112. 下列哪条动脉是腹腔干（动脉）的直接分支？

A. 脾动脉

B. 胃左动脉

C. 直肠上动脉

D. 只有 A 和 B

E. A、B、C

113. 下列关于肺的陈述哪一项是错误的？

A. 右肺大于左肺

B. 左肺有一斜裂

C. 右肺有一水平裂

D. 心切迹在右肺

E. 肺由脏胸膜覆盖

114. 下列哪一结构是成年人的腹膜内结构？

A. 脾

B. 肾

C. 胰腺

D. 升结肠

E. 腹主动脉

附录 A 牙科局部麻醉解剖

115. 在下牙槽神经阻滞麻醉中针尖穿过哪些结构？

A. 翼内肌

B. 翼外肌

C. 颊肌

D. 翼下颌缝

E. 腮腺鞘

116. 上颌哪颗牙是眶下神经阻滞的标志？

A. 侧切牙

B. 尖牙

C. 第一前磨牙

D. 第二前磨牙

E. 第一磨牙

117. 在 Gow-Gates 阻滞麻醉后，哪些区域会被麻醉？

A. 同侧下颌牙

B. 同侧舌前 2/3

C. 同侧舌后 1/3

D. A 和 B

E. A、B、C

答 案 解 析

第 1 章　头颈部胚胎学

1. **C**。腭骨来源于第 1 咽弓上颌突的中线融合。

A. 舌骨小角来源于第 2 咽弓，舌骨体和舌骨大角来源于第 3 咽弓。

B. 鼻骨来源于前鼻突（完全不同于咽弓）。

D. 镫骨是最内侧的中耳听小骨，来源于第 2 咽弓后面。

E. 枕骨来源于脊索喙端索旁软骨和枕骨体节。

2. **B**。切齿孔是位于原发腭与继发腭之间的解剖标志。

A. 软、硬腭之间的解剖标志是腭骨水平板的后缘。

C. 两侧侧腭突之间的解剖标志是硬腭颌间缝。

D. 腭骨、上颌骨之间的解剖标志是腭上颌缝。

E. 两侧中鼻突之间的解剖标志是鼻中隔、上唇的颌间片段和人中。

3. **A**。咽下隆起，来源于第 3、4 咽弓之间的咽底，发育成舌后 1/3。接收来自舌咽神经和迷走神经的一般感觉和特殊感觉信息。其中，迷走神经接收一般感觉和来自舌根部以及会厌的味觉信息，而舌咽神经接收一般感觉和来自大部分舌后 1/3 的味觉信息。

B. 三叉神经接收一般感觉信息，而面神经接收来自舌前 2/3 的特殊感觉信息，其中舌前 2/3 来源于第 1、2 咽弓之间的咽底。

C. 尽管迷走神经接收来自咽下隆起的感觉信息，但舌下神经不传导感觉信息。相反，舌下神经接收舌部运动信息。

D、E. 尽管面神经、三叉神经和舌咽神经都接收来自舌部的感觉信息，但只有舌咽神经接收来自咽下隆起的信息。面神经接收来自舌前 2/3 的特殊感觉信息，三叉神经接收来自舌前 2/3 的一般感觉信息。

4. **D**。两侧侧腭突融合失败导致继发腭裂。

A. 上颌突和中鼻突融合失败会引起唇裂，尽管会对原发腭有影响，但对继发腭无影响。

B. 鼻中隔和上颌突融合失败会引起左、右鼻腔相通，但对口腔硬腭无影响。

C. 侧腭突是上颌突的延伸，是第 1 咽弓的单一喙端，因此不存在融合，它们终生保持单一骨结构。

E. 颌间片段融合失败源于左、右中鼻突融合失败，会导致中线唇裂和原发腭裂。

5. **E**。上颌切牙，无论是恒牙还是乳牙（因此不选 C），都是由上颌骨颌间片段支持。

A、D. 下颌磨牙和前磨牙都是由第 1 咽弓的尾部，特别是下颌隆突支持。

B. 上颌尖牙是由上颌突，特别是侧腭突的外侧部支持。

6. **B**。异位甲状腺会导致舌囊肿，表现为舌盲孔区舌根中线肿胀。在正常发育过程中，甲状腺会通过舌盲孔处路径从口咽部进入颈部。

A. 未消失的第 1 咽沟会导致外耳畸形、颊部凹陷和面横裂。

C. 喉部气管憩室是正常的组织胚胎学结构，连接呼吸系统和消化系统。在成人中是喉入口和声门裂。

D. 第 2 咽囊会变成腭扁桃体窝，位于口咽部，通常见于成人。

E. 异位舌扁桃体可能表现为舌根部的中线肿胀，但可能先累及舌表面，然后进入舌体内，不可能仅保持在中线处。这种异位不会表现为舌囊肿。

第 2 章　颅骨

7. **A**。腭骨的腭大孔位于硬腭后缘，其中有腭大神经（动脉）走行，腭大神经是上颌神经（动脉）的分支。

B. 眶下孔中有眶下神经（动脉）走行，是三叉神经第 2 支（上颌神经）的分支，但眶下动脉不供应硬腭。

C. 下颌骨颏孔中有下牙槽神经（动脉）终末支走行，下牙槽神经是三叉神经第 3 支（下颌神经）的分支，支配下颌牙。下牙槽动脉是上颌动脉的分支。

D. 蝶骨的圆孔是三叉神经上颌支（未分支，脑膜中神经除外）出颅中窝的通道，从圆孔处进入翼腭间隙并发出分支。有些分支支配硬腭（如鼻腭神经和腭大神经），但其他神经分支不支配硬腭。

E. 蝶腭孔中有蝶腭动脉（来自上颌动脉）、鼻腭神经、鼻内侧神经和鼻后外侧神经走行。尽管鼻腭神经支配硬腭，但它通过切齿孔进入口腔。

8. **D**。下颌孔由处于下颌前上位的下颌小舌保护。下颌小舌是蝶下颌韧带的附着点。

A. 颏棘位于下颌骨内侧，是颏舌肌和颏舌骨肌的附着点。

B. 翼钩是蝶骨翼突内侧板的一部分，作为腭帆张肌的杠杆，使其从起于舟状窝的垂直向转向水平腭腱膜。

C. 下颌骨冠状突位于下颌支上前部，但与下颌孔无关；相反，它为颞肌提供附着。

E. 下颌骨髁突位于下颌支上后部，但与下颌孔无关；相反，它是颞下颌关节的下颌关节组成部分。

9. **B**。颞骨岩部颈动脉管的前内侧壁通过破裂孔与鼻咽相通，破裂孔通常在出生后充满软骨。

A. 蝶骨卵圆孔连通颅中窝和颞下窝，其中走行有三叉神经下颌支、岩小神经和脑膜副动脉。

C. 颈静脉孔位于颞骨和枕骨之间，连通颅后窝和椎前深间隙，其中走行有颈内静脉、舌咽神经、迷走神经和副神经。

D. 蝶骨棘孔连通颞下窝和颅中窝，其中走行有上颌动脉分支——脑膜中动脉和脑膜返神经（棘神经）。

E. 乳突孔是导静脉穿出颞骨的不恒定通道。当它存在时，连接乙状窦和枕静脉。

10. **C**。颅前窝和颅中窝的分界是蝶骨小翼的后界。

A. 蝶骨翼突外侧板为颞下窝中的翼内肌和翼外肌提供附着点，不位于颅顶。

B. 筛骨垂直板作为鼻中隔的上半部分，位于鼻腔中，不位于颅顶。

D. 颞骨岩部分离颅中窝和颅后窝，为小脑幕提供附着点并容纳听觉和前庭蜗超微结构。

E. 额骨额嵴位于颅前窝，为小脑镰在中线处提供上固定点。它不在外侧，不能作为左、右两侧颅前窝和颅中窝的分界。

11. **A**。翼点，是介于额骨、蝶骨、颞骨、顶骨之间的 H 形缝隙，是颅顶侧壁内面脑膜中动脉沟的体表标志。

B. 垂体窝是蝶骨蝶鞍的中央部分，是颅中窝的中线结构。

C. 乙状窦沟起于颞骨乳突之后，在星点的位置。位于颅顶内壁，翼点之后。

D. 内耳道位于颞骨岩部中央，颅后窝中。

E. 筛骨鸡冠位于颅前窝底部的中央位置。

12. **E**。三叉神经上颌支经圆孔从颅中窝进入翼腭间隙。

A. 颞骨岩部为面神经和前庭蜗神经提供经由内耳道的后外侧路径，位于颅前窝和颅中窝之间。

B. 筛骨为三叉神经眼神经筛前、筛后分支提供经由眶内侧壁筛前、筛后孔的路径，为鼻腔中嗅神经提供穿经筛板的路径。

C. 枕骨为舌下神经提供经由舌下神经管的前外侧路径，舌下神经管位于颅后窝枕骨大孔的前外侧壁。

D. 下颌骨为三叉神经下颌支的下牙槽神经分支提供经由下颌孔和下颌神经管的路径。

13. **C**。口腔中硬腭的主体部分由腭骨水平板和上颌骨腭突构成。

A. 蝶骨翼突内侧板构成鼻腔后鼻孔的后外侧壁，在硬腭之上。翼钩是翼突内侧板的下前部，组成硬腭后外侧的一小部分。

B. 筛骨垂直板组成鼻中隔的上半部分，位于鼻腔内，在硬腭之上。它不接触腭骨水平板，但筛骨的后外侧部分与腭骨垂直板形成缝连接。

D. 颞骨鳞部是颅顶的外侧壁，与硬腭无关。

E. 犁骨翼部与腭骨水平板相连，位于鼻腔底部，是鼻中隔的一部分。它不位于口腔，因此不参与组成硬腭的下面。

14. **D**。颧骨与蝶骨不相融合。

A、B、C. 颧骨的上颌、额、颞突分别与上颌骨、额骨和颞骨融合。

第 3 章　头颈部血管和淋巴管

15. **A**。脑膜中动脉是上颌动脉下颌支的分支，从破裂孔入颅，供应颅顶内侧侧面和脑膜。

B. 颞深动脉是上颌动脉翼支的分支，位于颅顶外侧和颞肌之间，因此不穿经孔隙。

C. 蝶腭动脉是上颌动脉的终末支，它从翼腭间隙经蝶腭孔进入鼻腔。

D. 颈内动脉不是分支动脉，比起上颌动脉，明显粗大。颈内动脉经颞骨颈动脉管进入颅中窝。

E. 眼动脉是颈内动脉在颅中窝的分支。它从颈内动脉最前端前方发出，经视神经管进入眶壁。

16. **B**。上颌动脉的下颌支发出下牙槽动脉。下牙槽动脉经下颌孔进入下颌支，然后发出大量小分支供应下颌磨牙、前磨牙、尖牙和切牙，终末端形成颏动脉。

A. 面动脉是颈外动脉的直接分支，供应下颌体周围组织血运，但不供应下颌牙。面动脉主要供应颊、唇、鼻和前内侧眶区。

C. 舌动脉是颈外动脉的直接分支，位于下颌骨内侧但不供应下颌牙，舌动脉主要供应舌及口底。

D. 蝶腭动脉是上颌动脉翼腭支的分支，供应鼻腔后上部。上颌动脉翼腭支的其他分支是上颌后牙区及眶下区的供血动脉。上牙槽后动脉供应上颌磨牙，眶下动脉发出上牙槽中动脉供应前磨牙，发出上牙槽前动脉供应上颌切牙。

E. 颈内动脉在颅外无任何分支，主要供应大脑前 2/3 和眶后区血运。

17. **C**。椎动脉是锁骨下动脉的主要分支，与胸内动脉、甲状颈干、肩胛背动脉和（或）肋颈干伴行。椎动脉供应大脑后 1/3 和椎旁肌肉血运。

A. 颈外动脉有 8 条分支供应颈部，分别是甲状腺上动脉、面动脉、舌动脉、上颌动脉、颞浅动脉、枕动脉、耳后动脉和咽升动脉，不发出椎动脉分支。

B. 颈总动脉只有 2 条主要分支，即颈内动脉和颈外动脉。

D、E. 主动脉弓在右侧发出头臂干，还发出左侧颈总动脉和左侧锁骨下动脉。头臂干分为右侧锁骨下动脉和右侧颈总动脉。两侧锁骨下动脉分别发出椎动脉分支。

18. **D**。眼静脉提供内眦静脉和海绵窦之间的直接交通，眼静脉经眶上裂穿行眶部。

A. 翼丛可作为内眦静脉和海绵窦之间的中间交通部位。静脉血经面深静脉或眶下静脉进入翼丛，经蝶骨导静脉进入海绵窦。

B. 下颌后静脉与海绵窦之间没有直接交通，它为面静脉、上颌静脉和颞浅静脉提供交通，但血液若要进入海绵窦内，还需先进入翼丛。

C. 舌静脉与海绵窦之间没有直接交通，它汇入下颌后静脉，但是感染会引起多条血管内血液逆行进入海绵窦。

E. 头臂干是供应右侧头颈部血运的动脉。即使是头臂干静脉，收集左侧或右侧头颈部血液也不会与海绵窦直接交通。

19. **E**。甲状颈干有 4 条主要分支：甲状腺下动脉、锁骨上动脉、颈横动脉和颈升动脉。颈横动脉的深部分支（也称为肩胛背动脉）进入菱形肌深部，颈横动脉的浅支进入斜方肌深部。

A. 头臂干只位于右侧。由于其处于颈部深处，因此压迫头臂干较为困难；并且它会收集血液进入右上肢，进入右侧头颈部和右侧大脑。

B. 颈总动脉只有 2 条主要分支，即颈内动脉和颈外动脉，只供应头颈部血液。

C. 胸肩峰干供应肩部前份血液。4 条主要分支是肺支、三角肌支、肩峰支以及锁骨支。尽管它们只供应斜方肌上缘的一小部分，但不供应菱形肌，因此压迫此处不会止血。

D. 肋颈干供应第 1、2 肋骨之间的肌肉血运，位置更靠外侧而不是后方，受伤平面在此动脉的浅面。

20. **C**。大脑中动脉是颈内动脉的直接分支。

A. 颈总动脉只有 2 条主要分支，即颈内动脉和颈外动脉。

B. 颈外动脉有 8 条分支供应颈部，分别是甲状腺上动脉、面动脉、舌动脉、上颌动脉、颞浅动脉、枕动脉、耳后动脉和咽升动脉，这些分支主要位于颅外，不供应颅内结构。

D. 基底动脉由左、右椎动脉汇合而成，供应脑干和小脑血运，它最终分为 2 条大脑后动脉，供应枕叶下部。

E. 脑膜中动脉是上颌动脉在颞下窝的分支，在棘孔处入颅，供应颅骨侧面的硬脑膜血运。

21. **B**。岩窦（包括上、下两部分）汇入海绵窦。岩窦上部汇入乙状窦，下部汇入颈内静脉。

A. 直窦收集下矢状窦、后方的大脑内静脉和大脑大静脉血液进入窦汇，海绵窦和直窦之间无交通。

C. 颈外静脉收集枕静脉、下颌后静脉（经颞浅收集面部和头部侧方血液）和耳后静脉血液。海绵窦和颈外静脉之间无交通。

D. 基底静脉收集额叶下部和间脑外下部血液进入直窦。海绵窦和基底静脉之间无交通。

E. 上颌窦是气窦而不是静脉窦，它通过上颌中鼻道裂口连通鼻腔。

22. **E**。颈深淋巴结收集枕淋巴结、腮腺浅淋巴结、面淋巴结和下颌下淋巴结的淋巴液进入颈静脉角，在此处胸导管（淋巴导管）加入心血管系统。

A. 枕淋巴结收集头部后方和颈深淋巴结的淋巴液。它们主要收集耳后区域的淋巴液。

B. 面淋巴结收集头前部淋巴液进入下颌下淋巴结，然后进入颈深淋巴结，再通过胸导管（淋巴导管）进入心血管系统。

C. 项淋巴结收集颈后部和头部后下方淋巴液进入颈深淋巴结，然后通过胸导管（淋巴导管）进入心血管系统。

D. 喉气管淋巴结收集颈前呼吸系统脏器淋巴液进入颈深淋巴结，然后通过胸导管（淋巴导管）进入心血管系统。

23. **A**。颏下淋巴结接纳来自舌尖的淋巴。

B. 颊淋巴结接纳来自面部浅表的淋巴。

C. 腮腺浅淋巴结（耳前淋巴结）接纳来自颊黏膜、外耳道和外耳前的淋巴。

D. 咽后淋巴结接纳来自鼻腔、鼻窦、软腭、鼻咽和口咽的淋巴。

E. 颈前淋巴结接纳来自颈前皮肤和肌肉的淋巴。

第 4 章　头颈部神经解剖与支配

24. **A**。展神经的出颅孔是眶上裂。

B. 三叉神经上颌支的出颅孔是卵圆孔。

C. 三叉神经下颌支的出颅孔是圆孔。

D. 三叉神经上颌支的眶下神经穿经眶下孔到达面部眶下区。

E. 脑膜中动脉通过蝶骨棘孔进入颅中窝。

25. **E**。面神经支配调节镫骨运动的中耳肌肉。

A. 视神经收集视网膜的感觉信息，传入丘脑的外侧膝状体核。

B. 动眼神经支配上直肌、内直肌和下直肌，以及下斜肌、瞳孔括约肌、睫状肌和上睑提肌。

C. 前庭蜗神经负责传导耳蜗和前庭结构的听觉和平衡信息，它不支配肌肉。

D. 三叉神经支配鼓膜张肌，是附着于锤骨的内耳肌肉，是来源于第 1 咽弓的结构。鼓膜张肌收缩，抑制声音。

26. **B**。滑车神经支配上斜肌。

A. 眼外直肌由展神经支配。

C. 眼轮匝肌由面神经支配。

D. 头外侧直肌由 C_1 神经前支支配。

E. 瞳孔开大肌由睫状短神经和睫状长神经中的交感根和交感部分支配。

27. **A**。迷走神经在颈静脉孔处出颅后窝。

B. 内耳道是颅后窝向面神经、前庭蜗神经和迷路动脉开放的通道。

C. 枕骨髁管是导静脉出颅后窝连接乙状窦流向枕静脉的结构。

D. 枕骨大孔是椎动脉、副神经的脊神经纤维、脑干延髓以及脑膜进入颅后窝的入口。

E. 破裂孔在活体常被软骨关闭，上方由颈内动脉、下方由咽鼓管穿过。唯一穿过破裂孔的颈上神经节控制颈内动脉舒缩。

28. **C**。舌骨舌肌的支配神经是舌下神经，舌下神经还支配颏舌肌和茎突舌骨肌以及所有的舌固有肌。

A. 颈襻来源于 $C_{1\sim3}$ 脊神经的前支，支配胸骨舌骨肌、胸骨甲状肌及肩胛舌骨肌。

B. 面神经支配内耳的镫骨肌、茎突舌骨肌、二腹肌后腹及面部表情肌。

D. 下颌舌骨肌神经是三叉神经下颌支的一条分支，支配二腹肌前腹和下颌舌骨肌。

E. 喉返神经是迷走神经的分支，控制喉部的固有肌群，但环甲肌除外。

29. **D**。节前副交感神经纤维经鼓室神经进入腮腺，随后是岩小神经，两者都是舌咽神经的分支，进入耳神经节。节后纤维沿耳颞神经进入腺体。

A. 鼓索是面神经的分支，传导支配下颌下腺的节前副交感神经信号，然后进入舌下腺和下颌下腺，并且也传导舌前2/3的味觉信息。

B. 岩大神经是面神经的分支，传导节前副交感神经信号至翼腭神经节。视神经的分支传导节后副交感神经纤维至泪腺以及鼻腔、腭部、鼻咽内的小腺体。

C. 岩深神经起源于颈内动脉神经丛，传导节后交感神经，通过嗅神经和视神经分支支配泪腺以及鼻腔、腭部、鼻咽内的小腺体。

E. 舌神经是三叉神经的下颌支分支，传导节前和节后副交感神经信息，支配下颌下腺和舌下腺；同时传导舌前2/3的味觉信息至鼓索，并传导舌前部的一般感觉信息至三叉神经。

30. **B**。C_8 神经从 C_7 下出椎管。

A. C_7 神经从 C_7 上出椎管。

C、D. 没有 C_8 神经。

31. **C**。$C_{3\sim4}$ 向右侧突出会导致 C_4 神经受压，表现为右肩部顶端 C_4 处皮肤感觉改变。

A. $C_{1\sim2}$ 椎间孔内的骨赘一般会压迫 C_2，引起头后部皮肤刺痛和麻木。

B. 腋神经压迫会表现为患者主诉手臂不能外展，盂肱关节不能运动。该神经压迫常表现在臂上外侧皮肤，而不是肩峰处。

D. 脾的牵涉性痛可沿 $C_{3\sim5}$ 处的膈神经传导，但常会表现为深在疼痛、跳痛以及烧灼痛，而不是左肩上方刺痛或麻木。

E. C_6 脊神经撕脱常导致患者无法移动或感觉他的手掌（拇指）区域。

32. **D**。延髓来源于胚胎脑脊髓，是后脑的尾端。

A. 大脑脚是皮质脊髓、皮质脑桥、皮质延髓管的通道，是脑脊髓的一部分，是脑发育过程中重要的原始结构之一。

B. 丘脑是大多数皮质下区域皮质输入信号的中继核，也是间脑的一部分。间脑包含丘脑结构，包括下丘脑、上丘脑、丘脑底部和丘脑核。

C. 脑桥是皮质脑桥小脑系管的突出和十字交叉点，是后脑的一部分，最初发育来源于后脑的喙端。

E. 顶盖由上丘和下丘组成，与视觉捕捉和听觉有关，最初发育来源于中脑或后脑的一部分。

33. **E**。中央沟在同侧将自主运动皮质与躯体感觉皮质分开。

A. 距状沟与大脑镰相近，将枕叶分为上、下两叶，是原始视皮质的部位，与运动皮质无关。

B. 顶枕沟将顶叶和枕叶分开，与运动皮质无关。

C. 大脑外侧沟将额叶自主运动皮质和顶叶躯体感觉皮质与颞叶分开，颞叶是原始听皮质和边缘系统的记忆信息储存部位。

D. 纵裂将左、右大脑半球分开。

34. **A**。中脑水管可被脑室脉络丛阻断，导致非交通性脑积水。在第3和第4脑室之间无其他流动脑脊液途径。

B. 阻断脑桥脊髓池中脑脊液的流动不会引起脑积水。脑脊液可以有许多其他途径流动至蛛网膜粒。如脑脊液可以从脑桥延髓池进入小脑延髓池，然后经小脑蚓部进入周围，最后到达蛛网膜粒。

C. 阻断小脑延髓池中脑脊液的流动不会引起脑积水。脑脊液可以由许多其他途径流动至蛛网膜粒。如脑脊液可以从小脑延髓池进入脑桥脊髓池，然后是脚间池和交叉（基底）池，最终到达蛛网膜粒。

D. 窦汇是充满缺乏氧气的静脉血的硬脑膜静脉窦结构，阻断该血液流动途径不会引起脑积水。

E. 蛛网膜粒将脑脊液引流至静脉窦系统。在此处阻滞脑脊液流动会引起脑脊液回流，从而导致非交通性脑积水，然而所有的脑脊液内流通道仍然保持畅通无阻。

第5章　面部和头皮

35. **C**。口轮匝肌可作为口腔括约肌。

A. 笑肌收缩口角，在笑的时候拉口角向后。

B. 降下唇肌拉下唇向下。

D. 提口角肌在微笑时提拉口角，增加鼻唇沟深度。

E. 眼轮匝肌眶部括约肌可以主动关闭眼睑，眼睑闭眼是非主动运动。

36. **C**。耳后肌由耳后神经支配，耳后神经在进入腮腺前从面神经分出。

A. 颈阔肌由面神经颈支支配。

B. 颧大肌由面神经颧支支配。

D、E. 笑肌和颊肌由面神经颊支支配。

37. **B**。颊肌附着于上、下颌牙槽突。

A. 降口角肌附着于下颌骨外斜线和口角处皮肤。

C. 提上唇肌附着于上颌骨额突和眶下缘，以及上唇皮肤。

D. 颧小肌附着于颧骨和上唇。

E. 颏肌附着于下唇系带和颏部皮肤。

38. **D**。头皮感染最容易在疏松结缔组织层扩散。

A ～ C、E. 头皮感染很少在其他 4 层扩散。

39. **A**。眶上动脉是眼动脉的终末分支，眼动脉起于颈内动脉。

B. 面动脉是颈外动脉的分支。

C. 鼻外侧动脉是面动脉的分支，面动脉是颈外动脉的分支。

D. 颞浅动脉是颈外动脉的分支。

E. 面横动脉是颞浅动脉的分支，颞浅动脉是颈外动脉的分支。

40. **D**。支配枕部皮肤的神经是枕大神经。

A. 上颌神经支配面中部感觉。

B. 颈横神经支配颈前部感觉。

C. 耳大神经支配颈外侧和耳垂感觉。

E. 面神经支配面部表情肌、二腹肌后腹运动，不传导感觉信息。

41. **D**。面静脉与下颌后静脉前支形成面总静脉。

A. 内眦静脉流向面静脉。

B. 颈前静脉收集颈部表浅血液，流向颈外静脉的末端或锁骨上静脉。

C. 颈外静脉由上颌后静脉的后支和耳后静脉汇合而成，流向锁骨上静脉。

E. 面深静脉连通面静脉和翼丛。

42. **E**。眶下神经（三叉神经上颌支分支）收集来源于上唇的感觉信息。

A. 上牙槽前神经（眶下神经分支）收集上颌切牙和尖牙的感觉信息。

B. 面神经颊支负责面部部分表情肌运动。

C. 颏神经（三叉神经上颌支分支）收集下唇和颏部的感觉信息。

D. 眶上神经（三叉神经眼支分支）收集上睑和前额部皮肤的感觉信息。

第 6 章　颞部、颞下窝和翼腭窝

43. **D**。翼外肌的后附着是翼肌窝、下颌骨髁突和颞下颌关节（关节盘）。

A. 翼内肌的下附着是下颌骨内侧的翼肌粗隆。

B. 颞肌的下附着是下颌骨冠状突。

C. 咬肌的上附着是颧骨和颞骨颧突组成的颧弓。

E. 颞肌的上附着是额部、颞部及顶骨的下颞线。

44. **B**。下颌骨重量主要由蝶下颌韧带支撑。

A. 下颌舌骨肌位于下颌骨下方，附着于舌骨上；在正常解剖位置，它不支撑下颌骨重量。

C. 二腹肌位于下颌骨下方，后腹附着于颞骨乳突的乳突凹。只有在下颌骨错位严重、其他肌肉受损的情况下，二腹肌才支撑下颌骨重量。

D. 翼棘韧带位于蝶骨翼突内侧板和蝶锥之间。此韧带（如果存在的话）跨过下颌切迹，但不附着于下颌骨，因此不支撑下颌骨。

E. 颊肌附着于上、下颌牙槽突之间，它的主要功能是给颊部施压，使其抵于牙上，防止口腔内食物集聚。它的肌肉纤维是前后向走行，不起抵抗下颌骨重量的作用。

45. **C**。颞肌位于额骨、颞骨及顶骨的下颞线与下颌骨冠状突之间，部分肌肉位于颞下颌关节之后，是使下颌骨后退的主要咀嚼肌。

A. 咬肌位于颧弓和咬肌粗隆之间，整个肌肉处于颞下颌关节之前。主要作用是提升下颌骨，并且辅助下颌骨前伸、侧方运动和部分后退运动（深头）。

B. 翼内肌垂直位于颞下窝中，介于翼突外侧板内侧和下颌支内侧之间，颞下颌关节之前，主要作用是提升下颌骨。

D. 翼外肌水平位于颞下窝中，介于翼突外侧板外侧和下颌骨颈部及翼窝之间，颞下颌关节之前，主要作用是前伸下颌骨或辅助侧方咀嚼运动。

E. 下颌舌骨肌位于口底，介于下颌舌骨肌线、舌骨体和下颌舌骨缝之间，颞下颌关节之前，起拉紧口底和前伸舌骨的作用。

46. **A**。翼外肌的作用是前伸下颌骨和侧方咀嚼。

B. 拉紧软腭由腭帆张肌和腭帆提肌完成。

C. 压迫蝶骨是不可能的。

D. 提升舌骨由舌骨上肌群完成，二腹肌、下颌舌骨肌、颏舌骨肌和茎突舌骨肌共同参与。

E. 后退下颌骨主要由颞肌完成，咬肌起辅助作用。

47. **B**。蝶下颌韧带位于颞骨基部和下颌小舌之间。它支持下颌骨重量，帮助防止下颌骨过度前伸。

A. 咬肌的上附着是颧骨和颞骨颧突组成的颧弓，下附着是下颌骨咬肌粗隆。

C. 颞肌的上附着是额部、颞部及顶骨的下颞线，下附着是下颌骨冠状突。

D. 茎突下颌韧带位于颞骨茎突和下颌角之间，尽管可以防止下颌骨过度前伸，但它不附着于下颌小舌。

E. 咽鼓管有骨性和软骨结构。骨性结构由颞骨岩部支持。软骨结构不是由鼻咽腔中的骨性结构支持，而是为部分软腭肌肉提供附着点。

48. **B**。颊长神经（下颌神经分支）从翼外肌上、下两头之间穿出。

A、B. 下牙槽神经和舌神经位于翼内肌和翼外肌之间。

C. 颞深神经从翼外肌上头的上方穿出。

49. **B**。鼓室下动脉是咽升动脉的分支。

A、C. 脑膜中动脉和耳深动脉都是上颌动脉第 1 段（下颌骨或骨内段）的分支。

D、E. 腭降动脉和翼管动脉是上颌动脉第 3 段（翼腭段）的分支。

50. **B**。耳颞神经与颞深后神经、咬肌神经一起支配 TMJ 的感觉。
A. 下牙槽神经负责下颌牙、牙龈、黏膜、颏部以及下唇的感觉。
C. 舌神经负责舌、口底、下颌舌侧牙龈的感觉。
D. 翼外肌神经支配翼外肌的运动。
E. 颊长神经负责颊侧黏膜、上颌磨牙颊侧黏膜以及牙龈的感觉。

51. **E**。翼上颌裂连接翼腭窝与颞下窝，上颌动脉和上牙槽后神经血管束穿经该裂隙。
A. 腭大管连接翼腭窝和口腔（下方）。
B、D. 翼管和圆孔连接翼腭窝和颅中窝（后方）。
C. 蝶腭孔连接翼腭窝和鼻腔（内侧）。

52. **C**。岩大神经是面神经的分支，传导节前副交感神经信息至翼腭神经节突触。在到达该神经节之前，它与颞深神经一起形成翼管神经。
A. 上颌神经包含感觉神经纤维。上颌神经的分支传导包括翼腭神经节的节后副交感神经纤维。
B. 鼓索是面神经的分支，传导节后副交感神经信息至下颌下神经节的突触。
D. 岩小神经是舌咽神经的分支，传导节后副交感神经信息至耳神经节的突触。
E. 岩深神经包含突触后交感神经纤维，与岩大神经一起形成翼管神经。

53. **A**。蝶骨大翼是翼腭窝的上界。
B. 上颌骨后面是翼腭窝的前壁。
C. 腭骨垂直板是翼腭窝的内壁。
D、E. 颞骨和犁骨不参与形成翼腭窝。

第 7 章　鼻和鼻腔

54. **A**。腭骨构成骨性鼻腔的下外侧后壁和底壁，将鼻腔与口腔分离，位于软腭之前。
B. 颧骨构成颊部和上颌窦外侧壁，位于眶下。其位置过于偏外，不参与构成鼻腔。
C. 下颌骨构成下颌和口腔侧壁。尽管下颌骨是中线骨，但它过于靠下而不参与形成鼻腔。
D. 颅顶骨构成脑颅后外侧壁，支持大脑。左、右两侧颅顶骨中线汇合形成矢状缝，与鼻腔无关。
E. 枕骨构成鼻咽的骨性顶部，但不参与形成鼻腔。

55. **B**。鼻腔的中鼻道位于下鼻甲之上，允许上颌窦（通过半月裂孔）、筛窦前部和中部与额窦交通。
A. 鼻腔的下鼻道位于下鼻甲的下外侧，允许鼻泪管自眶引流。
C. 鼻腔的上鼻道允许筛窦后群引流。
D. 鼻咽部位于鼻腔后部，允许咽鼓管自中耳引流。
E. 蝶筛隐窝位于上鼻甲上方，允许蝶窦向鼻腔最上部引流。

56. **C**。蝶腭动脉发出后隔支与鼻中隔前动脉在 Kiesselbach 区吻合。它是上颌动脉的一条大分支，可在颞下窝内发现。
A. 上牙槽后动脉供应上颌磨牙，但位于上颌骨外侧面，是上颌动脉在上颌骨中的分支，不与鼻中隔前动脉吻合。
B. 脑膜中动脉供应颅腔内的外侧硬脑膜，也是上颌动脉的分支，但不供应脏颅。
D. 咽升动脉是颈外动脉的分支，供应咽外侧部并向上到达鼻咽部。它不进入鼻腔，也不与鼻中隔前动脉吻合。
E. 岩鼓（鼓室前）动脉也是上颌动脉的分支，供应中耳前部。与来自耳后动脉的鼓室后动脉以及来自颈内动脉的翼管动脉吻合。

57. **D**。鼻腭神经是上颌神经的分支，支配鼻中隔后份，包括犁骨。
A. 嗅觉神经穿过筛骨垂直板，在鼻腔顶部支配嗅觉上皮感觉。
B. 筛前神经是视神经的分支，支配鼻腔前内侧和外侧壁，包括下鼻甲的前部。
C. 腭大神经是上颌神经的分支，支配口腔硬腭，从后外侧进入，行向前内。
E. 上牙槽后神经是上颌神经的分支，支配上颌骨中的上颌磨牙。其走行过于偏外，不可能到达鼻腔。

58. **E**。上颌窦位于上颌磨牙上方，磨牙拔除并发症可引起上述问题。
A. 额窦位于眶上方及左、右眶之间，与牙无关。
B. 筛窦位于眶上方及左、右眶之间，与牙无关。
C. 乳突气房位于中耳后下，尽管与颞下颌关节邻近，但与上颌磨牙无关。
D. 蝶窦在颅骨中线处位于筛窦后方，磨牙与中线骨无关。

59. **D**。蝶窦将鼻腔与垂体窝分开，这条路径提供了切除垂体瘤的最直接入路。
A. 额窦将鼻腔与颅顶分离，但仅通达大脑半球额叶。垂体位于蝶骨垂体窝中，在额窦很后方。
B. 筛窦将鼻腔与眶部以及颅前窝分离。进入该间隙需要通过视神经管或眶上裂进入颅穹窿。
C. 乳突气房通过鼻咽和咽鼓管与鼻腔相通，提供从内耳或外耳进入颅后窝的途径，但其整个位于颞骨内。
E. 上颌窦将鼻腔与下方的口腔和上方的眶部分离。这些腔隙都不提供直接进入垂体的途径。

第 8 章　口腔和咽

60. **C**。二腹肌后腹由面神经的小肌支支配，该段是由面神经经茎乳孔出颅而未进入腮腺形成腮腺神经丛之前发出的分支。

A. 下颌舌骨肌由三叉神经下颌神经分出的下颌舌骨肌神经支配。

B. 舌骨舌肌由舌下神经的小肌支支配。

D. 颏舌骨肌由 C_1 神经前支的小部分神经纤维支配，它横过颈侧方，加入舌下神经。在接近下颌舌骨肌后界时，由舌下神经发出。

E. 茎突咽肌不是真正的舌骨上肌肉，而且它由舌咽神经的一条小肌支支配。该支在舌咽神经靠近咽下缩肌上界时由舌咽神经发出。

61. **E**。腹后内侧核接收头颈部的躯体感觉和特殊本体感觉信号。传入信号系沿三叉丘脑束（中央被盖：味觉）、脊髓丘脑束（疼痛、温度觉）和内侧丘系（面部）传出，进入中央后回。

A. 丘脑腹前核接收苍白球和小脑深部核团的传入信号，传出至大脑半球的中央前回。它是运动中继核，与味觉无关。

B. 丘脑外侧背核与记忆信息密切相关，接收海马区信息传入，传导至大脑半球的扣带回。

C. 丘脑枕核接收联合皮质区颞叶、顶叶以及枕叶的传入信息，传出到相同的联合皮质。它是皮质内中继核，部分因为胼胝体压部的端脑皮质连接而退化。

D. 内侧膝状体核处理听觉信息，作为脑干与后上颞回中初级听觉皮质的中继站。大多数传入信号来源于下丘脑、外侧丘系或上橄榄核，传出信号经内囊后肢的声辐射至颞叶。

62. **A**。腭帆张肌与软骨咽鼓管前外侧和腭腱膜通过翼钩相连。它使软腭变平，咽鼓管开放。

B. 腭舌肌与腭腱膜和舌背外侧（固有肌）相连。它抬高舌体，下降软腭，不与咽鼓管相连。

C. 腭咽肌与腭腱膜、咽侧部和甲状软骨相连。它提升咽部，下降软腭，也不与咽鼓管相连。

D. 鼓膜张肌在颞骨岩部与咽鼓管相连。它从后外侧附着于锤骨，可使鼓膜紧张，降低声音传导，与软腭无关。

E. 咽上缩肌有大量附着点，包括骨性和纤维性附着，但不包括软骨性附着。它起于翼钩、下颌舌骨肌线（骨性）、翼下颌缝和舌外侧（纤维性）。附着于枕骨基底部的咽结节处，与软腭无关。

63. **B**。舌扁桃体位于舌根背部，与喉部会厌密切相关。该中线扁桃体组成了咽淋巴环的下半部。

A. 咽鼓管扁桃体与鼻咽部咽鼓管密切相关。位于该间隙的后外侧，与位于中线的会厌无关。

C. 咽扁桃体是位于左、右鼻咽部咽鼓管之间的中线结构，邻近左、右咽鼓管扁桃体，组成咽淋巴环的上半部，但与会厌无关。

D. 腭扁桃体位于口咽部腭舌弓（前）和腭咽弓（后）之间。这两个位于侧方的淋巴结构与舌外侧密切相关，但与会厌无关。

E. 腺样体是鼻咽部咽扁桃体的另一种叫法，是咽淋巴环的最上部。

64. **D**。牙本质构成牙体的大部分，位于牙釉质和牙骨质深层，包绕牙髓。

A. 牙周韧带连接牙骨质和牙槽骨。

B. 牙骨质包绕牙根。牙本质和牙釉质在釉－牙骨质交界处相汇，该部位是牙颈缘。

C. 牙髓位于牙中央的髓腔内，被牙釉质、牙骨质和牙本质包绕。

E. 牙根埋于上、下颌牙槽骨内。

65. **D**。第一恒牙在 6 ～ 8 岁萌出，俗称“六龄牙”。

A. 尖牙在 9 ～ 14 岁萌出。

B. 第一前磨牙在 9 ～ 13 岁萌出。

C. 第二前磨牙在 11 ～ 14 岁萌出。

E. 第二磨牙在 10 ～ 14 岁萌出。

66. **E**。下颌下神经节发出支配下颌下腺和舌下腺的节后副交感神经纤维。

A. 颈上神经节发出支配头部的节后交感神经纤维。

B. 翼腭神经节发出支配腭、鼻黏膜和泪腺的节后副交感神经纤维。

C. 睫状神经节发出支配眼的节后副交感神经纤维。

D. 耳神经节发出支配腮腺的节后副交感神经纤维。

67. **B**。腮腺是浆液性腺体。

A、C. 腮腺不产生黏液性液体。下颌下腺产生黏液性和浆液性液体。舌下腺是以黏液性腺泡为主的混合性分泌腺。

68. **A**。上、下颌磨牙的感染会扩散到咽旁间隙，还可以扩散到颊间隙、下颌下间隙、舌下间隙或咬肌间隙。

B. 上颌尖牙感染会扩散到眶下间隙。

C. 下颌前磨牙感染会扩散到颊间隙和舌下间隙。

D. 下颌尖牙和下颌切牙感染会扩散到颏下间隙。

69. **B**。下颌下间隙位于下颌舌骨肌线以下，舌骨以上，下颌舌骨肌下外侧，浅筋膜和皮肤内侧。

A. 舌下间隙位于口底黏膜以下，下颌舌骨肌以上，舌外侧，下颌骨内侧。

C. 咬肌间隙位于茎突下颌韧带之前，颈襻内侧，颞下间隙下方，是颞肌的起点。

D. 扁桃体间隙位于腭舌肌之后，腭咽肌之前，口咽黏膜外侧，咽颅底筋膜内侧。

E. 腮腺间隙位于茎突下颌韧带和下颌支后方，胸锁乳突肌前方，茎突及茎突附着肌外侧，皮肤内侧。

70. **C**。喉内神经和喉上动脉穿过第 3 咽间隙，位于咽中缩肌和咽下缩肌之间。

A. 咽鼓室管和腭帆提肌穿过第 1 咽间隙，在咽上缩肌之上。

B. 腭帆张肌不通过咽间隙。

D. 喉返神经和喉下动脉穿过第 4 咽间隙，位于咽下缩肌下方。

E. 舌咽神经和茎突咽肌穿过咽上缩肌和咽中缩肌之间的第 2 咽间隙。

第 9 章 眶和眼

71. **D**。眼动脉经过视神经管供应眶，是颈内动脉进入颅中窝后的分支。

A. 脑膜中动脉是上颌动脉下颌段的上分支，经蝶骨棘孔入颅，供应内颅穹窿的外侧部。

B. 颞深动脉位于颅外，走行于颅顶外侧和颞肌之间，是上颌动脉翼段（第 2 段、肌段）的分支，不穿经孔隙。

C. 蝶腭动脉是上颌动脉的前内侧终末支，在翼上颌裂入颅，并到达鼻腔后外侧。它穿经蝶腭孔内侧进入鼻腔。

72. **E**。上斜肌由滑车神经支配。该肌肉位于眶内壁上方，穿过小的筋膜轮（pulley）后附着于眼球上份。

A. 二腹肌前腹由下颌舌骨肌神经支配。该神经是三叉神经上颌神经的分支，位于舌骨上区，而不是眶部。

B. 眼外直肌由展神经支配。位于眼球外侧，骨性眶壁内。

C. 下斜肌由动眼神经下支支配。位于眼球下方，骨性眶壁内。

D. 头外侧直肌由 C_1 脊神经的前升支支配。位于椎旁间隙，颅骨下方，枕骨和 C_1 之间。

73. **A**。动眼神经的上、下支穿经眶上裂。此外，三叉神经眼神经的所有分支、滑车神经、展神经以及眼上静脉也穿过眶上裂。

B. 卵圆孔是三叉神经下颌支的出颅点。

C. 圆孔是三叉神经上颌支的出颅点。

D. 眶下孔中穿行三叉神经上颌支最大的分支——眶下神经，到达上颌骨表面。

E. 脑膜中动脉经蝶骨棘孔进入颅中窝。

74. **B**。双极细胞位于内核层，是感光细胞和视网膜神经节细胞之间的中间神经元（感觉）细胞。

A. 水平细胞位于内核层的外面，连接感光细胞，传播或收集视觉信号。不与视网膜神经节细胞相连。

C. 无长突细胞位于内核层的内面，连接双极细胞和视网膜神经节细胞，启动视觉信号处理过程，不与感光细胞相连。

D. Purkinje 细胞位于小脑皮质层，是连接小脑皮质和小脑深核之间的传出神经元细胞，与视网膜无关。

E. Müller 细胞位于内核层，是视网膜主要的神经胶质支持细胞，尽管它的细胞体位于该层，其周围突和中央突构成内界膜和外界膜。与感光细胞和视网膜神经节细胞都不相关。

75. **C**。视交叉是来自两眼的鼻侧视网膜信息经交叉后到达对侧的部位。位于垂体的前上部，此处病变会产生视野狭窄，也与垂体相关问题如体重增加、月经周期改变等相关。

A. 视神经将一侧眼球视觉信息传递至双侧外侧膝状体核。此处病变会引起视力问题，如单眼失明、眼外肌麻痹和眼干等。不会引起体重增加、月经周期改变。

B. 视束将双眼的视觉信息从一侧视野传递至同侧外侧膝状体核。此处病变会出现左眼或右眼失明（对侧同向性偏盲），不会引起体重增加、月经周期改变。

D. 视辐射位于内囊后肢，将外侧膝状体核的信息传递至初级视觉皮质（枕叶距状沟）。此处病变会引起变异的偏盲（对侧同向性象限盲），不会引起体重增加、月经周期改变。

E. 脑胼胝体压部连接左（右）顶叶后份、颞叶后份和枕叶，支持两侧半球皮质信息交流。此处病变会引起视觉、听觉、记忆、躯体感觉障碍。不会引起体重增加、月经周期改变。

第 10 章 耳

76. **B**。颞浅动脉发出耳前动脉分支，供应外耳前份血运。

A. 面横动脉先向前，然后向颧弓下走行，供应面深部肌肉和颊部外侧。不向耳后走行。

C. 蝶腭动脉是上颌动脉的终末支，供应鼻腔内、外侧。不向耳后走行。

D. 颈内动脉通过颞骨的颈动脉管由下方进入颅中窝，供应大脑前份，没有分支供应外耳。

E. 枕动脉是颈外动脉的后分支，位于胸锁乳突肌深面，供应颈后皮肤和枕部肌肉。

77. **B**。穿行中耳的味觉纤维是面神经的分支——鼓索支，位于锤骨颈和鼓膜的内侧。

A. 三叉神经仅包含来自面神经的味觉传导纤维，携带味觉纤维的是舌神经，鼓索在接近口腔时由后方加入。

C. 前庭蜗神经不携带味觉纤维。它传递其他特殊躯体感觉信息至耳蜗和前庭器官，这些结构止于内耳而不进入中耳腔。

D. 舌咽神经携带味觉纤维，但仅位于咽支中，加入主干后经颈静脉孔入颅。鼓室神经是舌咽神经的分支，横过中耳气腔，但仅传递来自中耳的一般躯体传入信号（痛觉、触觉和本体觉）和内脏运动信号至耳神经节，刺激腮腺分泌。

E. 迷走神经不传递舌根、会厌和咽部的味觉信息，它通过咽支加入神经主干，经颈静脉孔入颅。

78. **C**。中耳镫骨上有一踏板，嵌入中耳腔内壁的卵圆窗，用来传递声波，经鼓膜识别后进入内耳。

A. 锤骨通过其柄附着于鼓膜，尽管其位于中耳腔，但它不附着于内壁或内耳。

B. 豌豆骨是位于腕关节前内近中的腕骨，与尺骨头相邻。它不位于颞骨的中耳区。

D. 舟骨支持距骨的内侧面并将压力传导至足部的 3 块楔状骨，它不位于中耳。

E. 砧骨支撑于锤骨和镫骨之间（经中耳的其他韧带），它不附着于内壁或内耳。

79. **D**。内耳道为前庭蜗神经提供了出颅后窝进入内耳的通道，内耳道中还走行面神经和迷路动脉。

A. 岩大神经管裂孔为岩大神经（面神经分支）和岩浅动脉提供了出颞骨岩部的通道，然后岩大神经经破裂孔进入颅中窝。

B. 外耳道提供了声波入颅到达鼓膜的通道，位于颞骨内。不提供进入颅后窝的通道。

C. 乳突管提供了迷走神经耳支从下方进入外耳道的通道。不提供进入颅后窝的通道。

E. 茎乳孔为面神经和茎乳动脉在颅骨下面提供出颞骨岩部的通道。

80. **E**。左后半规管与头的中轴（后前方向）呈 45°，与右前半规管处于同一平面。

A. 右后半规管与头的中轴（后前方向）呈 45°，与左前半规管处于同一平面。

B. 右外半规管与头的水平轴呈 30°，与左外半规管处于同一平面。

C. 左前半规管与头的中轴（后前方向）呈 45°，与右后半规管处于同一平面。

D. 左外半规管与头的水平轴呈 30°，与右外半规管处于同一平面。

81. **A**。基底膜在耳蜗轴和螺旋韧带之间伸展，因此位于内淋巴和外淋巴之间，生理上为耳蜗毛细胞提供支持。

B. 螺旋韧带位于耳蜗管血管纹下方，支持分泌纹，但不与耳蜗毛细胞连接，也不与外淋巴接触。

C. 前庭膜在耳蜗和螺旋韧带之间伸展，将内淋巴和外淋巴隔开，但它不是耳蜗毛细胞的支持结构，也与声音识别无关。

D. 盖膜覆盖（支持）耳蜗管毛细胞的静纤毛，完全位于耳蜗管中，不参与分隔内淋巴和外淋巴。

E. 蜗孔是位于前庭阶和鼓阶之间的淋巴旁通路，不参与分隔内淋巴和外淋巴，与毛细胞无关。

82. **C**。螺旋神经节含细胞体，其周围突与内毛细胞协调作用，中央突是耳蜗核主要的突触传入结构。没有其传入，声音无法被感知，也无法定位。

A. 前庭核是运动过程中感知头部直线加速和角加速变化的重要结构，与头部静止时声音定位无关。

B. 鼓膜张肌收缩改变鼓膜张力，虽可用来增加或降低声音的感知，但不参与声音定位。

D. 外侧膝状体核是视束的突触靶之一，专门处理视觉信息，与声音定位无关。

E. 内侧丘系是连接后柱核（薄核与楔束核）与丘脑腹后内侧核和腹后外侧核之间的中脑被盖通路，与触觉感知、本体感受有关，与声音定位无关。

第 11 章 颈部骨、韧带和肌肉

83. **B**。颏舌骨肌拉舌骨向前，由来自舌下神经的 C_1 脊神经前支支配。

A. 下颌舌骨肌拉舌骨向前，由下颌舌骨肌神经支配，属于三叉神经下颌神经的分支。

C. 茎突舌骨肌提升舌骨，并帮助向后运动，由面神经支配。

D. 肩胛舌骨肌下拉舌骨并将其固定，由颈襻支配；颈襻由 $C_{1\sim3}$ 神经前支组成，支配颈前大部分舌骨下肌群。

E. 胸骨舌骨肌下拉舌骨并将其固定，由 $C_{1\sim3}$ 神经前支组成的颈襻支配。

84. **E**。胸锁乳突肌使头部转向对侧。

A、B. 头后大直肌和头最长肌使头部伸展并使头转向同侧。

C. 头外侧直肌使头部在寰枕关节向前外弯曲并转向同侧。

D. 头夹肌伸长颈椎和头部，使头部弯曲转向同侧。

85. **A**。颈夹肌起自 $T_{3\sim6}$ 的棘突（附着于其近中）。

B. 提肋长肌起自 C_7 ～ T_{11} 的横突（附着于其下方）。

C. 上后锯肌近端附着于项韧带和 C_7 ～ T_3（附着于其近中）。不向下延伸至 T_6。

D. 胸髂肋肌起于髂嵴、骶骨、胸腰筋膜和下部肋骨（附着于其近中）。

E. 颈长肌在椎前间隙起自 $T_{1\sim3}$ 的前面（附着于其下方）。

86. **C**。舌骨上肌群的颏舌骨肌由 C_1 神经的前支支配。

A. 下颌舌骨肌神经（三叉神经下颌支的分支）支配舌骨上肌群的下颌舌骨肌和二腹肌前腹，不支配下颌舌骨肌深层的肌肉。

B. 面神经支配面部表情肌、二腹肌后腹、茎突舌骨肌和镫骨肌。面神经的下颌缘支和颈支不支配面部深层肌肉。

D. 下牙槽神经是感觉神经，行经下颌体至颏孔，传导下颌牙及颏部的感觉信息，不支配任何肌肉。

E. 舌下神经支配舌内肌以及大部分舌外肌（颏舌肌、舌骨舌肌、茎突舌肌，不包括腭舌肌），其携带 C_1 脊神经的前（腹）支到达颏舌骨肌，但不支配任何舌骨上肌群。

87. **C**。翼状韧带连接 C_2 齿突与枕骨结节的内侧。

A. 后寰枕膜将寰枕（C_1）附着在枕骨上。

B. 后纵韧带从椎体后方延伸，与盖膜相连，盖膜将 C_2 体与枕骨大孔前缘相连。

D. 寰椎横韧带是十字韧带的一部分，支撑齿突 (C_2) 与寰椎前弓（C_1）。

E. 项韧带是棘上韧带的延续，从颈椎棘突延伸至枕骨。

88. **D**。C_7 椎体有横孔，用于椎静脉通过。椎动脉通常在 C_6 处进入椎间横孔。

A、B、C、E. 椎动脉在进入枕骨大孔之前，穿过 C_6 至 C_1 的椎间横孔。

第 12 章 颈部神经血管局部解剖

89. **A**。会厌谷是位于舌及会厌之间，允许喂养婴幼儿的同时经鼻腔进行呼吸的间隙，位于梨状隐窝至咽喉和食管通道的最上端。

C. 声门裂是左、右两侧声韧带和声带之间的裂隙，是位于会厌后下方的中线结构。

D. 盲孔是舌前和舌后分界线之间的小凹陷，是甲状舌管胚胎发育的残留，位于中线，轮廓乳头之后。

E. 扁桃体窝被腭扁桃体占据，位于腭舌弓和腭咽弓之间，会厌之前，舌外侧。

90. **B**。中斜角肌在锁骨下动脉沟的后方附着于第 1 肋骨（附着于其远中）。

A. 肩胛骨的上内角是提肩胛肌的远中附着，其外侧是肩胛舌骨肌的近中附着。中斜角肌不与肩胛骨相连。

C. 第 2 肋骨为后斜角肌提供远中附着，与中斜角肌共享部分近中附着，但肌肉纤维走行方向略有不同，中斜角肌不与第 2 肋骨相连。

D. 枕骨基骨为多块椎前肌提供远中附着，包括头长肌、头前直肌、头外侧直肌和咽上缩肌。尽管部分肌肉和中斜角肌共享近中附着，但肌肉走行方向完全不同，中斜角肌不与颅底相连。

E. 胸骨柄为胸锁乳突肌和胸大肌的近中附着，尽管胸锁乳突肌和中斜角肌很接近而且走行方向一致，但其功能不同。中斜角肌不附着于胸骨柄。

91. **D**。枕三角为显露副神经的最好入路。副神经在肩胛提肌的表面走行，在颈后三角穿过胸锁乳突肌和斜方肌。枕三角内还包括一些锁骨上神经和颈部枕神经纤维。

A. 下颌下三角包括舌下神经（C_1 神经前支的分支）和三叉神经下颌神经分支。下颌下三角太靠前，不能提供显露副神经的入路。

B. 肌三角包括迷走神经喉支和颈襻（由 $C_{1\sim3}$ 的前支组成）的大部分。肌三角位置靠前，不能提供显露副神经的入路。

C. 颈动脉三角恰位于胸锁乳突肌中份之前，在该三角内，颈襻和迷走神经是最重要的结构。舌咽神经的颈动脉分支也位于该区域，但通常细小。

E. 肩锁三角位于颈后，没有重要的神经结构。在该三角深部可显露臂丛，但没有副神经。

92. **C**。迷走神经位于颈动脉鞘内，与颈总动脉、颈内动脉和颈内静脉伴行。

A. 面神经及其分支位于面部大部分区域。面神经颈支走行于颈动脉鞘表面的颈阔肌，没有分支靠近颈动脉鞘。

B、D、E. 舌咽神经、副神经、舌下神经从颈动脉鞘最上份的前下方垂直穿行。舌咽神经参与形成咽丛，并有分支支配茎突咽肌和颈动脉体。副神经支配胸锁乳突肌和斜方肌，舌下神经支配舌内肌和舌外肌（腭舌肌除外）。

93. **D**。口腔细菌感染可通过咽旁间隙向下播散，经重力性脓肿到达纵隔，引起纵隔炎。

A. 经咽旁间隙可进入海绵窦，但其位于咽旁间隙之上。在重力作用下，细菌感染不会向上传播至此。

B. 由于胸腔胸膜的存在，肺与咽旁间隙相对分离。细菌感染需穿过该层屏障而进入肺部。

C. 由于腹腔腹膜的存在，胃与咽旁间隙相对分离。细菌感染需穿过该层屏障而进入腹部。

E. 经咽旁间隙可进入蛛网膜下腔，但其位于咽旁间隙之上。在重力作用下，细菌感染不会向上传播至此。

94. **E**。C_1 神经的前支是颈襻上根的主要成分，其先并入舌下神经，然后离开。正因如此，颈襻上根是舌下神经的一条大分支。

A. 迷走神经分支并入咽丛、喉上神经和喉返神经。所有分支均位于颈襻深面。

B. 舌下神经似乎大部分参与形成颈襻上根，但实际上只有 C_1 神经前支离开舌下神经后形成上根。舌下神经分支仅支配舌肌。

C. C_3 神经前支参与构成颈襻下根、膈神经、锁骨上神经、颈横神经和耳大神经。大多数分支位于颈襻的后方或下方。

D. C_2 神经后支参与支配后颈部肌肉和组成枕大神经。其位置靠后，没有分支前行进入颈襻。

95. **A**。颈横静脉在枕三角内前行，汇入颈外静脉。其横穿颈外侧，收集耳后静脉和枕静脉的血液。

B. 甲状腺下静脉向下直接汇入头臂静脉，可与一条小的甲状腺动脉伴行，但与颈外静脉无关。

C. 翼丛收集颞下窝的血液，经上颌静脉汇入下颌后静脉。从此处向前可汇入面总静脉，或向后汇入颈外静脉。翼丛与颈外静脉无直接交通。

D. 面静脉沿下颌体向后下方走行，与下颌后静脉前支相汇；然后经面总静脉汇入颈外静脉。只有通过增加静脉压力，才能驱使血液向上流动，经下颌后静脉进入颈外静脉。

E. 舌静脉收集口底血液，在形成面总静脉前与面静脉相汇。通常回流至颈内静脉。

第 13 章 喉和甲状腺

96. **A**。甲状软骨基部经甲状会厌韧带为会厌软骨提供附着。韧带附着于两侧软骨后联合。

B. 环状软骨支持两侧杓状软骨，并将两侧环甲关节保持在甲状软骨下角的后外侧位。环状软骨和会厌之间没有直接联系。

C. 杓状软骨位于杓状软骨关节面的外侧，环状软骨的上后方。杓状软骨在其尖端支撑环状软骨。

D. 小角软骨位于杓状软骨的上内侧尖端，喉部稍外侧下方的位置。会厌附着在前下方，斜对着小角软骨。

E. 气管软骨环位于喉下方的前外侧，环状软骨和甲状软骨下方，会厌软骨中线前附着的最下方。

97. **A**。唯一 1 块可以使杓状软骨向外旋转，继而外展声带、打开声门裂的喉部肌肉是环杓后肌。

B. 环甲肌通过改变甲状软骨和环状软骨之间的角度来增加声带紧张度，但不能改变其在喉部的位置。

C. 环杓侧肌向内旋转杓状软骨，内收声带，关闭声门裂。

D. 杓横肌将两侧杓状软骨拉近，内收声带，关闭声门裂。

E. 甲杓肌和其下方纤维（声带肌）向前旋转杓状软骨，放松声带（声带肌收紧），关闭声门裂。

98. **C**。甲状腺锥状叶是甲状舌管的胚胎发育残留，提示甲状腺起源于舌根部。通常在甲状软骨的喉节前方走行。

A. 甲状腺侧叶位于环状软骨外侧，甲状软骨外下方，不靠近颈中线（峡部除外）。

B. 甲状腺峡部连接两侧甲状腺侧叶，位于甲状软骨前弓的前方，是中线结构，位置比喉结低。

D. 甲状旁腺上部是来源于甲状腺但与其分离的胚胎学结构（第 4 咽囊），位于甲状腺侧叶的深面，固定在侧方而不向中线靠近。

E. 甲状旁腺下部是来源于甲状腺但与其分离的胚胎学结构（第 3 咽囊），位于甲状腺侧叶的内面，固定在侧方而不向中线靠近。

99. **A**。环甲肌由喉外神经支配，而不是喉返神经。

B、C、D、E. 其余的喉内肌都由喉返神经支配。

100. **B**。前庭位于声带之上，因此，其黏膜由喉内神经支配，是喉上神经的一个分支。喉内神经为声带以上的所有喉部黏膜提供感觉，包括覆盖会厌、会厌谷，以及舌根的一小块区域的黏膜。

A. 喉返神经是一种混合神经，为声带下方的黏膜提供感觉。

C. 喉外神经是喉上神经的运动分支。

D. 喉返神经的末梢分支有时被称为喉下神经。

101. **E**。甲状舌骨膜横跨舌骨和甲状软骨之间的空隙，其内有喉上动脉和静脉以及喉内神经穿过。

A、B、C、D. 前庭韧带、环声膜、环甲膜、声带韧带均为喉部韧带，但均未被喉上动脉穿过。

102. **E**。环甲肌收缩时，将甲状软骨拉向相对于环甲软骨的前方，延长和收紧声带，导致更高的音调发声。

A. 环甲肌接受来自喉上动脉的血液。

B. 环甲肌受喉外神经支配。

C、D. 环甲肌起源于环状软骨并插入甲状软骨。

第 14 章　头颈部局部解剖

103. **A**。通过 C_1 的剖面将穿过寰枢关节，此处齿突和寰枢关节前弓相融合。

B. 脑桥在颅腔内，在 C_1 上方。

C. 下颌骨低于 C_1。

D. 颈总动脉在更下方分叉，通常在甲状软骨上缘。颈内动脉在 C_1 横切面可见。

E. 甲状软骨低于 C_1。

104. **C**。垂体为中线结构，可见于正中矢状面。

A、B、D、E. 颈内动脉、舌骨舌肌、横窦和下颌骨分支是双侧结构，因此不在中线。

第 15 章　身体其他部位解剖

105. **A**。冈下肌由肩胛上神经（$C_{4\sim6}$）支配。肩胛上神经经过锁骨上切迹后，由肩胛上横韧带覆盖。

B. 锁骨下肌由锁骨下神经（$C_{5\sim6}$）支配。锁骨下神经在锁骨内端下方走行，不接触肩胛骨。

C. 大圆肌由下肩胛下神经（$C_{5\sim6}$）支配，该神经在腋窝内行于肩胛下肌前方。下肩胛下神经仅到达肩胛骨的后外侧缘，不在其上方。

D. 小菱形肌由肩胛背神经（$C_{4\sim5}$）支配，该神经经过肩胛骨内缘的内后方，从不到达肩胛骨的上外侧缘，该处有肩胛上切迹。

E. 三角肌由腋神经（$C_{5\sim6}$）支配，该神经穿经四边孔到达三角肌的后下面，经肩胛下肌的前缘至其上缘，然后沿肩胛骨外缘向后穿行。

106. **B**。肱静脉（和头静脉）在腋静脉的外侧（和内侧）注入，然后经锁骨上静脉、头臂静脉和上腔静脉流入心脏。

A. 头静脉不与肱静脉直接连接，但可以通过肘正中静脉相通，瓣膜可阻止血液从肱静脉反流或从外周流入头静脉。

C. 头臂静脉不与肱静脉直接连接，两者之间有腋静脉和锁骨下静脉。头臂静脉可将肱静脉的血液反流至心脏。

D. 颈内静脉不与肱静脉直接连接，肱静脉血液最终经锁骨下静脉回流。锁骨下静脉与颈内静脉汇合，但 2 条静脉内的瓣膜会阻止血液反流或从外周流入。

E. 锁骨下静脉收纳腋静脉和其他上肢小静脉而不是大分支的血液。锁骨下静脉走行于锁骨下，而肱静脉止于腋窝远中端。

107. **E**。肱二头肌腱的附着点或远中附着是桡骨粗隆，可使桡尺关节屈曲、旋后。

A. 肱部侧结节间沟是胸大肌的附着点。

B. 肩胛骨喙突是胸小肌的附着点，喙肱肌和肱二头肌短头的起点或近中附着。

C. 尺骨粗隆是另一前臂屈肌——肱肌的附着点或远中附着。

D. 肱骨鹰嘴窝是尺骨鹰嘴在前臂伸展时产生的间隙，此处无任何肌肉附着。

108. **C**。左侧第 8 肋间后静脉回流至半奇静脉，该静脉的交通支流向右侧，到达奇静脉，然后经上腔静脉流入心脏。

A. 下腔静脉不与肋间后静脉直接相连。为到达下腔静脉，肋间后静脉的血液可流向奇静脉（右侧）或半奇静脉（左侧），然后向下回流至腰升静脉。血液经腰静脉流入下腔静脉。

B. 上腔静脉不与肋间后静脉直接相连。为到达上腔静脉，肋间后静脉的血液可流向奇静脉（右侧）或半奇静脉（左侧），半奇静脉回流至奇静脉，然后再流入上腔静脉。

D. 奇静脉回流喉右侧而不是左侧的肋间后静脉血液。奇静脉收集半奇静脉和半奇副静脉的血液进入上腔静脉，但左侧肋间后静脉和奇静脉之间没有直接交通。

E. 胸导管收集下肢、骨盆和腹部的淋巴液，没有静脉直接回流至该淋巴结构。

109. **D**。旋动脉是左侧冠状动脉 2 条主要分支之一，从前至后在左侧房室沟处包绕心脏，发出 1 支或多支（左侧）缘动脉供应左心室左侧，与左侧冠状静脉并行。

A. 前室间动脉是左侧冠状动脉的分支，在左、右心室前方之间下行。其分支对角动脉（左侧）和隔动脉（内侧）供应左心室前部和室间隔。前室间动脉在转入左侧房室沟之前与心大静脉伴行，其后开始与旋动脉伴行。

B. 后室间血管通常是右侧冠状动脉和心中静脉的终末支，这些血管在左、右心室后方之间走行，后室间血管偶尔从左侧冠状动脉的旋动脉分支发出（左优势型）。

C. 右侧冠状动脉沿右侧房室沟从心脏前方走行至室间沟后方。右侧冠状动脉发出锐缘支动脉，但不供应左侧心脏。心小静脉一般与右侧冠状动脉伴行，但在汇入冠状窦之前，仍然不会到达心脏左侧。

E. Thebesian 血管是收集右心室血液直接进入右心房的静脉，绕过心小静脉和冠状窦。没有 Thebesian 动脉，因为 Thebesian 被限定于心脏右侧，因而这些小血管不会到达心脏左边缘（钝缘支）。

110. **A**。左肺上叶尖后段栓塞最可能导致呼吸困难，伴发左胸上后外缘胸壁疼痛。

B. 右肺上叶尖段栓塞会导致呼吸困难，伴发右胸上缘胸壁疼痛。

C. 右肺中叶外侧段栓塞会导致呼吸困难，伴发右胸外缘胸壁疼痛。

D. 左肺上叶上舌段栓塞会导致呼吸困难，伴发左胸中外缘胸壁疼痛。

E. 左肺下叶上段栓塞会导致呼吸困难，伴发左胸后外缘胸壁疼痛。

111. **B**。脾脏通常位于左上象限——胃的左侧，横膈膜正下方。

A、C、D、E. 脾脏足够小、靠外侧，不延伸到任何其他腹部象限。

112. **D**。脾动脉和胃左动脉都是腹腔干的直接分支，与肝总动脉并行。

A. 脾动脉是腹腔干的直接分支，并不是这一问题最完整的答案。

B. 胃左动脉是腹腔干的直接分支，并不是这一问题最完整的答案。

C、E. 直肠上动脉是肠系膜下动脉的分支。

113. **D**。心脏切迹位于左肺，而不是右肺。

A. 无论在体积上还是在肺叶数目上，右肺通常都比左肺大，这是事实。

B、C. 双肺均有斜裂，但只有右肺有水平裂。

E. 肺被一层脏胸膜覆盖，衬于胸腔其他结构上的胸膜叫作胸膜壁层。

114. **A**。脾脏是腹腔内的一个器官，因为有肠系膜，几乎完全被内脏腹膜覆盖。

B、E. 肾和腹主动脉都是腹膜后原发性脏器。

C、D. 胰腺和升结肠（包括降结肠、大部分十二指肠和部分直肠）是腹膜后继发器官。

附录 A　牙科局部麻醉解剖

115. **C**。在下牙槽神经阻滞麻醉中针尖穿过颊肌，注射针穿过肌肉可解释注射后的特殊疼痛性质。

A. 在下牙槽神经阻滞麻醉中，针头经过翼内肌外侧进入翼下颌间隙。如果注射时太偏内侧，麻醉药注入翼内肌，引起麻醉失败和肌肉痉挛（牙关紧闭）。

B. 下牙槽神经阻滞麻醉在翼外肌前方进行，所以翼外肌不会被累及（故意或其他原因除外）。

D. 下牙槽神经阻滞麻醉在翼下颌缝稍外侧进行，是注射时的解剖标志点。

E. 如下牙槽神经阻滞麻醉注射时太靠后外，注射时未触及骨面，针头可能会穿破腮腺鞘，导致面神经分支被麻醉，引起暂时性面瘫（Bell 面瘫）。

116. **C**。当进行眶下神经阻滞时，针插入上颌第一前磨牙上方的黏膜颊襞。

A、B. 上颌切牙和尖牙位于眶下孔内侧。

D、E. 上颌第二前磨牙和上颌磨牙位于眶下孔外侧。

117. **D**。Gow-Gates 阻滞类似于下牙槽神经阻滞，但也能麻醉 CN V_3 的其他分支。该操作将麻醉下颌牙（由下牙槽神经支配）和舌前 2/3（由舌神经支配），以及其他结构，如下颌牙龈、部分皮肤和黏膜。

A. Gow-Gates 阻滞可以麻醉同侧下颌牙，并不是这一问题的最完整答案。

B.Gow-Gates 阻滞会麻醉同侧舌前 2/3，并不是这一问题最完整的答案。

C、E. 舌后 1/3 的感觉由舌咽神经支配，不会在 Gow-Gates 阻滞后被麻醉。

临床测试题

问题 1 ～ 3：

Mark 最近感觉到一系列包括右上肢在内的不舒服症状。这些症状在过去几个月越来越重，包括上肢不同区域间断的剧烈疼痛和其他部位的刺痛感（感觉异常），以及各种运动障碍。他被送去做磁共振检查，发现脊神经 C_5 段椎间盘突出。

1. 以下选项中，上肢的哪个区域可能是他疼痛和（或）感觉异常的始发部位？

   A. 上肢上外侧，自下延伸至前臂中点外侧

   B. 腋窝襞，延伸至上肢内面

   C. 上肢和前臂的内面

   D. 前臂内面，延伸至小鱼际隆起

   E. 前臂侧面，延伸至小鱼际隆起

2. C_5 受压迫，下列哪条神经会失去功能？

   A. 腋神经

   B. 胸背神经

   C. 胸长神经

   D. 肩胛背神经

   E. 胸外侧神经

3. C_5 受压迫，下列哪种活动受影响最小？

   A. 手指外展和内收

   B. 肘部弯曲

   C. 盂肱关节外展

   D. 盂肱关节侧方旋转

   E. 盂肱关节伸展

问题 4 ～ 7：

你的朋友 William 在大街上散步时向上凝视，突然倒地，不省人事。紧急呼叫救护车。他的妻子来到医院，不一会儿他意识清醒了。他的症状很清楚地显示左侧大脑中动脉闭塞。

4. William 最明显的症状是右侧肢体几乎完全瘫痪。这种现象出现的原因是以下大脑的哪部分缺血？

   A. 左侧内囊

   B. 左侧豆状核

   C. 右侧中央前回

   D. 右侧运动前区皮质

   E. 左侧中央后回

5. 假设 William 是左大脑优势患者，除前面提到的异常外，以下列出的大脑中动脉闭塞症状中，不包括________

   A. 失用症（不能正确完成 1 种口头或书写要求的动作）

   B. 失读症（不能阅读）

   C. 失写症（不能书写）

   D. 右侧瘫痪

   E. 病感失认症（不能识别疾病或虚脱）

6. 从 William 和他周围人的交流清楚地表明，他清楚别人讲的有关他的事情，也清楚问他的问题。然而，当他被要求回答 1 个问题或者讲话时，他的表达断章取义。显然他感到非常沮丧。基于这一特殊症状，他的大脑哪一部分受损了？

   A. 颞上回后份

   B. 缘上回

   C. 舌回

   D. 额下回

   E. 中央前回下份

7. 如果为了论证左大脑优势患者右侧大脑中动脉闭塞，下列哪个症状会更明显？

   A. 右手不能运动

   B. 右侧面部表情肌不能运动

   C. 不能领会演讲或者音乐的音调

   D. 晚饭时不能计算账单数字

   E. 不明白别人对他讲的话，不能清晰发音而是胡言乱语

问题 8 ～ 11：

Max 是 1 例 65 岁的长期慢性病患者，1 年多没有见到他了。他的主诉是咀嚼时“感觉异常”，左侧尤为严重。他感觉不能正常咬合。初步检查发现，左侧上颌第二磨牙龋坏。而且，左侧上颌牙有磨损和内部碎裂（由生物力学或化学腐蚀引起的牙结构的病理性缺失）。

8. 初步判断是，Max 左侧不适与牙龋坏有关。如果要无痛去除龋坏，需要麻醉以下哪条神经？

   A. 上牙槽后神经

   B. 颊长神经

   C. 上牙槽中神经

   D. 腭大神经

   E. 腭小神经

9. 龋坏去除 2 周后，Max 因为同样的主诉再次就诊。现在不仅“感觉异常”，还出现了疼痛。疼痛有时放散至整个上颌牙弓。在探查病损之前，Max 希望麻醉所有牙。你给他解释说这是不必要的，而且麻醉整个上颌神经是很复杂和有潜在风险的。最传统的处理方法需要以下哪种操作？

   A. 从口外将注射针刺入颞下窝和卵圆孔，麻醉药会进入颅骨最下份，在出颅孔处麻醉上颌神经

   B. 从口内将注射针通过颊肌刺入颞下窝，然后移动至圆孔附近，麻醉药会进入颅骨最下份，在出颅孔处麻醉上颌神经

C. 从口外将注射针刺入颞下窝和翼上颌裂附近，麻醉药会流入翼腭窝，麻醉上颌神经
D. 从口内将注射针刺入腭大孔，麻醉药会经腭大管流入翼腭窝，麻醉上颌神经
E. 将注射针刺入眶下孔，注入局部麻醉药，麻醉药会向后流入翼腭窝，从而麻醉上颌神经

10. Max 于 3 周后复诊。他明显很焦虑，而且仍旧"感觉异常"。小心触诊颌骨外侧和颞下区，发现与对侧同名肌肉相比，左侧升颌肌群似乎略显肥厚，呈痉挛状态。触诊的肌肉应当包括________
A. 颞肌
B. 颞肌和咬肌
C. 颞肌、咬肌、颊肌
D. 颞肌、咬肌、颧大肌
E. 颞肌、咬肌、翼外肌

11. 鉴于之前的检查结果，建议 Max 夜间使用咬合夹板，他接受了。但 1 个月后，糟糕的情况是他还有同样的主诉，咀嚼时仍"感觉异常"。你问他在第 1 次检查之前是否有严重的健康问题或者急症，他说有过 1 次轻度卒中但已经痊愈了。你联系神经科医师，发现是脑干卒中，并累及脑桥。咨询神经科医师后，你告诉 Max，很不幸，对于他现在的不适，医生无能为力。你的合理解释是________
A. 脑干右侧 CN V的运动核受损。这可以解释右侧颌骨咀嚼肌的不正常活动
B. 脑干左侧 CN V的中脑核受损。这可解释"感觉异常"，因为中脑核负责上、下颌磨牙之间的神经本体感觉冲动和颞下颌关节（TMJ）相关的感觉纤维
C. 脑干左侧 CN V的感觉主核受损，这可解释剧烈疼痛
D. 脑干右侧的尾核受损，这可解释不均匀的磨损，此核协助控制颌骨两侧 TMJ 肌肉的协调运动控制
E. 脑干右侧极间核受损，这可解释不均匀的磨损，此核负责精细触觉，在 Max 试图咬合时起作用

问题 12 ～ 13：

你的朋友遭遇头部车祸伤后住院。不幸的是，他的仿古车既没有安全带也没有安全气囊。当与其他车相撞时，他向前弹出，头部猛烈地撞向挡风玻璃。醒来后，发现患有双侧嗅觉缺失症（嗅觉丧失），并且双侧失用性弱视（双侧失明）。

12. 他的嗅觉缺失症可能是由于穿行哪里的纤维受损？
A. 眶下裂
B. 圆孔
C. 卵圆孔
D. 筛板
E. 棘孔

13. 双侧失用性弱视可能是由于视神经交叉受损导致，因为它被以下哪块骨的碎片所切断？
A. 筛骨
B. 额骨
C. 蝶骨小翼
D. 颞骨岩部
E. 斜坡

问题 14 ～ 16：

上颌第二磨牙龋坏需要充填，对患牙进行麻醉操作。不幸的是，注射针消毒不严。另外，注射针刺入组织后没有回抽注射器，不知道是否意外注入血管。

麻醉后 3 天，患者因高热 104 ℉（40℃）送入急诊室。患者头晕、无方向感、恶心；同时表现为左眼急性眼球突出症（显著的眼球突出），并且左眼不能侧方运动。

14. 进行麻醉操作的目的是麻醉以下哪条神经？
A. 上牙槽中神经
B. 上牙槽前神经
C. 上牙槽后神经
D. 腭大神经
E. 腭小神经

15. 他的一系列症状是由于细菌进入________，然后进入________
A. 颈外动脉，脑膜中动脉
B. 眼静脉，海绵窦
C. 上颌静脉，下颌后静脉
D. 翼丛，海绵窦
E. 眶下静脉，海绵窦

16. 患者眼球不能侧方运动是与________神经受到刺激直接相关，导致________肌功能紊乱
A. 外展，下斜
B. 动眼，上直
C. 动眼，下直
D. 外展，外直
E. 滑车，上斜

问题 17 ～ 20：

患者因右下第二磨牙龋坏就诊。尝试采用下牙槽神经阻滞麻醉。起初，所有步骤按计划进行。但注射后约 5 分钟，患者述说下唇没有麻木，而且症状让人十分不安。你意识到麻醉药注入腮腺鞘内。

17. 以下哪个症状令你担心？
A. 注射侧下颌骨不能下降
B. 注射侧睑裂不能闭合

C. 注射对侧睑裂不能张开

D. 吞咽困难

E. 注射对侧下颌骨不能提升

18. 在腮腺间隙内可以发现以下哪种结构?

A. 下颌后静脉

B. 颈内动脉

C. 颈内静脉

D. 上颌动脉咬肌支

E. 上颌动脉颊支

19. 出现这些症状，可能是由于注射器放置 ________

A. 太向上向前

B. 太向后向下

C. 太向前向下

D. 太靠内侧和向下

E. 太靠内侧和向上

20. 进行第 2 次注射，以麻醉下颌牙。但是并没有达到有效的麻醉，猜测可能是局部麻醉药没有注射到下牙槽神经附近。但麻醉失败不一定是操作失误，而是由于副感觉神经纤维有时分布于下颌磨牙。这些纤维并入或与 ________ 伴行

A. 舌神经

B. 颊长神经

C. 下颌舌骨肌神经

D. 下颌缘神经

E. 面神经颊支

问题 21 ～ 24：

1 例 35 岁的男性患者来到医生办公室，主诉左面部射击样剧烈疼痛。他形容这种间断性疼痛是每 10 秒左右发作 1 次的电击样疼痛。疼痛向下放散至下颌外侧区，包括皮肤、颞下窝下部、舌黏膜以及口腔内侧。疼痛仅限于左侧。另外，当要求患者张口时，患者不能完全张口，大张口会有同样的疼痛感。而且，张口时，拮抗肌呈痉挛状态。

21. 基于以上症状，可以诊断他患有 ________

A. Bell 麻痹

B. 三叉神经痛

C. 膝状节神经痛

D. 舌咽神经痛

E. 颞动脉炎

22. 以下哪条神经受压迫会引起之前提到的综合征和患者描述的症状?

A. 三叉神经

B. 三叉神经下颌支

C. 三叉神经上颌支

D. 下牙槽神经

E. 舌神经

23. 如前所述，当要求患者张口时，感觉十分困难，张口的拮抗肌痉挛。痉挛的肌肉包括 ________

A. 颊肌

B. 翼外肌

C. 颞肌

D. 下颌舌骨肌

E. 二腹肌前腹

24. 当患者面对此种疼痛时，有时需要采取极端措施，其中之一是切断与传送疼痛刺激到中枢神经系统相关的神经节。这个过程称为经皮针刺切断术。对该患者，为减轻疼痛，需要切断的神经节是 ________

A. 膝神经节

B. 半月神经节

C. CN Ⅸ上神经节

D. 翼腭神经节

E. CN Ⅹ上神经节

问题 25 ～ 28：

1 例 25 岁的男性患者坐在牙椅上，两侧面部明显不协调。整个左侧面部下垂，包括唇和口周肌肉。左眼带了眼罩。他说出现这些症状无明显诱因，晚上睡觉时感觉正常，但第 2 天早上醒来后就出现上述症状。没有其他能够解释这些症状的诱发因素，也没有其他不适，面部和身体其他部位未见肌肉麻痹。自发病到现在已经 1 个月。

25. 基于他的表现，在与患者讨论之前，应该判断他患有 ________

A. 左侧大脑卒中

B. 右侧大脑卒中

C. 三叉神经痛

D. Bell 麻痹

E. 舌咽神经痛

26. 另一方面，也可能是面神经受压迫，而与上述症状或疾病无关。仅基于这些症状，可以判断面神经受压的部位在 ________

A. 穿过腮腺时

B. 茎乳孔远中

C. 茎乳孔近中

D. 鼓索支近中

E. 鼓索支远中

27. 在把想法告诉患者前，他说还有味觉减退症状。之所以带眼罩，是为了药水（人工泪液）滴到角膜上不至于流出。这很有必要，因为左眼无泪液分泌。最后，他说外耳道部分皮肤麻木。基于这些额外信息，之前分析的面神经受压位置需要改变。现在判断的面神经受压部位是 ________

A. 穿过腮腺时

B. 鼓索支近中
C. 岩大神经近中
D. 岩大神经远中
E. 鼓索支远中

28. 让患者短暂拿掉眼罩，发现上睑异常抬高，这是因为受 ________ 神经支配的 ________（肌肉）活动失去拮抗所致
A. CN Ⅶ颧支，眼轮匝肌
B. CN Ⅶ颞支，眼轮匝肌
C. CN Ⅶ颞支，上睑提肌
D. 动眼神经，上睑提肌
E. CN Ⅶ颞支，皱眉肌和额肌

问题 29：

1 例患者主诉左胸部持续发痒、干咳，并且最近有间歇性声嘶。起初用润喉糖、吸入药和一般抗炎药治疗症状缓解，但 2 周后患者复诊，症状如前，要求做胸片检查。即使胸片结果预期较好，由于症状持续存在，还是做了胸部增强 CT。CT 结果显示，主动脉弓处清晰可见动脉瘤。

29. 基于此，上述症状是由于压迫 ________
A. 左侧迷走神经
B. 左侧喉外侧神经
C. 左侧喉返神经
D. 左侧喉上神经
E. 左侧喉内侧神经

问题 30 ～ 32：

1 例 35 岁患者主诉左上牙疼痛，但无法定位。经过一系列口腔 X 线检查和口内检查后，未发现上颌或下颌牙的损伤，而且牙龈似乎也基本正常。进一步问诊，患者述说疼痛反复发作并且在春、秋季加重。

30. 基于患者的临床表现，在进行全套 X 线检查和其他临床检查前，推测该疼痛与 ________ 有关
A. 三叉神经痛
B. 咬肌痉挛
C. 上颌窦炎
D. 中耳感染
E. 颞下颌关节功能紊乱

31. 确定头部疼痛具体位置的困难之一是该区域内有许多结构。所有这些结构发出神经冲动，到达大脑负责辨别神经冲动来源的结构。该结构是 ________
A. 上丘
B. 下丘
C. 丘脑
D. 下丘脑
E. 苍白球

32. 尽管第 31 题中的结构负责定位疼痛，但具体疼痛感知与脑部的另外区域有关。该区域是 ________
A. 中央后回
B. 中央前回
C. 颞上回
D. 舌回
E. 扣带回

问题 33 ～ 35：

1 例 58 岁男性患者主诉大张口时疼痛。左侧下颌角区有一肿块，在 18 个月内逐渐变大，但直到最近才开始疼痛，因此没有太在意。因为患者张口受限，医师决定行曲面体层片检查。基于进一步检查和活检，证实该肿块是下颌骨成釉细胞瘤。

33. 以下哪 2 块咀嚼肌的附着（远中附着）会因为该肿瘤持续压迫下颌角而移位？
A. 翼内肌和翼外肌
B. 翼内肌和咬肌
C. 咬肌和颞肌
D. 颞肌和翼内肌
E. 颞肌和翼外肌

34. 咀嚼肌来自哪个鳃弓？
A. 第 1 鳃弓
B. 第 2 鳃弓
C. 第 3 鳃弓
D. 第 4 鳃弓
E. 第 5 鳃弓

35. 下列哪些神经最可能因该肿瘤压迫发生移位？
A. 颊长神经
B. 舌神经
C. 颞深神经
D. 翼外肌神经
E. 下牙槽神经

问题 36 ～ 39：

1 例 73 岁男性患者主诉在过去几个月内味觉丧失。过去 3 个月无发热、感冒或病毒感染。患者不吸烟、不用烟斗或雪茄，也不咀嚼烟草。

36. 起初检查其舌部是否存在影响味蕾的损伤。做这项检查的根据是舌前 2/3 的味觉由 ________ 支配
A. 舌咽神经
B. 三叉神经的下牙槽神经

C. 面神经的鼓索支
D. 面神经的岩大神经
E. 舌咽神经的岩小神经

37. 味蕾主要与哪种舌乳头有关?
A. 丝状乳头
B. 叶状乳头
C. 轮廓乳头
D. 菌状乳头
E. 上述乳头中的味蕾

38. 另外 1 个影响味觉的问题是腮腺分泌功能下降，尤其是对于老年人。刺激腮腺分泌的副交感神经纤维位于 ________
A. 岩大神经
B. 岩小神经
C. 岩深神经
D. A 和 B
E. A、B 和 C

39. 含有刺激大唾液腺分泌纤维的神经节是 ________
A. 睫状神经节
B. 颈上神经节
C. 颈中神经节
D. 下颌下神经节
E. 翼腭神经节

问题 40 ～ 42：

1 例急诊男性患者表现为下颌下区严重肿胀，呼吸困难，高热（39.4℃），心动过速，呼吸急促。口底肿胀，质地硬，导致舌向后上移位，影响呼吸。初步判断为 Ludwig 蜂窝织炎。治疗开始时，保持气管通畅，使用抗生素，并在下颌下区切开引流。

40. 感染位于下列哪些间隙?
A. 仅下颌下间隙
B. 仅舌下间隙
C. 下颌下间隙和舌下间隙
D. 下颌下间隙和颏下间隙
E. 下颌下间隙、舌下间隙和颏下间隙

41. 感染可能来源于下列哪些牙?
A. 仅下颌磨牙
B. 仅下颌切牙、尖牙和前磨牙
C. 任何下颌牙
D. 上颌磨牙
E. 任何上颌牙

42. 进行口内引流时需要切开口底黏膜。下列哪个结构会被最先遇到?
A. 下颌下腺管
B. 舌神经
C. 舌动脉
D. 舌下神经
E. 舌咽神经

问题 43 ～ 45：

1 例 50 岁女性患者主诉口底无痛性肿块。病史 2 年，当时肿物很小，无痛生长，没有就诊。最近肿块增长迅速。患者有吸烟史、饮酒史，早在约 20 岁时每天吸烟 4 包。检查发现口底右下后牙舌侧有一紫红色肿物，未溃烂。下颌下三角触诊发现其下颌下腺肿大，轻度触痛，与周围组织粘连。CT 扫描证实下颌下腺肿大。决定行切除活检。

43. 在实行切除活检时，应特别注意切除下颌下腺时不要损伤穿行腺体的 ________
A. 面静脉
B. 面动脉
C. 舌动脉
D. 舌下神经
E. 下颌后静脉前支

44. 同样，在施行切除活检时，应特别注意切除下颌下腺时不要损伤位于腺体浅面的 ________
A. 面神经颈支
B. 面神经下颌缘支
C. 三叉神经颏支
D. 三叉神经的颊长神经的下神经纤维
E. 面神经的颊长神经的下神经纤维

45. 一旦腺体暴露，可清楚观察到部分下颌下腺缠绕 ________
A. 舌下神经
B. 二腹肌前腹
C. 二腹肌后腹
D. 颏舌肌
E. 下颌舌骨肌

问题 46 ～ 48：

1 例 55 岁男性患者打电话主诉右下后牙疼痛难忍。建议他前来就诊，检查患牙及其邻近结构。5 天后，患者高兴地打电话说已经不疼了。但仍建议他前来就诊，担心如果是牙的感染，现在可能已经从牙扩散到筋膜间隙内。3 天后患者再次来电话，说他在急诊，并有以下症状：高热（38.5℃），血象升高，两侧颈部红肿，颈部运动疼痛，吞咽、呼吸困难。临床检查和 X 线检查显示：下颌第二磨牙感染并扩散到咽后间隙和危险间隙。

46. 在该病例中，感染位于咽后间隙和（或）危险间隙是不相干的，因为两者之间的筋膜已经退化。这一筋膜是 ________

A. 椎前筋膜

B. 气管前筋膜

C. 颊咽筋膜

D. 颈动脉鞘内面

E. 翼状筋膜

47. 感染进入咽后间隙的主要担心之一是可以扩散到 ________

A. 上颌窦

B. 海绵窦

C. 纵隔

D. 腹腔

E. 眶部

48. 因出现明显呼吸困难，决定实施紧急气管切开术。有时在行气管切开时，甲状腺峡部必须被垂直切开，为什么在健康人中不会成为问题？

A. 人在衰老过程中，甲状腺明显退化，到了 55 岁时已经很少或没有功能影响

B. 甲状腺是外分泌腺，其导管位于下外侧，在甲状腺中线处垂直切开不会影响其分泌功能

C. 甲状腺是外分泌腺，其导管位于上外侧，在甲状腺中线处垂直切开不会影响其分泌功能

D. 甲状腺是内分泌腺，分泌大量的血管生成因子。即使损伤中线处的动、静脉结构，一旦复回原位，新生动脉和静脉会取而代之

E. 甲状腺是内分泌腺，分泌的激素进入腺体外侧的静脉内，这些静脉通常不会因中线处垂直切开而被损伤

问题 49 ～ 51：

Tim Brody 是某橄榄球队的四分卫球员。在半决赛中，他被狠狠撞倒在地。工作人员马上冲进场内，发现他处于半清醒状态。他们立即光照其左眼，观察两眼的瞳孔变化。基于检查所见，发现问题不大。随着 Brody 意识逐渐恢复，工作人员将其扶起，慢慢走到场边进行进一步检查。

49. 通过光照 1 只眼，然后观察两眼表现，工作人员检查的反射是________

A. 角膜反射

B. 瞳孔括约肌反射

C. 前庭眼反射

D. 互感性对光反射

E. 视觉调节反射

50. 下列结构均参与上述反射，除外 ________

A. 内侧膝状体

B. 睫状神经节

C. Edinger-Westphal 核

D. 后连合

E. 视神经

51. 该检查至少可确定以下哪种情况的发生？

A. 侧脑室膜撕裂

B. 硬膜外出血

C. 硬膜下出血

D. 大脑前动脉闭塞

E. 大脑后动脉闭塞

问题 52 ～ 54：

1 例中年女性患者因右侧面颈部肿物行肿物切除术、根治性颈淋巴清扫术、下颌骨重建以及骨移植，术后复诊进行口腔修复评价。评价在 8 周后进行，创口已完全愈合。但患者转头困难，需转动身体辅助转头，并且抬右肩困难，偶尔感到颈部肌肉痉挛和疼痛。要求患者伸舌时，舌体偏向右侧（见图）。

52. 转头能力减弱是由于 ________

A. 原发性痉挛性斜颈（颈部异常扭曲）

B. 手术时右侧副神经损伤

C. 手术时右侧迷走神经损伤

D. 手术时右侧颈襻损伤

E. 手术时右侧膈神经损伤

53. 基于舌部运动异常，下列哪条神经可能在手术切除下颌骨肿瘤时受损？

A. 下牙槽神经

B. 鼓索

C. 舌下神经

D. 下颌神经

E. 舌咽神经

54. 如前所述，当被要求伸舌时，表现如图所示。下列哪块肌肉功能失调？

A. 右侧舌骨舌肌

B. 左侧舌骨舌肌

C. 右侧颏舌肌

D. 左侧颏舌肌

E. 既不是左侧颏舌肌也不是左侧舌骨舌肌

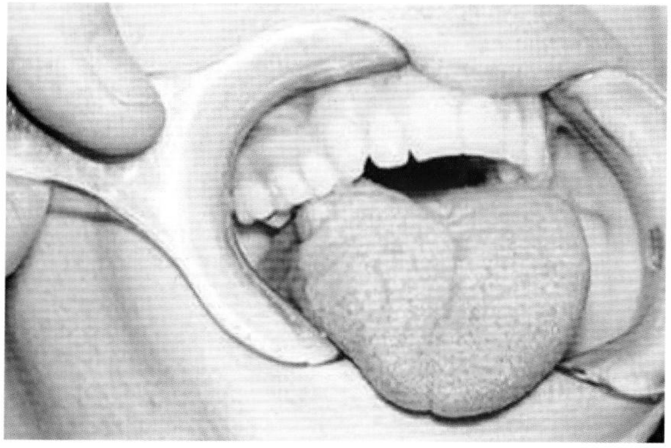

问题 55 ～ 58：

1 例 35 岁女性患者患乳腺癌，考虑行改良根治性乳房切除术。她与主治医师和肿瘤医师进行了详细交流。让她担心的是，肿瘤现在处于 I 期，可能经淋巴系统转移到腋淋巴结。

55. 下列不属于腋淋巴结的是________
   A. 胸肌淋巴结
   B. 外侧淋巴结
   C. 肩胛上淋巴结
   D. 锁骨下淋巴结
   E. 尖淋巴结
56. 准备施行改良根治性乳房切除术而不是乳房全切除术。在改良根治性乳房切除术中，胸大肌得以保存，不仅为前胸壁提供组织保护，有助于乳腺重建，而且可以保存胸大肌的 ________ 运动
   A. 下旋肩胛骨
   B. 上旋肩胛骨
   C. 内旋肱骨
   D. 外展肱骨
   E. 伸展肱骨
57. 在乳房根治术中，胸部和腋淋巴结以及脂肪组织被切除。________ 因为位于其支配肌肉的表面和腋窝近中，所以手术中有时会被切断
   A. 胸长神经
   B. 胸内侧神经
   C. 胸外侧神经
   D. 胸背神经
   E. 腋神经
58. 第 56 题中提到的神经被切断后，收缩肩胛骨的肌肉在运动中失去对抗，造成翼状肩胛。收缩肩胛骨的肌肉包括________
   A. 大菱形肌
   B. 大圆肌
   C. 小圆肌
   D. 背阔肌
   E. 最长肌

问题 59 ～ 62：

1 例 55 岁的摇滚明星在伦敦 Palladium 女神像剧场准备演唱会时感到剧烈胸骨区疼痛。他立即到医院进行了一系列血液和心电图检查，结果都未提示心脏病发作。他多少有些欣慰，但胸痛仍然存在，不剧烈。因为持续疼痛，决定进行血管造影，但检查结果仍是阴性。

59. 血管造影显示的动脉及其来源是________
   A. 来自主动脉弓的左侧冠状动脉
   B. 来自右侧冠状动脉的前室间动脉
   C. 来自右侧冠状动脉的窦房动脉
   D. 来自左侧冠状动脉的后室间动脉
   E. 来自前室间动脉的右缘动脉
60. 心脏疼痛指胸骨中线以外区域的疼痛，这些区域通常不包括________
   A. 左肩
   B. 后颈
   C. 下颌骨中线
   D. 颈前
   E. 右下腹
61. 疼痛可能来自心脏以外的区域或器官，这些器官包括________
   A. 食管
   B. 胃
   C. 胰腺
   D. A 和 B
   E. A、B 和 C
62. 进一步检查发现，该明星患心包炎，已开始相应治疗。其中一项必要步骤是从心包间隙中引流多余的心包液。该间隙位于哪两层之间？
   A. 纤维性心包和心包外脂肪
   B. 纤维性心包和浆膜心包壁层
   C. 浆膜心包壁层和浆膜心包脏层
   D. 心外膜浆液层和心肌层
   E. 心肌层和心内膜

问题 63 ～ 65：

1 例 25 岁女性在波士顿繁忙的街道上骑自行车。经过 1 排汽车时，1 名司机开门未注意行人，该女子来不及停车而撞到门上，着地时试图右手前扑，防止跌倒。手掌着地后，摔倒的力量向上传递至手腕、前臂和上臂。起初，她的手和手腕酸痛，几小时后，疼痛逐渐减弱。然而，她的手腕处可见从手腕腹侧到前臂远端的蓝黑色淤青。去医院检查后，被怀疑手腕骨折和前筋膜室综合征。主治医师迅速为她预约了专治上肢损伤的矫形外科医师。矫形外科医师迅速将前筋膜室的血液抽出并复位骨折。

63. 下列哪些神经位于前臂的前筋膜室，并且与指长屈肌腱一起穿过腕管？
   A. 桡神经深支
   B. 桡神经浅支
   C. 前臂外侧皮神经
   D. 尺神经
   E. 正中神经
64. 如果不及时处理，血液聚集会压迫神经，引起下列哪些肌肉永久功能失调？

A. 拇长屈肌
B. 拇短屈肌
C. 指浅屈肌
D. 桡侧腕屈肌
E. 所有上述肌肉

65. 如果压迫真的发生，下列哪些运动最容易受到影响？
A. 拇指精细运动
B. 拇指内收
C. 手指弯曲
D. 腕掌关节伸展
E. 所有上述运动

问题 66 ～ 67:

1 例 26 岁男子在驾驶一辆安全气囊失灵的汽车时发生车祸，其面部以很高的速度撞在方向盘上。影像显示沿颧、颌、鼻额缝及蝶骨翼状突对称骨折。

66. 这是几型骨折？
A. Le Fort Ⅰ型
B. Le Fort Ⅱ型
C. Le Fort Ⅲ型
D. Le Fort Ⅳ型

67. 下面哪一结构会有断裂线？
A. 硬腭
B. 颧弓
C. 筛骨
D. 眶外侧壁

问题 68 ～ 69：

患者：59 岁，男。
主诉：“舌运动异常。”
病史：高血压，目前正在服药，近期颈部手术史，颈动脉剥离。
检查：当要求伸出舌头时，患者的舌头向左侧移动。

68. 在患者手术中，哪些结构可能受到损伤？
A. 下颌下腺和左侧面动脉
B. 左侧颈内静脉和迷走神经
C. 右侧舌下神经和副神经
D. 右侧颈前静脉和肩胛舌骨肌

69. 哪块肌肉瘫痪，导致舌向左偏？
A. 右侧颏舌骨肌
B. 左侧腭舌肌
C. 左侧颏舌肌
D. 右侧茎突舌肌
E. 左侧上纵肌

问题 70 ～ 72：

患者：28 岁，男。
主诉：“颌骨一侧疼痛，进食不适。”
病史：无明显病史。
检查：唾液腺结石，阻塞右侧下颌下导管。

70. 阻塞的导管通过 _____ 到达 _____ 神经
A. 上方，舌咽
B. 上方，舌
C. 上方，舌下
D. 下方，舌咽
E. 下方，舌

71. 神经节后副交感神经细胞的细胞体位于 _____，刺激腺体分泌唾液，排入阻塞的导管。
A. 涎上核
B. 翼腭神经节
C. 颈上神经节
D. 涎下核
E. 下颌下神经节

72. 患者感到的疼痛由哪条神经传导？
A. 下颌神经
B. 面神经
C. C1
D. 舌下神经
E. 上颌神经

问题 73 ～ 75：

患者：19 岁，女。
主诉：“口腔后部疼痛。”
病史：无明显病史。
检查：右侧下颌第三磨牙阻生，拔除阻生牙。

73. 拔牙时，牙的舌侧骨骨折，损伤舌神经。患者会出现哪些症状？
A. 右侧舌前 2/3 麻木
B. 右侧舌前 2/3 失去味觉
C. 右侧舌麻痹
D. A 和 B
E. A、B、C

74. 拔除的牙接受下列哪条动脉的血液？
A. 上牙槽后动脉
B. 颏动脉
C. 舌动脉

D. 面动脉

E. 下牙槽动脉

75. 如果手术部位感染，哪个部位的感染最可能首先扩散？

A. 下颌下间隙

B. 颏下间隙

C. 舌下间隙

D. 咽后间隙

E. 尖牙间隙

答案解析

1. **A**。C_5 的皮肤分布区是手臂上外侧向下延伸至前臂中点外侧，因此疼痛和（或）感觉异常都应定位在这些区域。

B. 腋窝襞至手臂内侧是 T_1 或 T_2 的皮肤分布区。

C. 手臂和前臂内侧是 T_1 和 C_8 的皮肤分布区。

D. 前臂内侧至手掌小鱼际隆起是 C_8 的皮肤分布区。

E. 前臂外侧至手的鱼际隆起是 C_6 的皮肤分布区。

2. **D**。肩胛背神经仅含 C_5 纤维，所以将完全失去功能。

A. 腋神经包含 C_5 和 C_6 纤维，所以不会完全失去功能。

B. 胸背神经包含 $C_{6\sim8}$ 纤维，所以不会完全失去功能。

C、E. 胸长神经和胸外侧神经包含 $C_{5\sim7}$ 纤维，所以不会完全失去功能。

3. **A**。手指的外展和内收通过尺神经支配的骨间肌完成。尺神经由 C_7 ～ T_1 构成，所以 C_5 受压迫，尺神经不受任何影响。

B. 肘部弯曲主要（但不是唯一）通过肱肌和肱二头肌完成。这些肌肉受肌皮神经支配，包括 $C_{5\sim7}$ 的神经元纤维。可能会出现轻度活动减弱。需要记住的是，肱桡肌也参与肘部弯曲。肱桡肌受桡神经支配，接受 C_5 ～ T_1 的神经元纤维。桡神经可能几乎不受影响，肱桡肌同样如此。

C. 盂肱关节外展通过冈上肌和三角肌的中部纤维完成。冈上肌受肩胛上神经支配，接受 C_5 和 C_6 的神经元纤维。三角肌受腋神经支配，接受 C_5 和 C_6 的纤维。因此，C_5 受压迫会影响这些神经、肌肉及其活动。

D. 盂肱关节外旋通过小圆肌、冈下肌和三角肌的后部纤维完成。小圆肌、三角肌受腋神经支配（答案 C 已解释）。冈下肌受肩胛上神经支配（答案 C 已解释）。

E. 盂肱关节伸展通过三角肌后部纤维、大圆肌和背阔肌完成。大圆肌受下肩胛下神经支配，接受 C_5 和 C_6 的纤维。三角肌后部纤维受腋神经支配，接受 C_5 和 C_6 的纤维。背阔肌受胸背神经支配，接受 $C_{6\sim8}$ 的纤维。

4. **A**。脊髓前角细胞突触的运动纤维起源于对侧锥体束的运动和运动前区皮质，特别是皮质脊髓束（侧束和前束）。在锥体交叉前，这些纤维走行于内囊。因此，大脑中动脉分支供应（特别是豆纹分支）的左侧内囊受损，将导致对侧麻痹。同样，William 的左侧内囊受损将导致右侧上、下肢瘫痪。

B. 左侧或右侧壳参与运动调节而不是始发。壳受损（如亨廷顿病）将导致一系列运动异常，包括颤搐而不是瘫痪。

C、D. 来源于运动和运动前区皮质的运动纤维到达对侧前角细胞。因此，右侧中央前回和（或）右侧运动前区皮质受损，将导致左侧而不是右侧肢体瘫痪。

E. 中央后回参与感觉输入（翻译），而不是运动输出。

5. **E**。病感失认症与左大脑优势患者右侧大脑半球的损伤有关。

A ～ C. 失用症、失读症、失写症与左侧大脑优势患者左侧大脑半球的损伤有关。

D. 右侧瘫痪会出现，因为左侧中央前回和运动前区皮质由左侧大脑中动脉供血；而且，左侧豆纹动脉是左侧大脑中动脉的分支，左侧豆纹动脉缺血会导致左侧内囊、壳、苍白球和尾状核受损，同样会导致右侧身体瘫痪。

6. **D**。额叶皮质下部包括 Broca 区。此区将来自中央前回和运动前区皮质的运动冲动进行串联，相互协调，使参与有音节的语言协同运动。Broca 区受损引起了 William 的症状。

A. Wernicke 区位于颞上回后部，此区受损的患者虽言语流畅，但毫无逻辑性。

B. 缘上回受损导致忘名病（寻找或回忆词汇出现问题），或失读症（不能阅读），和其他问题，但并不会导致 William 的症状。

C. 舌回位于枕叶，与视力有关，与语言无关。

E. 中央前回与感觉知觉有关，负责协调大脑不同区域的感觉信息。中央前回受损会造成多种感觉缺失，但不会出现以上症状。

7. **C**。韵律，或对讲话或音乐、音调的识别，与左侧大脑优势患者的右侧大脑半球有关。因此，右侧大脑中动脉闭塞将会影响患者对韵律的鉴别。

A. 大脑中动脉闭塞会导致对侧而不是患侧躯干和四肢瘫痪。

B. 大脑中动脉闭塞会导致对侧面部颧弓下表情肌瘫痪，而不是患侧所有表情肌瘫痪。

D. 计算力缺失，或不能进行数学计算，与左侧大脑优势患者的左侧大脑半球有关。右侧大脑中动脉闭塞不会影响计算功能。

E. 对于口头和书写要求不能组句回答与左侧大脑优势患者的左侧大脑半球的 Wernicke 区受损有关。右侧大脑中动脉闭塞患者不会出现此症状。

8. **A**。上牙槽后神经支配上颌磨牙，相关颊侧牙龈、黏膜以及骨膜。

B. 颊长神经支配颊黏膜和下颌第二前磨牙与磨牙之间的牙龈，以及磨牙后三角，不支配任何牙。

C. 上牙槽中神经（如存在）支配第一、第二前磨牙牙根和第一磨牙的近中颊根。

D. 腭大神经支配上颌第一前磨牙至注射侧硬腭后部及硬腭中线，即硬腭后 2/3 的腭侧牙龈、黏膜和骨膜。硬腭前 2/3 受鼻腭神经支配。

E. 腭小神经支配软腭黏膜。

9. **D**。腭大孔和腭大管足够让细针进入孔内，局部麻醉药可渗入翼腭窝。上颌神经位于翼腭窝内。

A、B. 任何情况下，麻醉药都不能通过任何方法故意注入颅内，否则会产生灾难性后果。

C. 在极端情况下，局部麻醉药可以通过口外途径注入翼腭窝。然而，这非常危险，因为注射针可能会损伤颞下窝的许多结构，包括下颌神经及其 2 条主要分支（下牙槽神经和舌神经），上颌动脉和翼丛。而且，来源于皮肤或浅筋膜的细菌会通过此途径进入翼腭窝。

E. 理论上，局部麻醉药可以注入眶下孔，继而沿眶下管渗入翼腭管。然而，由于注射时需要加压，这样做会产生副作用，包括暂时性眼外肌麻痹和暂时性失明。这些副作用是因为局部麻醉药流经眶下管进入眼眶造成的。

10. **B**。颞肌和咬肌均有升下颌骨作用，而且均可从口外触诊（因此不选 A）。颞肌参与下颌骨提升、后退和侧方运动。咬肌参与下颌骨提升、前伸、后退和侧方运动。

C. 颊肌不参与升颌，而是压颊部贴向磨牙，与舌一起运动，保持食物在咬合面之间的口腔前庭外。

D. 颧大肌不参与升颌，主要向外上提拉口角。

E. 翼外肌的作用是前伸、内移和下降下颌骨（下头），以及在后退过程中稳定下颌骨（上头）。

11. **B**。CN Ⅴ的中脑核特别与 TMJ、相关肌肉和周围牙的本体感受有关，同侧 CN Ⅴ的中脑核损伤，会导致所描述的症状。

A. CN Ⅴ运动核受损，和（或）CN Ⅴ运动核过度活跃，会导致相关肌肉过度运动，但仅造成同侧损伤。因此，是左侧 CN Ⅴ运动神经核受损，而不是右侧。

C. CN Ⅴ的感觉主核负责头部大部分区域的本体感觉和精细触觉。然而，测试题所描述的特殊区域受 CN Ⅴ的中脑核支配。

D. CN Ⅴ脊髓核的尾状核与疼痛、温度、压力、一般触觉有关，不参与协调肌肉运动。

E. 极间核的作用仍处于推测阶段，但是可以确定的是与精细触觉无关。而且如确实参与，其位置应该是脑干的左侧而不是右侧。

12. **D**。嗅神经纤维穿过筛骨的筛板，冲撞的力量向后会折断如此纤细的骨板。

A. 眶下神经和血管穿经眶下裂。

B. 三叉神经（CN Ⅴ）上颌支经圆孔出颅。

C. 三叉神经下颌支和舌咽神经的岩大支由卵圆孔出颅。

E. 脑膜中动脉和神经（棘孔神经）穿经棘孔。

13. **C**。撞击过程中头部撞向挡风玻璃的力经额骨向后传导，至额骨和蝶骨小翼之间的骨缝，引起小翼骨折和视交叉断裂。

A. 如测试题 12 所述，嗅神经而不是视神经的纤维穿过筛骨筛板。

B. 额骨面积较大，可能不会折裂而引起损伤。

D、E. 颞骨岩部和斜坡位于本例所述的所有结构后方。

14. **C**。上牙槽后神经的感觉纤维分布于上颌磨牙，部分上颌窦黏膜，部分上颌磨牙的颊侧牙龈，以及部分颊部。其正是该操作需要麻醉的神经。

A. 上牙槽中神经的感觉纤维分布于前磨牙及相关颊侧牙龈，可能包括第一磨牙的近中颊根。

B. 上牙槽前神经的感觉纤维分布于中切牙、侧切牙和尖牙，上颌窦黏膜，切牙和上颌尖牙唇侧牙龈，并有多条鼻支支配部分鼻中隔、鼻腔壁和鼻腔底黏膜。

D. 腭大神经支配上颌前磨牙后部的腭侧牙龈和黏膜。

E. 腭小神经支配软腭黏膜。

15. 总的来说，描述的症状提示海绵窦血栓形成。最常见的进入海绵窦引起血栓的微生物是葡萄球菌，链球菌和肺炎双球菌较少见。提醒不正确操作可使微生物进入窦内。

D。麻醉上牙槽后神经时，翼丛的小分支可能被刺破。翼丛通过导静脉系统与海绵窦相通。

A. 脑膜中动脉是颈外动脉的分支，但不与海绵窦交通。

B. 眼静脉的确汇入海绵窦，但在麻醉上颌磨牙时，注射针不应置于眼静脉附近。

C. 上颌静脉的确汇入下颌后静脉，但下颌后静脉不汇入海绵窦。

E. 眶下静脉汇入翼丛。麻醉上颌磨牙时，注射针不应刺入眶下静脉附近。

16. **D**。动眼、滑车、展神经都穿过海绵窦，但动眼神经和滑车神经在其外面穿行并被硬脑膜包裹保护。相反，展神经穿过海绵窦中心且没有保护。因此，海绵窦血栓形成时，展神经损伤症状比动眼神经和滑车神经出现要早。眼外直肌受展神经支配，使眼球向外运动。

A. 下斜肌主要是抬高眼球，由动眼神经而不是展神经纤维支配。

B. 上直肌受动眼神经纤维支配，但其主要功能是抬高眼球，在内收眼球中作用很小。

C. 下直肌受动眼神经纤维支配，但其主要功能是下拉眼球，在内收眼球中作用很小。

E. 上斜肌的主要功能是下拉眼球，受滑车神经纤维支配。在内收眼球中作用很小，如果受损，不会引起十分困难的眼球侧方运动。

17. **B**。眼睑闭合通过眼轮匝肌完成，受面神经分支支配。面神经穿过腮腺间隙，麻醉过程中注射侧面神经可能会被麻醉。

A. 下颌骨下降通过翼外肌、舌骨上肌和舌骨下肌的共同作用完成。翼外肌、下颌舌骨肌、二腹肌前腹受三叉神经下颌支（CN V_3）的分支支配。二腹肌后腹和茎突舌骨肌受面神经分支支配。颏舌骨肌、甲状舌骨肌受 C_1 的纤维支配，剩余的舌骨下肌群受颈襻分支支配。这些神经均不穿越腮腺间隙。

C. 上抬上睑通过上睑提肌完成，受动眼神经支配。因其在注射区对侧，故不受影响。

D. 吞咽受舌咽神经（CN Ⅸ）、迷走神经（CN Ⅹ）和副神经（CN Ⅺ）的调节而完成。

E. 升颌是通过颞肌、咬肌和翼内肌的共同作用而完成，受三叉神经下颌支（CN V_3）的分支支配。因其在注射区对侧，故不受影响。

18. **A**。下颌后静脉穿过腮腺间隙。

B、C. 颈内动脉和颈内静脉从腮腺内侧穿过。

D. 上颌动脉的咬肌支从腮腺内侧和腺体内穿过。

E. 上颌动脉的颊支从腮腺内侧和腺体内穿过。

19. **B**。如果注射太靠后或太靠下，局部麻醉药有可能渗入腮腺间隙，麻醉面神经的分支。下唇没有麻木，表明下牙槽神经未被麻醉。

A、C、E. 如果注射太向前上，太向前下，或太向内上，麻醉仅局限于注射区，下牙槽神经未被麻醉，证据是下唇没有麻木。麻醉药也不会渗入腮腺间隙。

D. 如果注射太向内下，有可能麻醉舌神经。更可能只有注射区麻醉，下牙槽神经未被麻醉，证据是下唇没有麻木。麻醉药也不会渗入腮腺间隙。

20. **C**。下颌舌骨肌神经上有时有感觉纤维并行，这些感觉纤维支配下颌牙。

A. 舌神经的感觉纤维支配舌前 2/3 和下颌磨牙的舌侧牙龈，但不支配牙。

B. 颊长神经的感觉纤维支配颊部黏膜和皮肤以及下颌磨牙的颊侧牙龈，但不支配牙。

D. 下颌缘神经是面神经的运动支。

E. 面神经颊支是面神经的运动支。

21. **B**。三叉神经痛影响三叉神经的分支，典型的表现是 $V_2 > V_3 > V_1$。通常，仅影响上颌神经和下颌神经及其分支。本病例受到影响的是下颌神经分支，从而出现相应的疼痛类型。

A. Bell 麻痹影响面神经和面部表情肌，不影响咀嚼肌。

C. 膝状节神经痛和三叉神经痛的疼痛类型相似，但支配疼痛区域的是面神经，而不是三叉神经。疼痛累及外耳道甚至耳深部，有时伴随带状疱疹，在鼓膜和外耳道可见小疱疹。

D. 舌咽神经痛和三叉神经痛的疼痛类型相似，但是支配疼痛区域的是舌咽神经，而不是三叉神经。疼痛可累及舌、咽、喉、耳和扁桃体。

E. 颞动脉炎是发生在颞浅动脉供应区或邻近部位的疼痛，也可以是头部其他动脉的炎症。颞动脉炎可以引起剧烈头痛。

22. **B**。试题中涉及的疼痛区包括下牙槽神经（下颌骨、下颌区皮肤、颞下窝下份皮肤、口腔内部分区域）和舌神经（舌前 2/3 黏膜和口腔内部分区域）的分布区域。

A. 三叉神经引起的疼痛应当包括眼支、上颌支、下颌支区域的所有疼痛，从额区至颈部的面部整个区域。本病例不是这样。

C. 上颌神经的感觉分布区在颞下窝上方，上颌骨被覆皮肤，部分鼻区，上颌牙，上颌黏膜和牙龈。本病例未提及这些区域的疼痛。

D. 下牙槽神经支配区疼痛，但舌神经支配区也有疼痛。

E. 舌神经支配区疼痛，下牙槽神经支配区域也有疼痛。

23. **C**。颞肌是主要的升颌肌，其他 2 块肌肉是咬肌和翼内肌。

A. 颊肌是面部表情肌之一，但与下颌骨运动无关。

B. 翼外肌负责前伸、下降和内退下颌骨。翼外肌上头在下颌骨后退时稳定髁突。翼外肌不参与升颌运动。

D、E. 下颌舌骨肌和二腹肌前腹参与降下颌运动。

24. **B**。半月神经节又称为三叉神经节，应被切断。

A. 膝神经节与面神经有关。如前所述，本例不涉及面神经。

C. CN Ⅸ下（不是上）神经节是舌咽神经的一般感觉神经节，与三叉神经（CN Ⅴ）痛无关。

D. 翼腭神经节是头部副交感运动神经节之一，与面神经有关。

E. CN Ⅹ上神经节是迷走神经的一般感觉神经节，与三叉神经痛无关。

25. **D**。Bell 麻痹与面神经功能紊乱有关。通常病因不明。涉及与面神经有关的所有功能，但通常只出现同侧面部表情肌瘫痪。

A. 左侧大脑卒中会导致右侧躯体所有肌肉瘫痪，而不仅仅是面部。

B. 右侧大脑卒中会导致左侧躯体所有肌肉瘫痪，而不仅仅是面部。

C、E. 三叉神经痛和舌咽神经痛会引起剧烈疼痛，但不会引起肌肉瘫痪。

26. **A**。如前所述，症状只与面部表情肌有关，与面神经传出神经分支损伤一致。损伤点在腮腺近中或腮腺内。

B. 面神经的运动纤维支配枕肌和耳周皮肤的小肌肉（耳郭肌）。如果面神经损伤部位在茎乳孔的远中，这些肌肉会受影响。另外，茎突舌骨肌和二腹肌后腹将失去神经支配。

C. B 的解释适用于此选项。另外，依据压迫的部位，CN Ⅶ耳支的感觉冲动可能被中断。

D. 如果压迫部位在鼓索支近中，除出现上述症状外，与鼓索相关的症状也会出现，包括味觉障碍和唾液分泌减少。

E. 如果压迫部位在鼓索支远中，会出现与 C 选项一样的症状。

27. **C**。如果压迫部位在岩大神经分支近中，会出现同侧面部表情肌、枕肌和外耳小肌肉麻痹。另外，茎突舌骨肌和二腹肌后腹会失去神经支配，出现 CN Ⅶ耳支感觉丧失、味觉下降和唾液分泌减少症状。岩大神经功能丧失，包括翼腭神经节支配鼻腔、咽、腭黏膜腺体、泪腺的副交感神经传出丧失，导致泪液缺乏。此外，软腭上散在分布的味蕾味觉消失，尽管患者很少感觉到。最后，损伤侧会感觉“噪声”增多，原因是支配镫骨肌的神经失去功能。

A. 只有面神经在穿越腮腺途中受压，才会影响损伤侧面部表情肌。

B. 如果受压部位在鼓索支近中，会出现同侧面部表情肌、枕肌和外耳小肌肉麻痹。另外，茎突舌骨肌和二腹肌后腹将失去神经支配，出现 CN Ⅶ耳支感觉丧失、味觉下降和唾液分泌减少症状。

D. 如果压迫部位在岩大神经分支远中，应出现B选项所陈述的所有症状。另外，损伤侧会感觉“噪声”增多，原因是支配镫骨肌的神经失去功能。

E. 如果受压部位在鼓索支远中，症状应包括同侧面部表情肌麻痹，同侧外耳小肌肉麻痹以及枕肌麻痹，茎突舌骨肌和二腹肌后腹失去神经支配，CN Ⅶ耳支感觉丧失。

28. **D**。上睑提肌受动眼神经支配，主要功能是上抬眼睑。面神经（CN Ⅶ）麻痹恰恰相反，引起眼睑闭合不全。

A、B. 眼轮匝肌受 CN Ⅶ颧支和颞支支配。这些神经下拉眼睑，而不是上提眼睑。

C. 上睑提肌的确上提眼睑，但受动眼神经分支支配，不是 CN Ⅶ的颞支。

E. 皱眉肌和额肌受 CN Ⅶ的颞支支配，但均没有上提眼睑的作用。

29. **C**。左侧喉返神经支配喉的大部分固有肌肉，同时支配声带及其下方喉黏膜的感觉。该神经在环绕主动脉弓时会紧缩。

A. 根据损伤部位，迷走神经损伤的症状包括试题中所有神经损伤的症状。另外，还有心率和胃肠道肌张力的改变。

B. 喉外侧神经仅支配喉部环甲肌，有时还有环咽肌。上述症状不会因压迫该神经引起，该神经也不环绕主动脉弓。

D. 喉外侧神经和喉内侧神经是喉上神经的分支。喉外侧神经的作用如上述。

E. 喉内侧神经支配声带以上喉部黏膜的感觉。该神经受损会引起一些相同症状，但其不环绕主动脉弓，也不会紧缩。

30. **C**。上颌窦炎与上颌磨牙疼痛有关。许多患者会因为春天花粉和秋天落叶过敏而疼痛加剧。

A. 三叉神经痛是一过性的，且疼痛剧烈，与季节无关。

B、D、E. 咬肌痉挛、中耳感染和颞下颌关节功能紊乱可能与上颌磨牙疼痛有关，但疼痛与季节变化无关。

31. **C**。大脑感觉神经的传递通过丘脑，丘脑负责定位感觉冲动来源。

A. 上丘与视觉以及转动眼球的肌肉协调运动有关。

B. 下丘与听觉有关。

D. 下丘脑与饥饿、口渴、记忆以及性冲动有关，与定位感觉信息冲动无关。

E. 苍白球是基底神经节的一部分，主要功能是调节运动神经冲动。

32. **A**。疼痛感知和大多数其他感觉感知与顶叶的中央后回有关。

B. 运动冲动的启动与额叶中央前回有关。

C. 颞上回与听觉、知觉和记忆有关。

D. 枕叶舌回与视觉有关。

E. 扣带回与记忆，主要是长期记忆退化有关。

33. **B**。翼内肌附着于下颌角的内侧面，咬肌附着于下颌角的外侧面，两者构成翼咬悬带。

A. 翼内肌附着于下颌角的内侧，翼外肌附着于髁突、半月板和下颌骨翼肌窝。

C. 咬肌附着于下颌角的外侧面，颞肌附着于下颌骨的冠状突和下颌支上部的内侧。

D、E. 颞肌、翼内肌、翼外肌的附着如前述。

34. **A**。咀嚼肌、二腹肌前腹、下颌舌骨肌、腭帆张肌和腭帆提肌来源于第1鳃弓。

B. 面部表情肌、枕肌、耳郭肌、二腹肌后腹、茎突舌骨肌以及镫骨肌来源于第2鳃弓。

C. 茎突咽肌来源于第3鳃弓。

D. 软腭、咽部、喉部肌肉来源于第4鳃弓。

E. 第5鳃弓在发育过程中退化，不形成任何结构。

35. **E**。成釉细胞瘤发生在下颌骨，可以突破下颌骨骨壁，最初可以影响穿行其中的神经，而在下颌骨中走行的神经是下牙槽神经。下牙槽神经起于颞下窝，经下颌孔至下颌骨内侧面。

A. 颊长神经位于上颌骨外侧面，向下抵达下颌骨外侧和下颌骨内侧牙龈。

B. 舌神经起于颞下窝，在下颌舌骨肌和舌骨舌肌深面进入口腔。

C. 颞深神经起于颞下窝，进入颞窝，支配颞肌。

D. 翼外肌神经起于颞下窝，止于翼外肌两头的深面。

36. **C**。面神经的鼓索支含有味觉神经纤维，这些味觉神经纤维从鼓索进入舌神经。

A. 舌咽神经的味觉神经纤维并入三叉神经舌支，支配舌前2/3味觉。

B. 三叉神经的下牙槽神经包含运动神经传出纤维和一般感觉神经纤维，而不含味觉纤维。

D. 面神经的岩大神经包含副交感神经纤维和味觉纤维。然而，该味觉纤维进入分散在软腭中的味蕾而不是舌的味蕾，而且只是很少的味蕾与该味觉神经纤维有关，即使功能失调，影响也很小。

E. 舌咽神经的岩小神经包含节前副交感神经纤维，其突触位于耳神经节。

37. **C**。味蕾主要位于舌轮廓乳头。

A. 丝状乳头没有味蕾。

B. 叶状乳头只有很少味蕾。

D. 菌状乳头内只有散在少量味蕾。

E. 味蕾主要与轮廓乳头有关。

38. **D**。岩大神经和岩小神经都含有刺激腮腺分泌的纤维（因此不选 A、B）。岩大神经含有面神经的节前副交感神经纤维，其突触位于翼腭神经节。一些节后副交感神经纤维进入软腭黏膜中散在的腺体内。岩小神经含有舌咽神经的节前副交感神经纤维，其突触位于耳神经节。节后副交感神经纤维走行于耳颞神经中，进入腮腺。

C. 颞深神经含有来自颈上神经节的节后交感神经纤维，不参与刺激腮腺分泌。腮腺分泌主要受副交感神经控制，但刺激交感神经可能会引起少量富含蛋白质的唾液分泌。

39. **D**。节前副交感神经纤维起源于面神经，走行于鼓索，其突触位于下颌下神经节。节后神经纤维支配下颌下腺、舌下腺以及舌和口腔黏膜下的小腺体。

A. 睫状神经节是与动眼神经有关的副交感神经节。节后神经冲动通过支配瞳孔括约肌以及调节睫状肌收缩，引起瞳孔缩小。

B. 颈上神经节是交感神经节，为头颈部提供节后神经纤维。

C. 颈中神经节是交感神经节，为心脏和甲状腺提供节后神经纤维。

E. 翼腭神经节的节前副交感神经纤维起源于面神经，进入岩大神经和翼管神经，其突触位于翼腭神经节。节后神经纤维支配软腭和口腔黏膜下的小腺体，也有纤维进入和支配泪腺。

40. **E**。对于 Ludwig 咽峡炎，感染位于双侧下颌下间隙、舌下间隙和颏下间隙。

A ～ D. Ludwig 咽峡炎均可见这些间隙感染，但不是唯一。

41. **C**。Ludwig 咽峡炎源于引起下颌下间隙和舌下间隙的牙根感染，任何下颌牙感染均有可能。

A. 下颌磨牙牙根接近下颌下间隙，但不是仅有下颌磨牙引起 Ludwig 咽峡炎。

B. 下颌切牙和尖牙牙根接近舌下间隙，但不是仅有下颌切牙和尖牙引起 Ludwig 咽峡炎。

D、E. 上颌牙的牙根感染不能进入下颌下间隙和舌下间隙。

42. **A**。因为最上面的结构是下颌下腺管，因此会被首先遇到。

B. 舌神经位于下颌下腺管稍下方。

C. 舌动脉位于所述结构中的最深面。

D. 舌下神经在舌神经和舌动脉之间走行。

E. 舌咽神经不在口底，它从后面进入舌体。

43. **B**。面动脉穿过下颌下腺。

A. 面静脉位于下颌下腺浅面。

C. 舌动脉位于下颌下腺深面。

D. 舌下神经位于下颌下腺深面。

E. 下颌后静脉前支位于下颌下腺上方。

44. **B**。面神经下颌缘支位于下颌下腺浅面。

A. 面神经颈支位于下颌下腺后面。

C. 三叉神经颏支走行于下颌骨的前内侧，位于下颌下腺的前上方。

D. 三叉神经的颊长神经下神经纤维走行于颊部浅面，然后进入下颌牙龈，而不是进入下颌下腺。

E. 面神经的颊长神经的下神经纤维走行于颊部外侧，位于下颌下腺上方。

45. **E**。下颌下腺位于下颌舌骨肌的前面，部分腺体后份和下颌下腺管缠绕该肌肉至其下份。

A. 舌下神经位于下颌下腺和下颌舌骨肌深面。

B. 二腹肌前腹是下颌下三角的前界，下颌下腺位于下颌下三角内。下颌下腺位于大部分二腹肌前腹的后方及浅面，但不缠绕该肌肉。

C. 二腹肌后腹是下颌下三角的后界，下颌下腺位于二腹肌后腹的前方。

D. 颏舌肌主要位于口内，下颌下三角的深面，下颌下腺前方。

46. **E**。翼状筋膜（椎前筋膜前层）是危险间隙和咽后间隙之间的边界。

A. 椎前筋膜后层是危险间隙的后界。

B. 气管前筋膜是咽后间隙的前界。

C. 在本病例中，颊咽筋膜与气管前筋膜是同义词，它们是连续的。

D. 颈动脉鞘内面是咽后间隙的外界。

47. **C**。咽后间隙和（或）危险间隙的感染可进入纵隔，然后扩散到心脏，造成心包炎（心脏心包膜外层炎症）。

A. 上颌牙根、鼻腔或眶的感染可扩散进入上颌窦，造成上颌窦炎。

B. 眶周和眶下间隙、眶上区和面部静脉的感染，特别是翼丛感染可进入海绵窦，造成海绵窦感染和（或）血栓，这些症状在几天内是致命的。

D. 头部感染一般不会进入腹腔。

E. 眶上和眶下区、鼻腔和上颌窦感染会进入眶部。与眶部感染相关的症状包括突眼症和复视。

48. **E**。甲状腺是内分泌腺，分泌的激素进入腺体外侧的静脉中，这些静脉不会因中线处垂直切开而被损伤。

A. 人在衰老过程中，胸腺明显退化，而不是甲状腺。

B、C. 甲状腺是内分泌腺，不是外分泌腺。

D. 甲状腺不分泌血管生成因子。中线处的血管一旦被切断，不会再回到甲状腺。

49. **D**。互感性对光反射，当光照射在一侧瞳孔时，引起双侧瞳孔收缩。

A. 角膜反射包括清洁角膜和眼睑闭合。

B. 瞳孔括约肌反射是不自主反射，导致瞳孔扩大。

C. 前庭眼反射是指当头部移动时，视网膜呈现的影像保持在恒定点上。

E. 视觉调节反射是指当物体长度改变时，晶状体改变形状，将物体聚焦。

50. **A**。内侧膝状体与听觉有关，是听觉通道的一部分，来自下丘的神经纤维走行至内侧膝状体，形成突触。内侧膝状体的神经纤维进入大脑颞叶的听皮质内。因此，不参与互感性对光反射。

B～E. 在互感性对光反射中，视网膜的感觉冲动经视神经进入顶盖前核（E）。顶盖前核的神经纤维通过后连合与对侧相交通，进入 Edinger-Westphal 核。Edinger-Westphal 核的节前神经纤维（C）进入睫状神经节（D）。睫状神经节的节后神经纤维进入瞳孔括约肌，引起瞳孔收缩。

51. **B**。脑膜中动脉在硬膜外间隙中可见。动脉突然破裂会扩大该间隙，并可能压迫中脑背侧面的结构，包括顶盖前核和后连合。这将导致互感性对光反射失调。

A. 侧脑室膜撕裂会导致脑脊液漏，但不能通过互感性对光反射进行检测。小的脑室撕裂会导致脑脊液逐渐漏出，但在大多数情况下，没有方法可以直接检测。

C. 脑膜静脉和脑静脉位于硬膜下间隙，发生破裂时，血液聚集会压迫神经结构。但在大多数情况下，这种撕裂会导致缓慢出血而在几小时或几天之内检测不到。检查静脉是否撕裂只能在出现症状时进行，如持续头晕和半昏迷。检查方法包括增强 CT 和 MRI。

D、E. 大脑动脉闭塞不能通过互感性对光反射进行检查。脑血管造影可以确定是否发生闭塞。

52. **B**。在行根治性颈淋巴清扫术时，副神经容易被损伤。副神经支配胸锁乳突肌，参与头部转动。副神经也支配斜方肌，参与提肩。

A. 原发性痉挛性斜颈一般是遗传性而不是由于神经急性损伤所致。

C. 迷走神经位于颈动脉鞘内，根治性颈淋巴清扫术时一般不会损伤。

D. 颈襻的分支可能会在根治性颈淋巴清扫术时损伤，但它支配的肌肉（肩胛舌骨肌下腹、上腹，胸骨舌骨肌和胸骨甲状肌）不负责头部转动。

E. 膈神经可能会在根治性颈淋巴清扫术时损伤，但其支配膈肌运动，而不支配参与头部转动的肌肉。

53. **C**。舌下神经支配所有舌内肌和除迷走神经支配的腭舌肌以外的舌外肌（颏舌肌、舌骨舌肌和茎突舌肌）。

A. 下牙槽神经支配下颌牙和部分下颌骨表面的皮肤感觉。

B. 鼓索含有节前副交感神经纤维和味觉神经纤维。

D. 三叉神经的下颌支提供头部大部分的感觉纤维和咬肌、下颌舌骨肌、二腹肌前腹、腭帆张肌和腭帆提肌的运动纤维。

E. 舌咽神经提供舌后 1/3 味觉、咽上部感觉、舌后 1/3 一般感觉、外耳道感觉和茎突咽肌的运动信息。不负责支配舌肌运动。

54. **C**。右侧舌下神经损伤会导致右侧颏舌肌功能失调，右侧颏舌肌的作用是使舌向左侧前伸，左侧颏舌肌的作用恰恰相反。因此会出现照片中的现象。

A、B. 舌骨舌肌降舌，使舌后退。照片中舌突出明显。

B、D. 左侧颏舌肌受损，导致伸舌偏左。

E. 左侧颏舌肌受损，导致伸舌偏左。左侧舌骨舌肌受损，导致降舌和舌后退困难。

55. **D**。锁骨下淋巴结不属于腋淋巴结。腋淋巴结群引流至锁骨上和锁骨下淋巴结。

A. 胸肌淋巴结是腋淋巴结群的一部分，引流前胸壁和乳腺淋巴液。

B. 外侧淋巴结是腋淋巴结群的一部分，引流上肢淋巴液。

C. 肩胛上淋巴结是腋淋巴结群的一部分，引流颈部、背部和胸壁后淋巴液。

E. 尖淋巴结是腋淋巴结群的一部分，引流外侧淋巴结的淋巴液。

56. **C**。肱骨内旋通过胸大肌、大圆肌、背阔肌和肩胛上肌协同运动完成。

A. 肩胛骨下旋通过大菱形肌、小菱形肌、肩胛提肌和胸小肌协同运动完成。

B. 肩胛骨上旋通过斜方肌和前锯肌协同运动完成。

D. 肱骨外展通过三角肌内侧纤维、冈上肌和前锯肌协同运动完成。

E. 肱骨伸展通过背阔肌和三角肌后份纤维协同运动完成。

57. **A**。胸长神经位于胸侧壁，部分在腋窝内，走行于前锯肌的浅面，其神经纤维可进入肌肉的不同部分。在乳腺根治术中，因为胸长神经位于前锯肌的浅面，切除胸部和腋窝处的淋巴和脂肪组织时可损伤该神经。

B. 胸内侧神经支配胸小肌，但神经纤维从肌肉的深面进入，然后进入所支配的胸大肌深面。

C. 胸外侧神经支配胸大肌，从肌肉深面进入。

D. 胸背神经支配颈阔肌，从肌肉深面进入。

E. 腋神经支配三角肌和小圆肌，在穿过四边孔时，从肌肉深面进入。

58. **A**。大菱形肌参与肩胛骨的回缩、上提和下旋。

B. 大圆肌参与肱骨内旋、伸展和内收。

C. 小圆肌参与肱骨外旋。

D. 背阔肌参与肱骨内旋、伸展和内收。

E. 最长肌参与脊柱伸展和稳定。

59. **C**。窦房动脉是右冠状动脉的分支。

A. 左冠状动脉在主动脉升段的最近中分出。

B. 前室间动脉是左冠状动脉的分支。

D. 后室间动脉是右冠状动脉的分支。

E. 右缘动脉是右冠状动脉的分支。

60. **E**。心脏的牵涉痛一般不反映在右下腹。右下腹的器官包括盲肠、阑尾和升结肠。

A ～ D. 与心绞痛有关的区域一般是左肩和左上肢（A），也可表现在后背和后肩，但与主动脉夹层相关的疼痛更常见于肩胛骨之间的背部（B）、下颌骨中线（C）和颈前（D）。

61. **E**。由食管炎或胃反流引起的食管牵涉痛可表现在胸骨中线区（A）；同样，胃部（B）和胰腺疼痛，如胰腺炎或胰腺癌（C）引起的疼痛也可表现在胸骨中线区。D 选项不存在这种情况。

62. **C**。心包间隙（或腔）和心包液位于浆膜心包壁层与浆膜心包脏层之间，从心包间隙中穿刺引流心包液称为心包穿刺术。

A. 心包外脂肪位于纤维性心包的表面，两者之间无可见间隙。

B. 纤维性心包和浆膜心包壁层之间有少量非特异性淋巴样液体，但两者之间无可见间隙。

D. 心外膜浆液层位于心肌表面，两者之间无潜在或真正的间隙。

E. 心肌层位于心内膜浅面，两者之间无潜在或真正的间隙。

63. **E**。正中神经位于前臂，紧贴腕部屈肌支持带桡侧端深面，穿过腕管。

A. 桡神经深支位于前臂后筋膜室。

B. 桡神经浅支位于前臂后筋膜室的浅筋膜内。

C. 前臂外侧皮神经在于前臂前外侧的浅筋膜内。

D. 尺神经位于前臂前筋膜室近中，但在前臂远中封套筋膜和腕部屈肌支持带的浅面。尺神经不从腕管穿过。

64. **B**。拇短屈肌由正中神经的返支支配。如果正中神经在前臂远中或腕管中受压，返支会失去功能。

A、C、D. 拇长屈肌、指浅屈肌、桡侧腕屈肌由正中神经支配，神经在前臂近中进入肌肉，因此不受上述情况影响。

65. **A**。拇指的精细运动通过拇短屈肌、拇短展肌和屈拇短肌（对掌拇肌）协同运动而实现。上述肌肉由正中神经的返支支配，在前筋膜室综合征中会受到影响。

B. 拇指内收通过拇收肌的运动实现，由尺神经支配。

C. 手指弯曲通过指浅屈肌运动实现，由正中神经支配，但正中神经在血液集聚处近中进入肌肉。指深屈肌由正中神经和尺神经支配。

D. 腕掌关节的伸展通过指伸肌和示指伸肌运动实现。两者都由桡神经支配。

E. 不存在这种情况。

66. **B**。所描述的损伤为 Le Fort II 型骨折的特征。骨折呈锥体状，上颌牙列位于基部，鼻额缝位于前端。

A. Le Fort Ⅰ型骨折是上颌骨水平骨折，将硬腭和牙列与面中部的其余部分分开。

C. Le Fort Ⅲ型骨折是指面部与颅底分离的骨折，可能包括鼻额缝处的骨折，也包括眶外侧壁骨折。

D. 在 Le Fort 分类系统中没有第 4 型 Le Fort 骨折。

67. **C**。眶内侧壁，包括筛骨，也会发生骨折。

A. 所有 Le Fort 骨折的硬腭都保持完整。

B. 颧弓可能在 Le Fort Ⅲ型骨折中发生骨折。

D. 眶侧壁骨折为 Le Fort Ⅲ型骨折。

68. **B**。颈内动脉位于颈动脉三角。颈内静脉和迷走神经也位于颈动脉三角（事实上，它们与颈内动脉在颈动脉鞘内），因此有受伤的危险。舌向左侧偏表明左侧舌下神经受损（在颈动脉三角也可发现舌下神经）。因此，患者颈部左侧一定是接受手术的一侧。

A. 下颌下腺和面动脉位于下颌下腺三角区。

C. 舌下神经位于颈动脉三角，但如上所述，手术是颈部左侧，而不是右侧。副神经位于枕三角。

D. 颈前静脉和肩胛舌骨肌位于肌三角。

69. **C**。如问题 68 的解释中所述，患者左侧舌下神经受损，左侧舌肌麻痹（舌内肌和舌外肌，腭舌肌除外）。当患者试图用颏舌肌伸舌时，只有右侧颏舌肌有功能，舌向左偏。

A、D. 受伤的是左侧，而不是右侧。此外，这 2 块肌肉都不负责伸舌。颏舌肌骨抬高舌骨，茎突舌肌收缩并抬高舌。

B、E. 2 块肌肉都不负责伸舌。腭舌肌抬高舌，上纵肌缩短舌。

70. **B**。下颌下导管穿过舌神经。

A、C、D. 下颌下导管不接触舌咽神经或舌下神经。

E. 下颌下腺导管在舌神经上，而不是在舌神经下。

71. **E**。下颌下腺的节后副交感神经元位于下颌下神经节。

A. 涎上核包含节前副交感神经细胞体，而不是节后副交感神经细胞体。

B. 翼腭神经节包含节后副交感神经细胞体，通过上颌神经分支支配腺体和泪腺，但不包括下颌下腺。

C. 颈上神经节包含节后交感神经细胞，而不是副交感神经细胞。

D. 下涎核包含节前副交感神经胞体，而不是节后副交感神经胞体。这些神经元在耳神经节中形成突触，而不支配下颌下腺。

72. **A**。下颌神经支配邻近下颌骨的结构。

B. 面神经不负责面部改区域的感觉。

C. C_1 不负责颈部或面部感觉。

D. 舌下神经是运动神经，不是感觉神经。

E. 上颌神经负责面部感觉，支配的区域在下颌腺之上。

73. **D**。舌神经（CN V_3）负责舌前 2/3 的感觉，并通过鼓索（CN Ⅶ）支配该区域的味觉。舌神经受损会导致同侧功能丧失。

A、B. 2 种症状都出现在患者身上，而不是其中一种。

C、E. 舌的运动由舌下神经，而不是舌神经支配，所以舌神经损伤不会导致瘫痪。

74. **E**。所有下颌牙列接受来自下牙槽动脉的血液供应。

A. 上牙槽后动脉供应上颌磨牙，而不是下颌磨牙。

B. 颏动脉是下牙槽动脉的一条分支，不供应任何牙。

C、D. 舌动脉和面动脉是颈外动脉的分支，不供应任何牙。

75. **A**。来自下颌第三磨牙的感染可以扩散到下颌下、颊、咬肌或翼下颌间隙。

B. 感染来自下颌前牙，而不是磨牙，可能首先扩散到颏下间隙。

C. 感染来自第一和第二磨牙，可能首先扩散到舌下间隙。感染可从下颌下扩散到咽后间隙，但不会直接扩散到咽后间隙。

E. 尖牙间隙最可能的感染来源是上颌牙。

（张　凌　译）